Gilbert Charette
Homöopathische Arzneimittellehre für die Praxis

Homöopathische Arzneimittellehre für die Praxis

Gilbert Charette

Geleitwort von Gunther Seng

6. Auflage

 Hippokrates Verlag Stuttgart

CIP-Titelaufnahme der Deutschen Bibliothek
Charette, Gilbert:
Homöopathische Arzneimittellehre für die Praxis / Gilbert
Charette. Geleitw. von Gunther Seng. [Dt. Übers. Friedrich
Stockebrand und Hans Kritzler-Kosch]. - 6. Aufl. - Stuttgart :
Hippokrates-Verl., 1991
  Einheitssacht.: Précis d'homoeopathie <dt.>
  ISBN 3-7773-0997-4
NE: HST

Titel der Originalausgabe: Précis d'Homoeopathie - La Matière Médicale Pratique. Troisième édition, revue, corrigée et augmentée.
© 1949 By Librairie Le François, Paris.
Deutsche Übersetzung: Dr. med. Friedrich Stockebrand, Hamm/Westf.
und Dr. med. Hans Kritzler-Kosch, Bonn.

Geleitworte: Dr. med. Gunther Seng, Lenzhalde 71, 7000 Stuttgart 1

1. Auflage 1958
2. Auflage 1978
3. Auflage 1982
4. Auflage 1985
5. Auflage 1987
6. Auflage 1991

Wichtiger Hinweis

Medizin als Wissenschaft ist ständig im Fluß. Forschung und klinische Erfahrung erweitern unsere Kenntnisse, insbesondere was Behandlung und medikamentöse Therapie anbelangt. Soweit in diesem Werk eine Dosierung oder eine Applikation erwähnt wird, darf der Leser zwar darauf vertrauen, daß Autoren, Herausgeber und Verlag größte Mühe darauf verwandt haben, daß diese Angabe genau dem Wissensstand bei Fertigstellung des Werkes entspricht. Dennoch ist jeder Benutzer aufgefordert, die Beipackzettel der verwendeten Präparate zu prüfen, um in eigener Verantwortung festzustellen, ob die dort gegebene Empfehlung für Dosierungen oder die Beachtung von Kontraindikationen gegenüber der Angabe in diesem Buch abweicht. Das gilt nicht nur bei selten verwendeten oder neu auf den Markt gebrachten Präparaten, sondern auch bei denjenigen, die vom Bundesgesundheitsamt (BGA) in ihrer Anwendbarkeit eingeschränkt worden sind.
Geschützte Warennamen (Warenzeichen) werden nicht besonders kenntlich gemacht. Aus dem Fehlen eines solchen Hinweises kann also nicht geschlossen werden, daß es sich um einen freien Warennamen handele.

ISBN 3-7773-0997-4

© Hippokrates Verlag GmbH, Stuttgart 1958, 1978, 1982, 1985, 1987, 1991
Jeder Nachdruck, jede Wiedergabe, Vervielfältigung und Verbreitung, auch von Teilen des Werkes oder von Abbildungen, jede Abschrift, auch auf fotomechanischem Wege oder im Magnettonverfahren, in Vortrag, Funk, Fernsehsendung, Telefonübertragung sowie Speicherung in Datenverarbeitungsanlagen, bedarf der ausdrücklichen Genehmigung des Verlages. Printed in Germany 1991.
Satz und Druck: Brönner & Daentler KG, Eichstätt

Inhaltsverzeichnis

Geleitworte von GUNTHER SENG . . . . 7 u. 8

Vorwort des Übersetzers 9

Einführung 11

121 Arzneimittel in alphabetischer Reihenfolge 21

Erklärende Bemerkungen zu den von CHARETTE angegebenen Arzneipotenzen 485

Alphabetisches Arzneimittelverzeichnis mit Krankengeschichten 487

Geleitwort zur 4. Auflage

Die 4. Auflage des CHARETTE liegt nun vor. 1958 war die erste Auflage im Hippokrates-Verlag erschienen. Dr. FRIEDRICH STOCKEBRAND hatte damals die Übersetzung aus dem Französischen fertiggestellt. 1978 wurde die zweite Auflage aufgelegt, 1982 die dritte. Die doch recht kurzen Abstände von der zweiten über die dritte zur vierten Auflage legen Zeugnis ab von dem wachsenden Interesse in der deutschen Ärzteschaft für die homöopathische Behandlungsweise – aber auch für die fachliche Qualität des Buches und seine übersichtliche Gestaltung.

Inzwischen haben sich die deutschen wissenschaftlichen Veröffentlichungen über die Homöotherapie um einige bedeutsame Werke vermehrt. Und noch immer nimmt die „Homöopathische Arzneimittellehre für die Praxis" von CHARETTE eine ideale Mittelstellung ein. In ihr ist große ärztliche Erfahrung mit ebenso viel kritischer Zurückhaltung in der Aussage gepaart. Es ist viel gesagt, aber nicht zuviel. So wird dem Leser ein freier Blick nicht verstellt. Theorie und Praxis erscheinen gleichermaßen gebändigt – und doch versehen mit einer Fülle an Informationen. Hier bieten sich auch dem bereits Erfahrenen immer wieder neue Aspekte und Erkenntnisse. Der erst am Einstieg in die Homöopathie Stehende wird so nicht abgeschreckt – im Gegenteil, sein Interesse wird geweckt.

Für den jungen Arzt von heute sind die Beispiele der Auseinandersetzung von GILBERT CHARETTE mit der klinischen Medizin seiner Zeit (S. 12) in Bezug auf den Inhalt unverständlich. Aus verlagsrechtlichen Gründen konnte eine Änderung bzw. eine Kürzung des Textes der vom Autor geschriebenen Einführung nicht erfolgen. Wer sich darum bemüht, geschichtliche Abläufe auf ihre Konsequenzen hin zu durchsuchen, wird nicht umhin kommen, eine Schlußfolgerung daraus zu ziehen: Der Fortschritt in der Medizin hat schon viele Theorien, Methoden und Medikamente hinfällig werden lassen. Nicht so die Homöopathie. Hier gibt es auch Fortschritte, aber das Alte bleibt erhalten. Die Erarbeitung neuer, bisher nicht bekannter Arzneimittelbilder zeigt zusätzliche Möglichkeiten auf. Das seither Gültige wird jedoch dadurch nicht angetastet.

So ist auch der „CHARETTE" geblieben. Die vierte Auflage wird sicherlich nicht die letzte sein.

Stuttgart, im Dezember 1984 GUNTHER SENG

Geleitwort zur 2. Auflage

Vor 50 Jahren hat Herr Dr. STOCKEBRAND die Arzneimittellehre von CHARETTE erstmals aus dem Französischen übersetzt. Sie wurde im Hippokrates Verlag letztmals im Jahr 1958 herausgegeben. Wenn es nun zu der vorliegenden Neuauflage kommt, so muß gleichzeitig die Frage nach dem Warum Beantwortung finden. Hat nicht die Medizin in den dazwischenliegenden Jahren Entwicklungen hinter sich gebracht, die diese Frage geradezu herausfordern?

Die Homöopathie ist sich im wesentlichen gleich geblieben. Sie beruht auf den Symptomen, die in Versuchsreihen mit den betreffenden Substanzen jeweils am gesunden Menschen gefunden worden sind. Eine Änderung hat hier offensichtlich nicht stattgehabt. Immerhin — es wäre nicht unberechtigt, am Menschen des ausgehenden 20. Jahrhunderts dieselben Versuche mit denselben Substanzen durchzuführen, und die Symptomatik auf ihre Identität hin zu überprüfen.

Eine andere Frage kommt auf: Warum bedarf es der Übersetzung eines französischen Buches? Haben wir nicht genügend deutsche Veröffentlichungen? Gibt es nicht schon zu viele homöopathische Arzneimittellehren? Auch hier ist die Antwort schnell gefunden: Sie sind entweder sehr umfangreich oder zu wenig ausführlich. Hier nimmt „der Charette" eine ideale Mittelstellung ein. Er bietet viel und stößt doch den Anfänger, der sich einzuarbeiten bemüht, nicht vor den Kopf.

Geringfügige Änderungen gegenüber der Ausgabe von 1958 hat der Verlag verantwortet. Es handelt sich um Angaben von Potenzen, die in Deutschland so gut wie nicht verordnet werden oder um Literaturhinweise, die in Deutschland lediglich wissenschaftlichen Wert besitzen.

Das Buch soll dem Arzt, der sich mit der Homöopathie näher zu befassen sucht, eine Hilfe sein. Das ist mit der vorliegenden Ausgabe sicherlich der Fall.

Stuttgart, im August 1978 GUNTHER SENG

Vorwort des Übersetzers

Die hier vorliegende Arzneimittellehre von Charette erschien schon vor dreißig Jahren. Sie erlebte drei immer wieder verbesserte Auflagen. Das schon ist ein Zeichen für ihre Brauchbarkeit in der täglichen Praxis. Aus eben diesem Grunde übersetzte ich sie damals. Im Laufe meiner jahrzehntelangen ärztlichen Tätigkeit nämlich kamen und kommen oft junge Kollegen zu mir mit der Bitte, sie in die Homöopathie einzuführen. Sie bringen zwar ein lebhaftes Interesse und eine große Aufgeschlossenheit mit, können aber ohne Anleitung nicht in die Vielfalt unserer Heilweise eindringen. Für sie ist das Buch übersetzt worden.

Es gibt natürlich umfassendere Arzneimittellehren, aber keine leistet für den Außenstehenden und für den Anfänger diese Arbeit der ersten Einführung in einer so klaren, so systematischen und so einprägsamen Weise wie der Charette. Das macht dieses Buch auch in der Hand des erfahrenen, vielbeschäftigten Praktikers als ständige Hilfe so unentbehrlich. Diese Vorzüge des Buches rechtfertigen das Erscheinen einer neuen Arzneimittellehre zu den vielen anderen.

Der deutsche Leser muß festhalten, daß die in der Dosierung und in den Krankengeschichten angegebenen Potenzen nach französischem Gebrauch Centesimalpotenzen sind, während wir in Deutschland Dezimalpotenzen verordnen. C 1 ist also gleich D 2, C 2 gleich D 4 usw.

Da ich nach einer schweren Erkrankung die notwendigen und vielfältigen Arbeiten vor der Veröffentlichung nicht selbst übernehmen konnte, sprang Dr. Kritzler-Kosch, Bonn, in liebenswürdiger, selbstverständlicher Weise um der guten Sache willen ein und übernahm die umfangreiche Arbeit einer nochmaligen eingehenden Überprüfung meiner in vielen Jahren entstandenen, alle drei Auflagen berücksichtigenden Übersetzung sowie der Korrekturendurchsicht. Ihm und dem allen unseren Wünschen und Vorschlägen stets verständnisvoll und großzügig entgegenkommenden Hippokrates-Verlag sei für alle Mühe und Sorgfalt aufrichtiger Dank gesagt.

Hamm/Westfalen, im Februar 1958   Stockebrand

Einführung

Anläßlich der Artikelreihe über Homöopathie, die ich im *„Journal des Praticiens"* veröffentlichte und später als Broschüre gesammelt herausgegeben habe, schrieben mir 5341 Ärzte aus allen Gegenden Frankreichs und aus allen Ländern der Welt. Der Grundgedanke aller dieser Briefe war immer der gleiche: *„Unsere Therapie ist trügerisch."* Ein einziger machte den Einwand: „Warum soll ich die Homöopathie studieren, wo mir doch die von der Schule gelehrte Therapie immer vollauf ausgereicht hat?" Diesen Mann habe ich um seine Photographie gebeten, und es tut mir heute noch leid, daß ich sie nicht erhalten habe.

Viele dieser praktischen Ärzte haben dem Prädikat „trügerisch" ein anderes hinzugefügt, sie sagten nämlich: *„Sie ist auch gefährlich."* Darin stimmen sie mit der Ansicht ihrer hervorragendsten Lehrer überein. *„Die modernen Behandlungsweisen des Asthmas setzen zu oft das Leben des Kranken aufs Spiel"*, gesteht M. CH. FIESSINGER, *„niemals hat es dabei in Paris so viele Todesfälle gegeben wie heute."* Weiterhin sagt er in seinem ausgezeichneten Journal: „Vergegenwärtigen wir uns nur einige Irrtümer! Wie viele Todesfälle sie verschuldet haben, wird nie jemand wissen: die Milzpunktionen bei Typhus, der Gebrauch von Naphtholpräparaten bei Magenkrankheiten, die Flut von Natriumchloratinjektionen bei Urämie, die Anwendung reichlicher Aderlässe mit darauffolgenden intravenösen Injektionen von Antipneumokokkenserum bei Grippe, die massiven Arzneistöße („Méthodes de choc") bei ansteckenden Krankheiten! Braucht's noch mehr?"

In gleicher Weise erklärt Prof. MARCEL LABBE in seiner Antrittsvorlesung über allgemeine Pathologie vor der Medizinischen Fakultät von Paris: *„Das Dogma vom Kalkmangel, das zum großen Schaden der Kranken die Therapie der Tuberkulose beherrschte, ist heute umgestoßen."*

Ähnlich gibt der bekannte Arzt Dr. BOIVIN (Tours) in einem Artikel der „Gazette médicale du centre" bei der Besprechung der die Geburt beschleunigenden Heilmittel bezüglich des Pituitrin folgende Ansicht von HASKELL wieder: „Es wäre ein größerer Dienst an der Menschheit gewesen, wenn man es niemals entdeckt hätte."

Derartige Aussprüche ließen sich beliebig vermehren.

„Es ist ein Glück", pflegte HUCHARD zu sagen, „daß eure Patienten eure Schriften nicht zu lesen bekommen!"

Da nun Ihre Therapie, obzwar sie bisweilen heilt, doch nach Ihrem eigenen Geständnis aller, der praktischen Ärzte sowohl wie der Professoren, zu oft unwirksam und gefährlich ist, werden Sie sich da nicht zweifellos beeilen, eine andere Therapie zu erlernen, die nur völlig unschädliche und gleichzeitig einzigartig wirksame Heilmittel besitzt?

Aber, welch ein Schreck! *Diese Therapie ist die Homöopathie!* Und bei diesem grauenerregenden Namen sehe ich Sie sogleich mit gesträubten Haaren in die Verteidigung übergehen, als hätten Sie am Tage Ihrer ruhmvollen Promotion beim kahlen Haupte des Dekans und seinem wohlgepflegten Bart geschworen, niemals eine andere Heilmethode zu gebrauchen als die der sakrosankten Fakultät. Und die besitzt ja, wie jeder weiß, das Monopol der Wahrheit mit der Garantie der Regierung.

Nun, — die Vorurteile, die Sie gegen HAHNEMANNs Methode haben könnten, sind lediglich Folgen Ihrer Unwissenheit, und nichts ist leichter, als diese Vorurteile zu widerlegen.

Die Homöopathie ruht auf einem dreifachen Fundament:

1. auf der Arzneimittelprüfung am gesunden Menschen,
2. auf der Heilmittelanwendung beim Kranken nach dem Simile-Gesetz,
3. auf der Festlegung der Dosen nach den Erfahrungen am Krankenbett.

In all diesem sehe ich nichts, was ein Arzt nicht annehmen könnte, wofern er nur frei ist von den Vorurteilen der Schule und wahrhaft wissenschaftlichen Geist besitzt.

Die *Prüfung der Arzneimittel am gesunden Menschen* ist die einzige Möglichkeit, ihre Wirkung auf den Organismus kennenzulernen. Würde man sie am Kranken prüfen, so könnte einerseits die Wirkung der Mittel durch die Krankheit selbst beeinflußt werden, und andererseits würde es schwierig sein, die von dem Heilmittel ausgelösten Symptome von den durch die Krankheit verursachten zu unterscheiden. Das ist doch klar und einleuchtend; wie HAHNEMANN hat CLAUDE BERNARD diese Prüfung am gesunden Menschen nachdrücklich gefordert.

Das *Ähnlichkeitsgesetz* beherrscht die gesamte Therapie. Es ist von den hervorragendsten Vertretern der offiziellen Schule anerkannt, bestätigt und gelehrt worden. Es ist also hier nicht der Ort, es zu verteidigen, doch möchte ich der gerechten Verwunderung Ausdruck geben, daß in den klinischen Vorlesungen davon nie etwas zu hören ist.

Die *Dosenfrage* ist das große Kampfroß unserer Gegner. Für sie ist die Homöopathie nichts anderes als der *systematische* Gebrauch von Infinitesimal-Dosen. Nichts ist unrichtiger als das. In Wirklichkeit verhält es sich damit folgendermaßen: Wendet man bei der Behandlung einer Krankheit ein nach dem Simile-Gesetz gewähltes Heilmittel an, d. h. *ein Mittel, das imstande ist, beim gesunden Menschen Symptome hervorzurufen ähnlich denen, die der Kranke aufweist,* so folgt daraus mit zwingender Notwendigkeit, daß man kleinere Dosen anwenden muß als die, wodurch man die Symptome hervorrief — sonst läuft man Gefahr, die Symptome der Krankheit zuerst zu verschlimmern. Diese Heildosen sind entweder *wägbar:* Tropfen von Tinkturen, niedrige Dilutionen und Verreibungen; oder aber sie sind *infinitesimal:* die 6., 12., 30., 200. und noch höhere (Potenzen) Verdünnungen[1]. Die Erfahrung am Krankenbett allein entscheidet, welche in einem gegebenen Fall die wirksamsten sind.

---

[1] Die französische Homöopathie verwendet *Centesimalpotenzen.*

Obgleich nun die Grundsätze der Homöopathie sehr einfach sind, ist ihre Anwendung bei der Behandlung von Krankheiten doch oft sehr schwer. Die erste Bedingung, homöopathisch zu behandeln, ist die vollständige Kenntnis all der Symptome, die durch Prüfung am gesunden Menschen von den einzelnen Heilmitteln ausgelöst werden. Nun sind aber diese Symptome sehr zahlreich und der Arzneimittel sehr viele; es braucht mithin viel Zeit, viel Arbeit und viel Geduld, um unsere sehr reiche Arzneimittellehre hinreichend zu beherrschen. Das ist um so mehr der Fall, als unsere homöopath. Ärzte fast nur für ihre homöopathischen Kollegen geschrieben haben, so daß ein Arzt, der ohne Anleitung zum ersten Mal ihre Werke liest, den Eindruck entmutigender Bestürzung empfinden wird.

Darum habe ich mich in diesem vorliegenden Werke bemüht, nie zu vergessen, daß ich mich an Anfänger wende, denen alles in unserer Therapie neu oder bisweilen sogar wunderlich erscheinen muß.

Ich bilde mir durchaus nicht ein, ein völlig eigenes Werk geschaffen zu haben; nein, ich gestehe sogleich ohne Scheu, daß ich alle unsere Autoren von HAHNEMANN bis MOUÉZY-EON geplündert habe, indem ich von jedem das nahm, was mir gut schien. Hätte ich aber nicht die wertvollsten Beobachtungen meiner eigenen dreißigjährigen, studienreichen Praxis hineingearbeitet, dann allerdings hätte ich lediglich den Faden geliefert, der das ganze verknüpft.

Noch viel weniger behaupte ich, ein vollkommenes Werk geschaffen zu haben. Es hat, glaube ich, seine Werte; aber ich täusche mich nicht über seine Mängel. Es ist eine *unvollständige* Arzneimittellehre — denn was ich schreiben wollte, war ein einfacher Abriß der Homöopathie, ein Lehrbuch für den Anfänger, in dem nur die hauptsächlichsten Arzneimittel behandelt werden, diejenigen, die man täglich braucht und deren Kenntnis absolut unerläßlich ist. Indessen enthält es 34 Heilmittel mehr als die vorhergehende Auflage und wird mithin für die tägliche Praxis genügen.

Um Ihnen beim Studium dieses „Abrisses" behilflich zu sein, folgen nun einige Hinweise und Erklärungen des Planes, nach welchem ich vorgegangen bin:

Zuerst, als Einleitung zu jedem einzelnen Medikament, finden Sie in einigen Zeilen die **botanischen, chemischen oder zoologischen Angaben** zusammengefaßt, die nötig sind, um in knapper Form die Natur des zu besprechenden Heilmittels zu umreißen.

Darauf folgt die Besprechung der **physiologischen Wirkung** auf den gesunden Menschen, woraus Sie das Heilmittel *umfassend verstehen* lernen. Sie werden bemerken, daß ich nach Möglichkeit und mit Nutzen stets die Arbeiten von Autoren der offiziellen Schule angeführt habe.

Darauf folgt das sogenannte **Typenbild** des Kranken, bei dem unsere Heilmittel ihre Symptome besonders markant ausprägen und dessen Typenbild Sie häufig am Krankenbett wiederfinden. Sie dürfen — wie ich selbst es getan habe — über diese Typen zunächst ruhig lächeln, bis sie Ihnen in der Praxis begegnen. Aber beachten Sie bitte von jetzt ab, daß sie nicht außergewöhnlicher sind, als die Typen der Schule. Unser *Nux-vomica*-Bild trägt alle Züge des GLÉNARDschen Lebertyps, unser *Phosphor* ist Ihr Schwindsuchtskandidat „vir populus", unsere *Platina* Ihre Hysterika, unsere *Calcarea*-Bilder zeigen Ihre Skrofulose-Typen usw. usw.

Nur sind die homöopathischen Typen zahlreicher, genauer, individueller als die der Schule, denn die homöopathischen Ärzte haben Beobachtung und Analyse der einzelnen Typen weiter vorangetrieben, bevor sie das Gesamtbild zusammenstellten.

Nach dem Typenbild kommen die **Modalitäten,** d. h. die verschiedenen Umweltreaktionen des Patienten, also Verschlimmerung oder Besserung der Krankheitssymptome unter verschiedenen Einflüssen. Die Schulmedizin konstatiert diese Modalitäten nicht, weil sie diese nicht sucht, und sie sucht sie nicht, weil sie keine therapeutischen Indikationen daraus herleitet, sie also für unnötig erachtet. Aber sie sind da und nicht bloß ein Phantasiegebilde der Homöopathen; den Beweis können Sie in LÉVY-VALENSIS: *„Précis de diagnostic clinique neurologique"* S. 505 unter Ischias nachlesen:

„Feuchte Kälte, seltener Hitze, gewisse Bewegungen — im besonderen das Gehen — können den Anfall auslösen, und damit beginnt zumeist die Unbeweglichkeit des Patienten. Einige dagegen finden Erleichterung in einer ungewöhnlichen Bewegung. Der Husten, das Niesen, die Darmentleerung, Anstrengungen steigern den Schmerz . . ."

Genau das gleiche finden Sie in der Homöopathie angegeben.

Nach den Modalitäten gebe ich die **Angriffsseite des Mittels** an, der man meist nur eine bedingte Wichtigkeit beilegen darf. Z. B. habe ich mit Bryonia ebenso oft Interkostalneuralgien der linken wie der rechten Seite geheilt. Deswegen habe ich gewöhnlich geschrieben: *vorherrschende* Angriffsseite, was heissen soll: Die andere Seite ist nicht ausgeschlossen. Wenn Sie also das Wort „vorherrschend" nicht antreffen, so ist die angegebene Lateralität ein wichtiges Charakteristikum für das betreffende Mittel.

Was beim erstmaligen Lesen einer *homöopathischen Arzneimittellehre* immer Verwirrung auslöst, ist die große Zahl der **Symptome**[2], die der Arzneiwirkung beim gesunden Menschen zugeordnet werden, wie auch die Wunderlichkeit einiger Symptome unter ihnen. Aber durch die Erfahrung bestärkt, behaupte ich energisch, daß keines davon verworfen werden darf. Zwar kann auch das beste Gedächtnis nicht alle Symptome behalten; aber glücklicherweise ist das auch nicht nötig, denn viele davon sind alltäglich, mehreren Medikamenten gemeinsam oder finden sich nur ausnahmsweise. Trotzdem gibt es für jedes Mittel eine gewisse Zahl ihm eigentümlicher Symptome, Charakteristika, die man oft be-

---

[2] Anmerkung des Übersetzers: Bei den Symptomen unterscheiden wir:
1. *commune* („common symptoms"), d. h. gewöhnliche = gemeinsame, die vielen Mitteln eigen und deshalb wertlos sind, etwa Zerschlagenheit, Müdigkeit, Kopfschmerzen . . .
2. *charakteristische*, die dieses oder jenes Mittel eindeutig bestimmen; die „Leitsymptome", z. B. Unruhe und Angst nach Mitternacht (*Arsenicum album*);
3. die *„symptômes singuliers"*, die in der anglo-amerikanischen Literatur als „rare, strange and peculiar", bei uns als „selten, seltsam und eigenartig — absonderlich" bezeichnet werden; sie erleichtern die Arzneiwahl ganz bedeutend (vgl. *Organon* § 153).

obachtet und deren gute Kenntnis völlig unerläßlich ist. Das sind diejenigen, und nur diejenigen, welche ich in diesem Lehrbuch unter der Rubrik „**Leitsymptome**" angegeben habe. Das soll also heißen, daß Sie in schwierigen Fällen eine vollständige Arzneimittellehre nachschlagen müssen!

Ich lasse auf die Leitsymptome immer die Besonderheiten der **Schmerzen**, der **Stühle** und der **Menstruation** folgen, die zur Bestimmung des *Simillimum* sehr wichtig sind.

Danach folgen die **hauptsächlichen Indikationen** für jedes Heilmittel. Das wird nun freilich bei gewissen reinen und treuen Hahnemannianern laute Entrüstung hervorrufen, denn diese wollen keineswegs gelten lassen, daß man auf die Krankheitsdiagnose Wert legen könnte, um zur Heilmitteldiagnose zu gelangen. Diese finden immer, die Homöopathie könne nicht schwierig genug und nicht geheimnisvoll genug sein für die andern. Wenn ich es aber trotzdem tue, so muß ich hier vorweg eine ungeheuer wichtige Ermahnung geben: *Wenn die Krankheitsdiagnose in Ihrem Kopf die Vorstellung des Heilmittels weckt, so wenden Sie dieses Heilmittel bitte niemals an, bevor Sie sich nicht überzeugt haben, daß die Symptome dieses Arzneimittels denen Ihres Patienten durchaus ähnlich sind.* Anders zu handeln hieße, die Homöopathie auf allopathische Weise betreiben, und das würde Ihnen häufig nur schmerzliche Mißerfolge eintragen.

In dem darauffolgenden Absatz **Dosierung** gebe ich Ihnen diejenigen Dosen an, die sich in den Händen unserer besten Praktiker als besonders wirksam erwiesen haben; fühlen Sie sich aber nicht verpflichtet, sie ängstlich nachzuahmen.

In Erinnerung an die Hilfe, die mir zu Beginn meiner Arzneimittelstudien der kurze **Überblick** von BOERICKE leistete, habe ich es ähnlich gemacht, nur kürzer. Das sind, wie die Amerikaner sagen, die Heilmittel „in einer Nußschale".

Zu guter Letzt beende ich häufig die Besprechung eines Arzneimittels mit ausgewählten **Krankengeschichten**; diese werden Ihnen am besten helfen, sich die Leitsymptome einzuprägen. Im allgemeinen lasse ich darauf einen **Kommentar** folgen, worin die für die Praxis wichtigsten Dinge besprochen und die nicht ausbleibenden Einwendungen widerlegt werden. Ich kann Ihnen nicht dringend genug anraten, *vor dem Studium der Heilmittel erst diese Krankengeschichten durchzulesen.* Sie sind, wie Sie bemerken werden, von den Homöopathen aller Epochen übernommen, von SALVERT DE FAYOLLE, der um 1850 in Lyon praktizierte, bis zu denen, die in diesem Jahr [1949] in unser Lager kamen: LE COZ, POURSAIN, LÉON RENARD usw.; denn da die Homöopathie sich auf ein Naturgesetz und auf scharfe Beobachtungen gründet, heilt sie die gleichen Krankheitsfälle durch die gleichen Heilmittel immer wieder, seitdem HAHNEMANNs Genius sie begründete. Können Sie mir eine andere therapeutische Methode nennen, von der man das gleiche sagen könnte?

Um Ihnen nochmals ins Gedächtnis zurückzurufen, daß dieser Abriß nicht alle Mittel enthält, und um ihm dennoch eine gewisse Vollständigkeit zu geben, habe ich „**Ergänzungen**"[3] hinzugefügt hinsichtlich bestimmter häufiger Erkrankungen, wie Keuchhusten, Ischias, Diarrhoe, Husten usw.

Vernachlässigen Sie auch nicht die „**Vergleichende Gegenüberstellung**"[3] der einzelnen Mittel; das sind sozusagen Übungsbeispiele, die nachzuahmen ich Ihnen sehr empfehlen würde. Nichts ist nützlicher und nichts läßt die Ähnlichkeiten und die Unterschiede der für die gleichen Erkrankungen indizierten Heilmittel besser hervortreten und im Gedächtnis festhalten.

Bemerkungen zur homöopathischen Pharmakologie

Da Sie nun sicherlich schon — zwar ein wenig zu früh — vom „*pruritus curandi*" befallen sein werden, füge ich hier ausreichende Angaben bei, die Ihnen die Ordination unserer homöopathischen Heilmittel ermöglichen sollen[4].

Die Homöopathie verwendet mit einigen Ausnahmen die gleichen Medikamente wie die Allopathie aus den drei Reichen der Natur. Der einzige Unterschied ist der, daß sie diese ganz rein gebraucht und sie unvermischt einnehmen läßt, denn durch Mischung könnten die Eigentümlichkeiten der einzelnen Mittel geändert werden.

Wie in der Allopathie können diese Heilmittel als *Tinkturen* oder *Pulver* gebraucht werden. Um jedoch Erstverschlimmerungen zu vermeiden und auch um die latenten Arzneikräfte einzelner Mittel zu erschließen, pflegt man zumeist die Ursubstanz durch Dilution oder Trituration zu verdünnen [zu „potenzieren"].

Die *Urtinkturen* erhält man, indem man den sofort ausgepreßten Saft der frischen Pflanze mit reinem Alkohol mischt oder die getrocknete Pflanze in reinem Alkohol kalt ausziehen läßt.

Die *Pulver* erhält man durch Verreibung der Substanz allein, oder mit Milchzucker untermischt.

Die *Verdünnung* der Tinkturen und der Pulver geschieht durch Hinzufügen einer neuen Dosis des Lösungsmittels (im allgemeinen ist es Aqua destillata oder Milchzucker). Man behandelt diese neue Präparation wie die erste und stellt auf die gleiche Weise eine Reihe von Verdünnungen her nach stets festgesetztem Verhältnis und zwar nach folgendem: Jede Stufe enthält stets den 100. Teil der Verdünnung der ihr unmittelbar vorhergehenden Stufe; das sind die *Centesimalverdünnungen*. Man gebraucht auch, jedoch nur für die ersten 3 Verdünnungen, die *Dezimalstufen* [in Deutschland auch für die höheren Verdünnungen].

Die *Dilutionen* stellt man aus der Ursubstanz her; ist diese löslich, so wählt man ein geeignetes Lösungsmittel, etwa Alkohol, destilliertes Wasser oder Glyzerin.

---

[3] Anmerkung des Übersetzers: Beide Zusammenstellungen, „Ergänzungen" wie „Vergleichende Gegenüberstellungen" sind in ihrer Numerierung nicht wie im Original getrennt, sondern zusammengefaßt und fortlaufend numeriert (vgl. Inhaltsverzeichnis).

[4] Anmerkung des Übersetzers: Der homöopathisch ordinierende Arzt verordnet die Arzneimittel in einer der angegebenen Formen als Urtinktur, Dilution, Trituration, Tabletten oder Globuli zur Herstellung in einer Apotheke oder als „Originalpackung".

Man gebraucht auch Dilutionen unlöslicher Substanzen, nachdem man durch Verreiben ihre Moleküle genügend zertrümmert hat, so daß sie zwischen den Molekülen der Lösungsflüssigkeit als Suspension bleiben. Auf diese Weise kann man — jedoch erst von der 3. Centesimal-Verreibung an — sogar von den Metallen flüssige Verdünnungen herstellen. In Deutschland dient hierzu die D 8. In welchem Zustand befinden sie sich dann? Sicher ist jedenfalls, daß von dieser Stufe an die feste Substanz im Lösungsmittel verschwindet und daß sich nach einer bestimmten Zahl von Schüttelbewegungen eine so innige Vermischung vollzogen hat, daß sich nach längerem Stehen kein Niederschlag mehr bildet.

Die homöopathischen Arzneien werden in drei Hauptformen verabreicht[5]: als Pulver (*Trituration*) [können zu Tabletten gepreßt werden], als Flüssigkeit (*Dilution*), als Körnchen (*Globuli* [oder größer: *Granula*]).

Die *pulverisierte Form* umfaßt tierische, pflanzliche und mineralische *Substanzen* oder deren *Verreibungen*:

    z. B. Rp. China   0,50 g
          D. t. D.   Nr. XX
          S. Täglich ein Pulver

Aber meistens gebrauchen wir Verdünnungen [Potenzen] dieser Substanzen, in diesem Fall hier Verreibungen:

          Rp. China trit. C 3   0,25 g

bedeutet: ein Pulver von 0,25 g der 3. Centesimal-Verreibung von China.

Wenn man die 3. Dezimalverreibung verordnen wollte, müßte man schreiben:

          Rp. China trit. D 3   0,25 g

Man kann die Verreibungen trocken auf die Zunge einnehmen lassen oder von der 3. Centesimale aufwärts auch in Wasser:

          Rp. China trit. D 6   0,10 g
          Aqua alcoholisata   200,0 g
          S. 1 Eßlöffel voll morgens und abends.

Aqua alcoholisata, dessen man sich in der Homöopathie gewöhnlich bedient, wird hergestellt durch Versetzen von 1 l Aqua destillata mit 2 ccm absolutem, redestilliertem Alkohol (sog. Montpellier-Alkohol).

Die *flüssige Form* umfaßt *Urtinkturen* und *Dilutionen*.

a) *Urtinkturen* [Mutter-Tinkturen] werden in Tropfen oder in verdünntem Alkohol verabfolgt. Man verwendet für sie im allgemeinen folgendes Zeichen: in Deutschland ⌀ (in Frankreich T. M. = Teinture Mère)

          Rp. Bryonia ⌀   5,0 g
          S. 1 stdl. 1 Tropfen in 1 Eßlöffel Wasser.

          Rp. Bryonia ⌀   gtts X
          Aqua alcoholisata   150,0 g
          S. Stündlich 1 Eßlöffel

b) Die *Dilutionen* gebraucht man wie die Tinkturen, tropfen- oder löffelweise, etwa:

          Rp. Aconitum dil. D 3   10,0 g
          S. Stündlich 1 Tropfen auf 1 Teelöffel Wasser

---

[5] Die etwas abweichende französische Rezeptur ist der deutschen Rezeptur angepaßt.

oder

        Rp. Aconitum dil. D 3   gtts X
        Aqua alcoholisata   150,0 g
        S. Stündlich 1 Eßlöffel

Man kann die Dilution auch als Pulverpäckchen aufschreiben, aber das ist wenig gebräuchlich.

        Rp. Aconitum dil. D 3   gtt I
        Sacch. lactis qu. s. u. f. pulv. D. t. d. No. X.

Die *Körnchenform* umfaßt die *Granula* und die *Globuli*. Das sind kleine Kügelchen gereinigten Zuckers[6], die mit Urtinktur oder Dilutionen getränkt werden. Ein Granulum entspricht ungefähr einem Tropfen flüssiger Arznei, ein Globulus etwa $1/10$ Tropfen.

Einige verordnen sie trocken auf die Zunge, die andern in Wasser; beispielsweise so:

        Rhus tox. D 6   1 Röhrchen globuli
        S. 2 stündlich ein Körnchen trocken auf die Zunge.

        Rhus tox. D 6   Gran. XX
        Aqua alcoholisata   200,0 g
        S. 2 stündlich 1 Eßlöffel.

Die Körnchen werden wegen ihrer Handlichkeit gern gebraucht, besonders auf Reisen. Die Globuli sind vorzugsweise — jedoch nicht ausschließlich — in der Kinderpraxis üblich.

Die gewöhnlich verwendeten Verdünnungen (Dilutionen oder Verreibungen):

    niedrige   von D 2 — D 12,
    mittlere   von D 12 — D 30,
    hohe   von D 30 — D 200,
    sehr hohe   von D 200 aufwärts.

NB: Die Bezeichnung „Verdünnung" ist in Deutschland im allgemeinen nicht üblich; wegen der *Verschüttelung* nach jeder Verdünnung handelt es sich nicht um gewöhnliche Verdünnungen; zur Kennzeichnung der größeren Arzneikraftentwicklung gebraucht man den Ausdruck „Potenz".

Die Erfahrung hat gezeigt, daß für die *Dosierung* allgemein folgendes gilt:
In *akuten Fällen* sind die Substanzen oder die niedrigen Potenzen geeigneter, in *chronischen Fällen* die mittleren oder sehr hohen,
bei *nervösen Leiden* oder bei *völliger Übereinstimmung von Krankheits- und Arzneisymptomen* ist es ratsam, die hohen oder sehr hohen Potenzen zu gebrauchen.

Was die *Wiederholung der Arzneigaben* anbelangt, so gilt folgendes:
In akuten Fällen gibt man sie häufiger, z. B. jede Stunde,
in chronischen Fällen seltener: 1—2 mal täglich,
sehr selten, wenn man sehr hohe Potenzen gebraucht (z. B. 1 Gabe Sulfur D 200): alle 8 oder 14 Tage.

---

[6] Hier wird *Rohrzucker* gebraucht, da Milchzuckerglobuli durch Auflösung zerfallen würden. — In Deutschland unterscheidet man im allgemeinen nicht wie in Frankreich die dickeren Granula von den dünneren Globuli.

Zudem ist noch sehr wichtig, folgende Regeln zu beachten:

Jedesmal, wenn man eine Verschlimmerung beobachtet, setzt man mit dem Mittel aus.

Folgt auf die Verschlimmerung eine Besserung, so kehrt man zu der Medikation nicht eher zurück, bis diese Besserung nicht mehr fortschreitet [und dann besser in etwas höherer Potenz].

Wenn die vorübergegangene Verschlimmerung den Kranken in den alten Zustand zurückfallen läßt, wechselt man das Mittel [nach den neuen Indikationen der Symptome].

Anmerkung: Man muß sehr wohl unterscheiden, ob die Verschlimmerung durch die Arzneiwirkung oder durch den Fortschritt der Krankheit bedingt ist. Unter der *Arzneiverschlimmerung* versteht man die Verschlimmerung derjenigen Symptome, die durch eben dieses homöopathische Medikament beim gesunden Menschen ausgelöst werden. Auf diese Verschlimmerung folgt gewöhnlich eine Besserung, wenn man mit der Arznei aussetzt. Dieser Vorgang ist ähnlich dem „Badekater", wie man ihn häufig in Mineralwasserkurorten beobachtet.

Bringt eine Arznei eine deutliche Besserung hervor, so setzt man das Mittel aus, solange diese Besserung anhält; wenn sich aber im Gegenteil der Zustand des Kranken nicht merklich ändert, dann gibt man das Heilmittel weiter oder sucht ein passenderes.

Wenn jedoch das wohlgewählte Mittel nicht anschlägt, muß man entweder die Potenz wechseln

oder ein Reaktionsmittel geben (z. B. Sulfur)

oder gleichzeitig ein Konstitutionsmittel verabfolgen (z. B. Calcarea).

Vergessen Sie nicht, Kaffee, Tee, Spirituosen und scharfe Gewürze während der Dauer der homöopathischen Behandlung zu verbieten, aus dem einfachen Grunde, weil diese Substanzen einer großen Zahl unserer Medikamente entgegenwirken.

Sie können niemals zu viel in homöopathischen Zeitschriften lesen. Auch in jahrzehntealten Heften findet man wertvollste Belehrung; sie bergen eine Überfülle an therapeutischen Erfahrungen.

Acidum benzoicum

Acidum benzoicum, Benzoesäure findet sich ganz rein im Benzoegummi, Perubalsam, im Tolubalsam, Drachenblut [rotes Harz des Drachenblutbaumes], Guajakholz, Bibergeil [Castoreum] und im Urin der Pflanzenfresser.

Zur homöopathischen Verwendung gebraucht man das Sublimationsprodukt des Benzoegummis. Die ersten drei Verdünnungen werden als Verreibungen, die übrigen als Dilutionen hergestellt.

Die Pathogenese von Acidum benzoicum findet sich in HALE „*New remedies*".

Physiologische Wirkung

In schwachen Dosen bewirkt Acidum benzoicum eine starke Reizung der Blase, flüchtige rheumatische Schmerzen in den Gelenken und außerdem periodische Anfälle von Herzklopfen und spürbarem Pulsieren der Arteria temporalis gegen 2 Uhr morgens, die den Schlaf vertreiben.

In starken Dosen verursacht es Abgang eines sehr dunklen, stark riechenden Urins, wahrscheinlich durch eine gewisse Menge von Hippursäure bedingt.

Modalitäten

Verschlimmerung: Durch Bewegung, in frischer Luft.
Besserung: Durch Ruhe, durch Wärme.

Leitsymptome

1. Spärlicher Urin, dunkelbraun, von außerordentlich scharfem [pferdeharnähnlichem] Geruch; dieser hält auch nach dem Wasserlassen an, verpestet das Zimmer, in dem sich der Patient aufgehalten hat, und die Wäsche, die sein Urin benäßt hat.
2. Auftreten verschiedener Beschwerden in irgendeinem beliebigen Organ oder Organsystem, sobald der Urin den soeben beschriebenen Befund bietet.
3. Flüssige Stühle, sehr stinkend, hell, wie Seifenwasser.
4. Krachen in den Gelenken beim Bewegen; vor allem im Knie (*Nux vomica, Cocculus*).
5. Schmerz in den Achillessehnen.

Indikationen

Allgemeine Indikationen. Acidum benzoicum entspricht besonders der gichtischen Konstitution, den Durchfällen bei harnsaurer Diathese und der Neigung zu Steinbildung. Solche Patienten zeigen unregelmäßige Nierenfunktion. Solange der Urin reichlich ist und einen großen Satz von Uraten enthält, fühlt sich der Patient wohl; wird der Harn aber spärlicher, sinkt das spezifische Gewicht unter die Norm, dann treten sofort Beschwerden in den Nieren und in den Gelenken auf.

Im Acidum benzoicum-Bild findet sich häufig klinische Metastasierung [„Alternanz"]: Der Patient leidet mehr oder weniger an rheumatischen Gelenkschmerzen; plötzlich erkältet er sich, seine Schmerzen verschwinden, aber am nächsten Tage hat er eine geschwollene, entzündete Zunge, eine Angina, Magenschmerzen, Erbrechen, Asthma, Herzklopfen und dgl.

Kopfschmerzen bei harnsaurer Diathese, sehr variabel nach Sitz und Art, aber meist im Hinterkopf.

Gichtischer Rheumatismus.

Blasenkatarrh als Folge einer schlecht behandelten Gonorrhoe.

Nierenkoliken bei Prostatikern; der Urin fließt tropfenweise in die Unterwäsche ab und „verpestet" den Kranken durch den üblen, dem Pferdeharn ähnlich stinkenden Uringeruch.

Herzklopfen gegen 2 Uhr morgens, mit Klopfen in den Schläfen und Ohrensausen.

Dosierung

Die 3. Dezimale wird am häufigsten gebraucht.

Zusammenfassender Überblick

Wichtiges Mittel des sog. „Arthritismus", wenn die eigentümlichen Leitsymptome des Urins und des klinischen Wechselbildes vorliegen.

Acidum nitricum

Salpetersäure oder Scheidewasser; Spiritus nitri acidus.

Die 3 ersten Verdünnungen werden mit Wasser, die späteren ab C 4 dann mit Alkohol bereitet.

Acidum nitricum ist von HAHNEMANN geprüft worden; die Pathogenese findet sich in seinen *„Chronischen Krankheiten"*.

Physiologische Wirkung

In toxischen Dosen bewirkt die Salpetersäure innerlich eine sehr heftige Verätzung; wenn der Tod nicht unmittelbar eintritt, hat sie eine akute oder chronische Entzündung der Verdauungsschleimhäute zur Folge.

Unsere Prüfungen mit schwachen Dosen ergaben als Prädilektionsstellen den Verdauungstraktus, die Haut und die Schleimhäute. Außer den Symptomen von Dyspepsie, Gastralgie,

Enteralgie mit Diarrhoe hat Acidum nitricum eine sehr markante Wirkung auf Rektum und Anus; hier ruft es Symptome hervor, wie man sie bei Hämorrhoiden und Analfissuren findet.

Seinen ganz besonderen Einfluß scheint Acidum nitricum jedoch auf die Schleimhäute der Körperöffnungen auszuüben, oder genauer gesagt, auf die Übergangsstellen zwischen Haut und Schleimhaut; Mund und After sind rissig, gesprungen und bluten leicht.

Die Urogenitalschleimhaut gehört gleichfalls in seinen Wirkungsbereich, ebenso die Atmungsschleimhaut.

Seine Wirkung auf die Haut ist sehr ausgesprochen: Aknepusteln, impetiginöses Ekzem, gehäufte Furunkel, Frostbeulen, Geschwürbildung und Warzen.

Lange Zeit hindurch eingenommen, verursacht es einen mangelhaften Ernährungszustand, ähnlich dem bei Syphilis, gewissen skrofulösen Zuständen oder bei Quecksilbervergiftung.

Typ

Acidum nitricum scheint in erster Linie passend für Personen von braunem Teint, mit dunklen Augen, ebensolchen Haaren und trockener Konstitution; es entspricht besonders solchen chronisch kranken Personen, die gewöhnlich zu weiche Stühle haben. *„An zu Leibesverstopfung aufgelegten Kranken ist es selten anwendbar"* schreibt HAHNEMANN. Vor allem ist es angezeigt, wenn ein Zustand schwerer Kachexie, besonders bei Skrofulose, Syphilis oder nach Mercurmißbrauch vorliegt.

Modalitäten

Verschlimmerung: abends und *nachts*; durch Berührung, durch Witterungswechsel; beim Erwachen; in kaltem Klima.

Besserung: beim Fahren im Wagen; durch *Schleimhautausflüsse*, deren Eintreten im allgemeinen die Heilung ankündigt.

Vorherrschende Angriffsseite: links.

Leitsymptome

1. Neigung zu Geschwürbildungen mit stinkender, wässeriger, ätzender Absonderung. Wenn letztere eitrig ist, hat sie eine gelblichgraue Farbe.

2. Mundwinkel und Afterfalten sind geschwürig, rissig und schmerzhaft.

3. Heftige Schmerzen nach Stuhl, mehrere Stunden lang anhaltend, selbst nach einem weichen Stuhl.

4. Der Urin hat einen starken [üblen] Geruch, ähnlich wie Pferdeharn (*Acidum benzoicum, Sepia*).

5. Hämorrhagien mit leuchtend rotem Blut, aus allen Körperöffnungen.

6. Profuse Schweiße an Händen und Füßen; der Kranke klagt über ein Gefühl, als ob er auf Nadeln ginge.

7. Klopfen der Schlagadern, das im ganzen Oberkörper gefühlt wird.

8. Herzklopfen und Angst; intermittierender Puls.

9. Heftiges Verlangen nach Schwer- und Unverdaulichem: fette Speisen, Heringe, Kohle, Erde (*Calcarea carb.*).

10. Abneigung gegen Milch, Brot und Fleisch.

11. Kälteschauer; abgemagert und niedergedrückt; der Acidum nitricum-Kranke fürchtet die Kälte und fröstelt beständig.
12. Schwäche mit Zittern, derart, daß der Kranke fast immer zu Bett liegt.
13. Druck, schmerzhafte Spasmen, Konstriktion und Brennen im Magen.
Eigentümliches Symptom: Kältegefühl in der Urethra beim Wasserlassen.

Schmerzen: Stechend, heftig, als steckten Nadeln oder Holzsplitter in dem befallenen Körperteil. Die Schmerzen treten plötzlich auf und verschwinden plötzlich.
Stühle: Häufige Diarrhoe mit hellgelbem Stuhl und unverdauten Speiseresten, manchmal blutig mit Tenesmus und Fieber (Dysenterie). Abwechselnd oder sekundär kann auch eine Verstopfung auftreten, dabei trotz großer Anstrengung nur geringer Erfolg.
Heftige Schmerzen nach dem Stuhl, stundenlang, sogar nach weichen Stühlen. Rissiger, aufgesprungener After.
Regel: Verfrüht, reichlich, ähnlich blutigem Wasser.

Hauptsächliche Indikationen

Die Hauptindikation dieses Mittels besteht in den Schrunden, Rissen, Geschwüren und Krusten *an der Grenze zwischen Haut und Schleimhaut:* an Mund, Nasenlöchern, After, Urethra und Vagina.

Die Acidum nitricum-**Geschwüre** sind charakterisiert: durch ihren unregelmäßigen, zickzackförmigen, häufig erhabenen Rand; der Geschwürsgrund besteht aus schwammigen, leicht blutenden, schmerzhaften Granulationen, die das Gefühl erwecken, als „steckten Holzsplitter darin".

Mit *Thuja* und *Staphysagria* ist Nitri acidum das Hauptmittel der **„Diathèse épithéliale"** [Sykosis, hydrogenoide Konstitution, antitoxische Abwehrschwäche des Retikuloendothels].

Es ist ein sehr beachtenswertes Antidot gegen Quecksilbervergiftungsschäden.

Es ist das beste Mittel bei **Analfissur.**

Es paßt bei der **Gastralgie der Bleichsüchtigen** mit deren krankhaftem Verlangen nach Kreide, Erde usw.

Nach *Mercurius* ist es das Hauptmittel der **ulzerösen Stomatitis.** Es entspricht der Ulzeration und der Hämorrhagie des Zahnfleisches sowohl wie der der Mundschleimhaut.

Impetiginöses Ekzem des Gesichtes und behaarter Hautstellen.

Akuter oder chronischer Tripper mit Affektion der Hoden und sekundären Wucherungen; bei weichem Schanker; bei blutigen und stinkenden Ausflüssen.

Epilepsie, besonders bei vollausgeprägten epileptischen Anfällen mit Zungenbiß, die nach Mitternacht auftreten. Den Anfällen geht das Gefühl von „Kriechen" in der linken Seite voraus.

Typhus mit grünen, stinkenden, klebrigen Stühlen und Darmblutungen; Ohnmachtsanfälle nach der geringsten Bewegung; intermittierender Puls.

Taubheit, besser durch die Erschütterung des Körpers beim Fahren (*Graphit*).

Hemeralopie [Tagessehen, also schlechtes Sehen abends und nachts; Nachtblindheit].

Chronische Metrorrhagie, die bei der geringsten Gelegenheit und ohne ersichtlichen Grund wiederkommt: reichliche Blutung, chronisch, ohne Schmerz.

Tuberkulose. Acidum nitricum paßt auch, wenn es sich um offene Tuberkulose handelt: Expektoration schwierig, eitrig, grünlich; Nachtschweiße, Schmerzen in der Brust, Atemnot und Heiserkeit, schlimmer morgens. Hektisches Fieber, Blutungen. Es ist auch bei chronischer Laryngitis und bei tuberkulöser Enteritis wirksam.

Husten, heftig, verursacht Lidekchymosen. Husten mit sehr reichlichem, schleimigeitrigem Auswurf. Husten schlimmer nachts; Husten, hervorgerufen durch ein Gefühl von Brennen im Larynx. Trockner Husten. Die Besserung setzt ein, sobald die Expektoration auftritt.

Kopfschmerz mit Bandgefühl um den Kopf oder mit der Empfindung, „der Kopf stecke in einem Schraubstock". Kopfschmerzen durch den einfachen Druck des Hutes [Carbo veg.]. Kopfschmerzen morgens beim Erwachen. Kopfschmerz, der im linken Stirnhöcker beginnt. Kopfschmerz mit heftiger Kälte und Sehstörungen. Chronischer Hinterhauptkopfschmerz.

Zusammenfassender Überblick

Die Wirkung dieses Mittels äußert sich besonders an den Übergangsstellen von Haut und Schleimhaut; dort finden sich Schrunden, Risse, Geschwüre usw. Alle Ausscheidungen sind stinkend, besonders Urin, Faeces und Schweiß. Viele Symptome werden durch Reisen im Wagen, im Auto, in der Bahn gebessert. Geschwüre mit schwammigen Wucherungen, die leicht bluten. Kachexie infolge von Syphilis, Tuberkulose oder Skrofulose.

Dosierung

Die hohen Potenzen (C 30) werden nur bei den Erkrankungen des Anus mit Erfolg gebraucht, sagt Richard Hughes; bei den anderen Erkrankungen gibt man gewöhnlich Dilutionen von der 1. bis zur 4. Dezimale.

Krankengeschichte 1

Ein schwieriger Fall

Mein Patient, den ich niemals gesehen habe, ist selbst Arzt (im Norden Frankreichs); 50 Jahre alt, von brauner Haut, 1,76 m groß. Die Notizen, die er mir brieflich mitteilte, gebe ich im folgenden wieder:

„Meine Krankheit begann während meiner Studienzeit in Paris. Trug das Hotelessen oder mein ziemlich unregelmäßiges Leben die Schuld daran? Ich weiß es nicht. Jedenfalls wechselten bei mir Magenschmerzen mit wütendem Kopfweh ab; der Kopfschmerz äußerte sich besonders nachts oder morgens und schien sehr tief zu sitzen. Damals waren die Migräneanfälle noch recht selten. Dafür stand das Magenleiden im Vordergrund: Schmerzen, Säure und Brennen waren derart heftig, daß ich an einen malignen Tumor glaubte, doch erbrach ich niemals. Dazu kamen von seiten des Herzens Stöße, Klopfen und Pulsationen, die im ganzen Oberkörper spürbar waren. Es war mir unmöglich, auf der linken Seite zu liegen. Meine Gemütsverfassung war ängstlich, gereizt, hypochondrisch. Ich machte meine Dissertation in dem festen Glauben, daß ich auf den Tod krank sei, entweder magen- oder herzkrank. Als ich dann in der Praxis stand, unterzog ich mich einer strengen Diät, wodurch nach und nach die Magenschmerzen milder wurden; dagegen nahmen meine Migräneanfälle an Heftigkeit und Häufigkeit zu. Ich bin niemals verstopft, im Gegenteil. Ich habe mehrere Kilo abgenommen und bin nahezu kahlköpfig. Ich bin immer ängstlich, habe Herzbeschwerden, aber ohne organischen Befund, wie man mir sagt; doch sind diese Beschwerden derart, daß ich die Empfindung habe, mir drohe der Tod. Eine Besonderheit noch ist bemerkenswert: Ich habe immer sehr schlecht Milch vertragen können.

Sie haben mich aufgefordert, Ihnen einen Migräneanfall zu beschreiben: Meine Migräne tritt meistens morgens auf, sie beginnt über dem linken Auge, breitet sich nach hinten aus und ergreift den ganzen Kopf. Sie ist von heftiger Kälte, manchmal von Sehstörungen begleitet und endet mit Hitze und Schweißausbruch. Ein starker Fließschnupfen kündet die beginnende Besserung an, und ich schlafe ein. Während der Hitze ist meine Nase verstopft. Alle konsultierten Kollegen haben keinerlei organischen Befund, weder im Brustkorb noch am Herzen, feststellen können. Vermögen Sie mir zu helfen? Ich bezweifle es sehr. Ich habe bereits einen sehr berühmten belgischen homöopathischen Kollegen um Rat gefragt; er hat mir *Glonoin C 6* und *Spigelia C 30* verordnet, aber ohne Erfolg.

Noch eine Bemerkung: Ich habe eine leichte, linksseitige Hydrozele; auch schmerzt mich manchmal der Samenstrang auf dieser Seite."

Damit ist uns das Problem gestellt. Ich habe die Sprache, sogar die Ausdrücke des Kranken genau beibehalten. An welche Mittel müssen wir bei ihm denken?

Zu allererst müssen wir *Spigelia* ausschalten, denn bei diesem Mittel beginnt der Schmerz am Hinterkopf und zieht nach vorn herüber. Der Kranke beschreibt ihn aber genau umgekehrt. Übrigens klagt er auch keineswegs über Beschwerden im linken Arm.

Lachesis ist augenscheinlich ein Mittel der linken Seite mit Verschlimmerung beim Erwachen, manchmal mit Beteiligung des linken Ovars oder des linken Hoden. Auch Herzklopfen begleitet die Lachesis-Migräne; ebenso endet sie, wie Nilo (Kairo) angibt, häufig mit einem Nasenkatarrh. Zudem paßt Lachesis gut bei braunen, mageren Personen. Aber ich finde im Lachesisbild nicht das typische Brennen im Magen, über das mein Patient klagt, und so zögere ich mit dieser Verordnung.

Dann kommt *Thuja* in Frage; der Schmerz beginnt auch bei ihr über dem linken Auge und breitet sich nach hinten aus. Arterienklopfen, intestinale Flatulenz, Symptome von seiten des Ovars und der Testis; aber nein, das befriedigt mich nur wenig, während sein Komplement *Acidum nitricum* mir das ersehnte Simillimum liefert, sowohl hinsichtlich der Anamnese wie auch hinsichtlich des status praesens.

Verordnung: *Acidum nitricum C 30* und *C 200*. Heilung der Hydrozele, der Migräne, der Magenschmerzen, des Herzklopfens, Zunahme an Gewicht und Lebenskraft.

Das war ein Erfolg, wie ihn mein Patient nicht erhofft hatte.

Ich bitte meine Kollegen, mit mir die Pathogenese von *Acidum nitricum* durchzugehen und sich von folgendem zu überzeugen:

„*Brünette, magere Personen. Haarausfall. Beklemmung, Herzklopfen, Klopfen der Schlagadern in der ganzen oberen Körperpartie. Herzklopfen, Ängstlichkeit mit Übelkeit*" (Hahnemann).

„*Gemütssymptome: Angst, Hypochondrie, Magenbrennen, Migräne, Symptome am linken Hoden und Samenstrang —*" all das fand sich, meine ich, bei meinem Patienten, selbst die *Abneigung gegen Milch*, die schlecht vertragen wurde.

J. Favre

Kommentar. Diese Krankengeschichte soll das Axiom veranschaulichen, daß das Simillimum die Gesamtheit aller Symptome decken muß. Unser belgischer Kollege hatte darum keinen Erfolg, weil er das außer acht gelassen hatte.

Diese Krankengeschichte zeigt außerdem die Notwendigkeit, in schweren Fällen *eine möglichst vollständige Materia medica* zu Rate zu ziehen. Im vorliegenden Fall gebrauchte Dr. Favre die *Etude pathogénétique et thérapeutique du Nitri acidum* von Dr. Boniface Schmitz (Antwerpen); das ist die vollständigste Studie über dieses Mittel. Sie steht im *Journal Belge d'Homéopathie 1909 Nr. 2, 3 und 4.*

Von den Leitsymptomen dieses Mittels waren zwar nur wenige vorhanden; aber alle anderen Symptome des Kranken fanden sich insgesamt bei Acidum nitricum und bei sonst keinem anderen Mittel. Dies Mittel allein konnte helfen und tat es auch.

Acidum phosphoricum

Phosphorsäure. Sie findet sich in gebundenem Zustande in den drei Naturreichen, aber hauptsächlich in den Knochen der Säugetiere. Hahnemann stellte sie nach einem eigenen Verfahren her.

Die 1. und 2. Centesimale wird mit Wasser, die 3. mit Wasser und Alkohol zu gleichen Teilen hergestellt. Von der 4. ab gebraucht man reinen Alkohol.

Die Pathogenese von Acidum phosphoricum findet sich in Hahnemann *„Chronische Krankheiten".*

Physiologische Wirkung

Phosphorsäure, in toxischer Dose in den Magen eingeführt, hat unter heftigen Symptomen von Gastroenteritis den Tod zur Folge.

Bei unseren Prüfungen mit kleinen und mittleren Dosen hat es eine Verminderung der geistigen Fähigkeiten sowie zahlreiche Störungen der Seh- und Hörfähigkeit hervorgerufen. Außerdem verursachte es grau-weißliche Diarrhoe, blassen Urin mit dicken, weißen Flocken, heftigen Husten mit Auswurf, Neigung zu Zirkulationsträgheit in den Extremitäten, besonders in den Händen, heftigen Schmerz im Periost aller Knochen und schließlich Fieber mit profusen Schweißen.

Aus dem Studium des Wirkungsbildes entspringt die umfangreiche Verwendung dieses Mittels; doch ist sein therapeutischer Bereich noch weit größer auf Grund der *Phosphor*komponente, durch die Phosphorsäure mit jenem großen Polychrest eng verwandt ist (Richard Hughes).

Typ

Acidum phosphoricum paßt vor allem bei Personen, die ursprünglich robust waren und durch Kummer und geschlechtliche Ausschweifung geschwächt sind. Acidum phosphoricum entspricht mehr den chronischen Fällen (den akuten: *Ignatia*). Teint blaß und krankhaft, Augen hohl und von blauen Ringen umrahmt, Beine schwach. Der Kranke ist lässig, apathisch, gleichgültig gegenüber allem, was ihn früher brennend interessierte. Er ist von sanfter, lenksamer Gemütsart und leicht zu Tränen gerührt (*Pulsatilla*).

Modalitäten

Verschlimmerung: durch Anstrengung; bei aufrechter Haltung; beim Liegen auf der linken Seite; *durch sexuelle Exzesse;* durch Aufregungen; durch Geräusch.

Besserung: durch Gehen; durch Bettwärme; durch warmes Einhüllen; durch kurzen Schlaf, der zur Überwindung der Müdigkeit genügt.

Leitsymptome

1. Schwäche mit Indifferenz, Apathie und körperlicher wie geistiger Stumpfheit.
2. Schwäche des Sensoriums bei typhösen Zuständen. Befindet der Kranke sich in einem somnolenten Zustand, so nimmt er nichts von seiner Umgebung wahr; wenn er erwacht, ist er jedoch völlig klar.
3. Heftiger Schmerz im Periost, als würde es mit einem Messer geschabt.
4. Der Urin sieht aus, als habe man blutstreifiges Gelee unter Milch gemischt; er zersetzt sich rasch. Nachts wird ein reichlicher, klarer, wässeriger Urin gelassen, der beim Stehen eine weiße Wolke bildet (Phosphaturie).
5. Schwächegefühl in der Brust beim Sprechen und Husten (*Stannum*).
6. Schmerz, als läge ein zermalmendes Gewicht auf dem Scheitel.
7. Spannungsgefühl der Gesichtshaut, „wie geleimt".
8. Gefühl von Ameisenkriechen über den ganzen Körper, besonders nach sexuellen Exzessen.
9. Ausfall des Kopf- und Barthaares (*Natrium mur.; Selenium*).
10. Reichliche Schweiße nachts und morgens.

Eigentümliches Symptom: Schwindel beim Liegen; es scheint ihm, „als schwämme er, als höben sich seine Glieder, während der Kopf auf dem Kissen liegen bliebe".

Schmerzen: Verschiedenartig; am meisten charakteristisch sind die Schmerzen im Periost; die Prüfer beschrieben sie: „als würde der Knochen mit einem Messer abgeschabt".

Stühle: Meteoristische Auftreibung des Abdomens. Knurren, Kollern und Geräusche im Bauch wie von Wasser. Schmerzlose Stühle, weiße oder gelbe; wässerige, chronische oder akute *Diarrhoe ohne Schmerz* und *ohne Erschöpfung*.

Regel: Zu früh, zu stark, zu lange oder — im Gegenteil — Amenorrhoe. Gelbe juckende Leukorrhoe nach der Regel.

Hauptsächliche Indikationen

Acidum phosphor. ist **das Heilmittel der jungen Leute, die zu rasch wachsen und körperlich (Onanie) oder geistig (Studium) überanstrengt sind.**

Es ist auch das **Heilmittel aller Müden und Erschöpften,** die durch eine akute Krankheit, Ausschweifungen, Säfteverlust, durch Kummer und niederdrückende

Gemütserregungen heruntergekommen sind. Sie sehen stumpf, verbraucht aus, sind mager und vorzeitig ergraut und hoffnungslos; sie versinken in Schwäche und Entkräftung.

Erkrankungen der Knochen. Hierbei wetteifert Acidum phosphoricum mit Phosphor. Es hilft bei skrofulösen, sykotischen, syphilitischen und merkuriellen, besonders periostalen Entzündungen. Es ist ein wertvolles Mittel bei dem hektischen Fieber der Coxitis tuberculosa.

Zuckerharnruhr. Häufiges, reichliches Wasserlassen; der Kranke muß deshalb nachts oft aufstehen. Der Urin sieht häufig milchig aus.

Bei **Phosphaturie** ist Acidum phosphoricum eines der besten Heilmittel.

Incontinentia urinae bei Kindern, mit sehr reichlichen Urinmengen.

Samenverluste häufig, nachts, ohne Erektion; vor und nach dem Stuhlgang. Ausfluß von Prostatasekret.

Bei **typhösen Zuständen** ist es indiziert durch reichliche Diarrhoe mit unfreiwilligen, farblosen Stühlen, vor allem aber durch Darmbluten.

Bei der **schweren Form von Diarrhoe,** selbst bei Erwachsenen, kann man es an Stelle von *Arsen* verordnen, wenn Darmblutungen und Petechien bestehen.

Kopfschmerz, vor allem bei Schulkindern infolge Übermüdung der Augen und übermäßigen Lernens, besonders wenn sie zu rasch wachsen.

Kopfschmerzen mit einem zermalmenden Schweregefühl auf dem Scheitel, im Hinterkopf und im Nacken, als wenn die Schläfen zusammengepreßt würden; Schweregefühl im Kopf mit Stumpfheit; Verschlimmerung durch das geringste Geräusch, durch Bewegung, durch Auflegen der Hand.

Husten tagsüber und abends, gewöhnlich trocken; mit Neigung zu Schweißen und Durchfall; morgens ein gelblicher, eitriger Auswurf von sehr unangenehmem, krautigem Geruch und Geschmack.

Husten mit Heiserkeit und Kitzel, der unter dem Einfluß kalter Luft immer wieder auftritt. Der Kitzel sitzt gerade oberhalb der Magengrube.

Dosierung

„Bei nervösen Erkrankungen, bei ‚milchigem Urin', bei Nutritionsstörungen, bei Diarrhoe und leichter Brechruhr sind Centesimalpotenzen von der 3. bis zur 12. angebracht; wenn es aber als sexuelles Tonikum wirken soll oder bei Purpura, Phosphaturie, Diabetes und Karies verwendet wird, so wirkt es besser in der Dosis von mehreren Tropfen der ersten Dezimalpotenz" (RICHARD HUGHES).

Zusammenfassender Überblick

Acidum phosphoricum ist ein zuverlässiges Heilmittel für alle körperlich oder geistig Erschöpften, ganz gleich, was die Ursache der Erschöpfung ist; es paßt besonders für die Zeit des Lernens und des Wachsens. Auch ist es geeignet in dem hektischen Stadium von Knochen- und Lungentuberkulose sowie in typhösen Zuständen mit Hämorrhagie.

Vergleichende Gegenüberstellung 1
Schmerzlose Diarrhoe

Dafür kommen 4 große Mittel in Frage:

1. **Acidum phosphoricum** mit folgenden charakteristischen Symptomen: farblose, wenig [oder *nicht*] erschöpfende Diarrhoe; Kollern in den Eingeweiden; lebhafter Durst, allgemeine Schweiße.

2. **Phosphorus:** starker Drang; sobald der Stuhl im Rektum angelangt ist, muß er entleert werden; unfreiwillige Diarrhoe.

3. **China** unterscheidet sich von den beiden ersten durch die Tatsache, daß die Diarrhoe nachts und nach dem Essen schlimmer ist.

4. **Ferrum:** Diarrhoe unverdauter Speisen, nachts.

Aconitum napellus

Sturmhut (homöopathisches Synonym: **Napellus**). Mehrjährige Pflanze aus der Familie der Ranunculaceen; wächst hauptsächlich in gebirgigen Gegenden, in Deutschland, in der Schweiz und vor allem in den Vogesen.

Man bereitet die Urtinktur aus der ganzen Pflanze, die man im August gegen Ende ihrer Blütezeit pflückt. Man kann auch Verreibungen aus der ganzen getrockneten Pflanze machen, doch läßt diese Herstellung in vieler Hinsicht zu wünschen übrig.

Die Pathogenese von Aconit steht in HAHNEMANN „Reine Arzneimittellehre". Die Österreichische Prüfungsgesellschaft hat das Medikament nochmals vollständig durchgeprüft (1. Bd. der Österreichischen Zeitschrift für Homöopathie). Auch Professor IMBERT-GOURBEYRE hat eine äußerst interessante Monographie über Aconit veröffentlicht. Ferner findet sich eine ganz ausgezeichnete Studie dieses Mittels von RENÉ PICARD in der 2. Nummer der „*Annales homoeopathiques de l'Hôpital Saint-Jacques*".

Physiologische Wirkung

Die Vergiftung mit Aconitin, die das Nervensystem schlagartig lähmt, wollen wir außer acht lassen, denn sie führt den Tod so schnell herbei, daß die für die therapeutische Anwendung wichtigen Symptome sich überhaupt gar nicht erst entfalten können. Wir wollen vielmehr nur die Wirkungen der Aconit-Tinktur betrachten, die diese auf den gesunden Menschen ausübt. Dabei legen wir das Hauptgewicht auf die Störungen des **Zirkulationsapparates,** denn diese sind unter den vielen anderen weitaus die wichtigsten.

In mittleren Dosen ruft die Aconit-Tinktur zunächst — natürlich je nach der Empfindlichkeit des Prüfers — eine erhöhte Herztätigkeit und infolge der Steigerung der *vis a tergo* einen vollen, harten, beschleunigten Puls hervor; dabei tritt eine beträchtliche Temperaturerhöhung und Blutdrucksteigerung auf.

Dieses ist die primäre Wirkung des Aconit, die kein Homöopath vergessen sollte, denn sie gibt ihm den Schlüssel zu den wichtigsten therapeutischen Aconit-Indikationen.

Dieser Zirkulationsorgasmus ruft folgende Symptome hervor: Ohrensausen, Schwindel,

Kopfschmerz. Das Gaumensegel, das Zäpfchen, die Mandeln, die Wangen und die Ohren, ebenso die Konjunktiva röten sich. Die Kapillaren neigen zum Bersten; daher treten blutunterlaufene Stellen, Ekchymosen, Sugillationen und Epistaxis auf. Das Blut steigt zum Kopf und verursacht eine allgemeine Rötung des Gesichtes. Es tritt ein Kitzel in der Kehle auf, mit einem Gefühl von Rauhigkeit. Die Lider und der Augapfel werden von einer Hyperämie der Kapillaren befallen, die Tränensekretion ist verstärkt. Die laryngoskopische Untersuchung zeigt eine Hyperämie der Kehlkopfschleimhaut, die bis zur Trachea hinunterreichen kann. Danach stellt sich eine oberflächliche Schleimabsonderung ein und eine Gänsehaut; zu guter Letzt tritt eine Schwellung der Hautkapillaren ein und danach ein Schweißausbruch.

Je nach der Gabengröße ruft Aconit zwei Arten von Fieberbewegungen hervor: die eine mit entzündlichem Charakter, wie wir sie eben beschrieben, mit rotem Gesicht, vollem, beschleunigtem Puls und erhöhter Temperatur, die andere mit blassem, verfallenem Gesicht, schwachem Puls und allgemeiner Abkühlung.

Im **Nervensystem** löst Aconit in starken Dosen bei den Warmblütern zunächst eine leichte direkte Erregung der bulbomedullären Zentren aus. Später tritt infolge der Wirkung auf die Nervenendungen der großen Ausscheidungskanäle (Lungen und Bronchialschleimhäute) eine reflektorische Erregung des Vagus und des Splanchnicus ein, was schließlich zu einer Lähmung führt.

Aconit verursacht subjektiv bewußt werdende oder schmerzhafte Sensibilitätsstörungen, besonders im Bereich des Trigeminus.

Es wirkt auf die motorischen Nerven, aber nicht nach Art des Curaregiftes, wie man behauptet hat, denn bei Aconit ist die Muskelkontraktion in gleichem Maße aufgehoben wie die Leitfähigkeit der Nerven. Bevor also die Lähmung eintritt, ruft Aconit Spasmus hervor; Trismus ist ein ganz gewöhnliches Symptom der Aconitvergiftung.

Von der Einwirkung auf das Nervensystem rühren folgende Symptome her: verschiedenartige, meist aber ziehende und blitzartig durchschießende Schmerzen in den Ästen des Trigeminus, in den Brustmuskeln, im ganzen Körper. Steigerung des Sexualtriebes, Überempfindlichkeit der Geruchsnerven, Druck im Epigastrium, Schwindel mit Ohnmacht im Moment des Aufstehens oder wenn der Kranke eine aufrechte Haltung einnehmen will; Gefühl von Taubheit und Ameisenkribbeln an Lippen und Nase, unangenehmes Stechen auf der Zungenspitze, Empfindung, als sei die Gesichtshaut zu eng, Abschnürungsgefühl im Verlauf der Gliedmaßen, als sei ein Gummiband sehr fest herumgebunden. Gleichzeitig wird der Kranke sehr empfindlich gegen frische Luft und verspürt ein rein subjektives Kältegefühl. Gedächtnis und Denkfähigkeit sind gesteigert. Er hat unruhige, wechselnde Träume, eine außerordentliche Veränderlichkeit des geistig-seelischen Zustandes und große Angst.

Die **Atmung** wird nach Zahl und Rhythmus unregelmäßig; das zieht Erstickungsbeschwerden nach sich, die denen von Erwürgen und Erhängen ähneln. Diese Symptome rühren von einem spastischen Zustand der Brust- und Zwerchfellmuskeln her.

Aconit beeinflußt auch den **Verdauungstraktus.** Als hauptsächliche Symptome muß man sich folgende merken: heftiger Durst, Übelkeit und Erbrechen, schmerzhaftes Druckgefühl in der Magengrube, Kolikanfälle und Aufgetriebenheit des Bauches. Aconit bewirkt eher Durchfall als Verstopfung; vor dem Durchfall Koliken und Kollern im Bauch. Die Stühle sind grünlich oder wie bei Ikterus weißlich. Manchmal hat Aconitvergiftung sogar das Krankheitsbild der Cholera hervorgerufen.

Alle **Sekretionen** werden durch *Aconit vermehrt:* Der Urin nimmt zu, der Schweiß wird profus.

Aconit hat besondere Beziehung zu folgenden Organen und Geweben: Kehlkopf, Herz, Sklera, Pleura, Peritoneum und Gelenke.

Außerordentlich wichtige Bemerkung: Alle durch Aconit hervorgerufenen Symptome können nach einigen Stunden verschwinden, so daß der Organismus wieder normal funktioniert. Je stärker die Dosis ist und je heftiger sie wirkt, desto eher folgt auf die Erregung das Stadium der Depression. HAHNEMANN hat diese Erscheinung sehr gut beobachtet und auch erklärt. In seiner *Arzneimittellehre* liest man in der Tat: „lebhaftes Gedächtnis" und unmittelbar darauf das entgegengesetzte Symptom „geschwächtes Denkvermögen"; er fügt bei diesem scheinbaren Widerspruch folgendes hinzu: *„Die meisten der einander entgegengesetzt zu seyn scheinenden Sturmhut-Symptome sind nur Wechselzustände* (Depressionserscheinungen nach der Erregung), und *mittels beider kann er heilbringend seyn."*

Der Obduktionsbefund ist folgender: Blutüberfüllung von Lungen und Hirn, Entzündung des Magen- und Darmkanals, seröse Ergüsse der Pleura, Arachnoidea und des Peritoneums. bei Tieren, die man lange Zeit hindurch der Aconitwirkung ausgesetzt hatte, sind Knötchenbildungen in der Mitralklappe beobachtet worden.

Typ

Aconit ist sehr angezeigt bei Kindern, jungen Menschen und solchen Erwachsenen, bei denen die arterielle Zirkulation noch ihre volle Entfaltungsfähigkeit besitzt. Es paßt weniger im reifen Alter, in dem sich die vitale Funktion hauptsächlich auf den Verdauungstrakt auswirkt, und ganz und gar nicht bei alten Leuten, bei denen das venöse System die Hauptrolle spielt.

Es entspricht besonders den aktiven, plethorischen, sanguinischen Personen, die mit unglaublicher Heftigkeit darauf reagieren; gerade diese weisen alle Anzeichen der arteriellen Kongestion auf.

Modalitäten

Verschlimmerung: *nach Einwirkung trockenen, kalten Windes:* nachts gegen Mitternacht.

Besserung: nach einem Schweißausbruch; während der Ruhe, durch Wein und Stimulantien; in frischer Luft.

Vorherrschende Angriffsseite: links.

Leitsymptome

1. Außerordentliche körperliche und geistige Unruhe mit *schrecklicher Angst und Todesfurcht.* Diesen Zustand findet man in schweren Fällen von entzündlichen Fiebern, bei gewissen Herzerkrankungen und bei Basedow.

Neben dieser außerordentlichen Unruhe besteht bei Aconit zugleich eine tiefe Angst und sehr große Todesfurcht; und nicht nur die Krankheit allein, sondern auch diese Furcht verursacht bei dem Kranken die für Aconit so charakteristische Bewegungsunruhe.

2. *Furcht, vor allem vor dem Tode, aber auch Furcht beim Überschreiten der Straße oder wenn der Kranke unter Leute geht; Furcht, daß ihm irgend etwas zustoße, eine stets vorhandene unerklärliche und unmotivierte Furcht.*

Hierbei muß man sich merken, daß Aconit ein hervorragendes Mittel gegen üble Folgen von Schreck ist, gleichgültig, ob derselbe noch frisch ist oder nicht (*Opium, Ignatia, Veratrum album*).

3. Erkrankungen und Schmerzen nach Aufenthalt in trocknem, kaltem Wind. Die anderen Hauptmittel der trockenen Kälte sind: *Bryonia, Causticum, Hepar sulfuris* und *Nux vomica.*

4. Heftigkeit der Symptome, die plötzlich auftreten und zwar sofort mit großer Stärke.

5. Verschlimmerung der Symptome, wie Bewegungsunruhe, Schmerz, Bangigkeit usw., während der Nacht, besonders gegen Mitternacht.

6. Harter, schneller, voller Puls.

Eigentümliches Symptom: Gefühl, als wolle das Blut die Adern sprengen. Gefühl von Stechen unter der behaarten Kopfhaut.

Schmerzen: unerträglich, heftig, qualvoll; sie sind von außerordentlich großer Unruhe, Angst und Furcht begleitet, der Kranke wirft sich von einer Seite auf die andere, er kann keinen Schmerz aushalten, keine Berührung vertragen, will nicht aufgedeckt werden.

Die Schmerzen sind schlimmer bei Nacht, gegen Mitternacht, wie überhaupt alle Allgemeinsymptome dieses Mittels.

Sie werden von Taubheitsgefühl, Stechen und Ameisenkribbeln begleitet oder wechseln damit ab.

Die Ätiologie ist ungemein wichtig: nach Aufenthalt in trockener, kalter Luft.

Stuhl: Häufig, klein mit Tenesmus und heftigem Drang; gallige, schleimige Diarrhoe oder Durchfall wie gehackter Spinat, bei Kindern, während des Fiebers. Nach plötzlicher Entleerung von Schleim oder Blut fühlt sich der Patient erleichtert.

Regel: Zu reichlich, zu lange, manchmal auch zu kurz oder, besonders bei kräftigen, plethorischen Frauen, durch Nasenbluten ersetzt.

Plötzliche Amenorrhoe infolge von Schreck, Zorn oder irgendeiner heftigen Gemütserregung, selbst infolge von Freude oder nach Aufenthalt in kaltem, trocknem Wind.

Hauptsächliche Indikationen

Aconit ist das Hauptmittel bei Entzündung, Kongestionen und arterieller Hyperämie. Es ist ein **Antiphlogisticum par excellence**; aber es paßt nur im Entstehungsstadium; seine Indikation hört auf, sobald sich die Kongestion lokalisiert hat oder Transsudation, Hepatisation oder eine Veränderung der Gewebe eingetreten ist.

Man kann nicht oft genug wiederholen, daß Aconit besonders bei den Erkrankungen paßt, die **verursacht sind durch Aufenthalt in trockenem, kaltem Wind,** durch Schrecken und durch Schweißunterdrückung. Zudem entspricht es besonders den Erkrankungen, die durch die Heftigkeit ihrer Symptome und durch ihr plötzliches, heftiges, akutes, fieberhaftes Auftreten gekennzeichnet sind. Es ist also vor allem das große Heilmittel der entzündlichen und kongestiven Zustände der Lunge, besonders bei plethorischen, sanguinischen, kräftigen Menschen.

Aktive, idiopathische [primär entstandene] Kongestionen (Formen, wie WOILLEZ, POTAIN und GRANCHER sie beschrieben haben) mit vollem, hartem, hüpfendem Puls und Blutdrucksteigerung. Dagegen paßt Aconit ganz und gar nicht bei den passiven und adynamischen Kongestionen mit Hypotonie wie z. B. bei Typhus. Es wirkt schädlich bei Kongestionen infolge Herzschwäche mit fadenförmigem, schwachem Puls. Seine Prädilektionsstelle ist die obere Hälfte der linken Lunge. Konnte die Kongestion durch Aconit nicht aufgehalten werden und hat sich schon eine lokale Gewebsveränderung entwickelt, dann verliert Aconit seinen Wert; an seine Stelle tritt dann häufig bei Pleuro-Pneumonie *Bryonia*, bei kruppöser Pneumonie *Phosphor*.

Bei Bronchitis und Pleuritis (auch bei Pelveoperitonitis) muß Aconit im Beginn der Erkrankung gebraucht werden; seine Indikation ist gegeben durch die ihm eigentümliche Fieberbewegung und bei den Erkrankungen der Atemwege durch die ursächliche Erkältung.

Coryza. Es besteht nicht nur unangenehme Trockenheit der Nase, sondern auch allgemeine Trockenheit und Hitze der Haut.

Laryngo-Tracheitis, häufig infolge von Erkältung ohne Schwitzen (darum paßt *Belladonna* besser bei Kindern, die warmgelaufen, in Schweiß geraten sind und sich dann erkältet haben); man macht eine Fahrt im offenen Wagen und kehrt eiskalt zurück, oder man hält sich in einem kühlen Zimmer auf und erkältet sich. Das sind Aconitindikationen. Als wunderbaren Zirkulationsregulator findet man es oft indiziert bei Epistaxis und Hämoptoe.

Epistaxis mit Blutdruckerhöhung.

Hämoptoe mit Beklemmung und Angst. Aconit paßt bei kongestiver Hämoptoe im Beginn einer Tuberkulose; die Blutung tritt anläßlich einer Erkältung auf: eine nicht zu verkennende Warnung.

Angina mit Fieber, Brennen, dunkler Rötung, Unruhe, Angst und nicht zu vergessen: die Ursache „*a frigore*".

Rheumatismus. Aconit ist das Hauptmittel des akuten Gelenkrheumatismus. Es ist sehr häufig wirksam bei den akuten lokalen Erkrankungen der rheumatischen Diathese, sofern sie nicht auf eine fieberhafte, exanthematische Krankheit folgen; also bei Lumbago (*Bryonia-Rhus-Actea-Nux vomica*), Skleritis (*Spigelia*), Pleurodynie (*Ranunculus bulbosus*), Ischias und anderen rheumatischen Neuralgien.

Fazialisneuralgie „*a frigore*", die vor allem kongestive, plethorische Personen befällt. Aconit ist besonders angezeigt, wenn heftige Kongestion der befallenen Körperstelle, gewöhnlich des Gesichtes, besteht: dieses ist dann rot und geschwollen. Ameisenlaufen in der befallenen Partie; die Schmerzen bringen den Kranken fast zur Verzweiflung. Sie sind von Anfang an sehr heftig und immer von Ameisenkribbeln und Taubheitsgefühl begleitet.

Erkrankungen des Herzens. Aconit ist ein wunderbares Mittel bei Aortitis und beginnender Endokarditis. Herzklopfen mit Angst. — Heftige Schmerzattacken! Die Schmerzen ziehen vom Herzen in den linken Arm und sind von Taubheit und Ameisenkribbeln in den Fingern begleitet.

Hypertonie ohne organische Veränderung der Gefäßwand. „Wenn es gilt, in einem Fall akuter Hypertonie schnell zu helfen, so kommt darin kein anderes Mittel dem Aconit gleich." Eine einfache [rein kongestive] Hypertonie kann durch Aconit zuverlässig geheilt werden; bei einem Arteriosklerotiker hingegen kann man zwar den Blutdruck in einigen Tagen oder Wochen, vielleicht auch erst in einigen Monaten herunterdrücken, doch wird er infolge der veränderten Arterienwände immer wieder steigen.

Aconit erweist sich ebenfalls wirksam bei *beginnender Endokarditis, beginnender Perikarditis und Arteriitis* mit Hypertonie. Außerdem entfaltet es seine volle Wirkung bei akuten oder subakuten Blutdrucksteigerungen im Verlauf einer chronischen Krankheit.

Bei Rauchern verursacht die Nikotinwirkung bisweilen Spasmen in den *vasa vasorum,* welche die großen Arterienäste (Aorta) zu versorgen haben. Infolgedessen treten Störungen in der Ernährung der Gefäßwände auf, wodurch wieder eine allgemeine Beeinträchtigung der Zirkulation (unter den Erscheinungen von Herzklopfen, Arrhythmie und sogar von stenokardischen Anfällen) verursacht wird. Bei all diesen Zuständen hat Aconit häufig ganz auffallende Erfolge gebracht.

Sportherz. Aus einer anfänglichen Hypertonie entsteht eine Asystolie und danach eine gefährliche Hypotonie; mithin werden alle Phasen einer Aconitvergiftung durchlaufen. *Arnika* hilft bei einer derartigen Erkrankung auch, aber langsamer.

Schwerer Ikterus. Das Arzneibild von Aconit weist zahlreiche Symptome von schwerem Ikterus auf (z. B. Gelbsucht, Hämorrhagie, Fieber), aber *Phosphor* gibt die Ikterussymptome noch besser wieder. Somit sind Aconit und Phosphor die beiden Medikamente des schweren Ikterus, hier muß Aconit in starken Dosen gegeben werden.

Kopfschmerzen. Kongestiver Kopfschmerz mit Völlegefühl, als wenn eine schwere Last aus dem Kopf zur Stirn herausdränge. Kopfschmerz mit Gefühl von Wärme, Schwere, Klopfen und Bersten, nach Erkältung oder nach Aufenthalt in Sonnenhitze. Gefühl des Wogens mit großer Hitze; dabei heftiges Klopfen des Herzens, der Arterien, des Speichen- und Schläfenpulses mit Fieber, Angst und Unruhe.

Husten, meist trocken und kurz, pfeifend, croupartig; schlimmer abends und nachts, durch kalten, trockenen Wind oder Luftzug, durch Rauchen und Trinken. Nichts scheint ihn zu bessern. Er ist von Atemnot, heftigen Schmerzen, Fieber, Unruhe und Angst begleitet. Ganz plötzlich überkommt er plethorische Kinder, die sich tagsüber erkältet haben; er tritt im ersten Schlaf auf, etwa zwischen 9 und 11 Uhr, vor Mitternacht; er ist heiser, heftig und führt fast sofort zu Erstickungsgefühl; das Kind greift mit den Händen an seine Kehle und schnappt nach Luft; es ist dabei unruhig, ängstlich und voll Furcht.

Expektoration erfolgt bei Aconit im allgemeinen infolge zähklebrigen Schleimes überhaupt nicht oder nur in geringem Maße.

Bei der *Auskultation* hört man gewöhnlich gar nichts; denn Aconit entspricht schon dem einfachen Reizzustand, der dem Stadium der echten Kongestion ganz kurz vorauszugehen pflegt.

Fieber. Ganz allgemein gilt folgendes: Aconit ist nützlich bei jedem beginnenden akuten, ungefährlichen Fieber, das im Anschluß an eine Erkältung auftritt und charakterisiert ist durch Rötung des Gesichtes, Blaßwerden desselben beim Aufrichten des Körpers, durch kräftigen, vollen und hüpfenden Puls, Durst auf große Mengen Wasser und vor allem durch große Trockenheit der Haut, deren Tätigkeit durch eine Kontraktion der Kapillaren gestört zu sein scheint. In diesem Fall ruft Aconit durch seine Reizwirkung auf das Zirkulationssystem Blutandrang zur Hautoberfläche und dadurch wohltuenden Schweiß hervor.

Die Indikation für Aconit hört auf, sobald der Kranke schwitzt! Bei Kindern ist Urinverhaltung zu Beginn eines entzündlichen Zustandes eine strikte Indikation für Aconit.

Aconit ist also das Heilmittel des sthenischen Fiebers oder des einfachen Entzündungsfiebers. Es hat nur ganz geringe Wirkung auf septische Fieber und auf solche, die von lokalen Entzündungen herrühren.

Dosierung

Aconit ist eines der Medikamente, das die Homöopathen am liebsten in starken Dosen gebrauchen (20—30 Tropfen der Urtinktur in 200 g Wasser).

Bei chronischen Krankheiten, vor allem bei Neuralgien, geben wir infinitesimalen Dosen den Vorzug.

Bei Phlegmasien, die mit geringer Fiebersteigerung verlaufen, gebrauchen wir schwache, aber wägbare Dosen.

Ist Aconit im Anfangsstadium eines akuten Falles angezeigt, so gibt man es halbstündlich, so lange, bis die Haut feucht wird; dann hört man damit auf und verordnet, falls noch nötig, ein anderes [neu indiziertes] Mittel.

Während der Anwendung sind säuerliche Getränke, vor allem Essig und Kaffee zu vermeiden.

Zusammenfassender Überblick

Aconit ist das große Heilmittel jeder akuten, heftigen Kongestion, die von Angst, Unruhe und Temperatursteigerung begleitet ist. D'ESPINEY nennt es das Heilmittel der stürmischen Gemütserregungen, die arteriellen Erethismus und Muskelspannung aufweisen („Striktur" der Alten). Man hat es die „homöopathische Lanzette" genannt. Sein großes Charakteristikum ist „körperliche und geistige Unruhe". Man muß an Aconit bei all den Erkrankungen denken, die durch Aufenthalt in Kälte, besonders durch kalten Ostwind entstanden sind. Erstes Heilmittel der Entzündungsfieber. Schüttelfrost und Taubheitsgefühl.

Krankengeschichte 2

Sthenisches Fieber

Vor einigen Jahren wurde ich zu einem 3jährigen Kind gerufen, das ganz plötzlich von einem hitzigen Fieber befallen war und folgende Symptome aufwies: sehr gerötetes Gesicht, wie geschwollen, hervorstehende Augen, heftige Kopfschmerzen, Mund trocken und brennend, heftiger Durst, Haut sehr heiß, Puls stark beschleunigt, hart und voll, außerordentliche Unruhe und lebhafte Angst. Das Kind klagt, daß es so krank sei.

Der Zirkulationserethismus war außerordentlich deutlich ausgesprochen. Die Indikation für Aconit stand außer Zweifel. Ich gab dem Kind 5 Körnchen der 10. Centesimaldilution in einem Teelöffel klaren Wassers.

Als ich nach einer knappen Stunde wieder gehen wollte, waren alle soeben beschriebenen Symptome verschwunden; der Puls war wieder normal geworden. Das Kind ließ sich aufsetzen und verlangte zu essen.

L. Salvert de Fayolle

Krankengeschichte 3

Spasmus des Pectoralis major

Herr X. ist 42 Jahre alt, von hohem Wuchs, athletischem Körperbau und von sanguinischem Temperament. Seit 2 Jahren wird er wegen eines Herzaneurysmas behandelt; wenigstens ist das die Diagnose mehrerer medizinischer Autoritäten Rußlands, Deutschlands und Englands.

Die Krankheit kam zum Ausbruch im Anschluß an eine Schlittenreise, die Herr X. 1850 mitten im Winter (bei minus 30—35° C!) im Norden Rußlands unternehmen mußte. Da er sein Gefährt selber lenkte, war er also mehrere Wochen lang mit seinem Oberkörper ganz dem Wind ausgesetzt. Zwar hatte er sich sorgfältig in dicke Pelze eingehüllt; dennoch schreibt Herr X. jener Reise seinen jetzigen unangenehmen Zustand zu, den ich im folgenden näher beschreiben will.

Herr X. sieht vollkommen gesund aus, und auf den ersten Blick würde nichts auf eine organische Erkrankung des Herzens schließen lassen. Dennoch empfindet er am Herzen scharfe Stiche, die mit heftigem Herzklopfen abwechseln und von *lebhafter Angst, großer Trockenheit des Rachens* und Rauschen im Kopf, besonders im linken Ohr, begleitet sind. Ab und zu, in den heftigsten Anfällen, scheint eine Apoplexie mit Bewußtseinsverlust zu drohen; ein Aderlaß half in diesen Zuständen nur langsam und unvollständig, denn die Anfälle stellten sich nach einiger Zeit wieder ein. Die ganze linke Brustseite einschließlich Schulter und Rücken sind so schmerzhaft, daß man ihn dort kaum berühren darf. Seit mehreren Monaten leidet er auch noch an Schlaflosigkeit; er wagt es nicht mehr, zu Bett zu gehen, und verbringt die Nacht in einem Lehnstuhl.

Es ist nun noch etwas sehr Wichtiges zu beachten, nämlich, daß während eines sechsmonatigen Aufenthaltes in Ägypten alle seine Krankheitserscheinungen vollkommen verschwunden waren. Sie haben sich erst wieder eingestellt, als der Kranke von neuem den Temperaturen des nördlichen Europas ausgesetzt war.

Nachdem ich den Bericht meines Patienten angehört habe, versuche ich methodisch in der mir geläufigen Art, die Natur dieser Erkrankung herauszuarbeiten, und finde als Resultat folgendes:

Legt man die Hand auf die vordere obere linke Brustseite, d. h. will man die Brustwarze bedecken, so bemerkt man in dieser Partie ein unregelmäßiges, sekundenlang sogar stürmisches Klopfen mit seltenem Aussetzen des Klopfens. Das Klopfen ist so stark, daß es die Kleidungsstücke hebt und erschüttert und daß man diese Bewegungen auf einige Schritte Entfernung sehen und verfolgen kann. Nach den Aussagen des Kranken ist der Blutandrang zum Kopf und der Blutrückfluß abhängig von diesem heftigen Klopfen. Wenn man aber die Hand unterhalb der Ansatzstellen des Musculus pectoralis major, genau gesagt auf die Präkordialgegend legt, fühlt man nur normales und völlig regelmäßiges Herzklopfen.

Die angeschlossene Auskultation an diesen beiden Stellen ergibt nahezu dasselbe Resultat; d. h. oben hört man ein dumpfes reibendes Geräusch und bemerkt das fühlbare Klopfen einer krampfartigen Bewegung, die gegen das auskultierende Ohr schlägt und es wegstößt, darunter dagegen normale Herzgeräusche.

Wenn man nun noch die eine Hand auf den Pectoralis major legt und gleichzeitig mit der anderen den Puls prüft, ganz gleich, ob an der Arteria radialis, der linken Carotis oder am Herzen selbst, so erkennt man sofort, daß das „Klopfen", wie der Kranke es nennt und ich es mit meiner Hand spüre, und die wirklichen Herzschläge in Herz und Arterien keineswegs isochron sind. Es besteht also gar kein Zweifel — und ich erkläre es dem Patienten mit meiner ganzen Überzeugungskraft — daß trotz der ausdrücklichen Erklärung von zehn berühmten Allopathen — Herrn Dr. CLARKE, den Leibarzt der Königin von England, mit eingeschlossen — Herr X. gar kein Aneurysma des Herzens hat, sondern ganz einfach an einer Neuritis oder — anders ausgedrückt — an einem Spasmus des Musculus pectoralis major leidet.

Es handelt sich augenscheinlich um eine muskuläre Erkrankung — ich würde *rheumatisch* sagen, wenn das Wort konkreter wäre — infolge von scharfem, eisigem Wind bei einem kräftigen, sanguinischen Menschen. Die befallenen Organe sind die Muskeln der Schulter, der Brust und die dem Herzen gegenüberliegende Dorsalgegend, wahrscheinlich auch die Interkostalmuskeln der unteren linken Seite und schließlich das Herz, wenngleich dieses weniger stark ergriffen ist. Der Spasmus des pectoralis major ist lediglich ein Nebensymptom, zweifellos ein recht eigenartiges, aber das scheint mir keine besondere Arzneianzeige zu geben. Das Zurückströmen des Blutes in die linke Kopfhälfte, ohne daß dabei der Rhythmus des Pulsschlages (Puls = 65) gestört wird, erkläre ich mir so, daß bei jeder spastischen Muskelkontraktion auf die darunter liegenden Gefäße, entweder die Arterien oder die großen Venen des Halses, eine Kompression ausgeübt wird.

Die Homöopathen werden mein Zaudern bei der Wahl des Heilmittels wohl verstehen (die Verordnung von *Spigelia*, danach von *Colchicum* hatte dem Kranken zwar Besserung, aber keine Heilung gebracht).

Nun hatte Herr X. am 5. oder 6. Tag meiner Behandlung infolge von schlechten Nachrichten eine ganz plötzliche Verschlimmerung aller seiner Beschwerden bekommen (Spasmen, Stiche, Kongestion zum Kopf, schreckliches Sausen im linken Ohr), und *Colchicum* versagte dieses Mal vollständig. Glücklicherweise hatte ich genügend Zeit, die richtige Verordnung zu überlegen: Die Natur der Krankheit, ihre Ursache (Einfluß des scharfen, eisigen Windes), die Konstitution des Kranken (sanguinisch, athletisch), alles, mit Ausnahme des fehlenden Fiebers, indizierte Aconit. Ich gab es ihm also, und es war ein schlagartiger Erfolg! Schon am nächsten Morgen würden Herr CLARKE und seine Kollegen (die, nebenbei gesagt, uns so oft und so gern Unkenntnis in der Diagnostik vorwerfen) bei Herrn X. vergeblich die allergeringsten Anzeichen von Aneurysma des Herzens gesucht haben.

Nichts erscheint mir für Aconit richtiger als die allgemeine Indikation von JAHR: *„Böse Folgen einer Erkältung in trockener Kälte (Ostwind)"*.

ALPHONSE TESTE

Actaea racemosa

Traubenförmiges Christophskraut, auch **Cimicifuga** [„Wanzenkraut", „Frauenwurzel"] genannt. Ranunculacee des nördlichen Amerika.

In Frankreich bereitet man Tinktur und Verreibungen aus der trockenen, in Amerika aus der frischen Wurzel.

Die ersten Arznei-Wirkungsbilder finden sich in HEMPEL *„Materia medica"* und in HALE *„New Remedies"*.

Physiologische Wirkung

Die Wirkung der Actaea erstreckt sich vorwiegend auf das zerebrospinale Nervensystem, auf die weiblichen Genitalorgane und auf die Muskulatur.

Die durch Actaea verursachten Schmerzen lassen an Rheumatismus denken, besonders an die wandernde Form (HEMPEL).

HALE gebührt das Verdienst, die Nützlichkeit der Actaea bei Frauen- und Nervenkrankheiten ins rechte Licht gerückt zu haben.

Typ

Actaea racemosa ist im wesentlichen ein Frauenmittel. Ob jung oder alt, immer ist die Actaea-Patientin eine nervöse, oft rheumatische, verbrauchte, anämische Frau mit blassem, bläulichfahlem Gesicht, blassen Lippen und farbloser Konjunktiva. Ihre Augen sind von tiefen, bläulichen Ringen umgeben. Aus der tollsten, redseligsten Ausgelassenheit verfällt sie in Niedergeschlagenheit, Gleichgültigkeit und tiefe Verzweiflung. Sie ist sehr beeindruckbar, hat plötzliche Angstanfälle, Todesfurcht, besonders die Sorge, verrückt zu werden, wenn sie sich über ihren unausgeglichenen Gemütszustand und ihr sprunghaftes Denken Rechenschaft ablegt.

Modalitäten

Verschlimmerung: *Während der Regel, im Verhältnis zur Stärke der Regelblutung* [„Je stärker die Blutung, desto heftiger der dysmenorrhoische Schmerz!"]

Besserung: Beim Essen, im Freien.

Vorherrschende Angriffsseite: Links.

Leitsymptome

1. Verschlimmerung während der Regel.
2. Besserung beim Essen.
3. Schmerz im linken Ovar und unter der linken Mamma.
4. Schmerzen unter den Brüsten, besonders bei Witterungswechsel.
5. Gefühl des „Hinseins" in der Magengrube, das sich von selbst [ohne augenscheinliche Ursache] oder als Folge einer leichten Verstimmung äußert und an Ohnmacht grenzt. Die Frau fühlt sich schlecht, sie „fühlt sich schwach und übel ums Herz". Die geringste Speisezufuhr schafft schnelle Linderung.
6. Gefühl, als ob eine schwere, dunkle Wolke sie umgäbe, ihren Kopf einhülle und alles verworren und dunkel mache.
7. Die seelischen Zustände lösen die körperlichen ab und umgekehrt. Wenn z. B. die Actaea-Kranke an Rheumatismus leidet, ist ihr seelisches Gleichgewicht nicht gestört; verschwinden jedoch die Schmerzen, so treten sofort nervöse Beschwerden auf die bis zur Manie führen können.
8. Empfindlichkeit der Wirbelsäule nach Maschinennähen und Klavierspielen. Druckempfindlichkeit der Dornfortsätze des 4., 5. und 8. Rückenwirbels.

9. Schmerzen im Unterleib, *quer* durch den Bauch von einer Seite zur anderen ziehend.

Eigentümliches Symptom: Wagt nicht, einen geschlossenen Wagen zu besteigen.

Schmerzen: Heftig, lanzinierend, wie von elektrischen Schlägen, im Zusammenhang mit Ovar- und Uterusstörungen. Bisweilen ihrer Natur nach wenig ausgesprochen und von verschwommener Lokalisierung, doch mit dem *konstanten* Merkmal: *Linderung in frischer Luft*; die Besserung durch Nahrungszufuhr ist nicht so feststehend, obgleich sie oft angegeben wird.

Regel: Unregelmäßig, oft reichlich, manchmal spärlich, aber immer erschöpfend und schmerzhaft. Schmerz in der Uterusgegend, quer durch den Leib von einer Seite zur andern. Je reichlicher der Monatsfluß ist, desto schlimmer sind der Allgemeinzustand, die Neuralgien, die Schmerzen, die choreaartigen Bewegungen usw.

Hauptsächliche Indikationen

Actaea ist vor allem das große Heilmittel der Krankheiten, die durch uterine oder ovarielle Reflexstörungen ausgelöst werden. Die Beschwerden sind immer stärker während der Regel; oft macht man die Beobachtung, daß sie mit seelischen Störungen abwechseln. Die letztgenannten sind sehr verschieden: hysterische, epileptische, choreiforme Spasmen, Kopfweh, Herzbeschwerden und verschiedenartige Schmerzen.

Auch männliche Patienten haben von Actaea Linderung, wenn sie infolge geistiger Überarbeitung oder Alkoholmißbrauches an übermäßiger Gereiztheit leiden.

Genitale Blutungen mit heftigem Schmerz im Rücken, der durch die Hüften in die Oberschenkel hineinzieht, mit Schweregefühl und Druck nach unten.

Menstruationskopfschmerz, Migräne, die bei zarten und nervösen Frauen vor und während der Regel auftritt, besonders wenn gleichzeitig die charakteristischen Schmerzen in der linken Ovar- und Uterusgegend bestehen. — Stirnkopfschmerz, stechend, lanzinierend, *oberhalb des rechten Auges,* nach den Schläfen gehend, auf dem Scheitel, im Hinterkopf und besonders in der Augenhöhle mit heftigem Schmerz im Augapfel, als wenn der Kopf am Scheitel zerspringen müßte. Gefühl, als sei der Kopf vergrößert.

Actaea heilt häufig **puerperale Psychosen,** jenen *traurigen und unruhigen Gemütszustand,* der so oft mit Unterleibsstörungen verknüpft ist. Sie wirkt ebenfalls bei nervösen Zuständen in der Schwangerschaft, etwa bei gewissen Formen von **Melancholie,** deren Hauptwesenszug eine anhaltende, nächtliche Schlaflosigkeit ist.

Gicht. Muskelschmerzen, Torticollis, Lumbago und Pleurodynie werden mit Actaea erfolgreich behandelt. Claude empfiehlt, vor der Verordnung von Actaea immer erst nach rheumatischen Vorerkrankungen zu suchen. Ebenso muß man bei Chorea, Torticollis, Lumbago und der „Spinalirritation" der

Engländer danach fragen. SIDNEY-RINGER behauptet sogar, daß leichte Entzündungen der Gelenke sich unter Actaea besserten.

Der **Rheumatismus** von Actaea befällt hauptsächlich den fleischigen, gewölbten Teil der Muskeln [„Muskelbäuche"].

Zusammenfassender Überblick

Actaea racemosa ist zwar vorzugsweise ein Frauenmittel, das bei Ovaraffektionen und den daraus resultierenden, so verschiedenartigen Störungen indiziert ist. Aber man darf ebensowenig vergessen, daß seine Wirkung auf das zerebrospinale System nicht geringer ist als auf die Genitalorgane. Es paßt bei Männern, deren Nerven infolge geistiger Überarbeitung und Alkoholmißbrauch aus dem Gleichgewicht gebracht worden sind. Man vergesse auch nicht den Rat von CLAUDE, immer nach früheren rheumatischen Erkrankungen zu forschen. Die 3 großen Charakteristika von Actaea sind: *Verschlimmerung während der Regel, Besserung beim Essen und Besserung in frischer Luft.*

Krankengeschichte 4

Durch Schreck hervorgerufene Amenorrhoe

Am 16. Januar 1912 kommt Fräulein X. in meine Sprechstunde. Seit 4 Monaten leidet sie im Gefolge an einer großen Aufregung an Nervenanfällen, die sich an eine jähe Unterbrechung ihrer bis jetzt noch nicht wieder erschienenen Regel angeschlossen haben.

Es handelt sich um ein mageres junges Mädchen von mittlerer Größe mit dunkelbraunen Haaren. Die Gesichtsmuskeln ziehen sich ständig unter Naserümpfen, Augenblinzeln und Hin- und Herziehen der Mundwinkel zusammen. Arme und Beine werden von intermittierendem Zucken bewegt und zwar deutlicher an der linken Seite.

An früheren Erkrankungen hatte sie lediglich Masern mit 5 Jahren, Keuchhusten mit 9 Jahren und leichte Bleichsucht zwischen 15 und 16 Jahren. Die Periode erschien mit $14^{1}/_{2}$ Jahren, war ziemlich regelmäßig, wenn auch ein wenig schmerzhaft, und dauerte 4 Tage.

Ende September, gerade als die Regel kommen sollte, erlitt die Kranke einen heftigen Schrecken. Das Pferd vor ihrem Wagen scheute vor einem Auto, ging durch und konnte erst nach einer ziemlich langen Strecke aufgehalten werden. Obgleich kein Unglück geschah, war sie durch den Schreck so außerordentlich mitgenommen, daß sie eine starke Nervenerschütterung davontrug. Sie mußte einige Tage das Bett hüten und delirierte sogar leicht. Die Regel trat nicht ein, aber sie bekam krampfhafte Koliken im ganzen Abdomen. Seit dieser Zeit bestehen die oben beschriebenen choreaartigen Erscheinungen.

Nach diesem Vorfall blieb die Menstruation vollständig aus; aber zur Zeit der Mensestermine sind die choreaartigen Bewegungen jedesmal viel stärker; dabei empfindet die Kranke im Unterleib heftige Schmerzen, die von einer Hüfte zur anderen ziehen; gleichzeitig sind die Brüste während einiger Tage sehr empfindlich; es stellt sich ein klopfender Kopfschmerz ein, als wolle der Kopf zerspringen.

Der Charakter der Kranken ist ganz und gar verändert. Sie ist melancholisch und furchtsam geworden, und die geringste Kleinigkeit ängstigt sie. Ihr Schlaf ist schlecht, häufig durch Albdrücken unterbrochen.

Der Appetit ist schlecht, die Verdauung langsam, bei starker Verstopfung.

Als Behandlung ist nacheinander Hydrotherapie und Elektrizität versucht worden, aber erzielte ebenso wenig Erfolg wie Valeriana-, Brom- und Apiolbehandlung zur Zeit der Regel. Der Zustand ist nahezu unverändert geblieben.

Die Untersuchung ergibt nichts Besonderes außer einer ziemlich deutlichen Empfindlichkeit in der linken Ovargegend beim Palpieren. Die Patellarreflexe sind vielleicht ein wenig stärker, besonders links.

Behandlung: Actaea C 30, 2 Granula morgens und abends.

4. Februar 1912. — Der Zustand der Kranken ist sehr gebessert. Die Regel, die gegen Ende Januar kommen sollte, stellte sich normal am 28. ein. Sie dauerte nur einen Tag und war spärlich. Die Schmerzen waren viel weniger heftig als sonst zur Zeit der Periode. Die nervösen Beschwerden sind ebenfalls wesentlich geringer. Die Kontraktionen der Gesichtsmuskeln sind weniger ausgeprägt und die Gliederzuckungen viel seltener. Schlaf ist besser, weniger Albdrücken. Appetit zufriedenstellend. Viel weniger Traurigkeit und Melancholie.

Gleiche Ordination.

18. Februar 1912. — Die Kranke fühlt sich sehr wohl, hat ihre alte Gemütsverfassung wieder. Weniger Zucken in den Gliedern, nur noch ein wenig Blinzeln des linken Auges. Appetit und Schlaf sind gut. Seit einigen Tagen geringer Weißfluß.

Gleiche Verordnung.

10. März. — Alle Beschwerden sind verschwunden. Die Regel ist am 26. Februar gekommen, ziemlich reichlich und fast ohne Schmerzen, sie hat 3 Tage angehalten.

Seither habe ich meine Patientin mehrere Male wiedergesehen. Die Nervenschmerzen haben sich nie wieder eingestellt, und die Menstruation ist regelmäßig geblieben.

P. CHIRON (Paris)

Kommentar. Die hohe Verdünnung (C 30) war hier aus folgenden zwei Gründen angezeigt: 1. die Erkrankung des Nervensystems war vorherrschend; 2. es bestand völlige Übereinstimmung zwischen den Krankheits- und Arzneisymptomen.

Aesculus hippocastanum

Echte Roßkastanie. Großer Baum, ursprünglich in Asien beheimatet, jetzt aber wegen seiner schönen Blätter und Blüten überall angepflanzt.

Man bereitet die Tinktur aus den jungen Zweigen während der Blütezeit. Die Verreibung gewinnt man aus den gleichen Pflanzenteilen durch Trocknen und Pulverisieren.

Ein ausführlicher Bericht aller Aesculusprüfungen findet sich in der 2. Ausgabe der *„New Remedies"* von A. HALE.

Physiologische Wirkung

Die Aesculuswirkung erstreckt sich zunächst auf die Leber und das Pfortadersystem, und zwar bewirkt sie Kongestion und Stockung in den Venen. Diese scheinen mit schwerem, dickflüssigem Blut gefüllt zu sein, und dieser Druck des Blutes gegen die Wände äußert sich einerseits in einer Funktionsschwäche verschiedener Organe, vor allem des Gehirns und des Verdauungstraktus, andererseits in einer Dehnung der Gefäßwände, was Hämorrhoiden und Varizen zur Folge hat. Alles, was diese venöse Stauung vermehrt (z. B. Schlaf, warmes Bad), verschlimmert den Zustand des Kranken und alles, was die Zirkulation erleichtert (z. B. Kälte, mäßige Bewegung), bringt ihm Besserung. Die Wirkung von Aesculus ist an Rektum und Anus besonders deutlich.

Modalitäten

Verschlimmerung: während des Schlafes, nach einem warmen Bad.
Besserung: durch Kälte, durch mäßige Bewegung.

Leitsymptome

1. Gefühl von Völle und Klopfen (Herz, Magen, Hirn, Lungen) in den Venen, als wenn man zu viel Blut hätte.
2. Heftige Schmerzen in der Lenden- und Kreuzbeingegend, die bis in die Hüfte ziehen und beim Bücken und Gehen schlimmer werden.
3. Die Schleimhäute des Mundes, des Rachens und des Rektums sind geschwollen, brennend, trocken und wund; man hat das Gefühl, als sei das Rektum voller kleiner Holzstückchen.
4. Das Verschwinden der Halssymptome wird von Darmsymptomen abgelöst und umgekehrt.
5. Schweregefühl im Magen mit brennendem, nagendem Schmerz; letzterer tritt 3 Stunden nach der Mahlzeit auf; er ist von Sodbrennen, saurem, leerem Aufstoßen und Hochschwulken von Speisen begleitet.

Schmerzen: 2 Arten: entweder sehr oberflächlich; dann sind sie wandernd, wechseln ihre Stelle jeden Augenblick und werden *durch warme Aufschläge gebessert*; oder aber sie sitzen tiefer, dann sind sie anhaltend und werden *durch warme Aufschläge verschlimmert*.

Stühle: *Verstopfung* mit vergeblichem Drang; die Stühle sind hart und werden mit Schwierigkeit entleert; der Stuhlgang ist von einem Schmerz in der Lumbosakralgegend begleitet.

Regel: Der Uterus ist vor der Regel so kongestioniert, daß die Kranke behauptet, sie könne ihn fühlen. Alte Fälle von Leukorrhoe mit Uterusprolaps.

Hauptsächliche Indikationen

Hämorrhoiden: innerlich und äußerlich, purpurrot, sehr schmerzhaft, selten blutend; ihr Auftreten ist von Pulsieren und dem für Aesculus charakteristischen lumbosakralen Schmerz begleitet.

Verlagerung des Uterus, Entzündungen, dunkelgelbe, klebrige, ätzende Leukorrhoe mit Schwächegefühl im Rücken.

Schnupfen, der dem Arsen-Schnupfen sehr ähnlich ist; er ist wie dieser spärlich, wässerig und brennend, hat aber vor allem ein peinliches Wundheitsgefühl beim Einatmen kalter Luft.

Pharyngitis follicularis im Zusammenhang mit der Kongestion der Leber: Die Venen des Pharynx sind geschlängelt und gespannt.

Zusammenfassender Überblick

Ausgesprochene Wirkung auf die Venen mit sehr charakteristischem Rükkenschmerz. Kurz und bündig: Aesculus hat Kongestion der Leber und des Pfortadersystems mit Verstopfung, Hämorrhoiden, Völlegefühl und Pulsationen in verschiedenen Organen. Das Mittel, das ihm am nächsten steht, ist *Sulfur*, den man den chronischen Aesculus nennen könnte.

Vergleichende Gegenüberstellung Nr. 2
Einige andere Hämorrhoidenmittel

Collinsonia. Kongestion des Pfortadersystems und des Beckens; hartnäckige Verstopfung, besonders bei Schwangeren.

Dioscorea. Traubenförmige, ungeheuer schmerzhafte Hämorrhoiden von livider Farbe ohne Blutaussickern. Unfreiwilliges Ausfließen von klebrigem Schleim aus dem Anus.

Acidum muriaticum. Äußere, entzündete, gespannte, bläuliche Hämorrhoiden, die gegen Berührung äußerst empfindlich sind. Das Scheuern des Klosettpapiers oder der Wäsche ist unerträglich und verursacht heftige Schmerzen.

Paeonia. Purpurrote Hämorrhoiden; dabei Analfissur und Ulzeration der Rektalschleimhaut. Schmerzen während und nach dem Stuhl.

Ratanhia. Vorgefallene Hämorrhoiden mit Analfissuren. Heftige Konstriktion des Anus bei der Stuhlentleerung, dabei brennendes Gefühl wie von Feuer. Vorübergehende Besserung durch kaltes Wasser.

Sedum acre. Sehr schmerzhafte Hämorrhoiden, Analfissur. Sehr heftige Konstriktionsschmerzen, schlimmer einige Stunden nach dem Stuhlgang.

Acidum sulfuricum. Äußere Hämorrhoiden, die beständig nässen oder eine Absonderung aus dem After verursachen. Heftiges Jucken.

Agaricus muscarius

Amanita muscaria — Fliegenpilz — Blätterschwamm.
Man erhält die Tinktur auf folgende Weise: Man reinigt Hut und Stiel des Pilzes, häutet sie und zieht sie nach Zerteilung in kleine Stücke mit Alkohol aus.

Die Pathogenese von Agaricus steht in HAHNEMANN *„Chronische Krankheiten"*. Die Österreichische Gesellschaft hat Agaricus nochmals durchgeprüft; die Resultate dieser Prüfung sind von HEMPEL in der 2. Ausgabe seiner *„Materia medica"* veröffentlicht.

Physiologische Wirkung

Meist erscheinen die Vergiftungssymptome erst nach einer Latenzzeit von 6—8—10 Stunden nach Genuß des Pilzes. Die Symptome sind: Erbrechen, dysenterieartiger Durchfall und schleimigblutige Stühle. Beim Aufrechtstehen taumelt der Vergiftete wie ein Betrunkener; alle Sekretionen sind sehr gesteigert, ähnlich wie bei Jaborandi [Pilocarpus microphyllus].

Die nächste Periode der Vergiftung ist charakterisiert durch Zittern und tetanieartige Zuckungen, die anfallsweise auftreten und wie bei der Strychninvergiftung durch das geringste Geräusch und die leiseste Berührung ausgelöst werden können.

In der dritten Phase schließlich treten Verlangsamung von Puls und Atmung, extreme Mydriasis und diastolischer Herzstillstand ein.

In kleinen Dosen verursacht der Fliegenpilz eine Art Trunkenheit, Delirium und Halluzinationen, ähnlich *Cannabis indica*. In einer bald traurigen, bald fröhlichen Trunkenheit treten Steigerung der physischen Kräfte, Zittern und selbst allgemeine Krampfanfälle auf.

Selbst in kleinen Dosen ruft der Fliegenpilz Symptome von Paraplegie mit Kältegefühl in den Gliedern, Lähmung der Sphinkteren und Schmerzen wie von Nadelstichen in den Muskeln und Nervenbahnen hervor (BAUMGARTNER).

Modalitäten

Verschlimmerung. In kalter Luft; nach der Mahlzeit; nach Koitus; nach geistiger Anstrengung; vor Gewitter.

Besserung. Durch langsame Bewegung; während des Schlafes.

Leitsymptome

1. Muskelkrämpfe in verschiedenen Körperpartien; unfreiwillige Kontraktionen, Zittern, Chorea.
2. Diplopie, Spasmen der Lider. Nystagmus.
3. Gefühl, als würde man von Eisnadeln gestochen.
4. Brennen, Jucken, Röte und Schwellung wie bei Frostbeulen, besonders an den Fingern, Zehen und Füßen.
5. Der Kranke zittert, schreckt plötzlich hoch und erwacht, besonders kurz nach dem Einschlafen.
6. Heftige Schmerzen mit Gefühl des Uterusprolapses („bearing-down"), besonders nach der Menopause.
7. Sehr ausgeprägte Gemütssymptome: Der Kranke singt und spricht fortwährend, ohne die Fragen zu beantworten, die man an ihn richtet. Bei Typhus kontrastiert das Lachen und Singen eigenartig mit den ernstesten Symptomen und der Facies hippocratica.

Schmerzen: Verschiedenartig, dabei das Gefühl, als würde man von Eisnadeln durchbohrt.

Stühle: *Verstopfung:* Harte Stühle; selbst heftige Anstrengung bleibt erfolglos. *Durchfall:* Stühle wie Mehlbrei mit starken Koliken und viel Gasabgang.

Hauptsächliche Indikationen

Muskelkrämpfe. Hier steht Agaricus mit an erster Stelle, und zwar paßt er sowohl bei den Spasmen des Gesichtes, besonders denen der Lider (Blepharospasmus), wie auch bei den schwersten Fällen von **Chorea** mit der besonderen Indikation: „Während des Schlafes hören die Zuckungen auf".

Frostbeulen, die unerträglich jucken und brennen.
Epilepsie.
Paraplegie.
Spinalirritation mit allen daraus entspringenden Symptomen.
Amblyopie und Amaurose (Verminderung der Sehkraft; schwarze Flecken; Lichtscheu; Pupillenverengung, danach Pupillenerweiterung).

Dosierung

Nach RICHARD HUGHES sind die tiefen Dilutionen und die Urtinktur vorzuziehen. Das stimmt für die Hauterkrankungen. Bei den Erkrankungen des Nervensystems aber werden nach der allgemeinen Regel die hohen Potenzen erfolgreicher sein.

Zusammenfassender Überblick

Stoßartige Zuckungen, Krämpfe, Zittern und Jucken, das sind die Agaricus-Indikationen. Er ist also besonders angezeigt bei den Erkrankungen des Nervensystems und bei Hautkrankheiten. Sein großes Symptom ist: „Gefühl, als würde man von Eisnadeln gestochen!"

Krankengeschichte 5
Schwere Chorea nach Gelenkrheumatismus

Am 22. Januar 1913 wird die 9jährige Barbara G. . . . in meine Sprechstunde gebracht. Ihre Mutter und ein Onkel führen sie.

Mit 7 Jahren hatte sie einen leichten Scharlach, kurze Zeit danach einen akuten Gelenkrheumatismus. Nach ihrer Rückkehr aus dem Krankenhaus bekam sie dann einen allgemeinen Veitstanz. Der Hausarzt behandelte das Kind eine Zeit lang ohne jeden Erfolg; dann brachte man es zu mir.

Das Mädchen kam, von Mutter und Onkel gestützt, in mein Sprechzimmer. Allein konnte es nicht aufrechtstehen; die Beine zuckten so sehr, daß es zu Boden fiel, wenn es nicht gestützt wurde.

Beim ersten Anblick hielt ich das Kind für verrückt: Es hielt den Mund weit offen, die Zunge sprang hin und her, ohne auch nur ein Weilchen stillzustehen, die Arme waren wie Windmühlenflügel in ständiger Bewegung. Die Sprache war derart unartikuliert, daß man kein einziges Wort verstehen konnte. Alle Bewegungen waren rechts stärker; das rechte Bein war überall etwa 1—2 Zentimeter schwächer als das linke. Die Kleine schlief viel, machte aber während des Schlafes nicht eine einzige Bewegung. Außerdem schwitzte sie reichlich. An der Herzspitze war ein Geräusch wahrnehmbar; kurzum, sie bot sehr wenig Symptome. Das Auffälligste, was sofort in die Augen sprang, waren die heftigen, unfreiwilligen Bewegungen.

In der zweiten Ausgabe des KENTschen Repertoriums lesen wir auf Seite 103* unter „Motor" und unter der Rubrik „Involuntary" folgende Mittel: **Agar.,** *alum.,* bell., calcarea, *cupr.,* hell., nat. mur., *cep.,* phos., und in HERING *„Condensed Materia Medica"* finden wir unter *Agaricus:*

---

* [Irrtümliche Stellenangabe! — In der 6. Auflage steht diese Angabe S. 1033 bei „Extremities" unter „motion, involuntary" ohne *cepa* und erweitert um *crotalus cascavella, mercur., opium, stramon.*]

„*Zitterndes Herausstrecken der Zunge, unartikulierte Sprache, häufiges springendes Zucken der Muskeln; es scheint, als ob die Glieder ihm nicht gehörten; spastische Bewegungen von einfachen unfreiwilligen Bewegungen und örtlichem Muskelhüpfen bis zu einem Tanz des ganzen Körpers; unfreiwillige Bewegungen im wachen Zustande, die während des Schlafes aufhören; unüberwindliche Schlafsucht; Schweiße.*"

Wir haben dort also fast sämtliche Symptome, die meine kleine Patientin bot; ob es alle waren, weiß ich nicht, denn sie konnte nicht sagen, was sie fühlte.

Ich gab ihr also 3 Milchzuckerpulver mit je 3—4 Globuli *Agaricus* C 200, alle 8 Stunden zwischen den Mahlzeiten einzunehmen (3 Dosen, um sicher zu sein, daß die Kranke wenigstens eine davon bei sich behalten würde).

Am 26. Februar kam sie wieder. Ihr Zustand war gebessert. Der Mund war geschlossen, das Kind fröhlicher, schwitzte weniger und ging allein, ohne zu fallen. Keine Arznei.

Unter dem 29. März finde ich in meinen Aufzeichnungen, daß die Kleine nach den Aussagen ihrer Mutter wie andere Kinder vom Morgen bis zum Abend spiele. Sie selbst schwatzte sehr nett mit mir; aber das Kurioseste war, daß beide Beine nahezu gleich im Umfang waren.

Ich erhielt von der Mutter den brieflichen Bescheid, daß das Kind keine einzige spastische Bewegung mehr aufweise und sich denkbar wohl fühle.

BARLEE (Edinburg)

Aloe

Aloe [socotrina]. — Liliaceae. Eine schöne Pflanze der warmen Länder. Besonders geschätzt wird die auf der Insel Sokotra [im arabischen Meer] wachsende Art.

Tinkturen und Verreibungen werden aus dem Saft der Blätter hergestellt.

In Band IV der „*American Homoeopathic Review*" steht ein umfangreiches Arzneiwirkungsbild der Aloe; es ist die Übersetzung aus HERINGS „*Amerikanische Arzneiprüfungen*".

Physiologische Wirkung

Auf welchem Wege man auch die Aloe dem Organismus einverleiben mag, immer hat sie eine purgierende Wirkung. Diese ist langsam, und die Stühle sind — wenigstens bei mittleren Dosen — noch kotig.

Aloe wirkt kongestionierend auf das Rektum und die Unterleibsorgane, vorzugsweise auf die des kleinen Beckens und hier besonders auf die Urogenitalorgane. Dadurch können ein Schweregefühl in der Nierengegend bis zum Gesäß hin und bei prädisponierten Menschen die Bildung von Hämorrhoiden verursacht werden. Die Aloe bewirkt häufigen Drang zum Wasserlassen, bisweilen auch Blasenblutungen, übermäßigen Menstruationsfluß, sogar Abort und steigert die Libido.

Das ist kurz zusammengefaßt die Aloewirkung, wie die Allopathen sie sehen. Die vielfachen Prüfungen aber der Homöopathen mit Aloe an gesunden Menschen haben in diesem Bild noch andere Züge hervortreten lassen, die Aloe zu einem wertvollen Mittel unserer Therapie stempeln.

Typ

Aloe ist ein Mittel der Hämorrhoidarier und der dicken, plethorischen Menschen, die viel Oxalsäure im Urin haben. Es ist also das Mittel des reifen und hohen Alters. Es paßt auch bei Frauen mit kranken Genitalorganen, wenn die Erkrankung nicht vom Nervensystem abhängt. Diese Angaben werden bestätigt, wenn allopathische Ärzte, die Aloe in starken Dosen verordnen, vor der Anwendung bei lebhaften, reizbaren Menschen warnen und sie lediglich bei lymphatischen, schlaffen, energielosen Personen empfehlen. Gerade das haben unsere homöopathischen Arzneimittelkenner immer gelehrt.

Modalitäten

Verschlimmerung: *Nach Essen und Trinken;* morgens früh; bei warmer Witterung.
Besserung: Durch kaltes Wetter.

Leitsymptome

1. Plethora abdominalis mit Gefühl von Völle und Druck nach unten oder Schweregefühl im After und in der Blase.
2. Verlust der Kontrolle über den Sphincter ani. Der Kranke hält Urin und Winde krampfhaft zurück aus Furcht, dabei Stuhl zu verlieren, was ihm übrigens doch passiert (*Oleander*). Wenn er Stuhldrang verspürt, hat er kaum noch Zeit, zum Klosett zu gelangen, ohne sich zu beschmutzen.
3. Selbst feste Stühle entweichen, ohne daß der Kranke es merkt.
4. Die Extremitäten sind nahezu immer kalt (besonders die Füße).
5. Die Nase ist lebhaft gerötet — im Gegensatz zu dem übrigen Gesicht — und gegen Berührung empfindlich.
6. Abneigung gegen geistige Arbeit, die sofort müde macht.

Schmerzen: Die Beckenkongestion äußert sich hauptsächlich durch Schmerzen und Stiche in Kreuz- und Steißbein.
In den Gliedern finden sich Eingeschlafensein, Ameisenkribbeln, Schwäche, Ermüdung und flüchtige, stechende Schmerzen, wie von Überanstrengung oder Verstauchung.
Stühle: *Diarrhoe:* Sie tritt vorwiegend in den ersten Stunden des Tages auf (etwa von 2—10 Uhr morgens) und zwingt den Kranken häufig zum eiligen Verlassen des Bettes. Die Stühle sind gelb, teigig, krümelig-klumpig und wässerig; vorher bestehen Schmerzen im Unterleib und um den Nabel, die auch während des Stuhlgangs anhalten. Die Stühle sind oft mit gallertartigem, blutigem oder durchscheinendem Schleim durchsetzt. Manchmal kommt der Schleim in großen Massen und läuft aus dem Rektum, ohne daß der Kranke es merkt. — Ein sehr charakteristisches Symptom des Aloe-Durchfalls ist folgendes: lebhaftes plätscherndes Kollern im Bauch unmittelbar vor dem Stuhl. Noch wich-

tiger: sehr dringlicher Stuhlgang sofort nach dem Essen oder Trinken. Sphincterschwäche, so daß der Stuhl nicht zurückgehalten werden kann.

Obstipation: Manchmal findet man in den Arzneimittelbildern von Aloe auch Verstopfung angegeben; meist ist diese jedoch nur eine sekundäre, reaktive Wirkung. Aber auch dann noch zeigt sich die Sphinkterschwäche, denn selbst der harte Stuhl kann ungewollt entweichen, ohne daß der Kranke es auch nur ahnt.

Regel: TROUSSEAU gibt als Frauensymptom der Aloe an: Schmerz und Schwere in der Gebärmutter, in den Leisten, vermehrten Ausfluß, verstärkte Menstruationsblutung und Unterleibskoliken, die zur Zeit der Regel schmerzhafter sind. Diese Symptome stimmen mit den Angaben unserer zahlreichen Arzneimittellehren völlig überein. Es ist nur noch zu ergänzen, daß Aloe die Wiederkehr der Menses beschleunigt.

Hauptsächliche Indikationen

Dysenterie. Aloe ist dabei indiziert durch sehr starken Tenesmus und Ohnmachtsanwandlungen nach jedem Stuhl.

Hämorrhoiden. Sie müssen hervortretend schmerzhaft sein und Brennen und Tenesmus verursachen. TROUSSEAU, der die Heilwirkung der Aloe bei Hämorrhoiden abstreitet, gibt dennoch zu, daß ein oder zwei Aloekörnchen genügen, um prompt eine leichte Reizung des Rektums herbeizuführen, die tatsächlich an hämorrhoidale Schwellung erinnere, und daß er einige Male mit Aloe eine ziemlich reichliche Blutung aus Hämorrhoidalgefäßen hervorgerufen habe.

Rektalprolaps bei Kindern.

Kopfschmerzen. Örtlich begrenzter Schmerz, besonders in der Supraorbitalgegend; drückend, tief drinnen im Kopf, schlimmer durch Wärme, gemildert durch Kälte. Die Indikation für Aloe wird noch bestärkt, wenn folgende zwei Begleitumstände hinzukommen: gastrointestinale Reizung mit schmerzhaften, häufigen Entleerungen und Kälte der unteren Extremitäten, bedingt durch Blutandrang zu den Gehirnzentren.

Lumbago im Wechsel mit Kopfschmerzen und Hämorrhoiden.

Hauterkrankungen mit Jucken, bei Greisen von biliöser Konstitution.

Fieber. Aloe paßt gewiß nicht bei dem klassischen intermittierenden Fieber mit seinen drei regulären Phasen; aber man muß es doch in jenen Fällen in Erwägung ziehen, in denen Frösteln das einzige Symptom ist.

Dosierung

CLAUDE, BOERICKE, HUGHES und die meisten Autoren gebrauchen übereinstimmend lieber die tiefen Dilutionen von C 1 bis zu C 6.

Zusammenfassender Überblick

Aloe wirkt dekongestionierend auf das Pfortadersystem und die Hämorrhoidalvenen; es ist das Heilmittel der Menschen, die an Hämorrhoiden und Oxalurie leiden. Die Schwäche des Sphincter ani ist seine klassische Indikation. Der Kranke wagt es nicht, Wasser oder Winde zu lassen aus Furcht, daß dabei auch Stuhl entweicht. Rektalprolaps bei Kindern.

Krankengeschichte 6
Durchfall nach dem Essen

Frau L., die Schwiegermutter eines Professors der medizinischen Fakultät von Toulouse, ist an einer Diarrhoe erkrankt. Ihr Schwiegersohn, die Freunde des Schwiegersohnes, kurz: alle erdenklichen Ärzte haben sich vergeblich alle Mühe gegeben, sie davon zu befreien. Der Durchfall hat die Besonderheit, daß er unmittelbar nach der Mahlzeit mit so jähem Drang auftritt, daß die Kranke möglichst rasch zum Klosett laufen muß, das sie mitunter zu spät erreicht, da unterwegs das Unglück bereits passiert ist.

Außer Aloe hat kein anderes Mittel diese beiden Symptome: *Durchfall, der unmittelbar nach der Mahlzeit auftritt*, und *plötzlicher, unwiderstehlicher Drang, wobei die Kranke nur mit allergrößter Mühe den Stuhl zurückhalten kann.*

3 Gaben Aloe heilten meine Patientin innerhalb von 10 Tagen vollständig.

J. FAVRE

Diesem Diarrhoefall habe ich einen weiteren angefügt, weil er mir geeignet scheint, meinen Lesern das zweite große Charakteristikum der Aloestühle einzuprägen.

Krankengeschichte 7
Incontinentia alvi et urinae

Anfang 1898 wurde ich von einer jungen Novizin eines Genter Klosters konsultiert, die bei Tag und Nacht an Inkontinenz von Stuhl und Urin litt; sie klagte außerdem über Kopfweh, das sich in einem dumpfen Schweregefühl und in einem drückenden Schmerz in der Stirn äußerte.

Nach ihren persönlichen Angaben und den Aussagen ihrer Verwandten hat ihr bedauernswerter Zustand erst nach ihrem Eintritt ins Kloster begonnen; er besteht also seit einigen Monaten.

Seither hat er sich aber noch verschlimmert und augenblicklich ist er derart, daß die unglückliche Novizin ihren Beschäftigungen nicht mehr nachgehen kann und überall unzweideutige Spuren ihres Vorübergehens hinterläßt. Sie gibt folgende bemerkenswerte Besonderheit an: selbst feste, geformte Stühle entweichen, ohne daß sie den geringsten Stuhldrang verspürt; sie bemerkt es erst, wenn es zu spät ist, und wenn der Kot schon auf der Erde liegt.

Am 9. Februar verordne ich Aloe C 30, 5 Globuli täglich. Am 19. 2. sehe ich meine Patientin wieder; die Besserung ist beträchtlich; sie hat keinen Stirnkopfschmerz mehr und keine Inkontinenz von Urin und Stuhl, wenigstens nach den Aussagen der Kranken, die vielleicht etwas zu optimistisch ist in dem Wunsche, nicht aus dem Kloster entlassen werden zu müssen. Um ein unparteiisches, sachliches Urteil zu erhalten, gebe ich Anweisung, die Kranke genau zu beobachten.

Ich lasse das Mittel weiternehmen und höre bei meinem Besuch am 23. 2. mit Genugtuung, daß die Kranke ganz und gar nichts mehr verliert; auch die Oberin sagt, daß die Besserung beträchtlich und geradezu erstaunlich sei, daß sie aber die Aussagen der Novizin ein wenig mäßigen müsse. Die Inkontinenz des Stuhles habe zwar aufgehört, doch trüge ihre Wäsche noch Spuren von unfreiwilligen Urinentleerungen.

Ich höre mit der Verordnung des Mittels auf und sehe die Kranke am 2. März zum letzten Mal; die Besserung hält an, und meine Patientin ist nach ihren Aussagen wieder ganz gesund.

SAM VAN DEN BERGHE (Gent)

Kommentar. Gewisse wunderliche Symptome unserer Arzneimittellehre verfehlen es niemals, die ungläubige Spöttelei der anderen herauszufordern; aber nur so lange, bis sie diese eines Tages bei einem ihrer Patienten antreffen und mit dem geeigneten Mittel heilen. Das ist jedem Homöopathen am Anfang so ergangen. Unser sehr geschätzter belgischer Kollege schrieb mir im Anschluß an die soeben mitgeteilte Krankengeschichte: „Meine Patientin verdankt ihre Heilung der Tatsache, daß ich in den *Key-notes of the materia medica* von GUERNSEY unter der Rubrik: ‚*Aloe socotrina*' folgendes gelesen hatte: ‚Ein anderes, häufiges, charakteristisches Aloe-Symptom ist das Entweichen selbst fester, wohlgeformter Stühle, ohne daß der Kranke es bemerkt.' Über diese Angabe hatte ich ungläubig nachgedacht; sie erschien mir unmöglich und — ich will es gestehen — lächerlich, ganz dazu angetan, die Homöopathie zu diskreditieren. Aber die Heilung dieser Novizin mit Aloe war so prompt und vollständig, daß ich ebenso prompt und vollständig von meinem Skeptizismus geheilt bin."

Im Arzneibild von *Causticum* werden Sie ein ebenso wunderliches Symptom antreffen [„Stuhlentleerung am leichtesten im Stehen"], das die Spottlust des Schweizer Arztes Dr. RUBATTEL herausgefordert hat, weil er diesem Symptom noch niemals begegnet ist. Leugnet er vielleicht auch die Existenz des Dalai-Lama, weil er ihn noch nie gesehen hat? Das wäre geradeso töricht.

Alumina

Aluminium. Argila pura [reine Tonerde], ein Aluminiumoxyd.

Zum homöopathischen Gebrauch verwendet man das Aluminiumanhydrid, um es möglichst rein zu erhalten.

Die Pathogenese stammt von HAHNEMANN und steht in seinem Werke „*Chronische Krankheiten*".

Physiologische Wirkung

Alumina verursacht eine bemerkenswerte Trockenheit der Schleimhäute; daraus erklärt sich mit einem Schlage seine durch Hyposekretion bedingte Dyspepsie, seine Schleimhautempfindlichkeit gegen Kälte, die trockene Pharyngo-Laryngitis und seine Verstopfung aus Mangel an Schleimabsonderung (mitunter Hypersekretion als Reaktionseffekt).

Außerdem ruft Alumina einen Symptomenkomplex hervor, den man nur bei Erkrankungen des Zentralnervensystems antrifft.

Typ

Alumina hat im allgemeinen keinen Einfluß auf lebhafte, sehr vollblütige Personen, wohl aber auf magere Menschen mit trockener Haut.

Modalitäten

Verschlimmerung: Durch Kälte, im Winter; bei Neu- und Vollmond.
Besserung: Durch Wärme, im Sommer.

Leitsymptome

1. Verstopfung; das Rektum hat die Fähigkeit verloren, den Stuhl auszustoßen. Selbst die Entleerung eines weichen Stuhles erfordert große Anstrengung.
2. Unmöglichkeit, mit geschlossenen Augen oder nachts zu gehen.
3. Gefühl, als wäre das Gesicht mit Spinngewebe überzogen oder als sei Eiweiß auf dem Gesicht angetrocknet.
4. Schmerz im Rücken, als wäre ein glühendes Eisen in die Wirbelsäule hineingetrieben.
5. Durchfall beim Urinieren. Wenn man Wasser lassen will, muß man sich ebenso stark anstrengen wie beim Stuhlgang.
6. Anormaler Appetit auf unverdauliche Dinge, wie Stärkemehl, Kalk, Holzkohle, Gewürznelken, Kaffeebohnen, Teeblätter, und im Gegensatz dazu Abneigung gegen Kartoffeln.
7. Scharfe Leukorrhoe, so profus, daß sie bis zu den Fersen herab fließt (*Syphilinum*).
8. Gefühl, als sei eine Gräte im Halse steckengeblieben (*Acidum nitricum, Argentum nitricum, Hepar sulfuris, Dolichos*). — Konstriktionsgefühl in der Kehle und Speiseröhre.
9. Selbstmordgedanken beim Anblick von Blut oder eines Messers.
10. Die Zeit vergeht zu langsam.

Schmerzen: Lanzinierende, blitzartige Schmerzen, die häufig in der Wirbelsäule vom Sacrum bis zum Nacken aufsteigen.
Stühle: *Verstopfung* ohne Drang. Harte, trockene, kleinstückige Stühle oder weiche und am After haftende Stühle.
Regel: Spärlich, von zu kurzer Dauer; blasses Blut. Koliken, Kopfschmerz und Herzklopfen vor und während der Regel; nachher große Müdigkeit und reichlicher Scheidenausfluß, der sich in lange Fäden zieht.

Hauptsächliche Indikationen

Verstopfung. Wie bei Bryonia infolge Trockenheit der Schleimhaut (beide Mittel sind komplementär, d. h. sie ergänzen sich gegenseitig). Beide Mittel sind ausgezeichnet bei der manchmal so schwer zu behandelnden Verstopfung der Kinder. Die Entleerung selbst eines weichen Stuhles erfordert große Anstrengungen. (Wenn das Rektum die Fähigkeit verloren hat, den Stuhl auszustoßen, so sind noch folgende Mittel naheliegend: *Anacardium, Sepia, Silicea, Veratrum album.*)

Bleichsucht. Mit reichlichem Fluor, seltener Regel und absonderlichen Gelüsten nach unnatürlichen Speisen.

(Bei *Pulsatilla* hat die Bleichsüchtige eine ausgeprägte Abneigung gegen Backwerk und fette Speisen, bei *Natrium muriaticum* gegen Brot, bei *Alumina* gegen Kartoffeln.)

Chronischer Nasenkatarrh (wie *Pulsatilla*).

Dyspepsie ähnlich wie bei *Bryonia*.

Tabes dorsalis.

Bemerkung von TESTE: „Ich habe mit diesem Mittel die größten Erfolge bei älteren Frauen gehabt, und zwar bei Krankheiten, deren Sitz ehemals der Genitalapparat gewesen zu sein schien, deren Primärsymptome aber nach dem Aufhören der Menstruation verschwunden waren. Am häufigsten handelte es sich um Dyspepsien mit Blutandrang zum Gesicht nach dem Essen, flechtenartiger Röte der Nasenspitze und des Kinnes; saures Aufstoßen und Erbrechen mit Erstickungsanfällen; letztere kamen zwar nur in großen Abständen, dabei aber dann so heftig, daß sie jedesmal das Leben der Kranken zu gefährden schienen."

Dosierung

Die gebräuchlichen Dosen sind die 12. und die 30. Centesimale.

Zusammenfassender Überblick

Man hat Alumina das Aconit und noch genauer, die Sepia der chronischen Krankheiten genannt. Es ruft Trockenheit der Schleimhäute hervor, wodurch die meisten seiner Verdauungsstörungen erklärt werden. Es weist außerdem mehrere Symptome auf, die man zusammen nur bei der Tabes antrifft.

Vergleichende Gegenüberstellung 3
Die Hauptmittel der Verstopfung

Alumina. Siehe oben.

Anacardium. Drang ohne Erfolg. Gefühl, als säße im Rektum ein Pfropfen, der nicht herausgepreßt werden kann. Nach langem Mühen verschwindet der Stuhldrang, ohne daß eine Entleerung erfolgt wäre. Dyspeptische Beschwerden, die immer durch Essen besser werden.

Bryonia. Kein Drang; trockene, schwarze Stühle, wie verbrannt, oft bei Kindern; Bryonia ist dann ein wunderbares Mittel.

Graphit. Kein Bedürfnis; große, harte Stühle in kleinen Stücken, die durch Schleimstreifen miteinander verbunden sind. Nach dem Stuhl häufig Schmerzen infolge einer Fissur oder eines perianalen Ekzems. Paßt besonders bei Frauen, die das natürlich sich meldende Bedürfnis vernachlässigen. Eine Bedingung für den Erfolg scheint die Verordnung seltener, nicht täglicher Dosen zu sein.

Hydrastis. Sie hat bei Verstopfung Erfolg infolge ihres Einflusses auf die Leber. Man gebe es in tiefer Verdünnung oder in Urtinktur. RICHARD HUGHES sagt, er kenne kein anderes Mittel, das bei einfacher Verstopfung so erfolgreich ist.

Lycopodium. Es kommt in Frage vor allem bei Verstopfung infolge von Acholie; es bestehen chronische Störungen der Leber und Flatulenz. Gleicherweise ist es bei der atonischen Verstopfung angezeigt. Jedoch hilft es oft bei dem häufigen, erfolglosen Stuhldrang bei Kindern und Greisen.

Nux vomica. Ein hervorragendes Heilmittel der spastischen Obstipation, die bei weitem die häufigste ist. Häufiger, erfolgloser Drang oder Entleerung kleiner, bei jedem Versuch völlig ungenügender Mengen von Stuhl. Trockene, nervöse, reizbare Menschen, die an Hyperästhesie des Rektums und zeitweiligen Hämorrhoidalbeschwerden leiden. Nux paßt nicht bei weichlichen, trägen Menschen. Der peinliche Tenesmus breitet sich manchmal auf die Blase aus und ist von Magenbeschwerden begleitet; Druck wie von einem Stein [im Magen], etwa 2 Stunden nach der Mahlzeit. Nux vomica ist nicht anzuraten, wenn eine Entzündung vorliegt (sei es im Verdauungstrakt selbst, sei es in einem entferntliegenden Organ), durch die der spastische Reflex bewirkt wird. Nicht die Urtinktur, nicht tiefe Verdünnungen gebrauchen! Die C 30 ist oft die beste Potenz!

Opium. Vollständige Atonie des Darmes. Kein Drang; wenn die Stühle überhaupt entleert werden, sind sie hart und schwarz wie Oliven. Es ist das Heilmittel bei intestinaler Obstruktion infolge von Stuhlanhäufung, in allen Fällen intestinalen Schocks (Operationen, Geburten), bei gelegentlicher Verhaltung der Greise oder bei Leuten, die durch Krankheit oder Unfall ans Bett gefesselt sind. — CARTIER gibt die 3. Dezimalverreibung in Pulvern von 0,15 g; sobald sich die Opiumwirkung in auftretenden Koliken äußert, kann man — wie er sagt — des schließlichen Erfolges sicher sein.

Plumbum. Spastische Obstipation mit Koliken und Einziehung des Bauches. (Das Abdomen kann trotzdem infolge von Stuhlverhaltung aufgetrieben sein, aber das Auftreten der Koliken würde es von Opium unterscheiden, welches keine Koliken hat.) Harte Stühle in schwarzen Stücken mit Drängen, Spasmen des Anus und zumeist heftigen Koliken, die nach allen Seiten hin ausstrahlen.

Silicea. Hat ein eigenartiges Charakteristikum: Der Stuhl, selbst wenn schon zur Hälfte herausgedrängt, schlüpft in den Darm zurück. Dies kann durch einen Analspasmus oder durch ein zu jähes Aufhören der Kontraktion der ausstoßenden Muskeln bedingt sein. Findet oft bei Kindern Anwendung.

Sulfur. Erfolgloses Drängen, genau so wie bei Nux vomica; doch besteht ein Hitzegefühl im Rektum und ein Brennen im Anus, das von abdomineller Plethora oder Pfortaderstauung herrührt. Große, schmerzhafte, harte, ausgetrocknete Stühle. Häufig wechselt Verstopfung mit Durchfall. Oft handelt es sich um ekzematöse Kranke.

Manche Homöopathen beginnen die Behandlung jeder chronischen Obstipation mit Sulfur. Bisweilen wird es auch im Wechsel mit Nux vomica gegeben.

Veratrum album. Es ist eines unserer wichtigsten Durchfallmittel; aber es besitzt auch eine sehr markante Wirkung auf die Verstopfung. Es hat viel Ähnlichkeit mit Opium, doch ist die Stuhlentleerung so anstrengend, daß der Kranke dabei mit profusem Schweiß bedeckt ist und bisweilen nach dem Stuhlgang ohnmächtig wird. Die entleerten Massen sind enorm.

Anacardium orientale

Orientalische Elefantenlausnuß. Malakka-Nuß. Baum in den Gebirgen Indiens, mit leicht graufarbiger Rinde, aus der Familie der Terebinthaceen.
Die Urtinktur wird aus der zerstoßenen Frucht hergestellt, die Verreibungen aus der pulverisierten Frucht.
Die Pathogenese von Anacardium findet sich in HAHNEMANN „*Chronische Krankheiten*".

Physiologische Wirkung

Anacardium wirkt lähmend auf die Gehirnzentren und die Sinnesorgane; es ruft Halluzinationen hervor und stört dadurch Gedächtnis und Geist tiefgehend. Es hat eine elektive Wirkung auf den Magen; auf der Haut verursacht es einen Ausschlag ähnlich wie *Rhus*. Es scheint eine besondere Beziehung zum Knie zu haben.

Modalitäten

Verschlimmerung: Durch jede geistige Arbeit; wenn der Magen leer ist.
Besserung: *Beim Essen.*

Leitsymptome

1. Besserung aller Beschwerden beim Essen, in einem Maße wie bei keinem anderen Mittel. Sobald der Kranke ißt, fühlt er sich augenblicklich gebessert. Unbehagen und Schmerzen kehren nach einiger Zeit wieder.
2. Gefühl eines schweren Pflockes, der im Innern irgendeines Organs drückt, etwa in den Augen, im Magen, im Rektum, in der Blase, in der unteren Partie der Wirbelsäule.
3. Gefühl, als wäre ein enges Band um die schmerzhafte Stelle geschnürt.
4. Unwiderstehlicher Drang zu lästerndem Fluchen (zum Beten: *Stramonium*).
5. Sich widerstreitende Impulse; der Kranke klagt, daß er zweierlei Willen, zweierlei Ichs in sich habe.
6. Verwirrung der Sinne: *riecht* seltsame, unangenehme Gerüche; *hört* Stimmen, die ihm widersprechende Befehle geben.

Schmerzen: Folgende Merkmale: inneres Pflockgefühl, Zusammenschnürungsgefühl und Linderung beim Essen.
Stühle: Verstopfung mit häufigem, aber vergeblichem Drang. Selbst weiche Stühle können nicht ausgestoßen werden; der Darm scheint gelähmt.
Regel: Spärlich. Leukorrhoe mit schmerzhafter Empfindlichkeit und Jucken.

Hauptsächliche Indikationen

1. **Großes Mittel der geistig-intellektuellen Störungen** infolge Überarbeitung oder sexueller Exzesse. BAYES gebrauchte es, als er in Cambridge war, mit Erfolg, um die Nerven der Examenskandidaten zu stählen, Kopfschmerzen zu beseitigen und ihre durch das Studium bedingte nervöse Erschöpfung zu beheben.

2. **Gedächtnisverlust** infolge von Altersschwäche, Gehirnerweichung im Gefolge akuter Krankheiten oder nach sexuellen Ausschweifungen.

3. **Dyspepsie** mit Magenschmerzen, Magenverstimmung; sie treten nur auf, wenn der Magen leer ist und werden durch Essen gebessert.

4. **Bei Kindern,** wenn sich nach akuten Krankheiten geistige Schwäche und schlechtes Gedächtnis, Melancholie und vollständiges Versagen der Beine mit bläschenförmigem Exanthem vorfindet.

5. **Bläschenausschläge der Haut,** wenn sie um den Nabel herum auftreten und entsetzlich jucken.

Dosierung

W. BOERICKE warnt davor, dieses Medikament in zu tiefer Dosis anzuwenden; die 3., besser noch die 6. und 30. Centesimale eigne sich in allen Fällen; mit tieferen Potenzen rufe man bei sensiblen Personen nur eine unnötig starke Erstverschlimmerung hervor.

Zusammenfassender Überblick

Anacardium ist das Heilmittel der Erschöpften, deren Geist überanstrengt ist und deren Gedächtnis schwer gelitten hat; dabei ist es gleichgültig, ob all das eine Folge von geistiger Überanstrengung, sexuellen Exzessen, Altersschwäche oder von akuten Krankheiten ist. Das große Charakteristikum von Anacardium ist die Besserung aller Symptome — der körperlichen wie der geistigen — *während des Essens*.

Krankengeschichte 8
Schmerzhafter Afterkrampf

1907 kam ein Kranker in meine Sprechstunde. Er litt seit etwa 20 Jahren an einem seltsamen Übel, dessentwegen er nicht nur in Frankreich, sondern auch in England und Deutschland vergeblich Hilfe gesucht hatte. Er klagte über ein krampfiges Gefühl in der Aftergegend, das ihn weder bei Tag noch bei Nacht in Ruhe ließ. Da er nicht schlafen konnte, hatte er sich astronomischen Studien hingegeben und sich auf seinem Anwesen ein regelrechtes Observatorium bauen lassen. Ich untersuchte ihn aufs genaueste, fand aber klinisch absolut nichts, was seinen Zustand hätte erklären können, keine Hämorrhoiden, keine Analfissur. Ich fragte ihn sorgfältig aus, erfuhr aber nur folgende magere Einzelheiten: Der Kranke litt immer an dem gleichen Schmerz, einem sehr heftigen Einschnürungsgefühl des Afters, das sich in sehr kurzen Intervallen wiederholte und momentweise bei sitzender Haltung gebessert zu sein schien. In Wirklichkeit trat diese Besserung nur während der Mahlzeit auf: „Besserung beim Essen". Ich gab ihm Anacardium C 30, später C 200 [beides Korsakowsche Einglaspotenzen], und die Heilung kam sehr rasch.

Léon Vannier (Paris)

Antimonium crudum

Roher oder **schwarzer Schwefelspießglanz. Schwefelantimon** oder **Stibium sulfuratum crudum.**

Der Schwefelantimon wird im rohen Zustand pulverisiert und das erhaltene schwarze Pulver mit Milchzucker verrieben. Von der C 3-Verreibung an kann man mit Dilutionen beginnen.

Die Pathogenese steht in Hahnemann *„Chronische Krankheiten"*.

Physiologische Wirkung

Antimonium crudum beeinträchtigt die Funktionen der Schleimhäute; durch seine Wirkung auf den Vagus wird die Verdauung sehr verlangsamt. Es greift auch die Haut an, an der es Schwielen hervorruft.

Typ

Das Kind vom Antimonium crudum-Typ ist genau so unerträglich wie das Chamomilla-Kind: „Es kann nicht leiden, daß man es anrührt oder auch nur ansieht". Der Erwachsene dieses Typs ist häufig ein leicht erregbarer, sentimentaler Mensch, der sich immer um seine Zukunft sorgt, lebensüberdrüssig wird und nicht selten durch Selbstmord endet.

Modalitäten

Verschlimmerung: *Durch kalte Bäder; durch strahlende Wärme;* durch sauren Wein.
Besserung: Durch warme Bäder; in frischer Luft.

Leitsymptome

1. Dickbelegte, weiße Zunge, milchweiße Zunge. Kein anderes Mittel hat einen so dicken, weißen Belag wie Antimonium. Die ganze Zunge ist wie mit Milch bedeckt.
2. Gichtische Symptome wechseln mit Verdauungsstörungen.
3. Außerordentliche Empfindlichkeit der Fußsohlen, so daß der Kranke im

Gehen behindert ist. Dicke schwielige Haut mit sehr schmerzhaften und sehr empfindlichen, hornigen Stellen.
4. Die Mundwinkel sind aufgesprungen, rissig und schmerzhaft.
5. Schrunden in den Lidwinkeln.

Schmerzen: Neuralgische oder rheumatische Schmerzen, die gewöhnlich nach einem kalten Bad und bei feuchtem, kaltem Wetter auftreten. Sie werden ferner ausgelöst durch sauren Wein, gegen den der Kranke eine ebenso auffällige Empfindlichkeit besitzt wie gegenüber der Kälte.
Stühle: Durchfall nach einem Diätfehler mit Stühlen, die häufig halb fest, halb flüssig sind. Diarrhoe mit Verstopfung abwechselnd oder „Schein-Diarrhoe" [nicht diarrhöischer Schleimausfluß, wohl sog. „Schleimhämorrhoiden"] bei alten Leuten.
Regel: Verfrüht, reichlich. Ihre Unterdrückung durch ein kaltes Bad kann Zustände hervorrufen, die die Anwendung von Antimonium crudum oder *Bryonia* rechtfertigen.

Hauptsächliche Indikationen

„Wenn wir einem langwierigen Fall gegenüberstehen, und der Kranke schreibt den **Beginn der Krankheit einem [kalten] Bad oder einem Fall ins Wasser** zu, so müssen wir an Antimonium crudum denken und weitere Indikationen für dieses Mittel suchen" (NASH).
Migräne, die sofort gemildert wird, wenn irgendeine beliebige Ausscheidung eintritt: Schnupfen, Erbrechen oder Durchfall. Die Migräne ist häufig durch Unterdrückung eines Ausflusses oder eines Hautausschlages verursacht.
Hämorrhoiden mit *ständigem Schleimaussickern*. Dieses ist ein sehr charakteristisches Symptom für Antimonium crudum.
Krustige Ausschläge bei Kindern; die Krusten sind honiggelb; die befallenen Partien werden leicht rissig, ganz besonders um die Nasenflügel und die Mundwinkel.
Augen. Chronische Rötung der Lider; Entzündung der Augen; beides wird schlimmer durch jedes hellglänzende Licht, z. B. Sonnenlicht oder strahlendes Feuer.

Dosierung

Bei den Neurosen und den schmerzhaften Erkrankungen des Magens sind die hohen Potenzen von der 12. bis zur 30. Centesimale vorzuziehen; in allen anderen Fällen sind im allgemeinen die tiefen Verreibungen gebräuchlicher.

Zusammenfassender Überblick

Antimonium crudum hat zwei große Charakteristika: *körperlich:* weiße, dickbelegte Zunge; *psychisch:* übellaunig [verdrießlich — pessimistisch] und außerordentlich reizbar.

Wenn wir noch die beiden Modalitäten: Verschlimmerung durch strahlende Wärme und kaltes Baden hinzufügen, haben wir in wenigen Worten die Hauptzüge dieses interessanten Heilmittels angegeben.

Vergleichende Gegenüberstellung 4

Neun charakteristische Arten von Zungenbelag

Antimonium crudum. Siehe oben.
Ipecacuanha. Die Zunge ist völlig sauber und rein, sogar bei gastritischen Zuständen wie bei verdorbenem Magen; dabei reichlicher Speichelfluß.
Mercurius. Geschwollene, schlaffe Zunge mit Zahneindrücken; außerdem schlechter Mundgeruch.
Nux vomica. Die Zungenwurzel ist mit einem sehr dicken, gelblichen Belag bedeckt, während der Vorderteil der Zunge kaum belegt ist.
Rhus tox. Trockene, rote, rissige Zunge; entweder mit rotem, dreieckigem Wärzchen an der Spitze oder, häufig auch nur auf einer Zungenseite, weiß; der Eindruck der Zähne bleibt an der Zunge sichtbar.
Veratrum viride. Ein gerader, deutlich abgegrenzter roter Streifen auf der Zungenmitte.
Natrium muriaticum. „Landkartenzunge" mit roten Inselchen und stellenweise fehlenden Papillen.
Pyrogenium. Feuerrote glatte Zunge.
Crotalus. Die Zunge ist so geschwollen, daß sie das Doppelte des gewöhnlichen Volumens einnimmt (*Apis* hat eine geringere Schwellung der Zunge).

Antimonium tartaricum

Tartarus emeticus oder **Tartarus stibiatus.** Brechweinstein.
Der im Handel gebräuchliche Brechweinstein enthält Kupfer, Eisen und Schwefelantimon. Um ihn zur homöopathischen Verwendung rein herzustellen, unterwirft man ihn einem besonderen Verfahren, das in der homöopathischen Pharmakopoe ausführlich beschrieben ist. Die drei ersten Potenzen erhält man durch Verreibung.
Die mit Brechweinstein ausgeführten Prüfungen sind in HALE „*New Materia medica*" zusammengestellt.

Physiologische Wirkung

Antimonium tartaricum wirkt vor allem auf den Vagus; daher tritt fast augenblickliches Erbrechen ein; zudem wirkt es auf die Atemschleimhaut; auf der Haut verursacht es einen Ausschlag, der an Ekthyma und an Variola erinnert.
Der Antimonium tartaricum-Kranke gerät immer innerhalb kurzer Zeit in einen ernsten Zustand; die Intoxikation ist tiefgehend; sie äußert sich in Asphyxie, wenn die Lunge befallen, und in choleraartigen Symptomen, wenn der Verdauungskanal betroffen ist. In beiden Fällen

tritt deutliche Zyanose auf: Das Gesicht ist eingefallen, die tiefliegenden Augen sind schwarz umschattet, die weitgeöffneten Nasenflügel fliegen rasch hin und her, die Lippen sind fahl, manchmal bläulich, das Gesicht ist kalt, fahl und schweißbedeckt. Alles im Antimonium tartaricum-Bild zeigt eine tiefe Schädigung des Organismus und eine fortschreitende Asphyxie aller Gewebe.

Modalitäten

Verschlimmerung: Durch Milch und saure Speisen.
Besserung: Durch Liegen auf der rechten Seite; *durch Expektoration.*

Leitsymptome

1. Massige Schleimanhäufung in den Atemwegen. Viel Rasseln, aber wenig Expektoration. Die Atmung des Kranken ist geräuschvoll; man hört das Rasseln deutlich auf einige Entfernung: Der ganze Bronchialbaum ist voller Schleim, aber der Auswurf ist spärlich; in schweren Fällen hört man nicht einmal bei der Auskultation etwas, denn die Lunge ist wie blockiert; daraus entsteht eine Art mechanischer Asphyxie.
2. Beständige Übelkeit mit Todesangst und starkem Kräfteverfall.
3. Erbrechen mit heftigem, sehr schmerzhaftem Würgen. Dabei wird sehr rasch ein Erstickungszustand (Asphyxie) herbeigeführt mit großer Angst, als wenn der Kranke sterben müsse.
4. Stuporöse Benommenheit und unwiderstehlicher Drang zum Schlafen. Der Kranke versinkt in eine Art Stumpfheit; er ist ganz in sich versunken und kommt aus diesem Betäubungszustand nur heraus, um einige unverständliche Worte zu murmeln.
5. Verlangen nach sauren Speisen und Getränken, die den Zustand des Kranken jedoch verschlimmern.

Eigentümliches Symptom: Kältegefühl in den Blutgefäßen.

Hauptsächliche Indikationen

Antimonium tartaricum ist das Mittel der **vago-paralytischen Form der Bronchopneumonie.** Es ist das erste Mittel in allen Fällen, in denen Schleimanhäufung in den feinen Bronchialästen und in der Lunge zu Behinderung der Blutzirkulation und zu Herzschwäche führt.

Antimonium tartaricum ist häufig angezeigt bei kleinen Kindern, die bei der geringsten Erkältung die Brust voller Schleim haben; sie können ihn jedoch wegen ihres zarten Alters und ihrer Schwäche nicht auswerfen; ebenso paßt Antimonium tartaricum bei alten Leuten mit chronischer Bronchitis oder Lungenödem.

Bei schleimigem Bronchialkatarrh gebe man *Ipecacuanha,* wenn die großen und mittleren Bronchien, *Antimonium tartaricum* dagegen, wenn die feinen Bronchien befallen sind. Es wirkt sehr gut bei der pneumonischen Hepatisation der Lunge, wenn Sulfur nicht anschlägt.

Passive Kongestion des Gehirns. Starke Somnolenz und Schläfrigkeit, Verwirrtsein am Morgen; Gefühl eines engen Bandes um die Stirn.

Nach NASH soll Antimonium tartaricum das Spezifikum der **Cholera** [nostras] sein. Stehen jedoch heftige Krämpfe des Magens und der Eingeweide im Vordergrund, so empfiehlt er *Cuprum*.

Es soll auch bei **Variola** nützlich sein; außer dem blatternähnlichen Ausschlag hat Antimonium tartaricum noch einen heftigen Schmerz in der Lumbosakralgegend.

Krampfhafter erstickender Husten, ausgelöst durch die geringste Nahrungsaufnahme, gegen 4 Uhr morgens besonders heftig, immer gemildert durch Aufstoßen und von Übelkeit und Erbrechen begleitet; die Expektoration ist jedoch schwierig und spärlich (bei *Ipecacuanha* kann der Kranke auswerfen und ist nicht zyanotisch).

Dosierung

Der Brechweinstein wird meistens als Verreibung gebraucht, und zwar von der 1. bis 3. Centesimale, ja sogar in der 1. Dezimale. Aber von dieser letzteren Dosis darf man höchstens 0,2 g pro Tag geben, und selbst dann noch bekommen einige Kranke davon Übelkeit und Erbrechen.

Zusammenfassender Überblick

„Es ist ganz gleichgültig, was für einen Namen die Krankheit trägt, ob sie Bronchitis, Lungenentzündung, Asthma oder Keuchhusten heißt: *Wenn große Ansammlung von Schleim mit starkem Schleimrasseln über der ganzen Brust vorliegt und dabei keine Möglichkeit besteht, ihn auszuwerfen,* dann ist Tartarus emeticus das erste Mittel, woran man denken muß. Dieses trifft für alle Altersstufen zu, hauptsächlich aber für Kinder und alte Leute" (E. B. NASH).

Krankengeschichte 9

Katarrhalische Erkrankung der Lunge mit starker Asphyxie

Das 44jährige, unverheiratete Dienstmädchen Victoria Ch. kommt am 3. Januar 1882 in das Hôpital St. Jacques, Frauensaal Nr. 6.

Vorgeschichte. Im Winter erkältet sich die Patientin leicht, dann wirft sie immer viel aus; sie hat also einen habituellen Katarrh. Der Beginn der augenblicklichen Erkrankung liegt 8 Tage zurück und hat keine erkennbare Ursache.

Status praesens: Die Kranke sitzt in ihrem Bett; in jeder anderen Stellung ringt sie nach Luft. Das Gesicht ist derart zyanotisch, daß man glauben könnte, es sei mit weinhefenartiger bläulicher Farbe bemalt; die Augen treten aus den Höhlen; die Lippen sind dunkelblau; die Hände sind bläulich und kalt; die Atemnot ist äußerst stark. Der Zustand der Kranken scheint hoffnungslos.

Die Temperatur ist unter normal: 36,3°, der Puls dagegen ist beschleunigt.

Verlauf:

3. Januar: *Lungenbefund.* Hinten über dem unteren Dreiviertel der linken Lunge Schallabkürzung, krepitierende, großblasige Rasselgeräusche auf der ganzen Seite; rechts vereinzeltes Giemen und Pfeifen über der Spitze.

Die Kranke ist zeitweise leicht delirant. Spärliche Expektoration von zähem, kompaktem (luftarmen), geballtem Auswurf. Urin frei von Eiweiß.

Verordnung: *Bryonia* und *Ipecacuanha C 3* in 2stündlichem Wechsel.

5. Januar. Gleicher Zustand. Manchmal nimmt der Auswurf Münzenform an und ist dann größer als ein Zweifrankenstück. Zyanotische Verfärbung wie bisher. Subdelirium.

Verordnung: *Tartarus D 1;* 0,2 in 200 g Wasser, 2stündlich ein Eßlöffel Milch als nährendes Getränk.

6. Januar. Die Kranke hatte heute morgen nach einem Hustenanfall erbrochen. Das Auswerfen ist leichter und reichlicher als in den vorhergehenden Tagen. Die Regel setzt ein. Die Kranke bekommt Durchfall. Sie muß immer noch in ihrem Bett sitzen wie in den vorhergehenden Tagen. Doch sind die Anzeichen der Asphyxie geringer, und die Besserung ist sichtlich.

Tartarus in der gleichen Dosis wird weiter gegeben.

7. Januar. Die großblasigen krepitierenden Geräusche sind noch über der ganzen linken Seite zu hören. Die zyanotische Färbung des Gesichts ist etwa um die Hälfte zurückgegangen Gleiche Verordnung am 7., 8. und 9. Januar.

10. Januar. Heute morgen wird statt des klumpigen Auswurfs eine zusammenhängende dicke, eitrige Masse expektoriert.

Abends fühlt sich die Kranke wieder erschöpfter: Sie hat das Gefühl eines Gewichtes auf der Brust; der Auswurf wird wieder münzenförmig. Der Zustand wird wieder ernster, die Asphyxie größer. Verordnung: *Tartarus C 1,* 0,2 g und *Carbo vegetabilis C 30* im Wechsel.

11., 12., 13. Januar. *Carbo vegetabilis C 30* wird allein weitergegeben. Die Verschlimmerung, die sonst jeden Abend wiederkam, ist sehr gebessert. Die Dyspnoe und die asphyktischen Zustände sind nahezu verschwunden.

14. Januar. Auf der linken Seite hört man noch feine krepitierende Geräusche; die eiterartige Expektoration ist beträchtlich. Wesentliche Besserung; keine Zeichen von Asphyxie mehr.

Der feinen krepitierenden Geräusche wegen: *Phosphorus C 6.* Am 15. und 16. Januar desgleichen.

17. Januar. Abermals müssen wir auf Tartarus D 1 zurückgreifen, denn seit 2 Tagen leidet die Kranke an stärkerer Atemnot; auch ist die Expektoration wieder schwieriger geworden, und die Anzeichen von Asphyxie erscheinen von neuem.

18. Januar. Gleicher Zustand.

19. Januar. Expektoration ist leichter. Nachmittags konnte die Kranke eine kleine Weile aufstehen.

21. bis 27. Januar. Anhaltende Besserung. *Tartarus C 3* 0,15 g und *Arsenicum C 3* 0,15 g.

28. Januar. *Arsenicum C 3* 0,15 g allein.

Am folgenden Tag gibt die Patientin an, daß sie sich über der Brust wieder viel beengter fühle als an den vorhergehenden Tagen.

Ich gehe wieder auf *Tartarus* zurück, was sie noch bis zum 3. Februar einnimmt. Um diese Zeit war die Kranke schon Rekonvaleszentin.

PIERRE JOUSSET

Kommentar (JOUSSET). Die Diagnose bot keinerlei Schwierigkeiten. Es handelt sich mit Sicherheit um einen chronischen Katarrh, der durch eine akute Krise jenen ernsten Zustand herbeigeführt hatte, der unter dem Namen Bronchopneumonie oder Erstickungskatarrh bekannt ist. Die fortgeschrittene Asphyxie machte die Prognose hoffnungslos. Dennoch wurde die Kranke geheilt, und diese Heilung schreibe ich *Tartarus* und *Carbo vegetabilis* zu.

Am 1. Tag hatte ich *Ipecacuanha* und *Bryonia* verordnet, die wegen der Lungensymptome zwar deutlich indiziert waren, aber dem asphyktischen Zustand augenscheinlich nicht entsprachen und deswegen erfolglos blieben. Der Zustand war bedrohlich, und ich verordnete eine verhältnismäßig starke Dosis von *Tartarus emeticus.*

Die Indikation dazu ergab sich sowohl aus den Anzeichen der Asphyxie infolge von Schleimanhäufung in den Bronchien als auch aus den Lungensymptomen. Bekräftigt wurde sie noch durch den kollapsartigen Zustand, der durch den Temperaturabfall unter die Norm, die Schwäche des Pulses und das Subdelirium charakterisiert war. Trotzdem schwankte ich noch einen Augenblick zwischen *Tartarus* und *Carbo vegetabilis*. Das letztere war tatsächlich formell indiziert durch den asphyktischen Zustand; aber der lokale Befund forderte gebieterisch die Verordnung von Tartarus, was ich dann auch zunächst gab.

Warum hatte ich nun die 1. Dezimalverreibung gewählt? Weil die persönliche Erfahrung mich gelehrt hat, daß diese Dosis von *Antimonium tartaricum* bei akuten Lungenerkrankungen ihre volle Arzneiwirkung entfaltet, ohne jemals einen Kollaps hervorzurufen oder ihn zu steigern. Für mich ist das eine erprobte Dosis; und in diesem besonderen Fall war die Gefahr zu drohend, als daß ich noch lange hätte suchen und herumtasten können. Ich hatte ein erprobtes Mittel in der Hand, das mich in dieser Dosis noch nie enttäuscht hatte; so zögerte ich nicht, diese für mich zuverlässige Dosis zu verordnen. Wird damit geleugnet, daß die 6., 12. oder gar die 30. Verdünnung dasselbe geleistet haben würde wie die 1. Dezimale? — Keineswegs! Doch will ich warten, bis klinische Arbeiten die Wirkung höherer Potenzen in analogen Fällen erwiesen haben.

Wird man uns nun gehässigerweise vorwerfen können, die 1. Dezimale sei ja schon Allopathie? Nun, dieser Einwand wird uns wenig berühren. Wie lange schon lehren wir ausdrücklich, daß die Homöopathie in der Arzneimittelprüfung am gesunden Menschen und in den aus dem Simile-Gesetz gefolgerten Indikationen besteht! Und daß die Frage der Gabengröße nebensächlich ist! In diesem Falle war *Tartarus* nach dem Similegesetz voll und ganz indiziert und die Dosis derart schwach, daß jeder Allopath über sie gelächelt haben würde.

Die Besserung nach *Tartarus* war prompt: Der Zustand wurde weniger ernst, der Tod schien weniger drohend. Aber die asphyktischen Symptome blieben in beträchtlicher Heftigkeit bestehen. Darum verordnete ich *Carbo vegetabilis* C 30, und danach erst verschwanden die Anzeichen der Asphyxie vollständig, und jede Gefahr war beseitigt.

Die kritiksüchtigen Geister werden nicht versäumen, uns zu erklären, die ganze Dosenfrage sei nichts anderes als eine Spielerei der Phantasie! Wie könnten wir denn sonst in ein und demselben Fall, bei ein und derselben Kranken die eine Arznei in wägbarer Dosis und die andere in der 30. Verdünnung verordnen! Dennoch kann von Phantasie und Willkür nicht die Rede sein.

Der *Brechweinstein* ist in wägbarer Dosis ein sehr kräftig wirkendes Medikament, in starker Dosis ist er ein Gift. Die *Kohle* dagegen hat in wägbarer Dosis nur eine physikalische Wirkung, sie wird nicht einmal vom Körper absorbiert; deswegen mußten wir *Carbo* also in infinitesimaler Dosis verordnen.

Warum denn gerade C 30 und nicht C 6 oder C 12? Ganz allein aus dem entscheidenden Grunde, weil die Erfahrung mir die 30. Verdünnung dieses Medikamentes als kräftig wirksam erwiesen hat.

„Aber warum haben Sie denn *Carbo vegetabilis* einfach fortgelassen, nachdem es eine so beträchtliche Besserung hervorgebracht hatte, und an seiner Stelle *Phosphor* (C 6) gegeben?" — wird mancher fragen. Weil die Kranke eine Lungenerkrankung hatte, die durch feines Krepitieren charakterisiert war, wofür *Phosphor* angezeigt ist. Doch gestehe ich offen, daß diese Verordnung falsch war, weil sie der lokalen Krankheitserscheinung eine zu große Wichtigkeit beilegte. Der Kranken ging es unter *Carbo vegetabilis* zusehends besser, und ich hätte das Mittel weitergeben müssen. *Phosphor* wurde 3 Tage lang gegeben, und der Zustand der Kranken wurde von Tag zu Tag schlimmer: Die Anzeichen der Asphyxie traten wieder auf, und ich mußte auf *Tartarus* zurückgreifen. Dieses Medikament entsprach zu gleicher Zeit den [allgemeinen] Symptomen und dem lokalen Befund; die Besserung setzte wieder ein, und die Heilung war bald vollständig.

Apis mellifica

Honigbiene. Ihre therapeutische Verwendung geht auf den New Yorker Arzt Dr. MARCY zurück. Dieser wurde 1847 auf die Heilkraft der Apis aufmerksam, als er einen wassersüchtigen, nierenkranken Patienten gesunden sah; und zwar hatte dieser von einer alten Narragansett-Indianerin ein Pulver aus ausgeglühten Bienen als Arznei bekommen.

Die Urtinktur wird aus Bienen hergestellt, die man mittels einiger Tropfen Alkohol tötet. Man zerdrückt sie im Mörser zu einer teigigen Masse, die man mit 90% Alkohol maceriert. Die Verreibungen können auch aus lebenden Bienen hergestellt werden, indem man sie mit Milchzucker verreibt.

Auch das Bienengift [Apisin] selbst wird unter dem Namen *Apium virus* in der Therapie verwendet.

Die Original-Pathogenese der *Apis mellifica* steht in den „Amerikanischen Arzneiprüfungen". CONSTANTIN HERING gibt in diesen „Pathogenetischen Studien" einen Bericht über die eigenen Prüfungen dieses Mittels. Eine Übersicht der Symptome findet sich in dem „British Journal of Homoeopathy" Bd. 11, pag. 392, und in der „American Homoeopathic Review" vom Juli 1865.

Physiologische Wirkung

Die Beobachtungen über die Wirkung des Bienengiftes an Mensch und Tier sind sehr zahlreich; die ältesten sind wahrscheinlich die von PHILOUZE, die in den Annalen der „Linné-Gesellschaft" in Angers 1860 veröffentlicht sind. ARTHUS hält das Bienengift für ein Protein-Toxin. Tatsächlich sind seine alarmierenden Symptome (manchmal nach einem einzigen Stich) in ihrer schnellen, charakteristischen Wirkung einem anaphylaktischen Schock täuschend ähnlich: Atembeschwerden, Atemnot, Ödeme, Urtikaria, Ausschläge und Kollaps.

Um sich die Wirkung der Apis vorzustellen, braucht man nur die Wirkung eines Bienenstiches auf der Haut zu beobachten: Die Wirkung ist augenblicklich und heftig; alsbald erscheint eine Entzündung, ein Exsudat entsteht, ein *Ödem,* wenn es sich um Zellgewebe, ein *Erguß,* wenn es sich um eine seröse Haut handelt.

Apis greift die Schleimhäute an, vor allem die Konjunktiva, außerdem die oberen Atemwege, den Darm und den Blasenhals.

Es reizt die serösen Häute: Hirnhaut, Pleura, Peritoneum und die serösen Gelenkhäute.

Es zieht die Leber schwer in Mitleidenschaft und vor allem das Nierenparenchym. Es hat eine ausgeprägte Wirkung auf die Genitalorgane, besonders auf das rechte Ovar.

Es kongestioniert die Lunge und ruft Hirnödeme hervor. Alle diese Feststellungen, bei Obduktionen erhoben, bestätigen die charakteristischen Symptome dieses großen Heilmittels.

Modalitäten

Verschlimmerung: Durch Wärme, ganz besonders in einem warmen, geschlossenen Raum; durch Druck, Berührung; am Nachmittag.

Besserung: Durch *Kälte, kalte Umschläge,* frische Luft, Bewegung.

Vorherrschende Angriffsseite: Rechts.

Apis mellifica

Leitsymptome

1. Ödeme und lokale oder allgemeine Hydropsie (ohne Durst).
2. Brennende, stechende Schmerzen („wie von glühenden Nadeln"), immer durch Kälte gebessert.
3. Schläfrigkeit.
4. Kein Durst, selbst im Fieberanfall.
5. Hitze ist dem Kranken ganz unerträglich.
6. Ungeheure Empfindlichkeit gegen die geringste Berührung; das leiseste Berühren ist sehr schmerzhaft; Gefühl von Zerschlagensein und Zusammenschnürung.
7. Spärlicher Urin mit einem dunkeln, kaffeeartigen Satz.
8. Konvulsionen und Kontrakturen, durch Wärme verschlimmert.
9. Konstriktion in verschiedenen Organen.
10. Gellende Schreie [„Cri encephalique"] während des Schlafes oder im Koma.
11. Verschlimmerung nachmittags von 4—6 Uhr.
12. Im Fieber wechseln trockene Haut und Schweißausbruch miteinander ab.
13. Ödeme der unteren Augenlider.

Schmerzen: Sie sind zugleich brennend wie von glühenden Kohlen und stechend wie von Nadeln; sie sind sehr ausgeprägt, außerordentlich heftig, sie breiten sich rasch über den ganzen Körper aus. Immer werden sie durch Kälte und Bewegung gebessert.

Stühle: Entweder *Verstopfung* oder *Durchfall*. Bei der *Verstopfung* kann sich der Kranke bei der Entleerung nicht anstrengen, weil er dabei heftige Schmerzen im Leib empfindet.

Ungeheuer stinkender *Durchfall*, besonders morgens; er ist schlimmer nach einer Mahlzeit und bei der geringsten Bewegung. *Apis* ist besonders erfolgreich bei einer Art von Stühlen, die man bei Kindern antrifft: sie sind mit Blut, Schleim und Speisen untermischt und sehen wie Tomatensoße aus.

Regel: Profuse *Menorrhagien* mit Unbehagen, Schwere im Leib und den charakteristischen stechenden, brennenden Schmerzen; Neigung zu Abort im 3. und 4. Monat.

Amenorrhoe mit Hirnsymptomen nach Schreck bei jungen Mädchen.

Dysmenorrhoe mit den charakteristischen Schmerzen in den Ovarien, besonders rechts.

Hauptsächliche Indikationen

Überall da, wo ein Zustand den Erscheinungen eines Bienenstiches ähnelt, also wo ein akutes Ödem, brennendes Stechen, Hitze und Rötung auftreten, muß man natürlich an Apis denken.

Ödem der Glottis, der Zunge, der Lippen und der unteren Lider.

Ödematöse Angina. Wenn Apis in Frage kommt, besteht keine schmerzhafte Rötung wie bei *Belladonna,* auch keine Erkrankung des Parenchyms wie bei *Baryta carbonica*. Untersucht man den Rachen, so hat man den Eindruck, es habe dort an mehreren Stellen eine Biene gestochen, denn man konstatiert ein allgemeines Ödem des submukösen Gewebes der Mandeln, des Zäpfchens, des Gaumensegels und selbst der hinteren Partie des Gaumenbogens.

Ödem der Genitalgegend, gebessert durch kalte Aufschläge.

Das akute Hautödem, es mag erysipel- oder nesselartig sein, ist der für Apis charakteristische Zustand.

Bei *Erysipel* ist Apis durch ödematöse Schwellung, *Belladonna* durch Entzündung und *Rhus* durch Bläschenbildung charakterisiert.

Urtikaria. Hier ist Apis natürlich das große Heilmittel.

Ergüsse in den serösen Häuten. Hydropsie. Apis ist eines der besten Mittel, um bei Pleuritis exsudativa die Resorption des Ergusses herbeizuführen. Die meisten dieser Fälle werden durch Apis und *Cantharis* geheilt.

Synovitis, besonders des Knies. Apis ist angezeigt, wenn die Schmerzen heftig, lanzinierend und stechend quer durch das Gelenk schießen und bei der geringsten Bewegung schlimmer werden.

Hydropsie. Hier ist Apis durch folgende Symptome indiziert: Transparenz und Blässe der Haut sowie Fehlen von Durst. Es ist besonders nützlich bei Hydropsie renalen Ursprungs, einerlei, ob die Nierenentzündung durch Scharlach ausgelöst wurde oder nicht.

Bei **Entzündung** oder **Reizung der Hirnhaut** kommt Apis bei folgenden Symptomen in Frage: Das Kind bohrt den Kopf ins Kissen und rollt ihn hin und her; alle Augenblicke fährt es vor Schmerz mit einem gellenden, durchdringenden Schrei aus dem Schlaf auf. Außerdem hat das Kind gewöhnlich in der einen Körperhälfte Krämpfe, während die andere Seite ausgestreckt wie gelähmt liegt.

Nieren- und Blasenaffektionen. Apis paßt bei beginnender BRIGHTscher Krankheit und Zystitis. Inkontinenz der Blase mit schmerzhaftem, häufigem, blutigem und spärlichem Wasserlassen.

Erkrankung der Ovarien. Apis hat zum rechten Ovar die gleiche Beziehung wie *Lachesis* und *Thuja* zum linken. Hypertrophie des Ovars. Ovarialzyste.

Erkrankung der Augen. Bei skrofulöser Ophthalmie ist Apis sehr oft heilbringend. Es ist besonders angezeigt, wenn die Hornhaut befallen ist; handelt es sich aber vorwiegend um die Konjunktiva, so gebe man *Ipecacuanha* (häufig ist es nötig und vorteilhaft, diese beiden Mittel im Wechsel zu geben). Ablatio retinae.

Dosierung

RICHARD HUGHES verwendet bei akutem Ödem immer die 3. Dezimal-Dilution. Bei allgemeiner Wassersucht empfahl Dr. MARCY die tieferen Verdünnungen unterhalb der C 3, bei Hauterkrankungen gebrauchte er die höheren, bei Blasenerkrankung ging er niemals unter C 6 herunter. Mit der C 30 sind Heilungen bei [ödematösen] Augenerkrankungen erzielt worden.

Zusammenfassender Überblick

Wenn man sich die Wirkung eines Bienenstiches vergegenwärtigt, so hat man die hauptsächlichen, charakteristischen Züge der Apis mellifica vor sich: brennendes Stechen, rosafarbenes Ödem, Heftigkeit der Symptome. In allen Erkrankungen, die von Ödem oder Hydropsie begleitet sind, kann Apis angezeigt sein. Als wichtige „guiding-symptoms" merke man sich: sehr große Empfindlichkeit gegen die geringste Berührung, Verschlimmerung durch Wärme, Fehlen von Durst sowie das Gefühl von „Konstriktion", das sich in verschiedenen Organen zeigen kann.

Krankengeschichte 10

Akuter Gelenkrheumatismus

Es handelt sich um einen etwa 40jährigen Mann, einen Herrn B., aus der rue de la Pelouse in Le Mans. Dieser wurde am 1. Februar 1908 von heftigen Gelenkschmerzen befallen, die ihn ans Bett fesselten. Er war ein seltsam vertrauensseliger Philosoph, dieser Mann! 2½ Monate blieb er in dem Zimmer, das er allein bewohnte, und wollte nichts von ärztlicher Hilfe hören. Tag für Tag hoffte er, daß die „gesunde Natur" sich durchsetzen und die Schmerzen, die ihn ganz unbeweglich gemacht hatten, vertreiben würde. Leider erreichte diese stoische Geduld, die einer besseren Sache würdig gewesen wäre, aber nur eine derartige Verschlimmerung seines Zustandes, daß er sich am 15. April endlich doch entschloß, mich holen zu lassen. Ich fand den armen Kerl mit eingefallenem, hagerem Gesicht, ganz angekleidet in seinem Bette liegen. Die Arme ruhten lang ausgestreckt auf der Decke, die langen Hände lagen flach auf dem Bettuch; alle Finger und Handgelenke waren *geschwollen, blaß, bei Druck und dem geringsten Versuch einer Bewegung sehr schmerzhaft.* Ich deckte die Beine auf und fand am rechten Knie einen Gelenkerguß und am linken Knie eine leichte Spannung der Schleimbeutel; die Füße waren nicht befallen. Kein Fieber mehr. Die Zunge war ein wenig rauh; *kein Durst, spärlicher Urin;* an der Herzspitze leichtes systolisches Geräusch. Ich gab *Apis mellifica D 3,* täglich 6 Körnchen. Äußerlich nichts.

7 Tage später, am 22. April, suchte ich meinen Patienten wieder auf und fand ihn ganz vergnügt vor. Er steckte selbst schon die Beine aus dem Bett, um mir zu zeigen, daß an den Knien keine Spur von Erguß mehr sei. Er hatte das Bett verlassen können; die Hände waren nahezu ganz abgeschwollen, er konnte die Finger krümmen. Die Gesichtsfarbe war frischer, die Zunge feuchter, der Urin reichlicher. Ich ließ Apis mellifica weiter nehmen, täglich 6 Körnchen.

Am 30. April war die Besserung noch weiter fortgeschritten; die Knie waren ohne Erguß, die Handgelenke merklich abgeschwollen, die Finger allmählich beweglicher geworden. Der Kranke konnte einige Schritte im Zimmer auf und ab gehen. Der Appetit war gut, der Stuhl regelmäßig, der Urin reichlich. Aber die Muskulatur war nach dreimonatigem Krankenlager sehr entkräftet. Jod C 30 und später einige Gaben *Sulfur C 30* brachten den Kranken in kurzer Zeit wieder vollständig auf die Beine.

HENRY NAVEAU (Le Mans)

Krankengeschichte 11

Allgemeines Ödem [Sklerödem bei einem Neugeborenen]

27. Oktober 1913. Ich werde zu dem 2 Monate alten Kind des Schneiders M. gerufen; es ist eine Achtmonat-Frühgeburt und seit seinen ersten Lebenstagen von einem allgemeinen weißen Ödem [oedème blanc généralisé = Sklerödem] befallen. Mehrere Ärzte haben das Kind ohne Erfolg behandelt; jeder von ihnen hat eine schlechte Prognose gestellt.

Bei der Untersuchung ist das Kind unbeweglich; es rührt kein Glied. Die Augen allein sind lebhaft. Es wimmert ununterbrochen. Wenn man es bewegt, schreit es auf, so daß man einsieht, es bleibt besser unbeweglich in seiner Wiege oder auf den Knien der Mutter. Die Körperhaut gleicht einem dünnen, mattweißen Wursthäutchen, das mit Wasser gefüllt ist; die Haut scheint reißen zu wollen; Fingerdruck hinterläßt eine tiefe Grube; der Körper hat seinen Umfang fast verdoppelt. Nachts ist die Kleine still und unbeweglich, tagsüber aber sehr unruhig. Sie läßt nur einige Tropfen Urin, zu wenig, um ihn untersuchen zu können.

Mir fällt ein, daß ich mehrmals mit *Apis mellifica* Ödem bei Bright'scher Krankheit, ödematöses Erysipel, Glottis- und Lidödeme verschwinden sah, und so verordne ich also:

Apis mellifica C 6, morgens und abends ein Körnchen.

27. Oktober. — Die 1. Gabe (ein Körnchen) wird in sehr wenig Wasser aufgelöst und um 5 Uhr abends gegeben. Das Kind schläft ein. Gegen 7 Uhr wacht es auf, nimmt mit Mühe die Brust und schläft danach die ganze Nacht ruhig durch, das erste Mal seit der Geburt.

28. Oktober. — Um 7 Uhr morgens wird dem Kinde das zweite Körnchen gegeben. Gegen 8 Uhr geht sehr reichlich Wasser ab. Das Kind nimmt dreimal die Brust und läßt häufig Wasser; die folgende Nacht ist wieder ruhig.

29. Oktober. — Morgens schwimmt das Kind in seinem Urin. Die Haut ist weniger stramm und gespannt; die Kleine macht ein paar Bewegungen. Alle drei Stunden nimmt sie mit Wohlbehagen die Brust und bricht nicht mehr. Zwischen den Mahlzeiten schläft sie ruhig. Man gibt die Körnchen weiter; der Urin ist häufig und reichlich; die Nacht ist wieder völlig ruhig.

30. Oktober. — Morgens ist sie wieder sehr naß; das Ödem ist geringfügig geworden. Das Gesicht ist nicht mehr geschwollen; in der Nierengegend, an Bauch, Beinen und Füßen ist die Haut schlaff und faltig; der Fingerdruck läßt kein Grübchen mehr zurück. Alle drei Stunden trinkt das Kind mit Gier und behält alles bei sich. Ich höre mit der Arznei auf.

31. Oktober. — 6. Tag der Behandlung. Die Haut ist rosig, kaum faltig. Das Kind bewegt sich, atmet tief; der Puls ist kräftig. Es ist gerettet. 7 Körnchen *Apis mellifica* haben diese Heilung zustandegebracht.

Dr. Perrion sen.

Krankengeschichte 12

Ablatio retinae

Am 26. September 1923 kommt die 44jährige Frau A. aus Chambéry wegen einer Erkrankung des linken Auges in meine Sprechstunde. „Der äußere Teil des Gesichtsfeldes erscheint mir wie von einem Schleier bedeckt."

Die etwas kongestionierte Kranke hat ein *ödematöses* Gesicht; an Vorerkrankungen nichts außer *Rheumatismus in den Knien*, woran nach ihrer Aussage auch schon ihre Mutter gelitten hat. Während der Anfälle, die im Alter von 38 Jahren begannen, sind die Knie geschwollen, und die Haut ist glänzend und gespannt.

Die Sehstörungen traten ganz plötzlich im Juni 1921 auf, als Frau A. einen sonnigen Weg gehen mußte. *Kalte Umschläge*, die sie sogleich auflegte, brachten unmittelbare Besserung, aber der äußere Teil des Gesichtsfeldes blieb ausgelöscht. Frau A. konsultierte nacheinander mehrere Augenärzte. Alle stellten die Diagnose: Loslösung der Netzhaut, und schlugen ihr eine Operation vor, die sie aber ablehnte.

Die Bordet-Wassermannsche Reaktion war negativ.

Im Dezember 1921 trat der Rheumatismus wieder auf; gleichzeitig besserte sich die Sehfähigkeit. Augenblicklich ist die Sehschärfe rechts: $10/10$ und links: $8/10$ nach einer Korrektion mit + 2,75 D.

Die Spannung des linken Augapfels ist schwach, die Pupille reagiert normal; die Sklera ist leicht injiziert.

Die Untersuchung mit dem Augenspiegel zeigt einen retinitischen Herd im oberen inneren Segment und eine Loslösung der Netzhaut unterhalb dieser Stelle.

Folgende Symptome lassen an *Apis mellifica* denken: Alternanz der Erkrankungen; Besserung durch kalte Aufschläge, Kongestion des Hirns vor dem Anfall, der allgemeine Zustand der Kranken. Apis ist bewährt als das Mittel bei ungenügender Nierentätigkeit mit Anfällen von Anasarka oder beweglichen, örtlich wechselnden Ödemen.

Ich teile Frau A. mit, daß ihre Sehschärfe durch ein homöopathisches Mittel gebessert werden könne und daß dieses Mittel nichts anderes sei als Bienengift.

Darauf ist Frau A. ganz bestürzt und gesteht mir, sie habe im Jahre 1918 in einer Imkerzeitung gelesen, Bienenstiche könnten Rheumatismus heilen, und seitdem habe sie jedes Jahr vom März bis September während der Flugzeit der Bienen alle 3-4 Tage sich auf jedem Knie von einer Biene stechen lassen. Die rheumatischen Schmerzen seien dadurch verschwunden. Sie habe aber auch nach der Heilung mit dieser Selbstbehandlung fortgefahren; danach seien ihre Sehstörungen aufgetreten.

Was ich also vor mir habe, ist nichts anderes als eine Arzneimittelverschlimmerung bei einer Kranken, die sich selbst ein homöopathisches Mittel verordnet hatte.

Ich gebe also:

Täglich *Solidago D 1*, als Drainagemittel für die Nieren, und eine hohe Potenz von *Apis mellifica*, alle 8 Tage eine Gabe.

Nach einem Monat schreibt mir Frau A., die erhoffte Besserung sei eingetreten: Das Allgemeinbefinden und die Augen ließen bereits 4 Stunden ununterbrochener Arbeit zu.

Am 24. November bestätigt mir Frau A. von neuem die sehr große Besserung ihres Zustandes und fügt dabei folgende, für einen Homöopathen sehr wichtige Angabe hinzu: Ich hatte auf meinem linken Schenkel einen blauroten Fleck von der Größe eines Fünffrankenstückes mit einem weißen Punkt in der Mitte. Dieser Fleck rührte nicht von einem Stich oder einem Stoß her, sondern er erschien periodisch mit der Verschlimmerung meiner Augen; jetzt ist er vollständig verschwunden.

Jeden Monat nimmt Frau A. eine hohe Verdünnung von *Apis;* sie hat seitdem keine Sehstörungen mehr. Nur die Farbe der Retinochorioiditis besteht noch und bedingt ein sehr beschränktes Skotom.

André Rouy (Paris)

Argentum nitricum

Salpetersaures Silber, Silbernitrat.

Da Milchzucker die Silbersalze reduziert, darf man die Potenzen dieses Medikamentes keinesfalls als Verreibungen herstellen.

Andererseits entsteht unter der Einwirkung von überschüssigem Alkohol auf Silbernitrat das weiße, kristallinische Knallsilber, das bei der geringsten Reibung explodiert.

Man bereitet also die 3 ersten Potenzen von Argentum nitricum als Dilutionen und zwar die erste mit destilliertem Wasser, die zweite mit einer Lösung von destilliertem Wasser und Alkohol zu gleichen Teilen, die dritte mit Alkohol. Die 3 ersten Dilutionen müssen vor Sonnenlicht geschützt werden, da dieses sie zersetzt [braune Flaschen!].

Die Arzneiprüfung des Silbernitrats unter der Leitung von Dr. J. O. Müller ist in der Wiener Homöopathischen Zeitschrift erschienen. Man findet sie auch in dem Jahrschen „*Handbuch*".

Physiologische Wirkung

Die Prüfungen von Orfila, Pereira, Müller (Wien) und vielen anderen haben gezeigt, daß Argentum nitricum hauptsächlich auf das Nervensystem wirkt, und zwar lähmend auf die zerebrospinalen Zentren; dadurch verursacht es Kopfschmerz, Unruhe, traumreichen Schlaf, Rückenmarkschwäche, Schwindel, Verdunkelung des Visus und Schwäche in den Beinen, die sich bis zur Lähmung steigern kann.

Müller macht darauf aufmerksam, daß es besonders die ganglionären Zentren der Brust und des Abdomens angreift; so erklären sich die Spasmen des Magens, des Schlundes, der Eingeweide sowie die Palpitationen und die Atemnot.

Seine Wirkung auf die Schleimhäute geht bis zur Ulzeration. Örtlich kann es den ganzen Verdauungskanal entzünden; doch reizt es vorzugsweise Mund, Schlund und Mageneingang und Duodenum. Es hat eine besondere Affinität zu Kehlkopf und Konjunktiva.

Lange Zeit hindurch eingenommen, hat es Leberzirrhose mit Aszites, Hypertrophie des rechten Hodens, Anaphrodisie und Schwellung der Achseldrüsen verursacht. Auch kann es die Haut bronzeartig bräunen und Polypen und Kondylome hervorrufen.

Typ

Der Argentum nitricum-Kranke lebt in ständiger Unruhe, ist körperlich und seelisch ganz aus dem Gleichgewicht und infolgedessen erschöpft.

Er macht alles „in Eile"; stets in Hetze; immer geschäftig hastet er, die eben begonnene Arbeit zu vollenden. Vor Aufregung bekommt er Durchfall, wenn er sich anschickt, zu irgendeiner Gesellschaft oder zur Bahn zu gehen; er ist immer in Sorge, er käme nicht zur rechten Zeit. Er leidet an vielerlei Angstzuständen: z. B. Furcht vor Menschenansammlungen; Furcht, eine Straßenecke zu passieren, denn „diese Ecke des Hauses scheint auf ihn herunterzukommen", oder „beide Häuserreihen rücken immer näher zusammen, um ihn zu erdrücken". Er leidet an Schwindel, hat das Verlangen, rasch zu gehen, eilt hastig über jede Brücke, weil er die Zwangsvorstellung hat über die Brüstung springen zu müssen.

Diese angstvolle Unruhe erschöpft ihn; seine große Nervosität macht ihn reizbar, leicht zornig und aufgebracht; in diesem erschöpften, niedergeschlagenen, vorzeitig gealterten Zustand wird er häufig von Traurigkeit und Melancholie befallen, wenn er sich seines überspannten, aus dem Gleichgewicht gebrachten Zustandes mit mancherlei sehr auffälligen Koordinationsstörungen bewußt wird.

Der Argentum nitricum-Kranke hält sich immer schlecht in der aufrechten Haltung und geht schwankend. Er kann nicht mit geschlossenen Augen gehen. Ist die nervöse Reizbarkeit noch mehr gesteigert, so äußert sie sich in Zuckungen und Lähmungen.

Sein Schlaf ist schlecht, voll beängstigender Albträume, jäh fährt er aus dem Schlaf auf und wird von allen möglichen bedrückenden Vorahnungen gepeinigt.

Modalitäten

Verschlimmerung: Durch Wärme; durch *Zucker* und *Süßigkeiten*; während der Regel; nachts; durch geistige Arbeit; beim Liegen auf der rechten Seite.

Besserung: In frischer Luft; wenn der Wind ihm ins Gesicht bläst; beim Baden in kaltem Wasser; durch starken Druck.

Vorherrschende Angriffsseite: Links.

Leitsymptome

1. Allgemeine Schwäche, Zittern und Ataxie.
2. Schwindel (fehlt fast nie, wenn das Heilmittel angezeigt ist), oft von Ohrensausen begleitet.
3. Ulzerationen der Schleimhäute.
4. Großes Verlangen und Appetit auf Zucker und Süßigkeiten, die jedoch schlecht vertragen werden.
5. Vergrößerungsgefühl bestimmter Teile des Körpers (z. B. des Kopfes bei Kopfschmerz, des Beines bei Ischias usw.).
6. Schmerzhaftes Splittergefühl in verschiedenen Teilen des Körpers, besonders aber im Schlund (*Acidum nitricum, Hepar sulfuris, Dolichos, Silicea*) und in der Uterusgegend.
7. Alle Beschwerden sind während der Regel verschlimmert.
8. Schleimig-eitrige Absonderung der entzündeten und geschwürigen Schleimhäute.
9. Die Zeit vergeht ihm zu schnell, denn der aufgeregte, ängstliche Kranke macht alles in Hast.
10. Schmerzhafter Koitus, danach Aussickern von Blut (*Ustilago*).

Eigentümliches Symptom: Träumt von Schlangen (*Lac saninum*).

Schmerzen: Immer schlimmer in der Wärme; sie sind häufig von Schwäche und Zittern begleitet sowie von den beiden oben angegebenen charakteristischen Empfindungen „Vergrößerung des kranken Körperteils" und „Holzsplitter in der schmerzhaften Stelle". Starker Druck und fester Verband mildern die Schmerzen immer.

Stühle: *Grünliche Diarrhoe,* schleimig wie „gehackter Spinat". Bald ist der Stuhl sofort grün, bald wird er grün, wenn er an der Wäsche haften bleibt. Die Stühle spritzen heraus, mit geräuschvollem, stinkendem Gasabgang. Der Durchfall tritt am häufigsten nach dem Genuß von Süßigkeiten und nach Getränken auf; er erfolgt dann nahezu augenblicklich; der Kranke scheint sich unmittelbar nach der Einnahme entleeren zu müssen; auch tritt er oft auf, wenn der Kranke sich gerade in eine Gesellschaft begeben will; Argentum nitricum ist der Typ des Aufregungsdurchfalles.

Regel: Unregelmäßig, bald reichlich, bald spärlich, aber immer ist das Blut „schwarz und klumpig", mit verschiedenerlei Unbehagen vor und während der Periode. Mit Beginn der Regel werden die dyspeptischen Beschwerden heftiger; es kann sogar Blutbrechen aus Magengeschwüren eintreten.

Hauptsächliche Indikationen

Tabes dorsalis. *Argentum nitricum* und *Gelsemium* haben viel Schwindel, große Schwäche, Zittern mit allgemeiner Schwäche. Alle beide haben sich bei Tabes nützlich gezeigt.

Kopfschmerz, ausgesprochen kongestiver Art, von sehr heftigem Klopfen begleitet, befällt häufig Kopfarbeiter nach einer langen Arbeit oder anhaltender geistiger Erregung; dabei findet sich das Vergrößerungsgefühl des Hirns, als wolle der Schädel springen, was der Kranke durch Druck zu mildern versucht. Oft nimmt das Kopfweh die Form rechtsseitiger Hemikranie an und kann mit Galleerbrechen seinen Abschluß finden.

Epilepsie. Besonders in den Fällen, in denen die Epilepsie nach Schrecken, während der Nacht oder zur Zeit der Regel auftritt. In den Tagen vor dem Anfall hat der Argentum nitricum-Kranke erweiterte Pupillen. Nach dem Anfall ist er sehr schwach und zittrig.

Prosopalgie. Besonders, wenn die Infraorbitalnerven oder die Mandibularnerven angegriffen sind. Der Schmerz ist sehr heftig; in seinem Höhepunkt tritt ein saurer, unangenehmer Geschmack im Munde auf.

Hysterische Amaurose. Die vollständige, augenblickliche Blindheit unter Erhaltung der Pupillenreflexe rechtfertigt seine Anwendung bei Hysterie, der einzigen Erkrankung, der dieses von den Prüfern angegebene Symptom eigen ist.

Eitrige Ophthalmie. *Mercurius solubilis* ist bei Kindern in manchen Fällen vorzuziehen; sehr reichliche Absonderung dagegen würde mehr für Argentum nitricum sprechen.

Magen- [und Duodenal-]geschwür. Die für Argentum nitricum charakteristischen Beschwerden sind heftige Gastralgie; die Schmerzen strahlen vom Magen aus nach allen Richtungen hin; sie werden durch festen Druck und Zusammenkrümmen gemildert. Die Hämatemesis stellt sich häufig beim Beginn der Regel ein.

Kehlkopferkrankungen. Chronische Heiserkeit, die nachts entsteht und morgens von Beschwerden des Schlundes begleitet ist; der Schleim zwingt den Kranken zum Räuspern und Spucken. Chronische Heiserkeit bei Sängern mit der Besonderheit: „Hohe Töne erregen Husten". Die Larynxbeschwerden von Argentum nitricum können in Geschwüren, Kondylomen oder Polypen ihre Ursache haben.

Zusammenfassender Überblick

Argentum nitricum beeinflußt das Nervensystem tiefgehend; es ruft eine Störung des seelischen und physischen Gleichgewichts hervor; seelisch: Phobien, plötzliche Triebhandlungen und Angstvorstellungen; körperlich: Schwäche mit Zittern, Schwindel, Epilepsie und Ataxie.

Es reizt die Schleimhäute, entzündet sie und macht sie geschwürig, besonders die des Magens und des Darmes. Sehr charakteristisch sind die eigentümlichen Symptome „Vergrößerungsgefühl einer Körperpartie", „Splittergefühl in irgendeinem Teil des Körpers" und „Verlangen nach Süßigkeiten".

Dosierung

Bei den Erkrankungen des Rückenmarks gebraucht man die 1. Centesimale, bei Heiserkeit, Gastralgie und epileptischem Schwindel die 12.—30. Centesimale.

Krankengeschichte 13
Rückenmarkreizung

Am 23. August 1926 kommt der 38jährige Bankbeamte Herr F. in meine Sprechstunde.
Es ist ein braunhaariger Mann mit bleifarbenem Teint, ganz der Habitus eines Tuberkulösen. Übrigens hat er im Alter von drei Jahren einen Fungus des linken Kniegelenks durchgemacht, der mit Ankylose ausheilte; danach Entzündungsprozeß der Rippenknochen; 1921 Otitis. Im Jahre 1925 wurde der Kranke von *Zittern* am ganzen Körper befallen. Er hatte das Gefühl, als wenn die Beine unter ihm zusammenbrächen, dazu Schwindel, Angst, Gefühl von Übelkeit, das sich manchmal bis zu Ohnmachten steigert. Beim Stehen sind diese Beschwerden ständig; sie verschwinden beim Sitzen oder Liegen.

Herr F. hat bereits sieben Ärzte aufgesucht. Der erste diagnostizierte seinen Zustand als *Platzangst*, der zweite als *Labyrinthschwindel*, der dritte, ein Spezialarzt, glaubte ebenfalls, daß diese Beschwerden vom Ohr herrührten und machte im November 1925 eine Trepanation. die als einziges Resultat eine Fistel hinterließ; der vierte Kollege sprach von *nervösen Störungen*, wohlweislich, ohne sie näher zu präzisieren, der fünfte von *Hypothyreoidismus*, der sechste von „*Tremaphobie*"!!!; der siebte, der Bankarzt, erklärte, alles sei *nichts anderes als Erschöpfung!*

Auf den Rat eines meiner Patienten wendet sich der Kranke in berechtigter Verzweiflung an mich. Er setzt mir seine oben berichtete Krankengeschichte des langen und breiten auseinander. „Meine Lage ist derart", sagt er, „daß ich mir eine Kugel durch den Kopf schieße, wenn Sie mich nicht heilen. Stellen Sie sich das doch mal vor, Herr Doktor, ich kann nicht aufrecht stehen, halte mich mit Mühe im Gleichgewicht; in der Bank wage ich mich nicht der Treppe zu nähern, meine Beine sind wie Watte und knicken unter mir zusammen. Besonders gegen Mittag und Abend nehmen die Beschwerden zu aus Furcht vor dem bloßen Gedanken an den Heimweg. Irgend etwas schnürt mir die Kehle zu, ich habe dabei schreckliche Angst und Herzklopfen; im Höhepunkt des Anfalls ist mein Puls unregelmäßig."

Trotz ausgezeichneten Appetits und tadelloser Verdauung ist der Kranke abgemagert; sein Gewicht ist seit September 1925 bis heute von 74,3 kg auf 65,1 kg gesunken.

Die genaue Untersuchung ergibt absolut nichts; nur die Patellarreflexe sind gesteigert; der Puls ist etwa 84 und regelmäßig; Blutdruck normal, 120/60 mm.

Ehe ich das Rezept ausschreibe, frage ich meinen Patienten, ob er Zucker besonders gern äße und ob er manchmal Aufregungsdurchfälle habe. Auf seine bejahende Antwort verordne ich: *Argentum nitricum C 12*, je 2 Körnchen morgens, mittags und abends. Am 6. September geht es ihm viel besser, „50% besser", wie er sich ausdrückt.

Eine Gabe *Argentum nitricum C 200* nimmt den Patienten einen ganzen Tag lang sehr stark mit; aber am nächsten Morgen fühlt er sich so gut, daß er sich völlig geheilt glaubt. Leider bringen recht unglückliche Ereignisse, u. a. der Besuch von Einbrechern, Angst und Schwindel wieder; gleichzeitig tritt eine Viertelstunde nach dem Frühstück Übelkeit auf, die durch das Mittagessen gebessert wird, aber dann wieder auftritt. *Anacardium C 6* beseitigt diese Zustände innerhalb eines Tages; darauf nimmt er wieder *Argentum nitricum C 12*. Die wieder einsetzende Besserung erleidet am 15. Oktober einen Rückfall durch einen Zahnabszeß und eine Ohreiterung.

Am 18. November ist der Kranke wie umgewandelt, seine Beschwerden sind nahezu verschwunden; an manchen Tagen melden sie sich überhaupt nicht mehr.

Trotz dieser Besserung und trotz eines „schrecklichen Appetits" nimmt das Gewicht des Kranken nicht zu; deswegen verordne ich *Jodum C 200*, abends beim Zubettgehen ein Pulver.

EDUARD VANNIER (Rouen)

Arnica

Arnica montana [Wohlverleih]. Synonyme: **Montana** und **Doronicum** (Gemswurzel). Pflanzenfamilie: Compositae. In der [französischen] Homöopathie verwendet man nur die auf den Bergen der Schweiz, der Auvergne und der Vogesen geerntete wilde Arnica.

Die Tinktur bereitet man aus der ganzen Pflanze, die man während ihrer Blüte (Juli und August) pflückt.

Die Pathogenese von Arnica steht in HAHNEMANN *"Reine Arzneimittellehre"*.

Physiologische Wirkung

Je nach der individuellen Prädisposition unterscheidet man drei Formen der Arnicavergiftung:

I. **Die gastro-intestinale Form** mit Magenkrämpfen, Übelkeit, Erbrechen und choleraartigem Durchfall; sie kann von nervösen Symptomen, insbesondere von Schlafsucht, Schwindel, Zittern und selbst von Krämpfen begleitet sein.

II. **Die nervöse Form,** charakterisiert durch Krämpfe, besonders tonische Krämpfe, die hauptsächlich in fibrillären Kontraktionen bestehen; Lähmungen, vorzugsweise paraplegischer Natur.

In einigen Fällen ist sogar Koma mit vollständigem Bewußtseinsverlust beobachtet worden.

III. **Kardiale Form.** Sie äußert sich in einem schmerzhaften Druck hinter dem Sternum mit Angstgefühl, Atemnot, Herzverlangsamung und kleinem, unregelmäßigem Puls.

In schwächeren, aber noch wägbaren Dosen äußert *Arnica* seine Wirkung folgendermaßen:

a) Zunächst greift es die **Blutgefäße** an, besonders die Kapillaren, erweitert sie und ruft Blutaustritte hervor, die äußerlich als Ekchymosen sichtbar werden.

b) **Haut und Zellgewebe** werden oberflächlich affiziert, daher Ekchymosen, Sugillationen und kleine, sehr schmerzhafte Furunkelknötchen; gleichzeitig finden sich Störungen in der Sensibilität, die besonders in den Gelenkgegenden gesteigert ist. Die Kranken klagen über ein Zerschlagenheitsgefühl: „wie gerädert".

c) Man beachte, daß Arnica ein „Myotikum" ist, als solches auf das Herz als Hohlmuskel erregend wirkt und dadurch Herzklopfen, Angst, Atemnot verursacht.

Modalitäten

Verschlimmerung: Durch die geringste Berührung und den geringsten Druck; abends; nachts.

Besserung: Durch Ausstrecken in horizontaler Lage mit tiefliegendem Kopf.

Leitsymptome

1. Wehtun, Quetschungs- und Zerschlagenheitsgefühl, das ist das Schlüsselsymptom („key-note") für Arnica.

2. Außerordentliche Empfindlichkeit des ganzen Körpers: Das Bett erscheint zu hart; infolge der Kongestionsbeschwerden sind enge Kleider um Brust und Bauch ganz unerträglich.

3. Fauliger Geruch des Atems, des Aufstoßens, der Winde, des Erbrechens, der Stühle, des Schweißes, „alles bei Arnica hat fauligen Geruch".
4. Kongestion des Kopfes mit Hitze; aber Nase und übriger Körper bleiben kalt.
5. Ekchymosen nach dem geringsten Druck.
6. Platzangst.

Schmerzen: Die Arnica-Beschwerden ähneln den Schmerzen, wie man sie nach heftigen Schlägen empfindet. „Der ganze Körper schmerzt wie zerschlagen." Dieses Gefühl kann in allen Körperpartien auftreten; es findet sich jedoch besonders häufig in der Uterusgegend, so daß die Kranke aus Zerschlagenheits- und Wundgefühl sich beim Gehen nicht gerade halten kann.
Die Arnica-Schmerzen sind abends und nachts schlimmer.

Stuhl: Braun, von Blähungskoliken und Gasabgang begleitet; die Winde riechen nach faulen Eiern (*Sulfur*). Arnica hat bei Nacht unfreiwillige Stühle, die während des Schlafes oder, richtiger gesagt, während einer tiefen, ausgesprochen typhösen Benommenheit entweichen. Bei der unfreiwilligen Stuhlentleerung tritt gewöhnlich auch unbewußter Urinabgang auf.

Regel: Sehr verfrüht, reichlich, glänzend hellrot mit Klumpen. Während der Regel ist der Kopf heiß, während der Körper und die Extremitäten kalt sind.

Hauptsächliche Indikationen

Arnica muß stets die Vorstellung einer **Verwundung** auslösen. Es paßt bei frischen und alten Traumen und deren Folgezuständen, selbst wenn letztere lange zurückliegen. So kann man beispielsweise mit Arnica eine Migräne heilen, die von einem Fall auf den Kopf herrührt oder Verdauungsstörungen infolge eines Hufschlages gegen den Bauch oder Incontinentia urinae nach einer Operation, nach einem Fall. Die im folgenden angegebenen Erkrankungen, in denen Arnica hilfreich ist, sind lediglich besondere Fälle von Wundfolgen („Traumatismus").

Arnica paßt auch bei allen jenen Zuständen von **Erschöpfung** und unüberwindlicher Ermattung, wie sie nach langanhaltenden Sorgen und Mühen, nach Kummer und Verdruß auftreten, regelrechten psychischen Traumen, die das Nervensystem allmählich erschöpfen.

Hämoptoe nach heftigem Husten oder nach Trauma.

Heiserkeit infolge von Überanstrengung der Stimme, etwa bei Predigern, Sängern, Offizieren usw.

Myalgien, Schmerz durch übermäßige Anstrengung gesunder oder geschwächter Muskeln.

Gastralgie nach zu hastigem Essen, die häufig nichts anderes darstellt als eine Magenmyalgie.

Pleurodynie nach körperlicher Überanstrengung.

Hypertrophie des Herzens durch Überanstrengung, „Sportherz".

Hämorrhagien traumatischen Ursprungs erfordern Arnica selbstverständlich, aber auch die spontanen Hämorrhagien wie Purpura; ebenso ist es ausgesprochen indiziert bei den spontanen Ekchymosen gewisser nervöser Erkrankungen [vgl. *Lachesis*].

Bei **typhösen Zuständen** ist Arnica häufig angezeigt durch den Stupor des Kranken, durch unfreiwilligen Stuhl- und Urinabgang, durch die Zerschlagenheit und das Auftreten von Petechien.

Die Arnica-Wirkung hat als eigentümliches Prädilektionsorgan die **große Zehe**; sie ist rot, geschwollen, heiß, glänzend und überempfindlich gegen die geringste Berührung; der Kranke kann es nicht ertragen, daß man sie berührt, nicht einmal, daß man ihr nahe kommt; der Schmerz ist so unerträglich wie bei einem Gichtanfall.

Furunkel, besonders wenn sie klein, zahlreich und von Hitze und Jucken begleitet sind [und ihr Aufschießen von Schmerz begleitet ist; auch Akneknoten].

Schlaflosigkeit nach Trauma.

Chronischer Schwindel, besonders beim Gehen.

Keuchhusten, trocken, heftig, sehr schmerzhaft. Das Kind legt schon vor dem Hustenanfall die Hände auf die Brust, weint, wenn es den Anfall kommen fühlt, und klagt, daß irgend etwas in seiner Brust zerreiße.

Kopfschmerzen. Druck wie nach Gehirnerschütterung mit Schwindel oder komatösem Schlaf wie bei Apoplexie.

Husten als Folge übermäßiger Anstrengung der Stimme. Husten mit Expektoration von hellem, schaumigem, klumpigem Blut.

Fieber. Der Kopf ist rot und heiß, der übrige Körper aber kalt. Frostschauer, wenn man die Bettdecke nur ein wenig lüftet. Viel Durst, selbst vor dem Fieberschauer. Gefühl, als würde der Körper mit kaltem Wasser begossen. Wundfieber.

Dosierung

Bei Gehirnerkrankungen ist die 6. Centesimale anzuraten, nur bei Platzangst ist die 1. Dezimale vorzuziehen. Die 3. Centesimale paßt bei den Erkrankungen des Magendarmkanals; bei Herzerkrankungen ist die Dosis verschieden.

Äußerlich verwendet die Homöopathie Arnica nur, *wenn keine offene Wunde* vorliegt; man verdünnt die Tinktur: Es genügt ein Kaffeelöffel auf ein Glas Wasser.

Zusammenfassender Überblick

Arnica ist das große Heilmittel der Verletzungen und ihrer Folgezustände, gleichgültig, ob sie kurze oder lange Zeit zurückliegen. Sein großes Charakteristikum ist das schmerzhafte Zerschlagenheitsgefühl, als wäre man heftig verprügelt worden. Außerdem ist es das große Heilmittel der Erkrankungen, die durch Überanstrengung und Ermüdung der Organe bedingt sind, im besonderen der Herzerkrankungen bei Sportsleuten. Zu merken ist auch der üble Geruch der Sekretionen bei typhösem Fieber.

Krankengeschichte 14
Epilepsieartige Anfälle traumatischen Ursprungs

Am 26. Januar 1916 kommt der 30jährige Oscar S. in meine Sprechstunde. Er war als Soldat im 5. Linienregiment am 26. Oktober 1914 an der Front verwundet worden und in deutsche Gefangenschaft geraten. Gewehrdurchschuß des rechten Schädels. Eintritt am Hinterkopf, Austritt durch die rechte Augenhöhle. Das rechte Auge mußte entfernt werden; nach der Operation erholte er sich recht gut.

Seither leidet er an Schwindelanfällen, Flimmern vor dem linken Auge und an epileptiformen Anfällen. Die Deutschen schickten ihn darauf als dauernd dienstuntauglich in seine Heimat zurück.

Die Patient ist bleich, anämisch und sehr mager. Die Anfälle werden durch Schwindel, durch Blendungsstörungen der Sehfähigkeit und Ohrenklingen eingeleitet; sie treten sehr häufig auf, manchmal mehrere Male in der Woche, und zwar immer am Tage; sie werden immer häufiger. Ich selbst habe den Kranken niemals in diesem Zustand gesehen, aber man berichtete, daß der Anfall mit einer allgemeinen Zusammenziehung beginne, die von klonischen Krämpfen des ganzen Körpers gefolgt sei; der charakteristische Schrei zu Beginn und das Koma am Schluß der Krämpfe fehlen.

Die Anfälle pflegten so jäh zu kommen, daß der Kranke nicht die allergeringste Arbeit verrichten konnte.

Ich verordne ihm *Arnica C 6*, etwa 10 Körnchen in 3 Eßlöffel Wasser aufgelöst und davon morgens, mittags und abends einen Eßlöffel voll.

Am 2. Februar kommt er wieder; das Flimmern und der Schwindel sind seltener geworden. Jede Woche erscheint er einmal, am 9., 16. und 23. Februar; jedesmal ist die Besserung deutlicher; auch die Anfälle sind seltener geworden. Am 8. März berichtet er mir, er habe keinen Anfall mehr gehabt, am 22. März desgleichen; am 5. April sehe ich ihn wieder und finde ihn vollständig geheilt.

Am 26. Juli erscheint er erneut in meiner Sprechstunde; er hat ein wenig Schwindel verspürt, und mehr die Angst vor dem Wiederauftreten als die Intensität des Schwindels haben ihn so beschleunigt zu mir getrieben. Ich gebe wieder *Arnica C 6*, und am 2. August ist mein Patient wieder ohne Beschwerden.

Am 3. Januar 1917 tritt der Schwindel von neuem auf; *Arnica*, eine Woche lang eingenommen, befreit ihn wieder davon, so daß er sich am 10. Januar abermals für völlig geheilt erklärt.

Am 6. April 1918 kommt er, um mir zu erzählen, daß er zwar keinen Schwindel, aber doch seit 3—4 Tagen Stirnkopfschmerzen über den Augen habe.

Wiederum gebe ich *Arnica C 6*, am 13. ist es besser und am 21. hat er keinerlei Klagen mehr.

Wahrscheinlich wird Ihnen dieser Fall uninteressant erscheinen, da die günstige Wirkung von Arnica bei Verletzungen genügend bewiesen ist. Mein Erfolg war schnell und vollständig; man muß berücksichtigen, daß der Fall wirklich ernst war, schon mehr als ein Jahr dauerte und keinerlei Tendenz zur natürlichen Heilung zeigte; so war *Arnica* in wiederholten Gaben nötig, um die Heilung zu vollbringen.

Diese Heilung hat angehalten; und ich kann meine Genugtuung nicht beschreiben, als ich im Jahre 1927 meinem tapferen Einäugigen begegnete und sein dankbares Lächeln sah. Heute ist er im Museum angestellt und läuft ohne Sorge treppauf, treppab, ohne jemals wieder Schwindel zu verspüren.

Sam van den Berghe (Gent)

Krankengeschichte 15
Postoperative Incontinentia urinae

Als ich während des Krieges 1918 in Marseille stand, wurde ich eines Tages zu einer Frau von B. gerufen. Ich fand sie im Bett. Am Kopfende stand ihr Mann, das Monokel ins Auge geklemmt, und setzte mir den Verlauf ihrer Erkrankung auseinander, derentwegen man mich gerufen hatte. „Vor sieben Jahren", sagte er, „wurde meine Frau wegen eines Uteruspolypen operiert. Nach der Operation stellte sich eine derartige Blasenschwäche ein, daß sie gezwungen war, beständig eine dicke Bindenvorlage zu tragen, die sie bei Tag und Nacht mehrfach wechseln mußte. Der Operateur nahm eine eingehende Untersuchung vor, konnte aber absolut nichts finden, was diese Inkontinenz hätte erklären können. Er schloß auf eine nervöse Erkrankung reflektorischer Art und verordnete Brompräparate und Bäder, aber ohne jeden Erfolg; Frau von B. verließ die Klinik mit ihrem peinlichen Leiden. Dann wurden zahlreiche andere Ärzte vergeblich konsultiert, so Professor GRASSET in Montpellier und Professor BERNHEIM in Nancy; der letztgenannte versuchte es mit Suggestion, erzielte aber ebenfalls nicht die geringste Besserung."

„Dann", sagte Herr von B., „nahmen wir unsere Zuflucht zu Elektrizität, zu Mineralbädern, zu klimatischen Kuren, aber nichts half; und nachdem wir es mit Zauberern, Somnambulen, weisen Frauen und heilkundigen Pastoren vergeblich versucht haben, sind wir zur Homöopathie gekommen."

Ich fand es wenig schmeichelhaft, mich an der untersten Stufe aller Therapeuten plaziert zu sehen, und war zudem wütend über den spöttelnden Ton, in dem das alles gesagt wurde. Ich hatte größte Lust, mein Käppi zu nehmen und wegzugehen. Aber ich sah eine Möglichkeit, der Homöopathie zu einem Siege zu verhelfen, und so blieb ich mit dem festen Vorsatz, mich möglichst unangenehm aufzuführen. Das machte mir keine große Mühe. Ich weigerte mich, die Kranke zu untersuchen, wozu man mich aufforderte, und sagte mit einem möglichst gleichgültigen und wenig überzeugenden Gesicht: „Schütten Sie einen Tropfen Arnica in ein Glas Wasser, rühren Sie es gut um und trinken Sie 3mal täglich vor der Mahlzeit einen Teelöffel davon."

— „Ist das alles?"
— „Das ist alles."
— „Und Sie glauben, daß das die Heilung bewirken könnte?"
— „Es ist möglich; aber ich verspreche nichts."

Damit ging ich hinaus, lachte mir ins Fäustchen über die verblüffte Miene meiner Klienten und nahm an, daß ich das erste und letzte Mal bei ihnen gewesen sei.

8 Tage später erschien Herr von B. in meinem Quartier, in der Rue de la Palud.

„Herr Doktor", rief er laut, „meine Frau ist geheilt!"

„Nun, das freut mich."

„Aber denken Sie doch, Herr Doktor! Sie ist geheilt! Geheilt von diesem entsetzlichen Gebrechen, das seit 7 Jahren ihr Dasein vergiftete! Das ist ja ein Wunder, was Sie da vollbracht haben! Und Sie scheinen nicht einmal erstaunt!"

„Ganz und gar nicht! Das war ganz leicht und einfach! Jeder Anfänger in der Homöopathie hätte das genau so gut gekonnt!"

Dann öffnete ich meinen „Boericke" und ließ Herrn von B., der fließend englisch spricht, folgendes lesen: *Arnica is especially suited to cases when any injury, however remote, seems to have caused the present trouble.*

„Aber dann ist die Homöopathie ja etwas Wunderbares, Herr Doktor, dann heilen Sie mich doch von meiner Psoriasis!"

„Augenblick mal, mein Herr!" sagte ich. „Hier in dieser Straße, in dem Schuppen gerade gegenüber, wohnt ein Flickschuster, der einen großen Ruf in der Behandlung von Hautkrankheiten hat. Konsultieren Sie den bitte zuerst, wenn Sie das noch nicht getan haben, — und dann erst kommt die Homöopathie an die Reihe."

Herr von B. verstand die Lektion. Ich übernahm seine Behandlung, und sie war nicht leicht. Ich brauchte mehr als 4 Monate zu seiner Heilung.

Kommentar. Ich habe diese Krankengeschichte erzählt, um den üblichen Einwurf zu entkräften: „Sie heilen ja nur durch Suggestion". Nun, soll ich etwa in diesem Fall durch Suggestion geheilt haben, in dem ein BERNHEIM, zu dem die Kranke das allergrößte Vertrauen hatte, so vollständig versagte, ich, der ich an unterster Stelle aller Heilkünstler rangierte und das genaue Gegenteil jeder Suggestionsmethode anwendete?

Andererseits war niemand für Suggestion empfänglicher als Herr von B., der mich geradezu für einen Wundertäter hielt. Und dennoch widerstand seine Psoriasis der Heilung so lange, bis ich endlich das (sehr schwer zu findende) Simillimum herausbekommen hatte.

Alle Homöopathen könnten ähnliche Tatsachen erzählen. Deswegen begnügen sich die Schüler HAHNEMANNs damit, die Achseln zu zucken, wenn Kollegen, die von der Homöopathie nur den Namen kennen, den Einwand erheben: „Das ist ja doch nur Suggestion!" Das zu behaupten, ist augenscheinlich leichter als nachzuprüfen und zu studieren.

G. CHARETTE (Nantes)

Arsenicum album

Arseniges Anhydrid oder weißes Arsenoxyd. Seine homöopathischen Synonyma sind: **Acidum album** und **Metallum album.**

Zum homöopathischen Gebrauche bedient man sich vorzugsweise der undurchsichtigen, porzellanartigen arsenigen Säure, weil sie sich in verdünntem Alkohol viel besser löst.

Die 3 ersten Verdünnungen werden sowohl als Verreibungen wie auch als Dilutionen hergestellt; man gebraucht dazu die Substanz selbst als Ausgangspunkt. Für die Verdünnungen verwendet man 56% Alkohol.

Arsenicum ist von HAHNEMANN geprüft worden; die Pathogenese findet sich in seiner *„Reinen Arzneimittellehre"* und in seinen *„Chronischen Krankheiten"*.

IMBERT-GOURBEYRE, Professor an der Medizinischen Fakultät von Clermont-Ferrand, hat von 1862—1881 bei BAILLIÈRE eine ganze Reihe sehr wichtiger Studien über Arsen veröffentlicht.

„Le Propagateur de l'Homoeopathie" hat diesem mächtigen Heilmittel nicht weniger als 4 volle Nummern (Jahrgang 1930, Heft 3—6) gewidmet. In der ganzen homöopathischen Literatur findet sich darüber nichts besseres und vollständigeres.

Physiologische Wirkung

Die Arsenintoxikation beeinflußt vor allem die Verdauungs- und die Atmungsorgane, die Haut, das Nervensystem, die Leber und die Nieren.

Verdauungsorgane. Selten fehlen folgende drei Symptome: Erbrechen, Durchfall und Schmerzen.

Das *Erbrechen* bringt zuerst die Speisen zurück, wird dann gallig und schleimig. Von heftigem Durst gequält, trinken die Kranken gierig, erbrechen aber die eben getrunkene Flüssigkeit nahezu sofort wieder, darum trinken sie jedesmal *wenig, aber oft.*

Der *Durchfall* ist wäßrig und farblos. Er enthält zahlreiche weiße Körner, die wie gekochter Reis aussehen; er ist von sehr *heftigen, brennenden Schmerzen* und sehr schmerzhaften *Krämpfen* aller Glieder begleitet. Die Ähnlichkeit mit Cholera ist so täuschend, daß tatsächlich falsche Diagnosen gestellt wurden, z. B. von LOUIS, als der HERZOG VON PRASLIN sich nach der Ermordung seiner Frau vergiftete. Die von HAHNEMANN 1786 beschriebenen fieberhaften Magenbeschwerden bei subakuter Intoxikation sind bei den Vergiftungen in Hyères und in Le Havre und durch LANCEREAUX bestätigt worden.

Atmungsorgane. *Beklemmung* und *Atemnot* sind die vorherrschenden Symptome der subakuten Arsenvergiftung; aber viel wichtiger sind die Erscheinungen von seiten des Respirationstraktes bei chronischen Vergiftungen, denn das Arsen wird durch alle epidermischen und epithelialen Gewebe ausgeschieden.

Man beobachtet einen *Laryngotrachealkatarrh,* welcher *Heiserkeit,* bronchitische Rasselgeräusche und einen sehr häufig wiederkehrenden *Schnupfen* hervorruft; der letztere kann bei Arbeitern, die in Arsenstaub arbeiten müssen, bis zu einer Nekrose des Nasenbeins führen.

Haut. IMBERT-GOURBEYRE hat nachgewiesen, daß *alle Formen von Hauterkrankungen,* besonders aber die *pustelartigen* und *schuppigen* Formen durch Arsenik hervorgerufen werden können. BROUARDEL beobachtete tatsächlich Erytheme, Blasen, Papeln, Geschwüre, kleieartige Hautabschuppung. Er berichtet, nach IMBERT-GOURBEYRE, ferner über einen Fall von *Psoriasis* mit leichter Schuppenbildung, die durch Genuß von Mont-Dore-Wasser hervorgerufen worden war. *Herpes zoster* ist oft eine Begleiterscheinung der medikamentösen Arsenwirkung und hat in manchen Fällen die Ursache der Intoxikation entschleiert. Eines der häufigsten Arsensymptome sind *Ödeme,* von denen gewöhnlich die *Augenlider* zuerst befallen werden. Die ödematösen Infiltrationen geben das charakteristische Bild der Kachexie bei den in Arsenbergwerken beschäftigten Arbeitern.

Nervensystem. Die Kranken sind in einem Zustand *tiefer Erschöpfung,* ohne daß die intellektuellen Fähigkeiten in Mitleidenschaft gezogen werden. Man hat folgende Symptome beobachtet: Schlaflosigkeit, Kopfschmerzen, Einschlafen der Füße und Hände, Ameisenkribbeln. BORDAS hat lanzinierende, *brennende* Schmerzen an den Fußsohlen und an den Handtellern nach Vergiftung mit arsenhaltigen Bieren beschrieben.

Die Lähmung befällt vor allem die *unteren Gliedmaßen;* sie beginnt an den Zehen und ist meist symmetrisch.

Arsen hat keinerlei Wirkung auf die Pyramidenbahn. Es bewirkt eine schlaffe Lähmung mit Atrophie und Sensibilitätsstörungen. Es hat also lediglich eine periphere Wirkung auf die motorischen und sensiblen Nerven.

Der **Herzmuskel** wird von Anfang an betroffen, und die Kranken sterben am Versagen des Herzens. Das Blut ist tiefgehend verändert; alle Beobachtungen berichten von *Blässe* und *Zyanose.* Es treten verschiedenartige Hämorrhagien auf wie: Petechien, Purpura, Epistaxis. Melaena usw.

Die **Leber** nimmt an Größe rasch zu und erfährt fettige Entartung, ebenso die **Nieren,** die von einer regelrechten toxischen Nephritis mit Albuminurie, Oligurie oder Anurie befallen werden.

Typ

PICHET unterscheidet drei Haupttypenbilder von Arsenvergifteten: Den *floriden* Typ mit glänzendem Haar und feiner Haut, gut genährt, kräftig, dick und mit gesegnetem Appetit; er zeigt zwei Stigmata: er ist entweder asthmatisch oder hautkrank oder beides.

Im zweiten Grad finden wir einen strohgelben Dyspeptiker, der leicht erbricht, dem Küchengeruch, ja der bloße Anblick von Speisen, unerträglich ist, der großen Durst hat, viel trinkt und häufig alles, was er gerade getrunken, wieder bricht; das Gesicht ist aufgeschwemmt *mit tiefen blauen Augenrändern,* die wie Brilleneinfassungen wirken. Die Lippen sind trocken, pergamentähnlich mit kleieartiger Abschuppung.

Gehen wir noch einen Grad weiter, so erhalten wir die Kachexie: Die Haut ist bleich, das Gesicht das eines Schwerkranken, der Gesichtsausdruck völlig erschöpft, wie bei einem „Todeskandidaten", die Abmagerung ist sehr stark, Gewebezerfall an irgendeiner Stelle des Organismus, bald als Krebs, bald als Tuberkulose, bald als subakute choleraähnliche Enteritis, bald als Endstadium einer chronischen Krankheit (etwa Sumpffieber, Nephritis oder einer Herzerkrankung). Man findet häufig Aufgetriebensein und Ödeme, die an den Oberlidern ausgeprägter sind als an den Unterlidern.

In dieses Typenbild gehören dann noch folgende Züge: Der Arsen-Kranke fürchtet im allgemeinen die Kälte, er deckt sich mit vielen Decken zu oder kauert in der Ofenecke; trotzdem öffnet er das Fenster, weil er frische Luft haben muß. Mit Schrecken sieht er der Nacht entgegen, da er weiß, daß sich zwischen 1 und 3 Uhr morgens alle seine physischen und psychischen Leiden verschlimmern. In diesen Stunden packt ihn eine gräßliche Angst und Todesfurcht. Er steht auf, wandert aus einem Zimmer ins andere, aber da er von großer Erschöpfung befallen ist, muß er sich wieder legen, bis eine neue Angstkrise ihn abermals aus dem Bett treibt, sobald ihn die Ruhelage wieder ein wenig gekräftigt hat. Er will keine Medizin einnehmen und behauptet, sie sei doch wirkungslos und man wolle ihn vergiften.

Modalitäten

Verschlimmerung: *Nach Mitternacht, von 1—4 Uhr morgens*, durch Kälte und Anstrengung, beim Liegen auf der kranken Seite und wenn der Kopf niedrig liegt.

Besserung: Durch *Wärme und alles, was warm ist*; in frischer Luft; durch Bewegung; bei aufrechter Haltung des Kopfes.

Vorherrschende Angriffsseite: Rechts.

Rhythmus: Periodizität: alle 2 oder 3 Tage, alle 7 oder 14 Tage, daher seine Anwendung bei Malaria.

Leitsymptome

1. Verschlimmerung zu bestimmten Stunden: nach Mitternacht, zwischen 1 und 3 Uhr morgens, um 14 Uhr.
2. Periodizität der Symptome. Alle 2, 3, 4, 7, 14 Tage, alle 6 Wochen, jedes Jahr. Die Periodendauer erstreckt sich über eine um so längere Zeit, je älter das Leiden ist.
3. Leichenartiger Geruch aller Ausscheidungen und Absonderungen.
4. Angst und Unruhe, besonders nach Mitternacht.
5. Todesfurcht überfällt den Kranken plötzlich bei Alleinsein.
6. Außerordentliche Erschöpfung, sehr oft in gar keinem Verhältnis zu der ursächlichen Erkrankung, Schwindel, Coryza, Erbrechen usw.
7. Rascher Wechsel von Erregung und Depression. Der Kranke fühlt sich eben noch ganz lebenskräftig, einen Augenblick später außerordentlich elend.
8. Malignität der Erkrankung: Arsen ist für die schweren, malignen Fieber das, was Aconit für die leichten, gutartigen ist.
9. Klinische Alternanzen: Asthma nach Unterdrücken eines Ekzems oder wiederauftretender Masern; Magenschmerzen unter dem Anschein eines Ulkus nach Unterdrückung eines Ausschlages durch irgendeine Salbe. Darum paßt Arsen so gut bei flechtenartigen Erkrankungen.
10. Der Charakter der Schmerzen: brennende Schmerzen, die durch Wärme besser werden.

11. Sehr großer Durst: Der Kranke trinkt oft, aber jedesmal nur wenig; er hat besonders Durst auf kaltes Wasser, obgleich kaltes Wasser seinen Zustand verschlimmert und Wärme ihn bessert; im übrigen liegt das getrunkene Wasser oft „wie ein Gewicht im Magen und wird schließlich wieder ausgebrochen".

12. Übelkeit beim Geruch von kochenden Speisen oder sogar beim bloßen Anblick derselben (*Colchicum, Sepia*).

Eigentümliches Symptom: Er will nicht, daß man mit ihm spricht, aber auch nicht, daß man sein Zimmer verläßt.

Schmerzen: Brennend, durch Wärme gebessert, ist ihr großes Charakteristikum. Man vergleicht sie oft mit Schmerzen wie von brennendheißen Nadelstichen oder glühenden Kohlen. Man muß beachten, daß kalte Aufschläge zwar eine momentane Besserung bringen können, doch tritt danach schließlich immer eine neue Verschlimmerung ein. Sie werden häufig von Ohnmacht, Angst, Unruhe und Verzweiflung begleitet.

Stühle: Sie haben dysenterischen oder choleraähnlichen Charakter und einen besonders stinkenden Geruch: „Kadaver-Geruch"; kleine Stuhlabgänge mit heftigem Brennen im Rektum. Schlimmer nachts, nach Essen und Trinken, mit nachfolgender großer Erschöpfung.

Regel: Zu reichlich und zu früh mit schwarzem Blut. Der Ausfluß ist immer ätzend und von Jucken begleitet.

Scharfe, brennende, stinkende **Leukorrhoe.** Die Regel kann unterdrückt sein und durch diesen kadavarartig stinkenden Ausfluß ersetzt werden (bei Krebs).

Hauptsächliche Indikationen

Verdauungsorgane.

Akute Gastro-Enteritis. Das in die Verdauungsorgane aufgenommene Arsen ruft sie in besonders heftiger Form hervor. Brennende Schmerzen, heftiger Durst, der Magen ist so gereizt, daß die geringste Menge von Speise oder Trank schon Schmerzen verursacht oder sofortiges Erbrechen, Durchfall oder beides zugleich herbeiführt. Kalte Getränke, Wasser und Speiseeis verursachen oder vergrößern diese Beschwerden.

Gastralgie der Hautkranken.

Schwere Form von Dysenterie im fortgeschrittenen Stadium der Krankheit.

Hypertrophie der Leber oder der Milz. Aszites.

Äußere, brennende **Hämorrhoiden,** durch warme Aufschläge gebessert.

Respirationsorgane.

Asthma. Hauptmittel. Paßt besonders bei Flechtenkranken, namentlich nach Unterdrückung von Ausschlägen. Schaumiger Auswurf wie von geschlagenem Eiweiß ist nach JOUSSET eine strikte Indikation für Arsen. Wir müssen noch das Aufflackern der Symptome und der Angst während der Nacht und das Brennen in der Brust hinzufügen.

Coryza, wäßrig, spärlich, ätzend, verursacht Brennen der Oberlippe.

Pleuritis. Arsen ist besonders indiziert, wenn Neigung zu Ohnmacht besteht. Man gebe es im Wechsel mit *Cantharis,* wenn man einen Erguß resorbieren will.

Pneumonie mit heftigem Fieber, starker Entkräftung und nächtlicher Unruhe.

Bei den Erkrankungen der Atemorgane, für die Arsen in Frage kommt, beobachtet man oft einen heftigen, bisweilen brennenden Schmerz im oberen Drittel der rechten Lunge in der Höhe des 3. Interkostalraumes.

Harnorgane.

Brigthsche Krankheit. Arsen ist wahrscheinlich das beste Mittel der chronischen Nephritis und wird von HUGHES sehr gelobt bei Scharlachnephritis. SIEFFERT gab es in allen Stadien von Albuminurie, C 6, 5 Tropfen, 3mal täglich. Das klinische Bild ist im allgemeinen folgendes: allgemeine Anasarka, Ödeme und Geschwollensein, Albuminurie, blasse, wächserne Haut, erschöpfender Durchfall, Brennen und Durst.

Haut.

Für alle Hautausschläge kommt Arsen in Frage, sofern sie von Jucken und Brennen begleitet sind; ganz besonders aber ist es angezeigt bei:

Geschwüren, die wie Feuer brennen, mit bläulichem, schwarzem oder speckigem Grund, leicht blutend mit schrecklich riechender Absonderung.

Gangrän, besonders trockener Gangrän der Greise mit großer Empfindlichkeit und Brennen der befallenen Partie, Linderung durch brennendheiße Aufschläge (*Secale* hat Linderung durch kalte Aufschläge).

Milzbrand, brennend wie Feuer.

Schuppige Ausschläge, schlimmer durch Kälte.

Ekzem, schlimmer im Winter, besser im Sommer (*Psorinum* und *Petroleum*).

Spontan auftretenden Ekchymosen und Purpura bei schweren Erkrankungen.

Infektionskrankheiten.

Cholera. CHARGÉ gibt folgende Symptome an: große Angst mit Todesfurcht, außerordentliche Unruhe, die den Kranken zwingt, sich beständig zu bewegen, aus dem Bett zu steigen, sich aufzudecken usw., Brennen in der Magengrube wie von glühenden Kohlen.

Typhus. Bei schweren Fällen mit sehr großer Erschöpfung, bei adynamischen Formen, oft mit Aufgetriebenheit des Leibes.

Zirkulationsorgane.

Arsen ist mit *Plumbum* das beste Heilmittel bei **Aortitis.** Bei **Endokarditis** ist es häufig angezeigt.

Nervensystem.

Kopfschmerzen. Migräne mit heftigen Schmerzen, besonders oberhalb des linken Auges. Brennende Schmerzen, schlimmer linkerseits; sie erscheinen periodisch, besonders nach Mitternacht. Nächtliche Neuralgien sollten immer an Arsen denken lassen.

BÜCHNERsche Regel (ganz relativ natürlich): bei intermittierenden Neuralgien, die nachts auftreten: *Arsen;* wenn sie nachmittags und morgens auftreten: *Ignatia;* wenn sie schon sehr lange Zeit bestehen: *Silicea.*

Pupillen-Atrophie durch Nikotin-Abusus.

Entzündung und Eiterung des **Mittelohres** (C 30 [Korsakow] alle 48 Stunden 1 Gabe, CHAVANON).

Fieber. Es ist selten bis zum äußersten gesteigert und neigt dazu, sich nachts einzustellen. Der Fieberschauer ist niemals von Durst begleitet; dieser stellt sich erst mit der brennenden Hitze ein. Die Schweiße sind reichlich, kalt und klebrig. Die Periodizität und Adynamie sind besonders ausgeprägt.

Husten. Trocken und wie zerreißend, dabei Gefühl von Brennen im Innern und auf der Körperoberfläche; er tritt hauptsächlich nachts im Bett auf. Der Kranke hat das Gefühl, der Husten wäre durch das Einatmen schwefliger Dünste hervorgerufen. Beim Husten wird schaumiger Speichel ausgeworfen von oftmals fauligem Geschmack.

Andere Mittel bei brennenden Schmerzen. *Phosphor* hat brennende Schmerzen, aber nicht so heftig wie die von Arsen; zudem sind sie mehr lokalisiert: zwischen den Schultern, längs der Wirbelsäule, in den Handtellern. Sie werden *schlimmer durch warme Aufschläge*.

Sulfur hat ebenso allgemeines Brennen wie Arsen, aber weniger akut, vorwiegend bei chronischen Erkrankungen. Die Sulfur-Schmerzen werden niemals durch Wärme gebessert.

Anthracinum hat nahezu denselben brennenden Schmerz wie Phosphor; dieser zeigt sich aber immer nur in der Tiefe eines Furunkels oder Milzbrandkarbunkels und ist von einer schwärzlichen Schorfbildung mit jauchiger Ulzeration begleitet.

Apis hat einen Schmerz, der brennend und stechend ist wie von „rotglühenden Nadeln", schlimmer durch warme Aufschläge, besser durch Kälte. [Apis ist durstlos, selbst im Fieber!]

Secale hat dasselbe Brennen wie Arsen, aber die befallenen Partien zeigen sich bei Berührung kalt, und doch kann der Kranke nicht die geringste Wärme ertragen, im Gegenteil, er wünscht aufgedeckt und bloß zu liegen; der Schmerz kann nur durch kalte Aufschläge gelindert werden.

Dosierung

Arsen wirkt in allen Dosen, doch sind einige in gewissen Fällen erfahrungsgemäß empfehlenswerter.

Die wägbaren Dosen (niedere Centesimal-Verreibungen) sind bei Nephritis, Cholera, Aszites, Coryza, Asthma, skrofulöser Ophthalmie und den Erkrankungen des Herzens und der Aorta vorzuziehen.

Die mittleren Dosen (C 6 — C 12) sind meist geeigneter bei Fiebern, Pleuritis und am Anfang der Behandlung von Krankheiten, die starke Dosen verlangen, aber schon in einem kachektischen Stadium sind.

Die hohen Dilutionen sind bei intermittierenden Fiebern und bei Neuralgien anzuraten.

Man vermeidet die nächtliche Verschlimmerung, wenn man das Mittel zwischen 18—19 Uhr eingibt (CHAVANON).

Zusammenfassender Überblick

Arsen hat eine tiefgehende Wirkung auf jedes Organ und auf jedes Gewebe. Von seinen zahlreichen Symptomen muß man folgende immer gegenwärtig haben: Unruhe mit nächtlicher Verschlimmerung, große Erschöpfung nach der geringsten Anstrengung; brennende Schmerzen, die durch Wärme gebessert werden, unlöschbarer Durst.

Man darf nie vergessen, daß die Erkrankungen, für die es paßt, sich mit verschiedenen Hautausschlägen ablösen können.

Krankengeschichte 16

Typhus

Am 7. März 1927 erscheint abends um 8 Uhr ein junges Mädchen weinend in meiner Wohnung und bittet mich, zu ihrer sterbenden Mutter zu kommen und ihr eine Spritze zu geben. „Sie ist heute aus dem Krankenhaus wiedergebracht worden, wo sie wegen Typhus mehr als einen Monat lag", erzählt sie mir; „da der Arzt sie für verloren hält und, da man doch nichts mehr machen kann, haben mein Vater und ich gewünscht, daß sie zu Hause sterben soll. Die Stationsschwester", fügt sie hinzu, „hat ihr Kampfer- und Koffein-Spritzen gegeben, damit sie wenigstens lebend bis nach Hause komme."

Ich begleitete das bedauernswerte Mädchen nach Hause und finde tatsächlich eine Sterbende vor. Es ist eine Frau von 45 Jahren, wie man mir sagt. Sie ist bis aufs äußerste abgemagert. Die trockene Haut hängt buchstäblich um die Knochen herum, die halbgeöffneten Augen liegen tief in den Höhlen, die Nase ist spitz, Lippen und Zunge sind wie verbrannt. Die Kranke liegt auf der linken Seite, was mich hindert, das Herz abzuhören; doch kann ich erkennen, daß die Leber sehr verkleinert und der Bauch leicht aufgetrieben ist; die Temperatur ist um 39°, aber der kleine fadenförmige Puls ist fast nicht zu zählen. Dreimal überzeuge ich mich, daß er über 160 Schläge hat. Die Atmung beträgt etwa 36, ist aber gar nicht behindert; die Kranke läßt Urin und wässerigen, dunklen, stinkenden Stuhl unter sich. Mit immer schwächer werdender Stimme bittet sie beständig um Wasser und schluckt jedesmal kaum den Inhalt eines Teelöffels. Sozusagen unwillkürlich ziehe ich meine homöopathische Taschenapotheke heraus und lasse einige Globuli *Arsenicum album* C 12 in das Glas Wasser fallen, in dem der Löffel steckt. „Das ist stärker als eine Spritze", versichere ich den guten Leuten, die den Namen der Homöopathie nicht einmal von ferne kennen, „vielleicht verlängert es das Leben Ihrer Mutter doch ein wenig".

Aber in Wirklichkeit habe ich keine Hoffnung. Am nächsten Morgen bin ich einigermaßen erstaunt, daß niemand den Totenschein abholt, und so besuche ich die Kranke nach der Sprechstunde wieder. Der Zustand ist der gleiche; der Puls mag vielleicht weniger fadenförmig sein. Die Angehörigen bitten mich sehr um „die so starke Medizin", und ich löse 10 Granula Arsen C 12 in einem Glas Wasser auf. Dabei frage ich mich, ob der Organismus durch einen glücklichen Zufall vielleicht doch noch Kraft genug haben werde, auf den Arzneimittelreiz zu reagieren.

9. März. — Die Temperatur ist noch immer 39°, aber der Puls, um 140, ist deutlich zählbar, und seine Schläge sind besser unterscheidbar. Die Kranke hat mehrere Stunden geschlafen und 3 Löffel Milch zu sich genommen.

10. März. — Temperatur 38,6°, Puls etwa 120; die Kranke nimmt jede Stunde einen Löffel Milch. Sie behält Urin und Stuhl bei sich. Leider erscheint am Kreuzbein eine Röte von bösem Omen.

11. März. — Der Dekubitusschorf bildet sich, in 48 Stunden erreicht er die Größe eines Fünffrankenstückes, am nächsten Morgen die Größe eines Handtellers; an den Rändern bricht er auf; der Eiter ist übelriechend. Der Allgemeinzustand der Kranken ist unverändert. Ich gebe *Arsen* C 3 und lasse das Geschwür mit Wasserstoffsuperoxyd feucht halten und verbinden. ½ l Urin, weiche Stühle. Von diesem Tage an macht die Besserung gewaltige Fortschritte; am 14. März hat die Kranke kein Fieber mehr, der Puls ist etwa 110; am 19. März ist das Dekubitalgeschwür auf die Hälfte zurückgebildet.

Alles geht gut bis zum 21. März; da weist meine Patientin eine völlige Lähmung der

Streckmuskeln der linken Hand auf. Die Haltung der Hand ist so charakteristisch, daß ich sofort *Plumbum* C 12 gebe. In 8 Tagen ist die Lähmung verschwunden.

Am 7. April Phlebitis am rechten Bein in Wadenhöhe. Ich gebe Hamamelis C 6 und Mercur C 6 im Wechsel und stelle gleichzeitig das Bein ruhig.

Drei Wochen danach sind alle phlebitischen Symptome verschwunden, und die Kranke steht auf.

Gestern, am 13. Mai, werde ich wieder zu ihr gerufen und konstatiere eine Zellgewebsentzündung an der inneren Seite des rechten Oberschenkels; ich verordne *Rhus tox.*, das mir am meisten angezeigt schien, Heilung nach 6 Tagen.

Kommentar. Wenn ich ein Anfänger in der homöopathischen Praxis gewesen wäre, hätte ich, noch von der offiziellen Denkweise befangen, höchstwahrscheinlich folgendermaßen überlegt: Die Kranke liegt in Agonie. Das Mittel der Agonie ist *Carbo vegetabilis* in hoher Verdünnung. Also gut ... geben wir dieses Mittel! — ... und ich hätte keinen Erfolg gehabt! Denn meine Patientin hatte kein einziges Carbo-Symptom, weder die Kälte, noch die bläuliche Färbung der Haut, noch die Atemnot oder sonstige Anzeichen ungenügender Zirkulation. Im Gegenteil, sie bot mit ihrer trockenen Haut, ihrer äußerst großen Erschöpfung, ihrem Verlangen nach häufigem Trinken, das Bild von Kranken im letzten Stadium schwerer Infektion, kurzum einen Zustand, für den *Arsenicum album* voll und ganz paßte, was ja auch der *usus in morbis* seit mehr als einem Jahrhundert in völliger Übereinstimmung mit unserer Materia medica beweist.

Damit diese Krankengeschichte sich Ihnen fest ins Gedächtnis einpräge, möchte ich Ihnen folgende Regeln noch einmal wiederholen: Wie verzweifelt der Zustand eines Kranken auch sein mag, wenn die Symptome Ihnen deutlich das Simillimum anzeigen, geben Sie es immer und in allen Fällen; Sie haben einmal die Gewißheit, keinen Schaden zu stiften, und zudem werden Sie manchmal die Genugtuung haben, geradezu eine Auferstehung zu erleben. Alle Homöopathen haben selbst in so verzweifelten Fällen wie dem eben berichteten dann und wann noch Heilungen erreicht; so wünschte ich nur, daß EDUARD VANNIER (Rouen) bald einmal ausführlich den Fall veröffentlichte, den er mir mitteilte: Heilung eines Kriegsverwundeten von einer spastischen Paraplegie infolge einer Verletzung des 3. Dorsalwirbels mit *Lathyrus sativus,* einem wertvollen Mittel, das bei einigen Prüfern positiven Babinski auslöste. VANNIER hatte nach der Untersuchung des Patienten erklärt, in diesem unheilbaren Falle sei die Homöopathie ebenso ohnmächtig wie die Allopathie. Auf die flehentlichen Bitten der Ehefrau jedoch ließ er sich zu einem Versuch überreden. Der Zustand besserte sich derart, daß dieser Mann, Invalide seit 1924, jetzt ohne Krücken tagaus, tagein auf den Quaimauern von Rouen steht und das Ausladen der Schiffe überwacht.

G. CHARETTE (Nantes)

Arum triphyllum

Dreiblättriger Aron; Indianerrübe. Mehrjährige Pflanze aus der Familie der Aroideae; stammt aus Virginia.

Zur homöopathischen Verwendung gebraucht man die an Ort und Stelle (Virginia) aus der frischen Pflanze bereitete Tinktur.

Die Pathogenese von Arum triphyllum steht in HALE „*New Remedies*".

Physiologische Wirkung

Arum triphyllum ist ein heftiges Gift; es bewirkt Entzündung aller Schleimhäute mit Destruktion ihrer Gewebe; es ruft Blutaussickern und stinkende, besonders stark ätzende Sekretionen hervor.

Der Verdauungskanal wird vom Mund bis zum After entzündet; die Mundschleimhaut ist lebhaft gerötet und erinnert an „eine Scheibe rohen Beefsteaks". Der Speichel ist außerordentlich reichlich, scharf und stinkend. Geschwürbildung. Pseudomembranen, die nach Abheben die darunterliegende wunde Schleimhaut (wie rohes Fleisch) sehen lassen. Auf der Haut ruft Arum triphyllum linsenförmige Flecken und scharlach-ähnlichen Ausschlag hervor.

Modalitäten

Verschlimmerung: Beim Liegen; durch Wärme.
Besserung: Nach dem Essen.
Vorherrschende Angriffsseite: Links.

Leitsymptome

1. Unruhe; sie äußert sich wegen der meist tiefen Erschöpfung des Kranken nur in unaufhörlichen Bewegungen des Kopfes und der Gliedmaßen. „Der Kranke bohrt beständig den Kopf in das Kissen; seine Hände arbeiten unaufhörlich, und die Finger kratzen das Bettuch."
2. Er hat ständig das Bedürfnis, an den Nasenflügeln, an den Lippen zu „knibbeln", zu kratzen und zu zupfen bis Blut kommt.
3. Die Schleimhäute sind sehr rot wie rohes Fleisch.
4. Die sehr scharfen Schleimhautabsonderungen reizen und ätzen.
5. Die Stimme bricht, wenn der Kranke zu singen oder in hoher Tonlage zu sprechen versucht.
6. Empfindlichkeit der Kehle beim Berühren und Schlucken (*Spongia*).
7. Gefühl von Brennen und Wundsein (wie rohes Fleisch) an den verschiedensten Körperpartien.

Schmerzen: Brennend, besonders im Bereich der Schleimhäute.
Stühle: Diarrhoe, scharf, stinkend, wundmachend, sehr beißend; Gefühl von Brennen am After.

Hauptsächliche Indikationen

Nach der physiologischen Wirkung dieses Mittels ist leicht einzusehen, daß der Arum-Patient zumeist ein Schwerkranker ist; gewöhnlich handelt es sich bei ihm um einen adynamischen **typhösen Zustand.**

Arum triphyllum weist die Hauptanzeichen des **Scharlachs** auf: Himbeerzunge, rote Mandeln, erhöhte Temperatur und adynamischen Zustand. Im Hinblick auf diese Krankheit kann man es mit *Ammonium carbonicum* und *Ailanthus glandulosa* vergleichen. Die differenzierenden Indikationen der 3 Mittel sind im folgenden kurz zusammengestellt:

Arum triphyllum: lebhaft roter Rachen, wundgezupfte Nasenlöcher und Lippen, normales Exanthem, typhöser Zustand.

Ammonium carbonicum: Nase verstopft, Atmung behindert, Exanthem kommt schwer heraus.

Ailanthus glandulosa: Konfluierendes, livides Exanthem, Rachen livide verfärbt und ödematös, adynamische Form.

Pseudocroup.

Katarrhalische Aphonie infolge akuter Entzündung der Stimmbandschleimhaut; sie tritt bei manchen Menschen sehr häufig auf und ist bisweilen schwer zu heilen. Arum triphyllum ist dann sehr zu empfehlen. Es genügt manchmal ganz allein zur Heilung. Seine Wirkung ist sehr rasch. Oft haben Redner und Sänger in weniger als 24 Stunden ihre Stimme wiedergewonnen. Man kann es mit *Spongia* im Wechsel geben.

Trockener Husten mit Schmerz durch die linke Schulter.

Dosierung

Von der 3. bis zur 30. Centesimalpotenz.

Zusammenfassender Überblick

Heftig wirkendes Mittel; verursacht Entzündung der Schleimhäute unter Zerstörung ihres Gewebes; ruft einen Zustand hervor, wie man ihn bei schweren infektiösen Fiebern, besonders bei Scharlach antrifft. Ausgezeichnetes Heilmittel bei Aphonie; wertvolles Sängermittel.

Krankengeschichte 17

Aphonie

Ein 18jähriges, junges Mädchen mit einer sehr schönen Stimme, die sie eifrig ausbildet, ist ganz unglücklich über plötzlich auftretende, anfallsweise Stimmlosigkeit. Bisweilen verschleiert sich ihre Stimme ohne ersichtlichen Grund in den hohen Lagen, während sie die tiefen Töne gut singen kann. Sie hat einen Kehlkopfspezialisten konsultiert, der nichts fand, dennoch aber eine erfolglose Behandlung unternahm.

Ich gebe ihr: *Arum triphyllum C 6*, und die Körnchen bewirken ein rasches Wunder. Seitdem hat meine Patientin immer ein Gläschen Arum triphyllum in ihrer Handtasche: sie kann sich damit schnell Linderung verschaffen; außerdem wird die anfallsweise Stimmlosigkeit immer seltener.

Léon Renard (Paris)

Aurum

Metallisches Gold: **Aurum metallicum oder foliatum.**
Zur homöopathischen Verwendung gebrauchen wir das chemisch ausgefällte Gold. Das sehr feine Pulver wird gewaschen und die Waschflüssigkeit über dem Satz vorsichtig abgeschüttet. Die 3 ersten Verdünnungen werden durch Verreibung hergestellt.
Die Pathogenese von Aurum findet sich in HAHNEMANN *„Arzneimittellehre"* sowie in seinen *„Chronischen Krankheiten".*

Physiologische Wirkung

Die primäre Wirkung des Goldes besteht in Hyperämie und Blutandrang, was wiederum Hypertrophie und späterhin Induration der kongestionierten Organe zur Folge hat.

Die Aurum-Kongestion ist auf den ersten Blick erkennbar: Der Kranke ist ein beständig kongestionierter Plethoriker. Der Blutdruck ist erhöht, die Venen sind erweitert, das Klopfen der Temporalis- und Carotisadern ist sichtbar.

Hinsichtlich des Herzens treten folgende Erscheinungen auf: Steigerung des Herzschlages, danach Hypertrophie des Herzens. „Gefühl, als wenn das Herz 2 oder 3 Sekunden lang aussetze und unmittelbar darauf mit jähem Ruck heftig zu klopfen beginne."

Die Folge dieser Wirkung auf das Herz macht sich zunächst an den Lungen bemerkbar; diese sind ebenfalls hyperämisch: „Wenn der Kranke eine Steigung überwinden oder irgendeine leichte körperliche Arbeit erledigen will, hat er die Empfindung eines drückenden Gewichtes hinter dem Sternum. Er glaubt, daß das Blut ihm aus der Brust herausspringen müsse, wenn er nicht stehenbliebe".

Die Hyperämie der Nieren zeigt sich zunächst nur in einer gesteigerten Urinausscheidung; später, wenn der Zustand länger anhält, tritt fettige Entartung auf; dann wird der Urin spärlich und eiweißhaltig.

Die Leber ist kongestioniert; dieser Zustand ist von brennenden, schneidenden Schmerzen im rechten Hypochondrium begleitet; später treten Zirrhose und Aszites auf.

Auch die Genitalorgane nehmen an der allgemeinen Aurum-Kongestion teil: Der Uterus prolabiert infolge seines großen Gewichtes.

Die Testes, besonders rechts, entzünden sich.

In starken Dosen greift Aurum das Blut, die Drüsen und die Knochen an; dadurch werden im Organismus Zustände hervorgerufen, die eine auffallende Ähnlichkeit mit syphilitischen Erkrankungen und Quecksilbervergiftungen aufweisen. Gerade für die Störungen dieser Gewebe ist das Gold ein unschätzbares Heilmittel.

Der erste, der Aurum als Pulver- oder Blattgold zur Behandlung der Syphilis vorschlug, war PITTCARN (1714); die systematische, erkenntnismäßige Anwendung jedoch geht wohl auf CHRESTIEN (Montpellier) zurück, der die Behandlung der Lues mit Gold kennenlernte und allgemein bekannt machte.

Nach dem Studium der Werke von CHRESTIEN, NIOL (Marseille), GOZZI (Bologna) und LEGRAND (Paris) faßt TROUSSEAU seine Meinung in seinem „Traité de Thérapeutique" mit folgenden Worten zusammen: „Das Gold beeinflußt den ganzen Organismus; das ist eine offensichtliche Tatsache; es neutralisiert, gleichgültig in welchem Grade und wie, die mächtigen, hartnäckigen, zerstörenden Krankheitsursachen (der heutige Gebrauch der Goldsalze bei Tuberkulose bestätigt diese Meinung); wir stellen es also, nach dem Maß seiner Wirkfähigkeit, neben Mercur, Jod, Arsen usw." und a. O.: „Die günstigen Erfolge des Goldes bei der Behandlung der venerischen Krankheiten sind heute eine unbestrittene und von der Wissenschaft anerkannte Tatsache". ... „Sodann beweisen die zahlreichen Beobachtungen den günstigen Einfluß des Goldes auf die sekundären und konstitutionellen Erkrankungen, wie Geschwüre der Nasengänge, des Pharynx, des Larynx, der Hautsyphilis, der Exostosen, Nekrosen, Karies und der postsyphilitischen konsumptiven Zustände. Das Gold nimmt also in den venerischen Folgezuständen, die unter dem Mercur nicht verschwunden sind, mit Kalium jodatum eine bedeutungsvolle Stelle ein." Mein Lehrer GRASSET verordnete Aurum bei allen spezifischen zerebromedullären Affektionen.

Typ

Der Aurum-Patient ist gewöhnlich ein dicker, kräftiger Mensch mit vollblütigem, mehr oder weniger kongestioniertem Gesicht.

„Soweit ich nach meiner persönlichen Erfahrung urteilen kann", schreibt TESTE, „paßt das Gold besonders bei den Erwachsenen beiderlei Geschlechts mit schwarzen Haaren und dunklem, olivbraunem Teint; sie neigen zu Verstopfung und sind düsteren Sinnes, traurig, in sich gekehrt und menschenscheu. Andererseits paßt es auch bei Sanguinikern mit schwarzen Augen und Haaren, lebhafter, unruhiger, argwöhnischer Gemütsart; sie sorgen sich leicht um die Zukunft, selbst in dem Augenblick, wo sie ihnen am rosigsten lächelt."

Diesem ausgezeichneten, knappen Bild muß noch folgendes hinzugefügt werden: Aurum paßt auch noch bei korpulenten, lebensmüden Greisen sowie bei schläfrigen, wenig vitalen Kindern mit schwachem Gedächtnis und schwach entwickelten Testes, wie man sie häufig bei hereditärer Syphilis antreffen kann.

Der Lebensüberdruß und die Neigung zu Selbstmord sind vorherrschende Züge in der Gemütsverfassung des Aurum-Typs. Außerdem ist der Aurum-Kranke unruhig, überhastig und reizbar und gerät rasch in „regelrechte Explosionen" heftigen Zornes.

Modalitäten

Verschlimmerung im Winter, durch *Kälte, nachts,* durch Stillsitzen [während der Regel].
Besserung: Durch Wärme, beim Spazierengehen.
Vorherrschende Angriffsseite: Rechts.

Leitsymptome

1. Tiefe seelische Depression, Hypochondrie, Neigung zu Selbstmord.
2. Hyperämie und Kongestion verschiedener Organe; dadurch werden folgende Symptome hervorgerufen: Hitzewallungen mit heftigem Herzklopfen; Blutandrang zum Kopf mit deutlich sichtbarem Klopfen der Carotis und Temporalis; er errötet wie ein junges Mädchen, wenn man ihn etwas fragt; Gefühl, als wenn das Herz 2—3 Sekunden lang aussetze und unmittelbar darauf nach einem Ruck mit heftigem Klopfen wieder zu schlagen beginne [s. o. „Physiologische Wirkung"]. Der Kranke muß vornübergebeugt sitzen, kann nicht liegen oder ausgestreckt ruhen.
3. Hemianopsie: nur die untere Hälfte der Gegenstände ist sichtbar infolge von Störungen in der oberen Hälfte der Ader- und Netzhaut.

4. Stinkender Mundgeruch „wie von altem Käse".

Eigentümliches Symptom: Anfallweiser, nächtlicher Schmerz hinter dem Sternum.

Schmerzen: Die Beschwerden sind schlimmer bei Nacht und im Winter, denn der Aurum-Kranke ist gegen Frost sehr empfindlich; sie werden sehr heftig empfunden, weil Aurum hypersensibel ist. Die Schmerzen sitzen gewöhnlich in den Knochen, besonders in den Knochen des Gesichtes, um die Augenhöhlen, in den Jochbeinen, besonders rechts.

Stühle: Verstopfung oder Durchfall; häufig mit weißlichen oder gelblichen, fast farblosen Stühlen, was augenscheinlich mit der Lebererkrankung zusammenhängt.

Regel: Verzögert, spärlich; die Kranke fühlt sich zur Zeit der Regel immer schlechter; nicht nur die Schmerzen sind schlimmer, sondern auch ihr Gemütszustand, ihre beständige Melancholie vertieft sich, und die Neigung zu Selbstmord wird fast unwiderstehlich.

Hauptsächliche Indikationen

Aurum ist das **Antidot von Mercur,** weil sie beide sehr ähnliche Wirkungen hervorrufen. Aurum ist ein wunderbares Mittel für die durch Syphilis und Mercur-Präparate geschwächte Konstitution.

Wenn die Syphilis einer skrofulösen Konstitution aufgepfropft worden ist (RICORDsche **Syphilis bei Skrofulose**), so bedeutet das für die Behandlung einen der schwierigsten Fälle; doch scheint Aurum dieser gefürchteten Zusammenstellung in besonderer Weise zu entsprechen. Übrigens ist die Verwendung von Gold als antiluetisches und antiskrofulöses Mittel sehr alt; doch war seine Verwendung in Vergessenheit geraten, bis die Homöopathie sie wieder zu Ehren brachte.

Gold ist das souveräne Mittel bei **Karies des Gaumens und des Nasenbeins.** Bei der letzteren findet sich häufig ein stinkender Nasenausfluß mit Ulzeration der weichen Teile und Perforation des Septums.

Aurum besitzt **zahlreiche Augensymptome.** Die meisten sind Folgen der Gehirnkongestion (Diplopie, Hemianopsie, Glaukom) oder von Syphilis oder Skrofulose. Bei der skrofulösen Ophthalmie bestehen folgende Anzeichen von Kongestion: Starke Injektion der Blutgefäße und Pannusbildung. Starke Vaskularisation ist charakteristisch für Aurum-Indikation. Die Empfindlichkeit und die Schmerzen rund um die Augenhöhlen sind für syphilitische Iritis sehr typisch.

Aurum ist angezeigt bei den durch **Syphilis verursachten Knochenerkrankungen** mit den charakteristischen [nächtlichen] Schmerzen, Exostosen und Periostitiden bei alten Syphilitikern nach Quecksilbermißbrauch.

Der Warzenfortsatz ist häufig schmerzhaft und kariös. Otitis mit anhaltender Eiterung. Beständiger Ohrenfluß nach Scharlach.

Karies der Gehörknöchelchen (C 30 [Korsakoff] alle 36 oder 48 Stunden).

Genital- und Uteruserkrankungen mit großer Melancholie und Verschlimmerung bei jeder Menstruation. Uterusprolaps.

Orchitis, besonders rechts.

Fettherz und Herzerweiterung bei korpulenten, übermäßig dicken, leicht kongestionierten alten Leuten.

Endokarditis nach Rheumatismus. „Rheumatismus, der von einem Gelenk ins andere zieht und schließlich aufs Herz schlägt."

Kopfschmerzen der Studierenden. Hierbei ist Aurum dem *Anacardium* vorzuziehen, wenn folgende Symptome vorliegen: Präkordialangst mit Hitzewallungen zum Kopf bei der geringsten Arbeit.

Aurum ist zugleich mit Argentum nitricum das beste Heilmittel der **Hypochondrie.**

Submaxillare schmerzhafte Drüsenleiden.

Dosierung

Im allgemeinen gebraucht man wägbare Dosen bei den Erkrankungen der Knochen sowie bei Hypertrophie der Mandeln und des Uterus. Die höheren Verdünnungen werden nur bei Nervenerkrankungen angewendet.

Zusammenfassender Überblick

Der Aurum-Kranke ist ein kongestionierter Sanguiniker. Infolge der häufigen Kongestionen leidet er an Senkung der Leber, der Gebärmutter, an Hypertrophie und Verhärtung dieser Organe und der Testes. Er ist ein hypochondrischer Mensch mit [chronischen; akut: *Naja*] Selbstmordgedanken, die aber im allgemeinen nicht in die Tat umgesetzt werden. Der Gemütszustand ist häufig auch eine Folge von Syphilis und Mercurmißbrauch. Exostosen, Karies, besonders an Schädel, Nase und Gaumen. Nächtliche Knochenschmerzen.

Krankengeschichte 18

Nervöse Melancholie

Die Kranke ist eine 36jährige junge Frau; blond, von mittlerem Wuchs; sie macht einen etwas verkümmerten, traurigen Eindruck. Lunge o. B., Herz o. B.

Sie lebt in bescheidenen, aber doch guten Verhältnissen, und ihr Mann wie ihre beiden Kinder bereiten ihr nur Freude. Sie ist die älteste Tochter einer sehr nervösen, sehr heftigen Frau.

Seit sechs Jahren wird sie in jedem Winter etwa drei bis vier Monate lang von nervösen Beschwerden und einer tiefen Melancholie befallen, über die sie selber sehr klar urteilt, aber trotz vieler ärztlicher Behandlungen schicksalmäßig ertragen muß. Sie ist unruhig, ängstlich vor der Zukunft, hinsichtlich ihrer Angehörigen, wenn sie nur eine Minute von ihnen fort ist. Außerdem Weinen, beständiges Klagen, völlige Appetitlosigkeit, Regelstörungen und zu all dem noch die hartnäckige, fixe Idee: der Wunsch zu sterben mit einer beständigen Neigung zu Selbstmord.

„Ich wohne nahe beim Kanal", sagt sie zu mir, „und mehr als hundertmal am Tage lockt mich das Wasser. Daß ich noch lebe, verdanke ich nur der unaufhörlichen Überwachung durch meine Angehörigen. Seit drei Jahren muß mich mein Mann jeden Winter drei Monate in das Sanatorium von Dr. X. einsperren. Wir möchten gern wissen, ob Sie mich heilen könnten, ohne daß ich von zu Hause fort muß?"

Der Mann, der mitgekommen ist, fügt hinzu, daß er bei der Erkrankung seiner Frau zwei auffallende Tatsachen bemerkt habe:

1. Eine Verschlimmerung durch Kälte und Besserung durch Wärme (tatsächlich trat die Neurose nur im Winter auf; während der übrigen Zeit hatte die Patientin keinerlei Beschwerden).

2. Merkliche Verschlimmerung der Beschwerden zur Zeit der Regel.

Nachdem ich meiner Patientin nach Kräften Mut zugesprochen habe, muß sie mir strikten Gehorsam versprechen. Darauf verpflichte ich mich meinerseits, sie zu behandeln, ohne daß sie ihr Heim zu verlassen braucht.

Verordnung: nur *Aurum*.

Ohne meine ausdrückliche Genehmigung darf die Kranke das Haus nicht allein verlassen. Wir haben den 10. Dezember 1909. In dieser Zeit wird sie gewöhnlich für mindestens drei Monate klinisch interniert.

Unmittelbarer, wunderbarer Erfolg; die Besserung beginnt mit einem völligen Gemütsumschwung, Wiederkehr des Appetits usw. ... Nach 17tägiger Behandlung geht meine Patientin schon allein aus und hat seit vier Monaten keinerlei Rückfall oder Selbstmordgedanken mehr gehabt.

J. FAVRE

Baptisia tinctoria

Der **wilde Indigo** gehört zur Familie der Leguminosen, ist in Nordamerika zu Hause und wächst wild in den sandigen Wäldern der Vereinigten Staaten.

Die Dilutionen und Verreibungen werden aus der getrockneten Wurzel hergestellt.

Die pathogenetischen Beobachtungen sind in HALE „*New Remedies*" zusammengestellt.

Physiologische Wirkung

In starken Dosen greift Baptisia den Darm heftig an: Die Stühle werden blutig, sind von Tenesmen begleitet und haben eine beträchtliche Schwächung zur Folge. Gleichzeitig tritt ein heftiges Fieber mit besonderem Delirium auf: Der Kranke hat den Wahn, sein Körper sei in mehrere Stücke zerschnitten, die er vergeblich wieder zusammenzubringen versucht.

In mäßigen Dosen ruft Baptisia Fieber hervor; dabei hat der Kranke die quälende Empfindung innerer und äußerer Hitze, eine trockene, schmerzhafte Zunge und ein quälendes Zerschlagenheitsgefühl, besonders im Kreuz. Außerdem finden sich: Erbrechen, Durchfall, sehr dunkler, brennender Urin, Schmerzempfindlichkeit im ganzen rechten Abdomen, Angina mit Pseudomembranen, Stinken des Atems und Adynamie. Bei anderen Prüfern waren die Symptome dem typhösen Fieber so ähnlich, daß HALE die Baptisia zum „Spezifikum" für diese Erkrankung machen wollte. Aber es gibt in der Homöopathie keine Spezifika! Baptisia wird nur dann ein typhöses, paratyphöses, gastrisches oder sonst ein Fieber heilen, wenn seine charakteristischen Symptome mit denen des Krankheitsbildes übereinstimmen.

Modalitäten

Verschlimmerung: Durch Bewegung.
Besserung: Durch Ruhe.
Vorherrschende Angriffsseite: Rechts.

Leitsymptome

1. Beträchtliche nervöse Depression. Sie äußert sich in tiefem Stupor: „Wenn man den Kranken etwas fragt, schläft er mitten in der Antwort ein."
2. Sonderbarer Fieberwahn. „Glaubt, doppelt oder dreifach zu sein." „Glaubt, er sei in Stücke gebrochen, und arbeitet in seinem Bett herum, um die vermeintlich verstreuten Glieder wieder zusammenzufügen."
3. Dieser *adynamische* Kranke ist in Wirklichkeit *sehr unruhig,* nicht nur wegen der durch das Fieber bedingten Verwirrtheit, sondern „weil in jeder Lage die Partien, auf denen der Kranke ruht, schmerzen, als wären sie zerbrochen".
4. Die Schmerzen werden trotzdem *durch Bewegung verschlimmert* und *durch Ruhe gebessert.* Allgemeines Gefühl von Zerbrochensein, von Zerschlagenheit; die schmerzhaften Muskeln können nicht den geringsten Druck vertragen. Der Kranke wechselt beständig seine Lage; bald liegt er auf dieser, bald auf jener Seite, bald auf dem Bauch, bald auf dem Rücken.
5. Übler Gestank aller Ausscheidungen.
6. Das Aktionsgebiet von Baptisia ist der Verdauungstraktus, den es *außerordentlich schnell* angreift. In wenigen Stunden bietet der Kranke folgende Symptome, die mit den eben angegebenen allgemeinen Symptomen wirklich das Bild eines typhösen Zustandes liefern:

a) Die *Zunge ist trocken,* wie verbrannt, „Papageienzunge"; manchmal ist sie in der Mitte von einem bräunlich-gelben Streifen durchzogen; sie zittert, wenn der Kranke sie aus dem Munde streckt, was er übrigens nur mit Mühe tun kann; das Zahnfleisch ist schmerzhaft, die Zähne sind mit einem schwärzlichen Belag bedeckt; der Atem riecht unerträglich stinkend.

b) Der *Pharynx ist entzündet,* dunkelrot mit sehr schmerzhaften Geschwüren, oft auch mit einem fauligen Exsudat bedeckt; das Schlucken ist unmöglich: „Nur Flüssigkeiten gleiten herunter", die geringste feste Speise verursacht schmerzhafte Spasmen.

c) *Das ganze Abdomen ist aufgetrieben* — „ausgeprägte Tympanie" — mit Kollern und schmerzhaft empfindlich; letzteres schlimmer in der Gegend der rechten Fossa iliaca.

d) *Die Stühle sind diarrhöisch,* besonders am Morgen; sie sind stinkend und manchmal schwärzlich und blutig.

Aus all diesen Zügen ist ohne Schwierigkeit das Bild eines schweren, vom Darm herrührenden Fiebers zu erkennen.

Aber *Baptisia* ist nicht nur das Heilmittel bei einem derartigen Fieber, sondern auch in jedem anderen Krankheitszustand, der die eben beschriebenen

Charakteristika aufweist, mag es sich nun um eine schwere Intoxikation oder um eine Sepsis handeln.

Schmerzen: Es ist interessant und bemerkenswert, daß die Baptisia-Schmerzen — ebenso wie bei *Bryonia* — durch Bewegung verschlimmert werden. Immer besteht gleichzeitig das charakteristische „Zerschlagenheitsgefühl in den schmerzenden Muskeln, die nicht den geringsten Druck ertragen können".

Stühle: Die Stühle sind flüssig, blutig oder sogar rein blutig. Sie stinken wie alle *Baptisia*-Sekretionen. Manchmal zeigt sich auch Tenesmus.

Regel: Verfrüht und reichlich. *Baptisia* kann sogar Abort hervorrufen.

Hauptsächliche Indikationen

Baptisia ist **das** Heilmittel für alle **akuten infektiösen Zustände,** in denen sich rasch alle Anzeichen einer schweren, adynamischen Intoxikation entwickeln, die das schwere Ergriffensein des Organismus bekunden. Ein solcher Zustand zeigt sich oft bei Fieber, das vom Darm ausgeht.

Speiseröhrenkrampf, wenn es sich um reflektorische Erscheinungen infolge einer Pharynxerkrankung handelt und nicht etwa Krebs oder ein suspekter Tumor dahinterstecken. „Es paßt", sagt CARTIER, „besonders bei den Krämpfen, die sich zu Beginn der Mahlzeit in Schluckbehinderung bei dem ersten Bissen äußern und die im weiteren Verlauf der Mahlzeit gewöhnlich verschwinden." Baptisia ist auch angezeigt bei mehr oder weniger starkem Erbrechen infolge von Ösophaguskrämpfen. Es ist außerdem noch indiziert bei Aufstoßen, das durch nichts anderes ausgelöst ist als durch die Antiperistaltik der Speiseröhre.

Nervöse Rachenbeschwerden. Meistens haben diese einen realen Ausgangspunkt gehabt: etwa eine leichte Pharyngitis oder eine Verletzung durch Fremdkörper (Knochenstückchen, Gräte, Sandkorn und dgl.). Wenn der örtliche Reiz auch verschwunden ist, hält er in den Nervenzentren doch noch an, und die Kranken konsultieren Ärzte und Fachärzte, aber keiner dieser Ärzte kann sich die Klagen des Patienten erklären. CARTIER beschreibt die sehr schöne Heilung eines derartigen Falles mit Baptisia C 6.

Dosierung

Die Amerikaner und Engländer verwenden es fast nur in wägbaren Dosen: die ersten Verreibungen oder die Urtinktur. RICHARD HUGHES verordnet immer einige Tropfen der Urtinktur bei beginnendem Typhus.

Zusammenfassender Überblick

Baptisia ist das Hauptmittel der gastrischen Fieber und der gastrointestinalen Infektionen, die zu einem typhusartigen Zustand neigen.

Die großen Charakteristika sind folgende drei: große Empfindlichkeit der Muskeln, Gestank aller Sekretionen, beträchtliche nervöse Depression mit Stupor und blödem Gesichtsausdruck.

Krankengeschichte 19

Drohender Typhus

Als ich in New York war, um dort meine jährlichen Kurse abzuhalten, wurde einer meiner Kollegen krank und ließ mich rufen.

Ich hörte, daß er während der letzten Wochen mehr als sonst gearbeitet und über eine große allgemeine Mattigkeit geklagt habe, die durch nichts zu beheben war.

Ich fand ihn im Bett; er litt an Kopfweh und allgemeinen Schmerzen, hatte eine Temperatur von 39,5° C und einen dementsprechenden Puls; dabei war er unruhig.

In der Meinung, einen Grippeanfall vor mir zu haben, verordnete ich *Gelsemium*, das den Symptomen entsprach. Am nächsten Tag keine ersichtliche Besserung; der Kranke klagte über Beschwerden im Mund. Die Zunge war ein wenig trocken, der Patient hatte keinen besonderen Durst. Zudem entwickelte sich ein anderes, sehr ausgeprägtes Symptom: großes Verlangen nach frischer Luft, besonders beim Liegen; er fühlte sich besser, wenn er im Bett saß und die Fenster weit geöffnet waren, trotz des Winters; er verlangte, daß ihn die Luft voll und ganz traf; die Pflegerin mußte ihren Mantel anziehen, als wenn sie sich im Freien befände.

Ich verordnete darauf nach reiflicher Überlegung *Pulsatilla*, erzielte aber keine Besserung. Der Atem war inzwischen schrecklich stinkend geworden infolge von Geschwüren, die sich im Hals entwickelt hatten. Der Kranke hustete nicht, man hörte deutlich das [normale] Atemgeräusch über der ganzen Lunge. Der Urin war dunkelbraun und übelriechend; doch bestanden noch keinerlei Verdauungsstörungen. Immer noch glaubte ich, daß *Pulsatilla* Besserung bringen müsse; ich gab dem Kranken also eine Gabe *Sulfur* und ließ ihn *Pulsatilla* noch einen Tag weiternehmen. Der Zustand des Mundes ließ mich an *Baptisia* denken, und ich erinnerte mich der alten Beobachtung von BURT, dessen Prüfer Dr. J. S. DOUGLAS in gleicher Weise [Sauerstoffbedürfnis] atembehindert war.

Ich begab mich in mein Arbeitszimmer, schlug ALLENS *„Enzyklopädie der reinen Arzneimittellehre"* auf und suchte dieses Symptom. Dort fand ich folgende Sätze: *„Erwachte mit großer Schwierigkeit beim Atmen, die Lungen scheinen zu eng und zusammengedrückt zu sein; konnte keinen tiefen Atemzug tun; mußte die Fenster öffnen und das Gesicht in frische Luft halten... (Symptom 232 und 234). In liegender Stellung trat Schwierigkeit beim Atmen auf, nach etwa einer halben Stunde war sie derart, daß er sich aufsetzen mußte... usw."*

Die Ähnlichkeit mit meinem Fall war derart, und der Zustand des Mundes, die Erschöpfung usw.... entsprachen so sehr dem Baptisiabild, daß ich *Baptisia C 200*, in Wasser aufgelöst, verordnete.

Die Wirkung war wie ein Wunder. Die Atmung wurde leichter, und alle anderen Symptome verschwanden rasch ohne ein anderes Mittel. Natürlich brauchte der Kranke mehrere Tage, um seine alten Kräfte wiederzuerlangen.

NASH (Philadelphia)

Kommentar. NASH war einer der besten amerikanischen Homöopathen, dennoch täuschte er sich, wie Sie sahen, zunächst in der Arzneimittelwahl; so schwierig ist es manchmal, das Simillimum zu finden! Er gab zuerst *Gelsemium*, weil die Symptome des Kranken einer grippösen Zerschlagenheit ähnelten, und dabei ist *Gelsemium* sehr wirksam. Danach verordnete er *Pulsatilla*, weil diese das sehr charakteristische Verlangen nach frischer Luft hat. *Pulsatilla* wirkte nicht, und NASH verordnete nun *Sulfur*, der die eigentümliche Fähigkeit besitzt, den Organismus zur Reaktion anzureizen, wenn er auf ein gutgewähltes Mittel nicht anspricht. Der

Mißerfolg zeigte ihm, daß er auf falschem Wege war. Dann studierte er die Arzneimittellehre und fand endlich in *Baptisia* das Simillimum.

Man sieht daraus, wie schwierig die homöopathische Verordnung sein kann. Es ist nicht so leicht wie in der Allopathie, die in diesem Fall einfach Antipyrin oder Aspirin verordnet oder noch einfacher ohne viel Kopfzerbrechen alle diese Mittel gleichzeitig zusammen als einen der Komplexe aufgeschrieben hätte, wie sie in allen Rezeptbüchern stehen: Antipyrin, Phenacetin, Exalgin usw. usw...., wovor Gott uns bewahren möge!

Baryta carbonica

Neutrales kohlensaures Baryt. Barium carbonicum.
Die 3 ersten Potenzen werden durch Verreibung hergestellt, ebenso wie alle anderen unlöslichen Substanzen (z. B. Ferrum metallicum).
Die von HAHNEMANN gelieferte Pathogenese findet sich in seinen *"Chronischen Krankheiten"*.

Physiologische Wirkung

Die Wirkung von Baryta carbonica auf den Organismus ist langsam, aber tief. Im Experiment hat es Kontraktion der Arteriolen zur Folge; daher: arterielle Hypertonie mit direkter Beeinflussung der Gefäße, Dilatation der Aorta mit Verhärtungen und Atherom durch pathologische Veränderung der Tunica media der Arterien. Es verursacht — und heilt demgemäß auch — Neigung zu Drüsenhypertrophie und -verhärtung, die häufigen Wegbereiter der Krebskrankheit.

Typ

Baryta carbonica ist ein ausgezeichnetes Heilmittel für Anfang und Ende des Lebens: Kinder zeigen mangelhafte körperliche und geistige Entwicklung, geschwollene Drüsen, skrofulöse Ophthalmie, chronische Mandelentzündung und adenoide Wucherungen. Alte Menschen verlieren — häufig als Folge eines Schlaganfalles — das Gedächtnis, handeln ohne Überlegung, glauben sich verlacht. Sie sind in all ihren körperlichen und geistigen Funktionen geschwächt und bleiben tagelang untätig, ohne zu sprechen, ohne sich zu bewegen, als wären sie allmählich gegen jeden äußeren Einfluß unempfindlich geworden. Die Frauen dieses Typs weisen häufig ein männliches Aussehen auf.

Modalitäten

Verschlimmerung: Durch die geringste Kälte (aber nicht Kopfschmerz!).
Besserung: Kopfschmerz wird durch frische Luft gebessert.

Leitsymptome

1. Langsam im Verstehen, langsam im Behalten, langsam in den Bewegungen, — das ist der Baryta carbonica-Mensch, dessen Physiognomie seinen geistigen Zustand deutlich wiedergibt.
2. Der Gedächtnisverlust geht so weit, daß der Kranke sich in seinem eigenen Stadtviertel verirrt und in den Straßen, durch die er täglich geht und die er eigentlich kennen müßte, seinen Weg nicht wiederfindet.
3. Hypertrophie mit Verhärtung der Drüsen im ganzen Körper, aber besonders an Hals und Nacken.
4. Chronisch vergrößerte Mandeln mit häufiger Entzündung und Neigung zu Eiterung, verbunden mit Schwellung der Unterkieferdrüsen, die sich leicht entzünden.
5. Große Empfindlichkeit gegen Kälte. Die kleinste Temperatursenkung genügt, um Erkältungen, Schnupfen und — häufiger noch — rezidivierende Anginen und Mandelentzündungen hervorzurufen.
6. Gefühl eines Spinngewebes über dem Gesicht.

Schmerzen: Im wesentlichen kongestiver Art; sie äußern sich in Druck und sind oft von Pulsieren begleitet.
Stühle: Verstopfung.
Regel: Reichlich, verfrüht oder kurz und spärlich. Häufiges Nasenbluten bei Beginn der Regel; dieser geht oft reichlicher Weißfluß voraus, besonders in der Woche vor der Menstruation.

Hauptsächliche Indikationen

Baryta carbonica paßt ganz allgemein bei jeder **Hemmung der körperlichen und geistigen Entwicklung.** Bei *Kindern,* die zurückgeblieben oder zwergenhaft sind; bei allen körperlichen und geistigen Schwächezuständen, wie sie bei *Greisen* unmittelbar vor und nach einem Schlaganfall auftreten, und schließlich *bei vorzeitig gealterten Erwachsenen,* die an nervösen und Zirkulationsstörungen in Zusammenhang mit arterieller Hypertonie leiden. Geistige Verwirrung. Störungen der Intelligenz. Schweres Begreifen der Kinder.

Es ist ein wirksames Mittel bei **akuter Angina,** wobei es von Anfang an gegeben werden muß (C 3); bei Neigung zu rezidivierenden Anginen aber gibt man es in hohen Potenzen und seltenen Gaben.

Arteriosklerose der Greise. HAHNEMANN, der weder die Arteriosklerose noch die Hypertonie kannte, gibt dennoch die Alterskrankheiten als Indikation für Baryta carbonica an. Die Barium-Salze (carbonica und muriatica 3. Dezimale, 6. und 30. Centesimale) passen bei *Zerebralsklerose* mit mehr oder weniger dumpfem Kopfschmerz, der sich mehr in schwerem Kopf als in Schmerz äußert, und der ganz besonders nachts beim Ruhen des Kopfes auf dem Kissen empfunden wird. Schwindel im Greisenalter; Apoplexie oder drohende Apoplexie; Spätfolgen eines Schlaganfalles.

Asthma der Greise. Nach monatelanger Behandlung zur Linderung der Beklemmungsbeschwerden kommt man manchmal — wahrscheinlich durch die Wirkung des Bariums auf die glatten Muskeln der kleinen Arterien und der Lungen — so weit, daß man glauben könnte, man habe eine Heilung erreicht. Die Arteriosklerose besteht weiter, aber der Arteriosklerotiker atmet leichter (CARTIER).

Aneurysma. Es ist sehr schwer, eine wirkliche Aneurysmaheilung nachzuweisen; aber alle Homöopathen haben mit den Bariumsalzen Schmerz, Beschwerden und Größe der Geschwulst bemerkenswert bessern können.

Husten, trocken, erstickend, schlimmer nachts, bei Greisen von Atemnot begleitet; er kann manchmal nur gestillt werden, indem sich der Kranke auf den Bauch legt. Husten, hervorgerufen infolge einer Hypertrophie der adenoiden Wucherungen und der Mandeln oder infolge Anhäufung von Schleim, der wegen der Lähmung der glatten Muskeln von alten Leuten nicht ausgeworfen werden kann.

Pneumonia migrans der Greise. Der neue Herd entwickelt sich während der Nacht. Mit der Pünktlichkeit einer Uhr beginnt der Kranke um 3 Uhr morgens zu jammern und über tiefe, sehr schmerzhafte Seitenstiche an der Stelle des neuen Herdes zu klagen. Gleichzeitig treten rheumatische Schmerzen auf, besonders an den Knien; im Munde Gefühl einer Geschwürbildung.

Dosierung

CARTIER empfiehlt die 3. Dezimale und die 6. und 30. Centesimale für die Alterserscheinungen der Arteriosklerose; dabei betont er nachdrücklich, daß Baryta carbonica oder muriatica monatelang gegeben werden müssen. Bei Angina die 3. oder 6. Centesimale. Bei Apoplexie und deren Folgen die 6., 12. oder 30. Centesimale.

Zusammenfassender Überblick

Baryta carbonica ist ein ausgezeichnetes Mittel für den Lebensanfang und für das Lebensende: für skrofulöse, lymphatische Kinder mit adenoiden Wucherungen und für arteriosklerotische Greise.

Es ist ein sehr wirksames Mittel bei Angina, wo es von Anfang an gegeben werden muß.

Es ist angezeigt bei chronischer Aortitis und bei Aneurysma, wo es zwar keine Heilung, aber doch wenigstens Linderung bringt, und bei geistigen Störungen.

Krankengeschichte 20

Rezidivierende Mandelentzündungen

Am 4. Februar 1905 werde ich zu einem Arbeiter am Zeughaus zu Toulon gerufen und gebeten, gleich das Besteck zum Öffnen eines Mandelabszesses mitzubringen. Ich begebe mich zu dem Kranken, entschlossen, vom Messer keinen Gebrauch zu machen. Ich konstatiere eine akute, beiderseitige Mandelentzündung mit drohender Eiterung der linken Seite. Ich setze dem braven Arbeiter und seiner Frau auseinander, wie wir Homöopathen eine solche Krankheit zu behandeln pflegen, und sie nehmen mit zweifelndem Staunen meine Behauptung entgegen, daß der Abszeß sich nach diesem einen, innerlich genommenen Mittel von selbst öffnen werde. Ich verordne *Hepar sulfur C 12* in 200 g Wasser, stündlich einen Eßlöffel.

5. Februar 1905. — Der Abszeß ist in der Nacht durchgebrochen, wie ich es vorausgesagt hatte; der Kranke und seine Frau sind mit einem Schlage von der Homöopathie, die sie bis dahin nicht gekannt haben, überzeugt. Die linke Seite ist völlig frei; die rechte Seite ist noch entzündet. Ich glaube, *Baryta carbonica* verordnen zu können, 4stündlich einen Eßlöffel voll. Doch war es schon zu spät, um dem Abszeß vorzubeugen.

7. Februar 1905. — Rechts erscheint ein neuer Abszeß; ich greife auf *Hepar sulfur C 12* zurück, 2stündlich 1 Eßlöffel.

8. Februar 1905. — Dieser zweite Abszeß geht in der Nacht auf. Der Schlund ist vollständig frei. Ich kehre zu *Baryta carbonica C 12* zurück und stelle die Besuche bei dem Kranken ein, da es ihm gut geht; am 11. Februar 1905 ist er völlig geheilt.

Dieser Patient neigte zu rezidivierenden Anginen; früher hatte der allopathische Kollege diese immer wieder inzidiert, und die vollständige Heilung hatte wegen öfterer Rezidive stets mehrere Wochen in Anspruch genommen. Seit der homöopathischen Behandlung ist die Heilung von Bestand; bis zu dieser Stunde hat der Kranke meine Hilfe nicht mehr nötig gehabt. Sobald er den geringsten Schmerz im Schlunde spürt, nimmt er eine Gabe *Baryta carbonica C 12*, und alles beruhigt sich.

CH. CASTELLAN

Belladonna

Tollkirsche. Morella furiosa. Solanacee. Mehrjährige Pflanze; wächst in fast ganz Europa, in schattigen Gräben, an Hecken, in Holzschlägen usw.

Man stellt die Urtinktur aus der ganzen Pflanze her, die man im Juni zur Zeit ihrer Blüte sammelt. Die Verreibungen werden ebenfalls aus der ganzen getrockneten, pulverisierten Pflanze bereitet.

Die Pathogenese der Belladonna stammt von HAHNEMANN und steht in seinem Werk *„Reine Arzneimittellehre"*.

Physiologische Wirkung

Ganz allgemein kann man sagen: Belladonna *erregt die Nervenzentren* und *lähmt die peripheren Nerven*.

Das Intoxikationsbild der Belladonna zeigt eine primäre Erregungsphase und eine darauffolgende Lähmung. In der ersten Phase, die durch die Wirkung der Belladonna auf die psychomotorische Zone bedingt ist, beobachtet man Kopfschmerz, Delirium, Halluzinationen, Sehstörungen, kurz einen Symptomenkomplex, der an Trunkenheit erinnert; während der Lähmungsphase treten Schlafsucht und Koma auf.

Die elektive Wirkung auf die psychomotorische Zone erklärt — nach der Meinung von PIERRET — die Tatsache, daß Belladonna bei gewissen Epileptikern die epileptischen Anfälle auslösen oder ihre Zahl steigern kann; mithin ist Belladonna — anstatt Bromkali — das beste therapeutische Mittel bei der Behandlung des *Morbus sacer* (Similia similibus). Mit Recht gibt SOULIER zu, daß, wenn Belladonna *gesunde* Gehirnzellen erregt, es die *kranken* auch beruhigt.

Unter dem Einfluß der Belladonna erscheint nach RICHARD HUGHES die ganze Hirnmasse gereizt, und jedes Nervenzentrum reagiert darauf in der ihm eigenen Weise. Bei allen finden wir Erregung mit Funktionsstörungen, dabei oder danach mehr oder minder starke Hyperämie des Gehirns. Die unmittelbarsten Wirkungen sind Schlaflosigkeit, Delirium und Manie. Aktiver Blutandrang zum Kopf mit Röte des Gesichtes, kongestiver Kopfschmerz, Empfindlichkeit gegen Licht und Geräusche begleiten diese Symptome oder folgen ihnen.

Das Delirium der Belladonnaintoxikation ist gewöhnlich fröhlich und geschwätzig, geht aber leicht in einen Wutzustand über. Die Halluzinationen täuschen seltsam geformte, schreckenerregende Tiere und Rotfärbung der Gegenstände vor.

In schwächeren, den therapeutischen Dosen nahekommenden Gaben sind die psychischen Symptome gering. Als erste Anzeichen der Vergiftung zeigen sich: *Trockenheit des Mundes* mit nachfolgendem Durst und *Pupillendilatation.* Die letztere ist schon eine Intoxikationserscheinung.

Die Trockenheit der Kehle ist von Konstriktion, manchmal auch von Schluckbehinderung begleitet.

Die Pupillen sind extrem erweitert; manchmal sogar verschwindet die Iris nahezu vollständig. Die Sehfähigkeit ist gestört und infolge der gelähmten Akkommodation fast völlig aufgehoben. Die Augen sind rot, vorgetrieben, das Gesicht gewöhnlich kongestioniert.

Belladonna wirkt auch auf die anderen Teile des Gehirns und die Medulla oblongata. Aus den Störungen des Stehens und Gehens — wie man sie bei vielen Belladonnaintoxikationen beobachtet, bei denen der Vergiftete betrunken zu sein scheint, — kann man auf Störungen der motorischen Zentren schließen: des Corpus striatum und vielleicht auch des Kleinhirns. Schon die Störungen der Muskeltätigkeit, nämlich Jaktationen und choreaartige Bewegungen verschiedener Körperteile, beweisen das.

Schließlich kann man aus den Spasmen des Larynx, den Schluck- und Sprachstörungen, dem krampfhaften Husten, der Atmung, kurz aus all diesen abnormen Funktionen der von den bulbären Zentren versorgten Organe auf den Erregungs- und Erkrankungsgrad der Medulla oblongata schließen.

Die Autopsie ergibt fast immer eine beträchtliche zerebrale Kongestion des Kleinhirns und der Medulla oblongata.

Infolge der Belladonnawirkung auf das Rückenmark wird die Sensibilität durch toxische Dosen bedeutend herabgesetzt; das beweist der von RAMBUTEAU beschriebene Fall eines Soldaten, der nach Genuß von Tollkirschen einen seiner Finger für eine Pfeife hielt und sich bemühte, ihn anzuzünden, ohne daß er dabei Schmerzen empfand.

Die Störungen im Rückenmark äußern sich anfänglich in hastigen, jähen Bewegungen, danach in Zittern und Schwanken, worauf schließlich Lähmung folgt.

Diese Wirkung ist auf verschiedene Weise erklärt worden; heute nimmt man mit GUBLER allgemein an, daß die Belladonnawirkung auf das Rückenmark sich zusammenfassen läßt in die Worte: nervöse *Erschöpfung, Asthenie, Adynamie.* Die übermäßige Erregbarkeit soll nur scheinbar und vorübergehend sein; sie resultiere aus der leichteren Reflexauslösung des geschwächten Rückenmarks (POUCHET); bald darauf folge die Lähmung.

Auf die Zirkulation übt Belladonna je nach der Gabengröße und dem Beobachtungszeitpunkt verschiedenartige Wirkungen aus:

Unter dem Einfluß schwacher Dosen bzw. im Wirkungsbeginn stärkerer Dosen beobachtet man eine leichte Zirkulationsverlangsamung, auf die sodann eine Beschleunigung der Herzschläge folgt. Der Blutdruck ist erhöht (BORDIER). Die Beschleunigung entspricht genau derjenigen, die bei der Durchschneidung des Nervus pneumogastricus in der Halsgegend eintritt. Die meisten Autoren erklären sie durch eine Lähmung der intrakardialen Nervenendigungen.

Die Erhöhung des Blutdrucks ist bedingt durch Reizung des vasomotorischen Zentrums und die dadurch verursachte Verengerung der peripheren Arteriolen.

Die Atropinwirkung auf die Gefäße besteht in erster Linie in einer Verengerung der Arteriolen, mit der die Zirkulationsbeschleunigung Hand in Hand geht. Ist die Dosis stark genug, so beobachtet man eine Stagnation des Blutes, zunächst in den Kapillaren und danach in den Venen; in den Arteriolen äußert sich dieselbe sekundär, so daß schließlich alle kleinen Gefäße hyperämisch sind. Diese Erscheinungen in den Gefäßen bedingen das Belladonna-Erythem und die scharlacharartige Rötung, wie man sie nach Gebrauch massiver Dosen von Belladonna beobachtet.

Auch die Schleimhäute und die Drüsen unterstehen der Belladonnawirkung. Sie bringt die Sekretion zum Versiegen. Selbst in schwachen Dosen unterdrückt Atropin die Schweißabsonderung; in höheren Dosen jedoch treten gleichzeitig mit der Pulsverlangsamung und der Kapillarerweiterung reichliche Schweiße auf.

Beim Menschen kann Belladonna in toxischen Dosen infolge Steigerung der Peristaltik einen oft sehr heftigen Durchfall hervorrufen.

Ebenso wie Belladonna die Muskeln der Blutgefäße kontrahiert, bewirkt es in starker Dosis auch Sphinkterkontraktion, die es nach dem Simile-Gesetz in therapeutischen Dosen behebt. Ohne Zweifel nimmt Belladonna in der Therapie eine überragende Stellung ein.

Typ

„Belladonna paßt vor allem bei *nervösen, sensiblen Personen,* die alle Eindrücke sehr lebhaft aufnehmen, außerordentlich tief und heftig empfinden, aber jäh und nur kurze Zeit reagieren. Intellektuelle, Künstler sowie alle zart- und feinbesaiteten Menschen, deren Empfindungen so rasch in paroxystische Heftigkeit umschlagen, sind für Belladonna geeignet."

Körperlich gesehen ist der Belladonna-Patient häufig eine Frau oder ein Kind mit blauen Augen, hellem Teint, blondem Haar und zarter Haut, die zu Krämpfen neigen. Belladonna paßt auch bei frühreifen Kindern mit dickem Kopf und kleinem Körper; sie können skrofulös sein, haben oft dicke, geschwollene Lippen und vergrößerte Drüsen. Außerdem entspricht Belladonna noch plethorischen, dicken, phlegmatischen Personen ähnlich wie *Calcarea;* doch fehlt ihnen die Blässe dieses Mittels.

Teste hat folgende Behauptung aufgestellt: „Die schädliche Wirkung von Belladonna ist überall und bei jedem Individuum direkt proportional dem Entwicklungsgrad und der Funktionsleistung des Organs, auf das sich seine Wirkung ganz besonders erstreckt." Es ist interessant, neben diese Behauptung Hufelands Bemerkung zu stellen: „Belladonna wirkt niemals bei Idioten".

Wir müssen also festhalten, daß Belladonna vor allem ein Gehirnmittel ist.

Modalitäten

Verschlimmerung: Durch den geringsten äußeren Einfluß: Geräusch, Licht, Berührung, Anfassen, Erschütterung, Luftzug, Kälte. Nach Mitternacht; um 15 Uhr; um 23 Uhr.

Besserung: Durch Wärme, in einem warmen Zimmer; durch Ruhe.

Über den Einfluß der Körperhaltung findet man bei den verschiedenen Autoren etwas widersprechende Angaben. Nash sagt: Verschlimmerung durch jede Lage mit Ausnahme der aufrechten [„Verschlimmerung durch Nieder-

legen"]. KENT sagt: Besserung der Koliken durch Vornüberbeugen. Andere dagegen geben eine allgemeine Besserung durch Rückwärtsbeugen an. Dieser Punkt im Arzneiwirkungsbild bedarf also noch einer genauen Nachprüfung.
Vorherrschende Angriffsseite: Rechts.

Leitsymptome

1. Kongestion des Kopfes mit Röte und Schwellung des Gesichtes: Die Augen sind injiziert; Karotidenklopfen. Man merke sich, daß der Kranke oft den Kopf nach hinten wirft, denn die geringste Bewegung nach vorn erhöht die Kongestion und steigert dadurch die Schmerzen.
2. Überempfindlichkeit und übermäßige Erregbarkeit aller Sinne beim geringsten Reiz wie: Licht, Geräusch, Berührung, Stoß usw. Der Belladonna-Kranke verlangt Ruhe, Schweigen und vollkommene Dunkelheit. Er hat im besonderen eine schreckliche Furcht vor der geringsten Bewegung, der geringsten Berührung, der geringsten Erschütterung des Bettes. „Stoßen Sie bitte nicht ans Bett, Herr Doktor!" sagt er, wenn er den Arzt kommen sieht.
3. Außerordentliche Heftigkeit, mit der sich die Krankheitserscheinungen kundgeben. Die Symptome befallen den Kranken urplötzlich, meist im Anschluß an eine aktive Kongestion oder an eine akute Entzündung, und stellen sich sofort mit intensivster Heftigkeit ein [die Entwicklung der Beschwerden und Schmerzen bis zur vollen Höhe erfolgt also in außergewöhnlich kurzer Zeitspanne!].
4. Jähes Erscheinen und Verschwinden aller Symptome. Diese sind stets aktiver, niemals passiver Natur.
5. Kontrakturen. Bei Belladonna ist alles krampfig. Allgemeine und lokale Spasmen der kleinen kanalartigen Körperöffnungen, der ringförmigen Muskulatur, der röhrenförmigen Organe, des Pharynx, des Ösophagus.
6. Trockenheit der Schleimhäute. Die Trockenheit der Schleimhäute kann so groß sein, daß der Kranke nur mit Schwierigkeit sprechen und schlucken kann. Das Brennen, die Trockenheit, das Konstriktionsgefühl mit oder ohne Schwellung des Gaumens und der Mandeln sind manchmal sehr heftig. *Kein anderes Mittel besitzt eine so große Beziehung zum Schlund!*
7. Die Haut ist gleichmäßig scharlachrot, glatt und glänzend und so warm, daß man ein brennendes Gefühl hat, wenn man sie berührt.
8. Empfindlichkeit des Bauches; schlimmer bei der geringsten Erschütterung, beim Gehen oder Auftreten, beim geringsten Erzittern des Bettes [schon beim leisesten Gehen der Pflegeperson!].
9. Großer Schmerz in der Ileozökalgegend; kann die leiseste Berührung nicht vertragen, nicht einmal die Bettdecke.
10. Druck nach unten, als wolle sich der Inhalt des Bauches durch die Vulva herausdrängen. Dieses Gefühl ist am Morgen schlimmer.
11. Zittern, plötzliches Auffahren und spastische Bewegungen während des Schlafes oder gerade im Augenblick des Einschlafens. Ist immer schläfrig, kann aber nicht einschlafen.

Schmerzen: Rasend heftig, plötzlich, von kurzer Dauer, lanzinierend oder bohrend. Der Kranke ist gewöhnlich gezwungen, den Körper nach der schmerzenden Seite zu biegen, als könnte er damit den Schmerz erdrücken. Neuralgien mit ticartigen Zuständen. Plötzliches Auftreten und Verschwinden. Sind die Schmerzen durch Entzündung bedingt, so werden sie immer von einer allgemeinen oder lokalen Hitze begleitet mit oder ohne Fieber. Die schmerzhaften Stellen sind im allgemeinen gerötet, warm und brennend; die Hitze ist nicht nur subjektiv, sondern auch objektiv für die palpierende Hand wahrnehmbar. Trotz dieser Wärme will der Kranke warm eingewickelt werden, denn Kälte verschlimmert seinen Zustand.

Stühle: Verstopfung und Durchfall — *Tenesmus bei beiden* —, das ist das Charakteristikum dieses Mittels. Während der Darm spastisch kontrahiert ist, kann man bei Belladonna-Kranken nicht selten das wulstige Colon transversum als „Kolikstrang" konstatieren.

Regel: Zu reichlich und zu früh. Bald lebhaft rot, bald mit schwarzen Klumpen untermischt. Das Blut ist heiß, — ein *wichtiges* Charakteristikum, das in vielen Fällen von Hämorrhagien Belladonna indizieren kann.

Hauptsächliche Indikationen

Allgemeines.

Affektionen mit jähem, heftigem Beginn; sie sind im allgemeinen von Kongestionen des Kopfes und des Gesichtes sowie von Delirium begleitet; das Gesicht ist rot, die Augen sind unterlaufen, die Halsschlagadern klopfen heftig; es besteht ein schmerzhaftes Völlegefühl.

Bei lokalisierten, entzündlichen Zuständen. Gleichgültig, wo sie sich abspielen, ob am Kopfe, im Rachen, an der Brust oder auf der Haut, — immer ist das Auftreten plötzlich und die Entwicklung rasch mit folgenden Merkmalen: *große Hitze*, mit der Hand wahrnehmbar (bei Belladonna ausgeprägter als bei irgendeinem anderen Mittel); *tiefe Röte, heftiges Brennen; rasche Schwellung; lebhafter plötzlicher Schmerz; außerordentliche Empfindlichkeit gegen Berührung; starkes Klopfen*, Stechen, Pulsieren; häufig breiten sich die Entzündungsstreifen wie Speichen eines Rades aus [z. B. bei Mastitis].

Bei den Erkrankungen der Kinder steht Belladonna neben *Chamomilla* an erster Stelle. Die Beschwerden kommen ganz plötzlich, fast ohne Vorboten. Immer bestehen Hirnsymptome, häufig Konvulsionen.

Belladonna ist sehr wirksam bei vielen **skrofulösen Erkrankungen,** besonders bei akuten Drüsenentzündungen im ersten Stadium.

Affektionen, die vom Kopf ausgehen (also etwa von Kalt- oder Feuchtwerden oder von zu großer Hitze des Kopfes herrühren), können ähnlich wie Rheumatismus die Knie und Füße befallen; sie *ziehen also nach unten*, während die Erkrankungen bei *Aconit* oder *Pulsatilla* nach Kaltwerden der Füße z. B. in den Kopf ziehen, also von unten nach oben steigen. Ebenso wie bei Rhus treten die Schmerzen an den Stellen auf, die feucht geworden sind.

Erkrankungen des Nervensystems.

Delirium bei akuter Manie und bei Infektionskrankheiten. Sehr große Unruhe, gerötetes Gesicht, erweiterte Pupillen, sichtbares Klopfen der Halsschlagadern. Der Kranke hat Wutanfälle, versucht zu beißen, zu schlagen, zu zerreißen. Er ist sehr geschwätzig. Da er Ungeheuer, Gespenster, Hunde, Wölfe und dergleichen sieht, versucht er, aus dem Bett zu springen und aus dem Zimmer zu flüchten.

Er empfindet großen „Abscheu vor Flüssigkeiten"; der Anblick von Wasser macht ihn wild (*Hyoscyamus, Stramonium*).

Für Belladonna gilt: Je größer die Kongestion, desto stärker die Erregbarkeit, für *Opium* dagegen: „Je größer die Kongestion, desto geringer die Reizbarkeit." Bei Belladonna weisen die Pupillen Mydriasis, bei Opium Miosis auf.

Konvulsionen bei nervösen, geistig zu früh entwickelten Kindern; während des Zahnens. Sie sind gewöhnlich von Kongestion des Gehirns begleitet und können einen epileptiformen oder choreaartigen Charakter haben.

Chorea. Dieses „Irresein der Muskeln" ist für die motorischen Zentren das, was das Delirium für die psychischen Zentren ist. Belladonna, das in seinem Krankheitsbild ganz ähnliche Züge aufweist, kann also in der Choreabehandlung Anwendung finden.

Epilepsie. Belladonna kommt in Frage, wenn während der Aura in den Gliedern das Gefühl von „Kriechen" und Hitze empfunden wird, die zum Magen aufsteigt; oder wenn die Aura in der Wahrnehmung eines musikalischen Geräusches oder einer Sehstörung besteht.

Respirationstraktus.

Akute Halsentzündung oder **Mandelentzündung.** Dabei ist Belladonna ein so vollständiges Spezifikum, wie dies ein Medikament überhaupt sein kann. Das gilt ganz besonders in den Fällen, in denen hohes Fieber, Schluckbeschwerden, leuchtende Rötung der befallenen Partien, rotes Gesicht und Kopfschmerzen bestehen.

Schnupfen und beginnende Pharyngitis, wenn man erhitzt war und sich dabei erkältete.

Keuchhusten zu Beginn des spastischen Stadiums. Der Husten stellt sich besonders *nachts* ein; der Kranke *fühlt den Anfall kommen, die geringste Bewegung löst ihn aus*; das Gesicht ist rot.

Infektionskrankheiten.

Scharlach. Belladonna deckt die gewöhnlichen Symptome des Scharlachs ganz augenscheinlich: Rash, Angina, Delirium, Himbeerzunge; deswegen ist Belladonna bei dieser Fiebererkrankung ein grundlegendes Mittel.

Rheumatismus. Die Schmerzen breiten sich blitzartig längs der Glieder aus.

Die Gelenke sind geschwollen, rot und schimmernd; von dem entzündeten Gelenk strahlen rote Streifen aus.

Hauterkrankungen.

Gewöhnliches Erysipel ohne Bläschen (bei Bläschenerysipel: *Rhus*; wenn ödematöse Schwellung besteht: *Apis*).

Erythem: besonders Erythema solare.

Verdauungstraktus.
Gastralgie. Wütender Schmerz, schlimmer durch die geringste Berührung; der Kranke muß den Atem anhalten und den Rumpf nach hinten strecken.
Appendizitis. In den Prüfungsprotokollen wird häufig angegeben: Schmerz in der Zökalgegend; es ist dem Kranken unmöglich, das Gewicht der Decke oder die geringste Berührung zu ertragen, dabei Schwellung dieser Körperregion.
Leberkoliken. Mit außerordentlicher Empfindlichkeit gegen die geringste Berührung und die leiseste Bewegung.
Genitalorgane.
Die Kranken haben jenes **heftige, schmerzhafte Gefühl von Druck** nach unten, als drängten die inneren Geschlechtsorgane aus der Vulva heraus (das „bearing-down"-Gefühl der englischen und amerikanischen Autoren. Dieses Gefühl findet sich hauptsächlich noch bei *Sepia* und *Lilium tigrinum*.)
Intermittierende Schwellung des rechten Ovars mit stechenden Schmerzen, die plötzlich auftreten und plötzlich verschwinden.
Schwere, harte, rote, heiße Brüste; rötliche Lymphangitisstreifen.
Harnorgane.
Beginnende **Brightsche Krankheit;** Lendenschmerzen, blutiger Urin.
Enuresis, mit folgendem Merkmal: bei Inkontinenz am Tage häufige Entleerung von reichlichem, blassem Urin.
Verschiedenes.
Basedow. Belladonna entspricht der Pulsbeschleunigung, dem Klopfen der Hals- und Kopfschlagadern, dem heftigen Herzklopfen, der Pupillendilatation, dem Hervortreten der Augäpfel und der Gesichtsröte (muß lange Zeit hindurch, immer etwa 6—8 Tage lang mit gleich langer Pause dazwischen eingenommen werden).
Otitis. C 6 alle 12 Stunden.
Kopfschmerz. Man könnte Belladonna ein Kopfmittel nennen; in den meisten Fällen, in denen es indiziert ist, herrschen die kongestiven Symptome des Kopfes vor. *Kongestiver Kopfschmerz:* klopfende Schmerzen, Hitze, Völlegefühl, besonders hinter der Stirn. Stechende Schmerzen, deren Heftigkeit im Verhältnis zur Stärke der Gehirnkongestion steht. Schmerzhaftes Klopfen. Verschlimmerung durch das geringste Geräusch und die geringste Bewegung. Der heftige Schmerz führt häufig zum Delirieren. Belladonna ist auch das *Mittel der nervösen Kopfschmerzen.* Einseitiger Kopfschmerz, besonders der rechten Seite; schlimmer von 4 Uhr nachmittags bis 3 Uhr morgens.
Fieber. Zu Beginn ein Frostschauer mit allgemeiner Kälte und Blässe des Gesichts, darauf heftige, brennende Hitze mit rot geschwollenem Gesicht, Klopfen an den Schläfen, beschleunigtem, hartem und sehr kräftigem, hebendem Puls, oft „Drahtpuls". Allgemeine warme Schweiße, ungewöhnlich reichlich, besonders stark im Gesicht.
Husten. Trocken, in abgehackten Stößen, krampfig, bellend, anfallsweise, schlimmer nachts, gegen Mitternacht. Anzeichen von Gehirnhyperämie: Hitze, Durst, Nasenbluten und injizierte Konjunktiven. — Konstriktionsschmerz in der Kehle beim Schlucken, glänzende Rötung von Pharynx und Zäpfchen.

Expektoration von mehr oder weniger mit Speichel untermischtem Schleim. Bei Kindern unaufhörliche, kurz abgesetzte Hustenanfälle. Geschwollenes, scharlachrotes Gesicht. Drohende Erstickungsgefahr. Die Hustenanfälle hören mit Niesen auf.

Bei der Auskultation: rauhes Atmen oder aber später trockenes Rasseln. Heftige Lungenkongestion.

Dosierung

Bei akuten Krankheiten gibt Jousset Belladonna in der Dosis von einem Tropfen der Urtinktur auf 3 Löffel Wasser. Die hohen Potenzen von der C 30 ab kommen nur bei Epilepsie, Demenz, Migräne, Schwindel, Neuralgien und Incontinentia urinae in Betracht.

Zusammenfassender Überblick

Belladonna ist ein Heilmittel für akute, heftige, sich rasch entwickelnde, rote und heiße Erkrankungszustände. Mit *Aconit, Chamomilla* und *Mercur* ist Belladonna eines der größten Antiphlogistika des Kindesalters.

Mit *Hyoscyamus* und *Stramonium* bildet es das Trio der Delirium-Mittel. Es ist obendrein ein hervorragendes „Kopfmittel".

Krankengeschichte 21

Epileptoide Anfälle bei einer Katze

Im August 1913 wurde Dr. Gallavardin von einer Patientin brieflich gebeten, ihre Katze von Krämpfen zu befreien:

„Die Anfälle sind verschieden; beim ersten Mal wälzte sie sich auf dem Rücken, die Augen traten aus den Höhlen, sie krümmte sich zusammen und schien anzuschwellen; sie atmete dabei schwer, auch noch lange nach dem Anfall. Ein andermal krümmte sie sich am Boden, zerkratzte mit ihren Krallen ihre Schnauze und schäumte. Den gestrigen Anfall hatten wir kommen sehen, denn unser sonst so drolliges Kätzchen war niedergedrückt und schlich um uns herum wie ein schutzsuchendes Kind; als der Anfall kam, waren wir gerade im Wald, sie war zuerst nahe bei mir, flüchtete dann und wälzte und krümmte sich vor meinen Füßen. Ich bemerkte, *daß ihr das Blut zum Kopfe strömte, ihre Ohren rot wurden und daß in den Nasenlöchern kleine, rote Punkte zu sehen waren.* Sonst nichts Anormales. Nach dem Anfall frißt und trinkt sie wieder gut, ist aber niedergedrückt, ebenso wie an dem Tag, bevor der Anfall kommt.

Können Sie, Herr Doktor, auf Grund dieser Angaben unseren kleinen, vierbeinigen Hausgenossen wieder gesundmachen? Wir wollen das schöne Tier aufziehen und möchten es nicht verlieren."

In diesem Brief habe ich mir folgende Symptome unterstrichen: *Kongestion des Kopfes, der Augen, der Nasenlöcher, der Ohren, Exophtalmus.* Darum wählte ich *Belladonna C 3,* etwa 20 Körnchen in einem Glas Wasser und davon täglich einige Löffel voll unter das Futter zu mischen. Das Tier nahm das Mittel einige Tage lang.

Einen Monat später hörte ich, daß die Katze keinen Anfall mehr gehabt habe, und kürzlich (Februar 1914) wurde mir geschrieben, daß sie sich immer noch wohl und gesund befinde.

Jules Gallavardin

Berberis vulgaris

Berberitze oder **Sauerdorn**. Strauch aus der Familie der Berberidaceen, wird 2—3 m hoch, wächst hauptsächlich in Hecken und Hainen und auf sandigem Boden.
Die Tinktur wird aus den frischen, jungen Wurzeln hergestellt.
Die Pathogenese findet sich in JAHRS *„Neues Handbuch der homöopathischen Medizin"*.

Physiologische Wirkung

Die in Deutschland von Dr. HESSE unternommenen Prüfungen sind von JAHR zusammengestellt worden. Sie zeigen vor allem die Wirkung der Berberitze auf Leber und Nieren und ihre spezielle Anwendung bei Gallen- und Nierenkoliken: lanzinierende, drückende Schmerzen in der Lebergegend; ebensolche sich bis zur Blase ausbreitende Schmerzen in den Nieren mit Schmerz in den Samensträngen und Hochgezogensein der Hoden.

Typ

Bei den Berberisbeschwerden und -schmerzen findet der Arzt gewöhnlich einen sehr erschöpften Kranken vor, mit Schwächegefühl im Rücken, blassem Gesicht, fahlem Teint, hohlen Wangen und tiefliegenden, bläulich umschatteten Augen. Ein eigentümliches objektives Symptom ist noch bemerkenswert: „Die Oberlippe weist an ihrer Innenseite eine livide Rötung mit bläulichen oder roten Flecken an den Mundwinkeln auf".

Modalitäten

Verschlimmerung: Durch Bewegung, durch *jede plötzliche Erschütterung*, durch Spazierengehen, durch Fahren im Wagen.
Besserung: Durch Ruhe.
Vorherrschende Angriffsseite: Links.

Leitsymptome

1. Schmerzhafte Empfindungen verschiedener Art in der Nieren- und Lendengegend. Das Gefühl von „bubbling" [blasenwerfend, sprudelnd] oder von wallendem Kochen wird hierbei als ganz besonders charakteristisch angegeben; ferner Brennen und schmerzhafte Empfindlichkeit an den bereits genannten Stellen. Die Schmerzen werden verschlimmert durch die geringste Bewegung, besonders durch jähe Bewegungen, z. B. beim Springen aus dem Wagen oder bei plötzlichem Stehenbleiben, und zeigen sich durch „Taubheit, Steifheit, Müdigkeit und Schwäche mit schmerzhaftem Druckgefühl in der Nieren- und Lendengegend".
2. Lumbago mit in die Beine ausstrahlenden Schmerzen und mit rotem Satz im Urin.

3. Heftiges Verlangen, Wasser zu lassen, dabei Brennen und weitausstrahlende Schmerzen in Rücken, Hüften und Beinen.
4. Der Kranke hat die Empfindung, als sei sein Kopf vergrößert. (*Actea, Bovista.*)
5. Der Speichel ist zäh und in seiner Konsistenz wollartig verdichtet (*Nux moschata*).
6. Müdigkeit beim Erwachen, als ob man nicht geschlafen hätte.

Eigentümliches Symptom: Besonders schmerzhafte Neuralgien unter den Fingernägeln.

Schmerzen: Stechend, brennend, zerreißend mit den beiden Merkmalen: *wandernd* und *ausstrahlend*.

Wandernd: Der Kranke fühlt die Schmerzen bald hier, bald dort an umschriebener Stelle, von wo sie mitunter auf weite Entfernung ausstrahlen. Diese Schmerzen werden gewöhnlich verschlimmert durch Bewegung, Gehen, plötzliche Erschütterung, ähnlich wie die Schmerzen von *Belladonna*.

Regel: Spärlich, mit stechenden, brennenden Schmerzen an Anus und Vulva.

Urin: Von wechselnder Menge, manchmal reichlich und häufig; manchmal wenig und selten. Wie die Schmerzsymptome des Mittels, so ist auch der Urin veränderlich: „rot, blutig und getrübt, mit dickem Schleim und ziegelrotem Sediment", oder „gelb mit durchsichtigem, gallertartigem Niederschlag", oder „dickschleimig, untermischt mit einem kreidigen, weißlichen Sediment".

Hauptsächliche Indikationen

In der Gesamtheit seiner Symptome entspricht Berberis den sog. „arthritischen", rheumatischen und gichtischen Erscheinungen.

Nierenkoliken. Der Schmerz sitzt bald rechts, bald links, meist aber links. „*Linksseitige Nierenkolik*" ist für Berberis ebenso charakteristisch, wie es „rechtsseitige Nierenkolik mit Harnzwang" für *Lycopodium* ist. Berberis ist eines der besten Mittel bei den schmerzhaften Anfällen und Nierenblutungen infolge von Nierensteinen.

Leberkoliken. Schlimmer durch Bewegung und Druck; der Schmerz sitzt oft im linken Leberlappen oder unter den linken falschen Rippen ganz nahe der Linea alba.

Lendenschmerzen bei Gichtikern. Der Kranke hat Mühe, sich von seinem Sitz oder seinem Bett zu erheben. Auch das Hinlegen bereitet ihm Schmerzen. Jede Ermüdung, jede Bewegung verschlimmert seine Schmerzen; eine Erschütterung, ein tiefer Atemzug genügen, um seine Beschwerden zu steigern.

Ekzem mit brennendem Jucken: stets schlimmer durch Kratzen, im allgemeinen gebessert durch kalte Aufschläge. Der Ausschlag ist ausgesprochen auf dem Handrücken und in der Perianal-Gegend. Die Heilung geht von der Mitte der juckenden Rötung aus, so daß eine ringförmige Pigmentverfärbung noch lange bestehen bleibt.

Analfissur mit heftigem Brennen, dabei häufiger Stuhldrang.

Afterfistel. Berberis kommt besonders für die tuberkulöse Fistel in Frage.
Flache Warzen (1. Dezimaldilution).
Vaginismus (*Thuja*).

Dosierung

Man gebraucht zumeist die Urtinktur und die ersten Dilutionen, tropfenweise.

Zusammenfassender Überblick

Man denke an Berberis bei Gallen- und Nierensteinen sowie bei Schmerzen, die die beiden Charakteristika aufweisen: Herumwandern und Ausstrahlen.

Vergleichende Gegenüberstellung 5

Analfissur

Die Analfissur ist durch medikamentöse Behandlung vollkommen heilbar. BRETONNEAU erzielte mit *Ratanhia* aufsehenerregende Heilungen und widerlegte dadurch TROUSSEAU und PIDOUX, die „diese Medikation als völlig vernunftwidrig" bezeichnet hatten. Die Kranken dagegen waren von der Heilwirkung der Ratanhia sehr befriedigt.

Die Mittel, die mir die meisten Erfolge brachten, waren *Acidum nitricum, Sedum acre, Ratanhia* und *Paeonia*. Ferner finden sich in meinen Notizen: *Aesculus, Arsenicum, Berberis, Causticum, Graphit, Hydrastis, Ignatia, Lachesis, Sepia, Sulfur* und *Thuja*.

Außerdem kommen noch einige Mittel in Frage, die in diesem Lehrbuch nicht behandelt sind und deshalb hier kurz charakterisiert werden:

Gratiola. Zerreißender Schmerz im Rektum. Schmerzhafte Krämpfe in der Steißbeingegend. Nach dem Stuhl beim Gehen drückender Schmerz im Abdomen; dieser Schmerz wird beim Sitzen besser.

Paeonia. Geschwürbildung der Mastdarm- und Afterschleimhaut mit Analfissuren. Gefühl von Brennen und Stechen, das mehrere Stunden nach dem Stuhlgang anhält. Entleerung einer stinkenden, ätzenden Flüssigkeit. Häufig bestehen dabei noch Hämorrhoiden.

Ratanhia. Starke Konstriktion und heftiges, feuriges Brennen bei und nach dem Stuhlgang, einige Stunden lang anhaltend. Stechende Schmerzen am After wie von Dolchstichen. Vorgefallene Hämorrhoiden. Gefühl wie von Rektalprolaps. Häufiger, vergeblicher Drang, zu urinieren; während des Wasserlassens Brennen in der Urethra.

Borax veneta

Borax. Unterborsaure Soda oder Borsaure Soda (Natrium biboracicum) [Natrium tetraborat]. Die 3 ersten Centesimalen erhält man durch Verreibung.
Die Pathogenese findet sich in HAHNEMANN „*Chronische Krankheiten*".

Physiologische Wirkung

Die Wirkung von Borax ist nicht sehr tiefgehend; die Schleimhäute der Verdauungs- und Genitalorgane werden angegriffen; stärkere Läsionen stellen die — für Borax charakteristischen — Aphthen und die Dysmenorrhoea membranacea dar.

Dagegen nehmen die subjektiven Gefühls- und Sinnessymptome in seinem Krankheitsbild einen wichtigen Platz ein: Angst, eigentümliche Hyperästhesien und Unruhe.

Modalitäten

Verschlimmerung: *Durch jede abwärtsgerichtete Bewegung;* durch plötzliche, selbst geringe Geräusche; durch feuchtes, kaltes Wetter.
Besserung: Durch Druck, nach Stuhlentleerung.
Vorherrschende Angriffsseite: Rechts.

Leitsymptome

1. Angstzustand bei jeder Abwärtsbewegung: Heruntergehen einer Treppe, Bergabwärtsgehen, Abwärtsfahren im Fahrstuhl, den man beim Aufwärtsfahren ohne Unbehagen benutzen kann. Infolgedessen kann man keine auf und nieder balancierende Bewegung (Boot oder Schaukelstuhl) ertragen. Kinder schreien, wenn man sie beim Zubettbringen in das Bettchen herablegt; sie klammern sich an unter lautem Gebrüll, wenn man sie auf den Armen schaukeln und hin und her wiegen will.

2. Hyperästhesie aller Sinne, vor allem des Gehörs; das geringste Geräusch, besonders, wenn es plötzlich und durchdringend auftritt, wie etwa ein Schrei, Niesen, ein Schuß, das Anzünden eines Streichhölzchens, löst, besonders bei kranken Kindern, einen Anfall von Schrecken und Angst aus.

Angst, die bis 23 Uhr anwächst und um diese Zeit ganz plötzlich wieder verschwindet.

3. Aphthen im Mund und auf der Zunge; daher verweigert der Säugling die Brust.

4. Das Kind schreit vor dem Urinieren (weil es weiß, daß das Wasserlassen schmerzhaft sein wird) und auch während des Urinierens.

5. Zäher Fluor, „wie Eiweiß", zwischen den Regeln; er verursacht das Gefühl, als „liefe warmes Wasser die Oberschenkel herunter".

6. Gefühl von Spinngewebe über dem Gesicht, aber nur auf der rechten Seite.

7. Schmerzen in der Brust beim Stillen, und zwar in der Seite, die das Kind nicht bekommt.

Schmerzen: Heftig und lanzinierend, gewöhnlich schlimmer bei kalter, feuchter Witterung, immer besser durch Druck.
Stühle: Der Durchfall ist im allgemeinen das Begleitsymptom der Aphthen; die Stühle sind „häufig, weich, hellgelb und schaumig".
Regel: Verfrüht, sehr reichlich, sehr schmerzhaft; immer geht ihr die charakteristische Leukorrhoe voraus [s. o. Ziff. 5].

Hauptsächliche Indikationen

Stomatitis der Säuglinge: Aphthen, schmerzhafter Mund, (Stomatitis mit Trockenheit: *Bryonia*; mit reichlicher Speichelabsonderung: *Mercur*; mit ätzender Absonderung: *Arum*).

Breiiger, stinkender Durchfall der Kinder; die Stühle enthalten immer Schleim, mit dem Durchfall tritt gleichzeitig eine aphthöse Entzündung auf.

Dysmenorrhoea membranacea. Während der Menstruation lanzinierende Schmerzen in den Leisten.

Sterilität infolge chronischer Leukorrhoe.

Heiserkeit. Wenn die Heiserkeit plötzlich infolge von Kälte auftritt, bringt ein erbsengroßes Stück Borax, das man im Munde zergehen läßt, wie durch ein Wunder die Stimme wieder.

Epilepsie.

Pleurodynie begleitet von Stechen quer durch die Brust im rechten oberen Teil des Brustkorbes.

Heftiger Husten, der morgens beim Aufstehen und abends beim Zubettgehen auftritt; der schleimige Auswurf riecht und schmeckt nach Schimmel; die Expektoration ist von einem heftigen Schmerz im oberen rechten Teil des Brustkorbes begleitet (*Kalium carbonicum*).

Dosierung

Die ersten Dezimalverreibungen bis zur D 6.

Zusammenfassender Überblick

Die Furcht vor Abwärtsbewegung ist das große Leitsymptom, das sich in fast allen Boraxfällen findet.

Aphthen oder aphthöse Stomatitis, Leukorrhoe, Epilepsie.

Das Simile-Gesetz

„Nun lehrt aber das einzige und untrügliche Orakel der Heilkunst, die reine Erfahrung, in allen sorgfältigen Versuchen, daß wirklich diejenige Arznei, welche in ihrer Einwirkung auf gesunde menschliche Körper die meisten Symptome in Ähnlichkeit erzeugen zu können bewiesen hat, welche an dem zu heilenden Krankheitsfalle zu finden sind, in gehörig potenzierten und verkleinerten Gaben auch die Gesamtheit der Symptome dieses Krankheitszustandes, das ist, die ganze gegenwärtige Krankheit schnell, gründlich und dauerhaft aufhebe und in Gesundheit verwandle, und daß alle Arzneien die ihnen an ähnlichen Symptomen möglichst nahe kommenden Krankheiten, ohne Ausnahme heilen und keine derselben ungeheilt lassen."

(*Organon, § 25*)

Bromum

Brom ist alkohollöslich; es reagiert sehr heftig auf Alkohol unter Entwicklung von Bromäthyl (explosiv!), Bromal, Bromkarbonat, Ameisensäure usw.

Man muß deshalb bei der ersten und zweiten Dilution die Ursubstanz mit Wasser verdünnen und diese Dilution häufig erneuern.

Die 3. Verdünnung wird mit Wasser und Alkohol zu gleichen Teilen hergestellt.

Diese drei Dilutionen müssen stets in braunen Flaschen mit Glasstöpsel aufbewahrt und vor Licht geschützt werden.

Noch mehr als bei Jod muß man bei Brom darauf achten, diese ersten Verdünnungen niemals als Verreibung oder als Körnchen zu verabreichen.

Die Pathogenese des Broms findet sich in der *„Materia Medica"* von HERING.

Physiologische Wirkung

Brom reizt vor allem die oberen Atemwege; um sich von dieser Wirkung zu überzeugen, braucht man nur kräftig daran zu riechen: Fast gleichzeitig stellen sich Schnupfen, Tränen, Husten und Erstickungsgefühl ein. Auch wenn man es in toxischen Dosen einspritzt, bewirkt es hauptsächlich eine Entzündung der Atemschleimhäute.

Brom hat eine *außerordentlich tiefe Wirkung auf die Lymphdrüsen* und auf die drüsigen Organe, besonders auf die Parotis, die Ovarien und die Testikel. Es verursacht eine rasche Vergrößerung und vor allem eine für Brom charakteristische Verhärtung; die befallene Drüse wird „hart wie Stein". Ein wichtiges Charakteristikum: *Stets werden die linksseitigen Drüsen befallen!*

In schwacher, sehr verdünnter Dosis innerlich verabreicht, wirkt Brom auf *Hirn und Rückenmark:* Es vermindert die intellektuelle Aktivität und die reflektorische Erregbarkeit; ferner wirkt es einschläfernd.

Typ

Die klassischen Homöopathen haben häufig die beiden Typenbilder von Jod und Brom einander gegenübergestellt, den *Jod-Typ:* braun, mager, mit schwarzen Haaren und brauner, glänzender Haut, und den gutgenährten *Brom-Typ:* mit hellen Augen, hellen, feinen Haaren und rosiger zarter Haut, also mehr einen jugendlichen Menschen. Dennoch ist zu beachten, daß man bei allen Schwerkranken eine gelbliche, stellenweise erdig-fahle Haut finden kann. Dieser Unterscheidung auf Grund der Gesichtsfarbe ist also nur ein relativer Wert beizumessen.

Modalitäten

Verschlimmerung: Nach Erkältung während warmer Tage, abends vor Mitternacht; beim *Betreten eines warmen Zimmers* (Husten).

Besserung: *An der See; beim Reiten oder beim Fahren im Wagen.*

Vorherrschende Angriffsseite: Links.

Leitsymptome

1. Vergrößerung und Verhärtung von Drüsen aller Art, besonders linksseitig.
2. Besserung am Meer.
3. Gefühl von Spinngewebe über dem Gesicht; dieses tritt vor allem auf, wenn man die Nasenflügel bewegt.
4. Schwindel beim Anblick von fließendem Wasser; der Kranke kann keine Brücke überschreiten, ohne Schwindel zu bekommen.
5. Tympania uteri; reichlicher Gasabgang durch die Vagina.

Schmerzen: Dumpf, tief, beständig, selten heftig; sie äußern sich deutlicher, wenn sich der Kranke während einer feucht-warmen Witterung erkältet hat; sie sind stets schlimmer am Abend bis zur Mitternacht und befallen immer die *linke Seite*.

Stühle: Durchfall mit Magenschmerzen *nach dem Genuß von Austern*. Schleimige Stühle mit falschen Membranen. Blutige Stühle wie Kaffeesatz.

Regel: Verfrüht, reichlich *mit Abgang von hautähnlichen Fetzen*, die zusammenschnürende Schmerzen hervorrufen. Die Dysmenorrhoe ist von einem tiefen, beständigen Schmerz im linken Ovar begleitet; dieser Schmerz ist vor und nach der Regel deutlicher. Bei der Untersuchung zeigt sich das Ovar sehr verhärtet, so hart wie Stein.

Hauptsächliche Indikationen

Husten, trocken, krampfig, „croupös", abends vor Mitternacht, mit Erstickungsanfällen; der Husten tritt plötzlich auf wie bei *Ipecacuanha*, jedoch ohne Auswurf; jeder Atemzug ruft Husten hervor. Husten beim Eintritt in ein warmes Zimmer.

Asthma, das am Meer gebessert wird.

Lungentuberkulose der rechten Lungenspitze, mit Schmerz in Brust und Achselhöhle, mit Dilatation der gleichseitigen (rechten) Pupille und mit häufiger Kongestion des Kopfes; letztere wird durch Nasenbluten vorübergehend gebessert (*Melilotus*).

Angina pectoris, wenn der Taubheitsschmerz den *rechten* Arm befällt und nicht den linken.

Es ist ein Heilmittel bei *Croup*; es wirkt auf die Pseudomembranen, aber nur, wenn sie im Pharynx [Schlund; nicht auf Gaumen und Mandeln!] sitzen.

Dosierung

RICHARD HUGHES gebrauchte stets die drei ersten Dezimalverdünnungen. JOUSSET verordnete bei Neurosen die mittleren Potenzen (C 6 bis C 30).

Zusammenfassender Überblick

Die ausgeprägtesten Bromwirkungen finden sich an den Atemwegen, besonders an Larynx und Trachea. Sein großes Charakteristikum ist: Verhärtung linksseitiger Drüsen.

Vergleichende Gegenüberstellung 6
Spinnwebengefühl über dem Gesicht

Dieses wunderliche Symptom pflegt den Neulingen in der Homöopathie ein Lächeln zu entlocken, bis sie es eines Tages an einem Kranken antreffen, der weder eine Tabes hat noch hysterisch ist. Es findet sich hauptsächlich bei folgenden Mitteln, die man gegebenenfalls auf Grund eines oder mehrerer charakteristischer Symptome herausfinden kann:

Alumina. Die ihm eigene Trockenheit der Schleimhäute.
Baryta carbonica. Skrofulöse Kinder oder geschwächte Greise.
Borax. Abwärtsbewegung ruft Angst hervor.
Brom. (Siehe obige Leitsymptome).
Graphit. Bleich, dick, verstopft, frostig, mit Neigung zu Hautausschlägen.

Bryonia alba

Vitis alba, Vitis diaboli. Weiße Zaunrübe, Gicht- oder **Teufelsrübe.** — Mehrjährige Pflanze aus der Familie der Cucurbitaceen; wächst hauptsächlich an Hecken.

Die Urtinktur bereitet man aus der frischen, vor der Blütezeit ausgegrabenen Wurzel. Die Verreibungen stellt man aus der getrockneten und sorgfältig pulverisierten Wurzel her.

Die Pathogenese von Bryonia findet sich in HAHNEMANN *„Reine Arzneimittellehre"*. Die Österreichische Gesellschaft für Homöopathie hat das Mittel von neuem durchgeprüft und die Ergebnisse im 3. Band der *„Österreichischen Zeitschrift für Homöopathie"* veröffentlicht. –

Physiologische Wirkung

1. Stärker als irgendein anderes Heilmittel wirkt Bryonia auf die *serösen Häute,* auf die von ihnen umschlossenen Organe sowie auf die *Synovialmembranen.* Am meisten affiziert werden Pleura, Eingeweide und Lunge.

2. Bryonia entzündet die Atemschleimhaut; doch scheint sich die Entzündung nur über die höheren Bronchialverzweigungen zu erstrecken. CURIE, der Vater des berühmten Radiumforschers, der homöopathischer Arzt war, hat durch Experimente und klinische Beobachtungen nachgewiesen, daß Bryonia Pseudomembranen und plastische Exsudate an Larynx, Mund und anderen Stellen hervorzubringen vermag; dies war schon von TESTE behauptet und von ORFILA für das Rektum bestätigt worden.

3. Bryonia entzündet den Verdauungstraktus. TROUSSEAU begnügte sich damit, es unter die Abführmittel neben *Elaterium* [Eckballium elaterium, Spritzgurke; veraltetes Abführmittel]

und *Coloquinte* [Citrus colocynthis; s. *Colocynthis*] einzureihen, aber die homöopathisch wesentlichen Bryoniasymptome im Gastrointestinalbereich sind nicht durch die Reizung, sondern durch die Trockenheit der Schleimhäute bedingt. Bryonia hat Ikterus und Kongestion der Leber verursacht.

4. Bryonia ist eines der wenigen Medikamente, die Entzündung des Muskelgewebes verursachen, daher sein Gebrauch bei Muskelrheumatismus.

Typ

Der Bryonia-Kranke ist häufig ein Cholämiker: gelblicher Teint; leicht gereizt; im allgemeinen mager, trocken, nervös und schwarzhaarig. Er erkältet sich sehr leicht, ist besonders empfindlich gegen feuchte Kälte, wie sie an warmen Tagen nach Regen oder bei jähem Witterungswechsel auftritt.

In seinen Fieberdelirien spricht er vor allem von seiner Berufsarbeit und, da er sich von seiner Wohnung entfernt glaubt, verlangt er nach Hause gebracht zu werden.

Immer wird sein Zustand durch Ruhe gebessert; sein Befinden verschlimmert sich unverzüglich durch alles, was seine körperliche und geistige Ruhe zu stören vermag: Nervenschock, Zornausbruch, Ärger und jede Art von Bewegung.

Man vergesse aber nicht, daß Bryonia auch sekundäre [d. h. gegensätzliche Reaktion des Organismus auf die primäre Wirkung eines Mittels] Schmerzen aufweisen kann, die durch Bewegung gemildert werden (HAHNEMANN).

Modalitäten

Verschlimmerung: *Durch Bewegung*; durch Berührung; durch Wärme; von 3 Uhr bis 21 Uhr.

Besserung: Durch Ruhe; *durch starken Druck*; durch Liegen auf der schmerzhaften Seite; durch kalte Getränke und kalte Aufschläge [außer Magenbeschwerden].

Vorherrschende Angriffsseite: Rechts.

Leitsymptome

1. Verschlimmerung durch Bewegung, Besserung durch Ruhe, das ist das *größte Charakteristikum* von Bryonia.

2. Außerordentliche Trockenheit der Schleimhäute; infolgedessen sind die Lippen wie verbrannt, trocken und rissig, die Stühle hart und wie verbrannt; Schweregefühl im Magen; Verlangen nach großen Mengen Wasser.

Durst auf kleine Mengen Wasser, aber häufig: *Arsen* und *Belladonna*.

Durst auf große Mengen Wasser, mit langen Zwischenräumen: *Bryonia, Natrium muriat., Phosphor, Sulfur*.

3. Ergüsse in den serösen Häuten mit stechenden Schmerzen in der erkrankten Organgegend.

4. Entzündliche Schwellung der Gelenke mit Blässe der Gewebe.

5. Verlangen nach Wein und Kaffee.

6. Apathie von Mattigkeit bis zu Stumpfheit.

7. Wärme verschlimmert alle Symptome, mit Ausnahme mancher Kopfschmerzen.

8. Jede Reiz- und Entzündungsstelle ist sehr empfindlich gegen Berührung, starker Druck dagegen wirkt lindernd.

9. Schmerzgefühl in der Magengrube; der Kranke gibt an, er fühle im Magen einen Stein.

10. Indurationsschmerzen in den Brüsten zur Zeit der Regel.

Eigentümliches Symptom: Schwitzt in dicken Tropfen beim Gehen in kalter Luft.

Schmerzen: Heftig, stechend, jäh, oft intermittierend, manchmal blitzartig längs der Nervenstränge.

Sie befallen vor allem die rechte Körperhälfte, werden immer durch Bewegung, selbst die allergeringste, verschlimmert: So wird das Bryonia-Kopfweh schon durch Bewegen der Augäpfel unerträglich verschlimmert.

Die Schmerzen werden schlimmer nachts, gegen 3 Uhr morgens und durch jede Art von Wärme.

Sie werden stets besser durch Ruhe, starken Druck (der Bryonia-Kranke legt sich immer auf die schmerzhafte Seite) und kalte Umschläge und Getränke. Man darf aber nicht vergessen, daß Kälte nicht nur die gelegentlich auslösende, sondern auch die entscheidende, eigentliche Ursache für den Bryoniaschmerz sein kann.

Stühle: *Verstopfung*, ohne jeden Drang; die Stühle sind hart, trocken, schwarz, „wie verbrannt", doch scheinen sie immer sehr reichlich zu sein. Verstopfung schlimmer bei Seereisen.

Diarrhoe morgens, sobald der Kranke sich im Bett zu bewegen beginnt oder bei der ersten Bewegung nach dem Aufstehen. Die Stuhlentleerungen sind gallig, braun, manchmal blutuntermischt.

Regel: Zu früh und zu stark. Bei Ausbleiben der Regel vikariierendes Nasenbluten; Unterdrückung jeglicher Blutung hat einen spaltenden Kopfschmerz („zum Bersten") zur Folge.

Hauptsächliche Indikationen

Wenn man sich einprägt, daß Bryonia eine ausgesprochene Vorliebe für die serösen Häute und die von ihnen umschlossenen Organe hat, daß es eine trockene, kongestive Entzündung der Schleimhäute hervorruft und daß es ein ausgezeichnetes Mittel bei rheumatischer Diathese ist, — dann wird man bei folgenden Krankheiten stets an Bryonia denken:

Seitenstechen und Pleurodynie, trockene Pleuritis, besonders rechts; der Schmerz wird durch die geringste Bewegung verschlimmert; Fingerdruck auf die kranke Stelle ist zwar schmerzhaft; aber der Kranke legt sich auf die befallene Seite, um sie unbeweglich zu machen, weil starker, breiter Druck den Schmerz stets lindert.

Pleuritis mit Erguß. Bryonia ist angezeigt durch die Heftigkeit des Seitenstechens, durch die rheumatische oder gichtische Natur der Pleuritis, durch sehr reichlichen Erguß und manchmal auch durch die Erfolglosigkeit von *Cantharis*.

Bei doppelseitiger Pleuritis kann man fast mit Sicherheit eine rheumatische Pleuritis annehmen, in diesem Falle ein Grund mehr, an Bryonia zu denken.

Pleuropneumonie und Pneumonie. Bei der Pleuropneumonie ist Bryonia nahezu spezifisch.

Bei der Pneumonie ist es immer indiziert durch die Art des oben beschriebenen Seitenstechens, sodann durch die Lokalisation der Entzündung in dem pleuranahen Lungengebiet. Bryonia allein wird oft zur Heilung genügen. Man kann es aber auch im Wechsel geben, und zwar mit *Phosphor* während der Nacht, mit *Ipecacuanha,* wenn die Bronchitis vorherrscht, mit *Arsen,* wenn eine bedrohliche Schwäche besteht.

Erkältung und einfache Bronchitis. Das Stadium des „trockenen, rauhen Katarrhs mit Wundheitsgefühl" indiziert Bryonia durchaus, da es Kongestion und Entzündung der Trachea und der ersten Bronchialäste hervorruft. Es paßt besonders bei Bronchitiden „a frigore". Das Kitzelgefühl hinter dem Sternum an der Bifurkation der Trachea ist absolut charakteristisch.

Rheumatische Bronchitis und Bronchitis pseudomembranacea besitzen in Bryonia nahezu ihr Spezifikum.

Bronchopneumonie. *Ipecacuanha* C 6 und *Bryonia* C 6 im Wechsel (Standardbehandlung nach JOUSSET).

Asthma, das von Erbrechen und Seitenstechen begleitet ist (JOUSSET).

Entzündungen der Gelenkschleimhäute, Synovitiden. Bryonia ist das souveräne Mittel bei allen Entzündungen der serösen Häute im Stadium des Ergusses. Bei primärer Synovitis (durch Erkältung, Trauma) ist Bryonia genau so nützlich wie bei rheumatischer [fokalbedingter] Gelenkentzündung.

Rheumatismus. Nach *Aconit* ist Bryonia unbestritten das beste Mittel bei akutem Rheumatismus. Es scheint bei Gelenkrheumatismus ebenso wirksam zu sein wie bei Muskelrheumatismus. Weniger paßt es bei den Erkrankungen der eigentlichen fibrösen Gewebe [Gelenkkapsel].

Die Gelenke können rotglänzend oder blaß sein. Sie werden immer steif gehalten, denn die geringste Bewegung verursacht heftige stechende oder reißende Schmerzen. Wenn man aber das befallene Gelenk mit beiden Händen kräftig drückt, kann der Kranke es bewegen, weil der Schmerz durch den Druck wesentlich vermindert wird.

Bryonia ist ein Heilmittel erster Ordnung, wenn der Rheumatismus einzelne Muskelgruppen befällt, etwa die Lendenmuskeln bei Lumbago, die Halsmuskeln bei Torticollis, das Zwerchfell bei rheumatischer Diaphragmatitis.

Störungen der Verdauungsorgane. Magenkrämpfe, Magenbeschwerden, Darmkoliken infolge von Erkältung oder Rheumatismus. Gichtische oder rheumatische Dyspepsie.

Peritonitis bei Vorhandensein der charakteristischen Symptome des Bryonia-Schmerzes. Bryonia hat sich, zweckmäßig im Wechsel mit *Belladonna,* auch bei nicht besonders heftigen [nicht der Operation bedürftigen] appendizitischen Anfällen praktisch bewährt.

Neuralgien und Neuritiden. Bei der zervikobrachialen Neuralgie ist Bryonia durch die Steifheit der Nacken- und Halsmuskeln indiziert.

Bei Interkostalneuralgien ist es mit *Ranunculus bulbosus* das Hauptmittel.

Bei Ischias zeitigt es sehr schöne Erfolge, selbst in chronischen Fällen mit Atrophie des erkrankten Gliedes.

Mastitis, besonders wenn die Milch versiegt. Die Mammae sind heiß, aber blaß und steinhart. Das Gefühl der Schwere und die geringste Bewegung sind so schmerzhaft, daß die Brüste durch einen Stützverband ruhiggestellt werden müssen.

Schwindel, morgens beim Aufstehen, mit Ohnmachtsanwandlungen von der ersten Bewegung an. Der gleiche Schwindel wiederholt sich tagsüber, beispielsweise wenn der Kranke sich „vom Stuhl erhebt", d. h. wenn er aus der Ruhe in Bewegung übergeht.

Man vergesse nicht: Bryonia ist ein *Morgenmittel* (Verschlimmerung von 3 Uhr an); alles wird bei ihm durch Bewegung verschlimmert; das erklärt den Schwindel, das Kopfweh und das Auftreten am Morgen oder bei der geringsten Bewegung.

Kongestiver Kopfschmerz. Die erste, geringste Bewegung am Morgen, etwa das Bewegen der Augäpfel oder das Gehen, lösen Kopfschmerzen aus, die sich bis zum Abend steigern. Gefühl eines Druckes von innen nach außen, „als wolle der Kopf zerspringen"; der Schmerz wird unerträglich gesteigert durch die geringste Bewegung, wie tiefes Atmen, Niesen, Husten und dgl., nach dem Essen und durch Wärme.

Husten. Leicht kommender, *lockerer,* häufiger Husten mit Seitenstechen, ausgelöst durch Kratzen im Halse. *Trockener* Husten mit blutstreifigem Auswurf, nach den Mahlzeiten stärker und manchmal mit Erbrechen endend, ebenfalls mit Seitenstechen; der Kranke preßt während des Hustens die Hand gegen die Seite. — Morgendlicher Husten beim Erwachen, beim Bewegen, manchmal mit blutigem Auswurf. — Trockener Husten, schlimmer beim Eintreten in ein warmes Zimmer, von stechenden Schmerzen begleitet. Spärlicher, zäher und klebriger Auswurf, mitunter leicht blutig gefärbt.

Fieber wie bei Phlegmasien und besonders wie bei Pneumonie. Schüttelfrost mit heißen, roten Backen; Übelkeit während des Frostes; brennende Hitze und Röte des Gesichtes, meist auf einer Wange stärker. — Heftiger Durst. — Sehr reichliche, warme, sauer riechende Schweiße des ganzen Körpers.

Dosierung

Die klinische Erfahrung hat ergeben, daß die Urtinktur bei rheumatischen Schmerzen, bei Appendizitis, Peritonitis und Pleuritis bessere Erfolge bringt als die Verdünnungen. Bei Ischias ist C 6 vorzuziehen, ebenso bei typhösem Fieber und bei Bronchopneumonie. Bei lobärer Pneumonie ist C 12 am wirksamsten.

Zusammenfassender Überblick

Bryonia entzündet die serösen Häute und die von ihnen umschlossenen Organe; es verursacht Ergüsse (Pleuritis, Synovitis usw.) und Kongestionen (Pneumonie), während die Schleimhäute trocken bleiben. — Die stechenden, reißenden, durch Bewegung verschlimmerten, durch Ruhe gebesserten Schmerzen sind die charakteristischen Leitsymptome für Bryonia.

Krankengeschichte 22

Schwerer akuter Gelenkrheumatismus

31jähriger, großer, braungesichtiger Mann von kräftiger Konstitution. Bis vor 4 Jahren ist er immer sehr gesund gewesen. 1909 bekam er einen schweren akuten Gelenkrheumatismus, der drei Monate dauerte (Januar bis März 1909); er lag damals im Krankenhaus. Dieser Rheumatismus hatte eine Endokarditis und eine Mitralinsuffizienz zur Folge.

Im Dezember 1910 bekam er abermals einen akuten Gelenkrheumatismus, der bis Ende Januar 1911 währte; in der Zwischenzeit hatte er sich sehr wohl gefühlt, und auch nach dem zweiten Anfall war er gesundheitlich recht gut in Ordnung bis zum August 1913, wo er zum dritten Mal an Gelenkrheumatismus erkrankte.

Die letzte Erkrankung begann am 19. August mit einer fieberhaften Angina (bis 24. August) und mit schmerzhaften Gelenkschwellungen. Nacheinander waren Knie, Ellenbogen, Schultern, Extremitäten, Füße und Hände befallen. Er selber fühlte sehr wohl, daß er ernsthaft krank sei; aber er hatte Angst gehabt, sich zu Bett zu legen, und fürchtete vor allem die Salizylpräparate. Während der ersten beiden Erkrankungen hatte er große Mengen davon eingenommen und danach Ohrensausen und Schwindel bekommen, was ihn erschreckte und sehr belästigte. Am 24. August muß er sich abends doch legen; er ließ sich um die kranken Gelenke Methylsalizylumschläge machen. So blieb er bis zum 27. August ohne ärztliche Hilfe liegen. Da sich sein Zustand aber von Tag zu Tag verschlimmerte, ließ er mich am 27. August morgens zu sich rufen.

Ich finde Herrn S. in folgendem Zustand: Durch einen Berg von Kopfkissen gestützt, sitzt er in seinem Bett, weil er sich vor Beklemmung nicht legen kann. Die Atemnot ist in der Tat sehr stark; er kann kaum sprechen. Das Gesicht ist blaß und angstvoll, die Stirne schweißbedeckt. Der Kranke hält sich unbeweglich; die meisten Gelenke sind befallen; Schultern, Ellenbogen, Hände, besonders die rechte Seite; auch die kleinen Fingergelenke sind schmerzhaft; er hält deshalb die Finger in leichter Krümmung gespreizt. An den unteren Gliedmaßen sind die Gelenke von Knie, Fuß und Zehen erkrankt.

Untersuchungsbefund. Alle Gelenke sind heiß, gespannt und äußerst schmerzhaft. Die stechenden Schmerzen werden durch die geringste Bewegung ausgelöst oder verschlimmert; der Kranke hält sich ganz steif; der leiseste Fingerdruck, die Schwere der Bettdecke sind ihm unerträglich. Dagegen empfindet er eine gewisse Erleichterung, wenn ich irgendein Gelenk, z. B. das Knie, kräftig mit der Hand zusammenpresse; er kann dann sogar einen schwachen Versuch machen, es ein wenig zu beugen.

Respirationstraktus: o. B.

Zirkulationstraktus. Leise, weiche Herzgeräusche; der erste Herzton ist kaum wahrnehmbar. Kleiner, weicher, leicht unterdrückbarer Puls, 124. Temperatur 39,5°.

Verdauungstraktus. Trockene Zunge mit schmutzig-gelblichem Belag; trockene, rissige Lippen; trockener Rachen. Der Kranke hat einen ungeheuren Durst und verlangt nach großen Mengen kalter Flüssigkeit.

Haut. An den unteren Gliedmaßen, besonders an den Unterschenkeln, zahlreiche Petechien, die seit etwa 3—4 Tagen bestehen.

Behandlung. Der Patient hat eine krankhafte Abneigung gegen Salizyl; er erzählt mir, daß er aus Furcht vor dieser Arznei nicht eher einen Arzt habe holen lassen, und fleht mich an, ihm ja dieses Medikament nicht zu verordnen. Ich verspreche es und gebe ihm eigenhändig Medikamente aus meiner Taschenapotheke:

Bryonia C 6... gtts XXX
Aquae fontanae 180 g
Stündlich einen Eßlöffel.

28. August. Der Kranke hat während der Nacht etwa 3 Stunden geschlafen. Die Angst ist ein wenig gemildert. Die morgendliche Temperatur 39,2°, Puls 130. Der Zustand des Herzens und das Allgemeinbefinden sind unverändert, trotzdem scheinen dem Kranken die Schmerzen in den Gelenken geringer zu sein. — *Bryonia C 6* weiter.

29. August. Die Temperatur, die am Vorabend noch 39,4° betrug, ist heute morgen auf 38,5° gesunken. Die Gelenke sind weniger gespannt, mit Ausnahme des linken Fußes und der linken Hand, die während der Nacht stärker angeschwollen sind. Der Kranke hat jedoch schlafen können und keine Schmerzen gehabt. Die Herztöne sind deutlicher, der Puls ist kräftiger, weniger leicht unterdrückbar, ungefähr um 100. Der Durst ist immer noch heftig. Der Patient trinkt in einem Zuge ein großes Glas Evianmineralwasser. Appetitlosigkeit. Verstopfung: harte, trockene, schwärzliche Stühle.

Viel weniger Atemnot, Angst und Unruhe. Immer viele Schweiße.

Die Gelenke schmerzen den Kranken viel weniger; er kann die Arme vom Körper heben und versucht einige Bewegungen, die allerdings sehr rasch wieder Schmerzen auslösen. — *Bryonia C 6* weiter, aber nur zweistündlich einen Eßlöffel.

30. August. Sehr gute Nachtruhe. Weniger Schweiße. Temperatur 37,8°, Puls 84, stärker. Die Herzschläge sind kräftiger, auch das alte Mitralgeräusch ist weniger deutlich. — Gleiche Verordnung.

1. September. Sehr gute Besserung; ausgezeichnete Nachtruhe, Temperatur 37,2°, Puls 80. Alle Gelenke bis auf die der rechten Hand sind abgeschwollen; sie schmerzen viel weniger. Herz und Puls werden wieder normal. Der Kranke klagt noch immer über heftigen Durst. — Bryonia C 6 weiter, jetzt 2½ stündlich.

3. September. Ich finde den Kranken außer Bett. Er ist wohlauf. Er hat keine Schmerzen mehr, schläft gut und beginnt wieder zu essen. Er fühlt sich nur ein wenig schwach und klagt über allgemeines Kältegefühl. — *Bryonia* wird abgesetzt, dafür *Silicea C 30*.

Der Kranke fängt an, sich wieder für seinen Beruf zu interessieren. Während der nächsten 14 Tage fühlt er sich noch ein wenig schwach, aber seine Kräfte nehmen von Tag zu Tag zu.

Einen Monat später sehe ich ihn wieder, er fühlt sich sehr wohl. Erneut bringt er seine Zufriedenheit und sein Erstaunen zum Ausdruck darüber, daß er so schnell und *ohne Salizyl* wiederhergestellt worden sei. Nach seiner Meinung hat dieser dritte Anfall ebenso schwer begonnen wie die beiden ersten; damals habe er zwei und drei Monate gelegen, während er jetzt doch schon nach achttägiger Behandlung von seinem Leiden befreit worden sei (27. August bis 8. September).

Kommentar des Verfassers. Diese Verwunderung des Kranken wird jeder nicht voreingenommene Arzt teilen. Denn ohne Zweifel handelte es sich um einen Fall von akutem Gelenkrheumatismus, den man von vorneherein als besonders schwer ansehen mußte. Der Patient — dessen Meinung man wohl ernstnehmen darf, da er schon zwei derartige Attacken mitgemacht hatte, — fühlte sich ebenso schwerkrank wie bei den vorhergehenden Malen. Wenn wir uns seinen Zustand nochmals vor Augen führen, dann müssen wir uns seiner Ansicht anschließen. Die Lage schien kritisch. Die ungeheure Atemnot, die Unruhe, das angstvolle Gesicht des Patienten, der Zustand des Herzens, das schwächer zu werden beginnt, die zahlreichen Petechien auf den Beinen, alles das ergibt einen Symptomenkomplex, der schon bedrohlich scheint. Bei dem Befallensein so zahlreicher Gelenke schien ein langes Krankenlager wahrscheinlich.

Aber *ein Mittel* drängte sich förmlich auf. Der lebhafte, heftige Durst mit dem Verlangen nach großen Mengen kalten Wassers, die Trockenheit der Lippen und des Mundes, die Lokalisierung an den serösen Gelenkhäuten, die stechenden, unerträglichen Schmerzen und vor allem die ganz charakteristischen Modalitäten: Verschlimmerung durch Berührung und die leiseste

Bewegung und Besserung durch breiten, kräftigen Druck, alles Symptome, die für *Bryonia* sprachen. Also wurde dieses Mittel verordnet und jede andere, äußerliche oder innerliche, Behandlung ausgeschieden. *Bryonia* heilte seine Schmerzen, ohne Belästigung, ohne Ohrensausen und ohne den gefürchteten Schwindel: mit Bryonia war innerhalb von 8 Tagen der Anfall überstanden.

L. Philippe-Nadeau (Paris)

Cactus grandiflorus

Cereus scondens. Großblütiger Kaktus. Königin der Nacht. Mehrjährige Pflanze aus Mittelamerika.

Man stellt die Dilutionen aus einer am Ursprungsort aus Stengel und Blüten der Pflanze bereiteten Tinktur her.

Die Pathogenese von Cactus wurde im Jahre 1864 durch den neapolitanischen Arzt Dr. Rocco-Rubini veröffentlicht. Die französische Übersetzung davon steht in der „Art médical" (Bd. 20, pag. 268). Die gesamte klinische Erfahrung über dieses Medikament ist von Hale in seinen „*New Remedies*" zusammengestellt.

Physiologische Wirkung

Die Wirkung von Cactus grandiflorus erstreckt sich hauptsächlich auf das Zirkulationssystem; aber auch der Verdauungstraktus wird deutlich betroffen.

Sein Einfluß auf Herz und Gefäße ist ähnlich dem von *Aconit*. Die allgemeine, manchmal sogar täglich zur gleichen Stunde wiederkommende Frostigkeit mit darauffolgender starker Hitze und reichlichem Schweiß, außerdem die Symptome von heftiger Kongestion zum Kopf und zur Brust (Schmerz und Hämorrhagie) beweisen seine Wirkung auf das arterielle System. Seine Wirkung auf das Herz ist charakterisiert durch ein ungewohntes Gefühl von Schmerz, Klopfen, Zusammenschnürung und Atemnot.

Cactus wirkt anscheinend weder auf die Arterien noch auf die peripheren Nerven, sondern wohl auf den Herzmuskel selbst. Die Arbeiten von Boinet, Tessier, Ellingwood, George Butler und Pfitzer sind eine Bestätigung für die alten homöopathischen Indikationen. Cactus hat keine akkumulierenden Eigenschaften; es wirkt langsam und ist nicht gefährlich, eines jener kostbaren therapeutischen Mittel, die große Dienste leisten, ohne daß man bei ihnen eine toxische Wirkung befürchten muß.

Im *Verdauungsapparat* verursacht Cactus grandiflorus saures Aufstoßen aus dem Magen mit Schweregefühl in der Magengrube; außerdem verursacht es heftiges Bauchgrimmen mit (innerer und äußerer) Hitze im Abdomen, galligen Durchfall mit Schmerz vor dem Stuhlgang. — Entzündliche Strangurie; dieser folgt die überschießende Ausscheidung eines an Uraten und Phosphaten überreichen Urins. — Schmerzhafte Menstruation.

Modalitäten

Verschlimmerung: Beim *Liegen auf der linken Seite;* beim Gehen und Treppensteigen.

Besserung: Im Freien; durch Einatmen frischer Luft.

Leitsymptome

1. Konstriktionsgefühl, das in jedem Organ empfunden werden kann: in Brust, Magen, Uterus, ganz besonders aber am Herzen. Dabei besteht das Gefühl des Zusammengepreßtwerdens durch eine eiserne Faust.
2. Verschiedenartige Schmerzen, die vom Herzen ausgehen, in den linken Arm strahlen, ihn taubmachen und die bis zur Ohnmacht führen können.
3. Heftiges Herzklopfen, schlimmer beim Liegen auf der linken Seite und kurz vor Regeleintritt.
4. Ödem der linken Hand: Kein anderes Mittel besitzt dieses Symptom, das besonders im Verlauf von chronischer Endokarditis auftritt und sehr einfach die beginnende Dekompensation erkennen läßt. — Ödem des Fußes und Unterschenkels.
5. Blutandrang zum Kopf und heftiges Kopfweh. Gefühl eines *schweren Gewichtes* auf dem Scheitel (besonders in der Menopause).
6. Hämorrhagien.
7. Periodizität der Symptome.

Schmerzen. Die schmerzhaften Symptome der linken Seite des Brustkorbes sind zahlreich und charakteristisch: Schmerz in der linken Mamma, schlimmer beim Berühren; schmerzhaftes Ziehen in der linken Thoraxmuskulatur, das sich bis ins Schultergelenk erstreckt und die Atmung sowie die freie Bewegung des Armes behindert. Dolchartig durchbohrender, sehr heftiger Schmerz in der linken Brust. *Zusammenschnürende Schmerzen.*

Stühle. Wässerige oder gallige Diarrhoe morgens; vorher stellen sich immer Schmerzen, Darmkollern und Tenesmus mit Schweregefühl im After ein.

Regel. Verfrüht, schwarz wie Teer (*Cocculus, Magnesia carbonica*); nichtfließend beim Liegen; mit Herzsymptomen.

Hauptsächliche Indikationen

Erkrankungen des Herzens. Cactus ist ein sehr gutes Heilmittel bei den verschiedensten Erkrankungen des Herzens; aber es ist keinesfalls ein Spezifikum. Die Indikation für Cactus scheint durch folgende Symptome näher bestimmt zu sein: gesteigerte Herztätigkeit, sehr schmerzhafte Präkordialangst bis zum Erstickungsgefühl gesteigert, Gefühl des Zusammengeschnürtwerdens des Herzens wie durch eine eiserne Faust, Ohnmacht, Unregelmäßigkeit und Verschwinden des Pulses.

Cactus ist wirksam zu Beginn von Herzerkrankungen, wenn die Herztätigkeit rasch und heftig und der Puls unregelmäßig ist; bei Angina pectoris, vor allem nach Nikotinabusus.

Sportherz der jungen Leute (*Arnica, Rhus toxicodendron*).

Hämorrhagien. — Cactus muß in Erwägung gezogen werden bei jeder Hämorrhagie, die mit einem Herzfehler in Zusammenhang zu stehen scheint, besonders, wenn die charakteristische schwarze, leicht gerinnende Blutung vorliegt. Hämatemesis, Hämoptoe, Epistaxis.

Herzkomplikationen bei Rheumatikern. Cactus paßt besser bei *Myokarditis* als bei Endo- oder Perikarditis.

Rheumatismus aller Gelenke, an den oberen Extremitäten beginnend (*Ledum:* Der Rheumatismus beginnt an den unteren Gliedmaßen). Man erinnere sich des klinischen Gesetzes: „Bei akutem Gelenkrheumatismus der oberen Gliedmaßen ist die Beeinträchtigung des Herzens die Regel, bei akutem Gelenkrheumatismus der unteren Gliedmaßen ist sie die Ausnahme."

Lungenerkrankungen, die vom Herzen herrühren. Gefühl, als läge ein ungeheures Gewicht auf der Brust; der Kranke kann nicht ausgestreckt liegen; anfallsweise Atemnot mit ohnmachtartigen Schwächeanfällen und kalten Schweißen, Epistaxis, Hämoptoe. Bei kardiogenen Bronchitiden wirkt Cactus langsam, aber zuverlässig.

Kopfschmerz. Kongestion; Klopfen in den Schläfen, stärker in der Nacht und auf der rechten Seite (*Belladonna, Glonoin*), mit Einschnürungsgefühl, als säße der Kopf in einem Schraubstock. Das Sehvermögen ist gestört; der Patient glaubt, rote Lichter zu sehen.

Husten. Husten mit Hämoptoe und organischen Herzleiden. Husten mit sehr reichlichem, schleimigem Auswurf „wie gekochte Stärke", aber von ausgesprochen gelber Färbung.

Fieber. Täglich zur gleichen Stunde. Intermittierendes Fieber. Der Höhepunkt des Fiebers liegt etwa um 11 Uhr; Hämorrhagien. Während des Fiebers dominiert ein Kältegefühl: kalter Rücken, kalte Schweiße, eiskalte Hände.

Dosierung

Bei den organischen Erkrankungen des Herzens pflegt man im allgemeinen die tiefen Dilutionen und die Urtinktur zu geben; die höheren Potenzen verwendet man vorzugsweise bei nervösem Herzklopfen.

Zusammenfassender Überblick

Ausgezeichnetes Heilmittel. Sein „Kennwort" heißt: Konstriktionsgefühl am Herzen, aber auch an jedem anderen Organ (Ösophagus, Magen, Blase usw.). Fügt man noch die Stichworte: Hämorrhagien und Periodizität der Symptome hinzu, so hat man damit die drei wichtigsten Charakteristika dieses Mittels.

Calcarea carbonica

Kalziumkarbonat, kohlensaurer Kalk. Conchae praeparat. Zum homöopathischen Gebrauch verwendet man das Kalkkarbonat der Austernschale. Zu diesem Zweck bricht man eine dicke Austernschale auseinander und entnimmt daraus die weiße, kalkige Substanz, die sich innen zwischen der inneren und äußeren Schicht der Austernschale befindet. Dieses so erhaltene Karbonat ist nicht chemisch rein; es kann jedoch durch kein anderes Präparat ersetzt werden, denn gerade mit diesem Präparat hat HAHNEMANN seine Prüfungen angestellt.

Die drei ersten Potenzen dieses in Wasser und Alkohol unlöslichen Salzes werden durch Verreibungen hergestellt.

Die Pathogenese von Calcarea carbonica findet sich in HAHNEMANN *„Chronische Krankheiten"*.

Physiologische Wirkung

Das Kalziumkarbonat besitzt kein Vergiftungsbild. HAHNEMANNs Prüfungen sind mit schwachen, lange Zeit hindurch eingenommenen Dosen gemacht worden: Die klinische Verwendung hat weitere Erfahrungen geliefert. Mittels dieser beiden Wissensquellen vermag der homöopathische Arzt ein genaues Bild der Indikationen dieses Salzes zu zeichnen, das eines seiner wertvollsten Polychreste darstellt.

Calcarea carbonica ist zu jeder Zeit als Heilmittel angewendet worden, und zwar unter den verschiedenen Formen: Kreide, Eierschalen, Krebsaugen u. ä. Nach den Arbeiten von FERRIER hat ein wahrer Sturm von Mineraltherapie unsere zeitgenössischen Ärzte ergriffen; tonnenweise sind die Kalksalze in großen Dosen den unglücklichen Tuberkulösen einverleibt worden. Die Schäden dieses Vorgehens zeigten sich bald: Die Dissertation von MANOUSSAKIS (aus dem Laboratorium von TESSIER-Lyon) hat nachgewiesen, daß die so verabreichten Kalksalze nicht nur nicht assimiliert werden, sondern die Entkalkung noch beschleunigen. Sodann veröffentlicht LAUFER, Chefarzt einer Lungen-Poliklinik, eine sehr wichtige Studie über diese Frage und kommt zu denselben Schlüssen; man findet die Arbeit unter dem Titel: *„Échanges minéraux chez les tuberculeux"* (Der Mineralstoffwechsel der Tuberkulösen) in der *„Revue de la Tuberculose"*, August 1926, pag. 600.

Typ

Es handelt sich um die von GUERNSEY so genannte „leukophlegmatische (,skrofulöse') Konstitution".

„Das Kind des Calcarea-Typs ist dick, fleischig, mehr aufgetrieben als straff. Der Kopf ist unverhältnismäßig groß, die Fontanellen bleiben offen. Es treten partielle Schweiße auf, besonders am Kopf, wodurch das Kopfkissen feucht wird. Das Gesicht ist von kreidiger Farbe; die Züge sind eher grob, und die Oberlippe ist geschwollen; die Zahnung ist verzögert, die Zähne sind häufig gekerbt, die Füße kalt und klebrig-feucht. Das Calcarea-Kind neigt zu nässenden Entzündungen der Haut, zu Ausschlägen, besonders zu Ekzemen der behaarten Kopfhaut; es neigt zu Erkrankungen des Ohres, Hypertrophie der Hals- und Achseldrüsen, chronischem Schnupfen mit verdickten, geschwürigen Nasenflügeln. Der Bauch ist dick und einer umgekehrten Schüssel vergleichbar. Immer lernt das Kind spät sprechen und gehen."

Ein anderer Kindertyp von Calcarea carbonica hat ebenfalls geschwollene Drüsen und dieselben Schwierigkeiten beim Gehenlernen, aber die Haut ist fein und zart, die Wimpern sind lang und seidig, die Haare lang und glatt. Bei einem solchen Kinde beugt Calcarea einer Tuberkulose vor.

Calcarea paßt sowohl für die fettleibigen als auch für die sehr mageren Kinder, deren Haut welk und faltig ist, deren Bauch aber anormal dick bleibt. Das sind die „Durchfallkinder", für die Calcarea ein außerordentliches Mittel darstellt.

Der Jüngling dieses Typs ist wegen seiner Muskelschwäche alles andere als ein Sportsmann. Er will für sich nur Ruhe und Stille; schon früh wird er fettleibig.

Das junge Mädchen ist pastös und bleichsüchtig; es klagt über Herzklopfen, Atemnot und Kopfschmerzen.

Die gleichen Züge findet man bei den Erwachsenen wieder; besonders bei jungen Frauen. Diese sind sanft, sensibel, weichlich, indolent und ewig müde infolge ihrer zu reichlichen und zu rasch aufeinanderfolgenden Menses; Hitzewallungen zum Kopf nach den Mahlzeiten und Röte der Nasenspitze machen ihnen besonderen Kummer.

Die Gemütsverfassung eines solchen Menschen kann man sich leicht vorstellen: Er ist voll Angst und voll verschiedenartiger Befürchtungen, besonders für seine Gesundheit. Geistige Arbeit ist für ihn mühevoll, weil angestrengte Aufmerksamkeit ihm schwerfällt, ihn geistig rasch ermüdet und Stirnschweiße hervorruft.

Modalitäten

Verschlimmerung: Durch *Kälte*, durch Feuchtigkeit, zur Zeit des *Vollmonds*. Durch jede körperliche oder geistige Arbeit. — Wenn ein Schluck kalten Wassers bei dem Patienten Gliederzucken (Tic convulsif) oder Epilepsie auslöst, dann gebe man Calcarea oder *Hyoscyamus*.

Besserung: Durch trockene Witterung. *Fühlt sich wohler, wenn er verstopft ist.* Beim Liegen auf der schmerzhaften Seite.

Vorherrschende Angriffsseite: *Rechts*. CHARGÉ macht dazu folgende wichtige Bemerkung: Das Nasenbluten kommt bei skrofulösen Kindern und bei Frauen mit reichlicher Regel fast immer aus dem rechten Nasenloch. Sehr ausgeprägte Prädilektionswirkung auf die rechte Lungenspitze bei Tuberkulose. Eiseskälte der rechten Kopfseite.

Leitsymptome

1. Kältegefühl an den Füßen, den Knien, dem ganzen Unterschenkel, wie von „kalten feuchten Strümpfen". Kälte an verschiedenen Stellen des Kopfes, besonders rechts, so stark, daß der Kranke meint, dort läge ein Stück Eis. Gefühl von innerer Kälte.

2. Außerordentliche Frostigkeit mit Abneigung gegen frische Luft; der geringste kalte Luftzug geht anscheinend „durch und durch".

3. Gefühl von Schwäche und Erschöpfung ohne Grund oder durch die leichteste Beschäftigung, besonders durch Gehen.

4. Der ganze Verdauungstraktus ist bei Calcarea carbonica sauer: saurer Geschmack, saures Aufstoßen, saures Erbrechen, saure Stühle.

Milch wird schlecht vertragen; das Kind bricht sie in „Klumpen" aus; Milch verursacht häufig Urtikaria.

5. Hitzewallungen und Blutandrang zum Kopf, wie in der Menopause.

6. Chronische Pupillendilatation. — Calcarea ist das mineralische Äquivalent von Belladonna, die „chronische Belladonna".

7. Morgendlicher Kopfschmerz.

8. Zu starke Regelblutungen.

9. Partielle Schweiße, besonders der behaarten Kopfhaut.

10. Abneigung gegen Fleisch und gekochte Speisen, Verlangen nach Eiern, Zuckersachen und unverdaulichen Dingen wie Kreide, Kohle, Graphit (in Bleistiften) u. ä.

11. Die Haut ist unheilsam; die geringfügigsten Wunden eitern leicht.

Eigentümliches Symptom: Schmerzhafte Eiterungen am Nagelfalz.

Schmerzen: Immer von einem örtlichen oder allgemeinen Kältegefühl begleitet, werden sie gewöhnlich hervorgerufen durch feuchte Kälte oder feuchte Witterung und stets durch Waschen mit kaltem Wasser verschlimmert. Deshalb werden die rheumatischen Beschwerden der Waschfrauen oft durch Calcarea carbonica geheilt.

Stühle: Sehr stinkender, unfreiwilliger Durchfall, nach faulen Eiern riechend; gänzlich entfärbt bei Ikterus.

Verstopfung bisweilen so hartnäckig, daß zu mechanischen Mitteln gegriffen werden muß.

Regel: Zu früh, zu stark, zu lange. Die leichteste Gemütserregung ruft [nach Beendigung] sie wieder hervor.

Milchige Leukorrhoe.

Hauptsächliche Indikationen

Calcarea carbonica ist das große Heilmittel der Assimilationsstörungen. Diese Störungen begünstigen die Entwicklung von drei Hauptkrankheitsformen, nämlich: *Skrofulose, Rachitis* und *Tuberkulose*. Calcarea carbonica ist bei diesen drei Erkrankungen ein sehr wirksames Heilmittel:

Bei **Skrofulose** ist es im ersten Stadium indiziert durch: Schwellung und dumpfen Schmerz aller Lymphdrüsen, feuchtes, impetiginöses Ekzem, krankhafte Granulationen; Lidrandentzündung, chronischer Schnupfen, Leukorrhoe. Es ist auch im vorgeschrittenen Stadium indiziert durch das Symptom: Schmerzhafte Schwellung der Halswirbel.

Bei **Rachitis** ist Calcarea angezeigt durch verzögertes Zahnen und Gehenlernen, schnell auftretende Kopfschweiße und weißlichen Niederschlag im Urin.

Bei **Tuberkulose** wirkt es besonders auf die mittleren und oberen Teile der rechten Lunge. Schmerzhafte Empfindlichkeit bei Berührung und Atmen; Kurzatmigkeit beim Spazierengehen und beim Steigen.

Wie die anderen Kalksalze, so unterstützt auch Calcarea die Wirkung der Tuberkuline.

„Dr. Martiny, ein belgischer homöopathischer Arzt", sagt Jousset, „gab der bestehenden Tendenz zu einer für alle Fälle passenden Behandlungsweise nach und verordnete in allen gewöhnlichen chronischen Fällen von Phthise folgende Zusammenstellung von wechselwirkenden Medikamenten: *Arsenicum jodatum C 6* am 1. Tag, *Calcarea phosphorica C 6* am 2. Tage und so fort durch Wochen und Monate. Da ich Gelegenheit hatte, die Wirkung dieser Behandlung bei den Patienten von Dr. Martiny zu beobachten, muß ich gestehen, daß die Erfolge hervorragend waren. Ich selbst habe diese Methode mehrere Male mit gutem Ergebnis angewendet. Diese Behandlung kann in chronischen Fällen, bei denen keine Komplikation vorliegt, empfohlen werden."

Ich füge hinzu, daß man durch die richtige Wahl der Calcarea je nach dem Typ des Kranken Calcarea carbonica, fluorica oder phosphorica (s. d.) — die erhaltenen Resultate noch verbessern kann.

Calcarea carbonica ist außerdem noch das Heilmittel für die **diffuse Bronchitis** der feinsten Bronchialäste, die chronisch zu werden droht; in diesem Falle treten häufig zwei charakteristische Symptome auf: nämlich profuse Kopfschweiße und Frieren an den Knien.

Bei den **Verdauungsstörungen der Kinder** muß man zuerst an Calcarea carbonica — ebenso an die anderen Kalksalze — denken. Aber man lege bei der Wahl dieses Mittels dem Aussehen des Stuhles weniger Bedeutung bei als dem Typ des Kranken und den Begleitsymptomen; als charakteristische Symptome findet man gewöhnlich: saure, nicht verdaute, starkriechende Stühle mit Klumpen unverdauter, geronnener Milch, gewöhnlich grünlich oder wäßrig, schlimmer nach der Brustmahlzeit. „Ein Kind, das an chronischer Enteritis leidet", schreibt Cartier, „und abzumagern beginnt, wird in allen Stadien seiner Krankheit von Calcarea großen Nutzen haben, wenn es einige Begleitsymptome dieses Mittels aufweist."

Das äußerste Stadium der chronischen intestinalen Infektion ist die **Athrepsie.** Hierbei ist Calcarea ein wunderbares Heilmittel. „Wie viele athreptische Kinder der Armenbevölkerung, schlecht ernährt und schlecht gepflegt, mit allen Zeichen intestinaler Kachexie, sind in homöopathischen Polikliniken nicht schon gerettet worden! Ich entsinne mich immer noch eines Kindes mit faltigem, greisenhaftem Gesicht, das ich nach vierzehntägiger Behandlung mit Calcarea carbonica C 30 nicht wiedererkannte, eine so glückliche Veränderung war in seinem Allgemeinbefinden vor sich gegangen (Cartier)."

Da Calcarea carbonica eine tiefgehende Umstellung der Assimilation bewirkt, ist es nicht erstaunlich, daß es außerdem ein gutes Heilmittel bei **Nieren- und Gallensteinen** ist.

Calcarea carbonica kann auch bei **nervösen Erkrankungen** indiziert sein. **Agoraphobie.**

Bei **Epilepsie** oder unklarem epileptoidem Schwindel mit Hinfallen, vollständigem Bewußtseinsverlust, mit Nachlassen des Gedächtnisses und der Intelligenz ist die Verordnung des Mittels gerechtfertigt. Natürlich muß man, wie immer, sorgfältig darauf achten, daß die übrigen Symptome die Medikation rechtfertigen.

JAHR gibt unter anderen zahlreichen Symptomen an, daß Calcarea besonders gegen die nächtliche Epilepsie mit Schreien und Verschlimmerung der Anfälle zur Zeit des Vollmondes passe.

Hypochondrie mit ängstlichen Vorahnungen und Befürchtungen für die Gesundheit, Zustand von Stupor und Minderung der geistigen Fähigkeiten. Ätiologisch unklare Schwäche ist ebenfalls ein Symptom, welches die besondere Anwendung von Calcarea carbonica bei Hypochondrie erfordert.

Schwindel bei raschem Aufstehen oder beim Wenden des Kopfes, selbst in Ruhelage oder beim Aufwärtssteigen auf einer Treppe, einer Leiter.

Kropf ist von IMBERT-GOURBEYRE mit Calcarea in wägbaren niederen Potenzen viele Male geheilt worden.

Erkrankungen der Augen: weiße Flecken und Geschwüre der Hornhaut. Chronische Pupillendilatation. Star. Tränensackfistel.

Kopfschmerzen. Verschiedene Schmerzen mit Übelkeit, Aufstoßen und Gefühl von Eiseskälte in und auf dem Kopfe, besonders rechtsseitig. Die Calcarea-Kopfschmerzen beginnen morgens beim Erwachen, werden schlimmer durch geistige Arbeit, alkoholische Getränke und körperliche Anstrengung.

Chronische Trigeminusneuralgie mit Schmerzen, die vom rechten Foramen mandibulare bis zum Ohr aufwärts strahlen.

Husten. Husten mit Auswurf, besonders morgens; dicker, eitriger Auswurf. Abmagerung, allgemeine Schwäche, Schweiße bei der geringsten Anstrengung, dabei geistig sehr matt. Skrofulöse und tuberkulöse Diathese.

Dosierung

Calcarea carbonica wird fast nur in hohen Dilutionen verordnet, in der 12. und in der 30. Centesimale.

Calcarea acetica wird dagegen bei Diarrhoe gewöhnlich in den niederen Verdünnungen verschrieben.

Zusammenfassender Überblick

Calcarea carbonica ist ein Konstitutionsmittel par excellence. „Fehlerhafte Nutrition [Assimilation]" ist sein Leitsymptom. Es paßt vorzugsweise bei Menschen vom skrofulösen Typ (dem „leukophlegmatischen" Typ der alten Ärzte). Große Empfindlichkeit gegen Kälte, überreichliche Regel sind seine charakteristischen Merkmale, die man immer im Gedächtnis behalten muß.

Krankengeschichte 23
Hornhautgeschwüre

Diese Fallgeschichte liegt schon sehr lange zurück. Sie geschah während meiner augenärztlichen Ausbildung als Student bei dem weltberühmten Professor ABADIE.

Eines Tages kam mein homöopathischer Freund Dr. CLAUDE in die Vorlesung ABADIES, die sehr zahlreich von in- und ausländischen Hörern besucht war.

Unter den Kranken, die ABADIE vorstellte, befand sich ein Junge von etwa 10—12 Jahren, der an schweren Hornhautgeschwüren litt: Drei Monate schon hatte sich ABADIE vergeblich um seine Heilung bemüht. Plötzlich wandte er sich an meinen Freund CLAUDE und setzte ihm das Messer auf die Brust: „Kollege CLAUDE, Sie können ja alles heilen! — Was würden Sie diesem Kinde geben, um es von seinen Ulzera zu befreien?"

Mein Freund CLAUDE war ein wohlerzogener Mensch, aber er liebte es nicht, wenn man sich über die Homöopathie lustig machte. Deshalb zog er zunächst auch ein beleidigtes Gesicht, besann sich aber plötzlich eines anderen.

Er beugte sich zu dem kleinen Patienten, prüfte aufmerksam seine Hornhaut, betrachtete aber gleichzeitig seine entzündeten Augenlider, die geschwollene Nase, die dicken Lippen, die Hutchinsonschen Zähne, die Kette von Halsdrüsen, drehte sich darauf um und sagte zu ABADIE: „Wenn ich den Jungen zu behandeln hätte, würde ich ihm *Calcarea carbonica C 6* im Wechsel mit *Ipecacuanha C 6* verordnen."

Allgemeines Lächeln — sehr diskret natürlich — aber doch ein Lächeln.

„Mit Körnchen?" fragte ABADIE, dem der Schalk im Nacken saß. —

„Ja, mit Körnchen", antwortete CLAUDE. — „Und was außerdem?" — „Nichts, gar nichts..." — „Wie, kein äußeres Mittel?" — „Auf keinen Fall!" — „Keine Salbe?" — „Nein." — „Keine Augentropfen?" — „Noch viel weniger!" —

„Potz Blitz", sagte ABADIE, „wenn es Ihnen gelingt, diesen Jungen hier mit Ihren kleinen Körnchen zu heilen, dann will ich Sie einen großen Mann heißen."

„Oh, soviel verlange ich nicht", antwortete CLAUDE ganz bescheiden. „Ich bitte nur, daß Sie anerkennen — natürlich nur, wenn ich Erfolg habe —, daß die Homöopathie, über die man sich bisweilen lustig macht, bei Gelegenheit recht nützlich sein kann, und sei es auch nur, um diejenigen zu heilen, welche die Allopathie im Stich läßt." —

„Zugegeben! — In 8 Tagen wollen wir unseren Patienten wieder ansehen!" —

In der folgenden Woche fanden wir uns alle wieder in der Klinik ein, die Studenten und die Ärzte, welche bei der ersten Untersuchung zugegen waren und die — wie ich vermute — nicht böse gewesen wären, wenn die Homöopathie versagt hätte.

Zu ihrem Leid und unserer Freude hatte die Homöopathie aber durchaus nicht versagt, im Gegenteil, *der kleine Patient* war *fast völlig geheilt*.

ABADIE erkannte ohne Zaudern den Sieg seines Gegners an; ja, er ließ sich in einem Schwung von Begeisterung zu den Worten hinreißen:

„Meine Herren! Ich verneige mich vor einem solchen Erfolg, und wenn ich andere Kranke mit Hornhautgeschwüren habe, dann werde ich bestimmt nicht zögern, sie mit *Calcarea* und *Ipecacuanha* zu behandeln."

CLAUDE und ich sahen uns an, wir ahnten, was kommen mußte.

ABADIE verordnete, treu seinem Versprechen, während einiger Zeit bei allen Hornhautgeschwüren, die ihm in die Finger kamen, die beiden Mittel. Unglücklicherweise beobachtete er aber nicht, ob es primäre oder sekundäre Ulzerationen waren, ob sie bei Kindern, Erwachsenen oder Greisen auftraten, ob es sich um strumöse, traumatische oder dystrophische Veränderungen handelte..., kurz und gut, er beschäftigte sich sehr *mit der Krankheit, aber nicht mit dem Kranken*. Er hatte viele Mißerfolge, die er natürlich auf Rechnung der Homöopathie setzte, und die in Wirklichkeit nur seiner Unkenntnis der individuellen Verordnung bei jedem einzelnen Fall zuzuschreiben waren.

DANIEL PARENTEAU (Paris)

Kommentar. Diese Krankengeschichte ist sehr lehrreich, weil sie deutlich den Stein des Anstoßes zeigt, über den diejenigen Ärzte stolpern, die es „mit der Homöopathie versuchen" wollen, aber noch nicht die Notwendigkeit der Individualisation begriffen haben. Sie wählen die Mittel nach der Krankheitsdiagnose, nicht nach den Symptomen! In Wirklichkeit ist das eine allopathische, eine Mischmasch-Homöopathie, aus der nichts Gutes kommen kann.

Man beachte auch die geschickte Verordnung von CLAUDE, der das Konstitutionsmittel *Calcarea* im Wechsel mit dem durch die lokalen Symptome indizierten *Ipecacuanha* gab.

Krankengeschichte 24

Kropf

Im August 1918 bemerkte die 44jährige Frau Eugenie G. bei sich eine Geschwulst am Hals. Der erste Beginn der Schwellung schien bis zum Januar 1918 zurückzugehen, denn nach den Worten einer Freundin war seit dieser Zeit der Hals von Frau G. geschwollen.

Im November desselben Jahres, als die Geschwulst immer noch zunahm, konsultierte Frau G. den Chirurgen eines Pariser Krankenhauses, den Universitätsprofessor N. Dieser diagnostizierte einen Kropf und schlug operative Entfernung vor, da nach seiner Meinung Hoffnung auf Heilung durch medikamentöse Behandlung nicht mehr bestände.

Die im Prinzip entschiedene Operation sollte, wenn die Kranke einwilligte, im Dezember durchgeführt werden.

Ich sehe Frau G. zum ersten Mal, nachdem sie diesen Bescheid erhalten hat, und konstatiere einen Kropf des linken Lappens der Thyreoidea, so groß wie ein Taubenei.

Da Frau G. keinen Schmerz und keine Beschwerden hat, will sie sich zur Operation nur aus Furcht vor noch größerem Anwachsen des Kropfes entschließen.

Auf meinen Rat wird die durchaus nicht dringliche Operation aufgeschoben und in die homöopathische Behandlung eingewilligt.

Untersuchung und Anamnese ergeben, daß die Kranke sehr wenig Symptome aufweist, die mir die Wahl irgendeines Mittels nahelegen könnten. Frau G. hat sich immer sehr wohl gefühlt, auch keine besonderen Krankheiten durchgemacht außer einer Synovialzyste der Handwurzel vor 20 Jahren, die operiert wurde und nicht rezidivierte.

Frau G. ist eine Blondine mit blauen Augen, von lymphatischem Typ, mit Neigung zu Dicklichkeit, sie ist sehr anfällig für Schnupfen; dieser ist charakterisiert durch einen dünnen, farblosen, reichlichen, fast ununterbrochenen, nicht ätzenden Nasenkatarrh; dieser Schnupfen bleibt immer farblos und flüssig; er verdickt sich nicht, wie es bei Schnupfen meist der Fall ist.

Es bieten sich nur die Symptome: Kropf, chronischer Schnupfen, farblose, nicht ätzende Nasensekretion bei einer blonden Frau.

Ich verordne *Jod* und *Calcarea carbonica* in wöchentlichem Wechsel.

Nach einmonatiger Behandlung ist der Kropf auf die Hälfte zurückgegangen. Ich lasse die beiden Mittel weiter nehmen.

Nach drei Monaten läßt sich auch bei sorgfältiger Betastung nicht mehr die geringste Spur der Geschwulst feststellen.

Im August 1923 meldet mir Frau G., die dauernd in der Furcht vor einem Rezidiv lebt, eine kleine Geschwulst von der Größe einer Bohne im linken Lappen der Thyreoidea. Bei der Untersuchung konstatiere ich einen winzigen Tumor. Der chronische Schnupfen war mit dem anderen Tumor verschwunden und nicht wiedergekehrt.

Ich verordnete *Calcarea carbonica* allein, und nach einmonatiger Behandlung ist die kleine Geschwulst verschwunden.

Seit dieser Zeit habe ich die Patientin mehrere Male wiedergesehen und nie ein neues Rezidiv feststellen können. Aus Vorsicht macht sie zweimal jährlich eine vorbeugende Behandlung mit *Calcarea carbonica* durch.

E. COHAN (Rouen)

Kommentar. Unser Kollege fand zur Wahl des Mittels nur wenig Charakteristisches. Doch näherte sich der äußere Habitus der Kranken dem des Calcarea-Typs, und ihr chronischer Schnupfen sprach für Jod. Außerdem hat der usus in morbis, den wir als Beweismittel durchaus nicht verachten, die Wirkung von Calcarea und Jod bei Kropf genügend gezeigt. Diese beiden Mittel, die für die gesamten Symptome der Kranken in Frage kamen, wurden beide zusammen verordnet, und so wurden damit gleichzeitig der chronische Schnupfen *und* der Kropf zum Verschwinden gebracht.

Calcarea fluorica

Calcium fluoratum, Fluorkalzium. Die drei ersten Potenzen werden durch Verreibung hergestellt.

Man findet die Pathogenese von Calcarea fluorica in dem *"Dictionary of Materia medica"* von CLARKE.

Physiologische Wirkung

„Calcium fluoratum ist eine Verbindung von Calcarea carbonica und Acidum fluoricum. Es greift in den Aufbau aller Gewebe ein; die zerstörende Wirkung der Säure beeinträchtigt die aufbauende Wirkung des Kalkes. So resultiert eine gewisse Reizung der Zellen mit einem krankhaften Zustand des Knochen- und Bindegewebes als Folge. Die mangelhafte Nutrition der Knochen führt zu einer schlechten Knochenentwicklung; das Bindegewebe verliert seine Elastizität. Das Endergebnis sind erhebliche Deformationen der Knochen und tiefgehende Veränderungen in allen Organen, in denen das elastische Bindegewebe eine Rolle spielt (Periost, Blutgefäße, Ligamente). Der pathologische Prozeß verläuft, als wäre das elastische und periostale Gewebe im Moment seiner Bildung durch ein fremdes, von außen kommendes (Mercurvergiftung) oder durch ein ererbtes Element (Syphilisinfektion) gestört worden."

Typ

Die Knochen des Calcarea fluorica-Typs weisen häufig Deformationen auf. Die Gelenke haben wenig Halt wegen der beträchtlichen Schlaffheit der Gelenkbänder und wegen der schlechten Beschaffenheit der Muskulatur, deren elastische Fasern ohne jede Spannkraft sind. Deshalb neigt der Calcarea fluorica-Kranke zu Verstauchungen und Verrenkungen.

Der Oberkiefer steht vor, die Zahnstellung ist unregelmäßig, der Schmelz ist mangelhaft.

Die Veränderung der elastischen Fasern der Gefäßwände äußern sich in Varizen, Hämorrhoiden und einem sichtbaren Adernetz auf der Brust.

Die Erkrankung der elastischen Fasern des Binde- und Muskelgewebes erklärt die Dilatationen, die Neigung zu Ptosis sowie die Hypertrophie der Drüsen, die steinhart sind.

Der Mensch dieses Typs ist unentschlossen, ängstlich und in steter Sorge, er gehe dem Ruin entgegen.

Modalitäten

Verschlimmerung: Durch *feuchte Witterung* und Kälte; während der Ruhe.
Besserung: Durch Wärme und Bewegung.

Leitsymptome

1. Die Drüsen sind steinhart.
2. Schwellung und verhärtete Knoten in Faszien, Gelenkbändern und Sehnen.
3. Chronische Eiterung des Mittelohres.
4. Rachitische Verdickung des Oberschenkelknochens bei Kindern.
5. Verhärtungen mit drohender Eiterung.
6. Naevi und Gefäßtumoren.

Schmerzen: Immer verschlimmert durch feuchte Witterung und Kälte, immer gebessert durch heiße Aufschläge und Massage. Besonders merke man sich eine chronische Lumbago, die bei der geringsten Anstrengung immer wieder rückfällig und (wie bei *Rhus*) nach Ruhe und im Bewegungsbeginn schlimmer wird, durch anhaltende Bewegung aber besser.
Stühle: Sehr starke Flatulenz mit unwiderstehlichem Stuhldrang. Diarrhoe bei Gichtikern.
Regel: Reichlich und begleitet von Schmerzen im Uterus und in den Oberschenkeln. Oft findet sich ein Gefühl von Schwere und Ziehen nach unten infolge eines Prolapses.

Hauptsächliche Indikationen

Calcarea fluorica kann indiziert sein bei allen Erkrankungen, welche die Oberfläche der Knochen, den Zahnschmelz, die elastischen Fasern (Gefäßwände, Bindegewebe, Haut) angreifen, also besonders bei:
Exostosen und rachitischen Deformationen; Gichtknoten der Finger.
Schlechtem Ernährungszustand der Knochen, besonders der Zähne; Zahnfisteln.
Dilatationen der Blutgefäße; arterielle oder venöse Hämatome, Hämorrhoiden, Varizen [Aneurysmen].
Uterusverlagerungen.
Steinharten Drüsen.
Rissen und Schrunden im Handteller; Rhagaden.
Verminderung der Hörschärfe durch Kalkablagerungen im Trommelfell und durch Sklerose der Gehörknöchelchen.
Husten mit Jucken im Kehlkopf, oft nach Unterdrückung von Hautjucken.
Star (eines der besten Mittel).

Dosierung

(s. *Calcarea carbonica*)

Zusammenfassender Überblick

Calcarea fluorica ist das Heilmittel der Erkrankungen, welche die Nutrition der Knochen, der Ligamente, der Drüsen und der Gefäßwände schädigen. Hypertrophie der Knochen, Gefäßtumoren, Verhärtung mit drohender Eiterung.

Vergleichende Gegenüberstellung 7
Verhärtete Knoten

1. **Calcarea carbonica.** Schmerzhafte Hypertrophie und Verhärtung der Lymphdrüsen bei blonden, lymphatischen Kindern mit dickem Kopf, kreidiger Haut, aufgetriebenem und hartem Abdomen. Große Empfindlichkeit gegen Kälte.
2. **Conium.** Drüsenverhärtung infolge subakuter Entzündung nach einem Trauma; der Kranke fühlt sich immer schlechter bei Nacht und in der Ruhe.
3. **Graphit.** Hypertrophie und Verhärtung der Lymphdrüsen bei dicken, fettleibigen Kindern mit blassem, aufgetriebenem Gesicht und zu Ausschlägen neigender Haut.
4. **Hekla-Lava.** Hat eine besondere Beziehung zu Exostosen und wirkt vorzugsweise auf den Unterkiefer.
5. **Jod.** Hypertrophie aller Drüsenarten; besonders der Schilddrüse mit rapider Abmagerung trotz unstillbaren Heißhungers.
6. **Lapis albus** (Gneis, Fluor-Kalziumsilikat) ist besonders indiziert bei Tumoren, bei denen die elastische Konsistenz die Verhärtung überwiegt.
7. **Silicea.** Verhärtung mehr der Lymphdrüsen als der anderen Drüsen; die Lymphdrüsenknoten sind isoliert, hart, mäßig schmerzhaft und oft die Folge einer vorangegangenen Eiterung.

Calcarea phosphorica

Kalziumphosphat. Zum homöopathischen Gebrauch bereitet man es durch doppelte chemische Umsetzung einer Chlorkalziumlösung und einer Kaliumsulfatlösung.
Die drei ersten Potenzen werden als Verreibungen hergestellt.
Die Pathogenese von Calcarea phosphorica findet sich im Handbuch von JAHR.

Physiologische Wirkung

Unter dem Einfluß des Radikals Phosphor wird die Wirkung der Calcarea angeregt und gesteigert. Die Epiphysen vergrößern sich und bilden Knochenanlagerungen; die Knochen wachsen in die Länge, neigen aber, da sie schlecht ernährt sind, zu Verkrümmung. Das Wachstum erfolgt rasch, aber nicht in der Kindheit, wie bei *Calcarea carbonica,* sondern im Pubertätsalter, wo es plötzlich einsetzt.

Typ

Beim Kleinkind ist der Bau des Knochengewebes verzögert und zeigt folgende charakteristische Merkmale: Die Fontanellen schließen sich spät oder öffnen sich wieder; die Wirbelsäule ist schwach und neigt zu Verkrümmungen; der Kopf ist mit Schweiß bedeckt, kann nicht gerade gehalten werden und ist immer gesenkt; das Gesicht ist wachsartig blaß; der Leib ist schlaff; die Beine sind krumm; die Zahnung geht nur langsam vor sich, die Zähne sind schon kurze Zeit nach ihrem Durchbrechen kariös.

In der beginnenden Pubertät sind die jungen Menschen dieses Typs groß, schlank, ihr Skelettwachstum entwickelt sich plötzlich (sie „schießen in die Länge"). Sie sind engbrüstig und können sich schlecht geradehalten; die Finger sind spindelförmig, der Gaumen ist spitzbogig, die Zähne sind lang, gelb; das Zahnfleisch retrahiert sich außerordentlich leicht.

Geistige Arbeit strengt immer an, das Gedächtnis ist schlecht. Im Schulalter tritt rasch Anämie auf.

Modalitäten

Verschlimmerung: *Durch kaltes und feuchtes Wetter*, zur Zeit der Schneeschmelze; beim Denken an seine Beschwerden.
Besserung: Im Sommer, bei warmem und trockenem Wetter.
Vorwiegende Angriffsseite: Links.

Leitsymptome

1. Rapide Abmagerung mit Wachstumsstörungen; Bauch schlaff und eingefallen (Ca. carb.: hart und gespannt).
2. Fast beständig sexuelle Erregung; bei Mädchen (bis zur Nymphomanie gesteigert) immer schlimmer vor der Regel.
3. Die Fontanellen bleiben sehr lange offen, oder sie öffnen sich wieder, nachdem sie sich schon geschlossen hatten.
4. Kälte der Extremitäten.
5. Ausgeprägte Verschlimmerung durch Feuchtigkeit.
6. Taubheitsgefühl und Kribbeln.

Schmerzen: Besonders in den langen Knochen, und zwar an deren Enden. Die Schmerzen beschränken sich auf kleine Stellen, sie sind „punktförmig"; häufig nächtliche Wachstumsschmerzen bei zu schnell wachsenden Kindern.
Rheumatische Schmerzen nach Erkältung, Schmerzen mit Steifheitsgefühl in der Lumbalgegend und in den unteren Extremitäten.
Stühle: Diarrhoe nach kalten Getränken; grüne, schaumige, brennende, spritzende Stühle; da große Flatulenz besteht, gehen mit den Stühlen gleichzeitig sehr geräuschvolle Winde ab.
Regel: Verfrüht, reichlich und im allgemeinen glänzend rot.

Hauptsächliche Indikationen

Frakturen: Ausgezeichnetes Heilmittel, wenn die Frakturenden nur langsam zusammenwachsen.

Athrepsie [Pädathrophie] bei Kindern. Calcarea phosphorica entspricht den älteren Kindern, während für den an Athrepsie leidenden Säugling Calcarea carbonica paßt. Calcarea phosphorica unterscheidet sich durch seine spritzenden, mit Gewalt ausgestoßenen, wäßrigen, grünlichen, nicht verdauten Stühle. Es gehen viele stinkende Blähungen ab.

Adenoide Wucherungen und vergrößerte Mandeln, schlimmer bei jeder Erkältung.

Schulkopfschmerzen während der Arbeit, bei der geringsten geistigen Anstrengung. „Der Schüler, der immer mit Kopfschmerzen nach Hause kommt."

Rheumatische Zustände, im Herbst und Frühjahr schlimmer; besonders in kalter, feuchter Witterung und zur Zeit der Schneeschmelze.

Tuberkulose, meist gleichzeitig Afterfistel. Chronischer Husten. Kalte Extremitäten; reichliche nächtliche Schweiße, besonders an Kopf und Hals. Beginnende Tuberkulose bei Anämischen.

Zusammenfassender Überblick

Calcarea phosphorica ist besonders indiziert bei verzögerter Zahnung, bei langsamer Heilung von Knochenbrüchen, bei Krankheiten der Knochen. Alle Symptome sind schlimmer bei feuchter, kalter Witterung. Taubheitsgefühl und Kribbeln sind für dieses Mittel charakteristisch.

Vergleichende Gegenüberstellung 8
Die drei Calcarea-Mittel

1. **Bei Knochenaffektionen:**
   a) *Calcarea carbonica.* Bei seinem Mangel sind die Gewebe und besonders das Knochengewebe schlecht ernährt. Die Folgen sind: Störungen in der Knochenentwicklung und Lymphdrüsenschwellungen.
   b) *Calcarea fluorica* ruft Reizung und Wucherung der Zellen hervor und bedingt dadurch einen krankhaften Zustand der Knochen und des fibrösen Gewebes. Das Knochengewebe ist gereizt, das elastische Gewebe alteriert oder zerstört, wodurch beträchtliche Deformationen entstehen können.
   c) *Calcarea phosphorica* regt durch den stimulierenden, oxydierenden Einfluß des Phosphors die Knochenbildung im Pubertätsalter an und begünstigt die Konsolidierung von Frakturen.

2. **Bei Lungentuberkulose:**
   a) *Calcarea carbonica* paßt vorzugsweise bei Skrofulösen von fettem, aufgedunsenem Aussehen, mit weißem, kreidigem Teint („Leukophlegmatiker" der alten Schule). Sie sind wenig empfindsam und fühlen sich schlechter in frischer Luft. Calcarea carbonica paßt für die beiden äußersten Stadien der Tuberkulose: bei Menschen dieses Typs im drohenden Beginn und im dritten Stadium.

b) Der *Calcarea phosphorica*-Typ ist im Gegensatz dazu schlank, schmalbrüstig, infolge exzessiven Wachstums hochaufgeschossen und empfindsam; er fühlt sich besser in frischer Luft.
c) *Calcarea fluorica* hat Zirkulationssymptome: deutliche Erweiterung der Venen, Muttermale. Es hat den Anschein, als ob die tuberkulösen Toxine Herz und Gefäße angriffen. Es ist das Heilmittel, das von VILLECHAUVAIX im allgemeinen für die Tuberkulose bevorzugt wird, unter gleichzeitiger Verabreichung von 10% Guajakol.
d) *Calcarea jodata* ist besonders bei mageren Menschen mit Drüsenkomplikationen indiziert.

3. **Bei Zahnungs-Diarrhoen** denke man an *Calcarea acetica*.

Camphora

Kampfer. Laurus Camphora. Kristallisiertes festes Öl, das sich leicht verflüchtigt. Man gewinnt es aus dem in Japan wachsenden Kampferbaum (*Cinnamomum camphora*), der im Aussehen unserer Linde ähnelt.

Die erste Herstellungsform ist die als Tinktur mit 90%igem Alkohol im Verhältnis 1 : 20. Diese Tinktur nimmt man als Ausgangspunkt für die Herstellung der Dilutionen, nicht etwa die Substanz selbst.

Die Pathogenese von Camphora steht in HAHNEMANN *„Reine Arzneimittellehre"*.

Physiologische Wirkung

„Diese Substanz", sagt HAHNEMANN, „ist in ihrer Wirkung äußerst rätselhaft und schwierig, selbst am gesunden Körper, zu versuchen, weil seine Erstwirkung oft so schleunig mit den Rückwirkungen des Lebens (Nachwirkung) abwechselt und untermischt wird." So folgen unmittelbar auf die von Camphora stets hervorgerufenen Frostschauer und Depressionen Stimulationssymptome, die lediglich sekundäre Wirkungen darstellen.

Dr. ALEXANDER (Edinburgh) beobachtete nach dem Einnehmen von 3 g Kampfer folgende Symptome: Kräfteverfall, Verdunkelung der Sinne und des Verstandes, mit dem Thermometer nachweisbare Temperatursenkung, Verminderung der Herzschläge nach Kraft und Zahl, Ohnmachtsgefühl und Präkordialangst.

Eine Frau, die die gleiche Dosis innerhalb einer Stunde einnahm, wies ebenfalls einen beträchtlichen Temperaturabfall, Lähmung aller Lebensfunktionen und leichenartige Blässe auf.

Außerdem verursacht Camphora eine akute Hirnkongestion mit Delirium, ähnlich etwa der Alkoholwirkung. Diesen Zustand kann man auch als Folgeerscheinung eines unterdrückten [„zurückgetretenen"] akuten Exanthems, z. B. bei Masern, antreffen, auch bei Dysurie und Priapismus. Doch ist die gewöhnliche Dauerwirkung von Kampfer auf die Genitalorgane lähmend: „*Camphora per nares castrat odore mares.*"

Modalitäten

Verschlimmerung: *Durch kalte Luft*, durch Bewegung.
Besserung: Durch Wärme, *beim Trinken von kaltem Wasser*.

Leitsymptome

1. Völliges Erkalten des Körpers mit stärkstem Kräfteverfall, Kollapszustand und nervöse, spastische Störungen. Wenn der halb bewußtlose, kraftlose Kranke aus seinem komatösen Zustand herauskommt, zeigt er die charakteristischen Symptome von Unruhe: Angst, nervöse Zuckungen und Delirium.

Alles am Kampferbild ist kalt; selbst im Munde wird ein Kältegefühl empfunden, als wenn man Mentholtabletten gelutscht hätte.

2. Der Kranke ist gegen Kälte und kalte Luft sehr empfindlich; sie verschlimmern alle seine Beschwerden; dennoch kann er keine Decken ertragen und wirft sie von sich.

3. Unstillbarer Durst auf kleine Mengen kalten Wassers, das fast augenblicklich wieder ausgebrochen wird.

Hauptsächliche Indikationen

Ganz allgemein ist der Kampfer ein Heilmittel aller jener Krankheitszustände, die jäh anfangen, eine schwere **Prostration** hervorrufen und von einem **Erkalten des Körpers,** kleinem, schwachem Puls und drohendem oder ausgeprägtem Kollaps begleitet sind. Dieser Zustand findet sich vor allem bei der **Cholera,** wobei Camphora in der Tat ein sehr wertvolles Mittel ist; aber auch bei *Pneumonie, Bronchitis capillaris,* nach allen Folgen einer *Erkältung,* einer *Verwundung,* nach Zurücktreten eines Exanthems oder bei *Muschelvergiftung* kann man Camphora mit Erfolg anwenden.

Kampfer ist ferner indiziert bei **Erkrankungen, die durch Kälte verursacht worden sind.** Die Kälte ist im Arzneiwirkungsbild des Kampfers also zugleich Symptom und Ursache. — *Choleraartige Diarrhoe* und *Dysurie* sind häufig die Folge einer plötzlichen Erkältung. Somit ist Camphora ein ausgezeichnetes **Schnupfenmittel,** wenn dieser plötzlich auftritt und von einem Gefühl allgemeinen Kaltwerdens begleitet wird; das scheinbar Paradoxe dabei ist, daß der Kranke sich gar nicht zu bedecken wünscht, sondern gerade das Gegenteil verlangt. Er fühlt sich plötzlich „eiskalt", friert, die Nase ist „zu" und der Kopf in der Gegend der Stirnhöhlen schmerzhaft. Wenn man dann sofort Camphora gibt, entwickelt sich der Schnupfen nicht mehr weiter, und der geschilderte unangenehme Zustand, der sich besonders bei alten Leuten findet, verschwindet sehr rasch.

Camphora ist indiziert in gewissen Fällen von **Urinverhaltung:** Die Blase ist voll, aber sie entleert sich nicht (*Opium*). Der Urin ist im allgemeinen spärlich, rot, manchmal blutig und kommt tropfenweise wie bei *Cantharis.* Diesem Mittel ähnelt Camphora auch noch auf Grund des beständigen Blasentenesmus und seiner Genitalsymptome.

Dosierung

Seit HAHNEMANN wird der Kampfer fast immer als Tinktur oder Kampfergeist angewendet. Man gibt ihn tropfenweise auf Zucker.

Zusammenfassender Überblick

Dr. Holcombe faßt die Kampferwirkung folgendermaßen zusammen: Kampfer ist das Antidot fast aller drastischen, vegetabilen Gifte; er lindert die Strangurie und leitet die Reaktion gegen Kälte, nämlich kongestive Zustände ein; er ist das große Choleramittel; die nervöse Reizbarkeit beruhigt er besser als *Coffea, Ignatia* oder *Hyoscyamus*. Das ist, kurz und bündig, der ganze, wahrlich große klinische Wert des Kampfers.

Vergleichende Gegenüberstellung 9
Die drei großen Cholera-Mittel

Camphora ist das Heilmittel aller Fälle, die mit Kollaps beginnen und bei denen die Durchfälle noch nicht zahlreich geworden sind. Ist der *Kollaps* beträchtlich, so gebe man ihn auch bei allen anderen Formen der Cholera versuchsweise im Wechsel mit andern Mitteln. Chargé gab ihn ganz zu Beginn der Erkrankung, wenn folgende Symptome vorlagen: blasses, kaltes Gesicht, allgemeine oder partielle Kälte, verlangsamter Puls, Fehlen von Erbrechen und Durchfall. Er gab es in folgender Weise: *Kampferspiritus Hahnemanni*, 2 Tropfen auf 1 Stückchen Zucker oder in einem Teelöffel kalten Wassers. Er riet, diese Gabe alle 5 Minuten zu wiederholen, bis der Körper wieder warm, der Puls besser geworden und ein allgemeiner Schweiß ausgebrochen ist.

Veratrum album ist das souveräne Mittel der großen Cholerasymptome: unfreiwillig abgehende, häufige, reichliche Stühle, die mit Klümpchen „Sagostuhl" durchsetzt sind; das unaufhörlich Erbrochene ähnelt dem Stuhle; das Allgemeinbefinden des Kampferbildes ist noch verschlimmert: Bei beiden besteht zwar eine große Kälte der Körperoberfläche, besonders der Extremitäten, des Gesichtes und der Zunge, aber *Veratrum* hat außerdem einen kalten, klebrigen Schweiß, besonders auf der Stirn; die Schwäche ist außerordentlich groß, die Augen sind hohl, der Blick ist erloschen, der Puls wird schwächer und schwächer.

In solchen Fällen löse man nach dem Rat von Chargé 8—10 Globuli *Veratrum album C 12* in einem Glas Wasser auf und gebe davon eßlöffelweise, zunächst alle 10 Minuten, später ½stündlich, schließlich in größeren Zeitabständen gemäß dem Besserungsfortschritt.

Cuprum. „Wenn zu diesem Symptomenkomplex von *Veratrum* noch sehr häufige und sehr schmerzhafte Krämpfe hinzutreten, die den Kranken zum Stöhnen und Schreien zwingen, dann ist *Cuprum* gebieterisch indiziert."

Chargé gab es in folgender Weise: 8—10 Globuli in einem Glas Wasser aufgelöst, davon stündlich einen Löffel voll; auch im Wechsel mit *Veratrum* löffelweise, immer darauf bedacht, die Gabenhäufigkeit je nach der Besserung der Symptome zu verringern.

Sehr treffend fügt Chargé hinzu: „Die Arzneiwirkung von *Veratrum* und *Cuprum* entspricht so sehr den wesentlichen und charakteristischsten Cholerasymptomen, daß man in den schwersten Fällen regelmäßig zu diesen Mitteln greift.

Ich sage ‚regelmäßig', nicht etwa ‚immer', weil die Symptome der schweren Cholera nicht immer unterschiedslos die gleichen sind. Das spezifische Mittel für eine Krankheit muß die Gesamtheit aller Symptome decken; daraus entspringt die Notwendigkeit — und das eben ist die große Schwierigkeit in der Homöopathie! —, die Behandlung so oft abzuwandeln, als die Krankheit in ihren symptomatischen Erscheinungen wechselt.

Man darf nie aus dem Auge verlieren, daß nicht dieses oder jenes Einzelsymptom für die Arzneimittelwahl bestimmend ist, sondern ausschließlich die Gesamtheit der Symptome."

Aus diesem Grunde geht Chargé in seinem „Traitement homoeopathique du choléra épidémique" sorgfältig die genauen Indikationen für jedes der folgenden Mittel durch: *Ipecacuanha, Acidum phosphoricum, Arsenicum, Secale cornutum, Carbo vegetabilis, Acidum hydrocyanicum, Aconitum, Belladonna, Bryonia, China*.

Cannabis sativa

Einheimischer Hanf. Ursprünglich in Asien beheimatete Pflanze aus der Familie der Moraceen [Maulbeergewächse]. [Seine Spielart, der **indische Hanf,** wirkt hauptsächlich auf das Zentralnervensystem (rauschartige, euphorische, erotische Zustände; „Haschisch")].

Man bereitet die Tinktur aus den Blütenspitzen der männlichen und weiblichen Pflanze und die Verreibungen aus den gleichen getrockneten und pulverisierten Pflanzenteilen.

Die Pathogenese von Cannabis sativa steht in HAHNEMANN „*Reine Arzneimittellehre*".

Physiologische Wirkung

Die pathogenetischen Wirkungen dieses Mittels zeigen sich vor allem an den Harnorganen, den Augen, den Lungen und dem Abdomen. Damit sind die wichtigsten Indikationen für seinen therapeutischen Gebrauch gegeben.

1. Cannabis verursacht eine außerordentlich starke Reizung der Blasenschleimhaut, der Harnröhre und sogar der Vorhaut. Die letztere wird dunkelrot, heiß und entzündet; in der Urethra entsteht heftiges Brennen, das Wasserlassen ist schwierig und schmerzhaft; es stellt sich Priapismus und schleimiger Ausfluß ein. In einem von MORGAGNI beobachteten und vielzitierten Fall mußte sogar katheterisiert werden, und auch das war später nicht mehr möglich, weil der Katheter durch schleimigen Eiter verstopft wurde.

2. Auf der Hornhaut bildet sich unter Cannabis ein leichter weißer Belagfleck.

3. Es bewirkt Entzündung der Lungen mit Delirium und „grünem Galleerbrechen".

4. In dem Arzneiwirkungsbild von Cannabis sativa findet sich noch folgendes Symptom: „Partielle Schwellung des Leibes wie von einem abgekapselten Aszites." RICHARD HUGHES berichtet, daß er durch dreimalige Wiederholung starker Dosen der Urtinktur die mehr oder weniger rasche, vollständige Resorption von Ovarialzysten erreicht habe.

Modalitäten

Verschlimmerung: Beim Liegen, beim Treppensteigen.

Leitsymptome

1. Eiterähnlicher, gelblicher, dickflüssiger Ausfluß aus der Urethra.
2. Brennen beim Wasserlassen; dieses Brennen erstreckt sich bis zur Blase.
3. Die Harnröhre ist sehr empfindlich gegen Berührung und äußeren Druck.
4. Ziehender, zickzackförmiger Schmerz längs der Urethra.
5. Schmerzhafte Stöße im Abdomen, mit dem Gefühl von etwas Lebendigem im Bauch.

Eigentümliches Symptom: Gefühl, als falle ein Wassertropfen auf irgendeine Körperstelle: auf den Kopf, Magen, After, besonders aber auf das Herz.

Stühle: Verstopfung und harte Stühle.
Regel: Zu stark.

Hauptsächliche Indikationen

Gonorrhoe. Cannabis ist das Mittel, mit dem man die Behandlung dieser Erkrankung in erster Linie beginnen muß, wenn nicht ein anderes Mittel besonders indiziert ist, was sehr selten der Fall ist. Das sehr charakteristische Leitsymptom ist: *„Urethra sehr empfindlich gegen äußeren Druck"*, derart, daß der Kranke das eine Bein nicht vor das andere zu setzen wagt [„breitbeinig" gehen muß].

Leukome. Cannabis kann bis zu einem gewissen Grade die von skrofulöser Ophthalmie herrührenden Leukome und Geschwürbildungen der Hornhaut beheben.

Atemnot bei Asthma, wenn der Kranke nur in stehender oder aufgerichteter Haltung atmen kann.

Hartnäckige Verstopfung, die Urinverhaltung und Afterkrampf zur Folge hat.

Cannabis heilt erfahrungsgemäß öfters alte **Neuralgien,** die von einer Uteruserkrankung herrühren.

Ovarialzysten.

Dosierung

Jousset empfiehlt bei Gonorrhoe nach Hahnemanns Vorgehen die Urtinktur, und zwar täglich 1 g in einer Lösung.

Zusammenfassender Überblick

Cannabis ist allein oder im Wechsel mit *Thuja* ein ausgezeichnetes Heilmittel der akuten Gonorrhoe. Das Charakteristikum ist: große Empfindlichkeit der Urethra gegen Berührung. Hornhauttrübungen.

Krankengeschichte 25

Magenkrämpfe

„Herr Doktor, ich bin Vorarbeiter in der Fabrik Ihres Freundes, Herrn G.; er hat mich beauftragt, diesen Kameraden zu Ihnen zu begleiten, weil er seit 10 Jahren an heftigen Magenschmerzen leidet.

Er ist 46 Jahre alt und sieht recht kräftig aus. Trotzdem bekommt er zweimal täglich während der Arbeit einen Anfall, daß man den Eindruck hat, er stürbe.

Er wird ganz bleich, der Schweiß bricht ihm aus, er röchelt ein wenig. Wenn er rasch etwas zu sich nimmt, verschwindet alles wieder, sogar der wütende Magenschmerz, den er wie eine Wunde empfindet. Er erbricht niemals. Er ist Spanier und kann sich in unserer Sprache nicht ausdrücken; deswegen begleite ich ihn. Wir waren schon bei vielen anderen Ärzten; aber sie alle haben sein Leiden nicht erklären und nicht lindern können."

Es handelt sich um einen untersetzten, mittelgroßen Mann von gesundem Aussehen; kein objektiver Befund.

Schlagen Sie Hahnemann **„Arzneimittellehre",** Bd. 1, Seite 146, Ziffer 100 auf, und Sie werden wissen, warum Cannabis sativa C 12 diesen Mann vollständig geheilt hat.

J. Favre

Kommentar. Ein Anfänger in der Homöopathie hätte vielleicht nach allopathischer Weise folgendermaßen gedacht: Die Hauptmittel bei Gastralgie sind *Ignatia* und *Chamomilla*, also werde ich ihm diese beiden geben. Dann wird ihm noch die Besserung durch Essen aufgefallen sein und dabei wird er an *Anacardium* oder *Actaea* gedacht haben; letzteres wäre schon richtiger gewesen.

Aber das einzige Mittel, das alle Symptome des Kranken aufwies, mit einem Wort das *Simillimum*, das die Heilung herbeiführen konnte, war Cannabis sativa. An der von FAVRE angegebenen Stelle der HAHNEMANNschen *„Arzneimittellehre"* lesen wir: „Zu verschiedenen Zeiten mehrere Anfälle vom heftigsten Magenschmerze, mit Blässe des Gesichts und Gesichtsschweißen, fast erloschenem Pulse und röchelndem Atem wie dem eines Sterbenden" (MORGAGNI). Und in der nächsten Zeile steht: „Der Magen ist äußerst schmerzhaft bei Berührung, wie schwürig, es vergeht aber aufs Essen (FRANZ)."

MORGAGNI und FRANZ sind die beiden Mitprüfer von HAHNEMANN, die diese Symptome an sich selbst beobachtet haben.

Cantharis

Cantharis officinalis (Synonym: **Melon**). Coleopterae heteromerae trachelides, spanische Fliegen [Lyttae vesicatoriae] finden sich besonders im südlichen Frankreich, in Spanien und in Italien; sie leben in großen Schwärmen in Liguster- und Fliederbüschen, auf Geißblatt und Eschen.

Man bereitet die Urtinktur aus der ganzen pulverisierten Fliege. Die Verreibungen werden aus frisch bereitetem Kantharidenpulver hergestellt.

Die Pathogenese von Cantharis steht in HAHNEMANN *„Chronische Krankheiten"*.

Physiologische Wirkung

Cantharis wirkt vor allem auf die *Harnorgane*.

Sie entzündet die Schleimhaut von den Nieren bis zur Urethra und verursacht dadurch Schmerzen in den Lenden. Die Urinausscheidung wird spärlich, der Urin sehr dunkelfarbig, blutig und im allgemeinen eiweißhaltig; häufig enthält er reichlich fibrinöse Zylinder und mitunter Nierenepithelien. Es besteht ein brennender Schmerz und Überempfindlichkeit im Hypogastrium mit heftiger Strangurie. Manchmal sistiert die Harnausscheidung sogar völlig. Die Nieren bieten makro- und mikroskopisch das Bild einer parenchymatösen Nephritis. Die *Genitalorgane* nehmen an dem Reizzustand teil. Unter Cantharis sind Entzündungen der äußeren Geschlechtsteile und sogar des Uterus — bei Schwangerschaft mit Abortfolge — beobachtet worden. Außerdem findet man im Cantharisbild Priapismus häufig mit furor eroticus und obszönen Bewegungen angegeben, besonders bei Vergiftung mit starken Dosen. Oft kommt Gelbsehen vor.

Cantharis verursacht eine heftige Entzündung des *Magendarmkanals,* besonders des Rektum.

Hinsichtlich des *Nervensystems* bewirkt sie: Delirium, tetanische oder epileptische Krämpfe und später Koma.

Das Cantharis-Delirium ist ganz besonders eigenartig: Der Kranke bekommt Wutanfälle, zerreißt seine Kleider, beißt jeden, der ihm nahe kommt, und bellt wie ein Hund. Die leiseste

Berührung verschlimmert alle Beschwerden, ebenso jeder glänzende Gegenstand, etwa ein Spiegel oder ein Wasserglas. Diese Symptome erinnern sehr an Hydrophobie.

Appliziert man ein Spanischfliegenpflaster auf die Haut, so rötet sich die Hautstelle zuerst, dann bildet sich ein Bläschen [vesicula], später eine große, mit zitronengelber Flüssigkeit gefüllte Blase [bulla]. Fliegenpflaster, die man bei Hunden und Kaninchen auf Thorax und Abdomen aufgelegt hatte, bewirkten Rötung und Entzündung der Pleura und des Peritoneums, die unter den Applikationsstellen der Haut deutlich sichtbar waren.

GALLIPPE fand bei Cantharis-Vergiftungen kongestive Schädigungen der Lunge mit pleuritischem und perikarditischem Erguß.

Modalitäten

Verschlimmerung: Durch Berührung, beim Wasserlassen, *beim Trinken von kaltem Wasser* oder Kaffee.

Besserung: Durch Reiben, durch Wärme und Ruhe.

Leitsymptome

1. Heftige, brennende Schmerzen in der Blase, am Blasenhals, in der Harnröhre, mit häufigem, unwiderstehlichem Harndrang.

2. Der Urin fließt nur tropfenweise ab und verursacht entsetzliche, brennende, unerträglich stechende Schmerzen.

3. Brennen in verschiedenen Körperteilen: Mund, Kehle, Magen, Kehlkopf, Brust, Abdomen, Ovarien usw.

4. Großer Durst mit brennendem Schmerz.

5. Beim Stuhlgang treten Koliken auf; gleichzeitig gehen weiße oder matt rötliche, klebrige Schleimmassen ab, die wie Darmschabsel aussehen und mit Blut untermischt sind; dabei brennende, beißende, stechende Schmerzen am After, die sich nach Stuhlentleerung beruhigen.

6. Heftiges sexuelles Verlangen bei beiden Geschlechtern; es raubt den Schlaf und ist von sehr großem Schmerz begleitet (*Acidum picrinicum*).

7. Allgemeine Hyperästhesie.

8. Fibrinöse Schleimhautabsonderungen.

9. Gelbsehen.

Schmerzen: Cantharis verursacht *brennende* Schmerzen; wenn sie die Eingeweide befallen, sind diese Schmerzen ganz entsetzlich. In den Gliedmaßen sind die Schmerzen *reißend*; im Kniegelenk, zu dem eine besondere Beziehung zu bestehen scheint, bewirkt sie so gräßliche Schmerzen, daß der Kranke bei der geringsten Berührung laut aufschreit.

Stühle: Durchfällig, mit grünlichem oder blutigem Schleim oder mit Blut untermischt; dabei Koliken, Tenesmus und Brennschmerz am After.

Regel: Schwärzlich, zu früh und zu stark.

Hauptsächliche Indikationen

Akute Zystitis, mit häufigem, heftigem Drang; der Urin fließt Tropfen für Tropfen, dabei brennende, schneidende Schmerzen; der Harndrang und der Schmerz bestehen auch nach dem Wasserlassen.

Chronische Zystitis; dabei ist Cantharis hauptsächlich bei stark eiterhaltigem Harn indiziert.

Bei **Gonorrhoe** folgt sie im akuten Stadium *Cannabis*. Der Tenesmus in den Harnwegen wird mit dem Schmerz eines glühenden Eisens oder dem Schneiden eines Rasiermessers verglichen; der eitrige Ausfluß und vor allem die sehr heftigen Erektionen sind die Symptome, die Cantharis indizieren.

Nephritis jeder Art: katarrhalische oder parenchymatöse Nephritis bei Steinträgern, Nephritis als Folge einer Blasenoperation u. a.; hier indizieren folgende Symptome: Schmerzen in den Nieren, blutiger, eiweißhaltiger Urin, spärliche oder fehlende Harnausscheidung. Bei parenchymatöser Nephritis kommen noch folgende Indikationen hinzu: Hydrops und Hirnsymptome bei Urämie.

Pleuritis. Cantharis ist das angezeigte Mittel, wenn *Bryonia* das Seitenstechen und *Aconit* das heftige Fieber gemildert haben. Es paßt sehr gut dann, wenn man im Anschluß an die Reibegeräusche das langsame Entstehen eines Exsudates beobachtet. Es bleibt während der akuten Ergußbildung eines der Hauptmittel. Erfahrungsgemäß ist Cantharis bei hartem, starkem Puls um 100 und heftigem Seitenstechen [d. h.: v o r Ergußbildung] nicht angebracht.

Erkrankungen der Haut. Brennen mit oder ohne Bläschenbildung, *Bläschenerysipel*, *Herpes zoster*, sogar *Ekzem*, das sind die Hauterscheinungen, die der örtlichen Canthariswirkung ähneln. Bei all diesen Erkrankungen hat die örtliche Anwendung der Tinktur die wunderbarsten Erfolge erzielt, ebenso bei *Sonnenbrand* [überhaupt bei *allen Verbrennungsgraden!*]. Bei Ekzem ist Cantharis in zwei Fällen besonders indiziert: bei *sehr akutem erysipelatösem Ekzem* und bei Ekzem, das auf die Hände beschränkt ist (*Krätze der Spezereiwarenhändler*).

Die innere Verabreichung unterstützt in all diesen Fällen die äußere Anwendung vorteilhaft.

Dosierung

JOUSSET empfiehlt, bei den Erkrankungen der Harnwege mit C 6 oder gar mit C 12 zu beginnen, wenn man eine Erstverschlimmerung vermeiden will. Wenn nötig, kann man später zu tieferen Dosen übergehen.

Zusammenfassender Überblick

Brennender Schmerz, ganz gleich, wo er sitzt — unerträglicher Drang zum Wasserlassen, ganz gleich bei welcher Erkrankung; beides sollte uns sofort an dieses wichtige Arzneimittel denken lassen. Cantharis ist außerdem noch angezeigt bei akuten Entzündungen der Harnwege und des Verdauungskanals, bei serösen Ergüssen, bei Priapismus, Hydrophobie und bei vesikulösen und bullösen Hauterkrankungen.

Krankengeschichte 26
Pleuritis

Am 13. Januar 1909 wird die 19jährige Patientin X. in das Hôpital St. Jacques eingeliefert. Mutter, 3 Brüder und 2 Schwestern sind gesund, Vater ist an unbekannter Krankheit mit 52 Jahren gestorben, ebenso mehrere Geschwister in frühestem Kindesalter. Sie selbst litt mit 9 Jahren an Veitstanz, der 8—9 Monate anhielt. Sonst ist sie nie krank gewesen.

Die Menstruation war nie richtig in Ordnung, die Periode kam unregelmäßig und neigte zu Verspätung.

Seit 8 Tagen, seit 4. Januar, fühlt sie sich nicht wohl. Am 13. Januar kommt sie ins Hospital mit nachfolgendem Befund:

Atemnot; seltener, trockener Husten; Achseltemperatur 37,7°; Urin spärlich (400 g / 24 h); eine Urinuntersuchung wurde nicht vorgenommen.

Äußerlich findet man relative Unbeweglichkeit des Brustkorbes und leichte Vorwölbung der rechten Seite nach hinten. — Palpation: Aufhebung des Stimmfremitus in den unteren zwei Dritteln der Lunge. — Perkussion: Dämpfung über der rechten Lunge, hinten in 5/6 der Höhe. Unter der Clavicula SKODASCHER [tympanitischer] Schall. Herz nicht verdrängt; Leber gering nach unten verlagert. — Auskultation: Atemgeräusch von unten nach oben aufgehoben und im oberen Drittel der Lunge sehr abgeschwächt; über der Spitze verschärfte Atmung. An der oberen Grenze der Dämpfungszone leises, entferntes Atemgeräusch.

Diese Symptome sind für eine rechtsseitige, seröse, mittelstarke Pleuritis charakteristisch. Es wird *Cantharis C 6* verordnet. Milchdiät. 4 Tage später, am 16. Januar, fühlt sich die Kranke besser; Urinausscheidung 1200 g / 24 h.

20. Januar: Stimmfremitus an der oberen Grenze des Ergusses wahrnehmbar; Erguß selbst nimmt an Volumen ab; die Atmung erstreckt sich auf die oberen zwei Drittel. Von diesem Tage ab wird *Hepar sulfuris C 6* gegeben.

25. Januar: alle Symptome gebessert. Urin wird immer reichlicher (durchschnittlich 2000g/ 24 h). Stimmfremitus wieder bemerkbar, nur im unteren Brustkorbgebiet noch abgeschwächt. Dämpfung besteht nur noch an der Basis und verrät dort noch einen geringen Erguß. Man hört die Atmung über der ganzen Lunge, unten allerdings sehr abgeschwächt. In der Achsel leichtes Reiben. Kein verdächtiger Befund über den Spitzen.

Die Genesung schreitet rasch voran, und die Kranke kehrt vollständig gesund wieder nach Hause zurück.

PIERRE JOUSSET

Kommentar. Die Homöopathen erheben nicht den Anspruch, die Cantharis-Behandlung bei Pleuritis als ihre Entdeckung auszugeben. Man denke nur an die Cantharidenpflaster! Schon GIACOMINI hat den Gedanken ausgesprochen, daß diese Pflaster nicht durch ihre Ableitung auf die Haut, sondern lediglich durch die Absorption der Cantharis wirken. Ein allopathischer Arzt in Lyon gebrauchte bei der Pleuritisbehandlung die Cantharidentinktur in einer Gabengröße von mehreren Tropfen pro die. Aber unbestritten hat gerade die französische homöopathische Schule, im besonderen Dr. P. JOUSSET (seine oben angegebene Krankengeschichte steht in der *Art Médicale*, Mai 1909, pag. 359), diese Behandlungsweise der Pleuritis in weite Kreise getragen. Wir geben *Cantharis* bei Pleuritis, sobald das Fieber und das Seitenstechen unter *Aconit* und *Bryonia* gewichen sind. Zuletzt wurde im obigen Fall *Hepar* *sulfuris* verordnet, weil sehr lange klinische Erfahrung bewiesen hat, daß unter dem Einfluß dieses Medikamentes die Genesung unter völliger Zerteilung der pleuritischen Veränderungen viel rascher verläuft.

Krankengeschichte 27

Zystitis

Eine 25jährige, kinderlos verheiratete Frau, die stets gesund war, auch nicht an Metritis leidet, nur über starke Verstopfung klagt, wird plötzlich von sehr schmerzhaften Blasenbeschwerden befallen; sie „erduldet ein Martyrium", wie sie sagt. Sie hat einen beständigen Drang zum Wasserlassen; es kommen aber nur wenige Tropfen; danach hat sie einen Schmerz, wie von einem glühenden Eisen; bisweilen etwas Blut im Urin.

Die Harnuntersuchung ergibt massenhaft Kolibazillen. Sie hat bereits zahlreiche, auch energische Behandlungen durchgemacht; Gomenol, Terpentin, Urotropin, Bromsalze usw. — alles hat versagt.

In ihrer Verzweiflung nimmt die Kranke ihre Zuflucht zur Homöopathie.

Cantharis C 6, 2 Körnchen jede halbe Stunde, brachte die Heilung innerhalb weniger Tage zustande.

LÉON RENARD (Paris)

Capsicum annuum

Nelkenpfeffer, Cayenne-Pfeffer [spanischer Pfeffer]. Solanacee; einjährige Pflanze, in Indien beheimatet; heute in Afrika, Amerika, Spanien und selbst in Frankreich kultiviert.

Man bereitet die Tinktur aus den Kapseln und den reifen Körnern. Die Verreibungen werden aus den gleichen getrockneten und pulverisierten Pflanzenteilen hergestellt.

Die Pathogenese findet sich in HAHNEMANN „*Reine Arzneimittellehre*".

Physiologische Wirkung

Peroral genommen, bewirkt Capsicum jenes wohlbekannte *Brennen* in Mund, Hals, Kehle und Magen; dieses Brennen teilt sich auch den Harnwegen mit, durch die der Pfeffer ausgeschieden wird. Die Schleimhäute werden dabei sehr gerötet; zugleich stellt sich eine *Sekretionssteigerung* ein. Um 1850 wurde das Mittel von einer eigenen Kommission in der medizinischen Akademie durchgeprüft und dabei seine wirksame Anwendung bei *entzündeten, schmerzhaften Hämorrhoidalknoten* festgestellt. Diese Indikation ist nach dem Arzneiwirkungsbild voll und ganz berechtigt, und die Akademie hatte eigentlich nur 50 Jahre später HAHNEMANNs Arzneiprüfung noch einmal wiederholt. TILLAUX empfiehlt es in seinen ausgezeichneten „*Cliniques chirurgicales*" bei Hämorrhoiden.

Capsicum verursacht Fiebersymptome, die sehr genau an intermittierendes Fieber erinnern.

Modalitäten

Verschlimmerung: Im Freien; bei Aufdecken; durch leichte Berührung.
Besserung: *Während des Essens;* durch Wärme.

Leitsymptome

1. Gefühl von schmerzhaftem Brennen, als wenn die befallenen Stellen mit rotem Pfeffer bestreut wären; das Brennen wird durch Wärme *nicht* gemildert.
2. Konstriktion von Kehlkopf, Schlund, Brust, Blase, Harnröhre und Rektum. Die *brennende, spastische Konstriktion* ist ebenso wie die anderen Schmerzen während des Schluckens schlimmer.
3. Stinkender Atem, nicht nur beim Ausatmen, sondern auch beim Husten und kräftigen Einatmen.

Schmerzen: Schlimmer bei der geringsten Berührung.
Stühle: Blutiger Schleim mit Brennen und Tenesmus, nach dem Stuhl ziehender Schmerz im Rücken. Durst mit Frösteln nach der Stuhlentleerung.
Regel: Uterine Blutung mit Übelkeit in der Menopause.

Hauptsächliche Indikationen

Bei jeder Erkrankung, die von **Brennen der Schleimhäute** begleitet ist, muß man an Capsicum denken.
Hyperchlorhydrie, Pyrosis. Ausgezeichnetes Mittel.
Dysenterie, mit außerordentlich starkem Tenesmus, der auch auf den Blasensphinkter übergreift.
Bei **Bronchitis foetida** ist Capsicum ein ausgezeichnetes Heilmittel. Der Patient ist schlaff-faserig und muskelschwach; er kann den Schleim, der in den Bronchien sitzen bleibt und sich dort zersetzt, nicht herausbringen.
Hämorrhoiden mit Jucken und heftigen Schmerzen beim Stuhlgang. Blutabgang aus dem After.
Keuchhusten, der sich noch im Krampfstadium befindet und *mehr am Tage als in der Nacht* auftritt.
Gonorrhoe.
Akute Otitis media mit Mastoiditis; der Warzenfortsatz ist geschwollen und bei Berührung sehr schmerzhaft.
Husten mit Schmerzen im Kopf, als wolle der Kopf zerspringen (*Bryonia, Natrium muriat., Sulfur*). Husten mit Schmerz in weit entfernten Organen (Blase, Kniegelenken, Beinen). Husten mit stinkendem, Übelkeit erregendem Atem.
Fieber. Durst vor dem Kälteschauer. Das Kältegefühl beginnt im Rücken und wird durch Wärme gemildert. Verlangt *warme* Getränke.
Kopfschmerzen. Halbseitige drückende Kopfschmerzen mit Übelkeit und Erbrechen. Verschlimmerung durch Bewegung, in frischer Luft; Besserung durch Wärme und während des Essens.

Dosierung

Bei der Behandlung von Dysenterie und Hämorrhoiden wird Capsicum gewöhnlich in der C 3-Dilution verordnet. Bei intermittierendem Fieber muß man häufig bis zur Urtinktur heruntergehen, etwa 3—6 Tropfen in 24 Stunden. Capsicum verschlimmert leicht vorhandenen Blasentenesmus; darum beginnt man bei Blasenerkrankungen besser mit C 6 oder sogar mit C 12. Das gleiche gilt bei Magenerkrankungen.

Zusammenfassender Überblick

Man denke an Capsicum bei allen Erkrankungen, bei denen starkes *Brennen* in den Schleimhäuten aller möglichen Körperteile auftritt, *als wären sie mit Pfeffer bestreut.*

Krankengeschichte 28

Mastoiditis

Vor einigen Jahren behandelte ich eine akute perforierte, eitrige Otitis media. Ich tat mein Bestes, und in einigen Tagen ging es dem Kranken wieder recht gut. Eine Woche später wurde ich dringend wieder gerufen, weil die Schmerzen im Ohr erneut aufgetreten waren, vor allem hinter dem Ohr, wo sich eine gegen Berührung sehr empfindliche Schwellung befand. Sehr hohes septisches Fieber, sehr ernster Allgemeinzustand, drohende Gefahr einer Meningitis. *Pulsatilla, Hepar sulfuris* und *Mercurius solubilis,* die vorher sehr gute Dienste geleistet hatten, versagten dieses Mal gänzlich. Nach wenigen Tagen hatte sich eine Fluktuation hinter dem Ohr gebildet: also eine eitrige Mastoiditis, und die Indikation für einen chirurgischen Eingriff war augenscheinlich. Ich schickte den Kranken — einen jungen Mann von 22 Jahren — ins Hospital, zog 2 Kollegen hinzu, die meine Diagnose und die Dringlichkeit des Falles bestätigten, und wir einigten uns dahin, daß ich den Kranken am nächsten Morgen operieren sollte.

Am Abend arbeitete ich meinen Fall nochmals an Hand der *Materia medica* durch und verordnete für die Nacht eine einzige Gabe Capsicum C 100.

Am nächsten Morgen ist alles zur Operation gerichtet; die Kollegen sind zur Assistenz da, der Kranke kommt in das Operationszimmer, aber er hat beinahe kein Fieber mehr, die Schwellung in der Gegend des Warzenfortsatzes ist wesentlich geringer und die Fluktuation nahezu verschwunden. Die erstaunten Kollegen stimmen mir zu, mit der Operation bis zum nächsten Tage zu warten; Capsicum wird wiederholt. Am nächsten Morgen ist die Besserung so deutlich, daß wir von der Operation Abstand nehmen. Nach einigen Tagen verläßt der Patient völlig gesund das Krankenhaus. Er hat während der letzten Jahre keinen Rückfall gehabt.

L. Cattori (Locarno)

Kommentar. Die Otologen dürfen aus dieser einen Krankengeschichte natürlich nicht den Schluß ziehen, daß Capsicum d a s Mittel für alle Fälle von Mastoiditis sei. In dem *Journal Belge d'Homoeopathie* (1894 Nr. 3, pag. 129) steht eine ganz ähnliche Krankengeschichte von van den Berghe, wobei die Chirurgen das Verschwinden eines reifen Abszesses konstatierten. Die Heilung wurde hier durch *Hepar sulfuris* erzielt, weil Hepar bei diesem Kranken der Gesamtheit seiner Symptome entsprach, wie Capsicum bei dem Patienten von Cattori.

Carbo vegetabilis

Pflanzliche Kohle; Holzkohle.
Zum medizinischen Gebrauch bevorzugt man die Kohle der Weißhölzer, wie Weide, Birke, Pappel und Tanne, weil sie leichter und poröser sind. Zum homöopathischen Gebrauch reinigt man die Kohle; man kocht sie zu dem Zweck in Wasser, das man mit Salzsäure im Verhältnis 1:32 versetzt hat, wäscht, trocknet, glüht sie stark und pulverisiert den Rückstand; diesen bewahrt man in gut verschlossenen Gefäßen auf. Die drei ersten Potenzen werden durch Verreibung hergestellt.
Die Pathogenese von Carbo vegetabilis findet sich in HAHNEMANN „*Reine Arzneimittellehre*".

Physiologische Wirkung

HAHNEMANN hat sowohl die tierische als auch die pflanzliche Kohle geprüft. Die tierische Kohle, *Carbo animalis,* gewann er durch Verbrennung eines Stückes Rindsleder, die pflanzliche, *Carbo vegetabilis,* durch Verbrennung von Birkenholz. Die Symptome, die durch diese beiden Substanzen beim gesunden Menschen hervorgebracht werden, sind nahezu identisch, und ihre Gleichartigkeit ist ein Beweis mehr für die Exaktheit der HAHNEMANNschen „*Materia medica*".

Die Hauptwirkung der Kohle auf den menschlichen Organismus wird von ESPANET sehr treffend mit folgenden Worten charakterisiert: „Die Wirkung der Kohle hat einen allgemeinen kollapsartigen Schwächezustand zur Folge, bei dem das zerebrospinale Nervensystem und die Splanchnikusnerven völlig gelähmt, die Assimilations- und Aufbauvorgänge sowie die zirkulatorischen und sekretorischen Funktionen verlangsamt und gehemmt sind. Es besteht eine allgemeine Empfindungs- und Kraftlosigkeit, Blutstagnation in den Kapillaren und passive venöse Stauung, besonders im Pfortadersystem." Zusammenfassend kann man sagen, die Carbo-Wirkung ist in bezug auf das Nervensystem das Gegenteil von Nux vomica und in bezug auf das Gefäßsystem das Gegenteil von Aconit. Was die Wirkung von Carbo bei schwersten Krankheitszuständen so wertvoll macht und was ihm ohne Übertreibung den Namen „*Heilmittel der Agonie*" eingetragen hat, sind folgende Symptome: „Lähmende Schwäche, Empfindungslosigkeit, Konvulsionen, kalter Atem, jäher Verfall des Gesichtes, tief in den Höhlen liegende Augen, bläuliche Verfärbung der Haut, Aussetzen des Pulses, Facies hippocratica, Hämorrhagien, Untersichlassen. Das sind die letzten Grade der Carbo-Wirkung. Nur wenige Arzneien leisten hervorragendere Dienste im letzten Stadium der Krankheiten mit Blutstockung in den Kapillaren."

Interessant ist die Beobachtung, daß die Kohle, die man bei der von Flatulenz begleiteten Dyspepsie, oft in mißbräuchlichen Mengen, verwendet, in besonderer Similewirkung den Verdauungstraktus angreift: es finden sich in fast allen Prüfungsprotokollen Blähungsbeschwerden in Magen und Darm mit Herzstörungen.

Gemütsverfassung: Gleichgültigkeit und Teilnahmslosigkeit infolge mangelhafter Durchblutung des Gehirns als Folge von Sauerstoffmangel im Blut.

Modalitäten

Verschlimmerung: Abends; durch fette Nahrungsmittel, wie Butter und Milch; durch feuchte und warme Witterung; im Winter; zwischen 16 und 17 Uhr.
Besserung: Durch Aufstoßen; *durch Zufächeln von Luft;* durch Kälte.

Leitsymptome

1. Die Lebenskraft ist nahezu erschöpft, völliger Kollaps.
2. Der ganze Körper ist eiskalt, besonders die Endteile des Körpers: Nase, Hände, Füße und Knie. Die ganze Haut ist kalt. Selbst der Atem ist kalt.
3. Gefühl von Brennen in den Venen oder in den Kapillaren entzündeter Gebiete. *Inneres Brennen* und *äußere Kälte*.
4. Sehr starke epigastrische Flatulenz, übermäßige Spannung des Oberbauches mit krampfartigen, zusammenziehenden Schmerzen, die sich zur Brust hin ausdehnen und von Atemnot begleitet sind (*Lycopodium:* Flatulenz des Unterbauches; *China:* allgemeine Gasausdehnung des ganzen Bauches).
5. Beständige Beklemmung, eigentümliche Atemnot, als wenn der Kranke keine Luft in seine Lunge bekommen könnte; die Atmung ist kurz, der Atem kalt, der Kranke hat infolge des ungenügenden Blutsauerstoffgehaltes das *beständige Bedürfnis, daß ihm Luft zugefächelt wird*.
6. Bedrohliche Herzschwäche; das Blut stockt in den Kapillaren, venöse Blutüberfüllung; die *Körperoberfläche ist kalt und bläulich*.
7. Hämorrhagien der Schleimhäute während der asphyktischen Zustände. Das Gewebe der Schleimhäute lockert sich im Gefüge, es wird schwammig, eiterig, es blutet und läßt schwarzes, nicht gerinnendes Blut durchsickern. Ergebnis: starke Blässe der gesamten Körperoberfläche.
8. Auffallender Widerwillen gegen fett- und milchhaltige Speisen. Speisen in Breiform werden schlecht vertragen.
9. Übermäßige Schleimabsonderung aus der Lunge und dadurch bedingte Atemschwierigkeit.
10. Übler Geruch der Ausscheidungen.
11. Anämie nach schweren, erschöpfenden Krankheiten.

Schmerzen: Sie sind meist *zusammendrückend* und *brennend;* sie können jedoch auch [durchschießend] lanzinierend und reißend sein, dabei *in Stößen* auftreten wie *blitzartige Schmerzen*.

Stühle: Diarrhoe von Tenesmus begleitet. Die Stühle sind bald kotig, bald schleimig-blutig, bisweilen mit reinem Blut gemischt; sie können unfreiwillig sein und aashaft riechen. Gewöhnlich folgt ihnen ein brennendes Gefühl.

Regel: Zu früh, zu stark, übelriechend; heftige Schmerzen gehen ihr voraus. Vor der Regel Fluor wechselnden Aussehens, aber stets ätzend.

Hauptsächliche Indikationen

Allgemeines.

Die Lebenskraft ist erschöpft durch Säfteverluste, durch Gasvergiftung, durch vorhergegangene Krankheit, bei Greisen mit venöser Kongestion, durch Kollapszustand, Cholera und Typhus. Schwerste [anteletale] Formen aller Krankheiten.

Carbo ist **das Heilmittel der Agonie;** es mildert den Todeskampf, wenn die Lebenskraft schon völlig erschöpft ist; doch bewirkt es in verzweifelten, hoffnungslos erscheinenden Fällen bisweilen regelrechte „Wiederauferstehungen". Carbo paßt für die Endzustände der Krankheiten, deren Bild ich oben nach ESPANET schon gezeichnet habe: Kälte, bläuliche Farbe der Haut, fadenförmiger Puls usw.

Es kommt in Betracht **bei Fällen, bei denen die akute Krankheit sich als Folgeerscheinung einer vorangegangenen erschöpfenden Erkrankung in den Organismus eingenistet zu haben scheint** (*Psorinum*). Beispiel: Asthma nach Keuchhusten, Dyspepsie nach Schlemmerei, verschiedenartige Beschwerden nach Überarbeitung usw.

Wertvolles Mittel gegen die üblen Folgezustände von Quecksilber- und Chininmißbrauch.

Bei Greisen.

In allen **Zuständen großer Schwäche** bei alten Leuten mit venöser Kongestion.

Asthma bei Greisen mit Zyanose der Haut; verzweifelte, anscheinend letale Fälle.

Altersgangrän, die an den Zehen beginnt.

Hauterkrankungen.

Ulzera mit schlaffem Gewebe; flache Ulzera, die mehr dazu neigen, sich oberflächlich als in die Tiefe auszudehnen. Jaucheartiger, ätzender, *brennender,* stinkender Eiter. Das Brennen ist schlimmer bei Nacht und raubt dem Kranken infolge des marternden Schmerzes den Schlaf. Ulcera varicosa der gleichen Art.

Milzbrand.

Ausschlag mit glatten, schmerzlosen **roten Knoten** auf der Stirn.

Verdauungstraktus.

Von Flatulenz begleitete Dyspepsie. Aufstoßen, Schwere- und Völlegefühl, Somnolenz. Der Blähungsmeteorismus ist schmerzhafter beim Liegen. Vorübergehend erleichterndes Aufstoßen nach Essen und Trinken. Übelkeit. Unregelmäßiges Herzklopfen und Atemnot, beides infolge von Gasauftreibung (Aërophagie). „Carbo vegetabilis", sagt RICHARD HUGHES, „ist mein Lieblingsmittel, um sehr starke Flatulenz zu bekämpfen. Meines Erachtens entspricht es mehr jenen Fällen, bei denen größere Neigung zu Durchfall als zu Verstopfung besteht und bei denen die Blähungen mehr den Magen als die Därme auftreiben".

Starker Schmerz im Magen mit Flatulenz, schlimmer beim Liegen, sollte immer an dieses Mittel denken lassen.

Carbo vegetabilis ist ebenfalls indiziert, wenn der **Genuß verdorbener Speisen** eine Magenerkrankung verursacht hat.

Vertigo a stomacho laeso. Carbo ist dafür das Hauptmittel, wenn der Schwindel hochgradig ist: „Schwindelanfälle mit Übelkeit, Sehtrübung, Ohrenklingen, mit warmem, reichlichem Schweiß, Gliederzittern, mit Stuhlkoliken sowie langem Bewußtseinsverlust. Dieser Schwindel tritt gewöhnlich morgens auf, er wird gemildert durch Horizontallage, erscheint aber wieder, sobald der Kranke sich aufrichtet".

Windkoliken (intestinale Aërophagie) mit dumpfen Schmerzen, Kneifen und Poltern im Leib.

Zirkulationsorgane.

Bei **chronischer Aortitis,** wenn *Cuprum* versagt hat und Anzeichen beginnender Asphyxie vorhanden sind.

Carbo ist das Hauptmittel bei **intermittierendem Aussetzen des Herzschlages,** verursacht durch Magenüberfüllung.

Bei **„weißen Hämorrhoiden"** [„Schleimhämorrhoiden"], d. h. bei Hämorrhoiden, die eine mehr oder weniger reichliche, klebrige, ätzende Flüssigkeit absondern, die Jucken, Brennen und Wundsein verursacht. Es kann auch angezeigt sein bei blutigen Hämorrhoiden, aber immer bestehen die charakteristischen „brennenden Schmerzen".

Hämorrhagien bei tiefer Entkräftung: Das Blut sickert „per diapedesin" aus den Geweben.

Respirationsorgane.

Pneumonie, wenn *Tartarus emeticus* versagt hat. Um dem Patienten das Auswerfen großer Schleimmengen aus der Lunge zu ermöglichen, wenn Zyanose und Schlagfluß als Folge der Schwäche zu befürchten sind. Auswurf, Schweiß und Atem stinken. Der asphyktische Kranke will Luft zugefächelt haben.

Erkrankungen der Bronchien und Lunge bei Greisen. Der Auswurf kann eitrig und stinkend sein; es besteht Beklemmung und oft Bluthusten mit wenig schwarzem Blut. Asthma bei Greisen und schwächlichen Personen von krankem Aussehen, die über Verdauungsstörungen klagen.

Chronische Heiserkeit, die die verschiedenen Formen von Laryngitis begleitet und sich bisweilen bis zu Stimmlosigkeit steigert. Schlimmer abends und bei Feuchtigkeit. *Causticum* hat das Symptom: „schlimmer morgens".

Nervensystem.

Selbstmordimpuls aus Angst bei Irresein, Hysterie und Hypochondrie.

Gesichtsneuralgie: stoßweiser, qualvoller Schmerz in den Ober- und Unterkiefernerven.

Ischias: durchschießende, blitzartige Schmerzen von oben nach unten.

Verschiedenes.

Peritonitis. Es ist das Hauptmittel bei chronischer Peritonitis. Carbo vegetabilis ist — nach *Colocynthis* und *Bryonia* — ein wertvolles, immer erfolgbringendes Mittel bei Pelviperitonitis, wenn der fieberhafte Zustand vorüber ist, oder ebenso bei den so häufigen Rückfällen, wenn die Krankheit chronisch wird.

Augenaffektionen. Asthenopie. Sieht schwimmende schwarze Flecken. Brennen in den Augen nach langer Anstrengung, Gefühl eines Sandkornes nach Ermüdung (ohne Konjunktivitis). Muskelschmerzen.

Husten. Chronischer Husten mit hartnäckiger Heiserkeit oder völliger Stimmlosigkeit, besonders morgens und abends. Der Husten wird ausgelöst, wenn der Kranke aus einem warmen Raum in einen kühleren geht [*Bryonia* umgekehrt]. Keine Stiche in der Brust, aber dauerndes Gefühl von Brennen und innerem Wundsein.

Kopfschmerzen nach jedem Exzeß oder nach jedem Diätfehler. Alles auf dem Kopf scheint schwer [schon ein Hut!]. Die Schmerzen treten besonders abends auf oder nach den Mahlzeiten und sind oft im Hinterhaupt lokalisiert. Gefühl, als sei der Kopf vergrößert (infolge der venösen Kongestion) und die behaarte Kopfhaut zu eng. Kopfschmerzen nach unterdrücktem Schnupfen.

Dosierung

Gewöhnlich werden die hohen Dosen, C 12 und C 30, gebraucht. R. Hughes behauptet, daß die 30. Verreibung bei der Dyspepsie der Greise besonders dienlich sei. Claude empfiehlt die 9. Verreibung, die er in kleinen Pulvern von 0,3 g 3—4mal täglich nehmen läßt.

Zusammenfassender Überblick

„Carbo vegetabilis ist uns dazu gegeben", sagt Chargé, *„damit wir niemals verzweifeln sollen, auch wenn der Zustand des Kranken noch so ernst ist!"*

Es hat 4 große Indikationen:
1. Kälteerstarrung und Kraftlosigkeit oder agonieähnlicher Kollaps,
2. asphyktische Dyspnoe,
3. Zyanose infolge von Kapillarstauung,
4. abdominelle Tympanie.

Seine anderen Charakteristika sind: *brennende Schmerzen, stinkende Sekretionen, passive Schleimhautblutungen.*

Krankengeschichte 29

Kardiorenale Insuffizienz

Auf meinen Rat entschloß sich einer meiner Kollegen, die Homöopathie vorurteilslos zu studieren und in der Praxis nachzuprüfen. Nun schrieb er mir kürzlich folgendes, was ich hier wörtlich wiedergebe: „Was mich stutzig machte — und übrigens auch die Angehörigen meines Patienten —, war folgender Fall: Ein Mann nahe an 50, sehr emphysematös, mit vollständiger kardiorenaler Insuffizienz. Die Prognose natürlich sehr ernst. Die Verordnung auf Grund der *Atemnot,* der *Erkältung* und der *zyanotisch-blauen Flecken* selbstverständlich *Carbo vegetabilis C 6.* Der Kranke, der nahezu kein Wasser mehr ließ und ein beträchtliches Ödem der unteren Gliedmaßen und des Unterleibes aufwies, konnte nach der zweiten Gabe dieses Mittels eine ungeheure Menge Wasser ausscheiden und kam dann allmählich wieder ganz in Ordnung. — Weiß der Himmel! Ohne diesen Fall wäre es mir gewiß nicht ‚passiert', daß ich heute Homöopath bin".

J. Gallavardin

Krankengeschichte 30

Hoffnungslose grippöse Bronchopneumonie

Der 45jährige Herr C. bekam im Verlauf einer schweren Grippe folgende ernste Lungenkomplikationen: Eine allgemeine Bronchitis, aus der sich bald zwei bronchopneumonische Herde im mittleren Teil beider Lungen entwickelten.

Die Behandlung vom Beginn der Grippe an und im Verlauf dieser Bronchopneumonie war klassisch-allopathisch und brachte keine Besserung. Im Gegenteil verschlimmerte sich der Allgemeinzustand mehr und mehr, und gegen den 15. Tag der Krankheit schien die Lage hoffnungslos.

Jetzt erst, und obgleich ich sonst noch nicht homöopathisch verordnete, — denn ich studierte eben erst die mir fremde therapeutische Methode — entschließe ich mich angesichts des drohenden Todes, das für ähnliche Fälle empfohlene Mittel anzuwenden. Ein wenig skeptisch verschreibe ich also *Carbo vegetabilis,* obwohl folgender Satz im Buch von JOUSSET mir Mut gemacht hatte:

„Wenn die Verschlimmerung fortschreitet und bereits Anzeichen von Asphyxie auftreten, *darf man niemals verzweifeln;* Carbo vegetabilis kann die Zeichen von Asphyxie in 12—24 Stunden zum Verschwinden bringen."

Zu dem Zeitpunkt, an dem ich diese neue Therapie einschlage, ist der beklagenswerte Zustand von Herrn C. folgender:

In der mittleren Partie beider Lungen bronchitisches Atmen mit feinen krepitierenden Geräuschen und über beiden Lungen grobes, klingendes Rasseln. Der Kranke liegt im Koma. Das Gesicht ist bläulichrot, ebenso die Enden der kalten Gliedmaßen. Keine Expektoration mehr. Der Herzschlag ist schwach und beschleunigt (140/Min.). Der Puls ist nicht mehr fühlbar. Die Atemnot ist äußerst groß (60 Atemzüge/Min.). Temperatur: 40°. Der Kranke schluckt mit Schwierigkeit ein wenig Wasser, teelöffelweise.

Der Tod scheint mir drohend nahe. Es ist 6 Uhr abends, und ich glaube, den Kranken morgen früh nicht mehr lebend vorzufinden. Ich verberge meine Befürchtung nicht vor der Familie und rate ihm — ehrlich gestanden, ohne große Hoffnung — jede halbe Stunde einen Tropfen Carbo vegetabilis C 12 einzugeben.

Am nächsten Morgen finde ich den Kranken in genau dem gleichen Zustand, nachdem er die ganze Nacht regelmäßig das verordnete Mittel eingenommen hat.

Den folgenden Tag hindurch gibt man es weiter, und abends weist er denselben Zustand auf. Es ist keine merkliche Besserung eingetreten, dennoch bin ich sehr erstaunt über die verlängerte Widerstandskraft des Kranken.

Im Laufe des dritten Tages konstatiere ich eine leichte Besserung, so schwach allerdings, daß ich es nicht über mich bringe, der Familie meine erwachende Hoffnung mitzuteilen. Der Puls ist wieder wahrnehmbar geworden; zwar ist er immer noch schnell, weich und flüchtig, aber ich fühle ihn doch, was seit 3 Tagen nicht mehr möglich war.

Am nächsten Morgen ist die Besserung augenscheinlich, die Atemnot geringer, der Puls gut fühlbar, weniger beschleunigt (100), die Asphyxie weniger markant. Der Kranke ist nicht mehr im Koma, er erkennt die Seinigen und antwortet auf meine Fragen.

Von diesem Tage an bessert sich der Zustand rasch, der Lungenbefund verschwindet.

Die Rekonvaleszenz dauerte sehr lange, da eine sehr große Schwäche bestand. Herz und Lungen indessen wurden nach einigen Wochen schon wieder normal, ohne irgendwelche Folgeerscheinungen.

E. COHAN (Rouen)

Causticum

Tinctura acris sine Kalio. Hahnemannscher Ätzstoff.

Die Herstellung dieses in der Allopathie unbekannten Medikamentes geht auf HAHNEMANN zurück und ist ziemlich kompliziert. Im wesentlichen geschieht sie folgendermaßen: von 1 kg Kalk gewinnt man nach einem besonderen Verfahren ein Pulver; von diesem nimmt man 60 g, mischt sie in einem Porzellanmörser mit der gleichen Menge von schwefelsaurem Kalium und 60 g kochendem Wasser. Man erhält eine dickliche Masse, die man in der Retorte destilliert. Das Destillationsprodukt, etwa 45 g, ist durchsichtig wie Wasser und enthält konzentriertes Causticum.

Ein Tropfen dieser Flüssigkeit mit 100 Tropfen Alkohol gemischt ergibt die 1. Centesimale; die höheren Verdünnungen werden in gleicher Weise hergestellt.

Die Pathogenese von Causticum findet sich in HAHNEMANN *„Chronische Krankheiten"*.

Im *„Propagateur de l'Homoeopathie"*, Jahrgang 1928, Nr. 4, steht eine sehr interessante Studie dieses wichtigen Mittels.

Die gleiche Zeitschrift bringt in den Nummern 10 (Jahrgang 1930) und 11 (Jahrgang 1931) eine sehr beachtliche Arbeit von Dr. RENÉ PICARD, die dem Verfasser in einem Wettbewerb den ersten Preis eintrug.

Physiologische Wirkung

Causticum ruft im *Nervensystem* Zuckungen, Zittern und vor allem unvollständige Lähmungen hervor.

Es hat eine deutliche Beziehung zur Haut und verursacht mancherlei feuchte Ausschläge mit starkem Jucken; hauptsächlich aber Pustelausschlag wie bei Pocken. Gleichzeitig tritt mäßiges Fieber auf.

Hinsichtlich des *Verdauungstraktus* finden sich im Causticum-Bild viele Symptome. Sie gleichen bestimmten Arten von Dyspepsie mit Übelkeit, Aufstoßen und saurem Erbrechen; Bauchgrimmen, von Kollern und Aufgetriebenheit, häufigem Windabgang und durchfälligen Stühlen begleitet.

Causticum hat eine sehr markante Wirkung auf die *Harnorgane;* die erste Reihe von Symptomen betrifft die Entzündung der Blase und des Blasenhalses, die andere die Polyurie. Incontinentia urinae ist charakteristisch.

Causticum greift die *Atemwege* stark an und ruft dabei einen Symptomenkomplex hervor, der mit einem Katarrh im Anfangsstadium viel Ähnlichkeit hat (trockener Husten und Heiserkeit).

Die Causticum-Atemnot ist asthmatischer Art.

Typ

Der Causticum-Typ ist manchmal leicht zu erkennen: ein entkräfteter, krankhaft empfindlicher Mensch, dem Sorgen, Unruhe und Kummer ins Gesicht geschrieben stehen. Seine Haut ist gelb, die Falten des Gesichts sind verstrichen, und zwar besonders auf der rechten Seite. Das Augenlid hängt infolge partieller Lähmung mehr oder weniger herunter. Die Verdauung ist langsam. Häufig besteht Flatulenz.

Die Kinder haben ein skrofulöses Aussehen mit dickem, aufgetriebenem

Abdomen. Sie lernen nur langsam gehen und sprechen. Es besteht skrofulöse Entzündung der Augen; auf den Lidern bilden sich Krusten, die Konjunktivalgefäße sind injiziert, die Cornea ist entzündet. Auf der behaarten Kopfhaut erscheint ein Ausschlag, besonders hinter den Ohren. Häufig findet sich ein eitriger Ohrenausfluß. Wer wollte hierin nicht den Einfluß des Kalkes erkennen, der im Causticum enthalten ist?

Der Causticum-Kranke zeigt oftmals ein übertriebenes Mitgefühl mit dem Unglück anderer, er weint z. B. beim Lesen von Zeitungsnachrichten (*Lachesis* weint vor allem über eigenes Unglück).

Modalitäten

Verschlimmerung: *Durch schönes, kaltes Wetter;* durch kalte Luft; durch Wagenfahrt; nach Durchnässung oder nach einem Bad.

Besserung: *Durch feuchtes und regnerisches Wetter;* in warmer Luft, beim Trinken von kaltem Wasser.

Vorherrschende Angriffsseite: Rechts.

Leitsymptome

1. Große körperliche und geistige Schwäche, die einen ganz eigentümlichen Zustand von Depression und nervöser Erregung hervorruft. Diese Schwäche ist häufig von Zittern begleitet.

2. Angst vor der Dunkelheit.

3. Örtlich begrenzte Lähmungen, die im allgemeinen die rechte Seite befallen (Gesicht, Zungenmuskeln, Lider, Pharynx usw.).

4. Unwillkürliches Harnen beim Husten (*Natrium muriaticum, Squilla*), Gehen, Niesen und Schlafen. Bei keinem anderen Mittel ist die Schwäche des Blasenhalses so ausgesprochen wie bei Causticum.

5. Muskelzucken, Schreibkrampf, Spasmen, Chorea, Konvulsionen, Epilepsie.

6. Schmerzhafte Empfindungen von Brennen, Wundsein, „wie von rohem Fleisch", besonders an den Schleimhäuten. Im besonderen tritt das Gefühl auf, als befände sich ungelöschter Kalk im Magen, der viel Gas abgibt.

7. Die Stühle werden leichter im Stehen entleert, sogar unfreiwillig.

8. Das Gesicht zeigt folgende 4 charakteristische Hauptsymptome:
a) Es ist gelblich, krankhaft gelb,
b) es besteht Lähmung psorischen oder rheumatischen Ursprungs,
c) Trigeminusneuralgie gleichen Ursprungs,
d) Steifheit der Kinnbacken,
   und die Zunge zeigt folgende zwei Hauptsymptome:
a) Lähmung oder motorische Schwäche;
b) in der Mitte ist die Zunge rot, an den Rändern dagegen weiß belegt.

9. Unüberwindliche Schlafsucht nach der Mahlzeit; der Kranke schläft selbst beim Stehen, Gehen und Antworten ein.

10. Ein Schluck kalten Wassers wirkt für Augenblicke lindernd und verzögernd auf Hustenanfälle, Gesichtszucken, hysterische oder epileptische Anfälle. Wenn aber der Genuß von kaltem Wasser die Krise beschleunigt oder verschlimmert, so wähle man zwischen *Calcarea* und *Hyoscyamus*.

Eigentümliches Symptom: Gefühl eines leeren Raumes zwischen Hirn und Stirn.

Schmerzen: Qualvoll, reißend, anfallsweise oder ziehend. Gefühl, als sei die schmerzhafte Stelle „roh" [von Epidermis entblößt]. Dabei gewöhnlich das Empfinden sehr heftigen Brennens „wie von ungelöschtem Kalk verätzt".

Stühle: Verstopfung mit heftigem, vergeblichem Drang (*Nux vomica*). Die Stühle werden nur mit großer Anstrengung entleert und können dann — für Causticum charakteristisch — „ganz unfreiwillig abgehen". Der Patient versucht, sich vom Sitz zu erheben, indem er sich auf die Hände stützt, und nur in dieser halb sitzenden, halb stehenden Haltung gelingt es ihm, den Stuhl herauszupressen. Die Causticum-Stühle haben folgende Merkmale: Sie sind hart, fettig, schimmernd, bandartig ausgewalzt oder von geringem Umfang und bleistiftartig.

Regel: Verspätet; während und nach der Menstruation große Schwäche. Die Regel hört nachts auf und fließt nur tags (*Gelsemium, Pulsatilla*). Fluor zeigt umgekehrten Rhythmus: Leukorrhoe schlimmer nachts, tagsüber aufhörend.

Hauptsächliche Indikationen

Allgemeines. Krankheiten nach Unterdrückung einer Krätze, einer Ausscheidung oder irgendeiner chronischen Hauterkrankung, z. B. eines Ekzems.

Man denke an Causticum als erstes Mittel bei lange bestehenden Beschwerden, die nach einer Verbrennung aufgetreten sind.

Skrofulose auf hereditärsyphilitischem Terrain [oder Lues auf tuberkulöshereditärem Terrain]. Vgl. RICORDsche Skrofulose unter *Aurum*.

Lähmungen. Paralytisch oder paretisch. Sie treten entweder nach einer Erkältung oder im Verlauf einer Infektionskrankheit (Typhus, Diphtherie) auf. Oft zeigen sie folgende Besonderheiten: „Sie nehmen langsam zu und dehnen sich allmählich über umschriebene Stellen aus"; „Sie sind auf der rechten Seite häufiger"; „Sie befallen einzeln die Kehle, die Lider, die Zunge, bestimmte Organe, wie z. B. die Blase, die Extremitäten". Facialislähmungen besonders nach Aufenthalt in trockenem, kaltem Wind (*Aconit*); Ptosis gleichen Ursprungs.

Schwäche der Fußgelenke, die leicht umknicken (*Acidum sulfuricum, Silicea, Sulfur*).

Rheumatismus. Causticum ist ein hervorragendes Mittel des chronischen Rheumatismus mit *„schmerzhafter Steifheit des Rückens und des Steißbeines, schlimmer beim Aufstehen von einem Sitz"*. Die Muskeln des Nackens, des Halses, der Rücken- und Lendengegend sind steif und schmerzhaft. Oft weisen die Glieder Deformitäten auf, und zwar infolge von Sehnenzusammenziehung und Muskelverkürzung. Doch hat man mit Causticum nur dann Erfolg, wenn die atmosphärischen Modalitäten vorliegen.

„Wenn ich für die Behandlung des chronischen Rheumatismus drei Mittel unter Ausschluß aller anderen Mittel wählen sollte, so würden das *Causticum, Rhus* und *Sulfur* sein" (NASH).

Heiserkeit. Schlimmer am Morgen (schlimmer am Abend: *Carbo veget., Phosphorus, Rhus tox.*), „tritt gewöhnlich nach Aufenthalt in trockenem, kaltem Wind auf wie bei *Aconit* und ist das Gegenteil von *Carbo vegetabilis*, dessen Heiserkeit sich nach Aufenthalt in feuchter Kälte einstellt".

Epilepsie. Petit mal. Der Kranke fällt beim Spazierengehen in frischer Luft um, erholt sich aber bald wieder. Causticum paßt bei den Anfällen konvulsiver Art, die bei Neumond und im Pubertätsalter auftreten, und die von Menstruationsstörungen begleitet sind.

Chorea. Wenn die rechte Körperseite mehr als die linke davon befallen wird. Während des Schlafes sind Arme und Beine in beständiger Bewegung.

Bei allen analen Beschwerden sollte Causticum zu den Mitteln gehören, an die man zuerst denkt. Den schon genannten eigentümlichen Stuhlsymptomen fügen wir noch hinzu: dicke, wie Feuer brennende Hämorrhoiden, die sich beim Gehen und bei angestrengtem Sprechen verschlimmern.

Blasenstörungen. Hier steht Causticum an gleicher Stelle wie *Cantharis* und *Nux vomica*; Urinverhaltung mit häufigem, quälendem Drang, wobei jedes Mal aber nur wenige Tropfen entleert werden; dabei Rektalspasmus und Obstipation. Häufig ist auch der charakteristische Schmerz von Causticum: brennendes Wund- und Aufgeriebensein, „wie rohes [von Haut entblößtes] Fleisch" vorhanden.

Enuresis. Incontinentia urinae im ersten Schlaf; diese Störung ist im Sommer besser und im Winter schlimmer. Unfreiwilliges Harnen während des Tages, bei geringster Erregung, bei Husten, Niesen u. a. Manchmal spürt der Kranke gar nicht, wenn Urin abgeht. Man trifft bei Causticum aber auch Urinverhaltung an infolge partieller Blasenlähmung oder einer Erkrankung der Nervenzentren. Häufig kann der Kranke nur während der Stuhlentleerung Wasser lassen.

Taubheit mit verschiedenen Geräuschen in den Ohren. — Erhöhte Resonanz von Geräuschen, besonders der eigenen Stimme.

Grippe. Dabei streitet Causticum mit *Eupatorium* und *Rhus* um den ersten Platz; alle drei haben das Gefühl von schmerzhafter Müdigkeit und Zerschlagenheit [„wie zerbrochen", „wie gerädert"] im ganzen Körper.

Husten, besonders trockener Husten mit Schmerzen in der Brust; „Wundheitsgefühl" in Kehle und Brust, als wenn alles „roh" wäre. Er tritt in heftig verstärkten Anfällen auf, wird durch Bettwärme verschlimmert und stets „durch Trinken kalten Wassers gebessert" (*Cuprum, Coccus cacti*). Der Kranke kann nicht auswerfen; mit großer Mühe würgt er etwas Schleim hoch, den er meist verschlucken muß. Gewöhnlich ist der Causticum-Husten von folgenden zwei charakteristischen Symptomen begleitet: von „Schmerzen in der Hüfte", meist der rechten Seite, und von unfreiwilligem Harnabgang.

Kopfschmerzen mit Gefühl eines leeren Raumes zwischen Stirn und Gehirn; schlimmer bei Lesen, Schreiben und geistiger Arbeit. Causticum hat auch Kopfweh mit Sehstörungen wie *Kali bichromicum,* doch unterscheidet es sich von diesem dadurch, daß die Sehstörung nicht besser wird, wenn der Kopfschmerz zunimmt.

Dosierung

Bei den Erkrankungen der Schleimhäute sind die tiefen Dilutionen vorzuziehen. Bei Gemütssymptomen passen die hohen Verdünnungen (C 30) in seltenen Gaben, noch besser aber sehr hohe Potenzen. Letzteres ist — nebenbei bemerkt — eine allgemeingültige Regel.

Zusammenfassender Überblick

Causticum beweist seine Wirkung besonders bei paretischen Störungen, bei chronischem Rheumatismus und bei katarrhalischen Affektionen der Atemwege. Es ist ein Heilmittel der trockenen Kälte, sozusagen das „chronische" *Aconit.* Brennen und Wundheitsgefühl „wie roh" sind sehr charakteristisch.

Causticum ist vielleicht das einzige Mittel, das trotz seines sehr großen Aktionsbereiches nur die Zustände erfaßt, die durch allmählichen Verlust von Lebenskraft (Schwäche und Niedergedrücktsein) gekennzeichnet sind, das jedoch bei akuten Erkrankungen nicht anspricht.

Krankengeschichte 31

Ramsay-Hunt'sches Syndrom: Herpes zoster des Ohres mit Fazialisparese bei Erkrankung des Ganglion geniculi

Im Mai 1919 kommt der 51jährige Herr A. L. in meine Sprechstunde. Nach der Aussage seines Hausarztes leidet er an einem Herpes des Ohres und der Zunge, außerdem an einer schmerzhaften Fazialislähmung.

Ich teile die Ansicht des Kollegen freilich nicht, sehe in der Vielfalt nur ein Geschehen und in dem ganzen Krankheitsbild nur den Ausdruck einer einzigen, freilich seltenen Erkrankung: das Ramsay-Huntsche Syndrom, einen Herpes zoster des Ohres [„Herpes geniculatus"; vgl. LAUBENTHAL, Lehrbuch der Neurologie, 1947, S. 80].

Die Fazialislähmung ist rechtsseitig; sie befällt gleichzeitig den oberen und unteren Fazialisanteil; sie ist also von peripherer Natur, doch ist es unnütz, sie im einzelnen zu beschreiben, denn das Aussehen, das sie dem Gesicht des Kranken verleiht, ist klassisch.

Auf der rechten Ohrmuschel finden sich 3 kleine Herpesbläschen, ein viertes sitzt am Eingang des Gehörganges, und mit dem Ohrenspiegel kann ich auf dem Trommelfell ein fünftes entdecken. Mein Patient klagte außerdem über Ohrensausen, und der Versuch mit der Taschenuhr zeigt eine beträchtliche Verminderung der Hörschärfe (35/100).

Der Zungenherpes besteht aus 3 kleinen Bläschen am äußeren rechten Zungenrand ganz nahe der Spitze, und eine deutlich vergrößerte submentale Drüse entspricht der Herpes-Adenitis.

Die Schmerzen, über die der Kranke vor allem klagt, treten anfallsweise auf und sind brennend; es scheint ihm, so sagt er, als ob die Oberfläche des Ohres und die Zungenspitze „wund und wie roh" seien.

Der vor mir befragte Kollege hat folgendes verordnet: Blutegel hinter die Ohren, Aspirin-Tabletten gegen die Schmerzen, Betupfen der Zunge mit boraxhaltiger Mundtinktur, Pudern des Ohres mit einem Wismutsalizylpräparat, kurzum ein der ungenauen Diagnose entsprechendes therapeutisches Ensemble, das völlig wirkungslos geblieben ist. Das Ohrensausen wurde immer stärker und die Schmerzen immer unerträglicher. Es ist der 8. Tag der Erkrankung.

Mein Patient bietet keine besonderen Anhaltspunkte, weder in seinem Aussehen, noch in seinen persönlichen Vorerkrankungen, noch in seiner erblichen Belastung. Er weiß nicht, wie die Krankheit entstanden ist. Sie begann mit heftigen Schmerzen, auf die ein Ausschlag, ähnlich einem Herpes zoster, und drei Tage später die Lähmung folgte.

Die auf die rechte Seite begrenzte Fazialislähmung, der Charakter der Schmerzen, — „brennend", „wie roh" — lassen mich an Causticum denken.

Aber da man ja nicht täglich ein RAMSAY-HUNTsches Syndrom zu behandeln hat, ziehe ich HAHNEMANN *„Chronische Krankheiten"* und *„Arzneimittellehre"* (Band 2 der Ausgabe von 1880) zu Rate, und da finde ich ausdrücklich angegeben: Ohrensausen, Schwerhörigkeit, aber nicht ein Wort von herpes-ähnlichem Ausschlag.

Das befriedigt mich nicht, und so durchsuche ich den Abschnitt „Mund". Hier finde ich mehr: eine schmerzhafte Blase an der Zunge"; „eine schmerzhafte Blase an der Zungenspitze"; „auf der Zungenspitze und dem Zungenrande schmerzt es ihn wie verbrannt"; „Bläschen am Zungenrande".

Ich zögere also nicht länger und verordne *Causticum C 12,* 15 Minuten vor den Mahlzeiten.

In 4 Tagen ist alles glücklich überstanden. Die Symptome verschwinden in der umgekehrten Reihenfolge ihres Auftretens: zuerst die Lähmung, dann der Ausschlag, der eintrocknet, zuletzt die Schmerzen.

GILBERT CHARETTE (Nantes)

Kommentar. Ich habe diese Krankengeschichte angeführt, um Ihnen zu zeigen, wie man sich der Werke unserer Arzneimittellehre bedienen muß. Es ist unmöglich, alle Symptome im Kopfe zu haben. Machen Sie es ruhig, wie die bedeutendsten Homöopathen und HAHNEMANN selbst es taten: Legen Sie sich Ihre *„Materia medica"* auf den Schreibtisch in greifbare Nähe, und scheuen Sie sich nicht, vor Ihren Patienten darin nachzuschlagen. Ich habe höchstens zwei oder drei einfältige Geister gefunden, die daran Anstoß nahmen.

Noch eine andere Lehre ergibt sich aus diesem Fall: Sie werden niemals die gesamten Symptome des angezeigten Mittels bei Ihren Patienten finden, ebensowenig wie Sie jemals alle Symptome einer Krankheit bei einem einzigen Individuum antreffen. Aber wenn Sie Ihre Arzneimittel gut kennen und Ihre Patienten zu beobachten verstehen, werden Sie mit Leichtigkeit die charakteristischen Symptome herausfinden, die Ihnen die Arzneimitteldiagnose ermöglichen; genau so genügen einige wenige Symptome zur Diagnose eines Typhus oder einer allgemeinen Lähmung, während die anderen charakteristischen Symptome fehlen können.

Krankengeschichte 32

Incontinentia alvi

Am 18. November 1926 kommt die 44jährige Frau X. in meine Sprechstunde, eine abgemagerte Person mit schmutzig-gelbem Teint und unruhigem, ängstlichem Gesichtsausdruck. Sie verbreitet einen ekelhaften Geruch.

Sie erzählt, daß sie niemals krank gewesen sei, bis vor etwa 5 Jahren die eigenartige Erkrankung begann, derentwegen sie mich heute aufsucht. Sie hat nacheinander alle möglichen Ärzte und Chirurgen konsultiert, aber keiner hat ihren Fall erklären können. Er ist in der Tat recht sonderbar: Sie kann nicht wie andere Menschen in sitzender Stellung zu Stuhl gehen, sondern nur im Stehen. Kot entweicht ihr mehrmals am Tage, ohne daß sie es bemerkt; sie muß sich deshalb mit Handtüchern völlig einpacken. Dieser Zustand hat ihre Nerven völlig zerrüttet; 1925 versuchte sie, sich mit Gas zu vergiften; ihr Mann kam jedoch gerade zur rechten Zeit, um sie vor dem Tode zu retten.

Die Untersuchung ergibt objektiv nichts, ebenso gibt die Rektaluntersuchung keinerlei Aufschluß.

Wie zahlreiche vor mir befragte Kollegen weiß auch ich nicht, wodurch diese Erkrankung verursacht wird; dennoch habe ich die feste Hoffnung auf Heilung, weil ich das Arzneimittelbild von „Causticum" kenne.

Ich verordne also: Causticum C 30, je 5 Körnchen morgens um 10 Uhr und nachmittags um 5 Uhr.

Nach 14 Tagen sehe ich meine Patientin wieder. Sie berichtet eine deutliche Besserung. Immer noch geht sie stehend zu Stuhl, aber doch viel seltener. Sie hat wieder Hoffnung geschöpft, obgleich sich ihre Umgebung über die kleinen Körnchen lustig macht.

Ich modifiziere meine Verordnung und gebe Causticum C 200, einmal abends beim Schlafengehen ein Pulver in etwas Wasser aufgelöst, dann eine gleiche Gabe nach 10 Tagen Pause.

Nach einem Monat sehe ich die Kranke wieder. Sie geht jetzt zu Stuhl wie alle anderen Leute und weiß nicht, was sie mir alles aus Dankbarkeit tun soll.

LÉON RENARD (Paris)

Kommentar. Als Dr. LÉON RENARD (damals in Saint-Etienne) meinen ersten Artikel über Homöopathie im *Journal des Praticiens* gelesen hatte, schrieb er mir am 30. September 1925 wegen seiner Patientinnen. Das von mir verordnete Mittel hatte anscheinend einen sehr guten Erfolg, denn seit diesem Tage beschäftigte er sich ernsthaft mit der Homöopathie und studierte eifrig die von mir empfohlenen amerikanischen Werke.

Im folgenden Jahre schrieb er mir: „Ich habe unglaubliche Erfolge", und schickte mir später etwa ein Dutzend Krankengeschichten, von denen ich einige in dieses Buch aufgenommen habe.

Ganz anders dagegen hat es der Schweizer Arzt Dr. RUBATTEL gemacht. Dieser Kollege hat unsere homöopathische Literatur zwar gelesen, sich aber nicht die Mühe gemacht, die Prinzipien der Homöopathie in der Praxis auch nachzuprüfen. Und nun gibt er uns in einem Buch seine Meinung über diese Lehre wieder, als handele es sich um die Beurteilung eines künstlerischen oder literarischen Werkes[1]. In seiner Weisheit und Unfehlbarkeit trägt er darin folgenden Satz vor: „Die Homöopathie ist einer der schlimmsten Irrtümer, zu denen der Mangel an wissenschaftlichem Denken führen kann!"

Das ist eine reichlich kühne Behauptung; gerade im letzten Jahr [1925] sind der sehr bekannte Naturwissenschaftler an der Sorbonne, Professor Dr. MARAGE[2] und Professor BIER[3] von der medizinischen Fakultät in Berlin beim experimentellen Nachprüfen der HAHNEMANNschen Lehre zu dem gegenteiligen Schluß gelangt. Ebensowenig wie DR. RUBATTEL das Monopol wissenschaftlichen Denkens für sich allein beanspruchen kann, ebensowenig kann er es BIER und MARAGE absprechen.

Bei bestem Willen kann ich die Mentalität der Ärzte nicht begreifen, die wie DR. RUBATTEL ohne Nachprüfung der homöopathischen Grundlagen sich darauf versteifen, den Erfolgen der Homöopathie verstandesmäßige Überlegungen und leere Redensarten entgegenzusetzen. Und das nennt man dann wissenschaftliches Denken! So kommen sie dazu, die Wirklichkeit zu leugnen, weil sie ihnen seltsam erscheint. Herr RUBATTEL schreibt: „Als non plus ultra erfahren wir unter anderen Wunderlichkeiten, daß, wenn ein Patient errötend gesteht, er könne nur stehend Stuhl lassen, man ihm Causticum in homöopathischen Dosen geben müsse."

Gewiß wunderlich und seltsam, aber doch Tatsache! HENRY DUPRAT hat einen solchen Fall aus seiner Praxis beschrieben; ich habe hier einen von LÉON RENARD angeführt. Was vermögen Spötteleien gegen eine Tatsache?

---

[1] Dr. RUBATTEL: *Qu'est-ce que c'est que l'Homoeopathie?* Verlag Graf, Polle (Schweiz).

[2] Dr. MARAGE: *Homoeopathes et allopathes.* Verlag Gauthier-Villard, Paris.

[3] Prof. BIER: Wie sollen wir uns zur Homöopathie stellen? (Münchener Medizinische Wochenschrift, Bd. 72, Nr. 18, 1. Mai 1925; s. *Presse médicale* vom 12. September 1925). [Siehe auch BIER, Homöopathie und harmonische Ordnung der Heilkunde; herausg. von Dr. med. OSWALD SCHLEGEL. 2. Aufl. 1949. Hippokrates-Verlag, Stuttgart].

Dr. RUBATTEL möge mir aber noch eine Bemerkung gestatten: Er hat seinen Roman — denn etwas anderes ist es nicht — in einer Schweizer Zeitung veröffentlicht. HENRY DUPRAT[1] hat eine Widerlegung an diese Zeitung geschickt, doch wurde die Drucklegung verweigert. Wenn Dr. RUBATTEL es nicht wünscht, daß eine Erwiderung auf seine Behauptung veröffentlicht wird, hat er damit nicht deutlich genug gezeigt, was ihm fehlt? ... *Wissenschaftliche Ehrlichkeit!*

Chamomilla

Gemeine Feldkamille oder **Mutterkraut. Matricaria Chamomilla.** Komposite. Einjährige, wilde Pflanze, wächst an allen trockenen, sandigen Orten, an Straßenrändern.

Man bereitet die Tinktur aus der ganzen frischen Pflanze, die Verreibungen aus der ganzen getrockneten Pflanze.

Die Pathogenese von Chamomilla findet sich in HAHNEMANN *„Reine Arzneimittellehre"*.

Physiologische Wirkung

Chamomilla wirkt vor allem auf das Nervensystem. Es ist ein unschätzbares Arzneimittel, wenn die sensiblen und motorischen Nerven heftig gereizt sind. Dies äußert sich in Krämpfen und Zuckungen, wie man sie bei schwangeren Frauen und kleinen Kindern häufig findet.

Die Chamomilla-Wirkung erstreckt sich auch auf die Psyche. Die Folgen von Zorn und Ärger, die sich nicht einmal im Nervensystem zu äußern brauchen, sondern z. B. als Gallenbeschwerden oder Ikterus in Erscheinung treten können, kommen in den Wirkungsbereich von Chamomilla.

Sie hat wahrscheinlich eine besondere Beziehung zu Zahnfleisch und Gaumen.

Im Verdauungstraktus ruft die Kamille Krämpfe, Koliken und Durchfälle hervor. Verstopfung ist durchaus eine Ausnahme und dann wahrscheinlich eine sekundäre Erscheinung.

Chamomilla verursacht eine Metrorrhagie mit wehenartigen Uteruskoliken und klumpigen Blutungen, auch Geburts- [und Abort-]blutungen.

Im Respirationsapparat treten die Symptome eines akuten Katarrhs auf.

Typ

Der Chamomilla-Kranke ist nach BOERICKE *reizbar, empfindlich, heiß, betäubt, unruhig.* Ein still leidender Patient ist nie ein Chamomilla-Kranker. Das Mittel paßt am besten bei Kindern und nervösen, hysterischen Frauen.

Das Typenbild von Chamomilla ist sehr deutlich gezeichnet: Der Kranke ist verdrießlich, ungezogen, kratzbürstig und zänkisch; er antwortet unhöflich. Dabei ist er äußerst empfindlich gegen Schmerz, der ihn fast zur Verzweiflung bringt.

---

[1] Dr. HENRY DUPRAT: *L'Homoeopathie toujours vivante et victorieuse.* Verlag Naville & Co., Genf.

Das Kind, das noch nicht sprechen kann, schreit, weist mit den Fingern auf einen Gegenstand, wirft ihn von sich, wenn es ihn erhalten hat, und verlangt etwas anderes. Es schläft unruhig und ist nur still, wenn man es herumträgt. K. J. HEMPEL hat Chamomilla das „cat-nip" der Homöopathie genannt.

Modalitäten

Verschlimmerung: Durch Wärme, Zorn, von 9 Uhr abends bis 12 Uhr mittags.
Besserung: Durch Herumgetragenwerden [Kinder] und Fahren.
Vorherrschende Angriffsseite: Links.

Leitsymptome

1. Große Reizbarkeit.
2. Überempfindlichkeit gegen den geringsten Schmerz mit Unruhe und Jammern. Ohnmacht.
3. Unruhe und Schlaflosigkeit infolge von Schmerzen und der übergroßen Empfindlichkeit. Schlaflosigkeit der Kinder. Das Kind richtet sich im Bett auf; die Muskeln der Hände und des Gesichtes werden krampfig bewegt (Spasmen); das Gesicht, besonders eine Backe ist rot (bei *Cypripedium* dagegen wachen die Kinder nachts sehr heiter [und hellwach] auf und haben Lust zu spielen, was manchmal an eine kommende Hirnaffektion denken lassen muß).
4. Taubheitsgefühl, das entweder mit dem Schmerz zugleich oder abwechselnd mit ihm auftritt (Rheumatismus, lähmungsartige Zustände).
5. Die Fußsohlen brennen (muß sie aus dem Bett herausstrecken wie *Pulsatilla, Sulfur, Medorrhinum*).
6. Die eine Wange ist warm und rot, die andere kalt und bleich.
7. Schweiße im Gesicht nach dem Essen oder Trinken.
8. Unerträgliches Bauchweh, morgens, bei Sonnenaufgang.
9. Man kann das Kind nur beruhigen, wenn man es auf dem Arm herumträgt.

Schmerzen: Heftige, neuralgische Schmerzen, die in keinem Verhältnis zu der Ursache des Schmerzes stehen. Der Kranke erträgt sie sehr schlecht, dabei Ohnmacht, Unruhe, Jammern und Nervosität. Sie kommen häufig in Begleitung oder im Wechsel mit *Taubheitsgefühl*, manchmal auch mit *Schweißen*. Sie werden durch Wärme verschlimmert, aber nicht durch Kälte gebessert wie bei *Pulsatilla*.
Stühle: Zahnungsdiarrhoe. Sehr schmerzhafte Diarrhoe mit Blähsucht und Kollern, von Angst und Übelkeit begleitet. Die Stühle sind grün und stinken nach verfaulten Eiern.
Regel: Zu früh, reichlich und außerordentlich *schmerzhaft*. Schwarzes Blut mit Klumpen. Koliken mit Druckgefühl von unten nach oben.

Hauptsächliche Indikationen

Nervensystem.

Hysterie. Außerordentlich große Beeindruckbarkeit, Neigung zu Ohnmachten, Zuckungen mit großer Angst, Jammern und Verzweiflung. Lethargie. Ekstase.

Zorn. Chamomilla ist das beste Mittel gegen Zorn und seine Folgen: Ikterus, Diarrhoe, Husten usw. (*Staphysagria, Bryonia*).

Neigung zu Ohnmächtigwerden.

Neuralgien mit außerordentlich heftigen Schmerzen, besonders wenn die Schmerzen schlecht ertragen werden und bei dem Kranken zornige Ungeduld und Verzweiflung zur Folge haben. Die Schmerzen treiben den Kranken aus dem Bett und zwingen ihn zum Hin- und Hergehen (*Rhus, Ferrum, Veratrum album*). Man tut gut, in diesen Fällen Chamomilla mit *Belladonna* im Wechsel zu geben.

Neuralgische **Zahnschmerzen,** schlimmer, wenn man etwas Warmes in den Mund nimmt.

Verdauungsapparat.

Beschwerden der Zahnungsperiode. Chamomilla ist ein wunderbares Mittel bei der Unruhe, Verdrießlichkeit, den Krämpfen und Durchfällen dieser Zeit; aber wenn Hirnsymptome mit epileptiformen Krämpfen auftreten, muß man *Belladonna* geben.

Gastralgie und Magenkrämpfe. Mit *Belladonna* und *Ignatia* ist Chamomilla ein Hauptmittel bei Gastralgie.

Es wird indiziert durch den allgemeinen Charakter der Schmerzen, durch die Röte des Gesichtes sowie durch die allgemeinen Schweiße, die den Schmerz und die Aufgetriebenheit der Magengegend begleiten. HAHNEMANN hat angegeben: „Er schreit ängstlich über einen Schmerz in der Herzgrube, als wolle es ihm das Herz abdrücken, und schwitzt ungeheuer dabei."

Blähungskoliken. Der Höhepunkt des Schmerzes verursacht leicht Blässe des Gesichtes, Ohnmacht, Übelkeit, Erbrechen und bei Kindern auch Konvulsionen. Außerordentlich schmerzhafte Kolik, „als wenn die Eingeweide herausgerissen würden".

Genitalorgane.

Einfache **Hämorrhagie** nach Abort oder Niederkunft. Das Blut ist rot und klumpig. Die Kranke hat den Zwang zu gähnen. Kleine Frostschauer, die mit Hitze abwechseln, Rötung des Gesichtes oder wenigstens einer Backe, mit Blässe wechselnd, dabei Angst, Unruhe und Durchfall.

Dysmenorrhoe. Chamomilla ist dafür das alterprobte Heilmittel. Die ungeheuren Schmerzen, die kleinen Schauer, Erbrechen, Durchfälle, Ohnmacht charakterisieren seine Indikation.

Leukorrhoe, stets nach den Mahlzeiten sehr reichlich.

Verschiedenes.

Husten, besonders bei Kindern; trockener, heftiger Husten, schlimmer nachts, sogar im Schlaf auftretend, ohne daß das Kind erwacht. Er wird durch einen beständigen Kitzel in der Kehle, der Trachea und der Brust hervorgerufen. Wird der Husten durch einen Wutanfall ausgelöst, dann gebe man Chamomilla unverzüglich. — Katarrh der Kinder während des Zahnens; das eine Bäckchen ist rot, das andere blaß; dabei Unruhe, jähes Aufschreien, Koliken, Durchfall; jähes, erschrecktes Auffahren aus dem Schlaf.

Fieber. Schnelle Fieberschauer mit Eiseskälte. — Heftige Hitze, dabei ist die eine Backe heiß und rot, die andere kalt und blaß; die Augen brennen. — Reichliche, warme, allgemeine oder partielle Schweiße an Kopf und Händen.

Dosierung

Chamomilla entwickelt seine Heilkraft erst etwa in der 6. Centesimale. Man kann häufig mit Erfolg bis zur 18. hinaufgehen. RICHARD HUGHES bevorzugte die 12. Centesimale.

Zusammenfassender Überblick

Die Kamille erhielt den Namen *Matricaria* (Mutterkraut), weil sie eines unserer großen Heilmittel bei der Niederkunft und ihren krankhaften Folgezuständen ist. Weil sie bei der Dysmenorrhoe der jungen Mädchen heilbringend ist, wird sie auch Parthenium genannt. Sie ist der Schutzengel der Kinder — zusammen mit *Aconit, Mercur* und *Belladonna*. Ausgezeichnetes Zahnungsmittel. — Bei den Schädigungen nach Zorn kommt ihr nichts gleich. — Universalmittel bei überempfindlichen Menschen; der Patient, der seine Schmerzen still trägt, ist kein Chamomilla-Kranker. Die Schmerzen sind unerträglich und häufig mit Taubheitsgefühl verbunden.

Krankengeschichte 33
Nervosität — Blähungskoliken

Kräftiger, 4jähriger Junge. Brustkind. Keine Vorerkrankungen. Normaler Ernährungszustand, seinem Alter entsprechend. Guter Appetit.

Grund der Konsultation: Er ist tagsüber sehr launenhaft und schwierig; in der Nacht aber wird er vollends unerträglich: Er stößt gellende Schreie aus, will gehätschelt und umhergetragen werden, schläft erst gegen Morgen ein, nachdem er mit viel Geräusch einen teigigen Stuhl entleert hat. Läßt sehr häufig laute Winde ab.

Dieser Zustand besteht seit 6 Monaten. Er erschöpft die Eltern sehr, da sie wenig begütert sind und tagsüber arbeiten müssen. Sie bitten mich um ein Attest, um das Kind in einer von der Kasse bezahlten Kinderkrippe unterzubringen; zu irgendwelchen Mitteln haben sie kein Vertrauen mehr, da sie schon die ganze Reihe der sogenannten beruhigenden, antinervösen Sirupe durchprobiert haben.

Ich überrede sie zu einem letzten Versuch und gebe ihnen *Chamomilla C 6*, 8 Körnchen in 90 g Wasser, davon täglich 3 Teelöffel; ich verspreche ihnen eine Überweisung ihres Kindes in die Krippe für den Fall, daß dieses Mittel versagen würde.

Vom 2. Tag an schläft das Kind, 6 Tage lang wird die Behandlung fortgesetzt. Die Heilung besteht nun schon 3 Monate lang.

ROQUEPLO (Marseille)

Kommentar. — Dr. ROQUEPLO in Marseille gehört zu den zahlreichen Ärzten, die mir die Ehre gaben, mich um Rat zu bitten. Zunächst prüfte er die Wirksamkeit der homöopathischen Therapie an sich und seinen Angehörigen. Heute steht er ganz in unserem Lager; er hat mir noch eine zweite Krankengeschichte zugeschickt, die ich im Anschluß an *Lycopodium* wiedergebe.

Chelidonium majus

Schöllkraut, Schellkraut. Mehrjährige Pflanze aus der Familie der Papaveraceen; längs Hecken, um Brunnen, an altem Gemäuer, auf Brachland; in ganz Europa wildwachsend.

Man bereitet die Tinktur aus der ganzen frischen Pflanze, die man während der Blüte pflückt.

Die Pathogenese von Chelidonium findet sich in HAHNEMANN „*Reine Arzneimittellehre*". Eine gute Studie über dieses Mittel stammt von ALPHONSE TESTE („Systématisation pratique de la matière médicale homoeopathique"); ein außerordentlich interessanter Artikel von DUPRAT steht im „Propagateur de l'Homoeopathie" (Jahrgang 1931, Nr. 9).

Physiologische Wirkung

BUCHMANN [Allg. Hom. Zeit. 1865, Bd. 70/71] hat durch systematische Prüfung die deutliche Wirkung von Chelidonium auf die *Leber* nachgewiesen: Heftiger, tiefsitzender Schmerz, Druckempfindlichkeit; Schmerz in der rechten Schultergegend, helle bis leuchtend gelbe oder weißliche und seltene Stühle; dunkelfarbiger Urin sind die an den Prüfern beobachteten Symptome. Bei dreien von ihnen wurde die Haut gelb oder dunkel, bei einem Prüfer entwickelte sich sogar eine regelrechte Gelbsucht.

TESTE hat eigene Prüfungsbeobachtungen veröffentlicht; aus ihnen geht hervor, daß Chelidonium neben seiner Wirkung auf die Leber eine ebenso ausgeprägte Wirkung auf die *Atemwege* hat, wodurch es auch bei gewissen Pneumonien und bei Keuchhusten sehr nützlich ist.

Seinen Einfluß auf die *Nieren* hat schließlich noch RICHARD HUGHES dargelegt: Es sind die allgemeinen Symptome einer Nierenreizung; in einem Falle enthielt der Urin sogar Zylinder, vermehrte Harnsäure und verminderten Kochsalzgehalt. Die Störung war in diesem Falle so beträchtlich, daß ödematöse Schwellung der Extremitäten auftrat.

Typ

Ich habe niemals beobachtet, daß Chelidonium ein ausgeprägtes Typenbild aufgewiesen hätte. Die Kranken haben, was ganz natürlich ist, einen mehr oder weniger deutlichen Leberteint, aber das ist alles. Darum möchte ich mit Dr. ALLEN sagen: Paßt für jedes Alter, jedes Geschlecht und jede Konstitution. Nach der Erfahrung von DUPRAT indessen, die man nicht außer acht lassen soll, entspricht dieses Mittel häufiger blonden, schwächlichen, teilnahmslosen, trägen, stumpfen Personen, die sich nicht gern bewegen; ihre Melancholie nimmt bisweilen religiöse Form an mit der Furcht, der ewigen Seligkeit verlustig zu gehen; ihr Schlaf ist durch Träume von Begräbnissen und dgl. beunruhigt; tagsüber besteht starke Schlafsucht.

Modalitäten

Verschlimmerung: Durch Bewegung; durch Berührung, um 4 Uhr morgens und nachmittags; durch Schwitzen.
Besserung: Durch Ruhe; beim Essen; durch sehr warme Getränke.
Vorherrschende Angriffsseite: Sehr deutlich rechts.

Leitsymptome

1. Drückender oder schneidender Schmerz unter dem unteren (medialen) Winkel des rechten Schulterblattes.
2. Gelbliche oder graufarbene Haut und Sklera.
3. Goldgelbe Farbe der Stühle und des Urins; der Scheidenausfluß hinterläßt gelbe Flecken in der Wäsche.
4. Dicke, gelbliche, belegte Zunge; ihr roter Rand zeigt Eindruckstellen der Zähne (*Mercurius*).
5. Der Kranke kann nichts im Magen behalten, nur sehr warme Getränke (*Arsenicum*), welche die Übelkeit und das Erbrechen bessern.
6. Leeregefühl und „Hinsein" im Magen.
7. Er verbreitet eine Wolke üblen, kotartigen Geruches, als seien alle Kleidungsstücke damit durchtränkt (Folge überreichlicher Indolausscheidung).
8. Der rechte Fuß ist eiskalt, während der linke normale Wärme zeigt (*Lycopodium, Sulfur*).
9. Besonderes Verlangen nach Milch sowie nach Essig und Säuerlichem.
10. Gefühl eisiger Kälte vom Hinterhaupt bis zum Nacken.
11. Konstriktionsgefühl, als umschnüre ein Strick die Hypochondrien und das Abdomen.
12. Heftiges Jucken am After.

Eigentümliches Symptom: Brennende Hitze, die sich von den Händen über den ganzen Körper ausdehnt.

Stühle: *Verstopfung:* harte Stühle, rundliche Ballen wie Schafmist (*Opium, Plumbum*).
Diarrhoe: während der Nacht, schaumig, hellgrau, goldgelb, braun oder weiß, wässerig, teigig, unfreiwillig.
CHARGÉ gibt an: fast farblose, völlig weiße oder hellgelbe Stühle.
Regel: Zu spät, zu stark, zu lange. — Leukorrhoe, die gelbe Flecken in der Wäsche hinterläßt.

Hauptsächliche Indikationen

Lebererkrankungen. Kann bei fast allen Erkrankungen der Leber angezeigt sein, von einfacher Kongestion bis zu heftigster Kolik. *Chelidonium* entspricht vorzugsweise dem rechten, *Carduus* dem linken Lappen.

Schwindel bei Leberstörungen; der Kranke hat die Neigung, vornüber zu fallen.

Pneumonie, kompliziert mit Leberstörungen; sie sitzt gewöhnlich an der Basis der rechten Lunge.

Keuchhusten; dabei folgt es vorteilhaft *Corallium rubrum*. „Krampfhafter, heftiger Husten, ausgelöst durch einen Kitzel in der Kehle, durch ein Staubgefühl in der Trachea, im Schlund oder hinter dem Sternum; dieses Gefühl wird durch den Husten nicht beseitigt; der Kranke hustet so angestrengt, daß ihm die Tränen kommen."

Nephritiden.

Neuralgie der Orbita, periodisch, rechtsseitig, mit sehr starkem Tränen. Die Schmerzen strahlen vom Oberkieferknochen rechts in die Zähne oder zum Ohr; oder die Schmerzen lokalisieren sich supraorbital.

Augenaffektionen. Chronischer Lidspasmus. Weiße Hornhautflecken. Amaurose.

Kopfschmerz bei Lebererkrankungen, rechtsseitig; er kann hinter den Ohren bis zum Schulterblatt herabsteigen. Seine Verschlimmerung durch Wärme ist sehr ausgeprägt.

Dosierung

Nach RICHARD HUGHES ist die zweckmäßigste Dosis für Erwachsene D 1 bis D 6, für Kinder C 6 bis C 12.

Zusammenfassender Überblick

Chelidonium majus ist eines der Hauptlebermittel; es deckt die Mehrzahl der direkten und reflektorischen Symptome der Erkrankungen dieses Organes. Die gelbe Farbe der Ausscheidungen und besonders der Schmerz unter dem unteren Winkel des rechten Schulterblattes sind höchst wertvolle Leitsymptome.

Vergleichende Gegenüberstellung 10

Die Lebermittel

Die wichtigsten Lebermittel sind: Podophyllum, Nux vomica, Mercurius solubilis, Hydrastis, Lycopodium, Lachesis, Natrium muriaticum, Phosphorus, China, Sepia, Hepar sulfuris, Chelidonium u. a. Sie sind in diesem Buch sämtlich besprochen. Aber sie sind nicht die einzigen. Es sollen noch besprochen werden:

Carduus marianus. Wichtiges Mittel, wenn der Leberzustand sekundär durch ein Herzleiden bedingt ist. 5 Tropfen der ∅ oder der C 1.

Cholesterinum. Chronische Cholecystitis und chronische Cholelithiasis. Es muß in sehr hohen Potenzen verordnet werden.

Myrica cerifera (verwandt dem Gagelstrauch der norddeutschen Heide). — Außer hepatogenem Schmerz und Völlegefühl im rechten Oberbauch findet man einen bierbraunen Harn mit gelbem Schaum und rotbraunem Satz, Kopfweh mit Schwere- und Völlegefühl am Vormittag. Der Kranke ist indolent und ohne Heilungswillen. Kommt dazu noch ein chronischer Katarrh der Nase und des Rachens mit zähem, klebrigem Schleim, dann ist Myrica vor anderen Mitteln an erster Stelle angezeigt. Es besteht außerdem Empfindlichkeit und Schmerz in der Muskulatur. Dosis: 5 Tropfen ∅ bis C 6.

Chionanthus virginica. Schläfriger, teilnahmsloser Gesichtsausdruck. Das Mittel paßt anscheinend besser bei katarrhalischer Cholezystitis, vergrößerter Leber und Ikterus der Kinder. Urtinktur und niedrige Potenzen.

Juglans cinerea. Leberbeschwerden zusammen mit heftigen Kopfschmerzen, die auf den Hinterkopf beschränkt sind; dabei Jucken der behaarten Kopfhaut. Bisweilen pustelartige oder ekzematöse Ausschläge an Kopf und Gliedmaßen.

Leptandra. Schmerz in der Leber, besonders in der Gallenblasengegend, der zur Wirbelsäule hin ausstrahlt. Zunge dickbelegt mit dunklen Streifen. Dunkle, teerfarbige, gallige, unverdaute Stühle. Dunkler Urin. Übelkeit und Erbrechen. ϕ bis C 3. Paßt am besten bei pleiochromem Ikterus.

Rizinus. JULES GALLAVARDIN, der es sehr häufig verordnete, gab folgende Indikationen an: Ikterus nach Leberkoliken; Verdauungsstörungen bei Cholelithiasis mit Schwere, Aufgetriebenheit und Aufstoßen mehrere Stunden nach den Mahlzeiten, besonders nach fetten oder stärkemehlhaltigen Speisen; Leberkoliken, besonders wenn der Kranke dabei heftige Übelkeit mit grünlichen, durchfälligen Stühlen hat, sowie Schwindel, Angst und das Gefühl einer Sperre im Epigastrium. Er gab es im Wechsel mit *Belladonna*, wenn der Kranke während des Anfalls sehr aufgetrieben war, Röte und Blässe des Gesichtes wechselten und die Schmerzen so stark waren, daß der Patient sich zusammenkrümmen mußte. Je 10 Tropfen von dem einen und dem anderen Mittel (C 3) in 200 g Wasser; alle 10 Minuten einen Teelöffel abwechselnd.

Vipera. Leber vergrößert und sehr schmerzhaft. Kollaterales Venennetz sehr deutlich sichtbar; schmerzhafte Varizen. Häufige Hämorrhagien. Paßt bei biliären Leberzirrhosen und alten Colezystitiden.

Senecio. Ist eines der besten Heilmittel bei Leberzirrhose im ersten Stadium. Schmerzen um den Nabel, die sich nach Stuhlgang bessern.

Taraxacum. Ausgezeichnetes Heilmittel bei schwacher Leberfunktion mit hartnäckiger Verstopfung. Leber dick und verhärtet. Landkartenzunge. Speichelfluß, der vermutungsweise von einer Leberstörung herrührt.

China

Cinchona officinalis. Cortex peruviana. Chinarinde. Familie der Rubiaceen.

Diese um 1638 in Peru entdeckte Rinde wird von mehreren Baumarten der gleichen Familie gewonnen; das Ausbreitungsgebiet des Cinchonabaumes sind hauptsächlich die tropischen Gegenden Amerikas und die langen Gebirgszüge der Kordilleren.

Die Urtinktur wird durch Mazeration des Rindenpulvers mit 90% Alkohol im Verhältnis 1 : 20 hergestellt. Die Verreibungen werden aus dem Pulver und Milchzucker bereitet.

Die Pathogenese von China steht in HAHNEMANN *„Reine Arzneimittellehre"*. Es ist bekanntlich das erste Medikament, das er prüfte. *Diesem Arzneimittelversuch verdankt die Homöopathie ihr Entstehen!*

Physiologische Wirkung

In toxischen Dosen verursacht das Chinin eine kurze Errregungsphase mit Trunkenheit, Schwanken, Klingen und Sausen in den Ohren. Diese Periode währt nur sehr kurze Zeit; sehr rasch folgen Kräfteverfall, Verlangsamung und Schwäche des Pulses und Temperatursenkung.

Das Ohrensausen wird von Taubheit abgelöst, das Sehvermögen wird geringer, das Empfindungsvermögen der Haut abgestumpft.

Im fortgeschrittenen Stadium treten völlige Taubheit und Blindheit auf; der Puls wird klein und unregelmäßig, die starke Abkühlung des Körpers geht mit dem Verlust der Muskelkräfte Hand in Hand.

Sehr starke Dosen können den Tod zur Folge haben; wenn man aber mit dem Einnehmen der Chininsalze aufhört, wird das Gift sehr rasch wieder eliminiert, so daß der tödliche Ausgang vermieden wird. Taubheit und Blindheit bleiben dann aber manchmal trotzdem bestehen, wenn die Giftdosen anfänglich sehr stark waren.

In nichttoxischen Dosen ruft die Chinarinde Fieber hervor. Diese Beobachtung machte HAHNEMANN an sich selbst. Die fiebererregende Wirkung der Chinarinde ist eine feststehende Tatsache, obgleich unsere Gegner immer noch das Gegenteil behaupten. Es ist natürlich ganz klar, daß Chinin nicht bei allen Personen in gleicher Weise Fieber hervorbringt, ebenso wie jedes andere Heilmittel nicht die gleichen Symptome bei allen Prüfern verursacht; aber die Tatsachen haben zu allen Zeiten bewiesen, daß das Chinin-Fieber keine Seltenheit ist.

Schon im Jahre 1840 berichtete Dr. AUBER in der März-Nummer der *Revue Médicale* (S. 641) über mehrere Fälle von intermittierendem Fieber, das durch Chininsalze bei gesunden Menschen hervorgerufen worden war.

Auch der Frankfurter Chininfabrikant ZIMMER beobachtete, daß seine mit Chininsulfat umgehenden Arbeiter sehr häufig von einem Fieber befallen wurden, das sie selbst „Chinin-Fieber" nannten.

Ähnliche Tatsachen berichtet 1861 ein Arzt aus Marseille, wie BRIQUET in seinem Buch „Über das Chinin" angibt.

Einige Jahre später prüfte der französische Oberstabsarzt GAUDORP an sich selber die fiebererregende Wirkung des Chinins und fand sie deutlich bestätigt.

1930 berichtete mir Dr. ROBLIN (Argenton-le-Château, Deux Sèvres) einen beweiskräftigen Fall: Ein Chininzäpfchen rief bei einem 8 Monate alten Kinde zweimal hintereinander einen typischen Anfall von intermittierendem Fieber hervor mit den drei charakteristischen Stadien: Frost — Hitze — Schweiß.

Auch in dem modernen Werk über „*Die unbekannten Gifte*" schreiben MARCHADIER und GOUJON, daß der Chinin-Staub manchmal bei den Arbeitern, die das Zerreiben der Rubiaceenrinden besorgen, ein heftiges Fieber verursache. Nicht nur die Arbeiter, die die Chinarinde pulverisieren, sondern auch diejenigen, die mit Chininsulfat arbeiten, sind häufig fieberkrank; außerdem leiden sie leicht an Hauterkrankungen.

Damit ist von den Allopathen noch eine andere wohlbegründete homöopathische Erfahrung bewiesen: nämlich die Anwendung von China bei Ekzemen. Diese Hautausschläge sind häufig ekzematöser Natur, und ausgerechnet BLAMOUTIER und JOANNON, die keine Homöopathen sind, haben gerade darüber einen sehr interessanten Artikel in der *Revue d'Hygiène* (Juni 1922) veröffentlicht. Sie beschreiben darin ausführlich die berufsbedingten Hauterkrankungen der Fabrikarbeiter, die die Chinarinde bei der Chiningewinnung zu bearbeiten haben: „Der erste Grad der Erkrankung", so heißt es da, „besteht in einem ekzematösen Ausschlag ... Im nächsten Stadium beobachtet man ein Ekzem in den Gelenkfalten, an der Innenfläche der Schenkel, an Gesicht und Händen ... Der Ausschlag ist ein akutes Ekzem mit Ödem, Rötung, Bläschenbildung, sehr deutlichem Aussickern, sekundärer Krustenbildung und heftigem Jucken."

Schlußfolgerung: Die homöopathische „*Materia medica*" ist mithin kein Phantasiegebilde der Homöopathen. Alle Symptome, die Sie in diesem Buch kennenlernen werden, so absonderlich sie auch anmuten mögen, sind die Resultate zahlreicher Prüfungen. Sie sind in ihrem wissenschaftlichen Tatsachenwert ebenso indiskutabel wie die fiebererregende und ekzembildende Wirkung von China.

Typ

Nach HAHNEMANNS Angaben verordnen wir China häufig gegen die Wirkungen von organischen Säfteverlusten. Treten diese plötzlich ein, wie z. B. bei Hämorrhagien, so finden wir Schwäche, Sehverlust, Ohrenklingen usw. Ging der Säfteverlust langsam, aber lange Zeit vor sich, so beobachten wir blasses, gelbliches Gesicht, tiefliegende, schwarz umschattete Augen, klopfenden Kopfschmerz, nächtliche Schweiße, rasch eintretenden Schweißausbruch bei der geringsten Bewegung oder Anstrengung.

Außerdem ist der China-Kranke sehr sensibel und ungeheuer reizbar; er fröstelt bei geringster Kälte oder bei Zugluft.

Modalitäten

Verschlimmerung: *Durch die geringste Berührung;* durch Zugluft; nachts, häufig gegen Mitternacht; *durch Verlust lebenswichtiger Säfte; jeden dritten Tag;* zu ganz bestimmter Tageszeit.

Besserung: Durch starken Druck; durch Zusammenkrümmen; in frischer Luft.

Vorherrschende Angriffsseite: Links.

Leitsymptome

1. Allgemeine Kraftlosigkeit nach Verlust organischer Säfte (oder nach Malaria).
2. Intermittenz nicht nur der hohen Fieberzacken selbst, sondern auch bei subfebrilen Erhebungen und fieberfreien Phasen, die zufällig den intermittierenden Charakter erkennen lassen.
3. Periodizität der Symptome. Die Beschwerden wiederholen sich jeden dritten Tag.
4. Überempfindlichkeit des Nervensystems.
   a) Die geringste Berührung steigert die Beschwerden des Kranken in außergewöhnlichem Maße, während starker Druck lindert. Die behaarte Kopfhaut ist besonders empfindlich.
   b) Außerordentliche Empfindlichkeit gegen Kälte und Zugluft, die die Beschwerden auslöst oder steigert.
   c) Das geringste Geräusch wird als Schmerz empfunden. Ohrensausen.
   d) Überempfindlichkeit gegen starke Gerüche; z. B. Küchendunst und Tabakrauch.
5. Erhebliches Aufgetriebensein des Abdomens durch Gase; dabei beständiges Aufstoßen, das keine Linderung bringt (Gegenteil von *Carbo vegetabilis*). Dieser Meteorismus kann von Erbrechen, Kolik und Durchfall begleitet sein.
6. Hämorrhagien, Anämie, Ödeme und Hydropsie sind die für China charakteristischen Zirkulationssymptome.

7. Leber häufig vergrößert und druckempfindlich; schmerzhafte Milz (*Ceanothus, Grindelia*).

Schmerzen: Verschiedenartig; sie können überall sitzen, sich auf einen bestimmten Teil des Körpers lokalisieren oder allgemeiner Natur, oberflächlich oder tiefgehend sein; sogar in den Knochen können sie empfunden werden wie bei *Eupatorium perfoliatum*. Ihr Charakteristikum ist ihre Verschlimmerung durch die leiseste Berührung (*Plumbum, Capsicum*) und ihre Besserung durch festen Druck (*Bryonia, Plumbum*). Sie können durch Wind hervorgerufen werden, denn der Kranke kann nicht den geringsten Luftzug vertragen; sie können periodisch wiederkommen, besonders um Mitternacht.

Stühle: Durchfall. Schmerzlose, schaumige, gelbe, moussierende, unverdaute Stühle; schlimmer nachts; nach den Mahlzeiten (*Ferrum* und *Arsenicum* haben ebenfalls unverdaute Stühle nach der Mahlzeit), nach Genuß von Früchten, Milch, Bier; schlimmer durch Bewegung; bei warmer Witterung. Die Stuhlentleerungen schwächen sehr und sind gewöhnlich von reichlichen Blähungen begleitet. Selbst wenn sie weich sind, können sie nur mit Mühe entleert werden (*Alumina, Platina*). Chronische Diarrhoe mit Abmagerung und nächtlicher Verschlimmerung (*Petroleum* hat Verschlimmerung während des Tages).

Regel: Zu früh, sehr stark, bis zur Hämorrhagie gesteigert, mit dicken, schwarzen Klumpen. — Wässerige oder blutige, stinkende Leukorrhoe. Beständiger Weißfluß mit Amenorrhoe bei anämischen, gedunsenen, sehr schwachen jungen Mädchen.

Hauptsächliche Indikationen

Nach Verlust organischer Säfte. China ist das wirksamste Mittel bei Erschöpfung, die bedingt ist durch Blutverluste, Diarrhoe, Polyurie, Eiterung oder ungewöhnlich starke Schweißabgabe, durch zu langes Stillen, vielleicht auch durch zu großen Samenverlust.

Wenn nach einer plötzlichen *abundanten Blutung* Bewußtlosigkeit, Ohnmacht, Ohrenklingen oder Blindheit auftreten, gebe man China in häufigen, mittleren Dosen so lange, bis eine Besserung eintritt; danach gebe man die gleichen Gaben in langen Zwischenräumen.

Bei *hektischem Fieber infolge langwieriger Eiterung*, wenn folgende Symptome vorhanden sind: Der Kranke ist ungeheuer nervös; seine Unruhe steht in keinem Verhältnis zu seinen Kräften. Diarrhoe vermehrt seine Schwäche; reichliche nächtliche Schweiße erschöpfen ihn ebenso (in solchen Fällen denke man außer an China auch an *Arsen* und *Carbo vegetabilis*). Bei *Hydropsie*, die unmittelbar nach einem Blutverlust auftritt. Bei *Ascites* infolge einer Leberaffektion oder bei *Anasarka* jeglicher Ätiologie ist China heilbringend. Der akuten Hydropsie entspricht im allgemeinen mehr *Apis*; in den chronischen Fällen dagegen passen *Arsen* und *China* besser.

Die einfachste Behandlung von *Epistaxis* ist nach CHAVANON die Verordnung von China C 6, stündlich zwei Granula.

Fieber. *Vor dem Frostschauer:* Nervosität, Kopfschmerz, Übelkeit und Angst.

Während des Frostschauers verschafft selbst reichlich zugeführte Wärme dem Kranken keine Besserung.

Sehr wenig Durst während der Hitze.

Die Schweiße sind stark, ungewöhnlich schwächend, von Durst begleitet.

Die Anfälle wiederholen sich jeden 3. Tag, wöchentlich oder alle 14 Tage, häufig antizipieren sie auch, d. h. sie kommen 2 bis 3 Stunden früher als am Tag vorher.

Chininum sulfuricum entspricht all diesen Symptomen, im besonderen aber den periodisch auftretenden Anfällen, die genau zur selben Stunde wiederkommen.

Dyspepsie. a) Von Magen und Leber herrührende Dyspepsie mit folgenden charakteristischen Symptomen: 1. Aufgetriebenheit des Abdomens schon nach wenigen Bissen, durch Aufstoßen vorübergehend gelindert. 2. Die Nahrung bleibt sehr lange im Magen liegen; das Völlegefühl besteht manchmal bis zur nächstfolgenden Mahlzeit: Eine Mahlzeit treibt die andere aus dem Magen. 3. Flatulenz; leicht Stuhlabgang bis zu Diarrhoe, unmittelbar nach der Mahlzeit. 4. Schweregefühl im rechten Hypochondrium oder Seitenstiche rechts in der Lebergegend.

b) Dyspepsie infolge schwacher Muskelkontraktionen. Aufgetriebenheit und schmerzhafter Druck in der Magengegend nach Essen oder Trinken, selbst nach geringen Mengen.

c) Hepatogen bedingte Gastralgie.

d) Chronische Duodenitis.

Chronische Hepatitis. Schmerzen und Druckempfindlichkeit der harten und vergrößerten Leber. Ikterus und Leberkoliken mit ungeheurer Blähsucht und sehr großer Empfindlichkeit der Bauchwand. Leberzirrhosen nach Chininmißbrauch; Milzerkrankung infolge gleicher Ursache (in solchen Fällen sind hohe Potenzen den tiefen vorzuziehen).

Gicht. Nach JOUSSET ist China hier das Hauptmittel. Es ist angezeigt bei Arthritis mit Schwellung, wenn die Schmerzen durch Bewegung und einfache Berührung verschlimmert werden.

Muskelrheumatismus. Wenn die Schmerzen den Kranken nicht in Ruhe lassen, so daß er jeden Augenblick den Platz wechseln muß.

Ekzem. JOUSSET gebrauchte China mit Erfolg bei allgemeinem Ekzem sowie bei Ekzem des Gesichtes.

Schweres Erysipel. Dabei ist China ein ausgezeichnetes Heilmittel; Dosis: 2 g der Tinktur pro die.

Neuralgien. Besonders der Infraorbitalnerven, wenn die Anfälle periodisch auftreten und durch die leiseste Berührung sowie durch kalte Zugluft verschlimmert werden. China wirkt vor allem, wenn die Neuralgie von einer Malaria herrührt.

Erkrankungen der Augen. *Amblyopie* und *Amaurose* infolge von Hämorrhagien. China ist besonders indiziert bei fortschreitender Amblyopie mit dilatierten, unbeweglichen Pupillen und schwarzen Punkten vor den Augen. Gelbsehen, später Rosasehen.

Periodische Kopfschmerzen. Alle 2 Tage Kopfschmerz mit heftigem Carotidenklopfen (bei *Belladonna* rührt dieses Symptom von einer Hyperämie, bei *China* dagegen von einer Anämie her). Kopfschmerzen nach Säfteverlust. Kopfschmerzen infolge Malaria. Verschlimmerung durch die geringste Berührung; Besserung durch starken Druck, im warmen Zimmer.

Dosierung

Bei der Behandlung eines frischen Falles von intermittierendem Fieber ist Chininum sulfuricum in allopathischer Dosis der Verordnung von China vorzuziehen. In alten Fällen von intermittierendem Fieber dagegen ist China häufig dem Chininum sulfuricum überlegen. Beide wirken in starken Dosen viel sicherer.

Bei der Behandlung der Gicht bevorzugt JOUSSET niedrige Verreibungen von China und läßt sie monatelang einnehmen. Bei der Diarrhoe, der Dyspepsie, in gewissen Fällen von Neuralgie, sogar in sehr alten Fällen von intermittierendem Fieber sind jedoch im allgemeinen die Infinitesimalgaben von China zu empfehlen: C 2 — C 30.

Die guten Erfolge der Schule mit Chinin bei MÉNIÈREschem Schwindel sind nach JOUSSET nicht überraschend [für den homöopathischen Arzt], da sich Schwindel und Ohrensausen im Arzneimittelbild von China finden. Er bemerkt nur, daß er mit einer täglichen Dosis von 0,001 und 0,002 g ebenso schöne Erfolge erziele wie die Schulmedizin mit ihren starken Gaben. Ich selber stelle mit Freude fest, daß auch LERMOYEZ bei der MÉNIÈREschen Krankheit nur noch Dosen von 0,001 — 0,002 g anwendet.

Zusammenfassender Überblick

Schwäche infolge erschöpfender Säfteverluste mit nervösem Erethismus ist die führende Indikation dieses Heilmittels. Seine Leitsymptome sind: Überempfindlichkeit der Sinne und der Hautoberfläche, Periodizität der Symptome, Empfindlichkeit gegen Zugluft, Verschlimmerung durch die geringste Berührung.

Krankengeschichte 34
Posthämorrhagische Amblyopie

Am 18. Dezember 1912 kommt der 40jährige Herr H. B. in meine Sprechstunde. Er ist nahezu blind; nur mit Mühe findet er seinen Weg; seine Sehschärfe ist so gering, daß man sie zahlenmäßig nicht ausdrücken kann.

Seit mehreren Jahren leidet er an einem Magengeschwür, das schon dreimal leichtes Bluterbrechen verursacht hat. Vor drei Monaten nun wurde er ganz plötzlich von einer so heftigen Hämatemesis mit darauf folgender Meläna befallen, daß er das Bewußtsein verlor. Als er nach 15 Stunden wieder zu sich kam, war er vollständig blind. Einige Tage später empfand er mit unsagbarer Freude eine leichte Lichtwahrnehmung, die allmählich zunahm. Er zweifelte damals nicht daran, daß er zugleich mit den Körperkräften sein völliges Sehvermögen wiedererlangen würde, besonders da sein Arzt ihm das versicherte und es nicht an Kräftigungsmaßnahmen fehlen ließ: Strychnininjektionen, Fleischsäften, feurigen Südweinen und tonischen *Chininpräparaten.* Leider begann eine nur kurze Besserung, die keinen weiteren Fortschritt machte. Mehrere bedeutende Augenspezialisten gaben dem Kranken überhaupt keine Hoffnung.

Ich untersuche meinen Patienten mit dem Augenspiegel, was um so leichter geht, als die Pupillen beträchtlich dilatiert sind. Der Augenhintergrund ist sehr blaß, so daß man eine sehr vorgeschrittene Atrophie befürchten muß; die Gefäße der Netzhaut sind außerordentlich stark kontrahiert.

Sofort denke ich an *China,* aus folgenden Gründen:
1. Die Erkrankung ist durch einen reichlichen Blutverlust hervorgerufen.
2. Das Aussehen des Augenhintergrundes ähnelt völlig demjenigen, wie man es nach Chininvergiftung beobachten kann, bei der nach einer gewissen Zeit teilweise Wiederherstellung der zentralen Sehfähigkeit erlangt wird.

Auch ich mache dem Patienten keine großen Hoffnungen und verordne ihm *China C 6,* morgens, mittags und abends je 3 Granula.

3 Wochen später ist die Sehschärfe rechts 0,3 und links 0,5.

Nach 1½ Monaten ist sie rechts 0,5 und links 0,8. Gleichzeitig ist der Befund des Augenhintergrundes gebessert; die Gefäße sind fast normal, der Augenhintergrund ist weniger farblos. Es bleibt noch eine merkliche Verengerung des Gesichtsfeldes (konstantes Symptom der Chininamblyopie) bestehen.

Im März 1914 beträgt die Sehschärfe rechts 0,7 und links immer noch 0,8. Diesen Befund, der sich nicht mehr ändern wird, betrachte ich jedoch als einen ausgezeichneten Erfolg.

Ich möchte hinzufügen, daß das Magengeschwür meines Patienten mit *Argentum nitricum C 12* rasch und völlig ausheilte. Die Möglichkeit, daß es sich um eine jener trügerischen Latenzperioden der Ulkuserkrankung handelte, ist ausgeschlossen; mein Patient hat seither niemals mehr Schmerzen und Blutungen gehabt. Noch im April 1926 schrieb er mir auf meine Anfrage — ich hatte ihn um Auskunft gebeten, da ich seine Krankengeschichte verwenden wollte —, daß er ohne das geringste Unbehagen Speck, Kohl und Apfelwein vertragen könne, was mir doch ein sicheres Kriterium für die Ausheilung eines Magengeschwürs zu sein scheint.

G. Charette (Nantes)

Krankengeschichte 35

Metrorrhagiefall

Am 22. Okt. 1931 kommt das 18½jährige Fräulein T. in meine Sprechstunde; wie sie sagt, wegen ihrer zu starken Regel, die 2—3 Wochen, manchmal sogar einen Monat lang anhält; seit dem Alter von 11½ Jahren blutet sie jedesmal mindestens 8 Tage. Sie hat schon ein Dutzend Ärzte konsultiert, die ihr die verschiedensten Heilmittel verordnet haben, alle ohne Erfolg. Ein Gynäkologe hat ihr vor 4 Jahren sogar eine Curettage vorgeschlagen, doch hat sich ihre Mutter energisch dagegen gewehrt.

Ein Apotheker, der sonst nicht gerade ein Freund der Homöopathie ist, gibt ihr den Rat, es doch einmal mit einer homöopathischen Behandlung zu versuchen — nach dem bekannten Sprichwort: „Wenn es nichts nützt, so schadet es wenigstens nichts!"

Die Anamnese ergibt nichts Anormales. Die gynäkologische Untersuchung ist völlig negativ.

Die Patientin ist sehr anämisch; sie leidet an Verstopfung; die Regel ist im Anfang immer sehr schmerzhaft, sie klagt über Schmerzen von „bearing-down"; die Blutverluste sind abundant mit schwarzen Klumpen; sie fürchtet Kälte außerordentlich, sie ist immer wie erfroren; außerdem klagt sie über große Müdigkeit.

Ich gebe ihr China C 30, morgens und abends eine Gabe, 5 Tage lang; von dem Apothekenlaboratorium lasse ich eine Blutuntersuchung machen; das Resultat derselben ist weiter unten angegeben.

Drei Tage nach dem Einnehmen des Mittels steht die Blutung. Am 12. November — also nach 19 Tagen! — kommt die Regel wieder; das war in ihrem Leben noch niemals vorgekommen.

Am 19. Nov. ist sie wieder in meiner Sprechstunde; sie berichtet, daß die Regel dieses Mal nur 5 Tage gedauert habe, nicht klumpig gewesen sei und daß sie pro Tag nur 2—3 Binden gebraucht habe, früher dagegen 10—15!

Sie hat 1 kg zugenommen und wiegt jetzt 51 kg. Die Verstopfung und die anderen Symptome sind verschwunden. Am 21. Dezember sehe ich sie wieder; die Regel ist seit dem 12. November nicht wiedergekehrt und zum ersten Mal in ihrem Leben verspätet. Sie hat abermals an Gewicht zugenommen, wiegt jetzt 52,6 kg, fühlt sich sehr wohl und wird ohne Arznei entlassen.

Blutanalyseuntersuchung am	23. Okt. 1931	24. Nov. 1931
Erythrozyten	3.200.000	3.850.000
Leukozyten	8.500	9.600
Gerinnungszeit	22' 30''	16'
Hämoglobingehalt	70%	95%

Um der Patientin weitere Kosten zu ersparen, habe ich keine dritte Analyse machen lassen.

Selbst ein Anfänger in der Homöopathie hätte bei dieser Kranken an China denken müssen. Um dem Arzt die Arzneimittelwahl zu erleichtern, habe ich ein Symptomenverzeichnis verfaßt, in dem das indizierte Mittel rasch gefunden werden kann; es genügt dann, sich in der *„Arzneimittellehre"* von der Richtigkeit der Wahl zu überzeugen. [Dr. Léon Renard, Répertoire Homoeopathique; 2. Auflage, 1951; Verlag La Presse Jurassienne, Dole (Jura), 19, Rue Dusillet; Preis ca. DM 20.—].

L. Renard (Paris)

Kommentar. Diese Krankengeschichte ist von M. Ch. Fiessinger in seinem „Journal des Praticiens" veröffentlicht worden; wie er sagt, steht er keiner erprobten Behandlungsmethode ablehnend gegenüber. Trotzdem fügt er hinzu: „Leider ist es nicht immer exakt, aus der Besserung des Kranken auf die Wirksamkeit der Behandlung zu schließen. Es können andere Dinge dazwischengekommen sein, die den Erfolg ausgemacht haben"... Nun, man möchte gern wissen, welche. Und ob Fiessinger auch die Erfolge von *Digitalis* bei Herzkrankheiten auf die Wirkung dieser unbestimmten Dinge zurückführt? Denn hierbei ist die Analogie vollkommen. Ebenso wie *Digitalis* in allen Fällen geheilter Herzinsuffizienz unbestritten diesen Heilerfolg erzielt hat, ebenso bringt China in homöopathischer Dosis in den Händen jedes Homöopathen in allen Fällen geheilter Hämorrhagien, d. h. wenn sie die charakteristischen Zeichen dieses Mittels aufgewiesen haben, eine günstige hämostatische Wirkung hervor.

Warum sollen für die Homöopathie nicht dieselben Regeln vernünftiger Erfahrung gelten, die man bei der Beurteilung allopathischer Heilungen zuläßt?

Cicuta virosa

Wasserschierling, giftiger Schierling.

Cicuta virosa oder Giftwüterich ist eine Umbellifere, die an morastigen Orten, an Sümpfen und Teichen wächst, besonders in Deutschland und Frankreich. Man darf sie nicht mit dem echten Schierling *(Conium maculatum)* verwechseln, auch nicht mit der Hundspetersilie *(Aethusa cynapium)*.

Die Urtinktur wird aus der ganzen Pflanze bereitet; man erntet sie zur Zeit der Blüte und mazerisiert sie in 90% Alkohol. Aus dieser Tinktur stellt man die einzelnen Dilutionen her. Die Amerikaner gebrauchen nur die Wurzel.

Die Pathogenese von Cicuta virosa findet sich in HAHNEMANN „Reine Arzneimittellehre". Die toxischen Wirkungen der Pflanze sind von HEMPEL ausführlich beschrieben.

Physiologische Wirkung

Cicuta virosa versetzt das Nervensystem in einen Zustand außerordentlicher Hypersensibilität. Ein einfacher Druck, selbst eine leise Berührung irgendeiner Körperstelle löst Konvulsionen aus.

Alle Autoren beschreiben bei der Vergiftung mit Wasserschierling epileptische Krämpfe, die häufig durch Trismus und Opisthotonus charakterisiert sind.

Auf der Haut verursacht Cicuta virosa Pustelausschläge mit gelblichen, honigfarbenen Krusten.

Modalitäten

Verschlimmerung: Durch Berührung, durch leisen Druck, durch Luftzug.
Besserung: Sobald er zu essen beginnt.

Leitsymptome

1. Heftige nervöse Anfälle, epileptischer, konvulsivischer oder hysterischer Art.
2. Häufig Trismus und Opisthotonus während der Anfälle.
3. Die Krämpfe gehen von oben nach unten.
4. Starrheit des Blickes, ausgeprägter als bei jedem anderen Mittel.
5. Pupillen dilatiert und unempfindlich.
6. Anormales Verlangen nach unverdaulichen Dingen.

Indikationen

Epilepsie. Außer den gewöhnlichen, allen epileptischen Anfällen gemeinsamen klassischen Symptomen indizieren folgende besonderen Symptome die Wahl von Cicuta virosa:

Vor dem Anfall Gesichtsausdruck heftigen Erschrecktseins. Kinder krallen sich dabei an das Kleid des Kindermädchens oder der Mutter.

Eine ungewöhnliche Empfindung im Magen kann die Aura anzeigen.

Trismus und Opisthotonus sind häufig, der Anfall tritt mehr bei Nacht auf.

Krämpfe jeglicher Ursache: Zahnung, Würmer, Hysterie u. dgl. ... mit folgenden Charakteristika: Zu ihrer Auslösung genügt eine leichte Berührung; sie gehen von oben nach unten (*Cuprum*: von unten nach oben); sie sind außerordentlich heftig; Kopf, Hals, Wirbelsäule sind nach hinten verkrampft.

Hysterie, Somnambulismus. Katalepsie.

Spasmen an Pharynx, Ösophagus, Diaphragma. Schluckauf, spastisches Aufstoßen.

Meningitis cerebro-spinalis. Dr. BAKER will in einer Epidemie mit Cicuta 60 Heilungen ohne einen einzigen Versager erreicht haben.

Folgen von Gehirn- oder Rückenmarkerschütterungen. Dabei ist **Strabismus** besonders häufig.

Schwindel. Der Anfall tritt stets auf, wenn der Kranke die Horizontale verläßt. Die umgebenden Gegenstände sind scheinbar beweglich: Sie entfernen oder nähern sich, sie ziehen von rechts nach links hinüber oder drehen sich im Kreise.

Ekzem mit harten, honiggelben Krusten.

Sykosis [Scher- und Bartflechten. Es ist **nicht** der homöopathische Konstitutionsbegriff der „Sykosis" HAHNEMANNS gemeint!].

Impetigo.

Dosierung

Cicuta virosa kann von der Urtinktur bis zu den höchsten Potenzen verwendet werden.

Zusammenfassung

Heftige nervöse Krampfanfälle, Epilepsie, Konvulsionen, Spasmen jeglicher Art und Ursache. Hauterkrankungen mit harten, honiggelben Krusten.

Cina

Semen contra oder **Artemisia Cina,** aus der Familie der Compositen. Im Handel befinden sich zwei Arten; die eine Sorte kommt aus der Levante und ist die Frucht von Artemisia Cina, die andere aus Nordafrika und ist der Samen von Artemisia ramosa.

Die Tinkturen und Verreibungen werden aus der pulverisierten Pflanze hergestellt.

Die Pathogenese von Cina findet sich in HAHNEMANN „*Reine Arzneimittellehre*".

Physiologische Wirkung

Es besteht kein Zweifel, daß Cina und besonders sein Alkaloid, das *Santonin*, Würmer — manchmal sogar Bandwürmer — vertreibt und tötet. Wenn irgendwelche Krankheitssymptome ganz augenscheinlich von Spulwürmern herrühren, so gibt es, glaube ich, keinen homöopathischen Arzt, der nicht Santonin verordnet.

Aber die Prüfungen von HAHNEMANN haben die merkwürdige Tatsache ergeben, daß Cina am gesunden Menschen wenn nicht alle, so doch fast alle Symptome hervorzubringen vermag, die den Arzt einen Wurmbefall vermuten lassen, wie: erweiterte Pupillen mit Sehstörungen, dunkle Ringe um die Augen, Blinzeln der Lider, Heißhunger, Kneifen im Abdomen, Jucken an Nase und After, häufigen Harndrang, krampfhaften Husten mit Erbrechen, unruhigen Schlaf, Fieber und Ziehen in verschiedenen Körperteilen. Sogar allgemeine Krämpfe sind nach starken Dosen von Cina oder Santonin, die man als Wurmmittel gab, beobachtet worden.

Auf Grund dieser Tatsachen gebrauchen die Homöopathen Cina als dynamisches Mittel bei Wurmerkrankungen. Da es alle reflektorischen Symptome der Wurmerkrankung deckt, verwendet man es nach dem Prinzip „Similia similibus", um die Wurmschädigungen zu beseitigen, selbst wenn man die Würmer nicht vertreiben kann. Aber diese Besserung wäre augenscheinlich nur eine vorübergehende und palliative, wenn nicht die Tatsache feststände, daß unsere kleinen Dosen von Cina oder Santonin manchmal auch die Würmer beseitigen, und zwar Oxyuren und Askariden. Alle Homöopathen haben gelegentlich diese Beobachtung machen können. Sie beweist, daß man zur Entfernung der Würmer nicht so massive Dosen zu geben braucht, daß der Patient Gelbsehen bekommt, und daß man ernsthaft darangehen sollte, die allopathischen Dosen für Santonin (und auch für viele anderen Medikamente) herabzusetzen.

Der allopathische Arzt Dr. RINGER hat in einer englischen Zeitschrift folgendes dazu geschrieben: „Wenn Santonin häufig eingenommen wird, kann es eine große Blasenschwäche zur Folge haben. So sieht man nicht selten Kinder, die, wenn sie viel Santonin genommen haben, nun jede Nacht ihr Bett naßmachen, sehr häufig urinieren müssen und nicht einmal tagsüber das Wasser halten können." Was er dann hinzufügt, ist sehr interessant: „Manchmal kann man mit diesem Medikament die Incontinentia nocturna bei Kindern heilen".

Ich möchte noch erwähnen, daß Santonin in toxischen Dosen auch tödlich sein kann. Vergiftungserscheinungen treten erst einige Stunden nach dem Genuß auf; sie äußern sich in halbseitigen Zuckungen, die in einer Gesichtshälfte beginnen, anfallsweise wiederkommen und durch einen Zustand beinahe völligen Wohlbefindens unterbrochen werden.

Außerdem löst Santonin in starken Dosen noch zwei sehr bemerkenswerte Symptome aus: 1. Gelbfärbung des Urins und 2. Gelbsehen.

Typ

Das Cina-Kind ist verdrießlich, zänkisch, schreit während des Schlafes auf, knirscht mit den Zähnen, fährt plötzlich aus dem Schlaf auf oder zittert während des Schlafes, kratzt und bohrt in der Nase, macht häufige Schluckbewegungen, hustet und würgt, als hätte es irgendetwas im Halse.

Bald ist sein Gesicht rot, heiß, mit hellroten Bäckchen, bald im Gegenteil bleich, elend, mit dunklen Ringen um die Augen. Manchmal sind bei rotem Gesicht gleichzeitig die Partien um Nase und Mund auffällig blaß.

Modalitäten

Verschlimmerung: Durch Würmer; nachts; in der Sonne; im Sommer.

Leitsymptome

1. Alle oben beschriebenen Symptome im Typenbild des Cina-Kindes; vor allem bleiches Gesicht, dunkel umrandete Augen, schlechte Laune.
2. Weite Pupillen, Gelbsehen (Xanthopsie).
3. Heißhunger kurze Zeit nach dem Essen; Bulimie.
4. Krampfige Schmerzen in der Magengrube.
5. Schmerzen und Stiche im Leib, besonders in der Nabelgegend, die gegen Berührung sehr empfindlich ist.
6. Häufiger Harndrang mit reichlichem Wasserlassen. Enuresis. Milchiger Urin.

7. Jucken in der Nase und am After.
8. Überempfindlichkeit gegen Berührung.

Stühle: Verstopfung oder — öfter — Durchfall, der nicht sehr reichlich, oft weißlich, mitunter unfreiwillig ist und sehr häufig Würmer enthält, die starkes Afterjucken hervorrufen (*Chelidonium*).

Regel: Zu früh, zu stark; mitunter ausgeprägte, starke Menorrhagien.

Hauptsächliche Indikationen

Kinder mit Verdacht auf Wurmbefall. Die Milderung der Beschwerden und der Abgang einiger Würmer bestätigen die Diagnose. Man kann dann mit allopathischen Dosen die endgültige Abtreibung durchführen.

Keuchhusten mit auffälligem Nasenjucken, Zähneknirschen, Auffahren aus dem Schlaf, weiten Pupillen, Gesichtsblässe und Augenringen.

Nächtliche Urininkontinenz wird oft mit *Cina* geheilt auch bei Abwesenheit von Wurmsymptomen, besonders wenn sich der Urin beim Stehen rasch trübt, wenn die Urinmenge vermehrt ist und die Inkontinenz auch tagsüber vorkommt.

Fieber jeden Tag oder jeden dritten Tag. Täglich ab 13 Uhr Fieberanfall mit Durst und frostigen Händen und Füßen; darauf folgend Hitze in dem blassen Gesicht und besonders Hitze der Hände und Füße mit Leibschneiden. Nachts schlaflos mit Unruhe, Weinen, Schreien, Hitzegefühl und Angst.

Epilepsie. Epileptiforme Krämpfe mit Schreien, selten mit Bewußtseinsverlust. Trockener Krampfhusten während des Anfalls, mitunter ebenso hinterher. Diese Anfälle sind schlimmer nachts. Das Kind richtet sich plötzlich auf, blickt starr vor sich hin und wird ganz steif.

Husten. Gewöhnlich Folge eines Wurmbefalls. Er kann aber auch ohne Darmparasiten, z. B. im Verlauf eines Keuchhustens auftreten. Der Husten erfolgt bei der geringsten Bewegung, weshalb sich das Kind instinktiv ganz ruhig verhält; er ist krampfhaft mit intensivem Erstickungsgefühl, mitunter mit Krämpfen und Versteifung des Körpers. Der Hustenanfall endet mit dem Auswürgen weißlichen, zähklebrigen Schleimes.

Kopfschmerz. Drückendes Schweregefühl, besonders vor oder nach einem epileptischen Anfall oder nach Sumpffieber. Immer ist der Kopf gegen Berührung sehr empfindlich.

Dosierung

Tiefe wie hohe Potenzen bringen gleich gute Erfolge.

Zusammenfassender Überblick

Cina ist angezeigt bei jeder Wurmerkrankung und bei jeder Krankheit mit Wurmsymptomen: Bohren in den Nasenlöchern, Knirschen mit den Zähnen, nächtliches Aufschreien und Zusammenfahren, dunkle Ringe um die Augen usw. (s. o.).

Krankengeschichte 36

Wurmfieber

Die homöopathische Methode ist in der Lage, Krankheitsfälle zu heilen, in denen die Diagnose, wenigstens die pathologisch-anatomische Diagnose, völlig unklar ist.

Das zeigt folgendes Beispiel:

Am letzten Sonntag im April 1913 wurde ich nach S., etwa 12 km von Annonay, zu einem 4jährigen Kinde gerufen, dessen Zustand die Eltern sehr beunruhigte.

Noch am Tage vorher hatte sich das Kind sehr wohl gefühlt, war den ganzen Abend wie stets vergnügt und munter und legte sich ohne irgendein krankhaftes Anzeichen zu Bett.

In der Nacht vom Samstag zum Sonntag erwachte es plötzlich gegen 2 Uhr morgens im Delirium, mit einem Fieber von etwa 40°. Das Delirium währte nicht lange, aber das Fieber bestand noch, als ich das Kind sah; das Thermometer zeigte 40,5°.

Ich untersuchte das Kind, fragte die Eltern aus, konnte aber keine Diagnose stellen. Als das Kind einige Male hustete und die Perkussion eine leichte Dämpfung hinten in der rechten Spitze ergab, erwog ich die Möglichkeit einer beginnenden Bronchopneumonie und gab *Aconit C 6*. Die nächstfolgende Nacht verlief nicht ganz so schlecht, und am Montag Morgen ging die Temperatur bei allgemeiner Besserung bis auf 38,6° herunter. Doch war die Besserung nur von kurzer Dauer. Gegen 11 Uhr morgens stieg die Temperatur wieder auf 40°, und ich wurde eilig gerufen. Bei meinem zweiten Besuch konnte ich den Fall ebenso wenig klären. Da man mir einen stinkenden, durchfälligen Stuhl zeigte und ich die Dämpfungsstelle vom vorigen Abend nicht wiederfinden konnte, die Atmung auch nicht beschleunigt war, gab ich den Verdacht auf eine beginnende Bronchopneumonie auf, dachte an irgendeinen bösartigen Darmkatarrh und gab deshalb eine Dose *Ferrum phosphoricum C 3*.

Der Erfolg war gleich null. Am Dienstag gegen 1 Uhr morgens war die Temperatur 41,3° und der Puls kaum zählbar. Nun war der Zustand in der Tat beunruhigend. Der mir befreundete Kollege COLLARD, der sich zufällig in S. aufhielt, wurde hinzugezogen und verordnete sofort einige antipyretische Pulver mit Aspirin und Chinin, ebenfalls ohne eine Diagnose stellen zu können.

Unter dem Einfluß der Antipyretika sank die Temperatur; es trat profuser Schweiß ein, aber keine Heilung; am folgenden Donnerstag wurden Dr. COLLARD und ich wieder zu unserem kleinen Kranken gerufen; das Thermometer zeigte morgens um 9 Uhr wiederum 39,5° und stieg innerhalb einiger Stunden auf 40°.

Unterwegs setzte ich meinem Kollegen auseinander, zu welchen Schlüssen ich nach gründlichen Überlegungen gekommen sei.

Es müsse sich um einen Cina-Fall handeln, in Anbetracht des plötzlichen, heftigen Ausbruchs der Krankheit und des sehr scharfen Wechsels zwischen Besserung und Verschlimmerung. Als wir nun den Eltern die Möglichkeit eines Wurmfiebers andeuteten, erzählten sie uns, das Kind habe vor der Erkrankung häufig und deutlich mit dem linken Oberlid geblinzelt und über Jucken am After geklagt. Wir gaben ihm also eine Gabe *Cina C 3*. Am nächsten Morgen war die Temperatur auf 36,6° gefallen und blieb normal. Am Nachmittag stand das Kind auf. Der Sturm war vorüber. Er wäre viel kürzer und weniger bedrohlich gewesen, wenn ich von Anfang an mehr klinischen Scharfsinn gehabt hätte.

L. BAYLE (Annonay)

Kommentar. Diese Krankengeschichte ist sehr instruktiv, denn sie zeigt:

1. daß die Homöopathen die Stellung einer Diagnose durchaus nicht ablehnen, wie man es ihnen häufig vorwirft. Übrigens ist die Diagnose der Krankheit bereits eine Indikation für die Arzneimittelwahl. Wenn ich z. B. eine *Gürtelrose* diagnostiziere, so denke ich sofort an *Rhus, Cantharis, Variolinum, Mercur* usw. ... und ganz und gar nicht an *Sepia* oder *Cina*; dann habe ich nur noch die genaue Bestimmung der Symptome vorzunehmen, die mir die Wahl zwischen diesen verschiedenen Mitteln ermöglicht. Außerdem ist die Diagnose immer

nötig, um die Prognose zu stellen, die richtige Diät zu verordnen und die geeigneten prophylaktischen Anweisungen zu geben. Mögen die extremen Hahnemannianer sich sperren gegen den Gedanken, daß ein Homöopath aus der Krankheitsart die Arzneimitteldiagnose stellen darf — wir halten alle Wege für gut, die nach Rom, d. h. zum *Simillimum* führen.

2. Sehen Sie hieraus, daß die Homöopathen — Dr. COLLARD war Homöopath — es durchaus nicht verschmähen, gelegentlich allopathische Heilmittel anzuwenden, wenn es ihnen nicht gelingt, das gesuchte Simillimum zu finden. Übrigens liegt, wie auch in diesem Falle, im allgemeinen kein Grund vor, sich deswegen zu loben, und jeder Leser ersieht aus dem angeführten Beispiel deutlich:

3. den Unterschied zwischen der *Palliativ*wirkung eines Mittels, das nach der Contrariaregel gewählt wurde, und der *Heil*wirkung eines Mittels, das durch das Similegesetz angezeigt war.

Cocculus

Kockelskörner. Menispermum Cocculus [Anamirta Cocculus], aus der Familie der Menispermaceen.

Die Tinktur bereitet man aus den zerstoßenen, die Verreibung aus den pulverisierten Früchten [Körnern].

Die Pathogenese von Cocculus findet sich in HAHNEMANN *„Arzneimittellehre"*.

Physiologische Wirkung

Cocculus wirkt vor allem auf das gesamte cerebrospinale Nervensystem. Die zahlreichen Prüfungen von ORFILA, GOUPIL (Nemours), MORTIMER, PLANAT und anderen mit Cocculus (oder seinem Alkaloid, dem Picrotoxin) an Tieren haben das zur Genüge bewiesen. Alle diese Autoren sind darin einig, daß die Cocculuskörner bei den Versuchstieren Anfälle von epilepsieartigen Krampfzuständen hervorrufen. In der Zeit zwischen zwei Anfällen kehren Bewußtsein und freie Bewegungsfähigkeit völlig wieder; die Anfälle werden dann mit jedem Male heftiger, die Zwischenräume immer kürzer; schließlich verendet das Tier während der Krämpfe oder im Kollaps.

Die Prüfungen der Homöopathen am gesunden Menschen haben in gleicher Weise Krämpfe, Kontrakturen, hysterie- und epilepsieartige Anfälle, Zittern, allgemeine Hyperästhesie, Neuralgien und Lähmungen hervorgerufen. Cocculus hat regelrechte Krankheitsbilder von *vertigo a stomacho laeso, Dysphagie infolge Lähmung des Schlundes* und *Seekrankheit* zustandegebracht.

Typ

Der Cocculus-Mensch ist schwach, kraftlos infolge nervöser Erschöpfung. Es fällt ihm schwer, sich aufrecht zu halten, denn die Muskulatur des Rückens und der unteren Gliedmaßen weist tatsächlich einen funktionell paretischen Zustand auf. Die Knie versagen ihm während des Gehens den Dienst; er schwankt hin und her, taumelt und droht nach einer Seite zu fallen. Wegen der Schwäche seiner Halsmuskeln ist es ihm sogar schwer, den Kopf geradezuhalten. Diese lähmige Schwäche wird von Taubheitsgefühl und Zittern der Glieder begleitet.

Von Gemüt ist er sehr reizbar.

Modalitäten

Verschlimmerung: *Durch Fahren im Wagen, Schiff oder in der Eisenbahn* [Flugzeug!]; durch Nachtwachen; während der Regel; *beim Aufrichten aus der horizontalen Lage.*

Besserung: Bei ruhigem Liegen oder im Sitzen.

Leitsymptome

1. Große Schwäche infolge nervöser Erschöpfung, meist verursacht durch Mangel an Schlaf, durch Nachtwachen oder durch Überarbeitung.
2. Schwindel, Übelkeit, Erbrechen, Migräne, bei Fahren und Reisen (Schiff, Wagen, Eisenbahn) [Flugzeug!].
3. Abneigung gegen alle Speisen wegen der Übelkeit, die den Kranken befällt — auch wenn er nicht fährt — z. B. morgens beim Aufstehen.
4. Sehr starker Speichelfluß mit Durst.
5. Sehr starke flatulente Auftreibung des Abdomens.
6. Taubheitsgefühl und Zittern, die lähmige Schwäche begleitend.
7. Leere- und Hohlheitsgefühl in einzelnen Körperteilen.
8. Die Zeit scheint zu schnell zu vergehen (das gleiche Symptom hat *Theridion*; das entgegengesetzte: *Argentum nitricum, Alumina, Cannabis indica* und *Medorrhinum*).
9. Unwiderstehlicher Drang zu singen.
10. Gefühl, als wäre der aufgetriebene Leib voller Steine.

Eigentümliches Symptom: Heftiges Verlangen nach Bier zur Zeit der Kopfschmerzen. [Vgl. *Kalium bichromicum* bei Biertrinkern!]

Schmerzen: Allgemeine Überempfindlichkeit, krampfige, lanzinierende Schmerzen, schlimmer durch Berührung. Blitzartige Schmerzen längs der Nervenbahnen mit ungewollten, ruckartigen Bewegungen der schmerzhaften Partien. Lähmiger Schmerz in der Lumbosakralgegend mit krampfhaftem, das Gehen hinderndem Ziehen in den Schenkeln.

Stühle: *Verstopfung:* mit Tenesmus. Harte, schwer zu entleerende Stühle. *Durchfall:* helle, blasse, sehr stinkende Stühle, klein, aber sehr häufig, ebenfalls mit Tenesmus.

Regel: Zu früh, zu stark, mit klumpigem Blut; dabei außerordentlich heftige Koliken und krampfige Schmerzen. Während der Regel sehr starke Schwäche, besonders der Beine; dadurch Aufrechtstehen erschwert.

Starke Leukorrhoe an Stelle der Regel oder zwischen zwei Regeln.

Hauptsächliche Indikationen

Beschwerden, hervorgerufen oder verschlimmert durch Fahren im Wagen, zu Schiff oder in der Eisenbahn (3 Globuli eine halbe Stunde vor der Abfahrt; die Gabe wiederholen, sobald man die Beschwerden kommen fühlt).
Nervös bedingtes Erbrechen und Übelsein. Während der Schwangerschaft; beim Reiten und Fahren.
Schwindel beim Aufrichten im Bett; beim Versuch, den Kopf aus der liegenden Haltung zu erheben; gleichzeitig Neigung zu Erbrechen, Übelkeit und Ohnmacht.
Schädliche Folgen von Schlaflosigkeit, Nachtwachen, Schlafmangel und Überarbeitung.
Epilepsie. Die Anfälle treten morgens auf, wenn der Kranke die horizontale Lage verläßt.
Magenkrämpfe mit Angst, Atemnot, Röte und Hitze des Gesichtes, Kälte der Extremitäten, der Hände oder der Stirn.
Blähungskoliken mit Aufgetriebensein des Abdomens; Gefühl, als wäre der Bauch voller Nadeln und Steine; häufig kommen die Anfälle vor und bis Mitternacht.
Paraplegie und alle paretischen und paralytischen Zustände. Koordinationsstörungen. Zittern und Schmerzen nach Schlaganfällen.
Heuschnupfen, besonders bei Befallensein nur *eines* Nasenganges.
Husten. Ermüdend mit Beklemmung und Reizgefühl in der Trachea wie von Rauch. Periodischer Husten mit Konstriktionsgefühl im Schlund.
Fieber. Eisige Kälte der Extremitäten abwechselnd mit Hitzeanfällen, brennender Röte der Backen und allgemeinen Schweißen. Heftiger Durst. Puls voll, hart, beschleunigt.
Kopfschmerzen am Hinterkopf (*Gelsemium, Juglans, Cathartica, Onosmodium*); bisweilen mit Leeregefühl des Kopfes: Kopfschmerzen aus Mangel an Schlaf. Migräne, vorzugsweise im linken Stirnhöcker und in der Augenhöhle. Gefühl, als würden die Augen nach vorn gezogen (nach hinten: *Paris quadrifolia* [und *Lachesis*]).

Dosierung

Von der 3. bis zur 30. Centesimale, meist C 12.

Zusammenfassender Überblick

Schwäche infolge nervöser Erschöpfung und *Schwindel* sind die Hauptmerkmale des Cocculus-Bildes. Der Schwindel wird durch Fahren in irgendeinem Beförderungsmittel verursacht oder verschlimmert. Gutes Mittel gegen die Folgen von Mangel an Schlaf oder geistiger Überarbeitung.

Krankengeschichte 37

Schwindel

Auch chronische Krankheiten können ohne Rückfälle zum Verschwinden gebracht werden; es kommt nur darauf an, das passende Heilmittel zu wählen.

Vor etwa 6 Jahren behandelte ich ein junges Dienstmädchen, das seit 3 Jahren an Schwindel litt. Die früheren Herrschaften in Saint-Etienne hatten deswegen mehrere Ärzte konsultiert, darunter auch einen Krankenhausarzt, der von solcher Art von Schwindelanfällen nichts verstand und sich damit zufrieden gab, die Kranke das „Schwindelfräulein" zu nennen. Ein trauriger Trost, wenn sich der Arzt über Kranke, die er nicht heilen kann, lustig macht!

Nun hatte dieses Mädchen eine neue Stelle in Lyon angenommen und litt wieder an dem Schwindel, etwa ein Jahr lang. Aus Furcht, verspottet zu werden, wagte sie aber nicht, darüber zu klagen.

Eines Morgens bemerkte ihre Herrschaft, daß sie so sehr erschöpft war, und drängte sie, ihre Beschwerden zu erzählen.

Damals wurde ich konsultiert und verordnete *wegen der morgendlichen Schwindelanfälle mit Übelkeit Cocculus C 3.* Am nächsten Morgen hatte sie keinen Schwindel mehr.

Erst ein ganzes Jahr später verspürte sie ein einziges Mal wieder eine Neigung zu Schwindel. *Cocculus C 3* brachte wieder vollständige Heilung, die seit 6 Jahren anhält.

Im Anschluß an *Cocculus* möchte ich noch ein anderes Mittel für morgendlichen Schwindel nennen: nämlich *Abrotanum* (das *Southernwood* der Amerikaner). Dieses Heilmittel paßt vor allem in den Fällen, wo Blässe des Gesichts, Hirnanämie, Leeregefühl des Kopfes, Neigung zu Bewußtlosigkeit und Ohnmacht besteht. Es ist sehr nützlich bei anämischen jungen Mädchen. Übelkeit ist bei *Abrotanum* nicht so ausgeprägt wie bei *Cocculus*.

JULES GALLAVARDIN

Coffea

Kaffee. Coffea cruda oder **arabica.** Frucht des Kaffeebaumes, einer Rubiacee. In Äthiopien und Arabien heimisch; von dort aus auf die Inseln Bourbon und Martinique eingeführt.

Die Tinktur und die Verreibung werden aus den *rohen* getrockneten und pulverisierten Mokkabohnen hergestellt.

Die Pathogenese von Coffea steht in STAPF, *„Beiträge zur Arzneimittellehre"* (Leipzig 1836).

Physiologische Wirkung

Der Kaffee erregt das Nervensystem. Seine Wirkungen sind wohlbekannt: gesteigerte Gehirntätigkeit und größere Fähigkeit zu geistiger Arbeit, beide besonders konstant. Bei nervösen Personen beobachtet man ferner regelmäßig: Angstgefühl im Epigastrium, leichtes Zittern der Glieder, vermehrte Urinausscheidung sowie vorübergehende Puls- und Atembeschleunigung.

Bei übermäßigem Kaffeegenuß findet sich eine pathologische Steigerung aller Organfunktionen. Die reflektorische Erregbarkeit ist erhöht; die Reflexe sind gesteigert; bei der leisesten Berührung der Haut fährt der Patient zusammen, ähnlich wie im Strychnin-Bild. Die Sinnesorgane befinden sich in einem Reizzustand; die Netzhaut ist empfindlicher, das Gehör schärfer, der Geschmack feiner, die Sensibilität im ganzen gesteigert. Es tritt sogar übermäßige Tätigkeit der Nerven auf, welche die Verdauungs- und Sekretionsorgane versorgen; daher krankhaft gesteigertes Hungergefühl, vermehrter Stuhl- und Harndrang mit erhöhter Entleerungsbereitschaft von Darm und Blase.

Modalitäten

Verschlimmerung: Durch große Aufregung; Narkotika; starke Gerüche; Lärm; bei hellichtem Tag oder bei Nacht.
Besserung: Durch Liegen; durch Wärme.

Leitsymptome

1. Jeder Schmerz ist dem Coffea-Kranken unerträglich. Nicht den geringsten Schmerz kann er ertragen, ohne zu klagen und zu jammern.
2. Ungeheuere körperliche wie geistige Aktivität.
3. Schlaflosigkeit infolge Erregung.
4. Überempfindlichkeit des Gehörs.

Hauptsächliche Indikationen

Man muß an Coffea denken, wenn der Kranke **jeden Schmerz unerträglich** findet und kein anderes, besonders charakteristisches Symptom vorliegt.
Schlaflosigkeit infolge überreizter Phantasie, die Ideen jagen sich in solcher Fülle, daß sie den Schlaf vertreiben; der Kranke bleibt völlig wach, ohne die mindeste Neigung zum Schlaf. Nützlich bei Kindern während des Zahnens.
Kopfschmerzen, einseitig, mit einem Gefühl, als wäre ein Nagel in den Kopf geschlagen (*Ignatia*) oder als wäre das Gehirn in Stücke gerissen oder auseinander gebrochen; häufig Folge geistiger Überarbeitung. Die Beschwerden fangen gewöhnlich am Morgen an, steigern sich allmählich und werden so unerträglich, daß der Kranke dauernd klagt und wimmert.
Gesichtsneuralgie; häufig infolge schlechter Zähne.
Zahnschmerzen, die nur dann erträglich sind, solange man kaltes Wasser im Munde hält. Wenn das Wasser warm wird, verschlimmert sich der Schmerz wieder.
Dysmenorrhoe mit ungeheuer schmerzhaften Koliken.
Nervöses Herzklopfen.
Husten nach Masern (*Sticta pulmonaria, Hepar sulfuris*).

Dosierung

Coffea gehört zu den Mitteln, die in jeder Dosierung wirken. Bei gleicher Indikation hat man keinen Wirkungsunterschied zwischen sehr hohen (C 200) und sehr tiefen Potenzen beobachten können.

Zusammenfassender Überblick

Das große Charakteristikum dieses Mittels ist die Hypersensibilität mit großer Erregung und mit Unerträglichkeit von Schmerzen. Gesteigerte körperliche und geistige Aktivität. Man gebraucht es vor allem bei Schlaflosigkeit infolge nervöser Überreizung.

Vergleichende Gegenüberstellung 11
Die Hauptmittel der Schlaflosigkeit

Actea. Anhaltende Schlaflosigkeit bei melancholischen Frauen.
Aconit. Schlaflosigkeit mit Unruhe, Angst und Todesfurcht; im Anfangsstadium entzündlicher Fieber, nach einer Erkältung.
Arnica. Schlaflosigkeit infolge übermäßiger körperlicher Anstrengung (auch *Gelsemium*).
Belladonna. Der Kranke ist schläfrig, aber er kann nicht einschlafen; Schlaflosigkeit infolge geistiger Überarbeitung. Hier scheinen die hohen Dilutionen besser zu wirken. Wie bei *Aconit* ist die Belladonna-Schlaflosigkeit durch Hyperämie des Gehirns bedingt.
Causticum. Schlaflosigkeit mit ängstlicher Unruhe. Tagsüber müde und schläfrig, kann er nachts wegen beständiger Unruhe nicht schlafen; diese ähnelt der von *Rhus*, bei dem der Kranke sich wegen der rheumatischen [Versteifungs-]Beschwerden ständig bewegen muß.
China. Schlaflosigkeit bei anämischen Menschen, nach Blutverlusten.
Chamomilla. Der Schlaf ist durch häufiges, erschrecktes Auffahren unterbrochen. Außerordentliche Reizbarkeit, Durst und warme Kopfschweiße.
Hyoscyamus. Wenn die Schlaflosigkeit durch eine Gehirnreizung bedingt ist; nach einer schweren Krankheit. Angsterregende Halluzinationen. Akute Manie.
Mercurius. Wenn Syphilis hereditär oder anamnestisch vorliegt.
Nux vomica. Der Kranke wacht morgens gegen 4 Uhr auf und kann erst gegen 6 oder 7 Uhr wieder einschlafen. Der Schlaf erquickt ihn nicht. Schlaflosigkeit infolge geistiger Überarbeitung, besonders am Abend. Mißbrauch von Kaffee, Wein, Likör [Nikotin!].
Pulsatilla. Kann abends nicht einschlafen. Schlaflosigkeit vor Mitternacht im Zusammenhang mit ängstlicher Unruhe. [Findet morgens vor Schlaftrunkenheit nicht aus dem Bett.]
Stramonium. Schlaflosigkeit des manischen Deliriums (muß mit *Belladonna* und *Hyoscyamus* verglichen werden).
Sulfur. Lindert häufig, wenn der Kranke tagsüber schläfrig ist, nachts aber wach liegt.
Ich gebe noch 3 weitere Mittel an, die ich in der Praxis sehr häufig wirksam fand:
Passiflora. 30—60 Tropfen der Tinktur vor dem Zubettgehen.
Cannabis indica. 5—15 Tropfen der Urtinktur in einem Glas Wasser.
Avena sativa. 50 Tropfen in einem halben Glas Wasser. Nervöse Erschöpfung; der Kranke ist unfähig zu denken, zu arbeiten, seine Aufmerksamkeit auf etwas zu richten. Schlaflosigkeit der Überarbeiteten, der Hypotoniker.

Colchicum

Herbstzeitlose, Wiesensafran. Mehrjährige Pflanze aus der Familie der Liliaceen. Wächst wild auf Wiesen und Weiden fast überall in Europa.

Man bereitet die Tinktur aus der frischen Knolle (Zwiebel), die man im Frühling ausgräbt. Verreibungen werden aus der getrockneten, fein gepulverten Zwiebel hergestellt.

Colchicum ist nicht von HAHNEMANN geprüft worden. Die ersten Arzneiwirkungsbilder stehen im *„Handbuch"* von JAHR und im *„Archiv"* von STAPF.

Physiologische Wirkung

In starken Dosen reizt Colchicum die Schleimhaut des Verdauungstraktus, ruft heftige Magenschmerzen, Übelkeit, Erbrechen, Durchfälle und Gliederzittern hervor, schließlich sogar Delirium, Verlangsamung und Aussetzen des Pulses und endlich den Tod.

RICHTER, SCHWARTZ und LOCHER-BALBER geben außerdem noch Speichelfluß, cholerineartige Symptome, kalte Schweiße an den Extremitäten und Ohnmacht an.

Mehrere Autoren (WILLIS, CARMINATI) beschreiben ebenfalls diese lokale Reizwirkung, behaupten aber, daß es nach der Absorption eine deprimierende Wirkung auf das Nervensystem und damit auch auf das Zirkulationssystem ausübe.

GIACOMINI vertritt sogar die Ansicht, daß die lokale Reizwirkung im Vergleich zu der entgegengesetzten dynamischen Wirkung bedeutungslos sei und daß der Tod ausschließlich durch diese letztgenannte herbeigeführt würde.

Aus der kritischen Durchsicht der Prüfungsergebnisse scheint hervorzugehen, daß die Herbstzeitlose bei Gichtikern die Harnsäureausscheidung erhöht, also eine Heilwirkung hervorbringt, während sie bei gesunden Menschen die Harnsäurebildung zu vermindern scheint. Wie dem sei, auch wenn in den Arzneiwirkungsbildern von Colchicum nicht klar und deutlich der typische Gichtanfall an der großen Zehe anzutreffen ist, so finden sich darin doch zahlreiche Symptome dieser Diathese: Muskelschmerzen, Torticollis, Lumbago, Ophtalmien (besonders arthritische Hornhautentzündung), Schmerzen in den großen und kleinen Gelenken mit Schwellung, Gefühl von Brennen und Verschlimmerung durch Berührung. Die Anwendung von Colchicum bei gichtischen Erscheinungen [durch die Schule] ist mithin durchaus homöopathisch.

Modalitäten

Verschlimmerung: *Durch den Geruch von Speisen;* durch Mangel an Schlaf; durch Bewegung; durch geistige Anstrengung; am Abend vom Sonnenuntergang bis zum Sonnenaufgang.

Leitsymptome

1. Der Geruch kochender Speisen erregt Übelkeit bis zur Ohnmacht.
2. Kalter Schweiß auf der Stirn (wie bei *Veratrum*).
3. Heftiges Brennen oder eisiges Kältegefühl im Magen.
4. Leibschmerzen.
5. Kräfteverfall, große Frostigkeit und Neigung zu Kollaps.

6. Schwellung der Gelenke, die von einem Gelenk zum anderen wandert; häufig mit [perikapsulärem] Ödem, so daß bei Druck Eindellungen stehen bleiben.

Schmerzen: Reißend, schlimmer nachts, abends und bei Berührung.
Stühle: Dysenterieartige *Durchfälle* mit weißem, blutigem, pseudomembranösem Schleim. Rektumvorfall. Brennen und Rissigwerden des Afters.
Verstopfung; schwer zu entleerender Stuhl mit häufigem Drängen (sekundäre bzw. reaktionäre Wirkung auf den Durchfall!).

Hauptsächliche Indikationen

Gicht und ihre verschiedenartigen Erscheinungen an Gelenken, Muskeln, Augen, serösen Häuten usw. Pneumonie bei Gichtikern am Ende ihrer Anfälle.
Gelenkrheumatismus. Colchicum paßt besonders, wenn die Arthritis ohne Schwellung auftritt oder nachdem die Schwellung unter *Bryonia* verschwunden ist. [Vgl. aber „Leitsymptome", Ziff. 6!]
Dyspepsie. Brennen oder Kältegefühl in Magen und Bauch, mit viel Gasentwicklung.
Herbstruhr. Schleimige, weiße oder blutige Stühle, die den Eindruck von abgeschabten Darmschleimhautfetzen erwecken; viel Tenesmus.
Hydropsie wird oft durch Colchicum geheilt, wenn *Apis* und *Arsenicum* versagt haben.
Typhöse Zustände, bei denen Colchicum die Unruhe (ohne Angst) und Schwäche von *Arsen* mit dem Meteorismus von *China* in sich zu vereinigen scheint.

Dosierung

Am gebräuchlichsten sind die ersten Centesimal- und Dezimalpotenzen.

Zusammenfassender Überblick

Colchicum greift in ganz ausgesprochener Weise das Muskelgewebe, die Knochenhaut und die synovialen Gelenkhäute an. Seine Hauptmerkmale sind: reißende Schmerzen, schlimmer bei Berührung, starke allgemeine Schwäche, innere Kälte und Neigung zu Kollaps.

Krankengeschichte 38

Herbstruhr

Die Patientin, eine 75jährige Frau, wurde ganz plötzlich von einer Magenerkrankung mit sehr reichlichem Bluterbrechen befallen. Darauf traten blutige Stühle auf, die zunächst profus waren, sich dann besserten und nur noch aus blutigem Schleim bestanden. Dabei viel Tenesmus und Leibschmerzen. Ich versuchte *Aconit, Mercurius, Nux vomica, Ipecacuanha, Hamamelis* und *Sulfur* nacheinander, so gut ich es damals konnte, erreichte aber keinerlei Besserung. Nach etwa 12 Tagen war der Schwächezustand der Kranken derart, daß sie den Kopf nicht vom Kissen heben konnte. Innerhalb 24 Stunden waren 65 Stühle abgegangen! Die Schmerzen, die Anzahl der Stühle, überhaupt alle Symptome verschlimmerten sich *vom Sonnenuntergang bis zum Sonnenaufgang*.

Während dieser ganzen Krankheit hatte meine arme Patientin einen solchen *Abscheu gegen Küchengeruch,* daß die Türen zwischen ihrem Schlafzimmer und der Küche fest geschlossen bleiben mußten, obwohl zwischen beiden noch einige andere große Räume lagen.

Damals kannte ich meine *Arzneimittellehre* noch nicht wie heute, ich beachtete das Geruchssymptom gar nicht und wußte übrigens auch nicht, welches Mittel dieses Symptom aufwies. Aber ich hatte Lippes *Handbuch der Arzneimittellehre* in meinem Wagen. Ich holte es, setzte mich ans Bett und suchte, festentschlossen, dieses eigentümliche, hartnäckige Symptom zu finden. Ich fing bei *Aconit* an, las bei jedem Mittel sämtliche Magensymptome nach und fand es schließlich unter *Colchicum*. Dann suchte ich *Colchicum* in meiner Taschenapotheke; aber es war natürlich nicht darin, und bis zu meiner Wohnung waren es ganze 4 Meilen. Nun hatte ich unter meinem Wagensitz allerdings noch ein Arzneikästchen mit Dunhamschen 200. Potenzen, die schon über ein Jahr dalagen, weil ich kein Zutrauen zu Hochpotenzen hatte. In dieser Situation blieb mir freilich nichts anderes übrig: Ich löste einige Körnchen in einem halben Glas kalten Wassers auf und ordnete an, davon der Kranken einen Teelöffel voll nach jedem Stuhl einzugeben.

Auf meinem Heimweg hielt ich das Pferd zwei- oder dreimal an, um umzukehren und der bedauernswerten Kranken irgendeine andere Arznei zu geben, so schuldbeladen fühlte ich mich. Aber dann sagte ich mir wiederum: „Es steht doch klipp und klar in Lippes *Arzneimittellehre,* und es sind doch einwandfrei Caroll Dunhams Potenzen! Hier liegt zudem eine deutliche Indikation für *Colchicum* vor, und die anderen Symptome kontraindizieren es nicht." Darauf fuhr ich nach Hause. Am nächsten Morgen jedoch trieb es mich schon frühzeitig wieder zu der Kranken, um meine Übereilung vom vorigen Tage halbwegs gutzumachen (falls sie inzwischen noch nicht gestorben sein sollte). Aber man stelle sich meine Überraschung vor; bei meinem Eintritt ins Zimmer drehte die Patientin langsam den Kopf auf dem Kissen und sagte mit einem Lächeln: „Guten Morgen, Herr Doktor!" An den vorhergehenden Tagen hatte ich sie immer nur stöhnend angetroffen. Mir wurde ganz schwach zu Mute, ich knickte sozusagen auf einen Stuhl am Bett und sagte: — „Sie fühlen sich wohler, nicht wahr?" — „O ja, Herr Doktor!" — „Wie viele Male haben Sie von der letzten Medizin eingenommen?" — „Zwei Gaben." — „Was? Bloß zwei Gaben?" — „Ja, und ich habe nur noch zweimal Stuhl gehabt, seitdem Sie gestern Abend fortgegangen sind."

Sie nahm auch keine Arznei mehr, erholte sich rasch, und war in den folgenden 5 Jahren vollkommen gesund, bis sie schließlich mit 80 Jahren starb.

Noch niemals habe ich eine größere Überraschung erlebt! Sie hat mich gründlich überzeugt. Seitdem habe ich mehrere Fälle von Herbstruhr auf die gleiche Indikation hin mit diesem Mittel in der gleichen Potenz geheilt.

Nash (Philadelphia)

Kommentar. So ist es allen Homöopathen einmal ergangen! Sie alle beginnen als Anfänger mit tiefen Dilutionen und haben zu den hohen kein Zutrauen. Bei der ersten Verordnung einer Hochpotenz haben sie nicht weniger Ängste durchgestanden als Nash. Aber ein Versuch genügt, um die Wirksamkeit der hohen Potenzen zu beweisen. Ich denke dabei nur an die Hauterkrankungen, die bei *Sulfur C 6, C 12* oder *C 30* hartnäckig bleiben und unter *Sulfur C 200* rasch verschwinden.

Ich möchte noch bemerken, daß Nash sich bei diesem Krankenbesuch nicht scheute, am Krankenbett selbst in seiner „*Arzneimittellehre*" nachzuschlagen. Dieser Tage noch schrieb mir ein allopathischer Kollege (und kein unbedeutender dazu), der mit dem Studium der Homöopathie begonnen hat, daß er unter ähnlichen Umständen sogar in den beiden dicken Bänden des Jousset nachschlüge. „Es sieht ja etwas dumm aus", meinte er, „aber es hat mir noch immer in der Verlegenheit geholfen, und die geheilten Kranken haben es mir noch niemals übelgenommen".

Aus der eben berichteten Krankengeschichte zog Nash folgende drei Schlußfolgerungen, die ich auf keinen Fall unerwähnt lassen möchte:
1. Man darf sich von Vorurteilen nicht beeinflussen lassen!
2. Die subjektiven Symptome sind von allergrößtem Wert!
3. Die 200er-Potenzen wirken und heilen tatsächlich!

Colocynthis

Koloquinte oder **Cucumis colocynthis.** Pflanze aus der Familie der Cucurbitaceen, ursprünglich in der Levante heimisch, wächst aber auch auf den Inseln des Ägäischen Meeres und im südlichen Spanien.

Man bereitet die Tinktur und die Verreibung aus der fein pulverisierten Frucht.

Eine kurze Pathogenese von Colocynthis steht in Hahnemann *„Chronische Krankheiten"*. Sie ist von der *Österreichischen Gesellschaft für Homöopathie* von neuem durchgeprüft worden. Die Ergebnisse dieser Prüfung sind mit einer Einführung und mit Krankengeschichten in der *Österreichischen Zeitschrift für Homöopathie* veröffentlicht; eine englische Übersetzung der österreichischen Prüfung steht in Metcalf *„Homoeopathic provings"*.

Physiologische Wirkung

Colocynthis verursacht im Verdauungskanal außerordentlich starke, dysenterische Durchfälle mit heftigsten Schmerzen. In toxischen Dosen kann sie den Tod zur Folge haben. Bei der Sektion findet man die Magenschleimhaut losgelöst und geschwürig, die Eingeweide ebenfalls geschwürig und mit schwarzen Flecken übersät. Das Peritoneum ist organisch verändert und die Bauchhöhle mit einer weißlichen, flockigen Flüssigkeit angefüllt; die Leber, die Nieren und die Blase zeigen Spuren von Entzündung. Am meisten angegriffen sind die Schleimhäute des Magens und des Rectums.

Colocynthis wirkt auf die nervösen Plexus: Plexus coeliacus, Plexus intestinales (daher die Koliken), Plexus spermaticus; aber auch auf die Nervenäste: Trigeminus, Ischiadikus, ferner auf Peritoneum, Ovarien, Nebenhoden und Hüfte.

Modalitäten

Verschlimmerung: Nach den Mahlzeiten; *durch Zorn*; am Abend; *durch Sichausstrecken.*

Besserung: *Durch Zusammenkrümmen* oder *durch festen Druck*; durch Kaffee, durch Ruhe, durch Bettwärme.

Vorherrschende Angriffsseite: Links [nach anderen Autoren: Rechts].

Leitsymptome

1. Krampfige Leibschmerzen, die den Kranken dazu zwingen, zur Linderung der Schmerzen sich zusammenzukrümmen oder sich irgendetwas Festes [Fäuste] gegen den Leib zu drücken.
2. Alle Schmerzen sind krampfiger Natur: Die Muskeln aller *Körperpartien* können von schmerzhaften Krämpfen befallen werden; besonders anfällig sind *die Nerven in der Umgebung des Hüftgelenks.*
3. Bei entzündlichen Krankheiten ist das nervöse Moment vorherrschend.
4. Drückender Kopfschmerz; Druck auf das Vorderhaupt.
5. Neuralgische Gesichtsschmerzen. Schmerzhafte Muskelzuckungen im Gesicht; Tic.

Schmerzen: Sie sind *außerordentlich heftig*, lassen den Kranken aufschreien, sind stets von *ungeheuerer Unruhe*, häufig von *Taubheitsgefühl* begleitet (diese beiden letzteren Symptome sind auch den *Chamomilla*-Schmerzen eigen). — Die Schmerzen sind reißend, krampfig und treten im allgemeinen mit Unterbrechungen auf. Sie erwecken in dem Kranken häufig den Eindruck, *er sei an eiserne Ketten gefesselt*. Oft erscheinen sie nach *Zorn, Ärger* oder *Empörtsein*. Zumeist auf der *linken* Seite, *stets durch Langausstrecken verschlimmert* und *durch Zusammenkrümmen gebessert*.

Stühle: Die für Colocynthis charakteristischen Leibschmerzen sind *krampfig und kneifend, als seien die Eingeweide zwischen zwei Steine gequetscht*. Gewöhnlich gehen während der Schmerzen Winde ab, was Linderung bringt. Auf die Schmerzen folgen bisweilen vermehrte, schleimige oder wässerige, schaumige, nach Schimmel riechende Stühle.

Regel: Spärlich, aber mit so heftigen, krampfigen Schmerzen im Unterleib, daß die Kranke den Oberkörper stark vornüber beugen oder die Oberschenkel an den Leib ziehen muß. Häufig finden sich Schmerzen im linken Ovar.

Hauptsächliche Indikationen

Wichtiges Mittel der akuten, heftigen **Darmkolik;** der Kolikschmerz ist oft um den Nabel herum am stärksten. Doch lindert Colocynthis ebenso rasch Koliken des Colon ascendens, transversum und descendens.

Durchfälle, gewöhnlich grün, ruhrartig; sie beginnen immer wieder nach der geringsten Nahrungs- oder Flüssigkeitsaufnahme; oft durch Zorn hervorgerufen.

Erbrechen. Im Höhepunkt der Leibschmerzen setzen Übelkeit und Erbrechen ein.

Ischias. Krampfige Schmerzen, die beim Kranken das Gefühl eines eisernen Ringes auslösen und von Taubheitsgefühl des ganzen Beines gefolgt sind. Der Schmerz zieht von der Hüfte an der hinteren Schenkelfläche bis in die Kniekehle; Wärme, harter Druck lindern ihn (darum liegt der Kranke auf der schmerzhaften Seite); in der Ruhe ist der Schmerz schlimmer.

Supraorbitalneuralgie, oft linksseitig.
Heftige Schmerzen im Augapfel, die einer sich voll entwickelnden arthritischen Ophthalmie vorausgehen können.
Ileocoecale Neuralgie mit Retraktion der Hoden (*Hamamelis, Pulsatilla*).
Oophoritis mit krampfigen oder stechenden Schmerzen wie von einer tief hineingestochenen Nadel.
Entzündung des Samenstranges.
Pelveoperitonitis mit ungeheuren Schmerzen im Leib, besonders wenn sich der Kranke vor Schmerz nach vorne krümmen muß. Dabei Diarrhoe, Blasen- und Darmtenesmen [vgl. *Cantharis*] Krämpfe in den Beinen.
Schwindel. Beim raschen Drehen des Kopfes, besonders nach links.

Dosierung

Bei Neuralgien von einigen Tropfen der Urtinktur bis zur 30. Dilution; bei Dysenterie werden die 6 ersten Centesimalen am meisten angewandt. CARTIER gibt bei akuter Darmkolik etwa 10 Tropfen der C 3 oder C 6 in ½ Glas Wasser und läßt davon alle 10 Minuten einen Löffel nehmen, bis die Schmerzen nachlassen, dann gibt er es in größeren Zwischenräumen.

Zusammenfassender Überblick

„Krampfiger Schmerz, der durch kräftigen Druck gebessert wird", das ist der charakteristische Zug im Colocynthis-Bild. Kolik und Ischias sind seine beiden Hauptindikationen.

Vergleichende Gegenüberstellung 12
Die hauptsächlichen Kolikmittel

Magnesia phosphorica. Hat die meiste Ähnlichkeit mit *Colocynthis*. Beide haben krampfige Schmerzen; aber bei *Magnesia phosphorica* werden sie durch warme Aufschläge gebessert (wie bei *Arsenicum*). Beide sind in gleicher Weise wirksam bei allen anderen neuralgischen Erkrankungen, z. B. Ischias, Gesichtsneuralgie und den neuralgischen Uteruskoliken. Bei letztgenannter Erkrankung ist *Magnesia phosphorica* wohl vorzuziehen.
Cuprum. Krämpfe im Leib mit Koliken. Intermittierende Koliken, die während der Verdauung auftreten und sich nach einer Stuhlentleerung plötzlich bessern.
China. Blähungskoliken, die periodisch nach dem Essen oder während der Nacht auftreten; sie werden durch Zusammenkrümmen gebessert wie bei *Colocynthis* und *Magnesia phosphorica*.
Chamomilla ähnelt Colocynthis insofern, als bei beiden die Koliken oder die Neuralgien durch Zorn ausgelöst werden. Chamomilla ist sehr erfolgreich bei den Koliken der Kinder, deren Leib durch viel Gas aufgetrieben ist; das Kind bewegt sich wie „in den letzten Zügen", aber es krümmt sich nicht zusammen wie bei *Colocynthis*.
Staphysagria ist gleichfalls ein Heilmittel bei den Koliken der Kinder, doch haben diese Kinder schwarze und frühzeitig kariös werdende Zähne. Außerdem leidet das Staphysagria-Kind an Ulzerationen der Augenlider und häufig auch an Hagelkörnern.
Veratrum album hat in seinem Arzneibild ebenfalls Koliken, bei denen der Kranke sich

zusammenkrümmt. Der Kranke geht dabei hin und her, um sich Linderung zu verschaffen; oder er liegt in schwerstem Kräfteverfall mit kalten Schweißen, besonders auf der Stirn.

Dioscorea ist ein gutes Heilmittel bei Blähungskoliken. Der Schmerz beginnt am Nabel und strahlt in den ganzen Leib, sogar in die Extremitäten aus; im Gegensatz zu *Colocynthis* wird er aber durch Längsausstrecken gemildert und durch Zusammenkrümmen gesteigert [*Belladonna*].

Plumbum. Koliken mit hartnäckiger Verstopfung und Einziehung des Bauches.

Conium maculatum

Gefleckter Schierling oder **Cicuta major. Großer Schierling.** Pflanze aus der Familie der Umbelliferen; wächst wild in Frankreich und dem ganzen übrigen Europa, längs Hecken und Chausseen.

Man bereitet die Tinktur aus den Blütenspitzen, die man im Juli kurz vor dem Reifen der Früchte pflückt.

Die Pathogenese von Conium steht in HAHNEMANN *„Reine Arzneimittellehre"*.

Physiologische Wirkung

IMBERT-GOURBEYRE hat 1875 (mehrere Arbeiten in *L'Art médical*) einwandfrei nachgewiesen, daß SOKRATES durch keine andere Schierlingsart als durch Conium maculatum den Tod fand. Darüber ist uns in PLATONS Phaidon ein meisterhafter Bericht erhalten, den man nicht ohne Ergriffenheit lesen kann . . .

„Bis dahin hatten wir uns fast alle noch so weit in der Gewalt, die Tränen zurückzuhalten; aber als wir ihn das Gift trinken sahen, und nachdem er es getrunken hatte, waren wir unser selbst nicht mehr Herr. So sehr ich dagegen ankämpfte, mir stürzten die Tränen aus den Augen, so daß ich mein Gesicht im Mantel verbarg, um über mich selbst zu weinen; denn nicht das Unglück von SOKRATES beklagte ich, sondern mein eigenes, bei dem Gedanken, welch einen Freund ich verlieren sollte. KRITON, der schon vor mir seine Tränen nicht hatte zurückhalten können, war hinausgegangen . . .

Währenddessen ging SOKRATES auf und ab; dann sagte er, er fühle seine Beine schwer werden und legte sich auf den Rücken, wie der Scherge ihm befohlen hatte. Gleich danach trat dieser auf ihn zu, untersuchte eine zeitlang seine Füße und Beine, drückte ihm dann sehr stark den einen Fuß und fragte, ob er es fühle. SOKRATES verneinte. Darauf drückte er ihm die Beine, hob seine Arme in die Höhe, um uns zu zeigen, daß der Körper erstarre und steif werde. Er betastete ihn von neuem und sagte uns, daß SOKRATES uns verlassen haben würde, sobald die Erkaltung das Herz erreicht hätte. Schon war der ganze Unterleib erstarrt. Da deckte er sich auf, weil er zugedeckt war, und sagte (es waren seine letzten Worte): „KRITON, wir schulden dem Äskulap einen Hahn; vergiß nicht, diese Opfergabe darzubringen." — „Es wird gewiß geschehen", antwortete KRITON; „hast du uns sonst noch etwas zu sagen?" — SOKRATES antwortete nicht; kurze Zeit darauf machte er eine zuckende Bewegung; da deckte ihn der Scherge ganz auf; sein Blick war starr, der Mund stand offen. KRITON sah es, schloß ihm den Mund und drückte ihm die Augen zu . . ."

Zweitausend Jahre später schreibt CHRISTISON: „Bei den verschiedenen Prüfungen, die man mit einem sehr starken, alkoholischen Extrakt der frischen Samen angestellt hat, waren nur folgende Wirkungen zu beobachten: Lähmung, die an den motorischen Muskeln beginnt, dann die Muskeln der Brust, zuletzt die des Diaphragmas befällt, sowie Lähmungsasphyxie mit leichten Zuckungen der Glieder."

Die ersten Wirkungen einer schwach toxischen Dosis zeigen sich ½ bis ¾ Stunde nach Genuß des Giftes: Gefühl von Mattigkeit und Schlaffheit mit Kraftlosigkeit der Muskeln; der Gang wird schwankend, die Knie versagen, die Sehkraft ist gestört. Dabei ist der Verstand ruhig und klar, die Sensibilität erhalten; etwa eine Stunde später verschwindet die Bewegungsstarre wieder.

In noch schwächeren Dosen beobachtet man Schwindel, Präkordialangst, Herzklopfen und Atembeschleunigung.

Bei sehr starken toxischen Dosen kann man im ersten Stadium der Vergiftung Erregungserscheinungen feststellen, wenn man die ganze Dosis mit einem Male in die Blutbahn hineinbringt (diese Erscheinungen treten nicht auf, wenn Schierlingsamen und -blätter durch den Mund in den Organismus gelangen). Danach folgt die Periode des Kollapses: Die Schwäche der unteren Glieder macht den Gang taumelnd; die Muskelkraft der Arme verschwindet, bald darauf ist jegliche Willenskraft aufgehoben. Die Sensibilität wird allmählich geringer, die Pupillen sind starr und dilatiert, es treten Sehstörungen auf; die Lähmung der Atemmuskeln verursacht Asphyxie und damit den Tod.

Conium wirkt in starken Dosen hauptsächlich auf die motorischen Zentren, nach HARLEY „als reines Hypnotikum".

Die motorischen Nerven der Augen sind stark in Mitleidenschaft gezogen; es treten Akkomodationsstörungen auf mit Schwindel, Ptosis, Pupillendilatation und Diplopie.

Die Prüfungen der Homöopathen mit schwächeren Dosen, aber längere Zeit hindurch haben außerdem noch eine einwandfreie Wirkung auf die *Drüsen* und die *Haut* erwiesen.

Conium hat eine fast spezifische Wirkung auf die *Brustdrüsen*; es bringt Anschwellungen und Tumoren zum Verschwinden. DUNHAM behauptet, daß es eine ähnliche Wirkung auf Ovarien und Testes ausübe.

Bei äußerlicher Anwendung von *Conium* hat HARLEY „einen trockenen, schuppigen Hautausschlag in halbmondförmigen Flecken" entstehen sehen, sowie „eine sehr starke Reizung der Haut, die kupferfarbig dunkel wurde und wie eine Abart von Lepra aussah".

Die Arzneibilder geben außerdem noch eine Wirkung auf den Kehlkopf oder die Kehlkopfnerven an, was in der Praxis so häufig bestätigt worden ist, daß daran kein Zweifel besteht. Diese Wirkung äußert sich in einem „trockenen, kurzen, fast ununterbrochenen Husten, der im Bett schlimmer ist".

Typ

Mühsamer, zittriger Gang; plötzliche Kraftlosigkeit beim Gehen, schmerzhafte Steifheit der Beine, — Zustände, die man oft bei *alten Leuten* antrifft. *Conium* paßt bei großer Hinfälligkeit, Hypochondrie, Blasenstörungen, Gedächtnisschwäche und sexueller Erschöpfung.

Es paßt auch bei skrofulösen und krebskranken Menschen mit vergrößerten Drüsen.

In seinen Wirkungsbereich fallen außerdem mancherlei Erkrankungen der Unverheirateten beiderlei Geschlechts; man hat es darum den „Mekkabalsam der alten Mädchen" genannt.

Modalitäten

Verschlimmerung: *Nachts; wenn der Kopf tief liegt;* vor und während der Regel; durch lange sexuelle Enthaltsamkeit; [durch Essen].

Besserung: Durch Bewegen; durch Gehen; durch Wärme; durch Druck; in der Dunkelheit.

Leitsymptome

1. Schwäche, bei Frauen während und nach der Menopause; nach einer akuten Krankheit; infolge anormaler sexueller Ausschweifungen bei Unverheirateten.
2. Drüsenverhärtungen. Die Brustdrüsen und Hoden sind hart wie Holz, besonders bei Leuten, die eine Veranlagung zu Krebs haben; nach Stoß oder Verletzung bisweilen Verhärtung mit brennendem Schmerz.
3. Die Brüste werden bei jeder Menstruation voll und schmerzhaft; der Schmerz wird durch Gehen oder die leiseste Erschütterung verschlimmert.
4. Schwindel, besonders bei Seitenwechsel im Bett; bei leichten Bewegungen des Kopfes oder sogar schon bei Bewegungen der Augäpfel; muß deshalb den Kopf völlig still halten. Schwindel bei Drehen des Kopfes nach links (*Colocynthis*). Schwindel bei alten Frauen mit Ovarial- und Uteruserkrankungen.
5. Potenzstörungen: Es besteht Libido, jedoch kann der Akt nicht durchgeführt werden, weil die nur vorübergehende Erektion während des Koitus aufhört. Oder im Gegenteil: unfreiwillige Ejakulation schon beim Anblick einer Frau oder beim bloßen Denken an eine Frau.
6. Harnentleerungen in Absätzen. Für Conium sehr charakteristisch (Prostataerkrankungen der alten Männer).
7. Schweiße bei Tag und Nacht; schwitzt beim Einschlafen oder schon beim Schließen der Augen.
8. Erbrechen dunkler Speisemassen, „wie Kaffeesatz", begleitet von heftigen Schmerzen.
9. Unmäßiges Verlangen nach Salz mit Abneigung gegen Milch, die schlecht vertragen wird.

Schmerzen: Verschiedenartig, in den Gelenken und Muskeln; fast immer treten sie in der Ruhe oder nachts auf und werden durch Bewegung gebessert.
Bei Scirrhus der Brüste oder anderer Organe sind die Conium-Schmerzen brennend, durchbohrend und lanzinierend.

Stühle: *Verstopfung* ist immer von Tenesmus begleitet; nach der Entleerung Ohnmachtsgefühl. — *Durchfall* ist viel häufiger; er ist stinkend, manchmal sehr wässerig, oft ruhrartig; von Koliken und reichlichem Gasabgang begleitet. Die diarrhöischen Stühle stinken, sind ebenfalls von Tenesmus begleitet und gehen manchmal unbewußt im Schlaf ab. Conium ist das Durchfallmittel der schwachen, zittrigen alten Leute, mitunter mit Stuhlinkontinenz.

Regel: Schwach, verzögert, von kurzer Dauer; bei ihrem Ausbleiben erscheint ein Ausschlag von kleinen, roten Knötchen über den ganzen Körper. Amenorrhoe nach Erkältung oder nach Eintauchen der Hände in kaltes Wasser.
Milchige, dicke, ätzende Leukorrhoe.

Hauptsächliche Indikationen

Schwindel (siehe Leitsymptome); nach Nikotinabusus.

Tumoren der weiblichen Brust, besonders, wenn eine *Verletzung* die Ursache zu sein scheint.

Skrofulose. Bei der für *Conium* passenden skrofulösen Ophthalmie muß man folgende Besonderheit beachten: Die Lichtscheu ist sehr groß und steht in keinem Verhältnis zu dem objektiven Entzündungsbefund.

Lungentuberkulose. Dabei ist Conium bei gewissen Symptomen nützlich. PIEDVACHE gibt folgende Indikationen: trockener, schmerzhafter, sehr häufiger oder beständiger Husten, besonders abends oder nachts, durch horizontale Lage ausgelöst und gesteigert; dabei Heiserkeit, Kehlkopfschmerzen, Erstickungsgefühl, spärliche, eiterige, besonders schwierige Expektoration. FARRINGTON sagt: „Es ist den Kranken unmöglich, den Schleim auszuwerfen; sie schlukken ihn hinunter und sagen, daß sie tagsüber kaum Husten hätten."

Hypochondrie. Conium ist ein ausgezeichnetes Mittel für die unverheirateten Leute beiderlei Geschlechts; es heilt nämlich jenen hypochondrischen Zustand, der bei manchen Menschen aus sexueller Enthaltsamkeit entspringt, sowie auch die seltener auftretende Hypochondrie nach sexuellen Exzessen.

Myelitis acuta. Indiziert durch die Heftigkeit der Erscheinungen und durch das Aufsteigen der Lähmung von unten nach oben, die schließlich die Atemmuskeln befällt und damit die letale Asphyxie herbeiführt [vgl. Tod des SOKRATES!].

Ptosis (*Gelsemium, Causticum, Sepia*).

Gesichtsneuralgien. Schmerzen des Infraorbitalis, die hauptsächlich immer nachts wiederkommen.

Hyperchlorhydrie. Besserung durch Essen; Verschlimmerung einige Stunden nach den Mahlzeiten (Hyperpepsie bei verzögerter Hyperchlorhydrie). Der Kranke klagt über saures Aufstoßen und Brennen und gibt als schmerzhafte Stelle stets die Gegend hinter dem Sternum an.

Magenkrebs.

Augenerkrankungen. Conium weist zahlreiche Augensymptome auf; besonders charakteristisch sind: außerordentliche *Lichtscheu,* sie steht in keinem Verhältnis zur Krankheitsursache (z. B. bei strumöser Ophthalmie mit geringer Entzündung); *Hyperästhesie der Netzhaut; Muskellähmungen,* im besonderen *Akkommodationsschwäche.*

Husten. Conium ist eines der besten Heilmittel bei trockenem, unerträglichem, beständigem Husten, nachts und im Liegen schlimmer, bei Greisen und vorzeitig gealterten Personen. Vorwiegend nächtlicher, lockerer Husten bei Phthisikern, der durch tiefes Atmen ausgelöst wird.

Erkrankungen der Prostata. Der Urin fließt nur tropfenweise ab.

Dosierung

Im allgemeinen mittlere Potenzen von C 3 bis zu C 12.

Zusammenfassender Überblick

Die hauptsächlichen Indikationen für *Conium* sind: von unten nach oben fortschreitende Rückenmarkerkrankungen und Tumoren der Brüste. Sehr charakteristisch sind ferner: Schwindel beim Drehen des Kopfes und sehr starke Lichtscheu bei Augenerkrankungen.

Krankengeschichte 39
Neuritis optica

Die 54jährige Frau C. erhielt am 10. April 1924 in meiner Sprechstunde das Rezept für eine astigmatische Brille. Am 5. März 1926 kommt sie wieder und klagt über auffällige Abnahme ihrer Sehschärfe seit einigen Tagen nach Auftreten von „Rußflecken" vor den Augen.
Trotz der richtigen Brillenkorrektion ist ihre Sehschärfe von $^{10}/_{10}$ rechts auf $^{6}/_{10}$ und links auf $^{8}/_{10}$ zurückgegangen. Die Lichtscheu ist sehr ausgeprägt, die Pupillenreflexe sind gesteigert, die Conjunctiva injiziert. Die Sensibilität des Augapfels ist groß, die Kopfschmerzen sind von Übelkeit begleitet. Die Kranke ist wegen Pylorusstörungen in der Behandlung eines homöopathischen Kollegen, der ihre Beschwerden mit *Ornithogallum* nach einer Erstverschlimmerung gebessert hat. [Ornithogallum folgt oft gut Conium, wenn dieses nicht genügend gewirkt hat.]
Die Untersuchung des Augenhintergrundes zeigt eine Hyperästhesie der Netzhaut mit beiderseitiger Neuritis optica; die Papillen sind ödematös, die Gefäße kongestioniert.
Ich verordne eine hohe Potenz von *Conium*, alle 6 Tage eine Gabe und lasse an den anderen Tagen *Ornithogallum* weiternehmen.
Am folgenden Tage läßt mir die Kranke bestellen, daß die Coniumgabe sie sehr angegriffen habe; etwa 3 Stunden nach dem Einnehmen habe sie ein starkes Kältegefühl der *Extremitäten* und *Herzklopfen* verspürt. Augenblicklich habe sie Schmerzen in den Knien und Oberschenkeln. Auch sei die Empfindlichkeit des Pylorus besonders nachmittags von 2—4 Uhr wieder schlimmer geworden. Die Sehstörungen hätten sich noch verstärkt.
Nach 2 Tagen haben sich alle Beschwerden beruhigt, das Sehvermögen bessert sich.
Nach der zweiten Gabe Conium am 6. Tag ist der Mund geschwollen, die Zunge und das Zahnfleisch brennen, und am Rand der Schleimhäute erscheinen kleine Schrunden.
Ich gebe *Nitri acidum C 30*, was diese Beschwerden aufhebt. Das Sehvermögen bessert sich weiter.
Die Untersuchung am 10. März zeigt, daß die Sehschärfe rechts auf $^{8}/_{10}$, links wieder auf $^{10}/_{10}$ gestiegen ist. Es besteht keine Lichtscheu mehr, keine Bindehautentzündung, das Ödem der Sehnerven und die Hyperästhesie der Netzhaut sind stark zurückgegangen.
Die dritte Gabe *Conium* wird am 15. Tag eingenommen.
Am 26. März, also nach dieser Gabe, treten die gleichen Kältesymptome an den Beinen wieder auf mit Schmerzen in den Brüsten, den Oberschenkeln und den Knien. Während dieser Beschwerden verschlimmern sich auch die Sehstörungen für etwa 48 Stunden.
Im Juni und am 6. Oktober 1926 bietet die Kranke bei der Kontrolle keinerlei krankhaften Befund mehr an den Augen. Die Sehschärfe beträgt beiderseits $^{10}/_{10}$.

A. Rouy (Paris)

Kommentar. Diese Krankengeschichte ist ein gutes Beispiel für die medikamentöse Erstverschlimmerung, wie sie jeder Homöopath kennt.
Sind die Symptome einer solchen Arzneimittelverschlimmerung sehr heftig, so antidotiert man sie durch das symptomatische Antidot des ursprünglichen Mittels. So hob Rouy die Erscheinungen an den Schleimhäuten durch *Nitri acidum* auf.
Solche medikamentösen Verschlimmerungen treten nur bei außerordentlich sensiblen Personen auf, die sozusagen lebendige Reaktoren darstellen. Das Merkwürdige dabei ist, daß sie

im allgemeinen gerade auf die hohen Potenzen unserer Arzneimittel derartig reagieren, — ein Beweis dafür, daß unser Herstellungs- und Dynamisierungsverfahren die Heilkräfte der Arzneimittel in besonderem Maße entfaltet und erhöht, selbst wenn diese im natürlichen Zustand unwirksam sind.

So gibt es in Nantes eine Dame, die davon überzeugt ist, daß die Homöopathen staatlich konzessionierte Giftmischer sind. Sie hatte einmal eine einzige Gabe *Lycopodium* C 200 erhalten. Darauf bekam sie ganz heftige, ja beängstigende Erscheinungen: Heftige Schmerzen oberhalb des rechten Auges, im Hinterkopf, an der rechten Schläfe, Hemianopsie; nur die linke Hälfte der Gegenstände blieb ihr sichtbar; Speisen- und Galleerbrechen während der Nacht, Durchfälle mit Blut im Stuhl, brennende Schmerzen beim Urinieren usw. Dabei handelt es sich durchaus nicht um Autosuggestion; denn die Patientin hatte vorher über das Pülverchen ungläubig gelächelt; alles, was sie nach der Arzneieinnahme an Beschwerden aufwies, steht schon in HAHNEMANNS Pathogenese von *Lycopodium*. Die gleichen Erscheinungen der Arzneiverschlimmerung finden sich in dem geschilderten *Conium*-Fall bei der Patientin von Dr. ROUY wieder.

Crotalus

Crotalus horridus oder **C. Cascavella. Gift der Klapperschlange.** Diese Giftschlange gehört ebenso wie *Lachesis* zur Familie der Solenoglyphen, Schlangen mit röhrenförmigem Kanal im Giftzahn; sie findet sich in Südamerika und in den heißen Gebieten der Vereinigten Staaten.

Man gewinnt und bereitet das Gift ähnlich wie alle anderen in der Homöopathie gebräuchlichen Schlangengifte (*Crotalus, Lachesis, Naja, Vipera* u. a.): Man läßt das hungrige Tier mehrere Male auf eine flache Glasplatte beißen; auf diesem bleibt dann eine gewisse Menge Gift zurück. Dieses mischt man mit der entsprechenden Menge Milchzucker und bereitet hiervon nach der üblichen Methode eine Trituration von 1 : 100. Diese Ausgangspotenz ist die einzige in Frankreich gebräuchliche.

Eine Pathogenese von Crotalus findet sich im JAHRschen „*Handbuch*"; sie gründet sich auf die Prüfungen von HERING. Eine wichtige Monographie über die Anwendung von Crotalus bei Gelbfieber verdanken wir Dr. NEIDHARD.

Physiologische Wirkung

Die genaueste Beschreibung der Vergiftungssymptome nach dem Biß exotischer Schlangen stammt von FRAYRER; unsere genaue Kenntnis aber über den Vergiftungsablauf nach dem Biß einheimischer Schlangen verdanken wir VIAUD-GRAND-MARAIS aus Nantes (vor PHISALIX). Man kann nach einem Schlangenbiß, gleichgültig welcher Spezies, durch mehrere Ursachen sterben: 1. infolge jäher und beträchtlicher Senkung der arteriellen Spannung und Herzstillstand (foudroyante Form); 2. unter komatösen und konvulsiven Hirnerscheinungen; 3. infolge Lähmung des Pneumogastricus [Vagus] unter Lungenerscheinungen; 4. infolge subakuter Enteritis.

Die für Crotalus spezifische und charakteristische Wirkung scheint in der Zersetzung des Blutes zu beruhen, während *Naja* mehr den Pneumogastricus lähmt. Die Obduktion zeigt eine bemerkenswerte Füllung der kleinen Gefäße der Gehirn- und der Rückenmarkhäute mit Erweichungsherden im Rückenmark.

Modalitäten

Verschlimmerung: In frischer Luft; abends und morgens; beim Erwachen; im Frühling; durch Feuchtigkeit.
Vorherrschende Angriffsseite: Rechts.

Leitsymptome

1. Blutungen aus allen Körperöffnungen, auch aus den Bindehäuten und dem Nagelbett. Die Haut zeigt ekchymotische Flecken; selbst der Schweiß ist blutig.
2. Die Zunge ist so geschwollen, daß sie das Doppelte ihres normalen Volumens erreichen kann (*Apis*); sie ist feuerrot und glatt (*Pyrogenium*).
3. Gelbe Verfärbung der Haut; Ikterus nicht hepatogen durch Gallenstauung, sondern hämatogen durch Blutzerfall bedingt.
4. Erbrechen, jedesmal nach der Menstruation; die Kranke kann sich nicht auf die rechte Seite oder den Rücken legen, ohne daß augenblicklich grünes oder kaffeesatzähnliches Erbrechen erfolgt (besonders bei Gelbfieber).
5. Vesikulöse oder bullöse Hautausschläge.

Stühle: Diarrhoe, schwarze, kaffeesatzartige, sehr übelriechende Stühle (Gelbfieber, Cholera, Typhus).
Regel: zu früh, zu lang und zu stark; die Mensesblutungen verursachen starke Anämie.

Hauptsächliche Indikationen

FARRINGTON macht über die dem Tierreich entnommenen Arzneimittel, besonders über die Schlangengifte eine Bemerkung, deren Wiedergabe ich für nützlich halte. „Viele Gifte zeichnen sich durch Raschheit und Intensität ihrer Wirkung, sowie durch tiefgreifende organische und funktionelle Veränderungen aus. Das Blut ist in seiner Zusammensetzung und Struktur häufig verändert, das Nervensystem tiefgehend angegriffen ... Darum halten wir diese Gifte für geeignet bei den tiefgehenden Erkrankungen, die von einer Veränderung der Blutbeschaffenheit oder einer Affektion der nervösen Zentren begleitet sind ... und bei Dyskrasien."

Ganz allgemein gesagt, gründet sich die Indikation der Schlangengifte auf das Zusammentreffen von Herz-, Leber- und Nierenstörungen, wie man sie bei alten Asystolikern und besonders bei Atheromatosen und Herz-Nieren-Erkrankungen findet.

Hämorrhagische Diathese.
Typhus, Diphtherie und bösartiger Scharlach mit Ödemen, Gangrän und Neigung zu Hämorrhagienneigung.
Menopause mit ausgesprochen starken Hämorrhagien, Hitzewallungen und reichlicher Schweißabsonderung.
Chronischer Alkoholismus.

Gelbfieber.
Remittierendes biliöses Fieber.
Akute Glossitis (*Apis*).
Purpura haemorrhagica.
Netzhautblutungen, ohne entzündliche Symptome.
Schwerer Ikterus.
Schweres Erysipel, adynamische Form.
Reizhusten bei Phthise.

Dosierung

Die 3. und die 6. Centesimale sind die gebräuchlichsten Dosen, da die Prüfungen bislang fast nur mit den tiefen Potenzen angestellt worden sind.

Zusammenfassender Überblick

Crotalus ist angezeigt bei allen bösartigen Infektionskrankheiten mit Hämorrhagien und schwerstem Kräfteverfall. Es kommt vor allen anderen Mitteln bei den verschiedenen Erscheinungsformen der hämorrhagischen Diathese in Frage.

Croton tiglium

Croton tiglium, Purgierkörner. Strauch aus der Familie der Euphorbiaceen; wächst auf den Molukken.
Man bereitet Tinktur und Verreibungen aus dem pulverisierten Samen.

Physiologische Wirkung

Das Crotonöl wird äußerlich als hautrötendes Reizmittel verwendet. Eine einzige Einreibung mit wenigen Tropfen genügt, um nach einigen Stunden alle Anzeichen einer Entzündung hervorzurufen: Schmerzhaftigkeit, Rötung, Hitze und Schwellung. Nach etwa 24 Stunden entstehen auf dem Grund kleine Bläschen, deren Inhalt zunächst durchsichtig ist, aber schon am zweiten Tag eiterig wird. Dann entstehen regelrechte Pusteln, die bald platzen, dann geschwürig werden und sich schließlich mit einer gelblichen Kruste überziehen. Nicht selten kann man sekundäre Ausschläge beobachten, die weit ab von der Einreibungsstelle auftreten, besonders am Skrotum.

Innerlich wird das Crotonöl in der Dosis von 1—2 Tropfen als ungeheuer drastisches Purgans verwendet. Es gibt kaum eine auffälligere Ähnlichkeit als die zwischen der wiederholten wässerigen Diarrhoe der akuten Enteritis und dem von toxischen Crotondosen hervorgerufenen Durchfall. Die pharmakologisch-pathologische Wirkung des Crotonöles besteht in einer Transsudation des Blutserums und damit einer profusen Diarrhoe.

Modalitäten

Verschlimmerung: Durch die geringste Aufnahme von flüssiger oder fester Nahrung während des Sommers.

Leitsymptome

1. Wässerige Stühle mit starkem Dranggefühl, *in einem Guß* [„Hydrantenstühle"] unter Kollern in den Eingeweiden. Sie werden verschlimmert durch den geringsten Genuß von Speise oder Trank, schon während des Essens.
2. Heftiges Jucken, aber das Kratzen ist schmerzhaft.
3. Marternder Schmerz von der Brustwarze in die Schulter, auf der Seite, an der das Kind trinkt.

Eigentümliches Symptom: Gefühl, als würde die *linke* Brust von einer Schnur zum Rücken hin gezogen.

Hauptsächliche Indikationen

Diarrhoe mit folgenden vier Merkmalen:
1. wässerig, gelb (*Apis, Calcarea, China, Hyoscyamus, Gratiola, Natrium sulfur., Thuja*);
2. plötzliche Entleerung wie aus einem Hydranten (*Thuja, Podophyllum, Gratiola, Jalapa*);
3. Verschlimmerung durch die geringste Nahrungs- oder Flüssigkeitsaufnahme (*Arsenicum album, Argentum nitricum*);
4. „swashing sensation" [Gefühl „schwappenden Wassers"] in den Därmen (*Silicea*).

Ekzem, besonders am Skrotum. Heftiges Jucken, doch ist die Berührung der befallenen Stellen so empfindlich und schmerzhaft, daß der Kranke nicht zu kratzen wagt.

Herpes mit brennenden, stechenden Schmerzen.

Husten. Sobald der Kopf das Kopfkissen berührt, stellt sich ein krampfhafter Hustenanfall ein. Nach Atem ringend geht der Kranke im Zimmer auf und ab, oder er muß in einem Stuhl sitzend schlafen.

Dosierung

RICHARD HUGHES gibt als geeignete Potenzen D 3 bis C 6 an; C 6 verwendet auch JOUSSET bei der Behandlung der Diarrhoe.

Zusammenfassender Überblick

Croton tiglium muß bei folgenden Erkrankungen in Erwägung gezogen werden: bei *Diarrhoe mit Hydrantenstühlen,* — bei *Ekzem,* besonders des Gesichts und des Skrotums, wenn es sehr stark juckt, — und bei *Herpes zoster.*

Krankengeschichte 40
Juckendes Ekzem

Im Dezember 1925 wurde ich zu einem 38jährigen Kriegsverletzten gerufen, der über heftiges Seitenstechen klagte. Es handelte sich lediglich um eine Interkostalneuralgie; beim Auskultieren bemerkte ich aber, daß der Rücken von einem Ekzem bedeckt und durch zahlreiche Kratzwunden entstellt war. Auf meine Frage erzählte mir der Mann, daß er diese Erkrankung seit seinem 13. Lebensjahr hätte, und daß er seither — ohne Erfolg — die verschiedensten Behandlungen über sich habe ergehen lassen. Das Ekzem trat nach seiner Angabe in Schüben auf, die jedes Mal etwa 6 Monate dauerten, nach seiner Meinung hervorgerufen durch Getreidestaub, da der Ausschlag unmittelbar beim Beginn der Dreschperiode aufzutreten pflegte. Ich muß noch erwähnen, daß dieses Ekzem, das über den ganzen Rumpf bis zum Arm hin ausgebreitet war, als Charakteristikum ein extrem heftiges Jucken aufwies.

Ich schlug meinem Patienten eine Behandlung vor, ohne ihn über die beabsichtigte Verordnung zu unterrichten; mit begreiflichem Mißtrauen ging er darauf ein. Vier Tage später waren die erhöhten, roten Stellen flach und bräunlich geworden. Acht Tage später war nichts mehr von dem Ekzem zu sehen. Die Heilung hat bis auf den heutigen Tag (31. März 1927) angehalten.

Das verordnete Rezept war:

    Croton tiglium . . . . 2 Tropfen
    Aqua . . . . 210,0 cm³.

S. Fünfmal täglich einen Teelöffel voll.

Le Coz (Saint-Sauveur-Lendelin)

Kommentar. Dr. Le Coz ist einer der vielen Kollegen, die nach der Lektüre meiner kleinen Schrift: „*Q'est-ce que l'homoeopathie?*" aus wissenschaftlichem Drang bei jeder Gelegenheit in ihrer Praxis die Wirksamkeit der homöopathischen Mittel nachgeprüft haben. Sie haben mit diesen in kleinen Dosen nach dem Similegesetz angewendeten Mitteln die gleichen Erfolge wie ich erzielt. Wie wenig besagen neben diesen überzeugenden Erfahrungen die theoretischen Einwände und leeren Redensarten derjenigen, die nicht zu ahnen scheinen, daß die Medizin eine *Erfahrungswissenschaft* ist und daß rhetorische Zungendrescherei keinerlei praktischen, therapeutischen Wert besitzt. Diese Bemerkung richtet sich besonders an die Adresse des Herrn Dr. Rubattel [vgl. den Kommentar des Autors am Schlusse von *Causticum!*]

Cuprum

Metallisches Kupfer. In der Homöopathie wird nicht nur das reine Kupfer, sondern es werden auch mehrere Kupfersalze verwendet wie *Cuprum aceticum, Cuprum arsenicosum, Cuprum carbonicum.*

Man erhält das vollständig reine Kupfer, wie man es zur homöopathischen Verwendung gebraucht, durch mehrmaliges Auskristallisieren des Kupfersulfats, indem man eiserne Stäbe in die Lösung stellt. Das Kupfer fällt dann aus. Dieses niedergeschlagene Kupfer löst man zur

Abscheidung des Eisens in Salzsäure auf, wäscht es und schmilzt es mit geringen Mengen von Borax und Kupferoxyd. Die drei ersten Potenzen werden durch Verreibung hergestellt.

Die Pathogenese von *Cuprum* steht in HAHNEMANN *„Chronische Krankheiten"*.

Physiologische Wirkung

Das erste Symptom nach Genuß eines Kupfersalzes ist eine sehr heftige Magenstörung; fast unmittelbar nach Einnahme setzt *Erbrechen* ein. Je nach dem genossenen Salz weist das Erbrochene eine charakteristische Grün- oder Blaufärbung, manchmal auch Blutstreifen auf.

Der Kranke klagt über einen sehr unangenehmen Kupfergeschmack, der mehrere Tage lang anhält und von reichlichem Speichelfluß begleitet ist. Es bestehen sehr lebhafte Schmerzen in Mund, Speiseröhre und Bauch; während der Koliken treten häufige, meist schleimige, selten blutige Darmentleerungen auf.

Es bestehen einige nervöse Symptome, besonders *Krämpfe* in den unteren Extremitäten.

Wenn die Vergiftung einige Tage währt, kann man eine toxische Nephritis feststellen; der spärliche Urin enthält Eiweiß und Epithelzylinder, aber kein Blut oder Hämatin, selbst wenn er sich schwarz färbt. Ziemlich oft kann man am zweiten oder dritten Tag Ikterus beobachten.

Cuprum wirkt auf die roten Blutkörperchen zerstörend, und der Ikterus ist zweifellos das Ergebnis dieser Zerstörung. Ferner hat man in einigen Fällen Hämatin und Hämoglobin im Urin nachgewiesen.

Wenn der Vergiftete mit dem Leben davonkommt, so geht die Rekonvaleszenz nur langsam vonstatten; die Symptome von Dyspepsie mit abwechselnder Diarrhoe und Verstopfung bestehen manchmal noch sehr lange Zeit. Nach TARDIEU soll im Verlauf der Genesung bei einigen Fällen Lähmung und Zittern beobachtet worden sein, die mehrere Jahre lang anhielten.

Bei der Sektion weist der Magen die Zeichen einer mehr oder weniger heftigen Gastritis auf. Der Darm ist hyperämisch und in seiner ganzen Ausdehnung ulzeriert, besonders im Dickdarm und sogar im Rektum; in den PEYERschen Haufen ist Hypertrophie und Kongestion festgestellt worden. VIBERT hat auf begrenzte atrophische Stellen der Darmwand aufmerksam gemacht; man erklärt sie zumeist als Eliminationsstellen des Giftes, seltener als Folge der Giftpassage.

Die Kupfervergiftung als Berufskrankheit ist nicht so ausgeprägt wie die Arsen- und Bleivergiftung. Mit Recht sagt BOUCHARDAT: „In hygienischer Beziehung hat das Blei mehr Unheil als Furcht und das Kupfer mehr Furcht als Unheil angerichtet." — Indes werden die Arbeiter nach mehrjähriger Absorption von kupfersalzhaltigem Staub von einer „Kupferkolik" befallen. Sie erholen sich hinterher nicht, sondern bleiben dyspeptisch und magenkrank; sie verlieren ihre Körperkräfte und magern beträchtlich ab; sie leiden an Gelenkschmerzen, Husten, nächtlichen Schweißen und sehen aus wie Phthisiker, obgleich auskultatorisch nichts zu finden ist; die Zähne entblößen sich vom Zahnfleisch und zeigen einen verdickten, manchmal grauen, meist aber purpurroten Saum.

Modalitäten

Verschlimmerung: Durch Berührung und Druck. Durch kalte Luft und kalten Wind. Nachts. Vor der Regel. Bei Neumond. *Nach Unterdrückung eines Ausschlages.*

Besserung: *Durch Trinken von kaltem Wasser* und durch Schwitzen.

Vorherrschende Angriffsseite: Links.

Leitsymptome

1. Spasmen und Krämpfe. Die Spasmen beginnen an den Fingern und Zehen, breiten sich aus und ergreifen den ganzen Körper. Häufig sind sie die Folge unterdrückter Exantheme.

2. Periodizität der Symptome.
3. Große allgemeine Müdigkeit und Schwäche.
4. Die Erkrankungen beginnen links.
5. Besserung durch Trinken von kaltem Wasser.
6. Übelkeit, die nach BOERICKE bei keinem anderen Mittel so ausgeprägt ist.
7. Heftiges Druckgefühl im Magen mit krampfigen, anfallsweise auftretenden Schmerzen.
8. Der Daumen ist während des Anfalles in die geschlossene Faust eingeschlagen.
9. Rasches Drehen der Augäpfel in allen Richtungen.

Eigentümliches Symptom: Gefühl, „als werde kaltes Wasser über den Kopf geschüttet". Dieses sonderbare Symptom läßt oft Cuprum als das Simile erkennen.

Schmerzen: Spastische Konstriktionen, die in Form von außerordentlich heftigen Krämpfen in allen Körperpartien auftreten. Sie beginnen und verschwinden plötzlich.

Stühle: *Verstopfung* mit Tenesmus; harte Stühle. *Diarrhoe,* sehr wässerig, mit unverdauten Speisen. Stark stinkende Stühle, manchmal unbewußt während des Schlafes, mit Tenesmus, großer Schwäche und Herzklopfen.

Regel: Verfrüht oder verspätet, aber immer sehr stark. Vor und während der Regel schwellen die Brüste an und werden hart und schmerzhaft. Unterdrückung der Regel durch Kälte, durch ein kaltes Handbad.

Zähe, milchige Leukorrhoe mit Koliken.

Hauptsächliche Indikationen

Cuprum kann angezeigt sein bei allen von **Spasmen und Krämpfen** begleiteten Erkrankungen (Laryngitis stridulosa, Keuchhusten, Asthma, Cholera, Epilepsie, Chorea, [unklare] Konvulsionen, Meningitis usw.). *Linderung von Krämpfen und Spasmen ist die wichtigste Indikation der homöopathischen Cuprum-Verordnung.* Diese Krämpfe können tonisch oder klonisch, lokal oder allgemein sein. Manchmal werden sie von spastischem Husten oder behinderter Atmung abgelöst.

Keuchhusten. (C 6 oder C 30). Das konvulsive Stadium herrscht vor. Das Kind wird blaurot, zyanotisch, die Augen tränen. Wenn der Spasmus heftig ist und man den Ausbruch von Krämpfen befürchtet oder tatsächlich beobachtet, so ist Cuprum gebieterisch indiziert: spastische Kontrakturen; krampfig geballte Fäuste mit eingeschlagenem Daumen. In manchen Fällen, in denen Cuprum metallicum versagt hat, soll *Cuprum aceticum* Erfolg bringen.[1]

---

[1] Einen Cuprum-Keuchhustenfall mit beängstigenden, vorzugsweise nächtlichen dyspnoischen Anfällen, mit blauschwarz werdendem Gesicht und Krämpfen erlebte einer der Übersetzer (KRITZLER-KOSCH) bei seiner 3 Monate alten jüngsten Tochter. Zwei erfahrene Praktiker und ein zugezogener bedeutender Kinderarzt stellten nach Versagen der damals (1922) zur Verfügung stehenden Hilfsmittel der Schulmedizin eine absolut infauste Prognose. Der beängstigende Zustand (drohende Lungenentzündung und der wegen des Säuglingsalters voraus-

Asthma. Besonders, wenn die Anfälle für Augenblicke durch spontanes Erbrechen unterbrochen werden.

Epilepsie. „Großer" epileptischer Anfall. Auch Anfälle von sog. „Petit mal". Besonders nächtliche Anfälle. Aura beginnt in den Knien und steigt zum Unterleib. Durchdringender Schrei, dem kurze Blindheit vorangeht. Schrei wie das Quaken eines Frosches (infolge Kontraktion von Pharynx oder Larynx).

Konvulsionen. Cuprum zeigt sich besonders wirksam, wenn die Krämpfe nach einem Schrecken der Mutter oder des Kindes auftreten. Der in die krampfig geschlossene Hand eingeschlagene Daumen zeigt den Beginn des Anfalls an.

Husten. Langdauernde, nicht unterbrochene Hustenanfälle sind ein besonders charakteristisches Leitsymptom für Cuprum.

Cholera. Muskelkrämpfe. Die Muskeln der Waden und der Schenkel ziehen sich wulstartig zusammen. „*Bei Camphora sind die Kollapserscheinungen, bei Veratrum album die Entleerungen und das Erbrechen, bei Cuprum die Krämpfe vorherrschend.*"

Gehirnsymptome, die nach Unterdrückung irgendeines akuten Exanthems oder beim schwierigen Zahnen der Kinder auftreten, wenn der Zustand nicht ernst genug ist, um *Belladonna* zu indizieren.

Reaktionsmangel. Alle Beschwerden neigen zu Rückfällen. Besonders bei Personen, die infolge von körperlicher und geistiger Anstrengung völlig erschöpft sind oder die, durch übermäßige geistige Arbeit zermürbt, schlaflos geworden sind (*Nux vomica, Cocculus*).

Koliken. Bei gleichzeitigem Auftreten von Nervensymptomen und entzündlichen Erscheinungen. Das Abdomen ist hart wie Stein. Zunächst besteht hartnäckige Verstopfung, auf die bisweilen wässerige, blutige, grünliche Stühle folgen. Das krampfige Erbrechen ist geradezu furchteinflößend.

Grüner Durchfall der Kinder. Hier ist *Cuprum arsenicosum* vorzuziehen.

Atemnot und Schlaflosigkeit bei chronischer Aortitis.

Dosierung

Das metallische Kupfer wird gewöhnlich in den hohen Potenzen von C 12 bis C 30, die Kupfersalze dagegen in tiefen Dilutionen [und Triturationen] verordnet.

Zusammenfassender Überblick

Spasmen und *Krämpfe* sind die beiden führenden Hauptmerkmale des Cuprumbildes. Damit ist Cuprum bei allen Erkrankungen angezeigt, bei denen konvulsive oder spastische Symptome vorherrschen, also bei: Cholera, Keuchhusten usw. (s. o.). Man merke sich auch das eigentümliche Symptom: „Gefühl, als würde kaltes Wasser auf den Kopf geschüttet".

---

gesagte tödliche Ausgang) besserte sich wenige Stunden nach Beginn der homöopathischen Behandlung — 2stündlich eine erbsengroße Gabe von *Cuprum aceticum trituratum D 4* unter die Zunge — und innerhalb drei Tagen trat Heilung ein. Patientin lebt noch heute (1958). Diese Erfahrung führte den Vater zu der vorher verächtlich abgelehnten Homöopathie.

Vergleichende Gegenüberstellung 13
Einige andere Keuchhustenmittel

Corallium rubrum ist von ALPHONSE TESTE in die homöopathische Therapie eingeführt worden. Er hat es an sich selbst geprüft und es als ein außerordentlich wertvolles Keuchhustenmittel befunden. Seine Indikationen sind folgende: Die Hustenanfälle folgen so rasch aufeinander, daß sie ohne Unterbrechung zu bestehen scheinen. Die Anfälle sind so heftig, daß das Kind keinen Atemzug tun kann und blaurot, ja schwarz im Gesicht wird. Atemnot *vor* dem Anfall und große Erschöpfung *nach* dem Anfall. Häufig findet man eine morgendliche Verschlimmerung.

Coccus cacti. Heftiger Husten mit Würgen und reichlicher Expektoration von dickem, zähem, eiweißähnlichem Schleim. Das Auswerfen findet meist am Abend statt, tagsüber ist der Husten gewöhnlich trocken.

Acidum hydrocyanicum. Große Ähnlichkeit mit *Cuprum*. Das Kind ist steif und bewußtlos, die Lippen und die Mundpartie sind während des Anfalles bläulich. Der Anfall wird durch einige Schluck kalten Wassers gemildert.

Mephitis. Verschlimmerung während der Nacht; so heftige Anfälle, daß der Tod unmittelbar zu drohen scheint; heiseres Krächzen, wie eine Art von Bellen oder wie das Krähen eines Hahnes.

Pertussin (in Frankreich auch als „**Coqueluchin**" bezeichnet). Nosode aus dem eiweißartigen, fadenförmigen Schleim, der das Keuchhustenvirus enthält. Wie alle Nosoden muß man auch Pertussin vorzugsweise zu Beginn der Erkrankung oder vielleicht vorbeugend in dem noch zweifelhaften, auf Keuchhusten verdächtigen Stadium des gewöhnlichen Hustens gebrauchen.

Squilla maritima. Hat die *Cuprum* und *Acidum hydrocyanicum* entgegengesetzte Modalität als Charakteristikum: Wenn das Kind kaltes Wasser in noch so kleiner Menge trinkt, kommt der Husten sofort mit großer Heftigkeit wieder. Während des Tages ist er nicht sehr heftig, aber jede Nacht zwischen 23 und 3 Uhr tritt ein plötzlicher Anfall von ungemein beängstigender Atemnot auf; das Kind hyperextendiert die Füße bzw. stellt sich auf die Zehenspitzen und bäumt sich nach hinten, als wenn es ersticken müßte; nach und nach kommt mit pfeifender Einatmung die Atmung wieder; der zweite Anfall ist leichter als der erste, und die restliche Nacht ist verhältnismäßig ungestört.

Die anderen Keuchhusten-Mittel sind besprochen unter: *Belladonna, Drosera, Hyoscyamus, Sulfur* u. a.

Digitalis purpurea

Fingerhut. Synonym: **Purpurea.** Aus der Familie der Scrofulariaceen. Wächst wild in mehreren Gegenden Europas, auch in Frankreich, in Wäldern in höher gelegenen, sandigen Gebieten; auch in Gärten angepflanzt.

Man bereitet die Tinktur aus den kurz vor der Blüte gepflückten Blättern der zwei Jahre alten Pflanze. Die Verreibungen werden ebenfalls aus den Blättern nach Trocknung und Pulverisierung hergestellt.

Die Pathogenese von Digitalis findet sich in HAHNEMANN „*Reine Arzneimittellehre*". Eine ausgezeichnete Studie von BLACK steht in Band IV des „*British Journal of Homoeopathy*"; Band XXI der gleichen Zeitschrift enthält eine lesenswerte Abhandlung über Digitalis von RICHARD HUGHES und MADDEN.

Physiologische Wirkung

Das sicherste, mächtigste, treueste Heilmittel des allopathischen Arzneischatzes ist mit wahrer Leidenschaft, ja geradezu mit Begeisterung von zahlreichen hervorragenden Gelehrten erforscht worden. Unter ihnen seien nur FR. FRANCK, HUCHARD und CHR. FIESSINGER wegen ihrer bedeutenden Arbeiten angeführt.

Ob nun Digitalis hauptsächlich auf das motorische Zentrum der Zirkulation (BRIQUET und BEAU) oder auf die peripheren Enden der Herznerven (FR. FRANCK) oder auf den N. vagus (GUBLER) oder auf die autonomen Herzganglien (G. SÉE), auf die Kapillaren (HUTCHINSON und MAREY) oder auf das HISsche Bündel (CLER und LÉVY) oder aber auf den Herzmuskel selbst (VULPAIN) wirkt, — eine Tatsache steht fest: Digitalis in starken Dosen ruft beim gesunden Menschen Asystolie hervor.

GERMAIN SÉE sagte in einer Vorlesung im Jahre 1883: „Die Digitalis verursacht beim gesunden Menschen intermittierenden Puls und heilt — wie durch eine sonderbare Laune der Natur — eben diese Erscheinung beim kranken Menschen."

HUCHARD, der an „sonderbare Launen" der Heilmittel nicht glauben wollte, schrieb in seinem kleinen Buch „*Les Maladies du coeur et leur traitement*" über die Vergiftungserscheinungen der Digitalis folgendes: „Hinsichtlich des Zirkulationsapparates beobachtet man Zustände, die den therapeutischen Digitaliswirkungen absolut konträr sind, also eine Beschleunigung und Unregelmäßigkeit der Herzschläge und Sinken des arteriellen Blutdrucks. Somit ist die Digitalis in der Lage, einerseits Asystolie zu heilen und andererseits eine Art toxischer Asystolie hervorzurufen."

Damit haben uns also ganz bedeutende Allopathen deutlich das Simile-Gesetz bestätigt, das Fundament und die Hauptstütze der Homöopathie!

Obendrein haben gerade bei Digitalis die Lehrer der offiziellen Schulen stets die Notwendigkeit unserer geringen Dosen anerkannt und ihre Anwendung gefordert.

Als HUCHARD bei Asystolie 50 Tropfen Digitalin 1 : 1000 empfahl, hat SIEFFERT aus unseren Reihen ihm immer und immer wieder vorgehalten: „Ihre 50 Tropfen Digitalin sind unnötig und nur gefährlich; wir erzielen die gleichen Erfolge mit unserer dritten Dilution." Und gerade das entspricht genau den 5 Tropfen, die M. CH. FIESSINGER in die Schulmedizin eingeführt hat.

Die Asystolie, die Digitalis beim gesunden Menschen hervorbringt, hat folgende drei Phasen:
1. Pulsverlangsamung, 2. Pulsbeschleunigung, 3. Pulsunregelmäßigkeit. Nach HAHNEMANNS Lehre interpretieren die Homöopathen
die Pulsverlangsamung als Haupt- oder Primärwirkung,
die Pulsbeschleunigung als sekundäre Reaktion des Organismus auf die Primärwirkung,
die Arrhythmie schließlich als hypertoxischen Effekt.

„Die Pulsverlangsamung und -beschleunigung durch Digitalis sind nicht zwei verschiedene Eigenschaften, von denen die eine heilbringend und die andere schädlich ist; es sind vielmehr Äußerungen der für Digitalis charakteristischen Arzneikraft; diese entfaltet im Organismus zunächst (zu Beginn der Intoxikation) ihre speziellen [physiologischen], später ihre toxischen Wirkungen" (ESPANET).

Außerdem beeinflußt Digitalis auch die Gefäße, die Nieren und die Leber.

M. CH. FIESSINGER hat nachgewiesen, daß die vasokonstriktorische Wirkung auf die Arterien und Kapillaren nur bei starken Dosen eintritt.

Es ist in Wort und Schrift behauptet worden, daß die diuretische Wirkung der Digitalis sich nur zeige, wenn Ödeme vorhanden sind, die resorbiert werden müssen. „Digitalis resorbiert die Ergüsse nicht, weil es ein Diuretikum ist, sondern es wird zum Diuretikum, weil es Ergüsse zur Resorption bringt." Dennoch erkennt M. CH. FIESSINGER der Digitalis eine direkte Wirkung auf das Nierenepithel zu. Gerade das haben die Homöopathen durch die Prüfung am gesunden Menschen lange erkannt: Die toxischen, sehr starken Dosen vermindern und unterdrücken die Urinausscheidung; das ist der Primäreffekt. Danach tritt als Sekundäreffekt eine reichliche Diurese auf, die übrigens bei schwachen Dosen schon primär in Erscheinung treten kann. Die Digitalisdiurese stört und unterbricht den Schlaf; das Bedürfnis, Wasser zu lassen, ist nämlich sehr dringend; manchmal tritt sogar Inkontinenz auf.

Digitalis hat eine gewisse Wirkung auf die Leber, denn es ruft Ikterus hervor. Diesen kann es in homöopathischen Dosen heilen, wenn ausgesprochene Pulsverlangsamung vorliegt.

Digitalis soll auch, wenn KENT recht hat, eine Wirkung auf die Prostata haben.

Bei Vergiftungen, die durch eine einzige, starke Dosis oder durch einen zu langen Gebrauch therapeutischer Dosen hervorgerufen wurden, beobachtete man Erbrechen, Appetitlosigkeit, Verstopfung, Delirium sowie Störungen im Herzrhythmus (Pulsus bigeminus, Arrhythmie). ARNOZAN macht auf die Ähnlichkeit dieser Symptome mit denen der Meningitis tuberculosa aufmerksam, die einander tatsächlich zum Verwechseln ähneln.

Vergessen wir schließlich nicht, daß HAHNEMANN angibt, er habe von kleinen, häufigen Gaben nach einigen Tagen oft die gleiche Wirkung gesehen wie von einer einmal genommenen starken Dosis. Das haben nach ihm auch alle Allopathen beobachtet.

Modalitäten

Verschlimmerung: Durch Bewegung; nach den Mahlzeiten.
Besserung: Wenn der Magen leer ist; im Freien.

Leitsymptome

1. Das beste Charakteristikum der Digitalis ist ein sehr langsamer Puls. Dieser kann mit einem sehr raschen Puls abwechseln. Zwischen beiden Arten ist bisweilen ein unregelmäßiger, intermittierender Puls zu beobachten.

2. Zyanose der Haut, der Lider, der Lippen, der Zunge und der Fingernägel.

3. Ödem und Anasarka mit bläulicher, durch die Venen gespannter Haut (Anasarka renalen Ursprungs ist blaß).

4. Ikterus mit Herzschwäche, langsamem Puls und weißen oder aschfarbenen Stühlen.

5. Unregelmäßige, behinderte Atmung mit häufigem tiefem Seufzen. Im Moment des Einschlafens setzt die Atmung aus, wodurch der Kranke wieder wach wird.

6. Gefühl, als wolle das Herz stillstehen, wenn man sich bewegt [umgekehrt die Empfindung bei *Gelsemium*: Das Herz stehe still, wenn man sich *nicht* bewege].

7. Übelkeit beim Geruch von Speisen, häufig durch Essen gemildert; doch hält das sehr große Schwäche- und Ohnmachtsgefühl im Magen nach den Mahlzeiten an.

Hauptsächliche Indikationen

Asystolie.
Herzhusten. Husten um Mitternacht. Husten mit einem Auswurf wie gekochte Stärke; Auswerfen von blutigem Schleim bei hypostatischer Kongestion der Lunge.

Hypostatische **Kongestion** der Lungen. Kongestion infolge von Asystolie mit fadenförmigem Puls bei Blutdrucksenkung (*Aconit* bei *Hypertonie*).
Epistaxis mancher Herzkranker (2. Dezimale).
Ödem bei Herz- und Nierenkrankheiten (*Arsen*).
Hydropsie mit Anurie.
Ikterus mit sehr langsamem Puls.
Prostatahypertrophie.
Schwindel mit langsamem Puls.
Samenverluste, nachts, mit sexuellen Träumen oder auch ohne solche; bei Männern mit schwachem Herzen.

Dosierung

In Übereinstimmung mit SIEFFERT (den er sicher nicht kannte) hat M. CH. FIESSINGER, der würdige Nachfolger von HUCHARD, unsere 3. Dezimalverdünnung bei den Allopathen eingeführt; diese entspricht nämlich genau den 5 Tropfen der Verdünnung 1 : 1000. Wie weit sind wir damit von den 50 Tropfen des berühmten HUCHARD entfernt!

Bei Ikterus gebe man ausschließlich die homöopathischen Dosen.

Zusammenfassender Überblick

„Vergegenwärtigen Sie sich die Symptome von seiten des Herzens und der vergrößerten Leber; die Gelbsucht, den langsamen Puls, die grauen Stühle, das schreckliche Schwächegefühl im Magen, die Prostatahypertrophie, — und Sie haben die Hauptsymptome der Digitalis beisammen."

Krankengeschichte 41
Zwei Herzfälle

Es handelte sich um zwei Kranke mit ganz ähnlichen Erscheinungen; beide waren Bauern und niemals aus ihrem Dorf herausgekommen. Als ich sie zum ersten Mal sah, war X. 49 Jahre, Y. 52 Jahre alt.

Keiner von beiden ist erblich irgendwie belastet. X. hat in seiner frühesten Jugend einen Typhus durchgemacht, Y. war noch niemals krank.

Als ich an ihr Bett gerufen werde, stehen beide kurz vor dem asystolischen Herzversagen. Sie haben, abgesehen von einigen Hausmitteln, noch keinerlei Behandlung erfahren.

Atemnot, derentwegen man den Arzt geholt hat, ist das beherrschende Symptom.

Ihr Gesicht ist mager, der Teint erdfahl, subikterisch; die Lippen sind bei beiden zyanotisch.

Die Urinmenge ist bei beiden gering, weniger als 500 g; der Harn ist dunkelgefärbt, aber albumenfrei. Keine Ödeme.

Die Darmfunktion ist bei beiden normal.

Es besteht etwas Angst und viel Unruhe.

Die Untersuchung ergibt bei beiden Kranken:

Eine sehr beträchtliche Vergrößerung der Herzdämpfung. Die Herzspitze liegt außerhalb der Mamillarlinie und ist im 7. Interkostalraum hebend sichtbar. Der erste Ton ist gespalten, dadurch Galopprhythmus. Der zweite Ton ist klappend verstärkt. Kein Geräusch über den

Herzklappen. Außerdem ist das Herz arrhythmisch; die Arrhythmie ist nicht gekoppelt. Kein Lungenödem. Die Leber von X. ist normal, nicht druckempfindlich; bei Y. ist sie schmerzhaft und ragt einen guten Finger breit über die falschen Rippen.

Die beiden Krankheitsfälle sind also nahezu gleich, aber sie unterscheiden sich in einem sehr wichtigen und in die Augen springenden Punkte: Der Puls von X. ist verlangsamt, etwa 55—60 Schläge in der Minute, der von Y. dagegen beschleunigt, ungefähr 130—135 Schläge pro Minute.

Bei beiden lasse ich ein darmreinigendes *Klysma* machen, außerdem bei Y. einige *Schröpfköpfe* auf die Lebergegend setzen.

Dagegen verordne ich ihnen verschiedene Medikamente.

X. lasse ich wegen seines verlangsamten Pulses *Digitalis C 12* nehmen, Y. dagegen *Lachesis C 30* und *Phosphorus C 30*.

Bald verschwindet bei beiden Patienten die Atemnot, und die normale Wasserausscheidung setzt wieder ein. Nichtsdestoweniger muß X. weiter *Digitalis C 12* nehmen, während ich bei Y. zu *Arsen C 30* und *Spigelia C 6* übergehe.

Nach 3 Wochen können beide aufstehen; die Diät wird gelockert. X. hat nun einen Puls von 75—80; die Herzdämpfung ist deutlich vermindert, die Arrhythmie sichtlich gebessert, er nimmt *Digitalis C 12* weiter, aber in größeren Abständen. Bei Y. ist der Puls auf 90—95 heruntergegangen, die Leber dekongestioniert, die Arrhythmie beträchtlich gebessert; ich gebe ihm *Natrium muriaticum C 12*.

Bis dahin ist nun nichts besonderes an der Geschichte. Es war aber in der Familie Y. eine Arzttochter, die von der Art meiner Verordnungen, besonders von den „Körnchen" nichts Rechtes hielt; kurzum, sie wunderte sich darüber, daß ich kein Digitalis verordnet hatte und erschütterte das Vertrauen des Kranken zu mir.

Wie ich später erfuhr, wurde ein anderer Arzt geholt, der *Digitalin* (NATIVELLE) verschrieb. Eine Verschlimmerung trat ein, die man Rückfall nannte. Das Digitalispräparat wurde hartnäckig weitergenommen, ohne daß zum allgemeinen Verwundern irgendeine Wirkung eintrat, ... abgesehen von einem Lungenödem (wie ich fest glaube), dem der Kranke bald erlag.

Und nun „die Moral von der Geschichte": Das Schicksal fügte es, daß ich noch nicht 3 Monate nach meinem ersten Besuch Herrn X. einigermaßen gesund an dem Begräbnis von Y. teilnehmen sah.

Kommentar des Verfassers. Wenn man am Krankenbett eine Verordnung treffen will, so ist die Therapie doch nicht so einfach, wie sie nach gewissen synoptischen, klassischen Krankheitsbildern zu sein scheint. Wenn man sich vorstellt, daß sich aus der Diagnose unveränderlich das Medikament ergäbe, so hieße das, bewußt oder unbewußt eine Seite des Problems, und nicht die unwichtigste: nämlich den Kranken, außer acht lassen, den Kranken, dessen besondere Reaktionen dem Krankheitsgeschehen seine besondere Physiognomie geben, auf der die Wahl des Medikamentes in erster Linie beruhen sollte.

Nur durch Individualisierung der Fälle und durch vertieftes Arzneimittelstudium können wir die Therapie vor dem unaufhörlich wachsenden Skeptizismus bewahren, unter dem sie schließlich zusammenbrechen würde.

J. COSTE (St. Paul-sur-Ubaye)

Drosera

Drosera. Sonnentau. Einjährige Pflanze aus der Familie der Droraceen, wächst in torfigen, moosbedeckten Gegenden überall in Frankreich.

Man bereitet die Urtinktur aus der ganzen Pflanze, die man zur Zeit der Blüte pflückt.

Die Pathogenese von *Drosera* findet sich in HAHNEMANN *„Reine Arzneimittellehre"*.

In der *„Revue Française d'Homoeopathie"* (Okt. 1932) hat Dr. MARGRET TYLER (London) die interessanteste Studie veröffentlicht, die je über *Drosera* erschienen ist.

Physiologische Wirkung

Nach HAHNEMANN ist „dieses Kraut eines der kräftigsten Arzneigewächse unseres Erdstrichs".

Drosera ruft psychische Störungen hervor, die sehr an Verfolgungswahn mit Unruhe und Neigung zu Selbstmord erinnern. „Plötzliches Verlangen, ins Wasser zu springen."

Es hat eine gewisse Wirkung auf den Magen, nämlich „Appetitlosigkeit abwechselnd mit Heißhunger", bitteres Aufstoßen, Übelkeit, Galleerbrechen und Gastralgie. „Schmerz in der Magengrube, der durch die Atembewegungen gemildert wird und sich beim Sitzen und Bücken steigert." Im Darm verursacht es Koliken, Durchfälle und Dysenterie.

Aber seine Hauptwirkung übt es auf die Atemorgane aus, und zwar verursacht es einen krampfigen Husten; daher rührt die HAHNEMANNsche Verordnung von Drosera bei Keuchhusten.

Dr. CURIE (Großvater des berühmten Physikers) hat seinerzeit in der Académie des Sciences einen Erfahrungsbericht über die Vergiftung von 3 Katzen mit täglichen Drosera-Gaben verlesen. Bei der Sektion war die Pleuraoberfläche beider Lungen mit regelrechten Tuberkelknötchen übersät, was die mikroskopische Untersuchung bestätigte. CURIE baute darauf eine Behandlung der Tuberkulose mit ungeheuren Gaben (60—100 Tropfen der Urtinktur pro die) auf. Übriggeblieben ist davon nur, daß Drosera in homöopathischen Dosen oft bei Phthisikern ausgezeichnete Dienste leistet, wenn sie den charakteristischen Drosera-Husten aufweisen.

Modalitäten

Verschlimmerung: Nach Mitternacht; *beim Liegen;* wenn er im Bett warm wird; beim Trinken; beim Singen; beim Lachen.

Leitsymptome

1. Krampfiger Husten, ausgelöst durch einen Kitzel in der Kehle, mit Erbrechen.

2. Schwindel beim Gehen in frischer Luft mit Neigung nach links zu fallen.

3. Kälte der linken Gesichtsseite mit stechenden Schmerzen und trockener Hitze der rechten [Gesichts-]Seite.

Hauptsächliche Indikationen

Keuchhusten. Trockener, kurzer, überstürzter Husten in heftigen, sehr rasch aufeinander folgenden Anfällen mit Erstickungsgefahr. Nach jedem Hustenanfall zuerst Erbrechen von Speisen, danach von faserigem Schleim. Die Hustenanfälle hören erst auf, wenn das Kind ein wenig Schleim ausgespuckt oder ausgebrochen hat. Bluten aus Nase und Mund. Der Husten wird schlimmer in der Bettwärme; die heftigsten Anfälle treten nach Mitternacht auf. Nach dem häufigen Erbrechen beobachtet man in den Drosera-Fällen zumeist blutgestreiften Auswurf.

Eines der wichtigsten Charakteristika des Drosera-Hustens ist die Entstehung durch Kitzel in der Kehle.

Husten. Trockener, krampfiger, unaufhörlicher Husten, in so kurzen Zwischenräumen, daß der Kranke kaum Atem holen kann und zu ersticken droht.

Ermüdender, kitzelnder Husten bei Kindern; tagsüber ohne Anfälle; beginnt, sobald der Kopf auf dem Kopfkissen liegt.

Husten mit schwieriger Expektoration, Übelkeit und Erbrechen von Speisen, darauf von einer eiweißartigen, wässerigen Masse. Husten der Emphysematiker.

Husten der Phthisiker mit Kitzel im Kehlkopf und dadurch verursachtem Erbrechen. Drosera heilt nach JOUSSET 97% dieses Hustens.

Knochenaffektionen tuberkulösen Ursprungs.
Tuberkulöse Peritonitis.
Masern. Heiseres, krampfiges Husten.

Dosierung

JOUSSET gebraucht zumeist die 6. Centesimale; mit dieser Potenz vermeidet man ziemlich sicher die Erstverschlimmerung der Anfälle, die manchmal nach den ersten Drosera-Gaben eintritt. Seltene Gaben der C 200 (jeden 2. oder 3. Monat) bei adenoiden Wucherungen und vielen tuberkulösen Affektionen.

Zusammenfassender Überblick

Drosera ist das große Heilmittel des krampfigen Hustens, der mit Erbrechen endet und im besonderen nachts beim Liegen auftritt. Keuchhusten. Husten der Phthisiker mit Kitzel in der Kehle und Erbrechen. Tuberkulöse Peritonitis.

Dulcamara

Bittersüß. Solanum Dulcamara. Holzige Schlingpflanze aus der Familie der Solanaceen; wächst in Frankreich wild in feuchten Gräben, in Hecken und an Bächen.

Man bereitet die Urtinktur durch Mazeration der kurz vor der Blüte gepflückten Blätter und Stengel. Die Verreibung wird aus den gleichen getrockneten und pulverisierten Teilen hergestellt.

Die Pathogenese von Dulcamara steht in HAHNEMANN *„Reine Arzneimittellehre"*.

Physiologische Wirkung

Dulcamara und sein wirksamer Hauptbestandteil, das Solanin, sind in starken Dosen stets toxisch: Sie verursachen Schwindel, Schwere des Kopfes, Sehstörungen, aber ohne Pupillendilatation [im Gegensatz zu der, der gleichen Pflanzenfamilie angehörenden Belladonna]. Erbrechen mit Diarrhoe, reichliche Diurese, Stechen auf der Haut, Krämpfe und leichte, krampfhafte Bewegungen der Lider, der Arme und der Hände, Zittern der Glieder sowie schließlich Lähmung der Zunge und der Gliedmaßen.

RICHARD HUGHES gibt an, daß CLARUS bei Prüfungen mit Dulcamara-Extrakt und Solaninazetat an sich selbst und an Kaninchen folgendes beobachtete: Verlangsamung der Atmung und der Herzschläge, die gleichzeitig schwächer wurden (Wirkung auf den Vagus); Erbrechen, Spasmen der Brustmuskeln und der Glieder, Zähneklappern, pendelartige Bewegungen des Kopfes, Eiweiß im Urin, Tod infolge von Asphyxie. Die Sektionsbefunde ergaben eine ausgeprägte Blutfülle der Pia mater, der Hirnbrücke [Varolsbrücke] und der Medulla oblongata ohne Veränderung des Nervengewebes; Ödem der Lunge und partielles Emphysem; Hyperämie der Nieren.

Bei den Prüfern, die Dulcamara nur in mittleren Dosen einnahmen, ergab sich eine spezifische Wirkung auf die Haut, auf die Drüsen, die Verdauungsorgane und die Schleimhäute, die sehr reichlich absondern, während die Haut untätig bleibt.

Das Hauptmerkmal seiner pyretischen Wirkung auf die Zirkulation besteht in einer Kälteempfindung auf der Haut; ihr folgt eine trockene Hitzewelle mit Stechen und Röte, die sich zu großer Heftigkeit steigern kann. Ein profuser Schweiß bringt die völlige Entspannung.

Typ

Dulcamara paßt besonders bei Menschen, die in kalten, feuchten Kellerwohnungen leben oder arbeiten. Nach TESTE ist Dulcarama besonders erfolgreich bei blonden oder rothaarigen Personen mit weißer, sommersprossiger Haut, leukophlegmatischer Konstitution, von sanftem Naturell, die sich durch Zugluft und kalte, feuchte Witterung leicht katarrhalische Erkrankungen zuziehen und jedesmal, wenn sie sich erkälten, Hautausschläge, meist urtikarieller Art, bekommen.

Modalitäten

Verschlimmerung: Durch Kälte im allgemeinen, aber vor allem durch regnerisches, feuchtes Wetter; nachts.

Besserung: Durch äußere Hitzeanwendung und durch Bewegung.

Vorherrschende Angriffsseite: Links.

Leitsymptome

1. Verschlimmerung durch Feuchtigkeit.
2. Hautausschläge, die durch Kälte hervorgerufen oder verschlimmert werden.
3. Hautausschläge und rheumatische Schmerzen wechseln mit Diarrhoe ab.
4. Zerschlagenheitsgefühl und Gefühl von Stechen am ganzen Körper.
5. Eiskalte Füße und Hände.
6. Heftiger Durst auf kalte Getränke.
7. Allgemeine Frostigkeit, Kältegefühl der Haut, das nicht einmal am offenen Feuer gemildert wird.
8. Ptosis.
9. Lähmungen einzelner Muskeln; die gelähmten Partien sind kalt.
10. Die Nase ist verstopft, sobald das Regenwetter einsetzt.

Schmerzen: Verschiedenartig, ziehend, reißend, lanzinierend, aber oft *dumpf mit Kaltsein der schmerzhaften Stellen.* Durch Einwirkung feuchter Kälte, durch kalte Aufschläge werden sie hervorgerufen oder verschlimmert; sie mildern sich durch Bewegung. Lumbago nach Erkältung.

Stühle: Diarrhoe mit grünen, wässerigen, schleimigen, klebrigen, bisweilen blutigen Stühlen. Vorher Schmerzen um den Nabel; besonders im Sommer, wenn es plötzlich kalt wird, in kalter, feuchter Witterung oder nach dem Verschwinden eines Hautausschlages. Diarrhoe, die mit Hautausschlag oder rheumatischen Beschwerden abwechselt.

Regel: Verzögert, zu reichlich oder zu spärlich, mit wässerigem Blut.
Vor dem Auftreten der Regel Exanthem („rash") oder sexuelle Erregung.

Hauptsächliche Indikationen

Dulcamara ist das führende Mittel für diejenigen **Erkrankungen, die durch feuchte Kälte verursacht werden,** besonders wenn diese auf einen heißen Tag gefolgt ist. Es ist ferner das Heilmittel der Affektionen, die durch Schweißunterdrückung infolge von Kälte hervorgerufen wurden. Es paßt bei jeder leichten katarrhalischen Reizung der Schleimhäute infolge von Aufenthalt in feuchter Kälte.

Bei akuten Krankheiten ist die Trockenheit der Haut, die zunächst kalt, später glühend heiß wird, ein Hauptsymptom für die Indikation von Dulcamara.

Subakute rheumatische Schmerzen nach Aufenthalt in feuchter Kälte. Lumbago.

Diarrhoe, besonders „Herbstdiarrhoe", infolge der Feuchtigkeit, wie sie im Herbst nach warmen Tagen aufzutreten pflegt; oder wenn im Sommer auf einen glühend heißen Tag plötzlich eine kalte Nacht folgt. Bei diesen Durchfällen treten gewöhnlich Koliken mit schneidenden Schmerzen um den Nabel herum auf.

Blasenkatarrh gleicher Ätiologie. Katarrhalische Harnverhaltung mit milchigem Urin bei Kindern, „die mit bloßen Füßen in kaltem Wasser geplanscht haben".

Hautausschläge, Impetigo, Ekthyma, also: krustige Ausschläge mit Exsudation, gewöhnlich begleitet von Drüsenschwellungen.

Asthma mit lockerem Husten und schleimhaltigen Rasselgeräuschen. Hier muß Dulcamara von *Natrium sulfuricum,* das ebenfalls ein Mittel der feuchten Kälte ist, unterschieden werden.

Entzündliche Drüsenschwellungen, oft gleichzeitig überall an Hals, Achseln, Leisten, ganz plötzlich [„über Nacht"] auftretend; stets hervorgerufen durch regnerische, feuchte Witterung.

Drohende Lähmung der Lungen bei alten Leuten zu Beginn einer Erkältung, besonders wenn sie infolge von Schwäche sehr lange husten müssen, ehe sie auswerfen können.

Gesichtsneuralgien, schlimmer beim geringsten Aufenthalt in Kälte. „Reißen in der Wange, das zum Ohr, zur Augenhöhle und zum Kiefer zieht; voran gehen Kälteempfindung der befallenen Gesichtshälfte und Heißhunger." Die Neuralgien „können auch auftreten nach plötzlichem Verschwinden von Gesichtsflechten". Ausgezeichnetes Heilmittel bei *herpetischer Diathese,* wenn von der Haut vertriebene Ausschläge Schleimhauterkrankungen hervorrufen [„Suppression"].

Husten, „trocken und heiser", krampfig; erst nach vieler Mühe kann Schleim ausgeworfen werden. Häufig tritt der Husten plötzlich bei raschem Übergang aus der Wärme in feuchte Kälte auf, z. B. beim Besuch einer Höhle. Während des Hustens schnürender Schmerz im Epigastrium, so daß Husten nur möglich ist, wenn man die Hand fest auf die schmerzende Stelle preßt.

Zusammenfassender Überblick

Dulcamara ist das Heilmittel für die Folgen feuchter Kälte, wie *Aconit* dasjenige für die Folgen trockener Kälte.

Es ist das Heilmittel der Störungen und Krankheiten, die durch feuchte Kälte oder jähen Umschlag von Wärme zu Kälte verursacht oder verschlimmert werden. Es hat eine ausgeprägte Wirkung auf die Schleimhäute, deren Sekretion sich vermehrt, während die Haut untätig ist. Ebenso wie *Natrium sulfuricum* paßt es im allgemeinen für Menschen, die in feuchtkalten Souterrain- und Kellerwohnungen leben oder [in entsprechenden Berufen] arbeiten.

Krankengeschichte 42

Ptosis

Der 48jährige Landwirt H. L. kommt am 8. März 1913 in meine Sprechstunde. Das linke Oberlid hängt herunter; es besteht also eine Ptosis oder Blepharoptose. Diese Erkrankung ist ihm nicht angeboren. Sie befiel ihn im November 1912 nach einem Arbeitstag draußen auf dem Felde während eines Dauerregens. Zu Hause empfand Herr L. eine große Kälte am ganzen Körper, bald darauf ein Gefühl von beinahe brennender Hitze. Er legte sich sofort zu Bett und mußte nachts wegen einer leichten Diarrhoe aufstehen; dabei fiel ihm auf, daß sein ganzer Körper mit Schweiß bedeckt war. Am nächsten Morgen bemerkte er beim Aufstehen, daß das linke Lid heruntergesunken war und sich nicht mehr aktiv heben ließ. Sehr erschrocken lief er zu dem Arzt seines Ortes. Dieser erklärte ihm ohne weitere Untersuchung, es handele sich um „eine alte, versteckte Syphilis".

Obgleich der Mann jede syphilitische Infektion abstritt und kein objektives Symptom dafür bot, sprach der Arzt so überzeugend, daß er eine intensive intravenöse Behandlung mit Mercurcyanat über sich ergehen ließ, die keine andere Wirkung als heftige Diarrhöen mit Koliken erzielte. Schon hatte er sich zu einer neuen Behandlung mit Enesol bereit erklärt, als einer meiner Patienten, den ich mit *Agaricus* von einem Augenlidkrampf befreit hatte, ihn zu mir schickte.

Das erste, was ich tat, war, das Augenlid zu heben; dabei konstatierte ich, daß diese Ptosis nicht von einer Lähmung des Oculomotorius begleitet war: Die Pupille war nicht erweitert, und die Bewegungen des Augapfels waren erhalten.

Da mein Patient nicht ein einziges Anzeichen für eine Lues bot, so beruhigte ich diesen „Syphilitiker" und verschrieb ihm einfach:
Dulcamara C 6, dreimal täglich 2 Körnchen.
Am 3. Tag schon war die Ptosis verschwunden.

Kommentar. Ich weiß recht gut, daß die Fälle von latenter Lues sehr zahlreich sind und daß die Tabes durch alle Türen, d. h. über alle Organe ihren Weg nehmen kann, auch daß die partiellen Lähmungen der Augenmuskulatur dabei besonders häufig, gewöhnlich aber nur vorübergehend auftreten.

Darum habe ich mich vor der Veröffentlichung dieser Krankengeschichte verpflichtet gefühlt, mich nach dem weiteren Befinden dieses Kranken zu erkundigen. Während des ersten Weltkrieges ist er zweimal dienstunfähig gewesen, einmal wegen einer Pneumonie, das zweite Mal wegen eines Paratyphus. Aus der Geschichte seines heruntergefallenen Lides hat er noch einen längeren Lazarettaufenthalt herausgeschunden. Man hat zwei Lumbalpunktionen und zwei Blutproben gemacht. Die Analysen waren immer negativ. Danach hat er sich verheiratet; seine Frau hat keine einzige Fehlgeburt durchgemacht; sie haben zwei gesunde Kinder, die keinerlei spezifische Anzeichen von Lues congenita aufweisen.

G. Charette (Nantes)

Elaps corallinus

Korallenschlange. Aus der Familie der Proteroglyphen; lebt in den heißen Gegenden von Nord- und Südamerika, in Carolina und in Guayana. Es ist eine kleine, kaum fingerdicke Schlangenart [bis zu 70 cm lang]. Da ihr Mund sehr klein ist, kommt sie nur selten zum Biß [am Menschen].

Die Gewinnung und Zubereitung aller Schlangengifte ist die gleiche und ist bei Crotalus angegeben.

Wir haben fast nur mündlich übermittelte Erfahrungsberichte, die von Benoit-Mure und später von Lippe veröffentlicht worden sind. Bemerkenswerterweise entstehen nach der peroralen Absorption des verdünnten Giftes über den Magen-Darmtraktus ähnliche Symptome wie beim Schlangenbiß.

Physiologische Wirkung

Abgesehen von den allen Schlangengiften gemeinsamen Symptomen hat *Elaps corallinus* folgende spezifische Symptome: Zunächst Unterleibsbeschwerden, die am frühesten auftreten, sodann Magendarmbeschwerden mit galligem Erbrechen und wässerig-seröser Diarrhoe; Ohrensausen vom ersten Tage an.

Typ

Dieses Mittel paßt besonders, aber nicht ausschließlich, bei dicken, kurzen, stiernackigen Menschen, die über Völlegefühl im Kopf klagen, als wenn alles Blut des Körpers dort zusammenströme, und deshalb einen Schlaganfall befürchten. Der Kranke sieht große, rote, leuchtende Punkte vor den Augen.

Modalitäten

In der Pathogenese wird nur die *Rechtsseitigkeit* des Mittels hervorgehoben. Alle Schmerzen sind auf dieser Seite ausgeprägter oder betreffen ausschließlich diese Seite, auch die Analgesie und die paralytischen Störungen.

Leitsymptome

1. Hyperästhesie der rechten Körperseite.
2. Parese oder Paralyse der rechten Seite (*Lachesis* vorwiegend links).
3. Kopfschmerz, der beim Rückwärtslegen des Kopfes zunimmt und durch Vornüberbeugen besser wird (*Thuja* umgekehrt).
4. Gehörtäuschungen. Bildet sich ein, er höre jemanden mit sich sprechen.
5. Furcht vor Regen, der seine Gemütslage verschlimmert.
6. Kältegefühl im Magen und in der Brust nach Trinken.
7. Schnürungsgefühl in der Kehle, das auch die Speiseröhre befällt, aber viel ausgeprägter ist als bei den anderen Schlangengiften.
8. Kalte Getränke und Speisen bekommen nicht und bereiten Magenbeschwerden.
9. Eiskalte Füße.
10. Dunkle, schwärzliche Blutungen [Lunge, Gebärmutter].

Hauptsächliche Indikationen

Herzklappenerkrankungen mit Asystolie und Anasarka.

Hämoptoe der rechten Lunge mit stechenden Schmerzen in der rechten Lungenspitze.

Chronischer Nasenkatarrh, stinkend, mit grünen Krusten.

Chronische Mittelohreiterungen, besonders bei Kindern, die infolge Nasenverengung durch den Mund atmen müssen.

Ausfluß von schwarzem Blut zwischen den Regeln. Menses unregelmäßig; Schweregefühl in der Vagina mit heftigen Schmerzen; heftiges Jucken und Ameisenkribbeln in der Vagina; nach jeder Periode Ausfluß von schwarzem

Blut mit großer Schwäche und Niedergeschlagenheit, obwohl der Blutverlust minimal ist.
Typhus mit Geschwürbildung und Melaena.
Schwindel mit der Neigung, vornüber zu fallen.
Durchfall bei Schwindsucht.
Spasmus der Speiseröhre; feste und flüssige Speisen bleiben plötzlich stecken und fallen dann mit einem Male in den Magen.

Dosierung

C 6 bis C 30.

Zusammenfassender Überblick

Bei Elaps muß man sich vor allem merken: die Rechtsseitigkeit der Schmerzen und der Lähmungen, die schwärzlichen Blutungen aus den verschiedenen Körperöffnungen, ferner die Empfindungen von Kälte in der Brust, im Magen und auf der Haut, sowie seine Wirkung bei Asystolie.

Vergleichende Gegenüberstellung 14
Ein Fuß ist kalt und der andere warm.

Aloe. Beständige Kälte der Extremitäten.
Chelidonium. Der rechte Fuß ist eiskalt, der linke normal.
Lycopodium. Der rechte Fuß ist kalt, der linke warm.
Psorinum. Der rechte Fuß ist kälter als der linke.
China, Digitalis, Ipecacuanha. Der eine Fuß ist kalt, der andere warm.

Ferrum metallicum

Metallisches Eisen. Das handelsübliche Eisen ist niemals chemisch rein. Um es in den pulverisierten Zustand zu versetzen, in dem es als Medikament zu gebrauchen ist, nimmt man weiches Eisen guter Qualität, feilt es, verreibt die Feilspäne in einem Mörser, gibt den Staub durch ein Haarsieb und pulverisiert ihn trocken, vor Feuchtigkeit geschützt.

Die 3 ersten Centesimalen erhält man durch Verreibung des Eisenfeilstaubes mit Milchzucker. Die 4. Dilution bereitet man mit Wasser und Alkohol zu gleichen Teilen, die 5. und die darauf folgenden mit reinem Alkohol.

Die Pathogenese von Ferrum findet man in HAHNEMANN *„Reine Arzneimittellehre"*.

Physiologische Wirkung

Es gibt keine eigentliche Toxikologie des Eisens, da es beim Menschen nicht tödlich wirkt. Die Ärzte haben sich den Kopf zerbrochen, um die Eisenwirkung bei Anämie zu erklären. Sie haben festgestellt, daß zur Regeneration der roten Blutkörperchen sehr kleine — nicht im Organismus verbleibende — Dosen genügen. Für uns ist die Frage leicht zu lösen: Das Eisen wirkt homöopathisch.

Die Bevölkerung, die gewohnheitsmäßig eisenhaltiges Wasser trinkt, weist eine große Anzahl von Anämikern auf (Nothnagel und Rossbach).

Unbestreitbar ruft Eisen zunächst Symptome von Gefäßplethora und aktive Hämorrhagien hervor. Prüft man aber — je nach der individuellen Empfänglichkeit mit verschiedenen Dosen, bisweilen sogar mit sehr kleinen (etwa Mineralwässern) — weiter, so äußert sich in der Folge die Ferrum-Wirkung im Gegensatz zur Erstwirkung in einer Verminderung der roten Blutkörperchen und ihres Hämoglobingehaltes. Löffler hat festgestellt, daß in diesem Falle das Gewicht des trockenen Blutrückstandes tatsächlich reduziert ist. Gleichzeitig bestehen Hydrämie und zweifellos auch andere qualitative Veränderungen des Blutes, das nach Einnahme sehr starker Dosen nicht mehr gerinnt.

Typ

Ferrum paßt besonders bei anämischen, schwächlichen jungen Mädchen, die bei der geringsten Erregung an kongestiven Wallungen leiden: Das blasse, fahle Gesicht rötet sich bei der geringsten Anstrengung oder unter der leisesten Erregung; die Lippen sind farblos, das Gesicht ist aufgetrieben, es bestehen Ödeme der Füße, Atembeklemmung und Herzklopfen, morgendliches Speise- oder Schleimerbrechen, Appetitlosigkeit und Abneigung besonders gegen rohe Nahrungsmittel, Verstopfung, Muskelschwäche, Neuralgien, Amenorrhoe oder Dysmenorrhoe.

Modalitäten

Verschlimmerung: Nachts; beim ruhigen Sitzen; während eines Schweißausbruches; im Winter.

Besserung: *Bei langsamem Gehen*; nach dem Aufstehen; im Sommer.

Leitsymptome

1. Die normal geröteten Körperteile werden weiß, anämisch und gedunsen.
2. Jähes, heftiges Erröten beim geringsten Schmerz, bei der geringsten Erregung oder Anstrengung.
3. Das geringste Geräusch bringt ihn außer sich (*Asarum, Theridion*).
4. Heißhunger, der mit völliger Appetitlosigkeit abwechselt.
5. Völlige Unverträglichkeit von Eiern, die Diarrhoe hervorrufen. Der Patient verlangt ständig nach Brot und Butter [Calcium phosphoricum].
6. Nächtliches Hochkommen, Aufstoßen oder Erbrechen der Nahrung, die während des Tages im Magen geblieben ist.
7. Durchfall von unverdauten Speisen, schlimmer beim Essen.
8. Rheumatischer Schmerz im linken Deltamuskel (im rechten: *Sanguinaria*).

9. Hyperästhesie der Haut mit brennenden Schmerzen an bestimmten, scharfumgrenzten Stellen, besonders auf dem Rücken des Daumens und der Zehen.
10. Kältegefühl über den ganzen Körper.

Schmerzen: Das Eisen kann heftige Schmerzen hervorrufen: Ziehen, Stechen und vor allem Klopfen; charakteristische Merkmale: heftiger bei Nacht, geringer oder verschwindend bei [langsamer] Bewegung und gemildert durch Veränderung der Lage.

Stühle: *Verstopfung* mit vergeblichem Drang, harte Stühle. Schmerzlose *Diarrhoe* nicht verdauter Speisen, besonders nachts oder sobald der Kranke zu essen versucht.

Regel: Veränderlich; zu stark, zu oft, zu lange oder verzögert, schwach, mit blassem Blut. Amenorrhoe, Metrorrhagie. Milchiger, ätzender Ausfluß.

Hauptsächliche Indikationen

Chlorose. Mit Zirkulationserethismus. Das Gesicht ist erdfahl, wird aber bei der geringsten Erregung rot. Ausgeprägte Abneigung gegen Fleisch. Häufige Anfälle von Übelkeit, die entweder beim Essen oder periodisch um Mitternacht auftreten.

Kopfschmerzen kongestiver Art mit pulsierenden Schmerzen im Kopf, gewöhnlich schlimmer nach Mitternacht. Während des Anfalls glühendrotes Gesicht, aber kalte Füße. Nasenbluten lindert die Kopfschmerzen (*Melilotus*), ebenso langsame Bewegung, rasche dagegen steigert sie; Kopfschmerzen während der Menstruation. *Ferrum* beseitigt diesen Symptomenkomplex bei anämischen, *Belladonna* bei plethorischen Patienten.

Neuralgien, die durch Waschen mit kaltem Wasser hervorgerufen oder verschlimmert werden, besonders wenn man sehr erhitzt war. Rechtsseitige morgendliche Supraorbitalneuralgie.

Schwindel oder Betäubung, schlimmer, wenn man sich plötzlich aus einer liegenden oder sitzenden Stellung erhebt. Der Schwindel wird auch hervorgerufen durch Überschreiten einer Brücke, durch den Anblick von fließendem Wasser oder durch Fahren.

Hysterie mit Chlorose; bei letzterer ist *Ferrum* sehr wirksam.

Floride Phthise unter dem Anschein von Plethora, mit großer Beklemmung in der Brust bei der geringsten Anstrengung. Die Nasenlöcher sind weit geöffnet, um besser atmen zu können. Häufiges Nasenbluten, auch Hämoptysen; das Blut ist hellrot und gerinnt nicht. Trockener Reizhusten, wird durch warme Getränke verschlimmert.

Lungenkongestion. Besonders sekundäre Lungenstauung bei Phthisikern nach Erkältung. Bessert sich die Lungenkongestion, so tritt eine neue pneumonische Stauung auf der anderen Seite auf.

Asthma. Anfälle nach Mitternacht; Besserung durch langsames Umhergehen im Zimmer.

Rektalprolaps. COOPER hält *Ferrum* für das beste Mittel gegen Rektalprolaps bei Kindern.

Tenesmus der Blase, der eigenartigerweise nur *tagsüber* besteht und fraglos durch Reizbarkeit des Trigonum vesicale und des Blasenhalses bedingt ist. Die Reizbarkeit wird geringer, wenn infolge horizontaler Lage der Druck des Urins aufhört.

Amenorrhoe. TROUSSEAU war überzeugt, daß das Eisen die Regel verzögere und vermindere, was tatsächlich der Fall ist; er konnte den augenscheinlichen Widerspruch mit der Heilwirkung des Eisens nicht deuten, während er nach dem homöopathischen Arzneibild gut erklärbar ist.

Hämorrhagien. In scheinbarem Widerspruch zum Vorhergehenden heilt Ferrum auch *Metrorrhagien*; sie fallen wahrscheinlich unter die Primärwirkung des Mittels und werden deshalb von kleinen Dosen besser beeinflußt. — *Nasenbluten* mit Kopfschmerz, Röte der Backen und Herzklopfen. — *Hämoptoe*, die morgens mit Kopfschmerzen, Hitzewallungen und Herzklopfen auftritt. Bei allen Hämorrhagien muß man sich vor Erstverschlimmerungen hüten und sich deshalb an die homöopathischen Potenzen halten.

Husten konvulsiver Natur, beginnt morgens beim Erwachen und beruhigt sich erst, nachdem man etwas gegessen hat. Spastischer Husten nach der Mahlzeit mit Erbrechen der Speisen. Hämoptoe.

Fieber. Leichte, aber, besonders im dritten Stadium, sehr lange dauernde Malaria-Anfälle, die in ihrem Typ variabel sind. Ferrum paßt besonders, wenn neben Schwellung der Leber und der Milz folgende Symptome bestehen: gedunsenes Gesicht oder Ödeme der Füße, starke Blässe mit rasch auftretender, vorübergehender Röte der Wangen, Hämorrhagien, Erbrechen, Durchfall und beständiges Kaltsein. Während des Fiebers sind die Blutgefäße erschlafft, und die Kranken leiden an Kopfschmerzen. Der Fieberfrost kommt meist zwischen 15 und 16 Uhr.

Dosierung

Obgleich man bei Chlorose [und Anämie] bisweilen mit höher potenzierten Gaben Erfolg hat, zieht man im allgemeinen doch die 1. Dezimale (Dilution oder Verreibung) vor und verordnet täglich 0,03 g — 0,05 g Ferrum metallicum.

Bei Plethora sind höhere Potenzen, in Abständen genommen, augenscheinlich vorzuziehen.

Zusammenfassender Überblick

Ferrum metallicum ist das bewährte Mittel für bleichsüchtige junge Mädchen mit starker Blässe des Gesichts, der Lippen und der Schleimhäute; sie verfärben sich bei der geringsten Anstrengung und der leisesten Erregung. Die Extremitäten sind kalt; es besteht Hyperästhesie.

Ferrum phosphoricum

Eisenoxydphosphat. Ferriphosphat.
Man bereitet es durch Versetzen einer Eisenchloridlösung mit Natriumphosphatlösung. Der entstehende Niederschlag wird nach Abgießen (Dekantierung) getrocknet; so erhält man ein unlösliches, schiefergraues Pulver.

Die 3 ersten Potenzen werden als Triturationen, die vierte und die folgenden als Dilutionen hergestellt: die vierte mit Wasser und Alkohol zu gleichen Teilen, die fünfte und die folgenden mit reinem Alkohol. Diese fünfte Centesimale ist die erste, mit der man Globuli tränken kann.

Die meisten französischen Autoren haben Ferrum phosphoricum bislang vernachlässigt; erst seitdem Schüssler es in seine 12 Gewebemittel aufnahm, ist es von englischen und amerikanischen Autoren näher geprüft worden. Unser unvergeßlicher Kollege Le Tellier hat 1933 vor der Société Française d'Homoeopathie eine ausgezeichnete Studie über das Mittel vorgetragen, die 1935 von Renard überarbeitet und ergänzt worden ist.

Typ

Der Ferrum phosphoricum-Typ ist ein anämischer Mensch, schwächlich infolge von Mangel an vitaler Wärme; er ist empfindlich gegen frische Außenluft und schwitzt leicht. Sein Gesicht ist gewöhnlich bleich, erdig-gelb, mit schwarzen Ringen um die Augen; während des Fiebers wird es rot und kongestioniert.

Modalitäten

Verschlimmerung: Nachts; von 4—6 Uhr; durch Bewegung; im Freien.
Besserung: Bei langsamer Bewegung (*Ferrum metallicum, Pulsatilla*).
Vorherrschende Angriffsseite: Rechts.

Leitsymptome

1. Fieber, Puls voll, rasch, aber weich.
2. Hämorrhagien von hellrotem Blut, jeglicher Herkunft, besonders durch Aushusten bei akuten Erkrankungen der Atemwege.
3. Rheumatischer Schmerz in der rechten Schulter und im rechten Arm [linker Deltoideus: *Ferrum*].
4. Abneigung gegen Gesellschaft. Fühlt sich wohler, wenn er allein ist.
5. Angst vor dem Tode, vor Menschenansammlung, unerklärliche Angst vor allem und um alles (*Aconit*).
6. Husten trocken, sehr schmerzhaft, mit unfreiwilligem Harnabgang.

Indikationen

Allgemeines.

Ferrum phosphoricum ist angezeigt im ersten Stadium der akuten Entzündungskrankheiten vor der Exsudatbildung [zweites Stadium; Kalium chlorat.], wenn sich der kranke Organismus (Gesicht blaß, Puls weich) gegen die heftige Kongestion weniger gut verteidigt als bei *Aconit* mit vollem und hartem Puls.

Allgemein ausgedrückt, steht das Mittel zwischen der Erregung von *Aconit* und *Belladonna* einerseits und der Depression von *Gelsemium* andererseits.

Erkrankungen der Atemwege.

Ganz allgemein gilt: Wenn Ferrum phosphoricum angezeigt ist, besteht immer große Beklemmung, Atemnot und stechende Schmerzen in der Brust beim tiefen Einatmen. Der Husten ist kurz, krampfig, sehr schmerzhaft. Verschlimmerung im Liegen. Gewöhnlich blutiger Auswurf, Angstgefühl in Brust und Herz. Erhöhte [mittlere] Temperatur. Ferrum phosphoricum hat anscheinend eine deutliche Affinität zum Oberlappen der linken Lunge.

Es paßt vorzugsweise im ersten Stadium akuter Lungenerkrankung vor der Exsudatbildung.

Es ist vor allem indiziert bei:

Bronchopneumonie der Kinder,

Lobärpneumonie, vor allem bei Kindern,

Lungenkongestion, die sich, statt zur Resorption, zur Eiterung entwickelt oder chronisch wird, und bei

akuten und chronischen Bronchitiden.

Zirkulationsapparat.

Erste Stadien von Myo-, Endo- und Perikarditis mit sehr beschleunigtem, weichem und unterdrückbarem Puls.

Herzklopfen.

Perniziöse Anämie.

Kropf mit Exophthalmus. Ferrum phosphoricum wirkt dabei auf den Puls, das Zittern, die hypertrophierte Thyreoidea, aber nicht auf den Exophthalmus.

Hirnkongestion.

Verdauungsapparat.

Schmerzlose Diarrhoe mit oft blutgestreiften Stühlen, unverdauten Speisen, vor allem am Morgen und bei Nacht.

Cholera infantum: Stupor mit rotem Gesicht und dilatierten Pupillen. Rektalprolaps.

Fieberhafte Enteritis der Kinder (C 30, 10 Tropfen pro die).

Nervensystem.

Klopfende Kopfschmerzen, gebessert durch kalte Aufschläge, verschlimmert bei Einhüllen des Kopfes (Silicea ist besser durch Einhüllen des Kopfes).

Schwindel bei anämischen jungen Mädchen bei rotem Gesicht und heftigem Kopfschmerz, dabei Neigung, vornüber zu fallen; Verschlimmerung beim Abwärtsschauen.

Epilepsie.

Andere Erkrankungen.
Entzündung der Eustachischen Röhre bei Otitis media. Spezifikum bei akuter Blockierung der Eustachischen Röhre.
Incontinentia urinae, vor allem diurna.
Ausscheidung von Harnsäure im Urin.
Traumen.
Sterilität bei anämischen Frauen.
Bei Beginn einer Grippe beugt Ferrum phosphoricum Komplikationen von Seiten des Ohres vor.

Dosierung

Alle Dosen; die tiefen bei akuten Zuständen, die C 30 bei Blockierung der Eustachischen Röhre und bei Epilepsie [s. a. oben „fieberhafte Enteritis bei Kindern"].

Zusammenfassender Überblick

Sehr wichtiges Heilmittel aller Erkrankungen und Entzündungen vor dem Exsudationsstadium. Blasse, anämische Menschen mit heftigen, lokalen Kongestionen. Hämorrhagien von hellrotem Blut aus jeder Körperöffnung.

Krankengeschichte 43
Eine bemerkenswerte Leistung von Ferrum phosphoricum

Ein angesehener allopathischer Kollege — Präsident einer Gesellschaft zur Pflege ärztlich-freundschaftlicher Beziehungen, deren Mitglied ich war — fragte mich, ob die Homöopathie in der Lage wäre, seinen Sohn, einen Obertertianer, zu heilen, der seit einem Monat an einer erschöpfenden, unstillbaren Diarrhoe leide. Er habe schon eine ganze Serie von Behandlungen durch mehrere prominente allopathische Kollegen hinter sich — leider ohne jedes Resultat.
Er erklärte mir, er würde sich von Stund an zur Homöopathie bekennen, wenn sie dieses quasi-Wunder fertigbrächte. „Ich werde es immerhin versuchen", sagte ich und trat entschlossen in die Schranke. Freilich wußte ich wohl, daß im Falle eines Erfolges mein allopathischer Kollege nicht beim ersten Anlauf, durch einen bloßen Willensakt von heute auf morgen homöopathischer Arzt würde. Da heißt es doch ganz umdenken!
Von diesen Prominenten mit den klingenden Namen habe ich zudem so viele ablehnende Urteile gehört, daß sie selbst bei einer schnellen homöopathischen Heilung niemals ein Versagen der Allopathie zugeben würden. Würde es denn genügen, nach dem Anhören von KREISSLER oder JACQUES THIBAUD auf einem frischgekauften Instrument selber das gleiche Musikwerk spielen zu wollen, mit dem sie alle Zuhörer erschüttert und begeistert haben ... und das ohne Vorbereitung, die bei diesen Künstlern die Arbeit ihres Lebens ausmacht? — Wenn solche Kollegen schlicht und ernsthaft an der Homöopathie Anteil nähmen, so wäre das ein schöner Akt freimütiger Unvoreingenommenheit; wir würden ihnen dafür danken und uns herzlich darüber freuen.
Der Junge, um dessen Heilung es ging, war 13 Jahre alt, von mittlerem Wuchs, blond, blaß, blauäugig, intelligent, zart und fein; außer einigen Anginen hatte er sich stets einer guten Gesundheit erfreut.
Vor etwa 6 Wochen war plötzlich in der Nacht eine Art Magenverstimmung mit Speise-erbrechen und Diarrhoe ohne Koliken und ohne Fieber bei ihm aufgetreten. 3 Tage lang ließ

man den Durchfall als Reinigung und Drainage laufen, dann, in der Meinung, er habe lange genug gedauert, gab man dem Kranken ein Abführsalz. Die Diarrhoe blieb unbeeinflußt, täglich 15—20 dringliche, flüssige, schmerzlose Entleerungen. Die Temperatur begann zu steigen, morgens 37,2°, abends 38,1°; dieser deprimierende Zustand blieb so, ohne Besserung während der ganzen Krankheit, bis ... die homöopathische Behandlung einsetzte.

Die Zunge sauber, völlig ohne Belag; die rechte fossa iliaca beim Palpieren schmerzfrei; Leber nicht druckempfindlich. Links bestand eine leicht schmerzhafte Kolitis.

Der Junge war selbstverständlich auf entsprechende Schondiät gesetzt worden: Gemüsebrühen, Teigwaren, Reis, Quitten- und Heidelbeermus, doch blieb der Durchfall mit 10—12 Stühlen pro Tag bestehen; nachts sistierte er. Der Charakter dieser Entleerungen ist ausgesprochen flüssig, von dunkelbrauner Farbe, stinkendem Geruch und saurer Reaktion. Nach dem Versagen der üblichen Antidiarrhoica: Wismut, Aluozzal, Amiphen und Opiumpräparaten wurde eine Analyse der Faeces gemacht; diese ergab saure Fermentation ohne Darmparasiten. Dann wurden Corein, Kaolin, Mineralwasser von St. Aré de Decize (Nièvre) in kleinen Dosen versucht. Alles vergeblich. Dann folgte eine Vakzinebehandlung mit Antigenen, die ebenfalls keine Besserung brachte.

Inzwischen waren 6 Wochen vergangen. Jetzt also war mein berühmter Kollege geneigt, mich als Homöopathen zu fragen, ob unsere Heilweise etwas mehr vermöchte in diesem Fall, der endlos zu werden drohte und die Kräfte des Kranken erschöpfte.

Ich übernahm die Behandlung und begann mit unserer klassischen Verordnung von *China C 6* und *Acidum phosphoricum C 6* (beides in Dilution). China geben wir bei den schmerzlosen, bisweilen unfreiwilligen Durchfällen mit nachfolgender großer Schwäche, mit Druck und Stechen in Rektum und After, *Acidum phosphoricum* bei den Durchfällen mit Kollern und Knurren im ganzen Abdomen, bei schmerzlosen, stinkenden Stühlen, die über lange Zeit dauern, also den Patienten sehr schwächen, und die bisweilen unfreiwillig bei einer Bewegung abgehen.

Das Ergebnis war lediglich eine Linderung und eine Hebung des Allgemeinbefindens; die zahlreichen Stuhlabgänge und die Temperaturen hielten an.

Darauf ging ich im Hinblick auf das Alter und das Aussehen des Patienten zu *Ferrum phosphoricum* über; ich gab es in C 3, als Trituration, dreimal täglich ein Salzlöffelchen voll. Ferrum phosphoricum hat im Arzneibild unverdaute Stühle, Fieber mit Hypotonie, blutgestreifte Faeces und Verschlimmerung am Morgen, ähnlich *China*, aus Rinde [oder Wurzelstock] des Chinabaumes, der, wie man behauptet, vorzugsweise eisenhaltigen Boden benötigt.

Ferrum phosphoricum paßt bei anämischen Menschen mit durchsichtiger Haut, von leukophlegmatischer (= skrofulöser) Konstitution, die zu lokalen Kongestionen und Rektalprolaps neigen. Es schien für unseren Fall ausgezeichnet zu passen.

5 Tage nach der neuen Behandlung: deutliche Minderung der Durchfälle auf 6—8 Abgänge; nach 10 Tagen hörten sie gänzlich auf und erschienen auch nicht mehr wieder; sie wurden zunächst von teigigen, später von wohlgeformten Stühlen abgelöst.

Bei zweifelhaftem Erfolg wären mir notfalls noch 2 Trümpfe in der Hand geblieben:

Podophyllum, dessen Arzneibild in seinen großen Linien diese Art profuser, völlig schmerzloser, übelriechender, ausgesprochen morgendlicher Diarrhoe aufweist, und *Trombidium* (kleine rote Fliegenmilbe) mit den Symptomen: Verschlimmerung nach Essen und Trinken; die Stühle, unmittelbar nach Nahrungsaufnahme und nach dem morgendlichen Aufstehen, sind braun, klar, wässerig und bewirken Tenesmus und Brennen am After; der Patient klagt dabei über lebhaften Schmerz links; nahezu spezifisch bei Ruhrerkrankung.

Da *Ferrum phosphoricum* völlige und anhaltende Heilung brachte, brauchte ich diese Mittel aber nicht mehr ins Feld zu führen.

LE TELLIER (Paris)

Gelsemium

Virginianischer Jasmin. Synonym: **Sempervirens.** In Virginia wildwachsender Strauch aus der Familie der Loganiaceen.
Herstellung der Urtinktur aus der frischen, der Verreibungen aus der getrockneten Wurzel.
Die Pathogenese steht in den „*New Remedies*" von HALE (1867).

Physiologische Wirkung

Gelsemium ist ein starkes Gift; es wirkt lähmend auf das Nervensystem und hat nach den Beobachtungen von Dr. RAUCH große Ähnlichkeit mit *Curare*.

Die Prüfungen mit verschiedenen Dosen an Mensch und Tier haben die Annahme bewiesen, daß *Gelsemium* auf das zerebrospinale Nervensystem, besonders auf die Vorderhörner wirkt. Sein vorherrschendes, allgemeines Symptom ist mithin: Lähmung der motorischen Nerven.

Steigert man die Dosen, so beobachtet man eine Erschlaffung der Sphinkteren; der offenbleibende After läßt den Stuhl entweichen; der Harn fließt unfreiwillig ab. Später wird die Atmung schwierig, als wenn die Muskeln nicht mehr die Kraft hätten, den Brustkorb zu heben. Schließlich setzt das Herz aus, und der Tod tritt ein.

Gelsemium wirkt auf die Vasomotoren; es verursacht eine Hirnkongestion, die zugleich arteriell und venös ist, außerdem Kongestion des Rückenmarks.

Schließlich hat es noch eine gewisse Beziehung zu den Schleimhäuten; dort bewirkt es katarrhalische Entzündungen.

Typ

Der Gelsemium-Typ ist außerordentlich nervös, sensibel und reizbar; entspricht also Frauen, Kindern und jungen Leuten dieser Art. Doch ist es auch das Mittel für den Geschäftsmann mit seinen gefürchteten plötzlichen Zornausbrüchen und für den Künstler, den das Lampenfieber in lähmendem Schrecken hält.

Bei Erwachsenen und bei alten Leuten findet man auch oft einen anderen Typ. Dieser entspricht nicht so sehr der übermäßigen zerebromedullären Erregbarkeit als vielmehr einer zerebralen Kongestion: Das Gesicht ist rot und stumpfsinnig, das Denken schwierig und das Reden verwirrt.

Modalitäten

Verschlimmerung: *Durch Aufregung;* vor einem Gewitter; *durch Abwärtsbewegung;* gegen 9 oder 10 Uhr; durch Sonnenwärme; durch Tabakrauch.

Besserung: In frischer Luft; durch Stimulantien; nach reichlichem Urinabgang.

Leitsymptome

1. Zittern. Gelsemium ist das wichtigste Zittermittel der Materia medica. Häufig ist das Zittern von großer Erschöpfung begleitet.

2. Sehr starke Schwäche, Erschlaffung der Muskeln mit teilweiser oder völliger Lähmung.

3. Geistig ist der Kranke langsam, schwerfällig, stupide und apathisch.

4. Die Verschlimmerung bei Abwärtsbewegung ist für Gelsemium ebenso charakteristisch wie für *Borax*.

5. Der Kranke erwacht plötzlich mit dem Gefühl, „das Herz bliebe stillstehen, wenn er sich nicht bewegte". (*Digitalis* hat die gegenteilige Modalität).

6. Puls langsam, weich und schwach; bei alten Leuten dabei oftmals beträchtliche Hypertonie.

Schmerzen: Heftig, plötzlich, durchschießend, entlang den Nervenbahnen, schlimmer durch Witterungswechsel. Dumpfe Schmerzen tief in den Muskeln.

Stühle: Aufregungsdiarrhoe (*Argentum nitricum, Veratrum album, Opium, Pulsatilla*). Schmerzlose, wässerige, unfreiwillige Stühle.

Regel: Verspätet und spärlich, mit Aphonie während der Regel und mit heftigen, wehenartigen Schmerzen.

Hauptsächliche Indikationen

Lähmungen. Gelsemium ist ein ausgezeichnetes Mittel der verschiedenen partiellen Lähmungen, besonders der postdiphtherischen. Die Lokalisation ist gleichgültig, besonders wenn die peripheren Nerven nicht degeneriert sind.

Gelsemium ist auch das wirksamste Mittel im Höhepunkt einer Kehlkopflähmung.

Amaurose, Diplopie, Strabismus, Ptosis, wenn zugleich mit diesen Augensymptomen schwerfälliges Sprechen und diffuse Rötung des Gesichtes vorhanden sind.

Entzündungen der Netz- und Aderhaut. Retinitis albuminurica während der Schwangerschaft, Chorioretinitis, Choriodits serosa, sogar frische Ablatio retinae (ALLEN und NORTON). Ptosis und Lähmungen der Augenmuskeln.

Spinalkongestion. „Bei dieser Erkrankung habe ich mit Gelsemium so auffällige und anhaltende Erfolge erzielt, daß in meiner Vorstellung Mittel und Erkrankung unzertrennlich geworden sind" (R. HUGHES).

Kongestiver Kopfschmerz. Der Kopfschmerz beginnt im Nacken und setzt sich später oberhalb der Augen fest. Gewöhnlich schlimmer am Morgen, Gesicht rot, Sprache gehemmt, Denken erschwert, Sehfähigkeit getrübt. Dem Kopfschmerz geht häufig Blindheit voraus, die nach Einsetzen des Kopfschmerzes wieder verschwindet.

Schlaflosigkeit infolge nervöser Erregung, Schrecken oder schlechter Nachricht und nach Nikotinmißbrauch.

Migräne, vorher Sehstörungen, bisweilen regelrechte Amaurose; zugleich Depression und Zittern, immer gebessert und abgelöst durch eine reichliche Urinentleerung.

Neuralgien. Ist die Neuralgie einseitig, so ist sie intermittierend und der Facialis in Mitleidenschaft gezogen; der Kranke schneidet alle möglichen Grimassen.

Bei **tuberkulöser Pleurodynie** versagt Gelsemium fast nie (*Bryonia, Ranunculus bulbosus*).

Bei einfacher **Dysmenorrhoe,** wie besonders bei Nachwehen, hat sich nach JOUSSET oft der große Wert von Gelsemium erwiesen.

Bei plötzlichen **hysterischen Krämpfen** mische man 10 Tropfen der Urtinktur in einem halben Glas Wasser und gebe davon ½ stündlich einen Teelöffel; die Krämpfe werden mit Sicherheit behoben (JOUSSET).

Folgen von Schreck, Angst, plötzlicher Aufregung, Onanie.

Nervöse Erkrankungen der Zigarren-Arbeiter.

Bei **katarrhalischer Influenza** ist Gelsemium das Hauptmittel.

Fieber. Das Gelsemium-Fieber ist weniger aktiv als das Aconit-Fieber mit seiner heftigen Unruhe und seinem Durst, ebenfalls weniger aktiv als das Baptisia-Fieber mit seinem Delirium und seiner trockenen Zunge. Bei Gelsemium ist der Zustand mehr torpide, die Zunge feucht belegt, der Puls nicht sehr schnell, sondern mehr voll und weich. Die Hauptsymptome sind Ermattung und Beklemmung, dunkelrotes Gesicht, dumpfe Schmerzen in Kopf, Rücken und Gliedern.

Dosierung

Man gebraucht zumeist die tiefen Dilutionen D 1—3 oder gar die Urtinktur.

Zusammenfassender Überblick

Die Gelsemium-Wirkung konzentriert sich auf das Nervensystem, wo es mehr oder minder starke motorische Lähmungen hervorruft. Lähmungen von Muskelgruppen. Versagen der Koordination. Es bewirkt auch Gehirnkongestion, die sich in Stumpfheit, Schläfrigkeit, Verdummung und Zittern äußert.

Krankengeschichte 44

Grippe

Im Februar 1900 erkrankte ein 12jähriger Junge plötzlich mit allen Anzeichen einer Influenza: Fieber, Zerschlagenheit, Husten, Appetitlosigkeit, Verstopfung und Kopfschmerz.

Nach 14tägiger allopathischer Behandlung waren die Hals- und Magensymptome wesentlich geringer geworden, aber es bestand immer noch ein dumpfer Schmerz im Rücken und ein leichtes Fieber, das jeden Morgen gegen 9 Uhr einsetzte und am Nachmittag wieder verschwand. Während des Fiebers war das Kind niedergeschlagen und selbst zur geringsten Beschäftigung unfähig. Der behandelnde Arzt hatte ihm die verschiedensten Mittel verschrieben: Chinin, Antipyrin, Phenacetin, Kokain usw.; manchmal linderten sie die Beschwerden für einige Augenblicke, doch erschienen die Fieberanfälle am nächsten Morgen um so heftiger. Die Hilflosigkeit der Schulmedizin veranlaßte die Eltern, eine homöopathische Behandlung zu versuchen.

Als ich das Kind sah, hatte es 38° Fieber; es klagte sehr über einen Schmerz im Hinterkopf, der durch Liegen merklich verschlimmert werde.

Ich verordnete sofort *Gelsemium* D 3, 2stündlich 3 Tropfen in einem Eßlöffel Wasser.

Am nächsten Morgen waren das Fieber und die Schmerzen an Dauer und Heftigkeit schon deutlich geringer; am übernächsten Morgen blieb das Fieber aus. Die Gesundheit war bald wiederhergestellt. Das Kind erfreute sich einer ausgezeichneten Gesundheit bis zum Februar 1901, wo es einen neuen Influenzaanfall mit genau den gleichen Symptomen bekam. Ich verordnete abermals *Gelsemium* D 3.

Unter diesem Mittel verschwanden die neuralgischen Schmerzen bereits am dritten Tage vollständig. Der Husten und die Heiserkeit, die noch anhielten, wichen rasch unter *Belladonna, Mercurius solubilis* und *Hepar sulfuris*.

LAMBRECHTS

Glonoin

Trinitrin oder **Nitroglyzerin.**

Die ersten Potenzen müssen als alkoholische Dilutionen hergestellt werden; die niedrigste Verdünnung, die der Apotheker herstellen und der Arzt verschreiben darf, ist die 1. Centesimale. Das ist die offizinelle Lösung der amtlichen französischen Pharmakopoe. Die zweite und die folgenden Centesimalen werden in gewohnter Weise aus der ersten hergestellt. Selbstverständlich bereitet man wegen der Explosionsgefahr die erste Verdünnung niemals als Verreibung.

KONSTANTIN HERING, einer der großen Könner unserer Schule, prüfte als erster 1848 das Nitroglyzerin und gab ihm den damals gebräuchlichen Namen „Glonoin".

Physiologische Wirkung

Die Beschreibung der physiologischen Wirkungen des Glonoin entnehme ich den „Consultations médicales" von HUCHARD aus seiner *„Thérapeutique clinique"*, p. 453.

a) *Wirkung auf das Nervensystem:* Bei einer Gabengröße von 3—10 Tropfen der 1. Centesimale erscheinen nach 4—5 Minuten folgende Symptome: mehr oder weniger heftiger Kopfschmerz, Völlegefühl im Schädel, eine gewisse Verwirrung oder Trägheit der Gedanken, Amblyopie, Schwindel und Ohrensausen.

b) *Wirkung auf das Zirkulationssystem:* Das Gesicht ist kongestioniert, rötet sich und schwillt dann dunkelrot an. Der Herzschlag wird stärker und schneller; Carotiden und Temporales pulsieren heftig; der Radialpuls ist beschleunigt und ausgeprägt dikrot; der Blutdruck dagegen ist beträchtlich vermindert. Manchmal beobachtet man auch eine Sekretionssteigerung: die Haut, besonders das Gesicht, ist schweißbedeckt, die Diurese häufig vermehrt; nur sehr selten treten Übelkeit, Erbrechen oder Durchfall auf.

c) Die *Atmungsorgane* werden nur ausnahmsweise befallen. Nur in manchen Fällen wurde Beschleunigung der Atembewegung festgestellt. Genau das gleiche haben unsere Prüfer beobachtet; sie bestätigen die Angaben von HUCHARD und erweitern dieselben noch durch folgende Symptome:

Er fällt zu Boden, dabei Bewußtseinsverlust, Zuckungen und Schaum vor dem Munde, vorher abwechselnd Herzklopfen und Kongestion des Kopfes. Ist das nicht das Bild eines Sonnenstichs?

Schwindel mit Übelkeit, Kongestion, Kopfschmerz und Völle des Kopfes beim Kommen der Menstruation. Kongestion mit Klopfen an den Schläfen; Gefühl, als wäre der Kopf ungeheuer groß und geschwollen; Gefühl, als wolle der Kopf zerspringen; wellenartiges Schaukelgefühl im Kopf. Heftiges Herzklopfen; deutliches Pulsieren an der ganzen Körperoberfläche; der Puls ist bis in die Fingerspitzen fühlbar.

Modalitäten

Verschlimmerung: *In der Sonne*; beim Bücken; beim Liegen.
Besserung: Im Freien; wenn man den Kopf zwischen den Händen zusammenpreßt; wenn man ihn gerade hält.

Leitsymptome

1. Kann nichts auf dem Kopf vertragen; er trägt keinen Hut, läßt sich die Haare schneiden.
2. Hält den Kopf steif und gerade; geht mit kleinen Schritten, denn die geringste Erschütterung steigert seine Beschwerden entsetzlich.
3. Gefühl, als würde der Kopf größer und fülle sich dabei; als schaukle das Gehirn auf Wellen, die mit dem Pulsschlag synchron sind; als wären die Augen zu groß für die Augenhöhlen.
4. Brennen zwischen den beiden Schultern.
5. Verliert seinen Weg in wohlbekannten Straßen, die ihm fremd vorkommen.
6. Pulsierende Schmerzen und Gefühl von Pulsieren am ganzen Körper.

Hauptsächliche Indikationen

Glonoin paßt für **die meisten aktiven Störungen der Gehirnzirkulation** ohne die Neigung von *Belladonna* zu Entzündungen der Nervensubstanz. Bei Glonoin ist das Gehirn nur deswegen gereizt, weil die Zirkulation gesteigert ist. Es kann mithin angezeigt sein bei jeder Hyperämie infolge von zu großer Hitze oder zu großer Kälte; auf Grund mechanischer Ursachen; infolge von Unterdrückung der Regel, anderer Blutungen oder Ausscheidungen; infolge großer Aufregung.
Sonnenstich (zerebrale Hyperämie infolge übermäßiger Hitze) hat in Glonoin sein spezifisches Heilmittel.
Schwindel infolge einer Störung in der Gehirnzirkulation.
Zerebrale Störungen und heftige Hirnkongestion bei plethorischen Frauen *nach einer plötzlichen Unterdrückung der Regel*.
Beschwerden der Menopause. Es handelt sich nicht wie bei *Lachesis* oder *Amylnitrit* um die gewöhnlichen klimakterischen Hitzewallungen zum Gesicht, sondern Glonoin paßt nur und ist dann besonders wertvoll, wenn die Wallungen den ganzen Kopf betreffen.
Kongestive Zustände des Gehirns *während der Schwangerschaft*.
Kopfschmerzen. Sie werden verstärkt durch Erschütterungen des Kopfes oder durch Bewegungen des Körpers und gelindert durch äußeren Druck; da-

bei ist dem Kranken eine Bedeckung des Kopfes unerträglich. Blutandrang zum Gehirn als Vorbote einer *drohenden Apoplexie*.

Konvulsionen der Kinder infolge von Gehirnkongestion, besonders im Anfangsstadium der Meningitis.

Herzklopfen, vor allem nervöser Art nach heftigen Aufregungen.

Angina pectoris.

Gesichtsneuralgien.

Dosierung

Glonoin hat sich in allen Potenzen von der 3. Dezimale bis zur 12. Centesimale bewährt. Man hat früher auch die 1. und 2. Dezimale verwendet, doch bringen diese leicht Erstverschlimmerungen mit sich.

Zusammenfassender Überblick

Glonoin ist das führende Mittel bei jeglicher Hirnkongestion. Sein großes Charakteristikum ist: Blutandrang zum Kopf und zum Herzen. Es wirkt zudem ausgezeichnet bei zerebralen Zirkulationsstörungen, wie sie manchmal bei menstruellen Störungen, besonders beim Ausbleiben der Regel, auftreten.

Gefühl von Pulsieren am ganzen Körper. Pulsierende Schmerzen.

Krankengeschichte 45

Herzklopfen

Der 49jährige Herr H. hat den ganzen ersten Weltkrieg mitgemacht. Seit einigen Monaten kommt er bei der geringsten Steigung außer Atem; dabei Anfälle von Herzklopfen, die bisweilen mehrere Stunden dauern.

Im September 1926 kommt er dieser Anfälle wegen in meine Sprechstunde. Ich stelle fest: hochrotes, geschwollenes Gesicht, Leber vergrößert, druckempfindlich, besonders in der Gallenblasengegend, belegte Zunge, kein Eiweiß im Urin. Ich verordne Bettruhe, Milchdiät und Gallenmittel. Gegen das Herzklopfen gebe ich 3mal in der Woche Digitalin, ohne die geringste Besserung. Nach der Aussage meines Patienten ist das Herzklopfen von Klopfen im Kopf begleitet.

Zu der Zeit nun las ich gerade das kleine Buch von Dr. CHARETTE: „Qu'est-ce que l'Homoeopathie?", und ich bemerkte eine gewisse Ähnlichkeit zwischen meinem Fall und dem von Dr. CHARETTE auf Seite 11 angeführten. Das war eine gute Gelegenheit, mir über den Wert der Homöopathie Klarheit zu verschaffen. Ich tat also meinem Patienten einen Tropfen der 1. Centesimale Trinitrin in eine Kaffeetasse klaren Wassers und ließ es ihn folgendermaßen einnehmen: einen Teelöffel voll zunächst jede Viertelstunde, später alle halbe Stunde, schließlich stündlich, je nach dem Fortschritt der Besserung.

Der Anfall dauerte nur halb so lange wie sonst, und der Kranke blieb noch 3 Tage danach ohne Herzklopfen. Am 4. Tage wurde ein Anfall gleich bei Beginn rasch erstickt; mein Patient nahm die Trinitrinlösung weiter und hat niemals mehr Herzklopfen bekommen. Inzwischen hat er eine neue Leberschwellung mit Ödemen der Beine, des Skrotums und des Gliedes (kein Eiweiß im Urin) gehabt, jedoch ohne Herzklopfen.

Dieser Erfolg machte mir Mut. Ich ging ganz nach Dr. CHARETTE vor und erzielte sehr schöne Heilungen, z. B. mit *Croton tiglium* bei einem sehr juckenden Ekzem, das schon 27 Jahre lang bestand, und mit *Dulcamara* bei einem anderen Ekzem. Außerdem konnte ich einen Schnupfen glatt kupieren mit *0,01 g Jodkali* in 300 g Wasser, teelöffelweise. Mein Patient, für den jeder Schnupfen wegen seiner Heftigkeit, Häufigkeit und langen Dauer eine regelrechte Krankheit bedeutete, war sehr zufrieden mit mir.

Le Coz (Saint-Sauveur-Lendelin)

Graphites

Schreibblei oder **Reißblei,** durch Eisen [sowie Kieselsäure, Kalk und Mangan] verunreinigter Kohlenstoff.

Die 3 ersten Potenzen werden durch Verreibung aus Graphit hergestellt, der zur Entfernung sämtlicher erdiger Teile einer besonderen Vorbehandlung unterworfen wurde.

Der völlig reine Graphit ist eine mineralische Kohle, die etwa 10% Eisen enthält; das Mischungsverhältnis ist nicht absolut konstant.

Graphit ist durch Dr. Weinhold in die Therapie eingeführt worden, der 1812 eine Broschüre mit dem Titel: „*Der Graphit als Heilmittel gegen Flechten*" veröffentlicht hat. Nach ihm hat Hahnemann Graphites durchgeprüft; die Pathogenese des Mittels steht in seinem Buch „*Chronische Krankheiten*".

Physiologische Wirkung

Graphit ist ein Haut-, Venen- und Lymphgefäßmittel! — Das ist kurz zusammengefaßt der Inhalt der Graphitstudie in der *Materia medica* von Espanet.

Nach der Meinung dieses Autors äußert sich die Graphit-Wirkung zum größten Teil an der Haut, die fast alle Variationen von Hautausschlägen aufweist, von Erythemen bis zu Rhagaden und Exkoriationen, von serös gefüllten Bläschen und Eiterpusteln bis zu krustigen und fressenden Flechten. In allen diesen Fällen von Hautveränderungen findet sich als charakteristisches Symptom der Graphit-Wirkung „Nässen".

Die venöse Wirkung äußert sich besonders in Zirkulationsstauung und Stockung im Pfortadersystem. Das hat eine intestinale Reizung zur Folge, die die Ursache der chronischen Verstopfung sein soll. Diese Verstopfung kontrastiert mit den schleimigen Absonderungen, die überall in geringem Grade auftreten, besonders im Darme selbst mit Bildung von Schleim und falschen Membranen.

Die Pfortaderstauung hat bei der Frau zur Zeit der Regel zahlreiche Beschwerden zur Folge.

Die Wirkung auf das Lymphgefäßsystem ruft zahlreiche skrofulöse Symptome hervor, für die Graphit ein ausgezeichnetes Heilmittel ist.

Typ

Der Graphit-Typ ist blaß, fettleibig, verstopft, fröstelnd und gewöhnlich traurig. Er leidet an nässenden Hautausschlägen. Bei der Frau sind die Menses verzögert und spärlich. Der Gemütszustand zeigt äußerste Empfänglichkeit für alle Eindrücke, Ängstlichkeit, Traurigkeit und Besorgnis, Zerstreutheit beim Sprechen und Schreiben. — Man beachte, daß die Fettleibigkeit von Graphit nicht in festem und gesundem Fleisch besteht, sondern ein lockeres Fettgewebe darstellt (wie bei *Calcarea carbonica*), die Folge unvollkommener Nutrition. Die Graphit-Kranken frieren ständig, äußerlich oder von innen heraus, infolge schlechter Oxydation des Blutes.

Modalitäten

Verschlimmerung: Während und nach der Menstruation; durch verzögertes Eintreten der Regel.
Besserung: Durch warmes Einhüllen.
Vorherrschende Angriffsseite: Links.

Leitsymptome

1. Neigung zu Fettleibigkeit.
2. Empfindlichkeit gegen Kälte.
3. Nässen. „Alles näßt bei Graphit, die Haut und der Darm." Die Hautausschläge lassen eine zähe, honigartige Flüssigkeit aussickern. Das gleiche findet man hinter den Ohren, an den Lidern, an den Genitalorganen, auf dem Kopf und im Gesicht.
4. Fissuren in den Mundwinkeln, an den Brustwarzen, an den Fingerspitzen, an den Zehen, am Anus.
5. Verdickte, rissige Nägel, eingewachsen oder mißbildet.
6. Gefühl eines Spinngewebes auf der Stirn.
7. Sommersprossen, die mit dem Grad der Verstopfung zunehmen.
8. Kältegefühl am Herzen (*Natrium muriaticum, Petroleum*).
9. Hört besser im rollenden Fahrzeug, weil durch die Erschütterung die Gehörknöchelchen in stärkere Schwingung geraten.

Schmerzen: Recht zahlreich und von verschiedener Natur: ausstrahlende Schmerzen; hierhin und dorthin ziehende Schmerzen, hinterher bleibt die befallene Stelle schmerzhaft gegen Berührung; Schmerzen im Periost, besonders im Augenblick des Einschlafens.
Stühle: Hartnäckige *Verstopfung:* umfangreiche, verhärtete, knotige Stühle mit Schleimstreifen. Kein Stuhldrang. — *Diarrhoe* mit glasigem, eiweißartigem Schleim. Braune, flüssige, sehr stinkende Stühle mit unverdauten Speiseresten. Häufig verursacht durch Unterdrückung eines Hautausschlages.
Regel: Sehr selten; verspätet nach Durchnässung der Füße. Profuse, ätzende Leukorrhoe; reichlich und stoßweise fließend.

Hauptsächliche Indikationen

Verstopfung. „Wo langwierige Leibverstopfung und gewöhnlich über den richtigen Termin, mehrere Tage zögerndes Monatliche beschwerlich zu seyn pflegt", schreibt HAHNEMANN, „da ist der Graphit oft unersetzlich." Knotige, reichliche Stühle, mit Schleimfäden verbunden, werden unter großen Anstrengungen ausgestoßen. Es ist auch das erste Mittel bei „Mukorrhoe".

Diarrhoe. „Oftmals habe ich mit *Graphit* diarrhöische, glasig-schleimige Stühle kupiert", sagt CARTIER. „Dazu bedarf es, daß die Schmerzen verschwunden, die akuten Erscheinungen gebessert sind und daß die Affektion chronisch zu werden droht."

Haut. Nässende, krustige Ausschläge in der Umgebung der natürlichen Körperöffnungen, hinter den Ohren, in den Falten der Gliedbeugen. Unter den Krusten sickert beim Kratzen eine gelbe Flüssigkeit, zäh wie Honig, hervor. Ekzem schlimmer bei Wärme; Jucken schlimmer nachts, in der Bettwärme. HUGHES sagt, es passe vollkommen für die kranken Zustände der Haut, die mit Rhagaden, Exkoriationen und Geschwüren endigen.

Rezidivierendes Erysipel.

Skrofulose. Schwellung der Lymphdrüsen des Halses, der Achselhöhle, der Leiste und des Mesenteriums. Es wirkt ähnlich wie *Calcarea carbonica*, *Sulfur* und *Silicea* bei der Skrofulose, besonders der Kinder. Bei der skrofulösen Ophthalmie ist es *Calcarea sulfurica*, *Sulfur* oder *Arsen* überlegen. Sein charakteristisches Symptom bei Blepharitis ist die Verstärkung der Entzündung in den Augenwinkeln, welche rissig und blutig sind.

Dyspepsie. Bradypepsie des Magens und Dünndarmes, wobei es häufig Erfolg bringt: eine Gabe Graphit eine Stunde nach der Mahlzeit; gleichzeitig zur Erhöhung der Wirkung eine Gabe *Nux vomica* vor der Mahlzeit. Übrigens liegt auch die chlorotische Dyspepsie durchaus im Wirkungsbereich des Graphits, ebenso wie zahlreiche andere Symptome dieser Erkrankung.

Amenorrhoe der Chlorotischen. Wenn die Menses verzögert, von blasser Farbe oder unterdrückt sind, unter heftigen Koliken auftreten und wenn eine sehr wässerige Leukorrhoe mit Spannung des Abdomens besteht.

Hydrozele. So erstaunlich es auch scheinen mag: *Graphit* hat mehrere Male Hydrozele geheilt; ich selbst kenne unbestreitbare Fälle. Es ist übrigens nicht das einzige Mittel bei dieser Krankheit; *Selenium* und andere haben ebenfalls Heilungen bewirkt, doch immer nur dann, wenn die charakteristischen Symptome des angewandten Mittels vorhanden waren.

Kopfschmerz beim Erwachen, besonders einseitig rechts.

Wundnarben. Graphit ist ein erstaunliches Heilmittel für entzündliche Zustände im Bereich des Narbengewebes. Daher rührt auch seine Anwendung bei toxischen Gastritiden und Ulzerationen des Ösophagus. [Ferner Keloide.]

Zona. Nach den Angaben von SCHMITZ (Antwerpen) soll Graphit bei den neuritischen Schmerzen der Gürtelrose hilfreich sein.

Dosierung

Die gewöhnlich angewandten Dosen bewegen sich zwischen der 6. bis zur 30. Centesimale; doch ist auch die 200. oft sehr wirksam.

Zusammenfassender Überblick

Man muß an Graphit denken bei allen nässenden Hautaffektionen, besonders wenn sie bei bleichen, dickleibigen, verstopften und fröstelnden Menschen auftreten. Man ziehe es auch in Betracht bei den Erscheinungen der Skrofulose, ferner bei Verstopfung und Mukorrhoe. Bei der Frau sind die Menses verspätet und spärlich. Gemütssymptome: Ängstlichkeit, Traurigkeit und Besorgnis.

Krankengeschichte 46

Verstopfung

Ein namhafter allopathischer Kollege aus Toulouse klagte mir, seine 24jährige Tochter sei trotz sonstigen Wohlbefindens schon als Mädchen wie auch später als Frau ständig verstopft; bisweilen könne sie 10—12 Tage warten, ohne einmal zu Stuhl zu gehen; ja, sie habe nicht einmal das Bedürfnis dazu! Sie stehe am Anfang ihrer zweiten Schwangerschaft und werde bis zu ihrer Niederkunft bei ihm bleiben, da das erste Wochenbett, vermutlich infolge dieser außergewöhnlich hartnäckigen Verstopfung, Komplikationen mit sich brachte.

„Hat die Homöopathie irgendetwas gegen eine so schwere Obstipation?", fragt er mich. „Wir haben erfolglos alle erdenklichen Laxantien und Einläufe angewandt; und selbstverständlich habe ich sie dazu angehalten, immer zur bestimmten Zeit zum Klosett zu gehen. Ich habe gehört, daß Ihre Schule *Nux vomica* gegen Verstopfung gebraucht. Raten Sie dazu?"

„Aber nein, lieber Herr Kollege! Von *Nux vomica* sieht man nur dann Erfolg, wenn die Verstopfung mit häufigem, erfolglosem Stuhldrang einhergeht, wie z. B. bei Hämorrhoidariern. Das ist bei Ihrer Tochter nicht der Fall. Überdies könnte man auch an *Lycopodium*, *Opium*, *Hydrastis* u. a. denken. Das Beste wäre, ich sehe Ihre Tochter, ehe ich etwas verordne."

Bei ihrer Vorstellung sehe ich eine dünne, eher groß zu nennende, recht hübsche, ein wenig bleiche, brünette junge Frau: einige Sommersprossen im Gesicht. Der Vater sagt mir, sie habe immer Sommersprossen, auch ohne Schwangerschaft; sie wären *umso zahlreicher, je mehr sie verstopft sei.*

Dieses letztere Symptom erscheint mir für die Mittelwahl so wichtig, daß ich ohne Zaudern *Graphit* als das von vornherein indizierte Mittel angebe. Es bleibt mir nur noch übrig, nachzuprüfen, ob meine Wahl auch sonst gerechtfertigt ist. Ich erfahre nun, daß diese junge Frau, ohne eigentlich nervös zu sein, *übermäßig empfindlich gegen Eindrücke aller Art ist*. Sie klagt ferner über *Zerstreutheit beim Sprechen und Schreiben*; über *unmäßigen Hunger*; *ihre Menses sind immer spärlich gewesen, sehr spärlich*; *immer unausgeschlafen, kann sie morgens nicht aus dem Bett*, man muß sie förmlich herausziehen; *ihr Leib ist gebläht und aufgetrieben* usw.

Mühelos erkenne ich die Hauptzüge von Graphit wieder, der mir schon durch die Sommersprossen indiziert zu sein schien.

Verordnung: Keine Abführmittel, keine Klystiere mehr. Täglich 6 Globuli *Graphit C 12*, in ein wenig Wasser, die eine Hälfte morgens, die andere abends zu nehmen. Nach 6 Tagen berichtet sie mir das wunderbare Resultat: Vom ersten Tage an hat sie jeden Tag Stuhl gehabt, gewöhnlich gegen Abend um $1/_2 9$ Uhr. Jetzt gebe ich *Graphit C 30* in gleicher Weise. „Ihre letzte Medizin ist noch viel wirksamer", berichtet sie mir. Darauf lasse ich das Mittel nur 2mal wöchentlich nehmen. Seit 14 Tagen nimmt sie nun nichts mehr ein. Verstopfung und Aufgetriebenheit sind verschwunden; ihr Schlaf ist weniger schwer; man sieht kaum noch 3 oder 4 abgeblaßte Sommersprossen, was ihr besondere Freude macht.

J. Favre

Kommentar: Die Wahl von Graphit war in diesem Falle nicht so leicht. Zunächst war der äußere Habitus dieser Kranken dem Graphit-Typ gerade entgegengesetzt. Verstopfung ohne Drang haben viele Mittel; ebenso: spärliche und seltene Regel und die anderen angegebenen

Symptome. Aber alle zusammen trifft man sie nur bei einem Mittel an, nämlich bei *Graphit;* er also war das Simillimum. Was Dr. FAVRE zur Wahl dieses Mittels führte, war ein kleines Symptom, das jedem Allopathen ganz belanglos erschienen wäre: „Je mehr die Kranke verstopft ist, um so stärker sind die Sommersprossen!"

Im Anschluß an diese Krankengeschichte sei auf drei Möglichkeiten des Typenbildes hingewiesen:

1. Die Krankheit bietet keine charakteristischen Symptome, doch ist der Kranke von so ausgeprägtem Typ, daß dies genügt, um das Heilmittel zu indizieren (vgl. Krankengeschichte von LATHOUD bei *Pulsatilla*).

2. Das Gegenteil ist der Fall (wie in der vorliegenden Krankengeschichte): Charakteristische Symptome indizieren ein Heilmittel, dem der Kranke als Typ keineswegs entspricht. Geben Sie das Heilmittel nach den Symptomen und kümmern Sie sich nicht um den Typ!

3. Die Krankheit hat sehr ausgesprochene Symptome, die auf ein bestimmtes Heilmittel deuten, aber der Habitus des Kranken indiziert ebenso ausgeprägt ein anderes. Dann geben Sie gleichzeitig das symptomatisch angezeigte zusammen mit dem durch den Typ indizierten Mittel; dieses letztere in hoher Potenz (vgl. den Fall von CLAUDE, berichtet von PARENTEAU bei *Calcarea carbonica*).

Hamamelis virginica

Virginische Zaubernuß. Winterblüher. Strauch aus der Familie der Saxifragen, wächst in Mengen in fast allen Gegenden der Vereinigten Staaten.

Tinktur und Verreibungen werden aus der Rinde der Wurzeln und der jungen Zweige hergestellt.

Die Pathogenese von Hamamelis findet sich in der zweiten Ausgabe der *„New Remedies"* von HALE.

Physiologische Wirkung

Hamamelis hat bei den Prüfern hervorgerufen: verschiedenartige *Hämorrhagien;* Kopfschmerz, gelindert durch Nasenbluten (*Melilotus*); Kongestion des Gaumensegels, des Pharynx und der Mandeln; schmerzhafte, voluminöse, blutende Hämorrhoiden; uterine Blutungen.

Eine Frau, die bei der Prüfung dreimal täglich die 3. Centesimale einnahm, bekam eine so starke Blutung in der Mitte zwischen zwei Regeln, daß sie innerhalb 24 Stunden fast ein Viertel ihres Blutes verlor; dann hörte die Blutung spontan auf.

Ein Prüfer (Dr. BURT) bekam so heftige Hodenschmerzen, daß er mit der weiteren Prüfung aussetzen mußte; die Schmerzen zogen von der Leistengegend längs des Samenstranges in die Testes hinunter.

Der usus in morbis hat wie bei allen Heilmitteln auch die Hamamelis-Indikationen präzisiert; so hat man es auf Grund der BURTschen Prüfung mit vollem Erfolg auch bei Ovarialneuralgien angewendet.

Modalitäten

Verschlimmerung: Durch Wärme und feuchte Witterung.

Leitsymptome

1. Schmerzhaftes Gefühl von Zerschlagenheit in den befallenen Partien, als wenn man sich gequetscht hätte.
2. Die Venen sind voll, erweitert und gegen Berührung empfindlich.
3. Die Regeln sind dunkel und profus mit Schmerzen im Abdomen. Metrorrhagie zwischen zwei Regelblutungen [„Zwischenblutungen"].

Hauptsächliche Indikationen

Venenblutungen. Das Blut rinnt gleichmäßig-ruhig, ohne Druck heraus (passive Blutung). Hamamelis „paßt besser in den Fällen, bei denen die Ursache der Blutung in dem krankhaften Zustand der Gefäßwand, nicht aber im Zustand des Blutes selbst zu suchen ist" (R. HUGHES).

Phlebitis. Hierbei gleicht Hamamelis in seiner guten Wirksamkeit *Pulsatilla*, was die Wahl erschwert.

Bei **Varizen** ist Hamamelis das Hauptmittel. „Es ist eine wahre Freude zu sehen, wie rasch der Schmerz in den Krampfadern der Beine unter C 1 oder C 2 gelindert wird und wie rasch die äußere Anwendung von Hamamelis-Tinktur (Kompressen) die dilatierten Gefäße wieder zusammenzieht" (JOUSSET). In den Heilbereich von Hamamelis gehört auch jener variköse Zustand der Schlundvenen, den man bei Gichtikern häufig antrifft; die pharyngealen Schleimhäute sehen bläulich aus, das Schlucken bereitet Mühe, es wird ein blutiger Schleim abgesondert.

Blutende Hämorrhoiden. „Das Charakteristikum von Hamamelis ist die Brüchigkeit der venösen Gefäße, die bei den Stuhlentleerungen oder sogar spontan reißen." Wenn dieses charakteristische Symptom nicht vorliegt, gibt man Hamamelis zu Unrecht und mit wenig oder gar keinem Erfolg. Hamamelis ist ein wunderbares Mittel bei reichlichen Hämorrhoidalblutungen, die infolge ihrer Häufigkeit besonders bei Männern einen schwer anämischen Zustand zur Folge haben können. Bei diesen Blutverlusten gebe man etwa 10 Tropfen der D 1 oder C 1.

Quetschungen. Dabei wird Hamamelis von manchen Homöopathen der Arnica vorgezogen. Man verwendet es dann meist als Kompresse.

Orchitis und Entzündung der Samenstrangvenen. *Hodenneuralgie, Epididymitis gonorrhoica*, wenn Schmerz und Schwellung sehr stark sind.

Ovarialneuralgie, Oophoritis, Dysmenorrhoe bei Frauen mit sehr starken Regeln.

Dosierung

Zumeist werden die Urtinktur und die tiefen Dilutionen von der 1. Dezimale bis zur 3. Centesimale gebraucht.

Zusammenfassender Überblick

Man hat Hamamelis das „Aconit der Venen" genannt. Venöse Kongestion und Hämorrhagie meist passiver Art, das sind die Wesensmerkmale des Hamamelisbildes. Es ist das wichtigste Venenmittel und bewährt bei der gonorrhöischen Epididymitis.

Krankengeschichte 47
Schwere, anhaltende Hämorrhoidalblutung

Am 19. Oktober 1901 wurde ich in der Sprechstunde wegen eines recht seltenen Falles von Hämorrhoidalblutungen konsultiert. Es handelte sich um einen 35jährigen Mann, der seit 10 Jahren an Hämorrhoiden litt; Blutungen treten aber erst seit etwa 1½ Jahren auf, und zwar bei jedem Stuhlgang, d. h. zweimal täglich; jedesmal verliert der Kranke reichliche Mengen von Blut. Bei dieser Konsultation zeigte er bereits Anzeichen einer hämorrhagischen Kachexie: blassen Teint, gedunsenes Gesicht, rasch auftretende Atemnot, zunehmende Schwäche trotz guten Appetits.

Die allopathische Behandlung hat fast nur in Salbenanwendung bestanden und ist fast völlig wirkungslos geblieben; bei dem heruntergekommenen Zustand des Kranken erschien ein möglichst baldiger chirurgischer Eingriff dringend nötig.

Am 28. Oktober verordne ich *Hamamelis*, Urtinktur, 3 Tropfen in 200 g Wasser, davon täglich 2 Löffel voll. Am 2. November berichtet der Patient, er habe sich während der ersten Tage besser gefühlt, und die Blutung sei geringer gewesen. Seitdem er aber keine Arznei mehr gehabt habe, seien die Hämorrhagien in alter Heftigkeit wiedergekommen.

Ich verordne daraufhin *Hamamelis*, 20 Tropfen der Urtinktur, in gleicher Weise einzunehmen.

Am 22. November fühlt sich der Kranke besser; die Blutungen sind viel geringer; die Kräfte kehren wieder. Ich lasse Hamamelis wie bisher weiternehmen und dazu noch *Nux vomica C 12*, 3 Körnchen allabendlich.

Am 30. November gibt er an, die Besserung habe bis in die letzten Tage angehalten; dann seien erneut zwei starke Blutungen eingetreten, so daß er wiederum ganz elend sei. Ich steigere die Dosis und verordne 30 Tropfen Hamamelistinktur (in gleicher Weise einzunehmen wie früher).

Am 11. Dezember ist die Blutung so schlimm wie in den ersten Zeiten; der Kranke ist sehr schwach und mutlos. Ich selbst finde die Lage ernst; wir verabreden ein Konsilium mit einem Chirurgen; da dieser nicht sofort kommen kann, entschließe ich mich zu einem Versuch mit einer Hamamelispotenz und gebe am 15. Dezember *Hamamelis C 3*, 2 Tropfen in 200 g Wasser, davon täglich 2 Löffel voll.

Am 24. Dezember ist die Besserung so bedeutend, daß kaum noch einige Tropfen Blut im Stuhl sind. Ich lasse das Mittel weiternehmen.

Am 8. Januar ist der Kranke 14 Tage nicht mehr bei mir gewesen, obgleich die Arznei seit 8 Tagen aufgebraucht ist; dennoch hält die Besserung an. Der Kranke verliert von Tag zu Tag weniger Blut. Ich gebe ihm *Hamamelis C 12*, 6 Körnchen in 200 g Wasser. Am 21. Januar hat mein Patient gar kein Blut mehr im Stuhl; seine Kräfte kehren wieder. Er erklärt sich für gesund, und ich entlasse ihn aus der Behandlung.

PIERRE JOUSSET

Kommentar. Diese Krankengeschichte beweist deutlich das, was ich in der Einführung zu diesem Buch sagte: *„Nur die Erfahrung am Krankenbett bestimmt die Dosengröße unserer Medikamente!"* — Seien Sie überzeugt: Die Homöopathen greifen zu den Infinitesimaldosen nicht infolge einer geistigen Verirrung oder um anderen Grund zum Spotten zu liefern; sie tun es ganz einfach und allein deswegen, weil die Erfahrung ihnen — wie im vorliegenden Fall — gezeigt hat, daß diese Infinitesimaldosen häufig wirksamer sind als die wägbaren Dosen, vorausgesetzt, daß das Ähnlichkeitsgesetz beachtet wurde.

Prägen Sie sich die Regel ein: Wenn das Heilmittel durch das Similegesetz deutlich indiziert ist und trotzdem nicht wirkt, so prüfen Sie die Skala der Dosengrößen durch; meist stoßen Sie dann auf die wirksame Heildosis.

Und nun glauben Sie bitte nicht, daß *Hamamelis alle Fälle von Hämorrhoidenblutungen heilt!* Jousset selbst zitiert Fälle, bei denen Hamamelis keinen Erfolg brachte und *Secale cornutum* oder *Millefolium* die Heilmittel waren. Es heißt also immer und immer wieder, das *Simillimum* zu suchen.

Helleborus niger

Schwarze Nieswurz, Christrose. Aus der Familie der Ranunculaceen. Wächst in gewissen rauhen, bergigen Gegenden Europas; wird auch in Gärten angepflanzt.

Die Tinktur wird aus der frischen Wurzel bereitet.

Die Pathogenese von Helleborus findet sich in Hahnemann *"Reine Arzneimittellehre"*.

Physiologische Wirkung

Die Wirkung kann folgendermaßen zusammengefaßt werden: Helleborus verursacht Stupor und Erschlaffung aller Funktionen, lähmt das Herz und heilt Hydropsie. Achtzig Jahre später sind Hahnemanns Beobachtungen von Nothnagel und Rossbach bestätigt worden. Orfila und die meisten Autoren betrachten die Nieswurz nur als ein drastisches Abführmittel; dieser Ansicht widersprechen Pécholier und Rédier.

Helleborus ruft eine sehr charakteristische, gewöhnlich morgens beginnende Fieberbewegung hervor.

Hahnemann gibt ausdrückliche Ödemsymptome an: plötzliches Ödem an verschiedenen Stellen; Schwere in den geschwollenen Körperteilen.

Helleborus bewirkt in allen Dosen *Durchfälle*; die Stühle sind weiß und gelatineartig wie Froschlaich; sie werden von Koliken begleitet. Auch beobachtet man starkes Aufgetriebensein und Kollern im Bauch.

Die *diuretische Wirkung* ist ganz ausgesprochen: „Sehr reichliche Ausscheidung wässerigen Urins, der manchmal unfreiwillig abgeht". Hahnemann gibt noch häufigen, zwingenden Harndrang und manchmal spärliche Urinausscheidung an.

Modalitäten

Verschlimmerung: Von 4—8 Uhr abends (*Lycopodium*); durch Aufdecken.

Leitsymptome

1. Leere, ausdruckslose [stuporöse bis idiotische], weitaufgerissene Augen, die gegen Licht unempfindlich sind.
2. Die Stirn ist gerunzelt und mit kaltem Schweiß bedeckt.
3. Automatische Bewegung eines Armes oder eines Beines.
4. Cri encéphalique.
5. Spärliche bis völlig aussetzende Urinausscheidung oder das Gegenteil.

Hauptsächliche Indikationen

Typhöse oder meningitische Zustände. Der Kopf rollt von einer Seite auf die andere mit cris hydrencéphaliques; stark ausgeprägter Stupor oder soporöse Somnolenz; gieriger Durst auf Wasser; die gerunzelte Stirn ist mit kaltem Schweiß bedeckt; fortwährende Kaubewegungen; dilatierte Pupillen. Man weiß oft nicht, ob er sieht, hört oder überhaupt noch über einen Sinn verfügt. Beständige Bewegung eines Armes oder eines Beines, während die Glieder der anderen Seite wie gelähmt daliegen; spärliche oder völlig fehlende Harnabsonderung, häufig mit kaffeesatzähnlichem Sediment.

Geistige Zerrüttung und Wahnsinn. Helleborus paßt bei dem von HAHNEMANN beschriebenen Stupor und bei manischen Zuständen.

Was HAHNEMANN über den von Helleborus hervorgerufenen Zustand [„erste Hauptwirkung"] schreibt, sei im folgenden kurz wiedergegeben: „Stupor, Abstumpfung des inneren Gefühls (sensorium commune) — wo man bei gutem Gesicht nur unvollkommen sieht und das Gesehene nicht achtet, bei guten Gehörwerkzeugen nichts deutlich hört oder vernimmt, bei richtigem Geschmackwerkzeuge an nichts Geschmack findet, immer oder oft gedankenlos ist, sich des Vergangenen oder kurz vorher Begegneten wenig oder nicht erinnert, an nichts Freude hat, nur leicht schlummert, ohne fest und erquickend zu schlafen, arbeiten will, ohne Aufmerksamkeit oder Kräfte dazu zu haben."

Tiefe Melancholie mit Angst und Verzweiflung.

Intermittierendes Fieber. Es beginnt gewöhnlich am Morgen mit Kältegefühl, das sich bis zu Schüttelfrost steigern kann; dabei kein Durst. Dann setzt eine am Körper und im Gesicht heftige Hitze ein; letzteres ist gerötet; an den Extremitäten hält die Kälte an. Manchmal wechseln Frostschauer und Hitze miteinander ab. Der ganze Anfall endet mit einem mehr oder weniger reichlichen Schweißausbruch. Während des Fiebers Stupor, Müdigkeit in den Beinen und Steifheit in den Kniekehlen.

Renalbedingte Hydropsie, besonders bei Scharlachanasarka; plötzlich auftretende Hydropsie, Anasarka und Aszites.

Kardialbedingte Hydropsie. Helleborus wirkt auf das Herz ähnlich wie *Digitalis*.

Akuter oder **chronischer Hydrozephalus** (*Sulfur, Calcarea carbonica*).

Krämpfe, Chorea, Eklampsie.

Dosierung

Jousset wandte Helleborus stets von der 3. bis zur 6. Centesimale an.

Zusammenfassender Überblick

Helleborus verursacht einen Zustand allgemeiner und sensorieller Depression, sowie eine Muskelschwäche, die sich bis zu völliger Lähmung steigern kann. Hydropsie. Hydrozephalus.

Die Dynamisation der Heilmittel

„Die neueren und neuesten Erfahrungen haben gelehrt, daß die Arzneisubstanzen in ihrem rohen Zustande, wenn sie zur Prüfung ihrer eigenthümlichen Wirkungen von der Versuchs-Person eingenommen worden, lange nicht so den Reichthum der in ihnen verborgen liegenden Kräfte äußern, als wenn sie in hohen Verdünnungen durch gehöriges Reiben und Schütteln potenziert zu dieser Absicht eingenommen worden; durch welche einfache Bearbeitung die in ihrem rohen Zustande verborgen und gleichsam schlafend gelegenen Kräfte bis zum Unglaublichen entwickelt und zur Thätigkeit erweckt werden. So erforscht man jetzt am besten selbst die für schwach gehaltenen Substanzen in Hinsicht auf ihre Arzneikräfte, wenn man 4 bis 6 feinste Streukügelchen der 30sten Potenz einer solchen Substanz von der Versuchs-Person täglich, mit ein wenig Wasser angefeuchtet, oder vielmehr in einer größern oder geringern Menge Wasser aufgelöset und wohl zusammengeschüttelt, nüchtern einnehmen und dies mehrere Tage fortsetzen läßt."

(*Organon*, § 128; 1840)
[6. Auflage, 1921, Leipzig, Verlag von Dr. Willmar Schwabe]

Helonias dioica

Veratrum luteum (Linné). **Chamachirium Carolinianum. Falscher Einhorn.**

Perennierende, krautige Pflanze aus der Familie der Liliaceen, ursprünglich in den Vereinigten Staaten beheimatet.

Aus ihrer Wurzel bereitet man Verreibungen, eine Tinktur und ein Alkaloid, das Helonin.
Die Hauptprüfungen stammen von Dr. Samuel Jones (1871—1873).
Die Pathogenese befindet sich in den *„New Remedies"* von Hale.

Physiologische Wirkung

Helonias ruft keine Vergiftung hervor. Die meisten Prüfer haben ohne ernstliche Störungen beträchtliche Dosen eingenommen (bis zu 1425 Tropfen in 8 Tagen).

Helonias hat vor allem zwei Wirkungsbereiche: *Niere* und *Gebärmutter*. Es verursacht Schmerz und Schwere der Nieren, häufiges und reichliches Wasserlassen, Brennen in der Harnröhre, intensive Schmerzen vom Rücken zum Uterus, Metrorrhagie und schmerzhafte Schwellung der Brüste.

Typ

Die Helonias-Kranke begegnet uns als Typ häufig bei den Frauen mit Unterleibsleiden: Sie ist niedergeschlagen, matt, entkräftet und melancholisch. Ihre außerordentlich starke nervöse Erschöpfung macht sie reizbar und verursacht Schlaflosigkeit. „Ich bin so müde", sagt sie, „daß ich nicht schlafen kann." Eine andere Besonderheit, die banal und vielen Kranken eigen zu sein scheint, die bei Helonias aber ganz außerordentlich deutlich wird, ist, daß sich die Kranke viel besser fühlt, wenn sie nicht mehr an ihre Schmerzen denkt. Sie scheint dann augenblicklich neue körperliche und seelische Kraft zu erlangen. „Obgleich sie vorher nicht ein Bein vor das andere setzen konnte, empfindet sie zu ihrer eigenen Verwunderung ein Gefühl von Ruhe, nicht etwa beim Liegen, sondern beim Gehen; wenn sie aber z. B. ihr Buch zumacht, um sich ihren Träumen zu überlassen, kommt der Kopfschmerz wieder."

Zwei andere Mittel haben das gleiche eigenartige Symptom, aber weniger ausgeprägt: *Calcarea phosphorica* und *Acidum oxalicum*.

Modalitäten

Verschlimmerung: Durch Bewegung, durch Berührung.
Besserung: Durch Ablenkung, wenn sie nicht mehr an sich selbst denkt.

Leitsymptome

1. Das Gefühl, eine Gebärmutter zu haben. Die Kranke „fühlt ihren Uterus", wie *Pyrogenium* „fühlt, daß er ein Herz hat".
2. Zu häufige und zu reichliche Menstruation: Die Kranke ist erschöpft, weil sie sich von einer Periode zur anderen nicht von dem starken Blutverlust erholen kann.
3. Ätzender Fluor, übelriechend, ruft Schwellung, Brennen und Pruritus vulvae hervor.
4. Die Brüste sind häufig empfindlich, geschwollen und schmerzhaft.
5. Schmerzen und Schwere im Rücken, mit Schwäche- und Müdigkeitsgefühl.
6. Gefühl von Brennen in der Nierengegend. Die Kranke kann die Grenzen dieser Organe angeben; die Nieren scheinen ihr zwei Beutel voll heißen Wassers zu sein.

Hauptsächliche Indikationen

1. **Unterleibserkrankungen** atonischer Ätiologie, **Prolaps, Metrorrhagie, Leukorrhoe.**
2. **Asthenische und sogar anämische Zustände** infolge solcher Erkrankungen. Genitalbedingte Nervenerschöpfung, häufig mit Erosionen der Portio.
3. **Albuminurie** während der Schwangerschaft oder in asthenischen Zu-

ständen, bei denen sich keine eigentliche Ursache für die Eiweißausscheidung finden läßt.

4. **Lumbago** nach Fehlgeburt (*Kalium carbonicum*).

Dosierung

GUÉRIN-MÉNEVILLE gebrauchte vorzugsweise die Urtinktur oder die 6. Dezimale.

Zusammenfassender Überblick

Helonias trägt mit Recht den Namen „uterines Tonikum".

Man muß an dieses Mittel denken bei erschöpften, neurasthenischen Frauen, die an Prolaps (infolge von Atonie) und an Nierenstörungen leiden. Zwei Leitsymptome sind besonders wichtig: Die Kranke fühlt ihren Uterus, und: Ablenkung bessert augenblicklich alle ihre Beschwerden.

Sogenannte lokale Leiden

„Ganz auf andere Art aber entstehen diejenigen, an den äußern Theilen erscheinenden Übel, Veränderungen und Beschwerden, die keine Beschädigung von außen als Ursache haben oder nur von kleinen äußeren Verletzungen veranlaßt worden sind; diese haben ihre Quelle in einem innern Leiden. Sie für bloß örtliche Übel auszugeben und bloß oder fast bloß mit örtlichen Auflegungen oder andern ähnlichen Mitteln gleichsam wundärztlich zu behandeln, wie die bisherige Medizin seit allen Jahrhunderten that, war so ungereimt als von den schädlichsten Folgen.

Man hielt diese Übel für bloß örtliche und nannte sie deshalb Local-Übel, gleichsam an diesen Theilen ausschließlich stattfindende Erkrankungen, woran der Organism wenig oder keinen Theil nehme, oder Leiden dieser einzelnen, sichtbaren Theile, wovon, so zu sagen, der übrige lebende Organismus nichts wisse.

Und dennoch ist schon bei geringem Nachdenken einleuchtend, daß kein (ohne sonderliche Beschädigung von außen entstandenes) äußeres Übel ohne innere Ursachen, ohne Zuthun des ganzen (folglich kranken) Organismus entstehen und auf seiner Stelle verharren, oder wohl gar sich verschlimmern kann."

(HAHNEMANN: *Organon* § 187, 188, 189)

Hepar sulfuris

Hepar sulfuris calcarea. Kaliumsulfat. Kalkhaltige Schwefelleber. Diese Substanz ist eine Verbindung von Schwefel und Kalk; sie ist seit dem 18. Jahrhundert bekannt und von COURTON 1768 zuerst hergestellt worden.

Zum homöopathischen Gebrauch glüht man in verschlossenem Gefäß gleiche Teile gereinigter Schwefelblume und pulverisierter Austernschale. Die 3 ersten Potenzen erhält man durch Verreibung.

Das Mittel wurde von HAHNEMANN geprüft. In seinem Buch „Reine Arzneimittellehre" gibt er einen skizzenhaften Entwurf, in seinem Werk „Chronische Krankheiten" das vollständige Arzneiwirkungsbild von Hepar sulfuris.

In der „Revue Française d'Homoeopathie", 1931, Nr. 9 und 10 findet sich eine gute Studie des Mittels von REYT.

Physiologische Wirkung

Selbstverständlich hat Hepar sulfuris manche Ähnlichkeit mit seinen beiden Bestandteilen: Es beeinflußt die Haut wie *Sulfur* und die Drüsen wie *Calcarea*.

Rein örtlich besitzt es eine besondere Affinität zu den Atemschleimhäuten, an denen es katarrhalische, croupartige Entzündung und reichliche Sekretion hervorruft.

Die Haut greift es mit Vorliebe an. Unter seiner Einwirkung entstehen Frieseln und nesselfieberartige Ausschläge, Bläschen wie bei Herpes, Krusten in den Mundwinkeln, am Kinn und am Hals. Aber seine bemerkenswerteste Wirkung übt es auf schon bestehende wunde Stellen und Geschwüre aus, die es entzündet und zu reichlicher Eiterung bringt. Auch Drüsenverhärtungen ruft es hervor. In seinen chronischen Wirkungen erinnert es stark an die skrofulöse Konstitution, und zwar durch folgende Symptome: Schwellung der Oberlippe, Verhärtung und Eiterung der Drüsen, besonders der Halsdrüsen, gelbe oder sehr blasse Hautfarbe.

Die Diathese von *Hepar sulfuris* ist charakterisiert durch Erschöpfung, symptomatisch der Schwäche von *China* ähnlich. Doch ist die *Hepar sulfuris*-Erschöpfung hauptsächlich durch schleimigeitrige Absonderungen, die von *China* dagegen durch reichlichen Verlust organischer Säfte, vor allem von Blut, verursacht.

Die *Hepar sulfuris*-Schmerzen haben mit *China* gemeinsam, daß sie erschöpfte Personen befallen, daß sie sehr schmerzhaft sind und durch Berührung verschlimmert werden.

Typ

Hepar sulfuris paßt vor allem bei Leuten von lymphatischer und skrofulöser Konstitution, die zu Ausschlägen und Drüsenschwellung neigen. Der Teint ist häufig gelblich, die Haut sieht ungesund aus. Die Unterlippe ist in der Mitte gerissen, die Oberlippe geschwollen und schmerzhaft. Hepar paßt auch bei blonden, apathischen Frauen mit schwacher Muskulatur.

Die Gemütsverfassung des Hepar-Kranken ist im allgemeinen traurig und niedergedrückt, besonders am Abend. Man hat Neigung zu Selbstmord beobachtet und nach TESTE auch „eine Art sturer Gewalttätigkeit, die kaltblütig einen Mord begehen kann".

Der Hepar-Patient ist körperlich und seelisch übermäßig sensibel; er fröstelt viel und kann nicht den leichtesten Schmerz ertragen; alles erregt sein Mißfallen und reizt ihn; nichts ist, wie er es haben will. Heftige Leute, die leicht jähzornig werden. Alkoholiker, die in der Trunkenheit zu Totschlägern werden.

Modalitäten

Verschlimmerung: *Durch die geringste Berührung*; durch kalte Luft; durch trockene, kalte Witterung.

Besserung: Durch Wärme; *durch feuchte Witterung*, und zwar in einem Maße, wie kein anderes Mittel es aufweist. Durch warmes Einwickeln, besonders des Kopfes [Silicea].

Periodizität: Jeden Tag; jeden Monat; jedes Vierteljahr; jeden Winter.

Vorherrschende Angriffsseite: Rechts.

Leitsymptome

1. Hyperästhesie gegen Schmerz, gegen kalte Luft und die geringste Berührung.
Die Schmerzen werden mit außerordentlicher Heftigkeit empfunden; der Kranke wird schon bei einem ganz leichten Schmerz ohnmächtig, kann die Berührung einer entzündeten Stelle, selbst eines einfachen Ausschlages nicht ertragen. Auch seelisch besteht eine Überempfindlichkeit, wie schon oben gesagt wurde.
2. Neigung zu Eiterung: leichte Verletzungen, die kleinsten Schrammen, selbst Hautausschläge eitern. Die Vernarbung geht nur langsam vor sich.
3. Neigung der Schleimhäute zu Exsudationen; das gilt besonders für die Atemschleimhaut, ist aber nicht auf sie beschränkt.
4. Schweiße, profus, leicht, tags und nachts auftretend, besonders auf der Brust; sie bringen keine Linderung.
5. Alle Ausscheidungen riechen nach altem Käse, gleichgültig, woher sie kommen (aus Nase, Bronchien, Blase oder Scheide).
6. Kältegefühl an umschriebenen Stellen, besonders innen im Schädel (*Calcarea*). Empfindlichkeit gegen Kälte und Luftzug.
7. Atonie des Darmes und der Blase; der Urin wird langsam entleert, Tropfen für Tropfen; es scheint immer etwas Harn in der Blase zurückzubleiben.
8. Großes Verlangen nach sauren, gewürzten Speisen.
9. Stechende Schmerzen im Hals wie von einer Nadel (*Argentum nitricum, Acidum nitricum*).
10. Gedächtnisschwäche und Gedächtnisverlust, vor allem in bezug auf Eigennamen und Orientierungssinn.
11. Nächtliche Schmerzen in der Körperhälfte, auf der man liegt; sie nehmen gradweise so lange zu, bis man sich umdreht.

Eigentümliches Symptom: Gefühl, als dringe ein Bohrer durch die Nasenwurzel.

Schmerzen: Lanzinierend, heftig, stechend wie von Nadeln oder Splittern, schlimmer bei der geringsten Berührung und dem leisesten Luftzug, nachts im allgemeinen schlimmer.

Stühle: *Obstipation:* Die Stühle sind zwar weich, werden aber nur mit beträchtlicher Anstrengung entleert. *Durchfall:* sauer, unverdaut, übelriechend.

Regel: Verzögert und selten. Jucken in der Vulva während der Regel. Außerordentlich stinkende Leukorrhoe.

Hauptsächliche Indikationen

Allgemeines.

Skrofulöse Erkrankungen mit Überempfindlichkeit gegen Kälte und mit eitrigen Prozessen.

Skrofulose. Hierbei ist Hepar vor allem indiziert durch Ausschläge und Drüsenverhärtungen.

Herpetische oder psorische Diathese. Hier ist Hepar durch Jucken, trockene Hautausschläge und Bronchialerkrankungen eines unserer Hauptmittel.

Eiterung. In sehr hohen Potenzen rechtzeitig vor der Eiterbildung gegeben, kann es letztere verhindern. In sehr tiefen Dosen (D 2) beschleunigt es den Durchbruch des Eiters. Noch besser als bei akuten Abszessen paßt es bei chronischen Eiterungen im Anschluß an Knochenkaries, Nekrose, Mal de Pott, Geschwüren oder Fisteln, ebenso wie *Silicea*, mit dem man es gerne im Wechsel gibt.

Haut.

Geschwüre mit blutigem oder eitrigem Ausfluß, zumeist oberflächlich und oft weiterfressend. Obwohl der Geschwürgrund torpid und indolent ist, zeigen die Ränder außerordentliche Empfindlichkeit.

Bei partiellen oder totalen **Schweißen** ist es ein bewährtes Heilmittel.

Abszeß der großen Schamlippen mit großer Empfindlichkeit.

Atemorgane.

Schnupfen, trocken oder fließend, mit Niesen jedesmal, wenn man in kaltem, trockenem Wind war.

Mandelentzündung mit Neigung zu Eiterung.

Laryngotracheitis. Bellender, hellklingender Husten. Schweißausbruch beim Husten.

Stimmritzenkrampf. Dafür ist Hepar das beste Mittel. Und zwar paßt es als Prophylaktikum (z. B. bei Kindern, die heiser zu husten beginnen) und als Heilmittel. Im letzteren Falle gibt man es in kleinen Dosen alle 5 Minuten, sobald der Krampf einsetzt.

Chronische Laryngitis und tuberkulöse Laryngitis. Schmerzhafte Empfindlichkeit des Kehlkopfes, sogar schon bei der Atmung (*Phosphorus* entspricht der tuberkulösen, *Hepar* der skrofulösen Konstitution).

Croup (*Aconit, Spongia, Bromum*).

Akute Bronchitis. Hepar ist im Wechsel mit *Bryonia* recht empfehlenswert, besonders bei Kindern.

Chronische Bronchitis, tuberkulöse oder nichttuberkulöse, mit oder ohne Bronchiektasen, mit zähem oder eitrig-schleimigem Auswurf, mit dem typischen Geruch nach altem, faulem Käse.

Eitrige Pleuritis. Wenn der eitrige oder der seröseitrige Erguß chronisch zu werden scheint und man eine beginnende Tuberkulose fürchten muß.

Asthma. Nach Unterdrückung eines Ausschlages. Schlimmer bei trockener Kälte, besser in feuchter Luft (*Natrium sulfuricum* umgekehrt!).

Nervenerkrankungen.

Neuralgien der rechten Gesichtshälfte, die in die Schläfe, das Ohr, den Nasenflügel und die Lippen ziehen. Schmerzen in den Gesichtsknochen, besonders bei Berührung.

Kopfschmerz, dumpf, drückend oder lanzinierend; manchmal einseitig; als wolle der Kopf zerspringen, bohrender Schmerz an der Nasenwurzel und in den Stirnhöhlen; Schmerz, als triebe man einen Nagel in die rechte Kopfseite (*Ignatia* in den Scheitel, *Thuja* in die Stirn).

Augen.

Blepharitis ciliaris. Dabei gebe man Hepar im Wechsel mit *Mercurius solubilis*. Eitrige Ophthalmie. Hepar ist besonders wirksam gegen rezidivierende Hornhautgeschwüre bei skrofulöser Keratitis.

Verschiedenes.

Hämorrhoiden, oft stark in die Länge entwickelt: immer außerordentlich schmerzhaft; machen das Sitzen und selbst das Liegen auf dem Rücken unmöglich.

Eitrige Paradentose.

Husten, croupartig, erstickend, in Anfällen. Feuchter Husten mit sehr deutlichem Schleimrasseln. Beim Husten Schmerz im Larynx. Trotz ermüdender Anstrengung kann der Schleim nicht ausgeworfen werden, der die Atembehinderung zu verursachen scheint. Hohler, ermüdender Husten tritt immer auf, wenn der Kranke sich nur ein wenig aufdeckt, besonders nachts. Bei allen Katarrhen, vorzugsweise aber, wenn die Entzündung in Kehlkopf und Trachea sitzt. Bei skrofulösen Kindern, im besonderen nach Masern.

Fieber. Nach RÜCKERT hat GALLAVARDIN senior mit Hepar 6 Fälle von intermittierendem Fieber geheilt (5 Fälle von Tertiana und 1 Fall von Quotidiana). Als charakteristisch gibt er folgende Symptome an: bitterer Mundgeschmack, schleimiges Erbrechen, Urtikaria vor oder nach dem Schüttelfrost, lichenartiger Ausschlag auf der Brust; in einem Fall trat Schweißausbruch vor dem Schüttelfrost auf, in einem anderen Schweiß mit Durst nach dem Schüttelfrost.

Dosierung

Übereinstimmend geben alle Autoren tiefe Potenzen höchstens bis zu C 6, vorzugsweise die ersten Verreibungen. Nur CHAVANON hält C 6 für gefährlich und empfiehlt C 30 als die allen Anforderungen entsprechende Dosis [CHAVANON benutzt nur KORSAKOWsche Einglaspotenzen; C 30 Ko entspricht C 5 Ha = D 10].

Zusammenfassender Überblick

Eiterung und auffallende körperliche und seelische Überempfindlichkeit (bei Berührung, Schmerz, Kälte) sind die beiden Charakteristika dieses Heilmittels. Die leiseste Ursache reizt ihn. Außerordentlich empfindlich gegen kalte Luft, besser bei feuchtem Wetter. Heiserer Erstickungshusten, der den Kranken immer überfällt, sobald er irgendeinen Teil des Körpers entblößt. Gutes Heilmittel der Skrofulose.

Krankengeschichte 48

Knochenfistel

Am 17. April 1919 kommt ein 28jähriger Infanterieleutnant in meine Sprechstunde. Er steht wegen einer Knochenfistel in chirurgischer Behandlung. Da diese enttäuschend erfolglos war, will er zur Beschleunigung der Heilung es mit der Homöopathie versuchen.

Seine Krankengeschichte ist einfach. Im März 1918 wurde er verwundet: Gewehrschußfraktur im unteren Drittel des linken Oberarmes. Als Gefangener kam er nach Deutschland. Behandlung: keine Operation; man reinigte ihm nicht einmal die Wunde; einige Verbände und eine Stützschiene! Ende Mai ist die Fraktur fest, aber es besteht eine Knochenfistel. Nichtsdestoweniger entläßt man ihn aus dem Lazarett in ein Gefangenenlager, wo er bis Anfang Dezember 1918 bleibt. Dann kehrt er nach Frankreich zurück und wird sofort in ein Lazarett aufgenommen.

Anfang Januar 1919 wird er operiert: Knochenauskratzung. Die Eiterung hält an. Die nochmalige Operation im März ist wiederum erfolglos. Man will deshalb in einigen Tagen einen dritten Eingriff machen. Es besteht örtlich im unteren Drittel der linken Oberarmaußenfläche eine ziemlich tiefe Fistel mit dickem, gelblichem, krümeligem Eiterausfluß. Die Haut der Umgebung ist rot, mazeriert und zeigt einige weißliche, stecknadelkopfgroße Bläschen. Beträchtliche Empfindlichkeit der ganzen Stelle bei geringstem Druck. Beim Palpieren fühlt man einen umfangreichen Kallus. Die Gelenkbeweglichkeit des Ellbogens ist normal. Die Röntgenaufnahme vom 10. April zeigt deutlich einen Knochensplitter und eine osteitische 3 cm lange und 1 cm breite Verschattung.

Der Allgemeinzustand des Verwundeten ist recht gut. Er ist mittelgroß, sehr korpulent; Gesicht und Lippen sind rot. Er ist immer sehr warm. Er ißt viel und neigt zu Verstopfung. Die Leber ist etwas empfindlich.

Behandlung: *Sulfur C 200* trit. einmal 1 Pulver; *Hepar sulfuris C 6*, je 2 Körnchen morgens, mittags und abends; *Solidago D 1*, 5 Tropfen vor dem Mittagessen.

26. April. Der Kranke stellt sich wesentlich gebessert wieder vor. Unmittelbar nach dem Einnehmen von Sulfur und den ersten Körnchen Hepar ist der Arm schmerzhafter und die Eiterung stärker geworden. Am dritten Tage ist der Splitter ganz von selber herausgekommen; er fand sich im Verband. Sofortiger Umschwung; die Eiterung nimmt ab. Die Haut ist außerdem nicht mehr rot, die Empfindlichkeit verschwunden. Man muß sehr stark drücken, um einige Tröpfchen Eiter herauszupressen. Gutes Allgemeinbefinden. Behandlung: *Calcarea hypophosph. C 6*, 2 Körnchen, 3mal täglich; *Solidago D 1*, 5 Tropfen vor dem Mittagessen.

6. Mai. Die Wunde ist vollständig vernarbt, was bislang noch niemals der Fall war. Gutes Allgemeinbefinden.

Verordnung wie bisher.

20. Mai. — Die Vernarbung ist vollständig. Das Röntgenbild bestätigt die Heilung; die osteitische Verschattung ist fast völlig verschwunden.

Seitdem habe ich den Patienten nicht wiedergesehen, aber schriftlich von ihm gehört: Die Heilung hat angehalten.

PAUL CHIRON (Paris)

Kommentar. Der Patient erhielt bei der 1. Verordnung eine Verreibung von *Sulfur C 200*, was dem Allgemeinzustand des Kranken entsprach (vgl. *Sulfurtyp*), *Hepar* wegen des lokalen Befundes und Solidago in der 1. Dezimale zur Anregung der Ausscheidungsfunktion von Leber und Niere.

In der nachfolgenden Diskussion (an der die Chirurgen RAYMOND BONNEAU und DUPUY DE FRENELLE teilnahmen) sagte J. PAUL TESSIER, — auf Grund eigener, ähnlicher Heilungen — im Schlußwort folgendes: „Wir bitten die Chirurgen und die Spezialisten, uns alle ihre hartnäckigen Fälle zu überlassen; wir werden zwar nicht alle heilen, aber einen guten Teil davon. Die Kollegen könnten sich dabei von der oft wunderbaren Wirkung unserer Therapie überzeugen." Ich füge hinzu: „Dieses Angebot gilt immer!"

Ich selbst habe eine ganz ähnliche Heilung erreicht bei dem 2. Direktor der Kavalleriereitschule in Saumur, der, 1917 am linken Unterarm verwundet, bis 1927 an einer Fistel litt. *Hepar sulfuris C 30* heilte sie sehr rasch.

Hydrastis canadensis

Kanadisches Wasserkraut. Kanadische Gelbwurz. Gelbes Blutkraut. Amerikanische Pflanze aus der Familie der Ranunculaceen.

Die Tinktur bereitet man aus der frischen, die Verreibungen aus der getrockneten, pulverisierten Wurzel.

Die Pathogenese stammt von Burt und Witheside und findet sich in den *„New Remedies"* von Hale.

Physiologische Wirkung

Die meisten Prüfer beobachteten als vorherrschendes Symptom einen *Katarrh der Schleimhäute*. Dr. Burt selbst bekam einen Nasen- und Augenkatarrh mit zäher, reichlicher, weißer Sekretion; ein anderer beobachtete einen zähen Belag seiner Gaumenmandeln, gleichzeitig einen breiten gelben Streifen auf der Zunge; ein dritter empfand die Katarrhsymptome mit Heiserkeit, Kopfschmerz und außerordentlicher Müdigkeit. Nach Dr. Hale läßt sich die Hydrastis-Wirkung auf die Schleimhäute folgendermaßen zusammenfassen: Zunächst ist die natürliche Sekretion vermehrt, später wird sie nach Menge und Beschaffenheit anormal: zunächst klar, weiß, durchsichtig und zäh, dann wird sie gelb und dickflüssig, schließlich grün, auch blutig und elastisch-klebrig, so daß die Sekretion Fäden zieht wie bei *Kali bichromicum*.

Hydrastis hat auch eine Wirkung auf die Haut: Eine mit einem Aufguß der Pflanze getränkte Kompresse ruft eine Schwellung und einen pockenähnlichen Pustelausschlag der Haut hervor.

Weitere wichtige Hydrastis-Wirkungen sind: allgemeine Erschöpfung und *Kongestion des Rektums*, die sich hauptsächlich in Verstopfung äußert. Jedoch sind bei sehr vielen Prüfern auch Diarrhoesymptome aufgetreten.

Schließlich wirkt Hydrastis sehr deutlich auf die *Drüsen*, besonders auf die *Brustdrüsen*.

Modalitäten

Verschlimmerung: Nachts; durch Wärme; durch Bewegung.
Besserung: Durch Ruhe und Druck.

Leitsymptome

1. Schleimhautsekretionen: gelblich, dickflüssig, zäh, klebrig und fadenziehend.

2. Zähe, klebrige Sekretion, die aus den Choanen an der hinteren Wand des Nasenrachenraumes in den Pharynx hinunterfließt.

3. Plastizität der geschwollenen Zunge mit Zahneindrücken (*Mercurius*). Die Zunge ist weiß und belegt, häufig mit einem breiten, gelben Streifen.

4. Schmerzhaftes Gefühl im Magen, mehr oder weniger konstant. Gefühl von Leere und Schwäche in der Magengrube, den ganzen Tag über, mit Ekelgefühl gegen Speisen. Langsame Verdauung.

5. Unverträglichkeit von Brot und Gemüse.

6. Bitterer Geschmack.

7. Gefühl von Brennen bei den verschiedenen Hauterkrankungen: Ekzem, Intertrigo, Geschwüren.

Schmerzen: Haut-, Schleimhautaffektionen, Geschwüre brennen; im allgemeinen bedingt durch Reizung der Schleimhaut mit den charakteristischen Sekretionen.
Stühle: *Obstipation* mit kleinen, harten, stückigen Stühlen, die mit dickem, gelblichem Schleim bedeckt sind. Der Kranke hat nicht das geringste Bedürfnis, zu Stuhl zu gehen, ohne darunter zu leiden. — *Diarrhoe,* die den Kranken um 7 Uhr morgens aus dem Bett treibt.
Regel. Oftmals zu reichlich. Beständige, reichliche, gelbliche, klebrige, fadenziehende Leukorrhoe, schlimmer nach der Regel.

Hauptsächliche Indikationen

Chronischer Katarrh, gleichgültig welcher Schleimhaut. Besonders indiziert bei schleimigeitriger Rhinitis, oder wenn der Schnupfen kein Ende nimmt und der Schleim nach dem Rachen zu abfließt. Ausgezeichnetes Heilmittel bei eitrigschleimiger **Sinusitis** im Anschluß an Schnupfen. Es wirkt rasch (*Silicea* langsam) auf die Schleimhautauskleidung von Körperhöhlen und -räumen mit engen bzw. gewundenen Kanälen und Ausführungsgängen.
Magen- und Magendarmkatarrh mit Gefühl von „Hinsein" und Schwäche im Epigastrium; Gelbsucht; lose, lockere, nur schwach gefärbte Stühle mit Flatusabgang (bei chronischen Fällen paßt *China* besser).
Verstopfung. RICHARD HUGHES gibt Hydrastis bei einfacher Verstopfung: täglich 1 Tropfen der Urtinktur in etwas Wasser, später in immer größeren Abständen. Nach seiner Meinung gibt es kein wirksameres Mittel bei einfacher Verstopfung.
Hepatogene Gastralgie. Man darf sie nicht mit einer Leberkolik verwechseln. Die Ursache ist fast immer eine Kongestion der Leber. Während des Anfalls macht man zweckmäßig heiße Aufschläge auf Magen und Leber und verordnet Hydrastis canadensis ϕ — D 4, 10 Tropfen etwa, 2—3mal täglich.
Geschwüre und Krebs. Örtliche Anwendung bei nicht varikösen Geschwüren, besonders an den Schleimhäuten der Köperöffnungen. — Bei fortgeschrittenem Brustkrebs gebe man C 30 bis hinunter zu einem halben Tropfen der Urtinktur.

Dosierung

Die tiefen Potenzen liefern die besten Erfolge bei Verstopfung.

Zur äußeren Anwendung gebraucht man die stark verdünnte Urtinktur oder schwache Aufgüsse (Infuse).

In der Krebsbehandlung empfiehlt Dr. BAYES, allmählich von der 30. Centesimale bis zu einem halben Tropfen der Urtinktur herunterzugehen.

Zusammenfassender Überblick

Hydrastis ist ein sehr häufig indiziertes Mittel bei chronischem Katarrh aller Schleimhäute, bei Leberkolik und gewissen Krebsfällen, besonders bei Brustkrebs. Sein führendes Symptom ist zähe, gelbe, fadenförmige Absonderung.

Krankengeschichte 48
Brustkrebs

Frau F. leidet seit 5 Monaten an einer schmerzhaften Schwellung der Brust, derentwegen sie Linderung sucht. Sie vergleicht den immer unerträglicher werdenden Schmerz mit Messerstichen in der befallenen Partie. Schon zeigt sie das kachektische Aussehen einer Krebskranken. Die Geschwulst ist von beträchtlicher Größe, hart, schwer und nicht mehr gegen die Haut verschieblich; die Haut ist dunkel gefärbt, marmoriert und sehr welk, die Brustwarze tief eingezogen. Man hat ihr geraten, den Tumor sofort exstirpieren zu lassen. Aus verschiedenen Gründen jedoch muß die Operation aufgeschoben werden. Wir raten ihr deshalb — ohne große Hoffnung auf Erfolg — zu täglichen Umschlägen mit Hydrastis, das ihr gleichzeitig innerlich verordnet wird. Fast unmittelbar hört der Schmerz auf; die Geschwulst geht rasch zurück und ist nach 2 Monaten vollständig verschwunden. Nur die Haut ist welk geblieben, hat aber sonst ihr normales Aussehen wieder. Nach den letzten Nachrichten geht es der Patientin weiterhin gut; während der Behandlung hat sie auch allgemein das Aussehen bester Gesundheit wiedererlangt.

MARSTON und MARC LIMONT

Kommentar. Unbestreitbar bringt die alleinige Anwendung von homöopathischen Mitteln Heilungen von Krebs, selbst an inneren Organen. Leider sind diese Fälle selten, da die Arzneimittelwahl oft sehr schwer ist. Zudem bedeutet es für den Arzt jedesmal eine sehr ernste Gewissensfrage, einem Kranken von der Operation abzuraten, wenn diese noch möglich erscheint. Zur Zeit gibt man der homöopathischen Behandlung folgende Fälle frei: 1. der Kranke ist inoperabel oder 2. er lehnt die Operation ab. HENRI NAVEAU (Le Mans) hat mir 1927 von einem sicheren Fall von Brustkrebs berichtet, der von DELAGENIÈRE als Krebs diagnostiziert war und nach etwa zweijähriger Behandlung mit *Hydrastis, Asterias rubens* und *Conium* abheilte. Die Patientin hatte die Operation durch den genannten berühmten Chirurgen abgelehnt.

Hyoscyamus niger

Bilsenkraut. Pflanze aus der Familie der Solanaceen. Wächst im Schutt an den Straßenrändern und an unbebauten Stellen.

Man bereitet die Urtinktur aus der ganzen Pflanze, die man im Juli zu Beginn der Blüte pflückt.

Die Pathogenese stammt von HAHNEMANN und findet sich in seinem Buch „*Reine Arzneimittellehre*".

Physiologische Wirkung

Die Vergiftung mit Bilsenkraut ruft Delirium hervor. Die Delirien der drei Solanaceen [Hyoscyamus, Belladonna, Stramonium] haben untereinander viel Ähnlichkeit. Dennoch können sie an besonderen Merkmalen unterschieden werden.

Hyoscyamus bewirkt ein tobsüchtiges (maniakalisches) Delirium. Der Kranke will aus dem Bett springen, um eingebildeten Feinden zu entfliehen. Die Gegenstände scheinen ihm zu groß oder aber rotgefärbt. Er spricht mit großer Zungenfertigkeit über Dinge, die mit seiner gewohnten beruflichen Beschäftigung zusammenhängen, und springt dabei mit großer Geschwindigkeit von einem Thema zum anderen wie der *Lachesis*-Kranke. Häufig nimmt das Delirium erotischen Charakter an: Der Kranke entblößt die Geschlechtsorgane. Die anormalen Bewegungen, die diese Symptome begleiten, sind meist eckig-unbeholfen, nicht so abgerundet-weich wie bei *Stramonium*.

Dieses wilde oder besser unruhig-aufgeregte Delir wechselt mit einem schließlich vorherrschenden ruhigen Delirium mit „stumpfsinnigem Gemurmel" ab. Die Schwäche nimmt immer mehr zu, und schließlich verfällt der Hyoscyamus-Kranke in einen Stupor, der kaum von der *Opium*-Betäubung zu unterscheiden ist. Er kann sogar in einen typhusartigen Zustand verfallen mit völliger Erschöpfung von Körper und Geist, wie z. B. bei der typhösen Pneumonie, bei der Hyoscyamus das beste Heilmittel darstellt.

KENT gibt folgende Symptome als besondere Merkmale des Hyoscyamus-Deliriums an:
Furcht, vergiftet zu werden;
Wahnvorstellung, daß jemand neben ihm stände, mit dem er spräche;
berufliche Einseitigkeit wird zur närrischen Marotte;
dauerndes Sprechen von dem, was er früher getan hat;
Furcht vor fließendem Wasser;
Trieb, sich zu entblößen.
Diesem Delirium folgen häufig maniakalische Zustände.

Minderung der geistigen Fähigkeiten und Gedächtnisverlust sind sehr häufige Hyoscyamus-Symptome.

Wie *Belladonna* und *Stramonium* ruft auch das Bilsenkraut Krämpfe und Lähmungen hervor. Die Krämpfe ähneln mehr denen von Belladonna und werden vor allem durch Trinken ausgelöst.

Hyoscyamus verursacht auch Symptome, die an Epilepsie und Eklampsie erinnern.

Modalitäten

Verschlimmerung: Nachts; während der Regel; beim Liegen; nach Trinken; durch Kälte.

Besserung: Durch Bücken; wenn man beim Sitzen den Kopf vornüberbeugt (*Belladonna* hat genau das gegenteilige Symptom: Besserung durch Überstrecken nach hinten); durch Wärme.

Leitsymptome

1. Allgemeine Hyperästhesie; ganz besonders ausgeprägt an Larynx und Trachea, die gegen die geringste äußere Berührung empfindlich sind.

2. Das Einschlafen ist gestört oder unmöglich. Sobald der Kranke im Begriff ist, einzuschlafen, bekommt er Muskelzuckungen und schreit auf. — Alpdrücken.

3. Ungestüme, wilde Kontraktionen sämtlicher Muskeln vom Kopf bis zu den Füßen.

4. Speiseröhrenkrämpfe beim Anblick von Wasser, besonders beim Hören von fließendem Wasser.
5. Im Fieberdelirium hat der Kranke ebenfalls Furcht vor Wasser, sogar, wenn er es nur fließen hört. Er entkleidet und entblößt sich (zweifellos wegen der Hyperästhesie der durch die Kleidung gereizten Haut).
6. Trockenheit der Schleimhäute, des Mundes, der Zunge; sie sind trocken wie Pergament, rissig und bluten.
7. Die Füße stampfen abwechselnd den Boden (im hysterischen Anfall).

Schmerzen: Sie sind weniger ausgeprägt als bei *Belladonna*; fast geringfügig. Nur im Leibe ruft Hyoscyamus wirkliche Schmerzen in der Form sehr heftiger Koliken hervor.
Stühle: Unfreiwillige Durchfälle, schlimmer durch Gemütserregung und während des Schlafes. Unfreiwillige Stühle im Bett (*Arnica, Phosphorus*).
Regel: Meistens zu stark und zu früh. — Vor der Regel: Krämpfe, geschlechtliche Erregung. — Während der Regel: klonische Krämpfe, Urinabgang, Schweiße.

Hauptsächliche Indikationen

Delirium, geistige Störungen. Hyoscyamus ist angezeigt bei dem Delirium, das nicht so heftig und nicht so entzündlicher Natur ist wie das *Belladonna*-Delirium. Es paßt für viele Fälle von Delirium tremens. Hyoscyamus ist auch ein sehr wertvolles Mittel bei den leichteren Formen geistiger Störung, besonders bei Kindern. Das gleiche gilt für die Fälle, in denen der Schlaf keine Erholung bringt und von so zahllosen Träumen erfüllt ist, daß es sich nicht um eine einfache Erregung handeln kann.
Bei Kindern ist es nützlich bei Strabismus, Stottern und Grimassenschneiden (gewissermaßen eine „lokale Chorea"); die Kinder bekommen während des Schlafes muskuläre Zuckungen, schreien, zittern und wachen erschreckt auf. Es ist auch von Nutzen bei Krämpfen, die durch Schrecken ausgelöst sind.
Typhöse Fieber und infektiöse Zustände mit hochgradigem Schwächezustand, bei denen oft Hyoscyamus-Symptome beobachtet werden können.
Aphonie als Folge von seelischer Erregung, im besonderen von Furcht.
Nymphomanie und heftiges sexuelles Verlangen, bei jungen Mädchen plötzlich auftretend, von Krampfbewegungen der Beine und von Grimassen begleitet.
Husten. Krampfhaft, mit Würgen; ausgelöst durch einen Kitzel im Kehlkopf, besonders beim Liegen; der Kranke muß sich aufrecht setzen; der Anfall endet mit dünnflüssig-wässeriger Expektoration. Das ist der charakteristische Hyoscyamus-Husten.
Husten, der beginnt oder verschlimmert wird, sobald der Kranke eine horizontale Lage einnimmt (*Conium*).
Husten infolge verlängerten Zäpfchens (Farrington).
Die geringste Aufnahme von Speise oder Getränk steigert den Husten; sogar die Berührung der Kehle ruft einen Hustenanfall hervor.
Hyoscyamus ist ein gutes Mittel bei Erkrankungen der Respirationsorgane,

aber nur, wenn sie sich in einem Zustand von Trockenheit und Wundheit [„wie roh"] befinden.

Keuchhusten. Man kann das Kind nicht horizontal ins Bett legen, ohne daß sofort der Husten einsetzt; er hört erst auf, wenn das Kind wieder aufrecht im Bett sitzt. Trockener, krampfiger Husten mit Erstickungsgefahr.

Dosierung

JOUSSET gibt an, die 6. Dilution habe sich ihm bei anfallsweise auftretendem Husten fast immer bewährt. RICHARD HUGHES, der sonst von diesen niedrigen Potenzen nicht viel hält, gibt zu, daß er bei Kindern mit C 6 und C 12 die besten Erfolge gehabt habe.

Zusammenfassender Überblick

Hyoscyamus kann in folgenden Fällen Verwendung finden: Delirium mit Stupor und unverständlichem Gemurmel bei typhösen Erkrankungen. Manische Zustände mit Argwohn und schamloser Hypererotie. Nervöse Zuckungen und klonische Krämpfe. Ausgezeichnetes Heilmittel bei Husten, der nachts durch Horizontallage verschlimmert wird.

Vergleichende Gegenüberstellung 15
Krampfhusten

Ambra grisea. Krampfiger, trockener, anfallsweise auftretender, erstickender Husten bei Hysterischen mit Angst und Schlaflosigkeit.
Ammonium muriaticum. Krampfhafter, gewöhnlich trockener Husten, der sich jeden Tag abends um 6 Uhr einstellt.
Ferrum aceticum und Ferrum metallicum. Husten nach den Mahlzeiten, besonders nach dem Mittagessen, stets gefolgt von Speisenerbrechen.
Lobelia inflata. Husten in heftigen, langdauernden Anfällen; er wird gelindert durch die Expektoration eines zähen, im Rachen hängenbleibenden Auswurfes. Heftiges Bronchialasthma. Asthmaanfälle, die mit trockener Bronchitis einhergehen.
Tabacum. Krampfiger, konvulsiver Husten mit nachfolgendem heftigem Schluckauf. — Husten mit dem Gefühl, als habe ein spitzer Gegenstand in der Magengrube eine Wunde verursacht.
Menyanthes trifolium. Husten mit Erstickungsgefühl und mit krampfiger Larynxkontraktion, durch die die Dyspnoe noch vermehrt wird.
Moschus. Krampfiger Husten bei hysterischen Frauen mit folgender Besonderheit: Mit dem Husten zugleich tritt eine sehr starke, erstickende Atemnot ein. Nach dem Husten verschwindet die Atemnot vollständig und tritt erst wieder auf, sobald ein neuer Hustenanfall einsetzt.
Opium. Trockener, nächtlicher, krampfiger Husten ohne Auswurf, verursacht durch ein Kitzelgefühl in der Trachea. — Bei krampfigem Bronchialasthma.
Sambucus. Husten mit plötzlichem Aussetzen der Atmung und Erstickung, gewöhnlich schlimmer nachts nach Mitternacht. Hohler und tiefer Husten mit Heiserkeit und Schleimrasseln. *Sehr ausgeprägtes Sambucus-Symptom:* trockene Hitze während des Schlafes und profuser Schweiß beim Erwachen.

Ignatia amara

St. Ignazbohne. Synonym: **Jamara.** Schlingpflanze, manchmal bis zu den Gipfeln der höchsten Bäume wuchernd, aus der Familie der Apocynaeen, wächst auf den Philippinen.

Man bereitet die Urtinktur aus den zerstoßenen und die Verreibungen aus den fein pulverisierten Samen.

Die Pathogenese von Ignatia siehe HAHNEMANN *„Reine Arzneimittellehre".*

Physiologische Wirkung

In toxischen Dosen bewirkt Ignatia tetanische Krämpfe und den Tod infolge von Atemnot.

Gibt man das Mittel in kleinen Gaben, dann kann man diese Erscheinungen bis auf ihre leisesten Anfänge reduzieren und letztere leicht beobachten.

Ignatia wirkt besonders auf das Rückenmark, indem es die Impressionabilität des sensiblen Nervensystems steigert; daher werden die Schmerzen und die anderen krankhaften Empfindungen nahezu überall empfunden; Hyperästhesie gewisser Sinne; gesteigerte emotionelle Sensibilität.

Durch Reflexwirkung treten heftige, plötzliche Zuckungen, Kontraktionen und Spasmen auf.

Diese primären Wirkungen des Mittels bleiben oberflächlich und dauern nicht lange. Bald tritt eine Reihe entgegengesetzter [sekundärer] Symptome auf, wie Taubheitsgefühl, Empfindungslosigkeit, Niedergeschlagenheit; sie sind jedoch ebenfalls so oberflächlich wie die vorhergehenden primären Reaktionen.

Die Fiebersymptome dieses Mittels haben den gleichen [widerspruchsvoll wechselnden] Charakter, Fieberfrost wird durch äußere Wärmeanwendung sofort gebessert, Fieberhitze tritt ohne Durst auf.

Typ

Ignatia ist vor allem ein Frauenmittel, obgleich es auch bei Männern indiziert sein kann.

Dem Äußeren nach handelt es sich zumeist um braunhaarige Frauen mit dunklem Teint, die hysterisch und infolgedessen außerordentlich sensibel, emotional und leicht reizbar sind.

Es sind häufig Menschen, die durch einen lange mit sich herumgetragenen Kummer seelisch und körperlich erschöpft sind. Traurigkeit, stille Melancholie mit Schweigsamkeit und raschen Tränenausbrüchen ist ein oft beobachteter Zustand und schlimmer beim Erwachen. Die Kranke seufzt unfreiwillig, gähnt beständig und weint schon wegen der geringsten Kleinigkeit.

Aber Ignatia kann ebenso wie *Nux vomica* einen zornigen, bösartigen, streitsüchtigen Stimmungsumschwung hervorrufen. Der Zornausbruch kann durch ganz geringfügige Ursachen, durch den leisesten Vorwurf, durch den unbedeutendsten Widerspruch ausgelöst werden; es bedarf deshalb sehr großer Behutsamkeit und Rücksicht, um die Kranken nicht zu reizen. Dieser Gemütszustand wird von Blutandrang zum Kopf und Gesicht begleitet und noch stärker als bei *Nux vomica* von Weinen und Schluchzen gefolgt.

Sorge um die Gesundheit, Angst vor der Annäherung fremder Personen und Gegenstände.

HAHNEMANN betont nachdrücklich die Unbeständigkeit, die Unentschlossenheit und die besonders große Veränderlichkeit des Gemütszustandes; letztere kann abwechselnd bei ein und derselben Person ganz entgegengesetzte Stimmungen wie Furcht und Tollkühnheit, Zorn und Apathie, Lachen und Weinen auftreten lassen.

Modalitäten

Verschlimmerung: *Durch Kummer, Aufregung, Nikotin,* Kaffee, Kälte und Berührung; [morgens; vgl. „Rhythmus"].

Besserung: Durch Wärme, starken Druck und Veränderung der Haltung bzw. Stellung.

Rhythmus: Die Ignatia-Symptome äußern sich besonders morgens und abends, aber hauptsächlich morgens.

Vorherrschende Angriffsseite: Rechts.

Leitsymptome

1. Der oberflächliche, den Ort rasch wechselnde Charakter der Symptome.

2. Der paradoxe, widerspruchsvolle Charakter der Symptome: Ohrensausen besser durch Lärm; Hämorrhoiden besser durch Gehen; Halsschmerzen besser durch Schlucken harter Bissen; Vertragen der unverdaulichsten Speisen im Gegensatz zum Nichtvertragen leichtest verdaulicher Speisen.

3. Die Wandelbarkeit und Unbeständigkeit der Symptome: jäher Wechsel des Gemütszustandes; Fröhlichkeit folgt rasch auf Kummer, Lachen auf Weinen.

5. Ängstliche Überstürzung beim Sprechen und Handeln, so daß sich die Kranke in allem irrt; dieser Zustand ist im allgemeinen von Blutandrang zum Kopf und von [vorübergehendem] „Wie-verblödet-sein" begleitet.

6. Häufiges unfreiwilliges, zwangsmäßiges Seufzen [und Gähnen].

7. Hunger- und Leeregefühl im Magen gegen 2 Uhr morgens; keine Besserung durch Essen.

8. Eigentümliche Empfindung im Rachen: Gefühl einer Schwellung oder noch häufiger Spontangefühl einer wunden Stelle, die beim Schlucken verschwindet und nur bei Nichtschlucken empfunden wird; Gefühl einer Kugel im Schlund; Ameisenkribbeln im Rachen.

9. Starke geschlechtliche Erregung mit Impotenz.

10. Amenorrhoe mit dem für Ignatia charakteristischen Zustand.

11. Nichtvertragen von starken Gerüchen und Exzitantien: Tabakrauch, Kaffee und Alkohol.

12. Kontraktionen einzelner Muskeln (*Agaricus, Zincum*).

Schmerzen: Zahlreich und verschiedenartig; am häufigsten lanzinierend oder drückend, manchmal blitzartig, meist von einem zusammenschnürenden Gefühl begleitet. Ihr charakteristisches Merkmal ist, daß sie jedesmal, wenn der Kranke seine Lage wechselt, geringer werden oder gar verschwinden; aber diese Linderung ist von sehr kurzer Dauer, so daß der Kranke beständig seine Haltung ändert und sogar — wenn er es tun kann — sein Bett verläßt und herumwandert. Die Schmerzen werden außerdem gebessert durch Liegen auf dem Rücken. Sie können von einem Gefühl von Zusammengeschnürtsein, Jucken und Ameisenkribbeln begleitet sein. Sie erscheinen manchmal zur gleichen Stunde wieder (*Cedron*). Sie sind umherziehend, paradox und widerspruchsvoll.

Stühle: *Verstopfung*. Die Stühle sind hart, mit häufigem Drang und werden unter Schwierigkeit und großer Anstrengung entleert. Die Schmerzen sind schlimmer, wenn der Stuhl weich ist. Die Verstopfung soll durch Autofahren verschlimmert werden. Schmerzhafte Konstriktion des Anus nach dem Stuhle. — *Emotionelle Diarrhoe (Gelsemium)*.

Regel: Schwarz, zu früh, zu reichlich oder, im Gegenteil, zu selten [verspätet]. Während der Regel große Müdigkeit mit krampfhaften Schmerzen im Magen und Abdomen. Regelausbleiben durch Kummer.

Hauptsächliche Indikationen

Ignatia ist zunächst angezeigt bei den verschiedenartigen Erkrankungen der Frau, die aus einem **lange getragenen, heimlich genährten Kummer** [„stiller Gram"] entstehen können. Dieser verursacht oft eine sehr ausgeprägte körperliche und geistige Erschöpfung.

Es ist eines der besten Heilmittel der **Hysterie.** Es heilt sehr schnell gewisse lokale Symptome wie z. B. den Clavus hystericus und Globus hystericus; gleichzeitig bessert sein anhaltender Gebrauch ganz ausgesprochen die ursächlichen, hysterisch-pervertierten Störungen der nervösen Funktionen.

Ignatia ist ein hervorragendes Heilmittel für die **Schädigungen** der seelischen Harmonie **durch emotionelle Traumen** wie *Schreck* und *Kummer*.

Es ist ein Heilmittel für **Spasmen,** nicht nur, wenn diese hysterischen Ursprungs sind, sondern wie sie auch sonst bei zarten, empfindsamen Frauen und Kindern auftreten (bei Kindern, wenn ihre Ursache nicht genügend „zerebral" ist, um *Belladonna* zu verlangen). Bei Ignatia-Indikation ist das Gesicht während der Konvulsionen gewöhnlich totenblaß.

Verkappte **Neuralgien** morgens und nachmittags [gemeint sind wohl z. B. larvierte Malaria-Anfälle, die sich durch Neuralgien äußern]; besonders Fazialis- und Okzipitalneuralgien, sowie Ischias.

Kopfschmerzen infolge von geistiger Arbeit, Aufregung und starken Gerüchen; oft treten sie alle zwei Tage auf. Gefühl, als wäre ein Nagel in den Kopf geschlagen, in die Schläfengegend oder in den Hinterkopf (*Thuja, Coffea*). Manchmal hat der Ignatia-Kopfschmerz einen pulsierenden Charakter; er ist dann in den Augen, in der Brauengegend und an der Nasenwurzel besonders schlimm. Erbrechen und reichliches Wasserlassen beendigen die Krise.

Magenkrämpfe, die nachts oder unmittelbar nach den Mahlzeiten auftreten. Sie werden schlimmer durch die geringste Berührung, aber durch Bewegung gemildert. Nach klinischer Erfahrung sind *Ignatia* und *Chamomilla* die Hauptmittel bei Magenkrämpfen.

Dyspepsie bei Chlorotischen. Ignatia ist um so mehr angezeigt, wenn der chlorotische Zustand mit einem nervösen, der Hysterie mehr oder minder ähnlichen Zustand verbunden ist. Unterdrückter, in sich verschlossener, „stiller" Gram, der bei jungen Frauen so häufig die Bleichsucht und Dyspepsie verursacht, indiziert Ignatia ganz besonders.

Bei **hysterischer Dyspepsie** ist Ignatia das wichtigste Heilmittel für die spastischen Zustände des Magens und der Speiseröhre.

Prolaps des Rektums und des Anus bei Kindern wird mit Ignatia oft gebessert und geheilt. Im allgemeinen handelt es sich um Prolaps, der schon bei geringer Anstrengung während der Stuhlentleerung auftritt.

Angina. Der Angina-Schmerz wird besser beim Schlucken fester Speisen.

Tachykardie bei Aufregung.

Atemnot der Asthmatiker und Asthma-Anfälle tags oder abends vor Mitternacht. Während des Anfalles ist das Gesicht, wie bei allen Ignatia-Krämpfen, bleich; deswegen kann es mit *Belladonna* und der dieser eigenen Röte nicht verwechselt werden. Kurzer spastischer Husten. Kurze, schnelle Atmung; sehr rascher Puls, Hitze. Unfreiwilliger Abgang reichlichen, hellen Urins.

Incontinentia urinae nocturna bei jungen Mädchen in der Pubertät mit sehr starken und häufigen Regeln.

Intermittierendes Fieber [Malaria z. B.] mit folgendem Charakteristikum: Während des Schüttelfrostes ist das Gesicht rot, und der Kranke hat Durst.

Husten gewöhnlich trocken, anhaltend, chronisch, tags und nachts. Der Reiz, der den Ignatia-Husten auslöst, hat seinen Sitz vorwiegend in der Trachea und dem Larynx; die starke Heiserkeit beweist, daß diese oberen Partien der Respirationsorgane besonders angegriffen sind.

Dosierung

HAHNEMANN und seine ersten Schüler gebrauchten fast ausschließlich C 12 und C 30. JOUSSET macht es ebenso, empfiehlt aber tiefere Dilutionen, ja selbst die Urtinktur für Fälle, in denen das Mittel zwar deutlich indiziert ist, die hohen Potenzen aber wirkungslos waren.

Zusammenfassender Überblick

Ignatia ruft eine markante Hyperästhesie aller Sinne und eine Neigung zu klonischen Spasmen hervor. Bei Frauen und Kindern ist es das am häufigsten indizierte Heilmittel für nervöse Störungen, die durch Veränderlichkeit, Unbeständigkeit, paradoxe und widersprechende Symptomatologie charakterisiert sind.

Vergleichende Gegenüberstellung 16

Einige andere Heilmittel bei Incontinentia urinae

Acidum benzoicum. Inkontinenz im ersten Schlaf. Der Urin ist stark gefärbt, bräunlich, ammoniakhaltig, riecht nach Pferdeharn oder stinkt.

Ammonium carbonicum. Der Urinabgang kann in jeder Nachtstunde erfolgen. Der Urin ist wenig gefärbt, setzt aber einen rötlichen Niederschlag ab.

Chloralum. Inkontinenz vorwiegend gegen den frühen Morgen, selbst wenn das Kind schon während der Nacht die Blase entleert hat.

Cubeba. Schäumender Urin, der nach Veilchen riecht. Häufiges Wasserlassen während des Tages.

Equisetum. Die Inkontinenz besteht ebenfalls nur tagsüber. Der Urin ist wässerig und reichlich. Das Mittel wirkt besonders gut, wenn die Inkontinenz, trotz Beseitigung ihrer ursprünglichen Ursache, aus Gewohnheit weiter besteht.

Kalium phosphoricum. Skorbutartige oder adynamische Zustände bei Kindern. Nervöse Depression. Nächtliche Angst. Der Harn ist sehr gelb.

Lac caninum. Reichliches Wasserlassen. Der Patient träumt dabei, daß er [regelrecht] seinen Urin entleere.

Plantago. Inkontinenz bei Kindern infolge Schwäche des Blasenschließmuskels. Reichlicher, wässeriger, blasser Urin. Wirkt besser bei Kindern als bei Erwachsenen und nur, wenn der Urin reichlich ist.

Rhus aromatica. Von HALE bei Tag- und Nachtinkontinenz sehr gepriesen; in starken Dosen der Urtinktur. Ich kenne seine Charakteristika nicht.

Squilla. Paßt besonders bei skrofulösen oder schwächlichen Kindern, die an Würmern leiden. Der Urin kann wegen starker Reizempfindlichkeit der Blasenschleimhaut nicht in der Blase zurückgehalten werden.

Thyreoidin. Bei schwachen, nervösen, reizbaren Kindern in D 3.

Jodum

Jod. Chemisches Element. Metalloid, erst 1811 von COURTOIS entdeckt.

Die Ausgangsform der Jodpotenzen ist die Tinctura jodi im Verhältnis 1 : 20. Jod bildet also eine Ausnahme von der allgemeinen Regel bei Verwendung chemischer Stoffe, bei denen sonst die Substanz selbst als Ausgangsform dient. Wegen seiner großen Flüchtigkeit und infolge seiner Wirkung auf Milchzucker ist es unmöglich, die ersten Potenzen als Verreibung oder als Globuli herzustellen. Man muß sich also ausschließlich an Dilutionen halten, die allein zuverlässige Arzneiwirkung gewährleisten.

Die Pathogenese von Jod findet sich in HAHNEMANN *„Chronische Krankheiten"*.

„Le Propagateur de l'Homoeopathie" (Nr. 8 und 9) enthält eine sehr ausführliche Studie über das Mittel.

Physiologische Wirkung

In der „*Gazette médicale des hôpitaux*" hat GASTON LYON einen sehr umfangreichen Artikel über Jod veröffentlicht, der im folgenden auszugsweise wiedergegeben wird.

1. Jod kann **alle Variationen von Hauterkrankungen** hervorrufen, von erythemartigen Ausschlägen bis zu Hautwucherungen und Papillomen; dabei werden alle Ausschlagsformen durchlaufen: Bläschen, Blasen, Papeln und ihre verschiedenen Kombinationen. Jedoch werden niemals schuppige Formen angetroffen.

Seltene Formen der Jodvergiftung sind: Purpura, die den Tod nach sich ziehen kann, Hautgangrän und unter der Haut gelegene Knötchen, die mit syphilitischen Gummen verwechselt werden können.

Mit oder ohne Ausschlag kommen *Ödeme* vor, gewöhnlich an den Lidern, den Lippen oder auf den Handrücken; sie können auch die Nebenhöhlen des Schädels befallen und dadurch die Kranken in Gefahr bringen.

2. **Symptome des Respirationstraktus.** Jod kann Nase, Kehle, Bronchien und Lunge entweder einzeln oder gleichzeitig angreifen. Die häufigste Jodwirkung ist jedoch der *Schnupfen*. Er unterscheidet sich von dem gewöhnlichen Schnupfen dadurch, das er viel wässeriger und viel reichlicher ist; er wird von mehr oder weniger häufigem Niesen und oft auch von Stirnkopfschmerzen begleitet. Stockschnupfen ist allerdings noch häufiger.

Die *Laryngitis* äußert sich in einem quälenden, stechenden Gefühl im Larynx und in Rauheit der Stimme. Die gefürchtete Kehlkopferkrankung, das *Glottisödem*, das manchmal den Tod zur Folge hat, wird meistens durch sehr kleine [allopathische] Dosen von Jod hervorgerufen.

An den Bronchien kann man eine *kongestive Bronchitis* beobachten; sie äußert sich in Atembehinderung, ermüdenden, heftigen Hustenanfällen und schleimigem, bisweilen leicht blutigem Auswurf.

Die *pseudomembranöse Jodbronchitis* wird besonders hervorgehoben. Homöopathisch ist deshalb Jod das wirksamste Mittel bei der Behandlung dieser Art von Bronchitis.

Jod kann *Lungenödem* hervorrufen, jedoch nur bei solchen Kranken, die seit längerer Zeit an einem chronischen Ödem leiden.

Erwähnt sei hier noch das von Professor FOURNIER treffend als „*Jodgrippe*" bezeichnete Krankheitsbild.

3. **Symptome des Zirkulationstraktus.** Da Jod zirkulationshemmend wirkt, kann bei längerem Gebrauch eine Art Herzschwäche eintreten, die sich in schwachem Puls, Neigung zu Ödemen usw. äußert. HUCHARD hat unter dem Namen „Jodasystolie" einen Symptomenkomplex beschrieben, der der Asystolie infolge von Klappenfehlern ähnelt.

4. **Symptome des Verdauungstraktus.** Man hat unter der Einwirkung von Jod *Gingivitis*, *Stomatitis*, *Glossitis* und *Angina* beobachtet. Wichtiger ist jedoch die an und für sich seltene Jodwirkung auf die Speicheldrüsen. In der Literatur sind sehr schwere, selbst tödliche Fälle von *Jod-Parotitis* beschrieben.

Magenbeschwerden infolge Jodvergiftung sind häufiger; sie sind gewöhnlich gekennzeichnet durch Schweregefühl in der Magengrube, durch Magenkrämpfe usw.

5. **Niere und Blase** werden von Jod nur wenig angegriffen; aber es ist Albuminurie mit Hyalin- und Epithelzylindern im Urin beobachtet worden.

Alle diese genannten Symptome sind die Wirkungsfolge mehr oder weniger starker Joddosen. Um ein vollständiges Bild zu erhalten, sollen im folgenden noch die Symptome angegeben werden, die man bei längerer Einwirkung von kleinen und kleinsten Dosen beobachtet hat.

In mittleren und kleinen Dosen hat anhaltender Jodgebrauch bei einigen Personen schwere Störungen zur Folge; sie sind von COINDET und später von RILLIET beschrieben worden und unter dem Namen „*Jodismus*" bekannt. Die Hauptzüge dieses Krankheitsbildes sind starke nervöse Erregung, heftiges Herzklopfen, Heißhunger im Wechsel mit Appetitlosigkeit, rasche, starke Abmagerung, Drüsenatrophie, im besonderen der Brüste und der Testes. Diese Störungen werden vor allem durch kleine oder infinitesimale Dosen hervorgerufen; RILLIET glaubt sogar, sie nach dem Gebrauch von ungereinigtem Meersalz beobachtet zu haben.

Der *konstitutionelle Jodismus* weist ein hektisches Fieber auf mit Nachtschweißen, Erbrechen und Durchfall. Die schwere, tiefgreifende Stoffwechselstörung wird vervollständigt durch Ödeme der Beine, Anasarka, Hydrops der Brust- und Bauchhöhle, multiple Drüsenentzündungen und in manchen Fällen durch Hypertrophie der Schilddrüse.

Früher oder später wird das Nervensystem in Mitleidenschaft gezogen, und es stellt sich *Zittern* ein. Der Kranke wird nervös und reizbar; die kleinsten Unannehmlichkeiten, die er im normalen Zustand überhaupt nicht beachtet hätte, regen ihn heftig auf und steigern das Zittern.

Gleichzeitig wird die Haut dunkelgelb, schwarzbraun und infolge der ungenügenden Hauttätigkeit trocken; die Sklera färbt sich gelb, und auf Gesicht und Körper erscheinen gelbbraune Flecken.

Typ

Es handelt sich um sehr abgemagerte Menschen von dunklem Teint mit schwarzen Augen und Haaren und gelblicher, schwarzbrauner Haut. Wenn sie nicht durch Beschäftigung abgelenkt sind, leiden sie an Unruhe und beständigen Angstvorstellungen; aus diesem Grunde beherrscht sie eine dauernde, dabei ungeordnete, veränderliche Vielgeschäftigkeit; sie sind sehr reizbar und jähzornig. Alle diese Symptome verschlimmern sich bei Hunger; der Kranke fühlt sich besser, sobald er Nahrung zu sich nimmt; aber der quälende, krankhafte Heißhunger überkommt ihn nach dem Essen fast augenblicklich von neuem.

Modalitäten

Verschlimmerung: Durch Wärme, in Ruhe, bei leerem Magen.

Besserung: Durch Kälte [auch im Freien]; durch Waschen in kaltem Wasser; beim Gehen; *während Nahrungsaufnahme*.

Vorherrschende Angriffsseite: Links unten, rechts oben.

Leitsymptome

1. Ängstliche Unruhe, wenn der Kranke sich nicht bewegt oder wenn er Hunger hat.
2. Ungeheurer Hunger bei fortschreitender Abmagerung trotz Aufnahme reichlicher Nahrungsmengen.
3. Besserung aller Beschwerden während des Essens.
4. Atrophie der Brüste und der Hoden.
5. Hypertrophie der Drüsen, besonders der Mesenterialdrüsen und der Thyreoidea. Die chronische Drüsenentzündung [jede Körperdrüse kann befallen sein] ist eines der wichtigsten Jodsymptome.
6. Leukorrhoe, so ätzend, daß sie die Wäsche löcherig macht.
7. Alle Sekrete und Exkrete haben einen üblen Geruch.
8. Gefühl, als würde das Herz von einer eisernen Faust zusammengepreßt.
9. Schmerz, als würde ein Keil zwischen Ovar und Uterus in den Leib hineingetrieben.
10. Schmerzlosigkeit und Indolenz der Erkrankungen.
11. Auffälliges, unerklärliches Schwächegefühl und Atemnot beim Treppensteigen.

12. Brennen im Magen, Übelkeit; meist gefolgt von heftigem, unaufhörlichem, hartnäckigem Erbrechen; Völle- und Spannungsgefühl im Oberbauch.
13. Speichelfluß mit üblem Mundgeruch (*Mercurius*).
14. Morgendliche Diarrhoe, schlimmer nach Milch.

Schmerzen: Jod hat im allgemeinen nicht viel Schmerzen; doch werden nächtliche Schmerzen angegeben (Einfluß der Wärme und Ruhe), die ihren Sitz hauptsächlich in den Gelenken und Knochen zu haben scheinen.
Stühle: *Verstopfung* mit heftigem, erfolglosem Drang, besser durch Trinken von kalter Milch.
Dysenteroide, wässerige, weißliche, schaumige, molkenartige Diarrhoe mit Tenesmus. Chronische, morgendliche *Diarrhoe* bei mageren, skrofulösen Kindern. Diarrhoischer Fettstuhl bei Pankreas-Erkrankungen.
Regel: Unregelmäßig: zu früh oder zu spät. Manchmal übermäßig reichlich mit blassem, wässerigem Blut. — Scharfe, ätzende Leukorrhoe, die die Wäsche fleckig und löcherig macht.

Hauptsächliche Indikationen

Skrofulose der Kinder, wenn sie trotz Heißhungers rapide abmagern. Immer besser in frischer Luft und schlechter im warmen Zimmer. Schwellung der Mesenterialdrüsen; Tabes mesaraica.
Hypertrophie des Herzens mit oder ohne Klappenfehler. Herzklopfen, besonders nach jeder körperlichen Arbeit. Zusammenschnürendes Gefühl wie von einer eisernen Faust. Der Kranke fühlt sich so schwach, daß er nur mit Mühe spricht oder atmet. Bei Klappenerkrankungen *Katzenschnurren* (*Spigelia*).
Albuminurie. Marc Jousset beschreibt einen Fall von beträchtlicher Albuminurie mit Hyalin- und Epithelzylindern, der von Bouchut als sehr ernst beurteilt wurde, aber unter Jodkali C 1 ausheilte.
Reiner Kropf und Basedowsche Krankheit.
Pankreatogene Diarrhoe.
Mittel bei Erkrankungen des rechten Ovars.
Uteruskarzinom mit profusen Blutungen. Die ätzende Leukorrhoe ist sehr charakteristisch, ebenso der Blutabgang während des Stuhlganges.
Chronische, katarrhalische Taubheit (*Pulsatilla*, wenn die Taubheit akut aufgetreten ist).
Kopfschmerzen und Schwindel besonders bei älteren Leuten. Kongestiver, pulsierender Kopfschmerz mit Angst.
Idiopathischer Speichelfluß; wenn *Mercur* versagt.
Lungen- und Kehlkopftuberkulose fordert im Anfangsstadium Jod, wenn trockene Hustenanfälle mit vorhergehender Angst, besonders morgens, vorliegen, rasche Abmagerung auftritt; auch im letzten Stadium bei ausgesprochener Kachexie.
Asthma.

Adenoide Wucherungen.
Akute Katarrhe aller Schleimhäute.
Übelkeit und Erbrechen nach Chloroformnarkose.
Husten. Pfeifend, kurz, trocken, croupartig, bellend, bei Tag und bei Nacht, mit Kehlkopfschmerz, der sich bis zum oberen Drittel des Brustbeins zieht.

Husten mit Schmerzen in der Brust; nach dem Husten wird dicker, grauer, weißlicher, salzig oder süßlich schmeckender Schleim oder blutgestreifter, selbst blutiger Auswurf expektoriert.

Fieber. Fieberschauer selbst in einem warmen Zimmer. — Wärme des ganzen Körpers mit Wangenröte; große Unruhe. — Hektisches Fieber mit Nachtschweißen.

Dosierung

Bei *Syphilis* geben wir Jod in starken Dosen, 2—4 g und mehr täglich; denn die klinische Erfahrung — der wichtigste Wegweiser für den Arzt! — hat gezeigt, daß diese Dosen in den meisten Fällen nötig sind, um eine Heilwirkung zu erzielen.

Bei *Arteriosklerose* und *Asthma* geben wir wägbare schwache Dosen, 0,1 bis 0,2 g Jod 20 Tage lang, 10 Tage Pause, dann wieder 20 Tage Jodgaben.

Bei den anderen Erkrankungen wie Hautleiden, Grippe, Kopfschmerz, Albuminurie usw. geben wir Infinitesimaldosen, entweder als Kalium jodatum von C 1 bis zu C 6 in Verreibung oder als Jod von C 1 bis C 6 in Dilution.

Zusammenfassender Überblick

Heilmittel der abgemagerten, heißhungrigen und anämischen Menschen. Die Atrophie der Brüste und der Hoden mit gleichzeitiger Hypertrophie der Thyreoidea ist eine wichtige Indikation für Jod. Skrofulose und Erkrankungen der Atemwege.

Krankengeschichte 49

Asthma

Im Oktober 1909 kommt der 36jährige, verheiratete Familienvater Ch. L. in meine Behandlung.

Sein Vater ist schon in jungen Jahren einer Lungentuberkulose erlegen; seine arthritische Mutter hat besonders in ihren letzten Lebensjahren sehr unter heftigen Asthmaanfällen gelitten.

Ihn selbst überfiel das Asthma erstmals im Alter von 26 Jahren. Bei dem damaligen nächtlichen Anfall bestand so heftige Atemnot, daß er aufstehen und das Fenster öffnen mußte, um leichter Luft zu bekommen. Diesem Anfall war am Tage zuvor ein Schnupfen vorangegangen mit sehr reichlicher nasaler Sekretion. Die Krise dauerte ungefähr eine Stunde, dann verschwand die Atemnot völlig. Ungefähr 3 Monate später stellte sich während der Nacht ohne ersichtlichen Grund ein neuer Anfall ein, dem in gleicher Weise ein akuter Schnupfen vorangegangen war. Danach wurden die Krisen immer heftiger und immer häufiger, so daß der Kranke praktisch jede Nacht zum Aufstehen gezwungen war und zu Räuchermitteln greifen mußte, um die Atemnot zu lindern. Verschiedenartige allopathische Behandlungen brachten keinerlei Erfolg. Sein Asthma verschlimmerte sich im allgemeinen im Sommer und wurde durch Luftveränderung, besonders durch Aufenthalt im Gebirge, besser.

Der Kranke ist blaß und sehr geschwächt. Die Augen sind infolge der scharfen Räuchermittel injiziert. Die Perkussion der Brust ergibt sonoren Klopfschall; bei der Auskultation ist die Expiration verlängert, und man hört zahlreiche, pfeifende Rasselgeräusche über der ganzen Lunge. Der Magen ist aufgetrieben, die Zunge leicht belegt. Der Urin ist sehr hell und nach jedem Anfall sehr reichlich. Die Stuhlentleerung ist schwierig. Im Nacken einige vergrößerte Drüsen.

Der *akute Schnupfen vor jedem Anfall* macht mich stutzig und läßt mich an Jod denken. Ich verordne also Jod D 3, 3mal täglich ein Pulver von 0,25 g. 14 Tage später sehe ich den Kranken wieder. Es geht ihm besser, und er ist sehr zufrieden. Die Anfälle sind kürzer und weniger heftig; der Allgemeinzustand scheint mir besser. Nach 2 Monaten dieser Behandlung sind die Asthmaanfälle vollständig verschwunden. Der Schlaf ist normal; der Kranke hat 8 Pfund zugenommen.

LAMBRECHTS (Anvers)

Krankengeschichte 50
Tuberkulose der Iris

Eines Tages kommt in meine Klinik ein 32jähriger Bote. Er leidet an einer doppelseitigen torpiden Iritis; die Sehfähigkeit ist bedeutend vermindert und beträgt links ungefähr $^1/_4$ und rechts $^1/_6$ der normalen Sehschärfe.

Die Iris ist glanzlos, die Pupillenreaktion links unvollständig und rechts völlig aufgehoben.

Bei seitlicher Beleuchtung bemerke ich auf dem unteren medialen Teil der rechten Iris und auf dem oberen medialen Teil der linken Iris zwei kleine Knötchen.

Ich frage den Kranken nach seiner Vorgeschichte und erfahre dabei, daß sein Vater an einer Lungenerkrankung gestorben ist, desgleichen ein Bruder und eine junge Schwester.

Diese Tatsache bestätigt die Diagnose, die ich schon auf Grund der Irisknötchen vermutete und die bei der Augenspiegelung ganz sicher wird. Tatsächlich ist die ganze Choreoidea mit kleinen charakteristischen Granulationen übersät. Da der Patient einen sehr elenden Eindruck macht, erheblich abgemagert ist und außerdem geschwollene Halsdrüsen aufweist, verordne ich *Jod C 6* im Wechsel mit *Calcarea carbonica C 12*, 14 Tage lang.

Nach dieser Zeit sind die Drüsen bedeutend kleiner geworden, und ich stelle zu meiner Überraschung fest, daß die Tuberkelknötchen der Iris wie der Choreoidea in vollem Rückgang sind! Der Allgemeinzustand hat sich ebenfalls bedeutend gebessert. Da ein akneartiger Ausschlag an Gesicht und Schultern aufgetreten ist, ersetze ich *Calcarea carbonica* durch *Sulfur C 30* und lasse Jod C 6 weiternehmen; nach 3 Wochen Jod allein in der 18. Centesimale.

2 Monate später kommt der Patient wieder. Von Knötchen auf Iris und Choreoidea keine Spur mehr. 6 Monate später Nachuntersuchung, kein Rückfall.

D. PARENTEAU (Paris)

Ipecacuanha

Cephoelis [Uragoga] Ipecacuanha. Radix brasiliensis. Brechwurzel. Pflanze aus der Familie der Rubiaceen, wächst in den Urwäldern Brasiliens.

Man bereitet die Urtinktur durch Mazeration der pulverisierten Wurzel mit 70% Alkohol im Verhältnis 1 : 20; die Verreibungen werden aus dem Pulver und Milchzucker hergestellt.

Ipecacuanha ist von HAHNEMANN durchgeprüft worden; die Pathogenese findet sich in seinem Buch *„Reine Arzneimittellehre"*. Eine ausgezeichnete Studie dieses Mittels ist auch in *„l'Art médical"* (Jahrgang 1868) von IMBERT-GOURBEYRE veröffentlicht worden.

Physiologische Wirkung

Ipeca ruft Erbrechen hervor, seine allbekannte Wirkung. Dem Erbrechen geht immer Übelkeit voraus. Mit dem Erbrechen stellen sich Unbehagen, Mattigkeit, Kraftlosigkeit, Kälte und Blässe der Haut, übermäßiger Speichelfluß und Verminderung der Herzschläge ein. Während des Erbrechens treten Schweiße auf. Manchmal ruft Ipeca schon bei der Dosis von 1 g, mit Sicherheit aber bei stärkeren Gaben, eine Hypersekretion aller Drüsen des Verdauungstraktus hervor, daher die häufige, leichte Diarrhoe. Die *Magenschleimhaut* wird gereizt, doch niemals so stark wie beim Brechweinstein. Bei durchschnittenen Vagusnerven bringt Ipeca keinerlei Brechwirkung mehr hervor.

Kurz zusammengefaßt bewirkt Ipeca: „Mäßige, entzündliche Reizung der Magenschleimhaut, von der aus reflektorisch kräftige Muskelkontraktionen des Magens ausgelöst werden."

Die Heilwirkung von Ipeca in diesem Organbereich ist ein augenscheinlicher Beweis des Ähnlichkeitsgesetzes: Ipeca heilt die gleiche Art von Erbrechen, die es hervorruft. Es hat wenig Einfluß auf das Erbrechen der Gastritis, des Karzinoms, der Phthise usw., aber es wirkt fast mit Sicherheit gegen häufiges Würgen und Erbrechen, wenn eine ernste Erkrankung der Magenschleimhaut nicht vorliegt. Dr. GUERNSEY gibt beständige Übelkeit als eine weitere Indikation für Ipeca an.

Auch im *Respirationstrakt* zeigen sich gleichartige (hier zu Expektoration führende) Muskelbewegungen, die durch geringfügige Reizung der respiratorischen Schleimhäute verursacht werden.

Bekanntlich können sich manche Personen nicht in einem Raum, in welchem Ipeca pulverisiert wird, ohne Reizung ihrer Atemwege aufhalten. Manchmal sind mehr die Schleimhäute der Augen und der Nase befallen. Die Augen werden rot, brennen und tränen; aus der Nase beginnt unter unaufhörlichem Niesen ein reichlicher Ausfluß. Gewöhnlich wird die Ipeca-Wirkung jedoch in den tieferen Atemwegen empfunden: Atemnot, Pfeifen und Husten, der mit reichlichem Schleimauswurf endet. Diese Anfälle von Atemnot ähneln nicht selten Asthmaanfällen (die Folgerungen, die die modernen, sogenannten Desensibilisierungsverfahren aus diesen Feststellungen gezogen haben, sind genügend bekannt). Unter den *„hauptsächlichen Indikationen"* werden wir noch sehen, daß Ipeca bei den spastischen Erkrankungen der Atemwege, bei Asthma, Keuchhusten usw. angewendet wird. Das ist nichts anderes als eine strikte Anwendung des Ähnlichkeitsgesetzes.

Aber damit ist die Ipeca-Wirkung auf die Atemwege noch nicht erschöpft. IMBERT-GOURBEYRE hat in der oben erwähnten Studie eine Menge von Tatsachen zusammengetragen, die beweisen, daß Ipeca Epistaxis und Hämoptoe hervorrufen kann; in einem Fall trat sogar eine Pneumonie auf; bei einem anderen Patienten zeigte sich nicht nur blutige Färbung des Auswurfes, sondern auch des Stuhles und des Urins.

Die Wirksamkeit von Ipeca bei *Hämorrhagien* ist sehr merkwürdig, aber unbestritten.

Ipeca ruft, wie schon gesagt, Diarrhoe hervor; es ist auch bei Dysenterie durch Blutung und Tenesmus indiziert, ein Beweis mehr für die allgemeine Ipeca-Wirkung: zu Entleerung zwingende Muskelbewegungen infolge einer Schleimhautreizung. Bei Dysenterie freilich ist die Schleimhautreizung oft zu stark, um von Ipeca allein überwunden zu werden; gelegentlich muß man es mit *Mercurius corrosivus* kombinieren.

Nach BRETONNEAU kann eine Fingerspitze voll Ipeca-Pulver, ins Auge gestreut, Ulzeration und Perforation der Hornhaut verursachen.

Modalitäten

Verschlimmerung: Durch Temperaturschwankungen, durch Bewegung.
Besserung: Durch Ruhe.
Vorherrschende Angriffsseite: Rechts.
Rhythmus: Die Erkrankungen, die Ipeca verlangen, neigen zu periodischer Wiederkehr, besonders nächtlicher Anfälle.

Leitsymptome

1. Spasmen (für Ipeca ebenso charakteristisch wie für *Cuprum*).
2. Beständige Übelkeit, die durch nichts, auch nicht durch Erbrechen gemildert wird.
3. Erbrechen von weißem, eiweißartigem, sehr reichlichem Schleim; ohne Erleichterung; danach ist der Kranke wie betäubt, aber die Übelkeit hält weiter an. Erbrechen von hellrotem Blut mit Übelkeit.
4. Die Zunge ist rein und sauber, höchstens ganz leicht weißlich belegt.
5. Anhaltender Speichelfluß, der den Kranken zu beständigem Schlucken zwingt.
6. Hämorrhagien von hellrotem Blut aus allen Körperöffnungen.
7. Gefühl von Ptosis, von Magenerschlaffung (*Tabacum, Sepia, Staphysagria*).

Schmerzen: Von beständiger Übelkeit begleitet, ausgeprägter in der Gegend des plexus solaris oder in den Gliedern, in denen sie ein Zerschlagenheitsgefühl hervorrufen.
Stühle: Ipeca kann 3 verschiedene, charakteristische Stuhlarten aufweisen:
1. vergorene, schleimige, schaumige Stühle;
2. „Grasstühle", grün wie Gras, schleimig oder wässerig;
3. klebrige und dysenterische Stühle mit mehr oder weniger Blut untermischt.

Regel: Zu früh und zu stark; hellrote, gußweise abgehende Blutungen, begleitet von Übelkeit.

Hauptsächliche Indikationen

Respirationstraktus.
Man denke an Ipeca bei folgenden 3 Erkrankungsarten der Atemwege:
1. wenn eine *sehr starke Schleimansammlung* das vorherrschende Symptom

ist, 2. wenn *Spasmus* das Hauptsymptom ist, 3. bei bronchitischen, gleichzeitig nervösen und entzündlichen Erkrankungen, bei denen Ipeca alle anderen Heilmittel übertrifft.

Völlige Aphonie nach Erkältung oder infolge Kongestion der Stimmbänder, ohne Husten und ohne Schmerzen. Ein Tropfen Ipeca C 6 oder C 30 halbstündlich bringt nach etwa 4 bis 5 Stunden die Stimme wieder (CARTIER).

Schleimiger Bronchialkatarrh der großen und mittelgroßen Äste. Sind die feineren Bronchien [Bronchioli] betroffen, so ist *Antimonium tartaricum* vorzuziehen.

Asthma-Anfälle. Unter den vielen Medikamenten, die während des Anfalles in Frage kommen können, sind nach CRÉPEL folgende drei am erfolgreichsten: *Ipeca, Sambucus* und *Moschus*. An erster Stelle steht Ipeca; man gibt es dann in tiefen Verdünnungen etwa der ersten oder zweiten Centesimale (Trituration): sehr starke Atemnot, pfeifendes Rasseln auf beiden Seiten von oben bis unten; Hustenanfälle mit schwieriger Expektoration und gelatineartigem Auswurf. „Je heftiger der Asthmaanfall ist", sagt JOUSSET, „desto mehr ist Ipeca indiziert." Und weiter schreibt er: „Ipeca leistet in den Fällen mit schwieriger, pfeifender Atmung, mit Erstickungsgefahr und bläulicher Verfärbung der Lippen die allergrößten Dienste. Wenn sich zu diesen Symptomen Ekel und Übelkeit gesellen, so bringt — wie ich fast mit Sicherheit behaupten kann — Ipeca raschen, sicheren Erfolg."

Keuchhusten, wenn Erbrechen und reichliche, schleimige Expektoration mit spastischen Krampferscheinungen vorliegen. Ebenso paßt Ipeca, wenn das Kind infolge Verkrampfung der Streckmuskeln während des Hustens den Atem verliert und bleich oder blau wird. Schließlich erholt es sich, erbricht Schleim und fühlt sich danach besser. Es kann auch Blutung aus Nase oder Mund auftreten. *Cuprum* folgt gut auf Ipeca.

Bronchialerkrankungen. Ipeca verdient Beachtung bei den Erkrankungen, die durch eine chronische Reizung der Bronchialschleimhaut verursacht werden und sich in einem Gefühl von Verengung und Schwere in der Brust äußern, ohne daß irgendwelche grobe pathologische Veränderungen des Respirationstraktes vorliegen. Bei diesen Reizzuständen der Schleimhaut mit festhaftender Sekretion erleichtert Ipeca die Expektoration, befreit die Bronchien von ihrer Verschleimung und mildert dadurch den Hustenzwang. Vor allem beachte man diese Zustände, wenn sie von gastrischen Erscheinungen begleitet sind, wenn die krampfigen Hustenanfälle, ohne gerade heftig zu sein, leicht Übelkeit und Erbrechen herbeiführen; es besteht kein Fieber, und bei der Auskultation hört man lediglich brummendes oder pfeifendes Rasseln.

Ipeca ist jedoch nicht indiziert, wenn bei heftigen Hustenanfällen die Reizung der Trachea sich infolge der Anstrengung dem Ösophagus mitteilt und dadurch Erbrechen verursacht; dann fehlen auch die anderen, oben erwähnten Symptome.

Krampfhusten. Der Krampf ist — ich wiederhole es absichtlich — für Ipeca so charakteristisch, daß seine Anwendung bei folgenden Krankheitszuständen indiziert ist: *transitorisches Emphysem* mit Spasmen der Exspirationsmuskeln bei *Kehlkopfspasmus* (Croup, Angina stridulosa), bei *Rektalspasmus,* der die Dysenterie charakterisiert.

Bronchopneumonie. Nach Jousset sind dafür *Ipeca C 6* und *Bryonia C 6* die Mittel der Wahl. Er fügt hinzu: „Wenn Ipeca zusammen mit Bryonia keinen Erfolg bringt, so muß man Bryonia durch *Pulsatilla C 6* ersetzen, wenn der Husten sehr locker ist. Ist aber der Husten sehr trocken, schmerzhaft, und hat der Kranke ein typhöses Aussehen, so gebe man *Phosphor C 6*. Bei sehr ernstem Allgemeinzustand ist *Arsen C 6* angezeigt; wenn schon asphyktische Symptome bestehen, so kann *Carbo vegetabilis C 30* sie innerhalb von 12 bis 24 Stunden zum Verschwinden bringen".

Verdauungstraktus.

Beginnender **Magenkatarrh** ohne ernste Affektion der Schleimhaut; vor dem Erbrechen viel Übelkeit, reine Zunge; das Würgen tritt gewöhnlich nach dem Essen auf.

Gastroenteritis der Kinder; besonders mit Übelkeit, Erbrechen und Durchfall bei Beginn. Nach Farrington soll man bei der infantilen Gastroenteritis vor Ipeca erst *Arsen* geben.

Diarrhoe mit Nabelkoliken oder zusammenziehenden Koliken von links nach rechts. Zahnungsdiarrhoe; Sommerdiarrhoe mit Erbrechen.

Dysenterie mit Tenesmus, besonders wenn sie blutig ist; man gibt zweckmäßig Ipeca im Wechsel mit *Mercurius corrosivus*.

Unstillbares Schwangerschaftserbrechen. Man gebe Ipeca vor und *Nux vomica* nach dem Essen.

Nervensystem.

Kopfschmerz in der linken Scheitelbeingegend, täglich von 11 bis 14 Uhr wiederkehrend. Schmerz, als wenn die Knochen des Kopfes zerbrochen oder zerdrückt wären; der Schmerz scheint in die Zungenwurzel hinunterzusteigen. Einseitige Migräne oberhalb eines Auges mit Übelkeit wie zum Sterben und sehr bleichem Gesicht.

Verschiedenes.

Fieberzustände. Als Fiebermittel steht Ipeca unmittelbar hinter *China* und *Arsenicum* (Imbert-Gourbeyre). Leichter Schüttelfrost mit viel Hitze, Übelkeit, Erbrechen und Atemnot. Das Mittel paßt für Kinder und junge Leute, bei denen der Anfall durch schleimiges oder galliges Erbrechen oder durch Atemnot, Brustschmerzen und Krampfhusten kompliziert ist.

Kinderkrankheiten. Ipeca ist ein ausgezeichnetes Kindermittel, weil es vorzugsweise akuten, kurzdauernden, aber rasch sich verschlimmernden Zuständen entspricht, wie man sie häufig gerade bei Kindern beobachtet. So ist es fast allein angezeigt in allen Fällen von sehr akut verlaufender Entzündung des Rachens, der Trachea, der Bronchien und selbst des Lungenparenchyms; dabei ist es ganz gleichgültig, welche Ursache die Erkrankung ausgelöst hat. Es paßt für Patienten von ½—10 Jahren, besonders, wenn die Erkrankung mit ihrem paroxystischen Höhepunkt vorzugsweise in der Nacht auftritt.

Hämorrhagien. Ipeca versagt selten bei Darmblutungen, wenn diese nicht von Geschwüren herrühren; bei Hämatemesis und Hämoptoe ist es sehr wichtig. — Bei uterinen Blutungen wird es häufig verordnet; es stillt zu starke Regelblutungen, die in einer heftigen Uteruskongestion ihre Ursache haben; selbst wenn die Blutung in regelrechte Metrorrhagien ausgeartet ist, wirkt es heilend. Als Hauptindikation merke man schneidenden Schmerz am Nabel, Druckgefühl im Uterus, heißen Kopf bei Kaltsein des übrigen Körpers.

Augenerkrankungen. Ipeca kommt in Frage bei Geschwüren der Hornhaut, bei Keratitis als Folgemittel nach *Apis*; es wird hauptsächlich indiziert durch starke Lichtscheu. Auch bei Chorioiditis denke man an Ipeca.

Dosierung

R. HUGHES verwendete selten eine höhere Verdünnung als die 1. oder höchstens die 2. Dezimale. ESPANET ging nicht über die 3. Centesimale hinaus.

Zusammenfassender Überblick

Spasmen sind für Ipeca ebenso charakteristisch wie für *Cuprum*; Übelkeit, Erbrechen, Schleimausscheidung und Atemnot vervollständigen sein Wirkungsbild. Man gebraucht es fast schematisch als Hauptmittel bei den bronchopulmonären Erkrankungen der Kinder. Man vergesse es nicht bei aktiven Hämorrhagien mit hellrotem Blut.

Krankengeschichte 51
Kapillarbronchitis

Maria Hamelin, 23 Monate alt, wird am 7. Februar ins Homöopathische Krankenhaus aufgenommen. Das Kind stammt von tuberkulös belasteten Eltern und war niemals besonders gesund. Im Alter von 8 Monaten überstand es eine Pneumonie, die 3 Wochen dauerte. Im Anschluß an diese Krankheit litt es einen Monat lang an Husten. Mit 13 Monaten bekam es einen fieberhaften Ausschlag, nach der Beschreibung der Mutter anscheinend Windpocken.

Heute kommt das Kind wegen einer doppelseitigen Kapillarbronchitis in unsere Behandlung. Die Erkrankung hat plötzlich am 30. Januar ohne vorheriges, merkliches Mißbefinden begonnen. Zwei oder drei Tage früher hatte sich das Kind erkältet. Ein häufiger Husten, heftige Atemnot und Fieber waren die ersten Krankheitszeichen.

Ehe das Kind ins Krankenhaus kam, hatte man dem Kinde auf der linken Seite und auf dem Rücken in der Gegend der Lungenbasis ein kleines Zugpflaster gelegt und ihm außerdem Brechmittel gegeben. Der Zustand des Kindes war dadurch nicht gebessert worden.

Status praesens: Heftiges Fieber, Puls 140, Temperatur 40°, beträchtliche Atemnot, häufiger lockerer Husten, rotgeschwollenes Gesicht. Auf der rechten Lunge von der Spitze bis zur Basis viele feine, krepitierende Rasselgeräusche, auf der linken Lunge noch feineres, krepitierendes Rasseln, an der Basis Bronchialatmen.

Das Kind erhält als Verordnung *Ipeca C 12* und *Bryonia C 12*, je 4 Körnchen in 125 Gramm Wasser. Davon stündlich im Wechsel einen Löffel voll; Milchdiät.

10. Februar. Das Fieber ist ein wenig gesunken, die Temperatur seit dem gestrigen Abend 39,2°, Puls 140; das feine, krepitierende Rasseln ist gering gröber geworden, das Bronchialatmen besteht noch. Auftreten eines leichten Durchfalles. Die Verordnung wird fortgesetzt.

11. Februar. Weitere Besserung. Die Temperatur ist seit gestern abend 38,6°; das Bron-

chialatmen ist verschwunden. Das Kind hat geschlafen, die Beklemmung ist geringer. Gleiche Verordnung.

12. Februar. Die Rasselgeräusche vermindern sich; die Besserung hält an.

13. Februar. Temperatur 38,4°, grobe Rasselgeräusche; Appetit und Schlaf gut.

Jetzt wird *Tartarus emeticus C 3* gegeben; 0,002 g in 125 Gramm Wasser, davon 3stündlich 1 Löffel voll.

14. Februar. Allgemeinbefinden zufriedenstellend; das Rasseln hat sehr abgenommen. Das Kind ist munter und hat Appetit. Temperatur 38°.

16. Februar. Keine Rasselgeräusche mehr; das Kind ist vollständig wiederhergestellt.

Pierre Jousset

Iris versicolor

Bunte Schwertlilie. Mehrjährige, krautartige Pflanze aus der Familie der Iridaceen; Ursprungsland Carolina.

Die Tinkturen und die Verreibungen werden aus dem trockenen Wurzelstock bereitet.

Eine Pathogenese von Iris versicolor findet sich in der *„Enzyklopädie"* von T. F. Allen; auch in Hale *„New Remedies"* stehen mehrere Prüfungsergebnisse und zahlreiche Krankengeschichten dieses Mittels.

Physiologische Wirkung

Bei allen Prüfern, die beträchtliche Mengen Iris zu sich genommen hatten, waren die auffallendsten Symptome die eines heftigen, choleraartigen Durchfalls.

Richard Hughes berichtet, daß man bei zwei mit Iris vergifteten Tieren ein stark kongestioniertes Pankreas vorfand.

Die Wirkung von Iris versicolor zeigt sich vor allem am Verdauungskanal, an den großen Verdauungsdrüsen, wie Speicheldrüse, Pankreas und Leber, an den sensiblen Nerven und an der Haut.

Es reizt die Mundschleimhaut, bewirkt Geschwüre des Zahnfleisches und reichlichen Speichelfluß. Das Erbrechen ist anhaltend; erbrochen werden Speisen, Galle und bei Kindern geronnene Milch. Fast alle Prüfer empfanden einen heftigen, brennenden Schmerz im Epigastrium und in der Pankreasgegend.

Die Wirkung auf den Darm besteht in einer starken, oft choleraartigen Diarrhoe mit heftigem Brennen am After.

Das Brennen im Arzneibild von Iris zeigt sich längs des ganzen Verdauungskanals. Seine Wirkung auf die Nerven ist gekennzeichnet durch heftige Neuralgien, besonders im Gesicht.

Die Hautsymptome dieses Mittels sind vorzugsweise Pustelausschläge auf der behaarten Kopfhaut, im Gesicht und um den Mund herum. Schließlich fand man noch an Knien, Ellbogen und Rumpf unregelmäßige Flecken mit glänzenden Schuppen, die wie Psoriasis aussahen.

Modalitäten

Verschlimmerung: Abends und nachts; durch Ruhe.
Besserung: Durch Bewegung.
Vorherrschende Angriffsseite: Rechts.

Leitsymptome

1. Gefühl von Brennen an jeder beliebigen Stelle im Verdauungskanal: im Mund, im Epigastrium, im Abdomen, am After; dabei reichlicher Speichelfluß.
2. Erbrechen eines zäh dickflüssigen [deshalb fadenziehenden], eiweißartigen Schleimes, der in langen Fäden aus dem Mund in die Brechschale hängt (*Kalium bichromicum*), mit Brennen in Mund, Schlund, Speiseröhre und Magen.
3. Kopfschmerzen mit saurem oder bitterem Erbrechen.

Schmerzen: Verschiedener Art; in der Hauptsache ein Schmerz im Verlauf des Ischiadikus mit plötzlichen Stichen, oder ein Schmerz, der bis in die Kniekehlen zieht, durch Bewegung schlimmer wird und Hinken zur Folge hat.
Stühle: Diarrhöische, ruhrartige, wundmachende Stühle; nach den Stühlen heftiges Brennen am After wie von Feuer.
Verstopfung.

Hauptsächliche Indikationen

Speichelfluß, idiopathisch oder Folge von Quecksilbervergiftung.
Magen- und Gallenblasenstörungen.
Ständiges Erbrechen der Säuglinge.
Cholera nostras der Erwachsenen im Herbst und durch gallige Entleerungen gekennzeichnet.
Migräne mit Gallerbrechen. Ein Flecken erscheint vor dem Auge derjenigen Seite, auf der die Migräne später auftritt.
Ischias, besonders *links*.
Verstopfung (C 12 — C 30, Dilution). CLAUDE hat beobachtet, daß Iris versicolor in dieser Dosis fast wie ein Laxans wirkt; unterhalb der C 12 besitzt es jedoch diese Wirkung nicht mehr.

Dosierung

Man gebraucht gewöhnlich die tiefen Potenzen.

Zusammenfassender Überblick

Brennen an irgendeiner Stelle des Verdauungskanales und *Erbrechen* von fadenziehendem Schleim sind die beiden Hauptmerkmale von Iris versicolor. Seine Hauptanwendung findet es bei Hemicrania ophthalmica, bei choleraartigen Diarrhoen und gewissen Fazialis- und Ischiadicusneuralgien.

Krankengeschichte 53

Migräne (Hemicrania ophthalmica)

Das 30jährige Fräulein J. ist ein großes, etwas mageres, nervöses Mädchen, das bis zu seiner jetzigen Erkrankung immer gesund gewesen war. Menses stets ohne Störung. Die jetzt geklagten Beschwerden haben sich, durch ihre Lebensweise bedingt, ganz allmählich entwickelt. Sie ist außerordentlich stark beschäftigt; sie steht sehr früh auf und geht sehr spät zu Bett; sie näht als Kleidermacherin dauernd und liest übermäßig viel. Die Folge dieser Lebensweise ist eine starke Augenermüdung.

Seit etwa anderthalb Jahren klagt die Patientin über „Sehstörungen" und „Kopfschmerzen", die von den konsultierten — übrigens wissenschaftlich hochangesehenen — Ärzten nicht erkannt worden waren. Man hatte als Ursache eine unklare Magenstörung angenommen und ohne präzise Diagnose sich in eine ganz sinnlose Behandlung verrannt. Kurz, in einem heutzutage häufigen Irrtum waren gegen eine rein hypothetische gastrische Störung Medikamente verordnet worden, die einen Magen in Ordnung bringen sollten, der in bester Ordnung war! Das unvermeidliche Ergebnis war eine Verschlimmerung der Krankheitsbeschwerden.

Dabei lag der Fall außerordentlich einfach. Als die Kranke aufgefordert wurde, ihr „Flimmern vor den Augen" und ihr „Geblendetsein" näher zu beschreiben, berichtete sie: Es werde ihr plötzlich vor den Augen trübe, so daß sie nur ganz undeutlich sehen könne; vor allem könne sie für Augenblicke nur die Hälfte der betrachteten Gegenstände wahrnehmen, z. B. nur die linke oder rechte Gesichtshälfte einer vor ihr stehenden Person. Sie beschrieb also einwandfrei eine *vertikale Hemianopsie*. Dieser Sehstörung folge stets ein heftiger Halbseitenkopfschmerz. Jedes ältere klinische Semester hätte bei der Schilderung der geklagten Symptome nicht eine gastrische Erkrankung angenommen, sondern unbefangen die Diagnose „*Hemicrania ophthalmica*" gestellt.

Für diese Art der Migräne kommen mehrere homöopathische Mittel in Frage: *Belladonna, Iris versicolor, Phosphor* und *Spigelia*. Iris entsprach den bei der Patientin vorhandenen Symptomen, da Iris beim Gesunden Sehstörungen, Migräne mit Erbrechen und Gesichtsneuralgie hervorruft. Iris war übrigens durch eine hartnäckige Verstopfung der Patientin noch besonders indiziert.

Die klinische Erfahrung hat die Iris-Indikationen noch schärfer präzisiert: Erscheinen eines schwarzen Flecks vor dem Auge derjenigen Seite, auf der die Migräne später auftritt; Amblyopie; Diplopie; Hemianopsie. Diese Symptome werden sämtlich als indikatorisch für Iris bei Hemicrania ophthalmica angegeben.

Die Kranke erhielt: 4 Körnchen *Iris C 30*, aufgelöst in 125 g Aqua destillata; täglich zwei Eßlöffel dieser Lösung. Zunächst traten die Anfälle immer seltener und vor allem sehr viel schwächer auf. Die Verordnung wurde noch zwei- oder dreimal wiederholt und bewirkte die völlige Heilung eines Leidens, das zuerst unbeeinflußbar schien.

PIERRE JOUSSET

Kalium bichromicum

Kaliumbichromat. Dunkelrote Kristalle, die von der Luft nicht angegriffen werden, in kaltem Wasser aber löslich sind.

Die Verdünnungen werden folgendermaßen hergestellt: die 1. Centesimale mit Wasser, die 2. mit Wasser und Alkohol zu gleichen Teilen, die 3. mit reinem Alkohol. Die Verreibungen werden in der üblichen Weise bereitet.

Die Pathogenese stammt von Dr. DRYSDALE, der sie 1844 im *„British Journal of Homoeopathy"* veröffentlichte.

Physiologische Wirkung

Kalium bichromicum wirkt sehr stark auf die *Schleimhäute;* die Schleimabsonderung wird merklich gesteigert; der Schleim ist häufig klebrig, zäh-dickflüssig [deshalb fadenziehend], manchmal eitrig.

An der Atemschleimhaut kann man sehr fortgeschrittene Entzündungsprozesse beobachten; wenn das Gift peroral in den Organismus kam, gilt das in gleicher Weise vom Verdauungskanal. In den Atemwegen treten Pseudomembranen, im Verdauungskanal Geschwüre auf.

Auf der *Haut* verursacht Kali bichromicum bei innerlicher oder äußerlicher Anwendung ganz charakteristische Erscheinungen: Papeln, Pusteln und Geschwüre; letztere sind breit, tief, gewöhnlich trocken und haben steile Ränder [„wie gestanzt"].

Von den *Drüsen* werden durch Kali bichromicum besonders Leber und Nieren angegriffen.

Die Wirkung auf die *Leber* ist sehr markant. Folgende Symptome einer Prüfung seien hier angegeben: „tagelang Schmerzen im rechten Hypochondrium; seltene, farblose, tonfarbige Stühle; metallischer Geschmack, stinkender Atem, Gedankenverwirrtheit". Bei mit Kali bichromicum vergifteten Tieren fand man die Leber kongestioniert, vergrößert, brüchig, von dunkler, rotbrauner Farbe, an ihrer Oberfläche dagegen weißlich-gelbe, vertiefte, leicht eindrückbare Flecken.

Auch die *Nieren* werden stark kongestioniert; die erweichten tubuli contorti sind von dem übrigen Nierengewebe nicht zu unterscheiden; der Urin ist eitrig oder seine Absonderung sistiert völlig.

Das *Bindegewebe* wird stark gereizt; dafür sprechen die sehr heftigen Schmerzen vieler Prüfer, besonders an den Gelenken. Das *Periost* wird ganz besonders angegriffen: Schmerzen an verschiedenen Stellen und eine charakteristische harte Schwellung. Diese Symptome werden besonders an Scheitel-, Kiefer- und Backenknochen sowie am Schienbein beobachtet.

Man hat keinerlei Beweis dafür, daß Kali bichromicum die Knochen selbst angreift, aber die auffällige Wirkung auf die Nasenscheidewand beweist seine Fähigkeit, den Knorpel zu zerstören. Der Perforationsprozeß verläuft folgendermaßen: klarer, dünnflüssiger Ausfluß aus der Nase unter Niesen; danach wird die Nase rot und schmerzhaft, der Atem gleichzeitig stinkend, starke, schmerzhafte Empfindlichkeit an den Verbindungsstellen der Knorpel; Geschwürbildung der Scheidewand, die perforiert, während die Nasengänge von einer harten oder elastischen Masse verstopft sind.

Kali bichromicum ruft Symptome hervor, die seine Anwendung bei *Syphilis* rechtfertigen: „scharlachartige Exantheme (rash), Halsschmerzen und schließlich Hauterkrankungen". Auch die Geschwüre ähneln bisweilen dem harten Schanker vollständig.

Rheumatoide Schmerzen sind im Kali bichromicum-Bild zahlreich und charakteristisch. Besonders bei der Kombination von Rheumatismus und Syphilis — bei periostalem Rheumatismus und syphilitischem Rheumatismus — spielt Kali bichromicum eine bemerkenswerte Rolle; seine Wirkung beschränkt sich jedoch nicht nur auf diese luesspezifischen Fälle.

Typ

Kali bichromicum paßt bei Personen mit schlaffen Geweben und Neigung zu Fettleibigkeit. Die Haare sind schwarz oder dunkelbraun; der Teint ist blaßgelb und kränklich; die Augen sind hohl; der innere Winkel des oberen Lides ist aufgedunsen; die Lippen sind trocken und rissig; die Haut ist trocken und zeigt kleine, dunkelrote, linsenförmige Flecken. Deutliche Gehbehinderung, schnelle Ermüdbarkeit. Niedergedrücktes und kraftloses Aussehen.

Modalitäten

Verschlimmerung: *Gegen 3 Uhr morgens;* durch kaltes Wetter; beim Liegen auf der linken oder auf der schmerzhaften Seite; schlimmer nach Kaffee; schlimmer nach Koitus.
Besserung: Durch feuchtwarmes Wetter; tagsüber; durch Vornüberbeugen.
Vorherrschende Angriffsseite: Rechts.

Leitsymptome

1. Festhaftende, faserige, zähe Absonderungen, die sich in langen Fäden ausziehen.
2. Geleeartige Schleimbildung.
3. Bildung von Pseudomembranen.
4. Runde Geschwüre, „wie mit dem Locheisen ausgestanzt".
5. Die rheumatischen Beschwerden wechseln ab mit Magendarmstörungen.
6. Üble Folgen nach Genuß malzhaltiger Getränke, besonders nach Bier. Übelkeit und Erbrechen bei Trinkern.
7. Zäpfchenödem (*Apis, Kali jodatum, Lachesis*).
8. Schmerzen in den Gesichtsknochen (häufig im Zusammenhang mit einer Sinusitis), die täglich zur gleichen Stunde wiederkehren (*Cedron, China, Sulfur*).

Eigentümliches Symptom: Gefühl eines Haares auf der hinteren Zungenpartie.

Schmerzen: Wandernde Schmerzen, rasch von einer Stelle zur anderen wechselnd, auf umschriebene Stellen beschränkt; sie treten plötzlich auf, verschwinden plötzlich und werden durch Kälte verschlimmert.
Sehr heftige Schmerzen in den Gelenken, dem Scheitelbein und den Backenknochen, sowie im Schienbein; die Schmerzen sitzen im Periost.
Rheumatoide, periostale Schmerzen, besonders bei Syphilitikern.
Schmerzen im Wechsel mit anderen organischen Störungen.
Stühle: *Durchfall* mit geleeartigem Stuhl, schlimmer morgens; dysenterieartige, braune, schaumige, blutige Stühle mit Tenesmus. Diarrhoe im Wechsel mit Rheumatismus.
Periodische *Verstopfung*, dabei brauner Urin und Schmerzen in der Nierengegend.

Regel: Zu früh, mit Schwindel, Übelkeit und Kopfschmerzen. Dysmenorrhoea membranacea.

Gelbe, zähklebrige, fadenziehende, geleeartige Leukorrhoe.

Hauptsächliche Indikationen

Immer, wenn Kali bichromicum angezeigt erscheint, muß man an eine **Schleimhautveränderung** denken, denn die Schleimhaut ist das Prädilektionsgebiet dieses Mittels und die Ursache der Beschwerden. Kali bichromicum paßt besonders bei solchen Kranken, bei denen eine ererbte oder eine erworbene Syphilis Spuren hinterlassen hat. Seine Symptome haben viele Ähnlichkeiten mit *Mercur, Phytolacca, Asa foetida* und *Stillingia*.

Chronischer Schnupfen. Hier kommt ihm kein anderes Mittel gleich: Drückender Schmerz an der Nasenwurzel; Bildung von Krusten, die sich sofort nach ihrer Entfernung von neuem bilden.

Chronische Rhinitis. Kali bichromicum ist dabei besonders indiziert durch Krusten oder Krustenbildung, die Beengungsgefühl oder Schmerz an der Nasenwurzel hervorrufen, besonders, wenn der Katarrh gemildert oder unterdrückt wurde. Die Nasengänge sind voll blutiger Krusten. Man kann alle Phasen katarrhalischer Entzündung beobachten von dickflüssigem, gummiartigem, klebrigem Ausfluß infolge der übermäßigen Drüsensekretion bis zur Geschwürbildung. Häufig drückender Schmerz an der Nasenwurzel (*Sticta*).

Rhinitis hypertrophica. Kali bichromicum, das bekannteste und zuverlässigste Mittel für hypertrophiertes Gewebe, führt nach einigen Wochen das Gefühl von Offenwerden der Nase herbei; man atmet leichter; gleichzeitig wird die Absonderung weniger zäh und läßt sich leichter ausschneuzen.

Nasendiphtherie. Dabei ist Kalium bichromicum das Hauptmittel.

Chronische Bronchitis. Kali bichromicum ist vor allem angezeigt durch die reichliche Absonderung eines sehr zähen Schleimes. Nach JAHR ist auch schleimigeitrige Expektoration eine Indikation für Kali bichromat, besonders, wenn letztere durch Atemnot und Husten mit Kitzel im Kehlkopf unterstützt wird.

Asthma. Verschlimmerung nach Mitternacht; Linderung durch Aufrichten, Vornüberbeugen, sowie durch Aushusten von zähem Schleim.

Husten (bei akuten Lungenerkrankungen). Husten locker, krampfig mit Pfeifen und Rasseln, verursacht durch Stiche und zähes Haften des Schleimes in Larynx, Pharynx und in den Bronchialästen. Die Exkretion und Expektoration ist sehr zäh, eiweißartig, sehr faserig, gelblich, manchmal derart mühselig, daß der Husten in Erbrechen übergeht.

Dyspepsie infolge eines Magenkatarrhs; häufig bei Biertrinkern. Infolge Mangels an Magensaft entsteht ein regelrechter Magenkatarrh mit schmutziggelblichem Zungenbelag und Zahneindrücken am Zungenrand. Außerdem spricht für Kali bichromicum der Verdacht auf Schleimhauterosionen und -ulzerationen sowie auf Veränderungen der Submukosa.

Magengeschwüre. Hier ist Kali bichromicum ein ausgezeichnetes Mittel; es entspricht dem schleimiggalligen Speiseerbrechen. „Ich verordne es selten", sagt jedoch Jousset, „und zwar aus dem einfachen Grunde, weil *Argentum nitricum* mir gewöhnlich ausreicht."

Geschwüre der Eingeweide. Hierbei ist es in den chronischen Fällen gleichwertig mit *Mercurius corrosivus*.

Kopfschmerzen in ursächlichem Zusammenhang mit Dyspepsie. Der Schmerz ist gewöhnlich supraorbital; er kann periodisch auftreten, doch wird er zumeist durch eine Magenverstimmung ausgelöst. Bei Beginn der Schmerzen tritt Amblyopie auf, die im Höhepunkt des Schmerzanfalles verschwindet.

Kopfschmerzen im Zusammenhang mit Sinusitis, chronischem Nasenkatarrh oder nach jäher Unterdrückung eines Ausflusses.

Migräne mit Blindheit. Die Sehstörungen erscheinen *vor* dem Kopfschmerz; sie verschwinden, wenn er seinen Höhepunkt erreicht hat. Dann setzt sich der Schmerz in einer genau umschriebenen, kleinen Stelle fest und ist dort sehr heftig.

Bei **Erkrankungen der Leber** ist Kali bichromicum dem *Mercur* sehr ähnlich.

Syphilis. Kali bichromicum ist vor allem indiziert im vorgeschrittenen sekundären Stadium und nach der Anwendung von *Mercur* und *Jod*. Geschwürbildung im Halse, Ekthyma pustulosum, Periostitis und sogar Iritis wurden mit Kali bichromicum geheilt.

Erkrankungen der Augen. Skrofulöse Ophthalmie, syphilitische oder rheumatische Iritis, Rheumatismus der Sklera. Charakteristisch ist stets die geringe oder ganz fehlende Entzündungsröte und das auffällige Fehlen von Lichtscheu. Kali bichromicum ist das beste Heilmittel der Descemetitis.

Rheumatismus des Periosts.

Ischias. Schlimmer beim Sitzen, besser beim Gehen, vorzugsweise links, häufig syphilitischer Herkunft (*Stillingia:* linksseitige Ischias bei Syphilitikern, schlimmer beim Gehen).

Dosierung

Richard Hughes empfiehlt die 6 ersten Centesimalen.

Zusammenfassender Überblick

Kali bichromicum steht als *fadenziehendes Mittel* an erster Stelle. Es verursacht eine zähe, langfädige Sekretion der Schleimhäute, geleeartigen Schleim, Pseudomembranen, tiefe Geschwüre mit regelmäßigen „wie ausgestanzten" Rändern. Auf der Haut entstehen unter seiner Einwirkung Papeln, Pusteln und sogar Geschwüre. Am Bindegewebe greift es vorzugsweise das Periost an und wirkt zerstörend auf die Nasenknorpel.

Die Wahl des homöopathischen Mittels

„Bei der Aufsuchung eines homöopathisch spezifischen Heilmittels, das ist, bei der Gegeneinanderhaltung des Zeichen-Inbegriffs der natürlichen Krankheit gegen die Symptomenreihen der vorhandenen Arzneien, um unter diesen eine dem zu heilenden Übel in Ähnlichkeit entsprechende Kunstkrankheits-Potenz zu finden, sind die **auffallenderen, sonderlichen, ungewöhnlichen und eigenheitlichen** (charakteristischen) Zeichen und Symptome des Krankheitsfalles, besonders und fast einzig fest ins Auge zu fassen; denn **vorzüglich diesen müssen sehr ähnliche in der Symptomenreihe der gesuchten Arzneien entsprechen,** wenn sie die passendste zur Heilung sein soll. Die allgemeinern und unbestimmtern: Eßlust-Mangel, Kopfweh, Mattigkeit, unruhiger Schlaf, Unbehaglichkeit usw., verdienen in dieser Allgemeinheit, und wenn sie nicht näher bezeichnet sind, wenig Aufmerksamkeit, da man so etwas Allgemeines fast bei jeder Krankheit und jeder Arznei sieht."

(*„Organon"*, § 153)

Kalium carbonicum

Kaliumkarbonat. Weinsteinsalz. Pottasche. Farblos, pulverförmig, beizend, an der Luft leicht zerfließend.

Die drei ersten Verdünnungen werden durch Verreibung hergestellt.

Es ist von HAHNEMANN geprüft worden; die Pathogenese findet sich in *„Chronische Krankheiten"*.

Physiologische Wirkung

Die alkalischen Karbonate bewirken langsame Vergiftung, wenn sie in nicht ätzenden Dosen, aber lange Zeit hindurch eingenommen werden. Sie machen das Blut wässerig: Die roten Blutkörperchen nehmen an Zahl ab, Serum und Leukozyten vermehren sich. Es besteht Blässe, Schwäche, körperliche und geistige Trägheit. Ödeme treten auf. Heftige Rückenschmerzen mit starken Beschwerden beim Gehen.

Die Alkalien rufen Dyspepsie hervor. Diese Wirkung ist bei Kali carbonicum besonders deutlich ausgeprägt.

Typ

Der Kali carbonicum-Typ ist, gemäß der physiologischen Wirkung, ein schwächlicher, anämischer, niedergedrückter, schnell ermüdender Mensch mit blaß-gelblicher, kränklicher Hautfarbe. Er hat ausgesprochene Abneigung gegen Alleinsein (*Ignatia*) und Furcht vor Luftzug (*Nux vomica, Hepar sulfuris*).

Modalitäten

Verschlimmerung: Um 3 Uhr morgens; bei kaltem Wetter; beim Liegen auf der schmerzenden Seite; nach Koitus.

Besserung: Während des Tages; bei warmem Wetter; durch Vornüberbeugen.

Vorherrschende Angriffsseite: Rechts.

Leitsymptome

1. Stechende Schmerzen; in dieser Schmerzart übertrifft es alle anderen Arzneimittel; auch heftige durchbohrend-schneidende Schmerzen; schlimmer gegen 2 oder 3 Uhr.
2. Schmerz in der rechten unteren Brustpartie; er strahlt in den Rücken aus; immer schlimmer durch Druck und Liegen auf dieser Seite (*Bryonia* hat das Gegenteil).
3. Rücken- und Nierenschmerzen. Der Kranke hat beständig das Gefühl, Rücken und Beine wollten versagen. Rückenschmerzen beim Schlucken (*Rhus toxicodendron* und *radicans*.).
4. Beträchtliche Auftreibung des Abdomens, sofort nach dem Essen, selbst geringer Mengen (*Lycopodium*).
5. Ödeme begleiten die Anämie, besonders *Ödeme der oberen Augenlider*, ödematöse Schwellung zwischen Brauen und Lidern.
6. Verschlimmerung gegen 3 oder 4 Uhr morgens.
7. Muskelschwäche. — Auch Nervenschwäche, die den Kranken gegen Berührung sehr empfindlich macht; besonders die Fußsohlen sind so empfindlich, daß die geringste Berührung mit dem Bettzeug unerträglich ist.
8. Erkältet sich leicht.
9. Außergewöhnliches Geblähtsein [besonders des Magens].
10. Schwitzt leicht.

Eigentümliches Symptom: Gefühl, als sei das Herz an einem Faden aufgehängt.

Schmerzen: Stechend, umherziehend, ausstrahlend; schlimmer nachts zwischen 2 und 3 Uhr; schlimmer beim Liegen auf der kranken Seite (*Bryonia* hat das Gegenteil).
Stühle: *Verstopfung* stärker während der Regel.

Hauptsächliche Indikationen

Erkrankungen der Atmungswege. Bronchitis, Pleuritis, Pneumonie, Tuberkulose, mit stechenden Schmerzen in der untern rechten Brusthälfte (*Natrium sulfuricum* linke untere Brusthälfte).
Husten. Kal. carb. ist eines der „heftigsten" Hustenmittel der ganzen Materia medica: trocken, heftig, erstickend, besonders anfallsweise nachts von 3—4 Uhr, mit schwieriger Expektoration. Der Auswurf ist verschiedenartig: schleimig, gelb, blutgestreift oder eitrig. Der Husten nach Masern ist häufig ein Kali carbonicum-Husten. Husten mit Auswurf, den man nicht herausbringen kann und herunterschlucken muß oder der im Gegenteil mit einem Stoß herauskommt.
Asthma. Verschlimmerung gegen 3 Uhr morgens. Gemildert durch Aufrechtsitzen oder Vornüberbeugen oder durch schaukelnde Bewegungen.
Anämie bei jungen Mädchen in der Pubertät. Große Schwäche. Die Haut

ist gedunsen und milchigweiß; die Regel stellt sich nicht ein. Ödeme, besonders im Gesicht, an den Oberlidern; gleichzeitig Neigung zu allgemeiner Schwäche mit Kreuzschmerzen und unregelmäßiger, aussetzender Herztätigkeit. Diesen Zustand trifft man auch in der Menopause und im Greisenalter an.

Frauenkrankheiten. Kali carbonicum paßt hier für jedes Alter. Bei jungen Mädchen erleichtert es den Eintritt der Regel oder beseitigt die Amenorrhoe. Es ist ein ausgezeichnetes Mittel bei Dysmenorrhoe fettleibiger Frauen mit zu starken Regeln. Es paßt schließlich auch bei blassen Frauen mit wächsernem Teint, die an uterinen Hämorrhagien leiden. Lumbago nach Fehlgeburt (*Helonias*).

Hämorrhoiden. Bei jedem Stuhl blutend, vorfallend, schmerzhaft; stechende Schmerzen mit Brennen und Jucken, durch Reiten gebessert.

Dosierung

„Jedesmal, wenn ich dieses Medikament zwischen der 6. und 30. Centesimale anwandte, habe ich wenig oder gar keine Wirkung gesehen", sagt Dr. CLOTHAR MÜLLER, „aber seitdem ich es in C 1 oder C 2 gebe, habe ich bessere Erfolge erzielt, besonders in einigen Fällen von Lungentuberkulose."

JOUSSET begnügt sich mit der Feststellung, daß die klinische Erfahrung hinsichtlich der Dosierung noch sehr gering sei und daß eine genaue Prüfung noch völlig ausstehe.

Zusammenfassender Überblick

Die Schwäche, die stechenden Schmerzen und die Verschlimmerung gegen 3—4 Uhr morgens sind sehr charakteristisch für dieses Arzneimittel. „Die besondere Kombination, die wir bei Kali carbonicum haben, *Schweiß, Rückenschmerz und Schwäche*, findet sich bei keinem anderen Mittel" (FARRINGTON).

Vergleichende Gegenüberstellung 17
Stechende Schmerzen

Kali carbonicum übertrifft alle anderen Mittel bei stechenden Schmerzen.

Bryonia steht *Kali carbonicum* sehr nahe; aber es gibt doch einen sehr markanten Unterschied zwischen ihnen.

Die stechenden Schmerzen von *Bryonia* entstehen bei jeder Bewegung und nur ganz ausnahmsweise in der Ruhe, während die *Kali carbonicum*-Schmerzen unabhängig von jeder Bewegung auftreten. Obendrein haben die stechenden *Bryonia*-Schmerzen am häufigsten ihren Sitz in den serösen Häuten, während die *Kali carbonicum*-Stiche sich überall finden, in fast allen Geweben, sogar in den Zähnen. Außerdem ist ein besonderer Lieblingssitz des *Kali carbonicum*-Schmerzes die *untere rechte Hälfte des Thorax*; dieser scharfe stechende Schmerz kann von der rechten Seite bis zum Rücken durchgehen.

Wenn bei Pneumonie oder Pleuropneumonie *Bryonia* nicht gewirkt hat und erneutes Ausfragen des Patienten ergibt, daß der stechende Schmerz unabhängig von den Atembewegungen entsteht, so wird Kali carbonicum mit Erfolg auf Bryonia folgen; aber meist war Kali carbonicum das Simillimum und hätte von Anfang an verordnet werden müssen.

Andrerseits sind die stechenden Schmerzen von Kali carbonicum nicht immer auf die rechte Seite beschränkt, sondern können auch links vorhanden sein, besonders bei Pleuropneumonie und bei Peri- und Endokarditis.

Bei diesen Schmerzen der rechten unteren Brustpartie muß man auch **Mercurius vivus** in Erwägung ziehen. Wenn Sie gleichzeitig einen nicht lindernden Schweiß und die für *Mercurius* charakteristischen Mund- und Zungensymptome finden, so wäre weder *Kali carbonicum* noch *Bryonia* indiziert.

Apis: „Brennende Schmerzen wie von einer glühenden Kohle" und „stechend wie von Nadeln". Die Vereinigung von Stechen und Brennen besteht nur bei *Apis*. Der Schmerz kann dem von „glühenden Nadeln" verglichen werden. Außerordentlich heftig, breitet er sich schnell über den ganzen Körper aus. Er wird verschlimmert durch Hitze und Ruhe und immer gebessert durch Kälte und Bewegung.

Agaricus: Gefühl, als würde man mit „Eisnadeln" gestochen.

Kalmia latifolia

Großblätterige Kalmia, Berglorbeer. Aus der Familie der Ericaceen. In Carolina und Virginia heimisch.

Die Urtinktur wird aus den frischen, während der Blütezeit gepflückten Blättern bereitet. Aus ihr potenziert man die weiteren Dilutionen.

Die Pathogenese stammt von Hering und steht in der *"Materia Medica of American Provings"*. Allen hat eine Zusammenstellung von 525 Symptomen gegeben.

Physiologische Wirkung

Die Prüfungen (mit 75 und sogar 90 Tropfen der Tinktur) haben eine verlangsamende Wirkung auf die Herzbewegung ergeben. Kalmia besitzt außerdem eine spezifische Wirkung auf den Ellbogennerv und auf den Zeigefinger.

Modalitäten

Verschlimmerung: Vom Sonnenaufgang bis zum Untergang, mit Ausnahme der Knochenschmerzen, die während der Nacht schlimmer sind; durch Bewegung; durch Beugen nach links; beim Krümmen nach vorn; durch die Sonne.

Besserung: Durch Ruhe, besonders durch Liegen auf dem Rücken.

Leitsymptome

1. Sehr langsamer Puls.
2. Plötzliche, blitzartige Schmerzen, längs der Nervenbahn von oben nach unten ziehend.

3. Herzschmerzen, scharf, die Atmung hemmend; sie strahlen ebenfalls nach unten, d. h. zum Magen und Abdomen hin.
4. Schwindel, schlimmer bei der geringsten Anstrengung, selbst bei der geringsten Bewegung.
5. Kopfschmerz bei hellem Tageslicht; verschwindet, wenn es düster und dunkel wird.

Indikationen

Rheumatische Erkrankungen.
Besonders, wenn Gicht oder Rheumatismus das Herz befallen.
Progressiver chronischer Rheumatismus bei alten Menschen (Arthritismus kombiniert mit verschiedenartigen Infektionen).
Rheumatismus der rechten Schulter (*Sanguinaria*).
Rheumatische Steifheit der Augenmuskeln, besonders rechts.

Luetische Affektionen.
Cheyne-Stokessche Atmung, die nicht immer luetisch sein muß, bei der aber Kalmia stets angezeigt ist.
Tabes dorsalis.
Nächtliche Schmerzen in den langen Röhrenknochen und im Periost.
Luetische Iritis des rechten Auges.

Dosierung

C 6 bis C 200.

Zusammenfassender Überblick

Rheumatismus und Lues. Bradykardie. Rheumatische Erkrankungen, besonders des Herzens. Blitzartige Schmerzen bei Tabes. Nächtliche luetische Knochenschmerzen.

Krankengeschichte 53
Eine rasche Heilung durch Kalmia

P. J., Dominikanermönch, kommt in meine Sprechstunde, ganz erschrocken über Störungen, die mehrfach bei ihm aufgetreten sind.
Während des Predigens empfindet er eine Art Ohnmacht. Nach einem Augenblick der Ruhe kann er die Predigt zu Ende bringen, doch verliert er das Bewußtsein, wenn er von der Kanzel heruntersteigt.
P. J. ist ein robuster Mann, mit vollem, gerötetem Gesicht; die persönliche und hereditäre Anamnese ergibt absolut nichts.
Bei der völlig ergebnislosen körperlichen Untersuchung stelle ich einen Puls von 32 Schlägen in der Minute fest. Auf diesen simplen Befund hin beruhige ich den Pater und verordne ihm:
Kalmia C 6, je 2 Granula ½ Stunde vor dem Mittag- und Abendessen,
Kalmia C 30, 2 Granula beim Zubettgehen.
5 Tage später ist der Puls auf 50, 10 Tage später auf 62 gestiegen. Von Zeit zu Zeit berichtet mir der Pater, daß er sich weiterhin wohlbefinde und seine Predigertätigkeit fortsetze, immer mit einer Tube *Kalmia C 6* in der Tasche.

GILBERT CHARETTE

Kreosotum

Kreosot. Destillationsprodukt des Buchenteers, von REICHENBACH 1830 entdeckt; ölige, farblose, leicht brennbare, stark riechende Flüssigkeit von brennendem Geschmack.
Die homöopathischen Potenzen werden entweder als Verreibungen, häufiger als Dilutionen (Lösungsmittel: 96%iger Alkohol) direkt aus dem Teerdestillat hergestellt.
Seine Pathogenese stammt von Dr. WAHLE und findet sich in dem „*Handbuch*" von JAHR.

Physiologische Wirkung

Ohne es zu wissen, bespricht PEREIRA die Eigenheiten dieses Mittels wie ein Homöopath. „In hohen Dosen verursacht Kreosot *Erbrechen* und *Durchfall*"; — „wenn man die Dosis beträchtlich erhöht, kann man damit *Diarrhoe* und *Dysenterie* hervorrufen"; — „als inneres Heilmittel hat bei uns das Kreosot eine gewisse Berühmtheit erlangt wegen seiner besonderen Fähigkeit, *Erbrechen* zu stillen"; — „in Schweden hat es sich in einer schweren *Dysenterie-Epidemie* sehr bewährt, und die Ärzte Dr. SPINKS und Dr. KESTEVEN haben Fälle gewöhnlicher *Diarrhoe* beschrieben, die sie mit Kreosot erfolgreich behandelt haben"; — „gleichzeitig steigert es manchmal die Urinausscheidung; bei Diabetes jedoch ruft es bisweilen die entgegengesetzte Wirkung hervor."
Erbrechen, besonders morgens nüchtern wie in der Schwangerschaft; manchmal wird durch Kreosot Erbrechen von Wasser und Schleim hervorgerufen. Wenn man noch hinzufügt: Härte in der Gegend der Kardia mit schmerzhafter Empfindlichkeit gegen Berührung, so erkennt man die große symptomatische Analogie des Kreosot-Arzneibildes mit dem Magenkrebs, bei dem man dem Kreosot manche Behandlungserfolge verdankt, soweit das in solchen Fällen möglich ist.
An den Schleimhäuten ruft Kreosot unter gleichzeitigem Kräfteverfall profuse, stinkende Sekretion und Geschwürbildung hervor, ganz besonders an den weiblichen Genitalorganen.

Modalitäten

Verschlimmerung: In frischer Luft; durch kaltes Wetter; durch kaltes Baden; durch Ruhe, besonders im Liegen; nach der Menstruation.
Besserung: Durch Wärme; durch Bewegung.
Vorherrschende Angriffsseite: Links.

Leitsymptome

1. Brennende, stinkende, reizende, wundmachende Ausflüsse.
2. Unerträgliches Jucken mit heftigem Brennen.
3. Profuses Bluten aus den geringsten Wunden; Geschwürbildung der Schleimhäute; übler Geruch des Blutes.
4. Im ganzen Körper gefühltes Pulsieren.
5. Reichlicher, eitriger, stinkender Auswurf.
6. Rapide Abmagerung.
7. Quälendes Brennen in der Brust, wie von glühenden Kohlen.

8. Brennen in den Fußspitzen, so heftig, daß es den Schlaf unmöglich macht (*Sulfur*).
9. Das Zahnfleisch ist schwammig; die Zähne sind schwarz und kariös.
10. Urinentleerung nur im Liegen möglich (*Zincum:* nur im Sitzen oder bei Rückwärtsbeugen).
11. Die Menses fließen nur im Liegen und hören beim Gehen auf.

Schmerzen: Schmerzen wie von Wund- und Geschwürigsein und wie von Quetschung, schlimmer in Ruhe.

Stühle: *Verstopfung* mit harten, trockenen, schwer zu entleerenden Stühlen, die mit einer wässerigen, dunkelbraunen, außerordentlich stinkenden Diarrhoe abwechseln. Stark wundmachende Diarrhoe, Stühle von aasartigem Geruch (*Arsen*).

Regel: Zu früh, zu reichlich, zu lange dauernd; das Blut ist bald hell, bald geronnen und immer von üblem Geruch. Intermittierende Menstruation, die beim Gehen aufhört und im Liegen von neuem beginnt. Schmerzen während der Regel, aber vorwiegend nach der Regel. Metrorrhagie mit schwarzen, stinkenden Klumpen, mit Brennen und Jucken. Ätzende, stinkende Leukorrhoe, die die Wäsche steif, „wie gestärkt" macht und sie gelb färbt.

Hauptsächliche Indikationen

Erbrechen. Bei Dyspepsie und reflektorischem Erbrechen. Bald nach dem Essen Brennen im Magen, Völlegefühl und Übelkeit, das sich immer mehr steigert und schließlich 1 oder 2 Stunden nach der Mahlzeit mit Erbrechen unverdauter, bitterer und saurer Massen endet. Verschlimmerung durch kalte, Besserung durch warme Speisen. Erbrechen bei malignen Tumoren, bei Nephritis und Phthise.

Lungenschwindsucht. Wenn nach jedem Hustenanfall Auswurf einer großen Menge Eiter, abendliche Verschlimmerung, Erschöpfung, Appetitverlust und Abmagerung auftreten.

Lungengangrän.

Zahnerkrankungen. Bei Kindern jeden Alters ebenso wie bei Erwachsenen ist Kreosot das Hauptmittel bei Odontalgie infolge von Karies.

Wenn das Zahnen sich derart schwierig gestaltet, daß es in Krankheit ausartet, allgemeine Irritation und eine Art von Kachexie mit Karies der Zähne veranlaßt, so ist Kreosot das spezifische Mittel, besonders wenn das Kind verstopft ist.

Verhärtungen in den Brüsten, die kurz vor der Regel auftreten und bei ihrem Eintritt verschwinden (*Phytolacca*).

Brustkrebs. GUERNSEY empfiehlt es, wenn die Brust hart, blaurot und von maligne aussehenden Höckern durchsetzt ist.

Uteruskrebs. Bei entsetzlich brennenden Schmerzen wie von glühenden Kohlen mit Ausfluß von stinkendem, flüssigem und klumpigem Blut. Blutabgang nach Koitus. Vaginismus.

Cholera infantum. Besonders zur Zeit des Zahnens. Der Zustand ist sehr ernst; das Erbrechen nimmt kein Ende, die Stühle riechen aashaft.

Enuresis. Das Kind näßt das Bett während des ersten Schlafes, der sehr tief ist, so daß es nur mit Mühe geweckt werden kann (*Sepia*).

Husten. Trocken, krampfig, schlimmer morgens im Bett, mit Brechreiz. Beständiger, heiserer, hohler Husten infolge von Schleimanhäufung im Rachen mit leichter Expektoration von gelblichem, dickem Schleim.

Unfreiwilliges Harnen während des Hustens.

Hämoptoe bei Hämophilie. Der Kranke kann das Eintreten der Blutung aus einem fauligen Geschmack und einer stinkenden Atemausdünstung vorhersagen; er wirft zunächst einen entsetzlich stinkenden Schleim aus, danach folgt die Blutung.

Kopfschmerz. Mit pulsierenden, klopfenden Schmerzen im Kopf, besonders in der Stirn. Beginnt bisweilen morgens beim Erwachen und ist schlimmer zur Zeit der Regel. Schwere und Völlegefühl im Kopf; als wenn das Gehirn sich durch die Stirn entleeren wolle, besonders beim Bücken.

Dosierung

Die gewöhnlich gebrauchten Dosen gegen Erbrechen und stinkende Ausflüsse sind C 2 und C 3. Bei Zahnneuralgie und schwieriger, schmerzhafter Zahnung bevorzugt man C 12 und C 24.

Zusammenfassender Überblick

„Zähne und Zahnfleisch in schlechtem Zustand, stinkende, ätzende Ausscheidungen, große Schwäche und Neigung zu Hämorrhagien sollten immer an Kreosot denken lassen" (NASH).

Krankengeschichte 54
Erbrechen bei Alkoholgastritis

Im Januar 1896 kommt ein Mann von etwa 50 Jahren in die öffentliche Sprechstunde, um mich wegen eines seit einigen Wochen bestehenden Erbrechens zu konsultieren. Es ist ein Hafenarbeiter aus Antwerpen, ein Junggeselle und starker Trinker. Sein gebeugter Wuchs, sein unsicherer Gang, sein mageres, gelbliches Gesicht, das Zittern der Hände, alles zeigt eine tiefe allgemeine Zerrüttung an.

Die Magenbeschwerden begannen vor einigen Jahren mit morgendlichem Aufschwulken von Mageninhalt und Appetitlosigkeit. Diese Symptome verschlimmerten sich rasch, und vor 14 Tagen etwa erbrach er plötzlich etwas schwarzes Blut. Seitdem bricht er täglich einige Stunden nach den Mahlzeiten mit Schleim gemischte Speisen aus. Als ich ihm mein Erstaunen ausdrückte, daß er sich noch nicht eher in ärztliche Behandlung begeben habe, erklärt er mir, er habe jedesmal, wenn er Magenschmerzen verspüre, ein kleines Gläschen Genèvre getrunken; das habe sofort geholfen. Jetzt aber stillten die kleinen Gläschen das Erbrechen nicht mehr; deshalb sähe er sich gezwungen, einen Arzt zu befragen.

Die Untersuchung des Abdomens läßt eine deutliche Verhärtung in der Pylorusgegend erkennen. Ich erkläre dem Patienten, daß er eine ernste Erkrankung habe und daß er alkoholische Getränke nur mit großer Einschränkung genießen dürfe. Ein völliges Verbot des Alkohols in diesem Falle hätte wohl nur den Erfolg gehabt, daß es nicht gehalten und dadurch lediglich eine merkliche Verschlimmerung der Magenbeschwerden herbeigeführt worden wäre. Man kann das ja oft genug bei Alkoholikern beobachten, wenn ihnen das geliebte Gift plötzlich entzogen wird.

Ich verordne also *Kreosot D 3* und eine entsprechende Diät. 4 Tage später gibt der Kranke an, es gehe ihm besser; das Erbrechen habe sich wesentlich verringert. Ich gebe Kreosot weiter und nun im Wechsel mit *Nux vomica C 3*.

Erst nach ungefähr 3 Monaten sehe ich den Kranken wieder. Es ist ihm in der Zwischenzeit verhältnismäßig gut ergangen; das Erbrechen war selten; Magenschmerzen bekämpfte er gemäß seiner Gewohnheit mit kleinen Gläschen Genèvre. Seit einigen Tagen jedoch ist das Erbrechen wieder heftig. Ich gebe ihm abermals *Kreosot D 3*, was seine Beschwerden nach einigen Tagen wieder mildert. In den folgenden 4 Jahren kommt dieser Patient alle 2—3 Monate in meine Sprechstunde, wenn das Erbrechen sich mit zu großer Hartnäckigkeit einstellt. Jedesmal hilft Kreosot mit erstaunlicher Schnelligkeit. Eines Tages, gegen Ende Februar 1900 werde ich eilig in seine Wohnung gerufen. Durch mehrere plötzliche, sehr starke Magenblutungen war er hochgradig geschwächt. Da er niemanden zur Pflege hatte, schickte ich ihn ins Krankenhaus, wo er einige Wochen später starb.

Dieser Fall ist deswegen interessant, weil er zeigt, daß trotz der aussichtslosen Alkoholschädigung Kreosot seine wohltätige Wirkung entfalten konnte.

LAMBRECHTS

Lachesis

Es handelt sich um das Gift von **Lachesis mutus** oder **Surucucu,** einer außerordentlich giftigen Schlange Süd-Amerikas, besonders Brasiliens. Homöopathisches Synonym: **Mutus.**

Die ersten Potenzen werden durch Verreibung des Giftes mit Milchzucker hergestellt.

Das Verdienst, unseren Heilmittelschatz um dieses mächtig wirkende Mittel bereichert zu haben, gebührt CONSTANTIN HERING. Er prüfte es 1828 an sich selbst auf Kosten seiner Gesundheit, die durch das Selbstexperiment dauernden Schaden davontrug, und veröffentlichte die Pathogenese in seiner *„Action of the snake poisons"*.

Physiologische Wirkung

Wir verdanken Dr. NILO CAIRO (Curityba, Brasilien) eine ausgezeichnete Studie über die vergiftende Bißwirkung der Lachesis lanceolatus, die — abgesehen von geringen Abweichungen in den lokalen Wirkungen — der von Lachesis mutus gleicht.

Die ersten Vergiftungssymptome zeigen sich — je nach der Menge und der Schnelligkeit des Eindringens in die Blutbahn — allmählich oder mit plötzlicher Heftigkeit. Zuerst entsteht ein Gefühl von Unbehagen, Müdigkeit, Niedergeschlagenheit mit sehr starker Trockenheit des Mundes und heftigem Durst; dann tritt Übelkeit und krampfhaftes Erbrechen zunächst von Speisen, dann von Galle ein. Danach folgt Schwindel, Kopfschmerz, Sehstörung, dunkelrote Anschwellung des Gesichtes, (im allgemeinen auch) Temperatursteigerung, beschleunigter, schwacher Puls, Brustbeklemmung, unüberwindliche Atemnot, Schlafsucht oder murmelndes Irrereden.

Dieser Invasion des Giftes in den Organismus folgt die Vergiftung selbst: Charakterisiert durch sehr reichliche, heftige Blutungen aus allen natürlichen Körperöffnungen, manchmal aus mehreren Körperöffnungen gleichzeitig; das Empfindungsvermögen stumpft ab, die Haut nimmt zyanotische oder subikterische Farbe an; überall bilden sich plötzlich blutunterlaufene Flecken; das Schlucken, selbst von Flüssigkeit, wird sehr schwierig wegen einer spastischen Konstriktion des Schlundes; der Leib wird trommelartig aufgetrieben; Mattigkeit und Schwäche sind ungeheuer groß; die Temperatur sinkt unter normal; der Puls verlangsamt sich und wird fadenförmig; kalter Schweiß bedeckt den Körper; die Atmung verlangsamt sich, wird schnarchend, und das Opfer stirbt im Koma.

Der Biß von Lachesis lanceolatus ruft neben diesen sehr ernsten allgemeinen Blutvergiftungserscheinungen eine lokale, sehr heftige und schwere Entzündung hervor. Um die Bißstelle herum bildet sich — unter gräßlichen Schmerzen — eine starke Geschwulst; blaue Blutflecken, Blutbläschen auf der schwärzlichen Haut treten auf, schließlich Eiterung und Gangrän, die die Gefäße und Knochen bloßlegen; wenn der Gebissene noch nicht durch die allgemeine Intoxikation zu Tode gekommen ist, stirbt er beim langsameren Verlauf an einer schweren Sepsis infolge dieser entsetzlichen örtlichen Veränderungen. Ausdrücklich sei nochmals betont, daß der Biß von Lachesis mutus keinerlei oder nahezu keinerlei lokale Symptome hervorruft, während die allgemeinen Vergiftungsfolgen rapide und sehr intensiv auftreten.

Typ

Vorwiegend magere, nervöse, cholerische Personen. Frauen in der Menopause, die beständig klagen; sie sind leberkrank, leiden an Hitzewallungen, unaufhörlichen Beklemmungen, Herzklopfen, träumen von Särgen und Begräbnissen. Ihre Geschwätzigkeit, die an Hals und Taille wegen Hyperästhesie der Haut gelockerte Kleidung weisen den Arzt sofort auf die Arzneimitteldiagnose hin.

Lachesis übt eine zweifache psychische Wirkung aus: Erregung und Depression. Die Erregung äußert sich in *Geschwätzigkeit:* Der Kranke spricht schnell und springt leicht von einem Thema zum anderen; in *Angst:* Er fürchtet, vergiftet zu werden und sträubt sich gegen Arzneien; er bildet sich ein, er sei tot und man bereite seine Beerdigung vor; in *Nervosität:* Das Anhören interessanter Erzählungen erregt und verschlimmert seine Krankheitssymptome; er kann nicht schlafen; die Ideen jagen sich in seinem Hirn; er bleibt bis spät in die Nacht wach; seine geistige Arbeitskraft ist dann ganz bedeutend gewachsen, gerade nachts kann er am besten arbeiten. Dieser Zustand ist mehr oder weniger gemischt mit einem anderen, der bald ganz an seine Stelle tritt: Er kann nur mit Mühe denken, muß sich vor dem Sprechen die Buchstabenfolge der Worte überlegen (*Sulfur, Lycopodium*), stilles Delir mit Murmeln bei Typhus. Dieser Depressionszustand ist meist toxischen Ursprungs, entweder exogen verursacht durch Alkoholmißbrauch oder durch innere, zirkulatorische Störungen, wie in der Menopause oder nach tiefwirkendem, schmerzlichem, langwährendem Gram.

Der Lachesis-Patient ist oft krankhaft eifersüchtig wie *Hyoscyamus:* Er ist besonders traurig während des Morgens; häufig neigt er zu Mystizismus.

Modalitäten

Verschlimmerung: *Nach Schlaf*, durch übermäßige Kälte oder Wärme; *durch die geringste Zusammenschnürung; morgens beim Erwachen; vor der Regel.*

Besserung: *Durch alle Körperausscheidungen* (Regel, Schnupfen u. a.); durch warme Anwendungen.

Angriffsseite: *Links* (sehr ausgesprochen!); Beschwerden, die von links nach rechts ziehen.

Leitsymptome

1. Die Verschlimmerung durch und nach Schlaf ist besonders bemerkenswert, da man normalerweise den Schlaf als erfrischenden, stärkenden Faktor ansieht. So markant findet sich diese Verschlimmerung bei keinem anderen Mittel. Der Kranke klagt stets über stärkere Beschwerden im Augenblick des Erwachens. „Wenn ich überhaupt nicht schlafen könnte", sagt er, „würde ich nicht so viel leiden..."

2. Besserung durch Ausscheidungen: Menses, Fluor, Koryza u. a.

3. Außerordentliche Empfindlichkeit gegen Berührung, besonders ausgeprägt an Hals und Taille; kann um diese Stellen nichts ertragen, keine Krawatte, nicht einmal das Hemd. Diese quälende Empfindlichkeit gegen Druck ist bedingt durch eine Hyperästhesie der Haut, ist also äußerer[1] Ursache (*Belladonna:* Kongestion der Gefäße des Halses, *Lycopodium:* Kongestion der Leber; *Spigelia:* Entzündung der Kehlkopfknorpel; *Arnica:* kongestive Beschwerden usw.).

4. Gefühl von Brennen in der Parietal- und Okzipitalgegend.

5. Schlaf während der Krankheits- und Fieberhöhepunkte.

6. Überempfindlichkeit gegen Wärme und Geräusch.

7. Heilmittel der linken Seite: Erkrankungen beginnen links und gehen nach rechts hinüber; sehr charakteristisch bei Angina. Prädilektionsorgan: linkes Ovar.

8. Außerordentlich große Geschwätzigkeit.

9. Konstriktion des Schlundes, der Kehle, des Afters; spastischer Tenesmus des Mastdarmes.

10. Die Haut der entzündeten Stellen ist bläulich-rot, fast schwärzlich und ganz außerordentlich empfindlich.

11. Unterlippe livide verfärbt, wie wenn sie mit einem bläulichen, glänzenden, manchmal auch roten Firniß überzogen wäre.

12. Hämorrhagien. Das Blut gerinnt schwer. „Es erinnert an völlig verkohltes Stroh in flachen, mehr oder weniger langen oder kurzen Stücken" (GUERNSEY). Kleine Wunden bluten leicht und reichlich.

13. Spontan und unvermittelt auftretende Blutunterlaufungen (Ekchymosen) an irgendeiner Stelle des Körpers.

---

[1] [STIEGELE, Deutsche Zeitschrift für Homöopathie 1926. pag. 241, erklärt dagegen die Hyperästhesie der Haut als eine Äußerung der allgemeinen Hochdruckspannung des inneren Gewebstonus.] Der Übersetzer

14. Zahlreiche Mundsymptome. Mund schmerzhaft, gewöhnlich sehr trocken (kann aber auch feucht sein), oft purpurrot. Das *Zahnfleisch* ist geschwollen, schwammig, purpurrot und blutet leicht. Die *Zunge* zittert bei typhoiden Erkrankungen leise hin und her. Wegen dieser Schwäche streckt sie der Patient nur mit Mühe heraus; sie stößt dabei gegen die unteren Zähne.

15. Erfolgloser, reizender Stuhldrang.

16. Entsetzlicher Gestank der Stühle.

Eigentümliches Symptom: Gefühl, als rolle eine Kugel im Innern der Blase (*Crocus*), Gefühl, als hänge das Herz an einem Faden (*Kali bichrom*).

Schmerzen: Stechend, ziehend, zusammenschnürend, linksseitig oder von links nach rechts ziehend. Verschlimmerung nachts und beim Erwachen; Besserung durch warme Umschläge, nach Eintreten einer Körperausscheidung.

Stühle: Durchfall, häufiger aber Verstopfung; bei beiden entsetzlich stinkende Stühle; dringliches quälendes Entleerungsbedürfnis im Mastdarm; aber infolge der Afterkonstriktion ist die Entleerung so schmerzhaft, daß der Kranke sie unterdrückt.

Regel: Schwach, verzögert und zu kurz; vorher Schmerzen und Pulsieren im Kopf, Schwindelanfälle, Nasenbluten, Halsschmerzen, Magenkrämpfe; beim Beginnen der Regel heftige Lumbago, danach Gebärmutterkoliken, Spasmen, Globus hystericus. Alle Beschwerden bessern sich beim Einsetzen der [richtigen] Regelblutung.

Hauptsächliche Indikationen

Vergegenwärtigen wir uns die Giftwirkung von Lachesis.

In der ersten Phase der von ihr hervorgerufenen Intoxikation erkennen wir deutlich die bekannten **Anfangssymptome gewisser Infektionskrankheiten** wieder wie Grippe, zerebrospinale Meningitis, Scharlach, Masern, Pocken usw.

Die zweite Phase liefert uns ein vollständiges Bild der **hämorrhagischen Form der infektiösen Krankheiten** und der Krankheiten, für die Blutungen aus allen Körperöffnungen charakteristisch sind: Gelbfieber, maligner Scharlach, Typhus, maligne Masern, hämorrhagische Pocken, Purpura, Werlhoffsche Krankheit usw.

Die gleiche Blutungsneigung indiziert Lachesis bei klimakterischen Blutungen, bei **Endometritis haemorrhagica** und bei malignen Erkrankungen im Klimakterium.

Wegen seiner lokalen Wirkung ist Lachesis angezeigt in allen Fällen heftiger Entzündung, ausgedehnten Ödems (infolge hämorrhagischer Infiltration) und **allgemeiner Sepsis** besonders bei drohender trockener oder feuchter Gangrän.

Die Prüfungen mit kleinen Dosen rechtfertigen außerdem die Indikation von Lachesis in folgenden Fällen:

Menopause. Lachesis hat als Vorbeugungs- und Heilmittel eine geradezu wunderbare Wirkung bei den meisten leichten oder schweren Krankheitsfällen des kritischen Alters, z. B. schon bei den gewöhnlichen Hitzewallungen, die es sehr rasch mildert. Seine Wirkung ist so vielumfassend, daß jede Affektion ohne Rücksicht auf Art und Sitz *um die Zeit der Menopause* den Versuch mit Lachesis rechtfertigt; eine rein empirische, immer wieder bestätigte Tatsache (PIEDVACHE).

Alkoholismus. Das Zittern, der Schwindel und der ängstliche Zustand von Lachesis findet sich bei alten Trinkern. Hier ist die Intoxikation, die diese Lachesissymptome auslöst, exogener, im Klimakterium dagegen endogener Natur.

Erkrankungen des Herzens. Lachesis ist wie die anderen Schlangengifte eines der nützlichsten Herzmittel bei Klappenfehlern, kardialer Ohnmachtsbereitschaft, Asystolie, Endokarditis (hier steht die Lachesis-Indikation der von *Arsen* sehr nahe). Die Schlangengifte bewirken Anasarka, eine weitere Indikation neben den genannten Kreislaufstörungen. Luftmangel bei Beginn des Einschlafens (*Digitalis*).

Anginen. Lachesis ist stets eines der ersten Mittel, an das man bei Vorherrschen von Halssymptomen denken muß, gleichviel ob es sich um Typhus, Pneumonie, Scharlach o. ä. handelt. Wenn die Schleimhaut purpurn oder bläulich wird, kommt kein anderes Mittel Lachesis gleich.

Die Beschwerden, Entzündungen und Membranbildungen ziehen von links nach rechts.

Bei einfachen Anginen kann *Belladonna* genügen, aber in den schwereren Fällen ist Lachesis unerläßlich. In verzweifelten Fällen von Croup, in denen während des Schlafes Verschlimmerung eintritt.

Lachesis paßt auch bei den sogenannten „nervösen" Anginen mit geringen oder fehlenden objektiven Symptomen; bei negativem Befund an der Rachenschleimhaut stehen mehr Muskelschmerzen, Schlundspasmen, Schluckbehinderung, besonders beim Hinunterschlucken des Speichels, Empfindlichkeit des Halses, Überempfindlichkeit der Haut im Vordergrund.

Diphtherie. Die Beläge sind links stärker. Infiltration der äußeren Halspartien; sehr erschwertes Schlucken; stinkender Geruch; große Erschöpfung.

Epilepsie während der Menses (*Kali bichromicum*) und nach dem Absetzen von Brompräparaten (*Phosphorus, Zincum*).

Linksseitige Hemiplegie.

Kopfschmerzen. Hervorgerufen durch zu starke Besonnung: Das Gesicht ist sehr bleich; der Kranke schläft während des Anfalles; oder er hat Furcht davor, seinem Schlafbedürfnis nachzugeben, weil er mit qualvollem Kopfschmerz erwacht.

Bei Sonnenstich paßt Lachesis sehr gut, nachdem *Glonoin* die akuten Beschwerden gebessert hat.

Der Lachesis-Kopfschmerz bietet noch folgende Symptome: Berstender Druckschmerz in den Schläfen, schlimmer durch Bewegung, durch Druck, durch Bücken; Schwere und Druck auf dem Scheitel; Gefühl, als hätte man Blei im Hinterkopf.

Kopfschmerz über dem linken Auge zu Beginn einer Koryza, der aber sogleich nach Einsetzen der Nasensekretion verschwindet.

Hämorrhoiden, innerlich und äußerlich; Konstriktionsgefühl; Klopfen und Stechen; der Patient sagt mitunter, er hätte das „Gefühl, als ob kleine Hämmer in seinem Mastdarm klopften".

Geschwüre. Lachesis ist ein gutes Mittel bei „sehr schmerzhaften Geschwüren". MADDEN gebrauchte es, um bei Unterschenkelkrampfadern die drohende Ulzeration in der Knöchelgegend aufzuhalten.

Alkoholische Kachexie. Lachesis hat bei einigen Prüfern Symptome hervorgerufen, die an den kachektischen Verfall chronischer Alkoholiker erinnern. Es hat sogar alkoholische Leberzirrhosen mit Aszites geheilt.

Husten. Nervöser Husten, schlimmer in Gesellschaft, bei geistiger Anstrengung, bei seelischer Erregung. Husten als Folge einer Herzaffektion. Husten besser nach Essen. Husten nach Einschlafen, oft mit Erstickungsgefühl. Husten durch den leisesten Druck auf die Kehle; schon die leichte Berührung durch die Krawatte genügt, um ihn auszulösen. Die Expektoration ist schwierig; erst nach längerem Husten kann etwas dickflüssiger Schleim ausgeworfen werden.

Fieber. Hauptsächlich abends und nachts, mit trockner Hitze, unstillbarem Durst, Unruhe und Angst. Heftige, eiskalte Fieberschauer bei bleichem Gesicht. Hitzewellen im Gesicht. Reichliche Morgenschweiße.

Dosierung

Die mittleren Dilutionen von der 6. bis zur 12. Centesimale sind am gebräuchlichsten; bei den Erkrankungen der Menopause geht man zweckmäßig zu den höheren Potenzen über.

Zusammenfassender Überblick

Wie alle Schlangengifte zersetzt Lachesis das Blut und macht es flüssiger, daher die Neigung zu Hämorrhagien. Es ist das große Heilmittel der bösartigen lokalen Entzündungen und der septischen Zustände. Es besitzt zwei sehr bemerkenswerte Charakteristika: Besserung durch Körperausscheidungen, Verschlimmerung nach Schlaf. Es ist das Mittel, an das man bei den Beschwerden des Klimakteriums immer zuerst denken muß.

Krankengeschichte 55

Durch Albuminurie komplizierte Metrorrhagie

„Meine 44jährige Frau leidet seit einigen Monaten an erschreckend starken Blutungen. Unser Hausarzt behauptet, sie seien die Folge einer Brightschen Krankheit (0,12 °/oo Albumen), die seit einiger Zeit bei meiner Frau festgestellt worden ist. Können Sie einen Hausbesuch machen? Die Patientin liegt zu Bett und schwimmt in Blut!"

Ich finde eine angeblich gegen früher *abgemagerte* Frau mit *bräunlicher Gesichtsfarbe* vor, die *in unglaublich überstürzter Geschwätzigkeit von einem Thema zum andern springt.* Die Redewut, sowie das Auftreten der Blutungen und der Albuminurie *kurz vor der Menopause* lassen mich sofort an *Lachesis* denken. Das ausgeschiedene Blut sieht aus *wie verkohltes Häcksel*. *Alle krankhaften Erscheinungen verstärken sich nach dem Schlaf;* besonders die Blutungen sind nach dem Erwachen am heftigsten. Außerdem besteht eine schmerzhafte Stuhlverhaltung; „*der After ist wie zugeschnürt*", wie die Patientin sich ausdrückt. Ferner klagt sie über häufigen, dabei mitunter vergeblichen *Harndrang*. Der Urin zeigt oft einen rötlichen Satz.

Wer das Arzneibild von *Lachesis* in der Beschreibung von Nilo Cairo aufmerksam gelesen hat, erkennt unschwer die Übereinstimmung aller Krankheitssymptome mit mehreren der von dem gelehrten Kollegen angegebenen Vergiftungssymptomen nach Lachesisbiß. Verordnung also: *Lachesis*. 5 Stunden später hören die Blutungen wie durch Zauber auf! Seit 3 Monaten nunmehr normale, etwas verspätete Menses anstelle der früheren unaufhörlichen Menorrhagien, die die Kranke ans Bett gefesselt hatten. Albuminurie, Verstopfung, Blasenbeschwerden völlig verschwunden. Vollständige Heilung.

J. Favre

Ledum palustre

Sumpfporst. Wilder Rosmarin.
Die Tinktur wird aus der im April oder Mai gepflückten ganzen Pflanze hergestellt.
Ledum ist von Hahnemann geprüft worden; siehe seine „*Reine Arzneimittellehre*".

Physiologische Wirkung

„Der Wirkungsbereich von Ledum ähnelt im wesentlichen dem von *Arnica;* häufig ist er diesem sogar zum Verwechseln gleich. Ledum hat, wie mir scheint, eine besondere Wirkung auf das Kapillarnetz der Körperstellen ohne Zellgewebe, an denen bei den meisten Menschen eine widerstandsfähige, zähe Verwebung besteht, wie an den Fingern und Zehen. Vielleicht wirkt es aus diesem Grunde mehr auf die kleinen als auf die großen Gelenke" (Teste).

Modalitäten

Verschlimmerung: Durch Wärme; durch Bettwärme; nachts; durch Bewegung.
Besserung: *Durch Kälte;* durch Ruhe; durch Eintauchen der schmerzenden Glieder in kaltes Wasser.
Angriffsseite: Links oben und rechts unten.

Leitsymptome

1. Die Besserung durch Kälte ist so ausgeprägt, daß der Kranke z. B. seine Füße in eiskaltes Wasser taucht (*Secale*) oder seinen Kopf zum Fenster hinaushält.
2. Die Verschlimmerung durch Wärme dagegen geht so weit, daß der

Kranke die Bettwärme nicht ertragen kann und sich aufdeckt (*Camphora, Medorrhinum, Secale*).

3. Allgemeiner Mangel an Lebenswärme. Die Kranken fühlen sich völlig kalt an, obwohl sie selber subjektiv kein Kältegefühl empfinden.

4. Die Schmerzen beginnen an den unteren Extremitäten und steigen *von unten nach oben* (*Kalmia* hat das Gegenteil).

5. Roter Niederschlag im Urin ebenso wie bei *Lycopodium;* je reichlicher der Niederschlag, desto besser geht es dem Kranken; verringert er sich, so nehmen Schmerzhaftigkeit und Schwellung zu.

6. Ledum affiziert linke Schulter und rechtes Hüftgelenk.

7. Schmerzhafte Empfindlichkeit der Fußsohlen (*Antimonium crudum, Kali carb., Lycopodium, Silicea*).

Hauptsächliche Indikationen

Rheumatismus. Er beginnt an den Füßen und steigt von unten nach oben. Bei akutem Rheumatismus sind die Gelenke geschwollen, heiß, blaß, aber nicht rot. Die Schmerzen sind nachts, infolge der Bettwärme, schlimmer; sie werden besser, wenn man die Füße bei Fußgelenkrheumatismus in kaltes Wasser steckt. Bei chronischem Rheumatismus besteht eine sehr große Empfindlichkeit der Fußsohlen; ohne sich zu stützen, kann man nicht auf ihnen stehen (*Antimon crud., Kali carb., Lycopod., Silicea*). Zunächst bilden sich an den Fußgelenken, später auch an den Handgelenken Ablagerungen und harte Knoten. Das Periost der Phalangen ist bei Druck schmerzhaft. Häufig findet sich bei der Ledum-Arthritis eine ödematöse Schwellung und ein Kältegefühl bei Berührung.

Gicht. Bei den Prüfungen war am häufigsten das Grundgelenk der großen Zehe schmerzhaft.

Hämorrhagien. Ledum ist ein Mittel erster Ordnung bei den verschiedenen Arten von Hämorrhagien, ganz besonders jedoch bei Metrorrhagien und Hämoptoen. Es ist angezeigt bei starker Hämoptoe mit rotem, schaumigem Blut und heftigem, anfallsweise auftretendem Husten, der durch einen Kitzel in der Luftröhre und im Kehlkopf hervorgerufen wird.

Folgen von Verletzungen. Ledum kommt häufig in Frage, wenn *Arnica* gebessert, aber nicht endgültig geheilt hat, da Ledum Ekchymosen besser und schneller zum Verschwinden bringt. Ledum ist geradezu unvergleichlich bei einem „blauen Auge" mit starken Schmerzen im Auge selbst.

Bei allen Wunden, die von spitzen Gegenständen herrühren, ist Ledum jedem anderen Mittel vorzuziehen. Es ist besonders wirksam bei Insektenstichen, wenn die Stichstellen kalt sind (Befeuchten der Stelle mit verdünnter, wässeriger Tinktur oder perorale Verwendung selbst höherer Dilutionen).

Ekzem im Kindesalter. Ledum im Wechsel mit *Rhus;* das eine Mittel morgens, das andere abends.

Dosierung

TESTE empfiehlt die 6. und 12. Centesimale.

Zusammenfassender Überblick

Ledum palustre ist ein gutes Heilmittel der rheumatischen Diathese; es paßt bei allen ihren Symptomen von einfachen funktionellen Störungen bis zu den kalkigen Ablagerungen in den Gelenken und Geweben. Heilmittel bei Quetschungen und Stichen. Sein großes Charakteristikum: Besserung der Schmerzen durch Kälte.

Vergleichende Gegenüberstellung 18
Die Hauptmittel bei Traumatismen und Wunden

Arnica. Aus der Prüfung am gesunden Menschen kennen wir seine elektive dilatierende Wirkung auf die Kapillaren und die daraus entspringenden Symptome. Letztere sind genau die Symptome einer Quetschung: Zerschlagenheits- und Quetschungsgefühl, Schmerzhaftigkeit des ganzen Körpers, Röte und Schwellung der Hautoberfläche, blaue und rote Flecken (Ekchymosen). Arnica entspricht in gleicher Weise den allgemeinen Folgezuständen von Verletzungen, denn sein Arzneiwirkungsbild enthält auch solche Symptome: Bewußtlosigkeit, Stupor, Verwirrtheit usw.

Bellis perennis. Die Wirkung ist der von Arnica sehr ähnlich.

Hamamelis virginica. Auch dieses Mittel entspricht den Kontusionen auf Grund seiner elektiven Wirkung auf die Kapillaren und das venöse System. Außerdem findet man in seiner Pathogenese: Schmerzhaftigkeit der kranken Körperteile; Druck verursacht das Gefühl von Zerschlagenheit.

Ruta graveolens. Besitzt eine elektive Wirkung auf das Periost und die Knorpel. Die Symptome von Wehtun und Zerschlagenheit sind bei ihm mehr auf die Knochenoberfläche beschränkt. Man gebraucht es deshalb besonders bei der Zerschlagenheit infolge von Knochenschädigungen.

Acidum sulfuricum. Paßt besser bei Zerschlagenheit der Weichteile mit ekchymotischen Flecken und folgt auf *Arnica*.

Ledum palustre (s. oben).

Für die Behandlung von *offenen Wunden* sind die wichtigsten Mittel:

Calendula paßt in ganz besonderer Weise bei unregelmäßigen, zerfetzten Wunden und Muskelzerreißungen. Es beschleunigt ganz auffällig die Vernarbung und vermindert die Eiterbildung.

Hypericum ist besonders angezeigt bei Wunden in nervenreichen Körperteilen [z. B. Fingern] und in den Nervengeweben selbst. Es wird also angewendet bei sehr schmerzhaften, berührungsempfindlichen Wunden, ferner bei den allgemeinen Folgeerscheinungen solcher Wunden, wie bei reflektorischen Spasmen, Krämpfen usw.

Staphysagria ist mehr angezeigt bei glatten Schnittwunden, z. B. zur Schmerzstillung nach operativen Eingriffen.

Lilium tigrinum

Chinesische Lilie; Tigerlilie. Familie der Liliaceen.

Die Urtinktur wird aus Stengel, Blättern und Blüten der frischen Pflanze bereitet, die man zur Zeit ihrer Blüte pflückt.

Lilium tigrinum ist von Dr. PAYRE in die Therapie eingeführt worden; die Pathogenese findet sich in *„Transactions of the American Institute of Homoeopathy"* sowie in *„New Remedies"* von HALE.

Physiologische Wirkung

Lilium tigrinum greift vor allem die **weiblichen Genitalorgane** an. Die Libido ist (bei beiden Geschlechtern) gesteigert; die ziemlich ausgeprägte Kongestion des Uterus bedingt mäßige Senkung des schweren und schmerzhaften Uterus; es besteht das Gefühl von „bearing down", als „wollten die Unterleibsorgane herausfallen". Schmerz in der Ovarialgegend, besonders links. Scharfer, ätzender bräunlicher Ausfluß. Regel zu früh.

Lilium tigrinum ruft am **Zirkulationsapparat** lediglich funktionelle Störungen hervor. Die am meisten charakteristische Erscheinung bei einem Prüfer war das Gefühl heftigen Zusammenfahrens, das ihn aus dem Schlaf weckte, wobei für einen Augenblick Herz und Atmung aussetzten. Herzklopfen ist ein sehr häufiges und ausgeprägtes Symptom im Arzneibild von Lilium tigrinum; es äußert sich besonders im Bett und verhindert das Einschlafen. Ein Arzt, der Lilium an sich selbst prüfte, litt an diesen beunruhigenden Beschwerden hinterher noch länger als einen Monat, so daß er zeitweilig glaubte, er habe die Anzeichen einer organischen Herzerkrankung irrtümlich als Arzneiwirkung angesehen. Lilium bringt eigentümlicherweise erst später, also nicht sofort Wirkungen hervor; sind diese aber erst einmal vorhanden, dann sind sie sehr hartnäckig und haben die Neigung, in längeren oder kürzeren Intervallen wiederzukommen, und zwar in einer bestimmten Reihenfolge.

Der dritte Wirkungsbereich von Lilium betrifft das **Sehorgan**; es verursacht zahlreiche Symptome von Asthenopie.

Beschwerden von seiten der **Harnwege** (starker Drang) und des **Mastdarmes** (Stuhldrang hervorrufender Druck) werden häufig angegeben; sie sind wohl die Folgen der uterinen Stauung.

Modalitäten

Verschlimmerung: In einem warmen Zimmer; beim Liegen auf der rechten Seite; zwischen 17 und 20 Uhr.

Besserung: Durch Gehen in der frischen Luft; beim Liegen auf der linken Seite.

Vorherrschende Angriffsseite: Links.

Leitsymptome

1. Gefühl von „bearing-down", der ganze Inhalt des kleinen Beckens scheint nach unten gezogen zu werden; diese Empfindung wird nicht nur in der Scheide, sondern auch im Mastdarm und After verspürt.

2. Die Regel fließt nur beim Gehen; sie hört auf beim Stehen (das Gegenteil haben: *Kreosot, Magnesia carb., Zincum*).

3. Häufiges Verlangen zu urinieren.

4. Afterkrampf, häufig zusammen mit Blasenbeschwerden (*Mercurius corrosivus, Capsicum, Nux vomica*) [s. a. *Lachesis* und *Cantharis*].

5. Gefühl, als würde das Herz in einer eisernen Klammer zusammengedrückt (*Cactus, Graphit*).

6. Pulsbeschleunigung (150 bis 170 Schläge in der Minute [Verlangsamung: Kalmia]), besonders im Bett. Heftige, aber rasch vorübergehende Herzschmerzen.

7. Pulsieren, Klopfen, Völlegefühl im ganzen Körper (*Aesculus*).

8. Schmerzen an umschriebenen Stellen, die rasch und plötzlich ihren Platz wechseln (*Kali bichromicum, Acidum oxalicum*).

9. Furcht vor ewiger Verdammnis, Sorge um das Seelenheil.

Hauptsächliche Indikationen

Uterusprolaps mit Anteversio; dabei leistet Lilium tigrinum wertvolle Dienste; es beruhigt die dabei auftretende Blasen- und Darmreizung, ebenso die sekundäre Uteruskongestion.

Es hat auch manche Fälle von [nicht durch Senkung bedingter] **uteriner Kongestion** und **chronischer Metritis** geheilt.

Mit Schwindelanfällen verbundene **Amenorrhoe** junger Mädchen.

Man gebe es bei **ovarieller Reizung** sowie bei **geschlechtlicher Erregung** und **Nymphomanie** mit Herzbeschwerden.

Bei **funktionellen Herzstörungen** hat man es oft statt *Cactus grandiflorus* oder mit diesem im Wechsel gegeben wegen des ihnen gemeinsamen charakteristischen Gefühles: „... das Herz wird wie von einer eisernen Klammer zusammengepreßt". In manchen Fällen werden die genitalen Beschwerden durch die Heftigkeit der Herzsymptome verdeckt, so daß sie zunächst übersehen werden können.

Lilium tigrinum ist ein sehr wertvolles Mittel bei **Amblyopie** und Anästhesie der Retina infolge von großer Ermüdung (Lesen, Nähen, Feinarbeit).

Dosierung

Am gebräuchlisten sind die tiefen Potenzen. J. P. Tessier gab die 1. Dezimale mit sehr gutem Erfolg.

Zusammenfassender Überblick

Lilium tigrinum hat eine große Wirkung auf die Beckenorgane. Außerdem weist es Herz-, Blasen- und Darmsymptome auf; doch scheinen diese sekundärer Art zu sein und rein reflektorisch durch die primären Erkrankungen des Uterus und der Adnexe bedingt. Asthenopie. Schmerzen an umschriebenen Stellen.

Vergleichende Gegenüberstellung 19
Bearing-down

Mit dem Worte „bearing-down" (Verbalsubstantiv von to bear, bore, borne = drücken, tragen und down (Adverb) = herunter, nach unten) bezeichnen die angelsächsischen Homöopathen jenes bei [weiblichen] Genitalerkrankungen so häufige Gefühl, das wir in unserer Sprache mit „schmerzhaftem Druck nach unten" zu bezeichnen pflegen.

Dieses Symptom ist mehreren Heilmitteln eigen; die hauptsächlichsten sollen hier aufgeführt werden:

Actea. Bearing-down mit heftigen Rückenschmerzen und Querschmerzen von einer Hüfte zur anderen. Der Schmerz strahlt in die Oberschenkel aus.
Überempfindlichkeit gegen Schmerz. Die Kranke fürchtet, verrückt zu werden.

Belladonna. Gefühl eines Druckes nach unten, als wenn die Eingeweide durch die Vulva herausfielen. Trockenheit und Hitze der Vagina. Besserung in halbsitzender Stellung.
Die Bauchdecke ist außerordentlich empfindlich gegen Berührung. Die Schmerzen treten plötzlich auf und verschwinden plötzlich.

Lilium tigrinum. Gefühl von bearing-down mit starkem Stuhldrang. Ständiges Verlangen, die Geschlechtsorgane von außen her [durch Druck der Hand oder mit einer T-binde gegen die Vulva] zu stützen. Neuralgischer Schmerz in der Uterusgegend; heftiger Schmerz von einer Hüfte zur anderen. Neuralgien in den Ovarien, besonders im linken, mit Ausstrahlen in den [gleichseitigen] Oberschenkel. Das Bearing-down von Lilium ist ebenso anhaltend wie das von Sepia. Seine Regeln sind jedoch nicht verzögert, sondern spärlich, schmerzhaft, klumpig und fließen nur im Gehen. Verzweifelte Stimmung. Beständige, quälende Angst um das Seelenheil.

Murex. Gefühl von bearing-down, muß deshalb die Beine fest übereinanderkreuzen. Gefühl von Trockenheit und Konstriktion im Uterus. Ein Schmerz steigt von der rechten Uterusseite bis in die rechte oder linke Brust. Heftige sexuelle Errregung. Traurigkeit und Angst.

Natrium muriaticum. Morgens beim Erwachen meint die Kranke, sich hinsetzen zu müssen, um den Prolaps zu verhindern. Gleichzeitig schmerzhaftes Ziehen in der Lumbosakralgegend, das beim Liegen auf dem Rücken gemildert wird.

Natrium carbonicum. Gefühl von bearing-down, schlimmer im Sitzen, besser durch Bewegung. Zerbrochenheitsgefühl im rechten Oberschenkel. Ungeheure Nervosität.

Platina. Kneifende Schmerzen im Unterleib und in den Leisten, als wenn die Eingeweide nach unten gezogen würden. Krampfige Schmerzen mit Druckgefühl auf die Vulva. Nymphomanie.

Sanicula aqua mineralis. Gefühl von bearing-down, als wenn der Inhalt des kleinen Beckens nach unten heraustreten wolle. Besserung durch Ruhe. Verlangen, die Geschlechtsteile zu stützen [s. o. Lilium]. Empfindlichkeit des Uterus. Schmerz im Damm. Wie Salzlauge riechender Ausfluß. Verstopfung.

Sepia. Schweregefühl nach unten, als wenn der ganze Inhalt des Beckens zur Vulva herausfallen wolle, das die Kranke zwingt, die Beine zu kreuzen oder mit übereinandergeschlagenen Beinen zu sitzen. Dieses Gefühl ist die Folge einer uterinen Kongestion oder einer Lockerung der Beckenorgane.
Das Schweregefühl von Sepia ist anhaltend, nicht nur zeitweilig wie das bei *Belladonna;* es ist viel stärker vor der Regel. Letztere ist stark. Vor der Regel Weißfluß.
Traurigkeit mit großer Reizbarkeit und übermäßiger Empfindlichkeit oder aber, im Gegenteil, Indolenz und völlige Gleichgültigkeit [gegen alles und alle!]. Krankhafter Teint mit gelblichen Flecken um Augen und Mund [Nasenrücken].

Trillium pendulum. Bearing-down. Gefühl, als wenn die Sakroiliakalgelenke auseinander gewichen oder die Beckenknochen zerbrochen wären; Besserung durch einen festen zirkulären Gürtel um den Beckenring. Reichlicher, gelblicher, dickflüssiger Ausfluß.

Ustilago. Bearing-down. Uterus sehr empfindlich gegen Berührung. Heftiger, beständiger oder zeitweilig verschwindender Schmerz in der linken Ovarialgegend.

Lycopodium

Lycopodium clavatum. Bärlappsamen. Familie der Lycopodiaceen. Wächst besonders in Deutschland und in der Schweiz, in Wäldern und an schattigen Orten.

Die Tinktur, ebenso die Verreibung wird aus den Pollen hergestellt.

HAHNEMANN hat die Pathogenese von Lycopodium in seinem Werk *„Chronische Krankheiten"* niedergelegt. Eine ausgezeichnete, vollständige Studie dieses Mittels findet sich im *„Propagateur de l'Homoeopathie"* Nr. 6 und 7.

Physiologische Wirkung

Die Prüfungen mit der getrockneten Pflanze selbst (und teilweise auch mit der 1. Verreibung) lieferten folgende Symptome: Erregung, Zirkulationssteigerung, vermehrten Appetit, häufigere Stuhlentleerungen, gesteigerte Libido und eine besondere Affinität zu den Urogenitalorganen. Bei der spastischen Harnverhaltung der Kinder und bei Blasenkatarrh war es als Heilmittel sehr geschätzt, schon bevor HAHNEMANN durch Potenzierung die charakteristischen Arzneikräfte des Mittels klarlegte.

Die Prüfung mit homöopathischen Potenzen liefert ganz andersartige Symptome. An Stelle von akuten Affektionen entwickelt sich allmählich eine Krankheit chronischer Natur. An Stelle der Erregung finden sich: Depression und Niedergeschlagenheit, körperliche, geistige und nervöse Schwäche, kränkliches Aussehen, kalte Extremitäten, Appetitlosigkeit, langsame und unregelmäßige Verdauung, Flatulenz, Verstopfung, passiver Katarrh der Luftwege und Untätigkeit der Haut.

Typ

Am Lycopodium-Kranken fällt zu allererst das „alte Aussehen" auf; der Kranke sieht „älter aus, als er in Wirklichkeit ist". Sein Gesicht ist „typisch cholämisch". Unverkennbar ist auch der Kontrast zwischen dem engen, mageren, zusammengesunkenen Brustkorb und dem vorragenden, umfangreichen Bauch, der den Eindruck erweckt, als sei er „das Lebenszentrum des Organismus". Im Bauch nimmt zudem die Mehrzahl der Lycopodium-Beschwerden ihren Ursprung.

Die unteren Extremitäten sind schlaffmuskelig, von mehr oder minder erweiterten Krampfadersträngen durchzogen und in der Knöchelgegend häufig infiltriert.

Das Gesicht ist bleich oder gelb; es zeigt tiefe, vorzeitige Altersfurchen, hohle Wangen, eingesunkene Augen. Das ganze Aussehen verrät frühzeitiges Gealtertsein trotz der intelligenten, lebhaften Augen. Häufig treten rasch vorübergehende nervöse Verzerrungen und Zuckungen des Gesichts auf. Gelbe Flecken an den Schläfen. Die Haare werden früh grau und fallen aus.

Psychisch ist der Lycopodium-Mensch ein reizbarer Melancholiker, aufbrausend oder niedergedrückt, weinerlich oder wie betäubt, als drohe Lähmung. Körperliche und geistige Erschöpfung.

Modalitäten

Verschlimmerung: *Von 4—8 Uhr abends,* durch Schlaf [Lachesis]!
Besserung: Im Freien; durch Kälte; durch Entblößen; durch Bewegung; durch warme Speisen und Getränke.
Angriffsseite: Rechts. Die Symptome wandern von rechts nach links [Lachesis umgekehrt].

Leitsymptome

1. Verschlimmerung zwischen 4 und 8 Uhr abends.
2. Rechtsseitigkeit der Beschwerden, die oft von rechts nach links wandern.
3. Magere Personen, mit abgezehrtem, furchenreichem Gesicht und gelblichem Teint; sehr reizbar, aufbrausend oder niedergeschlagen.
4. Auffälliger Gedächtnisverlust.
5. Heißhunger, der aber nach wenigen Bissen gestillt ist; nach dem Essen tritt ein übermäßiges Aufgeblähtsein des Abdomens auf.
6. Völlegefühl unmittelbar nach dem Essen, auch wenn er nur ganz geringe Mengen zu sich genommen hat.
7. Flatulenz, besonders des Unterleibs, mit viel Kollern im Bauch und mit Druck nach unten.
8. Harnsaure Diathese. Der klare Urin zeigt einen Satz wie roter Sand.
9. Verminderung des Harnstoffs und Auftreten von Azeton im Urin.
10. Die Nasenflügel dilatieren und kontrahieren sich abwechselnd fächerartig bei Krankheiten der Atemwege, auch wenn klinische Zeichen einer Lungenerkrankung fehlen.
11. Der rechte Fuß ist kalt, der linke warm.
12. Trockenheit bestimmter Körperteile: Haut der Handteller, Schleimhaut der Vagina.
13. Besserung durch Aufdecken (im Gegensatz zu *Silicea*).
14. Außerordentliche Empfindlichkeit der Kopfhaut.
15. Verlangen nach Zucker und Süßigkeiten [*Sulfur, Argentum nitricum*].
16. Brennen zwischen den Schulterblättern [*Phosphorus, Medorrhinum*].
17. Schmerzhafte Empfindlichkeit der Fußsohlen (*Ledum*) [*Medorrhinum* u. a.].

Schmerzen: Kommen und verschwinden plötzlich, ziehen von rechts nach links, sind aber rechtsseitig schlimmer. Sie sind stärker zwischen 16 und 20 Uhr und werden durch Aufdecken gebessert. Brennende Schmerzen werden jedoch durch Wärme gebessert (Schulterblätter, Brüste).
Stühle: Darmträgheit, hartnäckige Verstopfung; seltener Stuhldrang. Stühle hart, schwierig entleerbar, schmerzhaft, manchmal sogar von Rektumvorfall gefolgt. Der erste Teil der Stuhlentleerung ist oft hart, der zweite weich (*Antimonium crudum*). Nach der Entleerung Gefühl, als sei eine große Menge Stuhl im Rektum zurückgeblieben. Hämorrhoiden. Durchfall (wohl sekundär) mit Tenesmus und Afterzusammenziehen.

Regel: Zu spät, zu schwach, zu lange dauernd.
Milchiger oder blutiger Ausfluß, die Vulva wundmachend.

Hauptsächliche Indikationen

Allgemeines.
Lycopodium bildet mit **Sulfur** und **Calcarea** das Trio der großen antipsorischen, „antiherpetischen" Mittel. Es ist nach ESPANET auch das Hauptmittel der **Diathesis epithelialis,** wenn die Wucherungen nicht glatt, sondern rissig sind.
Im wesentlichen ist es ein Heilmittel **chronischer Krankheiten.**
Als Regulator der Nutrition hat BERNAY es mit Erfolg sowohl gegen **Fettleibigkeit** als auch gegen **Abmagerung** angewendet.
Verdauungsorgane.
Chronische Dyspepsie gastro-hepatogenen Ursprunges mit hartnäckiger Verstopfung, intestinaler Flatulenz und Verschlimmerung der Verdauungsbeschwerden zwischen 4 und 8 Uhr nachmittags.
Es handelt sich um eine atonische Dyspepsie, bedingt durch den Mangel an Drüsensekret und Muskelkraft. Nach CARTIER hat Lycopodium folgende charakteristischen Symptome: 1. mäßiger Appetit, der aber sofort gestillt ist, 2. Magenaufblähung und ein charakteristisches Unbehagen im Magen, schon *während des Essens,* 3. Neigung, nach der Mahlzeit einzuschlafen. 4. Hepatogene Obstipation. 5. Harnsaure Salze und Harnsäure im Urin; daher seine Heilwirkung bei gichtischen und hypochondrischen Dyspeptikern.
Man merke sich noch, daß der Kranke nach dem Essen wegen des aufgeblähten Leibes und der Empfindlichkeit der Leber kein enges Kleidungsstück um die Taille herum vertragen kann.
Pyrosis mit unvollständigem, nur bis zur Kehlkopfhöhe steigendem Sodbrennen, begleitet von heftigem Brennen in der Speiseröhre, das mehrere Stunden anhalten kann [*Nux vomica*].
Atonische Obstipation bei Acholie; eine fast unglaubliche Anhäufung von Blähungen im Abdomen ist charakteristisch (C 30). Verstopfung oft zusammen mit Hämorrhoiden; das Rektum tritt mit dem Stuhl heraus; bei der Stuhlentleerung ist heftiges Drücken notwendig; die Anstrengung der Stuhlausstoßung ist beträchtlich; die Stühle werden infolge des Afterschmerzes zurückgehalten.
Leberzirrhose mit Hydropsie, oft auch mit Geschwüren an den Beinen.
Lycopodium und Leber sind zwei Begriffe, die im Gedächtnis miteinander verknüpft sein müssen. Die charakteristischen Symptome dieses Mittels sind fast immer die Folgen einer tiefgehenden Leberstörung.
Strotzend mit Blut gefüllte, bei Berührung sehr schmerzhafte **Hämorrhoiden.**
Mastdarmvorfall.
Harnorgane.
Nierensteinleiden. Lycopodium ist hier wahrscheinlich das beste Mittel, besonders dann, wenn sich als Vorbote der Nierenkolik ein sandiger Nieder-

schlag in dem sonst klaren Urin einstellt. Bei Nierenkolik besonders der rechten Seite: Hämaturie. Die Lycopodium-Wirkung ist noch zuverlässiger, wenn neben der Nephrolithiasis zugleich eine Cholelithiasis besteht.

Respirationsorgane.

Der Lycopodium-**Schnupfen** unterscheidet sich von anderen Rhinitiden durch die vollkommene Erhaltung des Geruchssinnes. Es wird sogar behauptet, daß letzterer schärfer und feiner würde, was wegen der Seltenheit des Symptoms erwähnenswert ist.

Mandelentzündung, vor allem rechts oder von rechts nach links wandernd.

Rheumatismus der kleinen Pharynxmuskeln: Die Kranken haben beim Schlucken ungeheure Schwierigkeiten. Man erwartet einen roten, entzündeten, geschwollenen Schlund, aber, im Gegenteil, die Schleimhaut ist blaß und ohne Schwellung. Die Diagnose ist jedoch möglich auf Grund rheumatischer Vorerkrankungen. Lycopodium C 30 wirkt hier Wunder (CARTIER).

Grippöser Katarrh mit hartnäckiger Bronchitis.

Chronische Pneumonie, mit eitrigem, faulig stinkendem Auswurf, selbst wenn eine der Lungen teilweise hepatisiert ist.

Chronische Bronchitis. Husten mit reichlichem, gelblichem, eiterartigem Auswurf.

Wenn die Auskultation eine nahezu ausgeheilte bronchopulmonäre Affektion ergibt, der Kranke aber weiter hustet, hinfällig und anämisch bleibt, wenn er „sich nicht erholen kann", dann ist Lycopodium das beste Heilmittel.

Husten. Chronisch, trocken, bei Tag und bei Nacht, heftig und von Heiserkeit begleitet; ausgelöst durch Tiefatmen und durch jähe Temperaturschwankungen. Pharyngitis bei gleichzeitig bestehender gastro-hepatogener Dyspepsie. — Wenn Expektoration besteht, so ist der Auswurf gelblich-grün, eitrig, bisweilen blutstreifig.

Nervensystem.

Lycopodium wirkt in gleicher Weise auf die Nervenzentren wie auf die peripheren Nerven.

Bei Hirnerkrankungen [z. B. nach Apoplexie]: Sprachstörungen und **Aphasie,** wenn zu gleicher Zeit Traurigkeit, Mutlosigkeit und Gedächtnisschwäche bestehen. Es ist eines unserer besten Heilmittel bei **Tic,** — gleichgültig welcher Lokalisation; seine Wirkung erstreckt sich sogar auf den schmerzhaften Tic des Gesichtes —, bei **rhythmischen Zuckungen** und **Muskelspasmen. Kopfschmerz,** schlimmer im Scheitelgebiet, schlimmer zwischen 16 und 20 Uhr, beim Liegen und Bücken.

Schwindel morgens beim Erwachen.

Hautaffektionen.

Erektile, im Umfang wechselnde Geschwülste. Naevi besonders auf der rechten Körperseite (*Acid. fluoricum*). Intertrigo der Kinder. Prurigo capitis. Flechtenausschläge.

Verschiedenes.

Vertikale Hemianopsie, und zwar wird nur die linke Hälfte der Gegenstände gesehen.

Es ist das beste Heilmittel bei **Nachtblindheit**.

Bei **Impotenz** gebe man alle 1 oder 2 Wochen eine hohe Potenz (*Damiana americana; Agnus castus*).

Heilmittel des **rechten Ovar**.

Pruritus vulvae mit Jucken, Brennen und geschlechtlicher Erregung.

Zahlreiche arthritische Symptome; Rheuma der Unterarme, Handgelenke, Hände, Finger, besonders der rechten Seite.

Parotitis bei Scharlach.

Dosierung

Übereinstimmend gibt man den hohen Potenzen den Vorzug. Gewöhnlich wird C 30 gebraucht.

Zusammenfassender Überblick

Lycopodium bildet einerseits mit *Sulfur* und *Calcarea* das Trio der Antipsorica, andererseits mit *Carbo* und *China* das Trio der Flatulenzmittel. Folgende drei wichtige Charakteristika muß man immer gegenwärtig haben: intestinale Flatulenz, Verschlimmerung zwischen 16 und 20 Uhr, roter Sand im Urin. Folgende drei Bereiche gehören seinem Wirkungskreis an: Verdauungstraktus, Atmungsorgane, Nervensystem.

Krankengeschichte 56
Pharyngitis granulosa

Prof. X. (Dr. med. et phil.), Arthritiker, litt an Pharyngitis granulosa mit Anfällen trockenen Hustens, die bisweilen eine Viertelstunde dauerten, besonders, wenn er jähen Temperaturveränderungen ausgesetzt war, und das war jedes Mal zu Beginn einer Vorlesung der Fall. Die allopathische Behandlung durch verschiedene Ärzte hatte keinerlei Erfolg. Auf meinen Rat konsultierte er einen homöopathischen Arzt; dieser verordnete ihm *Lycopodium C 30*, 1 Körnchen in 3 Teelöffel Wasser, davon vor jeder der 3 Mahlzeiten 1 Löffel voll.

Der Husten milderte sich in 4 Tagen derart, daß er gar nicht mehr lästig fiel, und war in 14 Tagen verschwunden.

Seit 1897, aus welchem Jahr diese Krankengeschichte datiert, behandle ich die Pharyngitis granulosa nur nach dieser Methode; ich verdanke ihr ungefähr 75% meiner Erfolge. Das Mittel wirkt übrigens in wenigen Tagen; erreicht man während der ersten 3 Tage keine Besserung, so ist es zwecklos, mit der Medikation fortzufahren. Ich verordne es unter dem Namen „Pflanzlicher Schwefel", einem seiner pharmazeutischen Synonyme.

MARAGE

Kommentar. Der Verfasser dieser Krankengeschichte ist ein allopathischer Arzt, Prof. MARAGE, Dr. med. et phil., Dozent an der Sorbonne; seine ausgezeichnete Arbeit über die Physiologie der Stimme und des Gehörs ist vielen Ärzten bekannt.

Anstatt über die Homöopathie zu spotten und von seinem Katheder herab zu behaupten, sie sei bloße Schaumschlägerei — wie die anderen das tun —, handelte Prof. MARAGE streng wissenschaftlich: Er begann zu studieren und zu prüfen; und es erging ihm, wie es allen unvoreingenommenen Gelehrten ergangen ist und ergehen wird: Er bestätigte die Wirksamkeit der homöopathischen Mittel, selbst in den höheren Potenzen, vorausgesetzt, daß sie nach dem Simile-Gesetz angewendet werden.

Ich kann es Ihnen nicht angelegentlich genug empfehlen, die kleine Broschüre zu lesen, die er in diesem Jahre im Verlag Gauthier-Villars veröffentlicht hat, unter dem Titel: *„Allopathes et Homoeopathes"*. Ich rate Ihnen dringend, über seine Schlußfolgerungen ernsthaft nachzudenken.

Krankengeschichte 57
Tic des rechten Oberlides

Der 21jährige stud. med. M. R. ist groß, gut genährt und bietet keinerlei Anzeichen für eine nervöse Konstitution.

Mit 15 Jahren hat er eine sehr schwere zerebrospinale Meningitis durchgemacht, die mit intramuskulären und intraduralen Injektionen eines polyvalenten Serums in starken Dosen behandelt wurde. Während der Genesung trat Lähmung des Deltamuskels auf mit deutlichem Schwund mehrerer Muskeln der linken Schulter und des linken Unterarmes. Trotz der schlechten Prognose des behandelnden Arztes vollzog sich die Heilung dieser Atrophie rasch innerhalb von 6 Monaten nach der akuten Krisis der Meningitis.

Seit dieser Zeit leidet der junge Mann an einem zeitweiligen Zucken des rechten Oberlides, wodurch jedesmal ein Blinzeln von wenigen Minuten auftritt. Um jede Suggestion auszuschalten, sagte ich ihm, — während ich ihm *Lycopodium C 6* (2mal wöchentlich 10 Körnchen) aushändigte —, dieses Mittel würde seine Sommersprossen zum Verschwinden bringen.

Wohlbemerkt, die Sommersprossen blieben unbeeinflußt! Was aber völlig verschwand, und zwar innerhalb 6 Monaten, das war der Tic des Lides.

ROQUEPLO (Marseille)

Kommentar. Der Verfasser dieser Krankengeschichte hatte sich erst kürzlich der Homöopathie zugewandt. Zunächst prüfte er die Wirkung unserer Mittel an sich selbst, dann auch an seiner Umgebung, und jetzt behandelt er alle seine Patienten nach HAHNEMANNs Methode. Er ist ganz begeistert von seinen Erfolgen. Bisweilen schickt er mir einige Krankengeschichten zu. Die letzte z. B. berichtet über die rasche Heilung eines beginnenden rechtsseitigen Empyems (punktiert und bakteriologisch bestätigt); der behandelnde Arzt hatte bereits die Operation vorgeschlagen.

Magnesia carbonica

Magnesiumkarbonat. Weiße Magnesia.
Die drei ersten Potenzen dieses Salzes werden durch Verreibung hergestellt.

Die Pathogenese von Magnesia carbonica findet sich in HAHNEMANN *„Chronische Krankheiten"* [dagegen von Magnesia acetica in *„Reine Arzneimittellehre"*].

Physiologische Wirkung

In starken Dosen wirkt Magnesia purgierend; man muß zwar auf die Wirkung warten, aber sie ist dauerhafter als bei allen anderen Purgantien. Die Stühle sind zunächst kotig und von Tenesmus begleitet; bei Wiederholung der Gaben treten dysenterieartige Stühle auf.

In nicht purgierenden Dosen wirkt die Magnesia diuretisch: Sie vermindert die Harnsäure und macht den Urin sogar alkalisch, wenn man das Mittel lange Zeit hindurch gibt.

In kleinen Dosen anhaltend eingenommen, kann Magnesia Kropf und Star hervorrufen.

Alle Magnesiumsalze verursachen charakteristische reißende oder durchschießende Schmerzen.

Das Magnesiumkarbonat wirkt sehr stark auf die Menstruation.

Modalitäten

Verschlimmerung: Durch Ruhe; durch Bettwärme.
Besserung: Durch Bewegung im Freien.
Rhythmus: Alle 3 Wochen.

Leitsymptome

1. Sehr starke nervöse Erschöpfung, die sich in Frieren und beständigem Frösteln des Kranken äußert.
2. Verschlimmerung alle 3 Wochen.
3. Die Menses fließen nur nachts oder beim Liegen; sie sind auffallend dunkel und pechartig dickflüssig. Viele Schmerzen während der Regel.
4. Überempfindlichkeit gegen kalte Luft, geringfügigste Geräusche und geringste Berührung.
5. Besondere Heftigkeit der Schmerzen, begleitet von Schweißen.
6. Halsschmerzen vor der Regel (*Lachesis*).
7. Der ganze Körper ist müde und schmerzhaft, besonders Unterschenkel und Füße.
8. Alle Sekretionen und Exkretionen sind sauer, von saurem Geschmack und saurem Geruch.

Hauptsächliche Indikationen

Diarrhoe. Sauerriechende, grüne, schaumige Stühle wie der Schaum eines Froschtümpels [„Froschlaich"]; vorher heftiges Leibschneiden, das zum Zusammenkrümmen zwingt (*Colocynthis*). Manchmal ist der Stuhl mit einer talgähnlichen Masse bedeckt. Die Diarrhoe kommt regelmäßig alle 3 Wochen wieder. Kindliche Diarrhoe; die Kinder sehen bleich und krank aus; grüne Diarrhoe mit Koliken nach Genuß von Milch, die häufig unverdaut und unverändert wieder ausgebrochen wird.

Schmerzen. *Blitzartig durchschießend.* „Die Stiche sind plötzlich, heftig schmerzend und von Schweißen begleitet."

Zahnschmerzen, schlimmer nachts; der Kranke muß aufstehen und umhergehen.

Fazialisneuralgie (supra- oder infraorbital); sie zwingt den Kranken aus dem Bett und wird durch Herumgehen gemildert.

Kokzygodynie. Plötzliche, durchbohrende Schmerzen, die den Kranken fast ohnmächtig machen (*Lobelia inflata*: außerordentliche Empfindlichkeit beim Sitzen; der Kranke beugt sich vornüber, um die Berührung selbst eines weichen Kissens zu vermeiden).

Rheumatismus der rechten Schulter (*Sanguinaria:* rechter Deltoideus; *Ferrum* und *Nux moschata:* linker Deltoideus).

Dosierung

Bei Verdauungsbeschwerden tiefe, bei Schmerzen und nervösen Beschwerden hohe Potenzen.

Zusammenfassender Überblick

Magnesia carbonica wirkt auf die überanstrengten Nerven erschöpfter Frauen ebenso typisch wie *China* auf die Schwächung nach Blutverlusten. Man denke an dieses Mittel vor allem bei Diarrhoe, starker allgemeiner Schwäche, Schmerzen und bei Dysmenorrhoen mit der charakteristischen Modalität: „Regelfluß nur nachts und beim Liegen."

Vergleichende Gegenüberstellung 20
Die vier Hauptmittel gegen Erschöpfung

Arnica. Nach langanhaltender Strapazierung der Muskulatur, nach schweren Verletzungen [„traumatischer Schock"].
China: Nach langer, angreifender Krankheit oder übertriebener, anhaltender Überanstrengung; nach Säfteverlusten: zu langes Stillen, starke Blutverluste, [langwierige Eiterungen] u. ä.
Magnesia carbonica: Bei langanhaltender nervlicher Verausgabung: „Der Akkumulator ist völlig leer gelaufen."
Acidum phosphoricum. Nach langanhaltenden Sorgen oder nach tiefem Kummer. Nach sexuellen Exzessen oder nach übertriebener Masturbation.

Magnesia phosphorica

Magnesiumphosphat.
Man bereitet die 3 ersten Potenzen dieses Salzes durch Verreibung.
Das Mittel ist von T. F. ALLEN geprüft worden; man findet eine gute Pathogenese in seinem „*Dictionary*".

Physiologische Wirkung

Magnesia phosphorica wirkt hauptsächlich auf das Nervensystem, besonders auf die sensiblen Nerven.

Modalitäten

Verschlimmerung: Durch Kälte; durch Berührung.
Besserung: *Durch Wärme;* durch den Druck beim Zusammenkrümmen; durch Reiben.
Vorherrschende Angriffsseite: Rechts.

Leitsymptome

1. Die Schmerzen sind heftig, schneidend, durchdringend, lanzinierend, „wie Faustschläge", stechend, blitzartig (*Belladonna*), krampfig. Die Krampfform ist besonders charakteristisch für die Magnesiumphosphat-Schmerzen.
2. Verschlimmerung durch Kälte und Besserung durch Wärme (man beachte, daß Magnesia nicht die brennenden Schmerzen hat wie *Arsen*).
3. Beständiger Urindrang, im Stehen sowohl als im Gehen.

Eigentümliches Symptom: Hat den Spleen, immerfort die Gegenstände seiner Umgebung umzustellen.

Hauptsächliche Indikationen

Für **Spasmen und Krämpfe** ist Magnesia phosphorica — mit *Chamomilla, Colocynthis* und *Cuprum* — das Heilmittel par excellence.
Krämpfe bei Schreibern und Musikern. Tetanische Krämpfe.
Leibschmerzen, Darmkoliken.
Blähungskoliken, gelindert durch Reiben, durch Wärme und Zusammenkrümmen; begleitet von Luftaufstoßen, das aber nicht lindert.
Bei **Koliken der Kinder** steht es neben *Chamomilla* und *Colocynthis*.
Bei **Dysmenorrhoe** ist Magnesia phosphorica wohl das Hauptmittel. Die krampfigen Schmerzen hören auf, sobald die Menstrualblutung einsetzt.
Rechtsseitige Ischias mit Schmerz „wie wund", entlang des Nervenverlaufes, schlimmer bei der geringsten Berührung oder dem geringsten Luftzug.
Ovarialneuralgie, schlimmer rechts, mit schneidendem, krampfigem, intermittierendem Schmerz, der durch Wärme gebessert wird.
Gesichtsneuralgie. Häufig handelt es sich um infra- oder supraorbitale Schmerzen mit den charakteristischen Symptomen dieses Mittels.
Fieber. Die Frostschauer laufen oben und unten den Rücken entlang. Dabei Zittern, gefolgt von Erstickungsgefühl.

Dosierung

Magnesia phosphorica wird wie alle Mittel, die vorwiegend auf das Nervensystem wirken, vorteilhafter in hohen Potenzen angewendet.

Zusammenfassender Überblick

Großes Heilmittel bei Schmerzen, die durch Spasmen verursacht werden; daher ist Krampfschmerz bei ihm vorherrschend. Man darf aber nicht vergessen, daß sich auch alle anderen Arten von Schmerzen außer „brennenden" Schmerzen [s. o.] im Magnesia phosphorica-Fall einstellen können; doch haben sie alle ein gemeinsames Merkmal: Besserung durch Wärme und Verschlimmerung durch Kälte.

Vergleichende Gegenüberstellung 21
Zwölf andere wichtige Heilmittel bei Dysmenorrhoe

Asarum. Beim Auftreten der Regel heftiger Lumbalschmerz die Nieren hinunter, der den Atem verschlägt.

Castoreum. Dysmenorrhoe mit Blässe und kalten Schweißen bei hysterischen Frauen. Während der Regel Schmerz, der in der Mitte der Oberschenkel beginnt und sich über die ganzen Beine ausdehnt.

Caulophyllum. Neuralgieartige, kongestive Dysmenorrhoe mit sehr heftigen, krampfigen Schmerzen, besonders an den beiden ersten Tagen der Regel. Schmerzen im Kreuz. Die Regeln kommen zu früh und sind reichlich; während der Schmerzen fließen sie aber sehr spärlich. Die Menstruation endigt mit [blutigem] Aussickern aus dem Uterus, das sehr schwächt.

Bovista. Vor der Regel Diarrhoe mit Brennen am After. Gefühl, als habe sich der Kopf vergrößert.

Cicuta virosa. Reißende Schmerzen im Steißbein während der Regel.

Collinsonia. Dysmenorrhoe bei plethorischen Frauen, die an Verstopfung, Hämorrhoiden und Jucken der Vulva leiden. C 3 bis herunter zu D 1 werden mit Erfolg gebraucht.

Eugenia jambos [Jambosa vulgaris]. Verschlimmerung von Hautkrankheiten während der Regel; z. B. selbst Akneknoten machen ausstrahlende Schmerzen.

Indigo. Brennen in den Brüsten während der Regel.

Senecio. Unregelmäßige Menstruation. Schneidende Schmerzen in der Sakralgegend, im Hypogastrium und in den Leisten. Brennender Schmerz am Blasenhals mit Dysurie, schlimmer nachts.

Ustilago maïdis. Jäher Schmerz in der Gegend des linken Ovars; Regel zu früh und zu reichlich; klumpige Blutungen; bearing-down.

Viburnum opulus. Menses verzögert und spärlich, krampfige Schmerzen und heftiges Gefühl von bearing-down mit ziehenden Schmerzen in der vorderen Schenkelmuskulatur. Schmerzen, die im Rücken beginnen, um die Nieren herum bis in den Uterus ziehen und mit Krämpfen enden.

Xanthoxylum. Meist verfrühte Menses mit dickflüssigem, dunklem Blut. Vor der Blutung verzweifelte Stimmung mit Todesfurcht und zermalmenden Schmerzen im Becken. Während der Blutung außerordentlich heftiges Gefühl von bearing-down. Ziehender Schmerz von der Crista iliaca längs des Nervus genitocruralis in die Oberschenkel fast bis zu den Knien.

Manganum metallicum

Mangan.
Zur homöopathischen Bereitung gebraucht man das von Giles angegebene Verfahren: Man glüht Manganamalgam (das man durch die Einwirkung von Natriumamalgam auf eine konzentrierte Lösung von Manganchlorür erhält) in Wasserstoff und erhält so metallisches Mangan in Pulverform. Die drei ersten Potenzen werden durch Verreibung hergestellt, die vierte als Dilution mit Wasser und Alkohol zu gleichen Teilen, die fünfte und die folgenden mit reinem Alkohol. Von der fünften aufwärts kann man auch Zuckerkügelchen damit tränken [wie mit den meisten Dilutionen].

Hahnemann hat Arzneiwirkungsbilder von Mangansalzen in *„Chronische Krankheiten"* veröffentlicht.

Physiologische Wirkung

1827 entdeckte Millon das Vorkommen von Mangan in Blut, Eiter und Exkreten. So kam man darauf, es gegen Chlorose anzuwenden. Doch zeigen die Prüfungen, daß die Manganwirkung mit der des Eisen nicht gleichzusetzen ist.

Die Prüfer spürten seine Wirkung vor allem am *Kehlkopf*, am *Ohr*, am *Periost*, an den *motorischen Nerven* und an der *Leber*.

Es verursacht Reizhusten, Schmerzen und Geräusche in den Ohren, Schwellung und Infiltration des Periosts mit Schmerzen, Rötung und Fieber.

Bei Manganarbeitern bewirkt es Paralyse der motorischen Nerven, die mit einer Paraplegie beginnt. Die Lähmung unterscheidet sich von der Blei-Paralyse durch das Fehlen der Koliken und der Verstopfung, von der Mercur-Paralyse dadurch, daß sie zuerst die unteren Extremitäten befällt, und daß das Zittern in der befallenen Partie fehlt.

Das Mangansulfat hat vor allem eine ausgesprochene Wirkung auf die Leber. Tiere, die damit vergiftet waren, zeigten eine Entzündung dieses Organs.

Modalitäten

Verschlimmerung: Durch kaltes Wetter; *durch feuchte Witterung;* vor Gewitter; bei Wetterwechsel.

Besserung: *Beim Liegen.*

Typ

Der Mangan-Kranke ist ein müder, anämischer, erschöpfter Mensch; sein ganzes Verlangen geht nach körperlicher und geistiger Ruhe. Er wünscht vor allem Schweigen, Einsamkeit und Ruhelage.

Er erkältet sich dauernd; der geringste Katarrh ist begleitet von Heiserkeit, von jedesmal stärker werdender Bronchitis und Laryngitis; schließlich kommt es zu Kehlkopftuberkulose.

Seine Schwäche macht ihn körperlich und seelisch außerordentlich empfindlich; er ist ängstlich, traurig und immer schlechter Laune.

Leitsymptome

1. Der Kranke bleibt infolge seiner Schwäche und Depression beständig im Bett.
2. Das Gesicht ist von wächserner Blässe wie bei starker Bleichsucht oder bei perniziöser Anämie (*Acidum ferro-picronitricum, Ferrum*).
3. Der Körper ist sehr empfindlich gegen Berührung. Hitzewallungen in der Menopause (*Sulfur, Lachesis*).
4. Die behaarte Haut ist sehr schmerzempfindlich.
5. Gefühl, als sei der Kopf in seinem Umfang vergrößert (*Bovista*).
6. Abneigung gegen alle Speisen, nichts reizt ihn.
7. Einschnürungsgefühl und Krämpfe am After beim Sitzen, besser beim Liegen.
8. Alle Schmerzen, alle Kopfsymptome scheinen sich auf die Ohren zu werfen.

Eigentümliches Symptom: Krampfiger Husten, wenn sich der Kranke im Gehörgang juckt.

Stühle: Wechsel von Verstopfung und Durchfall.
Regel: Zu früh, sehr spärlich, wässerig-hell und kaum einen Tag anhaltend; besonders bei anämischen alten Jungfern.

Hauptsächliche Indikationen

Ohrenschmerzen. Bei allen Ohrenschmerzen muß man an Mangan denken; es hat heftige, akute Schmerzen mit Ausstrahlung in Rachen, Augen und Zähne.

Schwerhörigkeit. Sie tritt plötzlich auf und wird durch kalte und feuchte Witterung beträchtlich verschlimmert; zugleich Katarrh und Verstopfung der Eustachischen Röhre und verschiedenartige Ohrgeräusche.

Tuberkulöse Laryngitis. Mangan ist eines der Hauptmittel und ganz besonders indiziert bei jungen, anämischen, erschöpften Menschen, deren Stimme zunächst häufig „umschlägt" und schließlich dauernd heiser wird.

Heiserkeit. Mangan-Kranke sind fast chronisch heiser. Bei kalter und feuchter Witterung ist die Stimme augenblicklich angegriffen, besonders bei Sängern, Lehrern und ähnlichen Berufen (*Argentum nitricum*).

Rheumatismus aller Gelenke, vor allem der kleinen Gelenke mit Schwellung und Rötung, mit Auftreten erhabener, roter, sehr schmerzhafter Flecken.

Entzündung des Periosts mit Eiterung und Nekrose. Der Schmerz sitzt in der Tiefe und ist beim Gehen besonders ausgeprägt.

Paraplegie, beginnend mit Schwäche in den Beinen, so daß der Kranke bei Gehversuchen nach vorne zu fallen droht. Zu dieser Paraplegie gesellt sich bald Schwäche der Armmuskeln, später auch der Sprachmuskulatur. Diese Symptome sprechen für seine Verwendung bei der Parkinsonschen Krankheit.

Hauterkrankungen. Mangan ist erfolgreich bei *Psoriasis* und *trockenem Ekzem* in den Gelenkfalten; heftiger *Pruritus*, durch Kratzen zwar vorübergehend gemildert, aber auf die Dauer verschlimmert, sollte immer auf seine Verordnung hinweisen.

Chlorose — Anämie. Schwäche, Herzklopfen mit Atembehinderung und Hitzewallungen können Mangan anzeigen, ebenso unregelmäßige, verfrühte, aber spärliche Regeln.

Nervöse und psychische Erkrankungen. Sehr interessante Arbeiten haben die Analogie gewisser Mangan-Symptome (vgl. HAHNEMANNS Pathogenese) mit Paralysis agitans und besonders mit der Wilsonschen Krankheit dargelegt. Auf dem Internationalen Homöopathischen Kongreß in London 1927 hat MENG (Frankfurt) eine sehr eindrucksvolle Arbeit zu dieser Frage beigetragen. Er schloß mit folgenden Worten: „Unter den Medikamenten, die in Zukunft in der neuropsychischen Therapie wahrscheinlich eine Rolle spielen werden, muß dem Mangan ein ganz besonderer Platz angewiesen werden."

Husten, trocken, in heftigen Anfällen, mit Brennen in der Kehle, besser beim Liegen (wie bei *Euphrasia* und *Argentum nitricum; Hyoscyamus* hat die gegenteilige Modalität).

Dosierung

Bei nervösen Affektionen: hohe, bei Erkrankungen des Gehörs und der Knochen: mittlere Dilutionen; bei Hauterkrankungen: tiefe Verreibungen.

Zusammenfassender Überblick

Mangan ist in erster Linie ein Mittel für müde und erschöpfte Menschen. Man darf seine beiden hauptsächlichen Modalitäten nicht vergessen: Besserung beim Liegen, Verschlimmerung durch feuchte Witterung. Ebenso merke man sich seine Hauptangriffspunkte: Ohren, Kehlkopf und Knochen.

Vergleichende Gegenüberstellung 22
Verschlimmerung durch feuchtes Wetter

Diese wichtige Modalität ist vielen Heilmitteln eigen; es sind die sogenannten „hydrogenoiden Mittel".

Die hauptsächlichsten von ihnen, die sich voneinander durch ihre Leitsymptome unterscheiden, sollen im folgenden aufgeführt werden:

Ammonium carbonicum.
Die drei *Calcarea*, besonders *Calcarea carbonica.*
Dulcamara.
Natrium sulfuricum [das führende hydrogenoide Mittel].
Nux moschata.
Rhododendron.
Rhus toxicodendron.
[Ebenso *Mercurius*, das aber gleichzeitig auch Verschlimmerung durch Bettwärme hat.

Medorrhinum

Gonorrhoischer Eiter. Homöopathisches Symptom: **Glinicum.**
Die Herstellung der Nosoden ist von der Französischen Homöopathischen Gesellschaft auf Grund eines Gutachtens des Apothekers DELPECH festgelegt worden [seit 1955 sind in Frankreich staatliche Vorschriften und Einschränkungen gesetzlich]. Man geht bei der Herstellung von der Substanz aus, die man mit angezuckertem destilliertem Wasser versetzt. Die erste Trituration wird nicht hergestellt. Nosoden dürfen übrigens erst von C 6 an ausgehändigt werden. Im allgemeinen werden die hohen Potenzen von C 100 bis C 1000 [Korsakowpotenzen!] in der Form von 50 Centigramm-Pulvern angewendet [also als 0,5 g-Pulver].
Medorrhinum ist von BURNETT in unsere Therapie eingeführt worden, doch hat H. C. ALLEN als erster eine vollständige Studie dieses Mittels im „*Medical Advance*" (Nr. 59) veröffentlicht.

Typ

Der Medorrhinum-Kranke stellt einen ganz besonderen Typ dar. Er ist vor allem ein *unruhig-hastiger Astheniker*. Alles macht er in Eile, hat aber keine Zeit, etwas zu Ende zu bringen, weil er schon vorher erlahmt.

Außerdem ist er sehr *vergeßlich*. Sobald seine Aufmerksamkeit nicht mehr auf einen bestimmten Gegenstand gerichtet ist, vergißt er diesen sofort. Beim Ausgehen hat er vergessen, ob er die Fenster und Türen verschlossen hat, und kehrt wieder um, um sich zu überzeugen; er vergißt es, sobald er es getan hat, und kehrt nochmals um, um nachzusehen. Er vergißt die Namen selbst der Personen, die ihm vertraut sind; wenn er schreiben will, findet er nicht die gebräuchlichsten Worte, besonders nicht ihre Anfangsbuchstaben. Er verliert ständig den Gedankenfaden und kann einer Unterhaltung nur mit Mühe folgen, da er augenblicklich vergißt, was er soeben gehört hat.

Dieser Gedächtnisverlust bringt ihn zur Verzweiflung und deprimiert ihn; er kann nicht sprechen, ohne zu weinen. Oder er ärgert sich ganz plötzlich über Kleinigkeiten; er ist also auch *reizbar*. Zudem ist er *hypersensibel*; er empfindet einen großen Widerwillen gegen jede Berührung, selbst wenn eine andere Person ihn nur streift; er leidet besonders während eines Gewitters (*Psorinum:* vor Gewitter). Begreiflicherweise zeigt er alle möglichen Befürchtungen und Wunderlichkeiten; er erzählt, daß man hinter seinem Rücken über ihn flüstere, und steht unter dem Zwang, immer irgendwelches Unheil prophezeien zu müssen. Halluzinationen erregen in ihm die Furcht, er werde verrückt; manchmal scheint er unter einem Alpdruck zu leben, oder er hat die Vorstellung, seine eigene Existenz wäre unwirklich.

Er empfindet allgemeines Wohlbefinden beim Herannahen der Nacht und zeigt eine ausgeprägte Neigung zu Alkohol und Stimulantien.

Geistig zurückgebliebene Kinder mit dickem Kopf.

Modalitäten

Verschlimmerung: Tagsüber, besonders am Vormittag; beim Denken an seine Beschwerden; im Gebirge; bei Hitze; während eines Gewitters.

Besserung: *Nachts; beim Liegen auf dem Bauche;* bei feuchtem Wetter; an der See.

Vorherrschende Angriffsseite: Links.

Leitsymptome

1. Verschlimmerung aller Symptome während des Tages (nächtliche Verschlimmerung: *Luesinum*).
2. Heißhunger, selbst unmittelbar nach dem Essen (*Cina, Lycopodium, Psorinum*).
3. Gefühl von Brennen längs der Wirbelsäule, vom Nacken bis zum Steißbein.
4. Besserung beim Liegen auf dem Bauch oder in genupektoraler Position. Beim Liegen auf dem Rücken zieht er die Knie an den Leib.
5. Ausgesprochene Neigung zu Alkohol und Stimulantien.
6. Außerordentliche Unruhe in Beinen und Füßen (*Zincum*, doch hat es nicht die Schmerzen wie Medorrhinum).
7. Die Zeit vergeht nach seinem Empfinden zu langsam (*Argentum nitricum, Alumina, Cannabis indica*).
8. Verschlimmerung der meisten Beschwerden beim Denken an sie (*Acidum oxalicum, Helonias, Calcarea phosphorica*).
9. Schmerz von der Herzspitze zur Herzbasis (*Luesinum:* umgekehrt).
10. Schmerz, anhaltend, chronisch in der Schulterhöhe (links oder rechts).
11. Außerordentlich heftiges erotisches Verlangen, vor allem nach den Menses; dabei Hitzewallungen und allgemeine Körperhitze, die Brüste dagegen sind objektiv eiskalt.
12. Mißbildungen der Nägel, die häufig eine transversale Rille aufweisen.

Eigentümliches Symptom: Träumt, daß er trinke.

Schmerzen: Schmerzhaftes Einschnürungsgefühl am Kopf (*Argentum nitricum*) oder an der Thoraxbasis (*Cactus*) oder ziehende Schmerzen in den Gelenken oder in bestimmten Muskelgruppen. Sie erscheinen im allgemeinen nach einem Ausfluß aus der Urethra.

Stühle: Verstopfung: Tonartige, klebrige Stühle. Der Kranke kann Stuhl nur entleeren, wenn er sich weit nach hinten beugt (*Causticum:* nur bei Aufrechtstehen).

Regel: Reichlich; sehr schwarz; klumpig, hinterläßt in der Wäsche schwer zu reinigende Flecken (*Magnesia carbonica*).

Nach Fischlake riechender Vaginalausfluß.

Hauptsächliche Indikationen

Medorrhinum paßt vor allem für die Gesamtheit der allgemeinen oder lokalen Störungen, die der Ausdruck einer alten erworbenen oder [in ihren Folgen] ererbten Gonorrhoe sind. Diesen Symptomenkomplex nennen wir in der Homöopathie: **Sycosis**. Seine Indikationen sind also zahlreich; man müßte alle Kapitel der Pathologie revuepassieren lassen, wenn man sie sämtlich aufzählen wollte. Hier führen wir nur die hauptsächlichsten an:

1. Medorrhinum ist in erster Linie indiziert bei allen Folgezuständen einer alten, *schlecht behandelten*, zu brüsk therapeutisch unterdrückten *Gonorrhoe*, besonders der Prostata, der Samenblasen, der Blase, des Nebenhodens oder des Uterus und seiner Adnexe.

2. Es ist indiziert bei vielen *körperlich und geistig zurückgebliebenen Kindern* mit großem Kopf, schweißfeuchtem Gesicht, adenoiden Wucherungen, Augenlidentzündungen, rezidivierendem Schnupfen, Gastroenteritis, die man gewöhnlich mit *Calcarea phosphorica* behandelt, bei denen aber Medorrhinum besser passen würde.

Julius Loos, Harrisburg, hat zahlreiche Heilungen mit Medorrhinum im „*North American Journal of Homoeopathy*", Februar 1909, veröffentlicht.

Enuresis. Entleeren großer Mengen eines dunkel gefärbten, ammoniakhaltigen Urins.

Nächtlicher Husten. Besser beim Liegen auf dem Bauch.

Chronische Form von Rheumatismus. Unter den zahlreichen Erscheinungs- und Lokalisationsformen muß man sich als besonderes Merkmal für Medorrhinum merken: Schmerz in der rechten oder linken Schulterspitze, Verbildung der Fingergelenke, starke Empfindlichkeit der Ferse.

Schlaflosigkeit, besonders nach Mitternacht und nach 4 Uhr morgens (*Bacillinum, Sulfur*).

Kollaps, während dessen der Kranke den Wunsch hat, daß ihm Luft zugefächelt wird (*Carbo vegetabilis*). Er wirft die Decken weit von sich (*Secale, Camphora*), obgleich er am ganzen Körper mit kaltem Schweiß bedeckt ist (*Veratrum album*).

Neuralgien, plötzlich auftretend und plötzlich verschwindend, sehr heftig, erratisch; sie werden durch feuchtes Wetter gebessert.

Nierensteine und Nierenkoliken mit Symptomen, die denen von *Berberis* sehr ähnlich sind; auch bei Medorrhinum findet sich das Gefühl von Aufsprudeln unter der Haut der Nierengegend („bubbling").

Sterilität der Frauen, bedingt durch eine alte Gonnorrhoe (vgl. die allgemeinen Bemerkungen über die Anwendung von Nosoden S. 387).

Krankengeschichte 58
Chronische Diarrhoe

Frau C., 26 Jahre alt, kommt Oktober 1930 in meine Sprechstunde wegen einer hartnäckigen, seit 5 Jahren bestehenden Diarrhoe, die im Anschluß an ein Wochenbett aufgetreten ist.

Vorgeschichte: Nichts läßt auf erbliche Belastung schließen. Durchgemachte Krankheiten: Masern, Keuchhusten, Windpocken. Menarche mit 14 Jahren; normaler Regelverlauf. Das damalige Wochenbett (1925) war regelrecht, jedoch trat 4 Wochen später Metritis mit gelblichem, später grünlich werdendem Ausfluß auf. Der damals konsultierte Arzt verordnete ihr Scheidenspülungen, die sie, nach ihrem Bericht, rasch heilten.

Seit dieser Metritis leidet Patientin an Durchfällen, die regelmäßig morgens beim Aufstehen und nachmittags um 4 Uhr mit sehr heftigen Darmkoliken auftreten; die Koliken bessern sich bei starkem Vornüberbeugen; sie empfindet häufig vergeblichen Stuhldrang; täglich hat sie 3 bis 5 schleimhelle oder kotige, durchfällige Entleerungen. Ferner klagt sie über Schmerzen in den Nieren, als wäre sie dort „krumm und lahm geschlagen", über Schmerzen in der Magengrube, besonders über Schweregefühl nach dem Essen, schließlich über eine allgemeine Müdigkeit, die sich nach den Stuhlentleerungen verstärkt. Ihre Beschwerden werden deutlich verschlimmert durch Gemüsesuppen, Karotten, fette Speisen, Fleisch, Eier und Milchkaffee. Sie ißt deshalb sehr wenig und hat in den vergangenen fünf Jahren 10 kg an Gewicht verloren.

Sie erkältet sich fast nie, scheut aber Kälte, besonders feuchte Kälte.

Die körperliche Untersuchung ergibt — abgesehen von Druckempfindlichkeit der Magengrube und des Abdomens — nichts Regelwidriges.

Meine ganze Aufmerksamkeit richtet sich sofort auf die Geschichte der Metritis. Ich frage weiter, und die junge Frau bricht in Tränen aus. Sie erzählt mir, daß ihr Mann sich während ihrer Schwangerschaft eine Gonorrhoe zugezogen und sie nach ihrer Niederkunft angesteckt habe.

Es handelt sich zweifellos um eine „suppression" der Gonorrhoe, wie die amerikanischen Autoren es nennen. Unter diesem Begriff verstehen sie die Unterdrückung eines Symptomenkomplexes, also in unserem Falle der Metritis, von der sich die Kranke vollkommen geheilt glaubt.

Da der Organismus sich der Gonokokkentoxine nicht [mehr über die Uterusschleimhaut] entledigen kann, weil die [ausleitende] Metritis durch die Spülungen unterdrückt worden ist, so erfolgt jetzt die „Drainage" über den Darm. Daher diese hartnäckige Diarrhoe, die bis jetzt allen symptomatischen allopathischen Behandlungsweisen widerstanden hat.

Ich gebe also *Thuja C 200*, alle 10 Tage eine Gabe. Thuja ist bekanntlich bei allen chronischen Erkrankungen indiziert, die von einer Impfung oder einer nur äußerlich behandelten Gonorrhoe herrühren.

Nach einem Monat sehe ich die Kranke wieder. Sie erklärt, daß es ihr besser gehe; sie hat 1 Pfund zugenommen, die Diarrhoe ist geringer geworden, und vor allem hat sie weniger Schmerzen, was sie besonders betont. Ich lasse die Behandlung fortsetzen. Nach einem Monat kommt sie verabredungsgemäß wieder; es geht ihr weiterhin fortschreitend besser, sie nimmt noch an Gewicht zu, aber — die Diarrhoe mit den Koliken kommt von Zeit zu Zeit wieder.

Die Patientin ist mit dem Erfolg zufriedener als ich; ich selber hatte mehr erwartet! Ich erweitere die Verordnung, gebe eine Zwischengabe *Medorrhinum C 200* und lasse *Thuja* weiternehmen.

Dieses Mal ist das Resultat vollkommen; die Diarrhoen sind ganz verschwunden, ebenso die Koliken. Die Patientin kann alles essen und hat in einem Monat vier Pfund zugenommen. Ich sehe die Kranke gelegentlich eines Hausbesuches in ihrer Familie wieder: Die Heilung hat ohne den geringsten Rückfall angehalten.

Medorrhinum war in diesem Falle durchaus indiziert. In der Tat liest man in H. C. ALLEN *„Keynotes of Leading Remedies"* zu Beginn seiner Studie über Medorrhinum: „*Medorrhinum* ist angezeigt bei den konstitutionellen Folgeerscheinungen schlecht behandelter oder ‚unterdrückter' Gonorrhoe, wenn sorgsam gewählte Arzneimittel keinen Erfolg bringen, oder wenn die erreichte Besserung nicht anhält."

L. RENARD (Paris)

Melilotus alba

Steinklee. Pflanze aus der Familie der Leguminosen. Wächst wild auf Äckern.
Man bereitet die Urtinktur aus der ganzen frischen, blühenden Pflanze, die man im Juni bis Juli pflückt. Verreibungen werden aus der getrockneten Pflanze hergestellt.

Physiologische Wirkung

„Alle Prüfer hatten heftige Kopfschmerzen und Hämorrhagien, mit Ausnahme von mir selbst" (Dr. BOWEN).

Modalitäten

Verschlimmerung: Durch Regenwetter; beim Herannahen eines Sturmes; durch Bewegung; um 16 Uhr.
Besserung: Durch Nasenbluten.

Leitsymptome

1. Heftige Kongestion des Kopfes mit intensiver Röte des Gesichtes und Karotidenklopfen; die Kongestion wird häufig durch ein reichliches Nasenbluten gelindert (Melilotus kommt also *Belladonna* und *Glonoin* sehr nahe).
2. Sehr rotes Gesicht während der Blutung aus irgendeinem Organ.

Hauptsächliche Indikationen

Nervöser oder heftig kongestiver **Kopfschmerz,** gebessert durch Nasenbluten (*Bufo, Ferrum phosphoricum, Magnesia sulfurica*).
Krämpfe der Kinder während des Zahnens (*Belladonna*); Spasmen, Konvulsionen, Epilepsie infolge Blutandrang zum Kopf.
Verstopfung mit Konstriktion des Afters, Völlegefühl und Pulsieren in Hämorrhoiden; ohne jedes Stuhlbedürfnis.

Krankengeschichte 60
Einige Heilungen mit Melilotus

Vor einigen Jahren gelang mir die Heilung eines sehr schweren Falles von religiösem Wahn mit *Melilotus C 6*. Die Kranke hatte schon mehrere Jahre vorher einen ähnlichen Anfall gehabt, und beide behandelnden Allopathen wollten sie in einer Anstalt internieren lassen. Ich heilte sie damals mit *Stramonium*, das wegen ihrer großen Geschwätzigkeit angezeigt war. Dieses Mal aber versagte *Stramonium* völlig; auf die Indikation „*sehr heftig gerötetes Gesicht*" gab ich ihr *Melilotus* mit raschem und anhaltendem Erfolg. Der Anfall war durch einen *Sonnenstich* ausgelöst worden.

Noch ein anderer Fall möge die Wirkung dieses sehr wichtigen Mittels illustrieren: Während eines typhösen Fiebers wurde eine junge Dame von häufigem Nasenbluten befallen. Die Blutungen folgten sehr rasch aufeinander, etwa 2 bis 3mal innerhalb von 24 Stunden, so daß ich wegen der starken Blutverluste sehr beunruhigt war.

Die Kranke litt übrigens häufig an Nasenbluten. Sie hatte sich in ihrer Kindheit durch einen in die Nase gesteckten Knopf den Nasengang verletzt; der Knopf war angeblich von einem Arzt mit vieler Mühe in den Rachen gestoßen worden. In Wirklichkeit war der Knopf mehrere Monate lang in dem Nasengang geblieben und beim Niesen plötzlich herausbefördert worden.

Schon 2 Jahre früher hatte ich die gleiche Kranke bei einer schweren Diphtherie wegen schweren, *nächtlichen* Nasenblutens behandelt. Das geronnene Blut hing ihr *wie Eiszapfen aus den Nasenlöchern. Mercurius solubilis C 30* brachte damals die Blutung rasch zum Stehen; dieses Mal jedoch hatte es keine Wirkung, obgleich das Blut ganz ähnlich aussah.

Nun ging aber jeder Attacke eine *sehr heftige Rötung und Kongestion des Gesichtes* voraus mit Karotidenklopfen, was ich noch nie beobachtet hatte. Das Nasenbluten folgte unabänderlich jedes Mal diesem auffälligen Blutandrang nach dem Kopf und zum Gesicht. *Belladonna* brachte keinen Erfolg. Ebensowenig *Erigeron*, das nach HERING „Kongestion des Kopfes, rotes Gesicht, Nasenbluten und Fieber" hat. *Melilotus C 30* heilte diesen kongestiven Blutandrang und das Nasenbluten auf den ersten Anhieb. Die ganze Krankheit verlief ohne jeden störenden Zwischenfall.

F. A. WADDELL berichtet einen Fall von pneumonischer Lungenkongestion, der auf das charakteristische Symptom: „*rotes Gesicht und Nasenbluten*" durch *Melilotus* geheilt wurde.

Dr. BOWEN, dem das Verdienst gebührt, dieses Mittel in unsere Therapie eingeführt zu haben, beschreibt ebenfalls zahlreiche Heilungen von Kopfschmerzen, Neuralgien u. a.

Melilotus muß neben *Belladonna* und *Glonoin* stehen und darf bei der Wahl unter den Kopfmitteln nicht vergessen werden.

NASH (Philadelphia)

Mercurius

Hydrargyrum. Quecksilber.

Mercur wurde von HAHNEMANN geprüft und zwar hauptsächlich in der Form von Mercurius solubilis (schwarzes Quecksilberoxydul). Da seine Symptomatologie mit der von Mercurius metallicus [= M. vivus] übereinstimmt, verwendet man ohne Unterschied das eine oder andere Präparat.

Die Bezeichnung solubilis ist ihm von HAHNEMANN wegen seiner *arzneilichen* Wirkung beigelegt worden; das Mittel ist an sich unlöslich. Die 3 ersten Potenzen werden durch Verreibung hergestellt.

Die Pathogenese findet sich in HAHNEMANN „*Reine Arzneimittellehre*".

Physiologische Wirkung

Als ZLATAROWIC, Professor an der Wiener Medizinischen Fakultät, im Jahre 1845 im Kolleg die Wirkungen von Mercur durchsprach, wurde es ihm plötzlich klar, daß seine Beschreibung der Symptomatologie Syphilis zum Verwechseln ähnlich war. Diese blitzartige Erkenntnis ergriff ihn so, daß er seine Vorlesung abbrach, nach Hause ging und das Studium der Homöopathie begann, von der er bis dahin nur vage hatte reden können. Er wurde eine der Leuchten unserer Schule.

Die peroral erfolgte Quecksilbervergiftung ist durch folgende vier Hauptsymptome charakterisiert: Stomatitis, Gastralgie, dysenteroïde Kolitis und Nephritis.

Mundsymptome. Abundante Speichelabsonderung, bisweilen bis zu mehreren Litern. Übler, stinkender Mundgeruch, Zahnfleisch geschwollen und geschwürig. Lockerung [und Ausfallen] der Zähne. Die Zunge ist geschwollen, weißlich belegt; sie kann geschwürig sein; der Abdruck der Zähne markiert sich tief in ihr. Die Entzündung befällt bisweilen den Pharynx und die Mandeln, die Pseudomembranen und Geschwüre aufweisen. Die Submaxillardrüsen sind geschwollen; manchmal tritt auch eitrige Parotitis auf.

Gastralgie. Unmittelbar nach Absorption des Giftes klagen die Kranken über heftigen Magenschmerz; fast gleichzeitig tritt galliges, lauchgrünes, blutiges Erbrechen auf. Nur in einem Fall (von TAYLOR; von TARDIEU später zitiert) wird eine Magenperforation infolge Sublimatvergiftung angegeben.

Auf die Magenentzündung folgen sehr rasch die Anzeichen einer **außerordentlich heftigen Enteritis.** Der Leib wird ballonartig aufgetrieben und ohne erkennbaren Grund sehr schmerzhaft; der Schmerz wird durch Druck, besonders rechts, vergrößert. Im Anfang sind die Stühle gallig, schleimig, werden dann serös, wässerig und verhältnismäßig spärlich. Aber bald stellt sich eine regelrechte Mercur-Dysenterie ein: etwa 20 bis 30 blutige Stühle, die kleine Fetzen der Darmschleimhaut enthalten; es besteht ein Tenesmus, der an den Tenesmus der Dysenterie erinnert. Das Maximum der Darmschädigung — im wesentlichen *ulzerativer* Art — erfährt der *Dickdarm*.

Die **Leber** ist vergrößert und weist parenchymatös-hepatitische Partien mit körniger Zellatrophie auf.

Die **Nieren** werden bei akuter Quecksilbervergiftung immer angegriffen. Der Urin wird spärlich und kann gänzlich fehlen; er ist stark eiweißhaltig und enthält bisweilen bis zu mehreren Gramm Albumen. Die mikroskopische Untersuchung weist Zylinder aller Formen, besonders zahlreich Epithelzylinder auf als Folge einer tiefgehenden Schädigung des Organes. Die Obduktion ergibt die Zeichen einer akuten Nephritis parenchymatosa oder einer toxischen Nephritis.

Die chronischen beruflichen Quecksilbervergiftungen haben noch weitere sehr wichtige Symptome ergeben.

Zuerst seien die **psychischen Störungen** erwähnt. Bei Beginn der chronischen Intoxikation, vor dem Erscheinen aller anderen Symptome, zeigen die Kranken nach KUSSMAULS Beobachtungen eine gesteigerte intellektuelle Aktivität; sie sind außerdem sehr beeindruckbar, werden leicht heftig, lachen und weinen ohne Grund; sie können nicht arbeiten, wenn ihnen jemand zusieht. Im späteren Stadium läßt die Intelligenz langsam nach, wobei besonders das Gedächtnis betroffen ist; die Kranken sind unfähig zu logischem Denken. Allmählich verfallen sie geistig bis zur Demenz. Nach TARDIEU können sie nicht allein stehen, sich nicht selber anziehen oder ohne Hilfe essen; ihre Sprechweise wird zum unverständlichen Stottern; sie vegetieren stumpfsinnig, in ihrer Wohnung, wie kleine Kinder an ihren Stuhl neben dem Ofen gefesselt.

Zittern ist bei der chronischen Vergiftung sehr häufig. Zuerst befällt es Lippen und Zunge in Form gering schwankenden Bebens, von CHARCOT als *„vibrierendes Zittern"* bezeichnet. Später werden die Vorderarme — oft nur auf einer Seite — befallen in Gestalt von regelmäßigen, raschen Wechselstößen. In den schweren Fällen tritt das Zittern auch an den Beinen auf und befällt schließlich den ganzen Körper. Ebenso wie das Zittern bei multipler Sklerose wird das merkurielle Zittern durch bewußt-willkürliche Bewegungen und durch psychische Erregungen verschlimmert. In der Ruhe läßt das Zittern beträchtlich nach und kann im Schlafe sogar völlig verschwinden.

Das Zittern ist oft begleitet von **Lähmungen.** Es handelt sich um unvollständige, mitunter auf bestimmte Muskelgruppen beschränkte, schlaffe Lähmungen; die galvanische wie faradische Erregbarkeit bleibt erhalten. Nie tritt Muskelatrophie auf.

Hauterkrankungen sind bei der chronischen Vergiftung häufiger als bei der akuten. Sie sind besonders vielgestaltig: papulös, squamös, bullös, vesikulös, auch urticariell, masern- und scharlachartig. Ein Prüfer wies nach HELBIG auf der Eichel „rundliche, rohem Fleisch ähnliche Ulzerationen" auf. Nach DIETERICH ist Periostitis keine seltene Folge längeren Quecksilbergebrauches. GRAVES behauptet, [merkurielle] Periostitis könne auch bei Menschen vorkommen, die keine Syphilis gehabt, aber viel Quecksilber resorbiert haben.

Typ

Nach TESTE paßt Mercurius solubilis besonders für ungesunde, an Körper und Geist schwächliche, frierige Lymphatiker mit fadem oder übelkeiterregendem Mundgeruch; geringster frischer oder feuchter Luft ausgesetzt, bekommen sie leicht Katarrhe und rheumatische Beschwerden; sie neigen zu starken, besonders nächtlichen Schweißen. Das weibliche Geschlecht herrscht vor: blondes oder hellbraunes Haar; blaue Augen; besonders um die Augen gedunsenes Gesicht; blasse, fahle Gesichtsfarbe; geschwollene und gerötete Augenlider. Psychisch ist der Merkur-Typ ängstlich, aufgeregt, leicht aufbrausend und hastig-überstürzt.

Modalitäten

Verschlimmerung: *Nachts; durch Bettwärme (kein anderes Mittel hat diese Verschlimmerung so deutlich wie Mercur!)*; durch Bewegung; kalte Luft; feuchtes und regnerisches Wetter; durch Schwitzen.
Besserung: Durch Ruhe.
Vorherrschende Angriffsseite: Links.

Leitsymptome

1. Nächtliche Verschlimmerung.
2. Schwäche und Zittern; sie treten besonders deutlich hervor, sobald der Kranke irgend etwas mit den Händen greifen, gehen oder sich irgendwie betätigen will [„Intentionszittern"].
3. Profuse Schweiße, die nicht erleichtern; sie treten nachts auf, sind ungeheuer reichlich und riechen sauer.
4. Abundante, stinkende Speichelabsonderung, mit sehr üblem Gestank aus dem Mund.
5. Dicke, feuchte Zunge, mit tiefen Zahneindrücken.
6. Ameisenartig kribbelndes Schaudern der Hautoberfläche, zu Beginn einer Entzündung.
7. Übler Geruch des ganzen Körpers.
8. Tenesmus vor, während und nach dem Stuhl.
9. Rastlose [„quecksilberige"], ängstliche, unbeherrschte Gemütsstimmung.
10. Schmerzhaftigkeit und Hypertrophie der Leber; erkennbar durch Verschlimmerung beim Liegen auf der rechten Seite.
11. Schmerzen, verschlimmert nachts, durch Wärme *und* durch Kälte [*Acid. fluoricum*], besser durch Ruhe.

12. Stechende Schmerzen in der Gegend des unteren rechten Lungenlappens. Besondere Organotropie von Mercurius!

13. Oberflächliche Ulzerationen, die sich schnell ausbreiten (Kali bichromicum-Geschwüre dagegen sind [unregelmäßig] umschrieben [oder „wie ausgestanzt"] und haben Neigung, in die Tiefe zu gehen).

14. Hautjucken in der Bettwärme (*Sulfur*).

Schmerzen: Lanzinierend, reißend, stechend; schlimmer abends und nachts, durch Bettwärme und Schwitzen.

Stühle: Häufiges, plötzliches, dringliches Bedürfnis zur Stuhlentleerung, mit starken kolikartigen Schmerzen, Tenesmen, Entleerungsdrang und Gefühl, „nicht fertig" zu sein.

Diarrhoe: wässerig, grünlich, klebrig und blutig; schlimmer nachts, mit Tenesmus und Gefühl des „Niefertigseins".

Regel: Zu stark, sehr schmerzhaft, dickklumpig. Während der Regel ängstliche Unruhe; die Kranke kann nicht auf einem Platz stillsitzen. Die Brüste sind zur Zeit der Menstruation schmerzhaft und voll Milch. — Grünlicher Ausfluß, besonders nachts, juckend, brennend.

Hauptsächliche Indikationen

Verdauungstraktus.

Stomatitis. Der Mund ist durch einen seifigen, zähen Speichel sehr feucht; dennoch besteht Durst. Entsetzlich stinkender Geruch aus dem Mund. Das Zahnfleisch ist geschwollen, schwammig und blutet leicht. Bei *Geschwüren der Mundschleimhaut* (syphilitischer oder nichtsyphilitischer Ätiologie) bringt Mercur vollen Erfolg; doch fordert es bisweilen als Folgemittel *Acidum nitricum*. Es heilt *idiopathischen Speichelfluß*. Bei *Entzündungen der Speicheldrüsen* ist es immer das Hauptmittel.

Dysenterie. Grünliche, klebrige, blutige Stühle. Starker Tenesmus vor und nach den Stühlen; Gefühl von „Niefertigsein". Je mehr Blut und Schmerz vorhanden sind, um so mehr ist Mercur angezeigt.

Diarrhoe der Neugeborenen und der Kleinkinder. Bei dieser Erkrankung sind wenige Arzneien so angezeigt wie Mercur. Die Entleerungen sind von verschiedener Farbe, moussierend und faulig und machen bisweilen den Anus wund. *Corrosivus* ist indiziert, wenn die Diarrhoe der Kinder von mehr entzündlichem Charakter ist, ganz allgemein gesagt, wenn sie die Form von Dysenterie annimmt.

Hämorrhoiden. Faustdick, die Afteröffnung verstopfend, sehr schmerzhaft, mit massenhaft Blut und Eiter.

Leber. In kleinen Dosen ist *Mercur* ein wunderbares Mittel bei träger Leberfunktion, wenn die ungenügende Gallensekretion durch farblose, seltene, stinkende Stühle und Appetitlosigkeit deutlich zu Tage tritt. Die Leber ist schmerzhaft; der Kranke kann nicht auf der rechten Seite liegen.

Atemorgane.

Coryza. Mercur ist am häufigsten empfohlen zu Beginn von Fließschnupfen, wenn die Sekretion nicht wässerig, sondern schleimig ist. „Im Anfangsstadium", sagt Jousset, „bringt nach dem Rat von Espanet *Mercur C 6* im Wechsel mit *Sulfur C 6* den sichersten Erfolg." Bei fortgeschrittenem Schnupfen wird Mercurius durch die leuchtend rote, geschwollene Nase und durch reichlichen, wundmachenden Ausfluß angezeigt.

Angina. Es ist unerläßlich bei maligner Bräune, der „fauligen Halsentzündung" der alten Ärzte. Die Scharlach-Angina mit ihrer Ulzeration und Gangränneigung — die charakteristische Quecksilberwirkung auf alle Gewebe — ist eine der wichtigsten Mercuranzeigen.

Verschiedenes.

Brightsche Krankheit. *Mercurius* ist das wirkliche Simillimum bei Nephritis und Albuminurie. In der [organotropen] Behandlung dieser Krankheiten hat die klinische Erfahrung über seinen genauen Platz — gegenüber *Cantharis*, *Terebinthina* und *Arsenicum* — noch nicht entschieden [das geschieht durch die mentale und allgemeine Symptomatologie und durch die Modalitäten!].

Akuter Gelenkrheumatismus. Seine Wirkung wird durch folgende zwei großen Merkmale näher bestimmt: nächtliche Verschlimmerung und profuse Schweiße, die nicht erleichtern und nicht bessern.

Eiterung. Mercur ist ein vorzügliches Mittel bei örtlichen Entzündungen. Von Anfang an, allein oder mit *Belladonna* im Wechsel gegeben, kann es die Eiterung fördern. Ist schon Eiterbildung vorhanden, so begünstigt es dessen Entleerung und kann dann mit *Hepar* im Wechsel gegeben werden (um die Eiterung zu verhindern, gebe man hohe Potenzen; um sie zu beschleunigen, tiefe Potenzen!).

Schwindel, schlimmer beim Liegen auf dem Rücken.

Otalgie. Mit Blut- und Eiterabsonderung, Hörschwäche, Entzündung des Gehörganges mit Abszeß.

Dosierung

Mercur wirkt in allen Dosen; C 30 ist nach meiner Meinung am meisten zu empfehlen.

Zusammenfassender Überblick

Mercur wirkt auf das lymphatische System wie *Aconit* auf das arterielle. Nächtliche Verschlimmerung, — nicht lindernde Schweiße, — dicke, weiche Zunge mit den Druckstellen der Zähne am Rand, — überstürztes, hastiges, ängstliches und unbeherrschtes Wesen — sind die Hauptmerkmale dieses mächtigen Mittels.

Man muß an Mercur denken bei allen Kranken, die ungesund aussehen, die schwach sind und folgende Symptome aufweisen: Zittern, reichliche und klebrige Schweiße; stinkende, wundmachende, schleimig-eitrige Sekretionen; beständiges Frösteln; große Empfindlichkeit gegen feuchte Kälte.

Krankengeschichte 61

Ein Mercur-Typ

Das nette, junge Mädchen, das äußerst munter, durchaus nicht schüchtern, sehr beweglich und in der Art sich zu geben ein wenig indiskret ist, erzählt uns, sie sei 15 Jahre alt und wegen ihres ziemlich dicklichen Aussehens immer als lymphatisch bezeichnet worden. Als Kind habe sie Scharlach und Ziegenpeter durchgemacht; damals schon habe sie einen unruhigen Schlaf gehabt, mit den Zähnen geknirscht, *sehr leicht geschwitzt, besonders nachts, wäre niemals verstopft, „im Gegenteil"*. Ihre geistige Verfassung sei immer *lebhaft, ungestüm*, ein wenig rappelköpfig; sie mache ihrer Umgebung viel zu schaffen, besonders weil sie *sich nur mit Mühe ruhig, am selben Platz halten könne*. Sie glaubt, sie habe schon immer an Kopfschmerzen gelitten, selbst vor Eintreten der Regel, die mit 13 Jahren begonnen habe. Die Menses seien seither nahezu regelmäßig gewesen, fast immer aber mit schmerzhaften Koliken und reichlichen Blutverlusten. Bisweilen trete eine geringe Zwischenblutung eine Woche nach dem Menstruationsschluß auf. Während der Menstruation sei ihre nervöse Unruhe immer auf dem Höhepunkt. Etwas Weißfluß. Das war die Anamnese.

Diese Bemerkungen würden an sich immer genügen, um *Mercur* als Konstitutionsmittel zu rechtfertigen.

Der objektive Befund bestätigt noch die Mittelwahl: Ein ziemlich großes, etwas blasses junges Mädchen mit braunen Haaren; *kann keinen Augenblick ruhig auf dem Stuhl sitzen* [„Quecksilber!"]. Keinerlei Schüchternheit in ihrem Gehaben. Lunge o. B., Herz o. B. Während der Untersuchung gibt sie sehr intelligent Auskunft. Der Appetit ist im allgemeinen gut; an manchen Tagen verekelt ein leicht bitterer Geschmack, den sie *übermäßiger Speichelbildung* zuschreibt, ihr die Speisen. Selten Magenbeschwerden; der Darm funktioniert großartig, *ein wenig zu gut bisweilen. Häufige Nachtschweiße*. Mit einem Wort: *Alle Ausscheidungen sind überreichlich*, auch die Menses, die immer oder meistens schmerzhaft sind. Vor 3 Jahren, also ein Jahr vor Beginn der Menstruation, haben sich schließlich noch Migräneanfälle eingestellt, die immer häufiger wiederkommen; sie treten zumeist *nachts* auf und dauern mehr oder weniger lange, bisweilen 12—15 Stunden. Kein Erbrechen dabei, aber eiskalte Extremitäten; hinsichtlich der Augen einige leichte Störungen während des Anfalls (Wolken, Verschwimmen der Gegenstände). *Schweiß lindert in keiner Weise die Schmerzen;* diese pressen entweder wie ein Reifen den Kopf zusammen oder es besteht das Gefühl, als sei der Schädel zu klein für das Hirn und wolle platzen. Manchmal habe sie eine ganz leichte Linderung durch frische Luft, während des Tages und durch Licht; Verschlimmerung tritt auf durch Ruhe, Schweigen und *während der Nacht. Im Bett sind die Schmerzen gewöhnlich stärker* und in den Partien, auf denen sie liegt, besonders fühlbar. Die letztgenannten Beschwerden hatten noch folgendes sehr wichtige Merkmal: Alle schmerzhaften Empfindungen hatten eine deutliche Vorliebe für die *linke Seite*.

Mercur brachte die Migräneanfälle, die Nachtschweiße, den Lymphatismus und die zu reichlichen, schmerzhaften Menses sehr rasch zum Verschwinden.

J. FAVRE

Mercurius cyanatus

In der Homöopathie versteht man unter *Mercurius* das metallische Quecksilber, *Mercurius vivus*. Das Salz, das HAHNEMANN geprüft hat, war das schwarze Quecksilberoxyd, das man *Mercurius solubilis*[1] nennt. Die Gleichartigkeit in der Wirkung dieser beiden Medikamente hat zum unterschiedslosen Gebrauch beider Mittel geführt. Außerdem verwenden die Homöopathen noch andere Quecksilbersalze, die sie mit dem Namen *Mercurius dulcis* (Calomel), *Mercurius corrosivus* (Sublimat), *Cinnabaris* (rotes Quecksilbersulfid) und *Mercurius cyanatus* (Mercuricyanid) bezeichnen; das letztere ist das interessanteste Quecksilbersalz.

In der kurzen Pathogenese von ROTH findet man folgende Symptome angegeben: geschwürige, membranöse Stomatitis, die sich über das ganze Rachengebiet ausbreitet; kleiner, langsamer, gespannter Puls; hochgradiger Kräfteverfall, häufige Kollapse, beständiges Aufstoßen, Anurie. Dieses Arzneiwirkungsbild gibt die Indikation für Mercurcyanat bei schwerer maligner, septischer Diphtherie, bei der sich die klinische Erfahrung am Krankenbett häufig von seinen Heilerfolgen überzeugen konnte; vgl. die Arbeiten von Dr. BECK (Monthey-en-Valais) und von Dr. v. VILLERS (St. Petersburg). [V. rettete den eigenen hoffnungslos an Diphtherie erkrankten 7jährigen Sohn, der später ein bekannter homöopathischer Arzt wurde.]

CARTIER berichtet, daß die Diphtherie vor der Entdeckung des Serums unter homöopathischer Behandlung viel leichter heilte als unter all den lokalen Behandlungsarten mit Ätzmitteln, wie er sie in der Diphtherieabteilung des Krankenhauses „Enfants malades" anwenden sah. Auch DUJARDIN-BAUMETZ empfahl bei Diphtherie Mercurcyanat.

Nun, wie dem auch sei, auch heute noch verwenden manche Homöopathen niemals das BEHRING-ROUXsche Serum, sondern ziehen ihm Mercurcyanat vor. Man wird deshalb die folgende Krankengeschichte unseres bekannten Kollegen Dr. VILLECHAUVAIX mit Interesse lesen.

Krankengeschichte 62

Scharlachdiphtheroid

Bei einem Kinde, das er wegen Scharlachs mit *Belladonna* behandelt hatte, entwickelte sich etwa 10 Tage nach der Heilung eine Diphtherie.

„Ich will versuchen", schreibt VILLECHAUVAIX, „das Krankheitsbild zu beschreiben, das sich damals meinen erschreckten Blicken bot; noch heute steht mir jede kleinste Einzelheit lebhaft vor Augen. Ich fürchte nur, daß ich das Krankheitsbild nicht so wahrheitsgetreu wiedergeben kann, wie ich es in Wirklichkeit sah.

Ich finde das Kind in den Armen der Mutter: die Augen geschlossen, Gesicht bleifarben und leichenartig; der Halsumfang ist enorm, die Vergrößerung der Submaxillaris- und Parotisdrüse beträchtlich. Das gesamte Zellgewebe der Submaxillargegend beiderseits ist entzündlich geschwollen und erysipelartig gerötet.

Ich untersuche sofort den Hals. Das Öffnen des Mundes tut dem Kinde weh; es jammert und stöhnt. Auf den Mandeln, im hinteren Rachenraum, auf dem Zäpfchen entdecke ich gelblich-schwärzliche Beläge (infolge der Blutinfiltration), die breiig, jauchig-faulig zerfließen, als habe sich eine Schicht eitrigen, stinkenden Schleimes unregelmäßig über den ganzen Rachenraum ausgebreitet. Stellenweise ist die Schleimhaut bläulichrot und blutunterlaufen. Das Jammern

---

[1] [Mercurius solubilis ist nach SCHWABE ein Gemisch verschiedener Stoffe: Mercuroamidonitrat $(NH_2Hg_2NO_3)$ + metallisches Hg + Quecksilberoxydul (Hg_2O)].

und das Schreien des Kindes klingt nasal. Der Atem stinkt wie bei Gangrän. Aus dem Mund fließt ziemlich reichlicher, jauchiger Speichel.

Der infektiöse Prozeß hat auch die Nase befallen; die Naseneingänge sind rot und geschwollen; es fließt aus ihnen eine jauchige, blutige Flüssigkeit, in welcher man deutlich falsche Membranen feststellen kann. Niemals zuvor habe ich ein solch schreckliches Krankheitsbild gesehen, und hoffentlich sehe ich es auch niemals wieder.

Während der Untersuchung hat das Kind die Augen halb geöffnet, sie sind eingesunken und glasig und scheinen die Umgebung nicht wahrzunehmen. Das Kind ist offensichtlich bewußtlos.

Der Puls ist beschleunigt, ungleichmäßig, weich und so klein, daß man ihn nicht zählen kann. Der Verfall der Lebenskräfte scheint extrem. Die Mutter versucht, das Kind auf ihren Knien sitzen zu lassen; aber es kann sich nicht halten, der Kopf wackelt kraftlos hin und her.

Nachts und vormittags hat es noch kein Wasser gelassen; seit dem vorigen Abend hat es nichts mehr zu sich genommen. Die Fingernägel sind bläulich; augenscheinlich läßt die Herzkraft nach.

Die Atmung ist beschleunigt, aber scheint in der Kehle unbehindert. Die tieferen Atemwege sind anscheinend nicht von der Diphtherie befallen.

Angesichts der so schweren Infektion habe ich für den kleinen Kranken keinerlei Hoffnung mehr. Ich verheimliche den Eltern den Ernst der Lage nicht, den sie schon selber erkannt haben. Zur Beruhigung meines Gewissens aber gebe ich die beiden folgenden Verordnungen:

Rp. I: Metallum album C 2   guttas   XV
       Aqua destillata   125,0 g

Rp. II: Hydrargyrum cyanatum C 2   0,5 g
        Aqua   125,0 g

S.: Davon abwechselnd viertelstündlich einen Teelöffel.

Beim Hinausgehen bitte ich den Vater, abends in meine Wohnung zu kommen und mir über das Befinden seines Söhnchens zu berichten.

Abends warte ich mit begreiflicher Unruhe und Sorge auf den Vater. Endlich kommt er lächelnd und fröhlich."

„Nun?" frage ich. — „Es geht besser!" — „Wirklich? Inwiefern denn?" — „Er hat gegen Mittag den ersten Löffel eingenommen. Nach 2 Stunden etwa wurde die Besserung merklich: das Kind öffnete die Augen, lächelte die Mutter an und schien sich für die Umgebung zu interessieren; das Bewußtsein ist wiedergekehrt. Um 3 Uhr trank es einige Schluck Milch; ein wenig später ließ es einige Tropfen schmutzigen Urin. Noch zweimal hat er Milch getrunken und vor meinem Fortgehen reichlich uriniert. Ich glaube, er ist gerettet."

Ich, sehr überrascht durch solchen Erfolg, lasse die Arzneien weiternehmen und verspreche meinen Besuch für den nächsten Morgen.

In der Nacht geht die Besserung weiter; das Kind schläft mit mehreren, nicht unangenehmen Unterbrechungen, es trinkt mehrmals Milch und uriniert darnach.

Am nächsten Morgen kann ich eine völlige Veränderung im Befinden des Kleinen feststellen. Das immer noch bleiche Gesicht ist nicht mehr bleifarben wie tags zuvor. Die Schwellung am Hals ist um die Hälfte zurückgegangen; der Speichel fließt nicht mehr aus dem Mund; der Nasenausfluß ist versiegt. Die jauchige Masse im Halse ist verschwunden; der Pharynx ist einigermaßen rein; aber das Aussehen der Schleimhaut ist noch erschreckend; es scheint, als sei sie von ihrer Unterlage abgezogen; dennoch blutet sie nicht.

Die Verordnung wird weiter fortgesetzt, und nach 3 Tagen ist der Kleine völlig geheilt.

Dr. VILLECHAUVAIX

Kommentar. Unzweifelhaft wurde diese heftige häutige Bräune mit derartig schweren Intoxikationserscheinungen durch den LÖFFLERschen Bazillus hervorgerufen. Zudem ist es gleichgültig, welcher Bazillus sie verursacht hatte. Jedenfalls ist augenscheinlich, daß der Tod drohte und das *Mercurcyanat* das Kind rettete. Wenn Sie mir nun entgegnen, daß man das ja ohne bakteriologische Untersuchung nicht mit Sicherheit sagen könne, so will ich Ihnen die folgenden Krankengeschichten des gleichen Verfassers entgegenhalten, die in zweierlei Hinsicht sehr interessant sind: wegen der erzielten Heilung in Fällen unzweifelhafter Diphtherie und wegen der ernsten, gefahrvollen Zustände, die das Antidiphtherieserum mit sich bringen kann.

Krankengeschichten 63 und 64

Zwei weitere Diphtheriefälle

„Herr D. hat mich gebeten, sein Töchterchen zu behandeln, das von einer Diphtherie befallen ist. Der behandelnde allopathische Arzt hat eine bakteriologische Untersuchung anstellen lassen, bei der der Bazillus KLEBS-LÖFFLER unzweifelhaft nachgewiesen wurde. Über die Diagnose besteht kein Zweifel. Der Arzt weigert sich, Antidiphtherieserum zu geben, weil das Kind im vorigen Jahr bei einer ähnlichen Angina nach einer Serumspritze um Haaresbreite gestorben wäre. Der Arzt fürchtet, daß solch eine Spritze einen tödlichen anaphylaktischen Schock herbeiführen könne ...

Ich finde das kleine Mädchen mit einer Temperatur von 39 Grad vor. Die Untersuchung des Halses zeigt ziemlich dicke, blendendweiße Häutchen über dem Pharynx, den Mandeln und dem Gaumensegel. Die Atmung ist frei; der Larynx also nicht befallen; es besteht keine unmittelbare Kruppgefahr. Ich treffe meine Verordnung. Nach genau 36 Stunden sind die Pseudomembranen verschwunden, und das Fieber ist gefallen. Am 4. Tag lassen die Eltern das Kind ausgehen, da sie es gesund wähnen. Es erkältet sich, kommt mit Frösteln zurück, die Angina rezidiviert aufs schönste, die falschen Membranen erscheinen in der gleichen Ausdehnung wie beim ersten Mal. Ich gebe von neuem meine Verordnung.

Dieses Mal brauchen wir 48 Stunden, um Fieber und Membranen zum Verschwinden zu bringen. Ich lasse das Kind noch 8 Tage im Hause halten und gebe während dieser ganzen Zeit *Mercurcyanat* weiter. Danach ist es vollständig geheilt."

„Ich hatte diese vorstehenden Zeilen gerade geschrieben", erzählt Dr. VILLECHAUVAIX, „als man mich zu einer Dame holte, die sich bei der Pflege ihres diphtheriekranken Töchterchens angesteckt hatte. Man erzählte mir, daß sich die Kleine nach einer Serumspritze 21 Tage lang in einem sehr gefährdeten Zustand befand, mit spärlichem Urin, blasigen Schwellungen am ganzen Körper und heftigen Schmerzen. Auch jetzt war sie noch nicht wiederhergestellt. Der Arzt hatte auch den beiden Brüdern des Mädchens prophylaktisch Serum gespritzt. Der jüngere vertrug die Injektion ganz gut, der ältere hatte sie kaum bekommen, als er fortgesetzt schrie: „Oh, oh, ich ersticke!" Er starb. Um den schrecklichen Schmerz der Eltern zu mildern, erklärte ihnen der Arzt: „Das Serum hat schon manche Menschen vor ihm getötet, und es wird auch nach ihm noch manche andere töten!" Das war in der Tat sehr tröstlich. Die kranke Mutter nun will sich einer derartigen Gefahr keinesfalls aussetzen. Ich beruhige sie, indem ich ihr versichere, daß ich ein Gegner der Serumbehandlung sei. Die Untersuchung ergibt: Temperatur 39,5°; der Belag deckt bereits die ganze linke Seite des Halses und erscheint auch schon auf der rechten. Ich verordne *Mercurius cyanatus* wie gewöhnlich. Nach 2 Stunden spürt die Kranke eine merkliche Besserung, nach 30 Stunden ist das Fieber gänzlich verschwunden; nach 40 Stunden keine Spur mehr von einem Belag."

In dem gleichen Artikel gibt VILLECHAUVAIX die Behandlung an, die, wie er sagt, „ihn in einem Vierteljahrhundert ärztlicher Praxis nicht ein einziges Mal im Stich gelassen habe". Es ist folgende:

Rp.

Innerlich: Hydrargyrum cyanatum D 3   0,5 g
                Aqua dest.   250,0 g
            S. Alle Stunde einen Eßlöffel
                oder einen Kaffeelöffel, je nach dem Alter des Kranken

Rp.
Gurgelmittel: Hydrargyrum cyanatum D 1   0,5 g
Aqua dest.   250,0 g
S. Alle 2 bis 3 Stunden mit 2 bis 3 Eßlöffeln voll gurgeln

Rp.
Einpinselung: Hydrargyrum cyanatum D 1   0,55 g
Wasser   20,0 g
Glycerin   10,0 g
S. Zum Einpinseln des Rachens alle 2 bis 3 Stunden.

Während ich gerade dabei bin, diese Krankengeschichten von VILLECHAUVAIX abzuschreiben, erhalte ich von Dr. LÉON RENARD (Saint-Etienne) einen Bericht über mehrere schöne Heilerfolge, die ihn, den Neuling in der Homöopathie, in Erstaunen versetzt haben; ich lasse eine von ihnen hier folgen:

Krankengeschichte 65

Angina diphtherica

„Ein 20jähriges junges Mädchen, das ich wegen eines chronischen Rheumatismus behandelte, ließ mich kürzlich wegen einer Angina zu sich rufen. Sie hatte auf der rechten Mandel einen schmutzig-grauen Belag; Atem stinkend, Submaxillardrüse schmerzhaft, die Temperatur 38,5°.

Unzweifelhaft hatte ich eine Diphtherie vor mir. Ich nahm mir den Mut, nicht Serum zu spritzen, und gab: Rp.: *Hydrargyrum cyanatum C 6*, 1 Tube. S. 10 Körner in ein halbes Glas Wasser; davon jede Viertelstunde einen Teelöffel voll.

Am nächsten Morgen war der Belag fast verschwunden; am übernächsten Morgen sah man nichts mehr davon."

Kommentar. Aus diesen und anderen Krankengeschichten geht hervor, daß *Mercurcyanat* ohne jeden Zweifel auf Diphtherie günstig wirkt und niemals die Unannehmlichkeiten des Serums zur Folge hat.

Was soll man denn nun im Fall einer LÖFFLERschen Angina tun?

Damit Sie über dieses Kapitel ganz ausführlich unterrichtet werden, rate ich Ihnen, die Diphtheriefälle von JOUSSET in seinen „*Cliniques*" nachzulesen (Band 1, Krankengeschichten 86/87 und Band 3, Krankengeschichten 26/27/28/29).

Sie werden daraus ersehen, daß *Mercurcyanat* zwar das Hauptmittel bei Diphtherie, aber nicht das einzige ist; und daß besondere Symptome nach dem Simile-Gesetz andere Mittel indizieren können.

Auch JOUSSET gebraucht seit der Entdeckung des ROUXschen Serums dieses zusammen mit homöopathischen Mitteln.

Ich selber kann die wunderbaren Wirkungen von Mercurcyanat bei Diphtherie bestätigen; besonders, wenn man dieses wie VILLECHAUVAIX anwendet. Aber ich würde mich bei einer einwandfrei festgestellten Diphtherie zu sehr mit Gewissensbissen quälen, wenn ich nicht alle Möglichkeiten der Therapie erschöpft und nicht gleichzeitig ROUXsches Serum injiziert hätte. Es fehlt mir vielleicht an Mut. Deswegen mag mich tadeln, wer will. Ich sage, wie ich es mache, und stelle es jedem anheim, zu tun, was er für richtig hält.

Krankengeschichte 66

Nasen-Rachen-Diphtherie

Verschwinden der Pseudomembranen in 24 Stunden, der retronasalen Infektion am 4. und der Bazillen am 7. Tage.

Am Samstag, den 17. November 1928, werde ich um 14 Uhr dringlich zu dem 20jährigen Frl. J. gerufen.

Seit 6 Tagen hat sie nahezu beständig Temperaturen zwischen 38,3° und 38,6°; seit diesen 6 Tagen hat sie derartige Halsschmerzen, daß sie nur ein wenig Wasser herunterschlucken kann. Sie hat also seit 1 Woche nichts gegessen, mit Mühe ein wenig Milch getrunken.

Bisherige ärztliche Behandlung:

Am Donnerstag, den 15. November, hat sie sich in der öffentlichen Armensprechstunde in der Rue Poulletier Rat geholt. Dort hat man ihr etwas zum Gurgeln gegeben und ihr gesagt, sie solle wiederkommen, „wenn der Hals nach 48 Stunden noch weiß sei".

Am Samstag, den 17. November, ist sie im Krankenhaus St. Antoine untersucht worden (und zwar um $10^1/_2$ Uhr, das sind genau $4^1/_2$ Stunden vor mir!); dort ist ihr ein besonderes Gurgelwasser (Néol Bottu) verordnet worden, was sie auch im Laufe dieser 4 Stunden angewendet hat; „ohne Besserung", wie sie sagt.

Bei der Untersuchung finde ich einen graufarbenen Belag über der ganzen rechten Mandel, einige weißliche Flecken auf der linken Mandel, eine sehr reichliche, grünlich-gelbliche Sekretion aus dem hinteren Nasenraum, die den ganzen Rachen bedeckt; ein Nasenloch ist voll Eiter.

Im Hinblick auf den Befund, den elenden Zustand der Kranken, den torpiden Verlauf der Angina und den abscheulichen Ausfluß aus dem Nasenraum zwinge ich die Patientin kraft meiner Autorität in das bakteriologische Labor von Dr. Prétet: dieser setzt um 15 Uhr aus Hals und Nase eine erste Kultur an. Der sofortige Abstrich zeigt im Mikroskop keine Bazillen, lediglich einen Haufen polynukleärer Leukozyten. Hingegen werden beim Auswischen der Nasenhöhle mit sterilem Tampon — um den Abstrich vollständig zu machen — mehrere kleine ulzerierte Stellen frei.

Ich verordne *Kali bichromicum C 30*, 4-stündlich eine Gabe, und die Patientin legt sich zu Hause zu Bett.

Ich habe *Kali bichromicum* gewählt, einmal deshalb, weil es nach Ansicht aller Autoren das beste Heilmittel bei Nasendiphtherie ist; vor allem aber, weil es in seinem Arzneibild folgende Symptome (zugleich die meiner Patientin) aufweist:

„In Nase und Rachen Sekretion von dickem, fadenziehendem, grünlich-gelbem Schleim; dieser umspült ausgehöhlte, wie mit einem Locheisen gestanzte Ulzerationen an der hinteren Wand des Pharynx. Ein Belag falscher Membranen bedeckt die Tonsillen. Stinkender Atem. Verschlimmerung 2 Uhr morgens. Rechtsseitigkeit". *Kali bichromicum* scheint also das Simillimum zu sein.

Sonntag, den 18. November, 14 Uhr, sehe ich die Kranke wieder. Ich habe inzwischen auch den bakteriologischen Befund: „Kultur dreifach positiv; reine typische Diphtheriebazillen (mittlere und lange Form)".

Die medikamentöse Behandlung hat erst gestern um 16.30 Uhr begonnen. Heute ist der retronasale Ausfluß gelb und weniger reichlich. Keine Spur mehr von weißem Belag im Halse. Nur auf der rechten Mandel findet sich eine kleine erodierte Stelle, da, wo vor 22 Stunden eine Pseudomembran saß.

Das Fieber war heute (Sonntag) morgens — nach einer unruhigen Nacht — auf 39° gestiegen. Zur Zeit (14 Uhr) ist es nur 37,5°. Ich lasse die gleiche Verordnung weiternehmen.

Am Montag, den 19. November um 14 Uhr sehe ich sie wieder. Die Temperatur gestern Abend (17 Uhr) war 38°, heute früh (um 6 Uhr) 37,5°, jetzt 37,6°. Seit heute morgen schwitzt sie. Sie hat noch Beschwerden in der linken Seite des Halses (Gefühl von glühenden Nadelstichen, das beim Trinken von kalter Flüssigkeit verschwindet).

Bei der örtlichen Untersuchung ist der Hals rot und sauber. Nur in der Rachenhöhle noch ein wenig hellgelber Schleim, die Ulzerationen jedoch vernarben rasch.

Fräulein J...., 20 Jahre   November 1928

Bakteriologischer Befund und Fiebertafel

Verordnung: Anstatt *Apis*, das die subjektiven Symptome zu indizieren scheinen, gebe ich sofort an Ort und Stelle einige Körnchen *Arsenicum album C 30*, weil sie die ganze Nacht hindurch unruhig war und diese Unruhe ein deutliches Maximum um 1 Uhr morgens aufwies. Ich lasse *Belladonna C 6* weiternehmen, das durch die allgemeinen Symptome angezeigt war, und dazu *Cyanatus C 6*, denn der Erschöpfungszustand der Kranken entspricht sehr gut der (von Dr. BECK angegebenen) Pathogenese von Cyanatus, und weil es vielleicht auf den Diphtheriebazillus elektiv wirkt. Sie soll jetzt also *Belladonna C 6* und *Cyanatus C 6* in zweistündlichem Wechsel nehmen.

Am Dienstag, den 20. November, besuche ich sie wieder um 14 Uhr. Sie hat diesmal sehr gut geschlafen. Sie hatte gestern um 17 Uhr 37,7°, heute morgen um 8 Uhr 37,3° und augenblicklich, d. h. um 14 Uhr, 37,4° Fieber.

Der Hals ist sauber, doch fließt in der Rachenhöhle noch ein wenig Schleim. Ich mache einen zweiten Abstrich von der hinteren Wand des Halses; da die Kranke dauernd an den aufgeplatzten Lippen herumzupft, gebe ich von nun an *Arum triphyllum C 30* und *Cyanatus C 6* in dreistündlichem Wechsel.

Erst am Donnerstag, den 22. November, um 13½ Uhr besuche ich sie wieder. In der Kultur vom 20. November hat Dr. PRÉTET wieder typische Löfflerbazillen (mittlere und lange Form) gefunden.

Seit dem 21. November um 5 Uhr ist das Fieber gleichmäßig um 37°. Die Krusten an den Lippen sind seit dem 20. November abends verschwunden; es besteht immer noch ein wenig weißlicher Belag in der Rachenhöhle.

Behandlung: *Hydrastis C 30*, einmal pro Tag und zweimal täglich *Cyanatus C 6*.

Am Samstag, den 24. November um 3 Uhr (also genau 7 Tage nach dem ersten Abstrich), macht Dr. PRÉTET einen dritten und letzten Abstrich, der nach 48 Stunden keinen einzigen Diphtheriebazillus aufweist.

Auf der Fiebertafel bedeutet das erste Kreuz den ersten Abstrich und den Beginn der homöopathischen Behandlung, das zweite und dritte Kreuz gibt den zweiten und dritten Abstrich an.

Man beachte den plötzlichen Anstieg des Fiebers auf 39° am 18. November um 6 Uhr morgens. Er bedeutet, daß die Kranke vor der homöopathischen Behandlung widerstandslos war; nach Beginn derselben aber richtete sich der zusammengebrochene Organismus wieder auf wie ein müdes Pferd unter einem Peitschenhieb. Danach rascher Fieberabfall.

Diese Beobachtung kann nicht bestritten werden, besonders, wenn man die Continua zwischen 38,3° und 38,6° in den vorhergehenden 6 Tagen berücksichtigt.

Dr. PAUL CHAVANON (Paris)

Kommentar. Der Verfasser dieser Krankengeschichte, Dr. CHAVANON, hat 1929—1939 vier Auflagen seines Buches „Die Diphtherie" veröffentlicht. Mit anerkennenswertem Freimut sagt er darin das, was ihm wahr erscheint, ohne Rücksichtnahme auf irgend jemanden. Darum hat es ihm auch nicht an Widersachern gefehlt; hinsichtlich der Diphtherie bestehen ja sakrosankte Dogmen. Angedrohte gerichtliche Verfolgungen, Absagen von Verlegern, die sein Buch nicht veröffentlichen wollten, um die „offiziellen Stellen" nicht zu verstimmen, Zurückweisung seines Zulassungsgesuchs zur Fachschaft der Oto-Rhino-Laryngologen — nichts ist ihm erspart geblieben. Vielleicht dürfen wir hier aus dem Briefe des Hauptschriftleiters dieses Verbandes einen bewundernswerten Schriftsatz anführen: „Diese Entscheidung berührt weder Ihre Berufskompetenz noch Ihren sittlichen Wert. Der Rat fürchtet nur zahllose Streitigkeiten zwischen Ihnen und den Mitgliedern unseres Verbandes im Hinblick auf gewisse von Ihnen angewandte therapeutische Methoden." Das bedeutet nichts anderes als: „Ihre Methoden sind nicht offiziell zugelassen. Wir wollen sie weder kennen noch diskutieren; um so schlimmer für die Kranken, wenn sie den offiziellen wirklich überlegen sind." Und das im 20. Jahrhundert! Ist das nicht erstaunlich?

Mezereum

Daphne mezereum. Seidelbast.

Kleiner Strauch aus der Familie der Thymeläaceen; wächst in Hecken, Wäldern oder Buschholz in bergigen Gegenden Europas und Nordasiens.

Man bereitet die Urtinktur des homöopathischen Mittels aus der im Frühling, vor Blütenentwicklung abgeschälten Rinde der Zweige.

Die Pathogenese von Mezereum steht in HAHNEMANN *„Chronische Krankheiten"*.

Physiologische Wirkung

Bei äußerlicher Anwendung auf die Haut bewirkt die Rinde des Seidelbasts Reizung und Eiterung, der Rindensaft schmerzhaftes, langwährendes Brennen, der alkoholische Extrakt Rötung, der ätherische Extrakt kleine Bläschen voll trüber Flüssigkeit.

An den Schleimhäuten verursacht Mezereum einen Wundheitsschmerz, der stärker ist als der Schmerz bei gewöhnlichem Wundsein der Haut. Stets besteht an der entzündeten Stelle gleichzeitig eine leichte Schwellung des darunterliegenden Zellgewebes.

Mezereum hat eine elektive Wirkung auf das Periost und die Knochen. Bei den Prüfungen hat es auch Krampfzustände hervorgerufen.

Modalitäten

Verschlimmerung: Nachts; durch Berührung; durch Bewegung.

Leitsymptome

1. Chronische Hautausschläge, die regelmäßig im Sommer wiederauftreten.
2. Jucken, das nach dem Kratzen an anderer Stelle wieder auftritt.
3. Die äußeren Symptome des Mittels wechseln mit innerlichen Symptomen ab.
4. Brennende Schmerzen an Tibia und am Periost.
5. Gefühl, als wären die Zähne zu lang.

Eigentümliches Symptom: „Jeder Schreck schlägt sich auf den Magen"; jede, selbst die geringste Aufregung bewirkt im Plexus solaris eine sehr beängstigende [anginoide] Empfindung von Schwäche und „Hinsein".

Hauptsächliche Indikationen

Allgemeines.
Mezereum ist oft angezeigt bei den äußeren oder inneren Erscheinungsformen der Lues, die der Quecksilberbehandlung gegenüber resistent geblieben sind, und nach übermäßiger Quecksilberbehandlung.

Man muß an Mezereum denken bei allen Beschwerden infolge Unterdrückung eines Ausschlages durch äußere Anwendungen. Mezereum hat die Tendenz, innere Erkrankungen auf die Haut zu verlagern [auf der Haut abzureagieren].

Haut.
Jucken mit dem oben angegebenen besonderen Symptom des Platzwechsels nach Kratzen. Es tritt auch während der Ausschläge auf [vgl. unten Herpes zoster!]. Es wird durch Bettwärme und im warmen Zimmer verschlimmert.

Ekzem, skrofulöse Impetigo, besonders in der behaarten Haut, mit dicken kreidigen Krusten, unter denen sich ein weißlicher, dickflüssiger, die Haare verklebender Eiter entwickelt.

Herpes zoster mit brennenden Schmerzen; sie bestehen auch nach dem Verschwinden des Ausschlags weiter.

Hautausschläge nach Pockenimpfung.

Immer wiederkehrende und dadurch deprimierende **Abschilferung der Epidermis.**

Phagedänische und variköse luetische **Ulzera,** die anderen [spezifischen] Mitteln widerstanden haben.

Schleimhäute.
Ulcus perforans des Gaumensegels.

Chronische Laryngitis, fast stets luetischer Herkunft; häufig mit Gewebszerfall.

Magengeschwür mit heftigem Brennen.

Knochen.
Quecksilberresistente Periostitis.
Karies, vor allem der langen Röhrenknochen; Exostosen.
Tiefe **Knochenschmerzen** (Dolores osteocopi), schlimmer bei Berührung und Bewegung.

Verschiedene Indikationen

Bei Fazialisneuralgie ist Mezereum ein ausgezeichnetes Heilmittel. Infraorbitale oder maxillare Neuralgien mit Speichelfluß und Steifheit der Kaumuskeln. Die Schmerzen werden ausgelöst durch die Mundbewegungen beim Sprechen und Essen, vor allem durch warme Speisen und durch Zimmerwärme.
Ciliarneuralgie, nachdem das Auge [bei syphilitischer Infektion] in Mitleidenschaft gezogen ist.
Kopfschmerzen, die in den Schädelknochen zu sitzen scheinen.
Fluor, eiweißartig und brennend.
Impetigo.

Dosierung

Mezereum wird in allen Dosen gegeben, von 5—10 Tropfen der Urtinktur bis zu den mittleren Potenzen.
Man kann es bei Hautgeschwüren auch äußerlich anwenden; Salbe mit 20 bis 30 Tropfen der Urtinktur auf 30 g Fett.

Zusammenfassender Überblick

Wertvolles Mittel bei spezifisch luetischen Affektionen, die auf die üblichen antisyphilitischen Mittel nicht reagiert haben. Impfschäden, Gesichtsneuralgie, Ekzem, Impetigo.

Naja

Naja tripudians. Brillenschlange, aus der Familie der Proteroglyphen; lebt vor allem in Indien.

Um das Najagift zu gewinnen, läßt man das hungrige Tier mehrere Male auf eine flache Glasschale beißen, auf der die Giftzähne eine gewisse Menge des Giftes zurücklassen. Dieses mischt man in der Schale mit der entsprechenden abgewogenen Menge von Milchzucker. Aus dieser Vermischung (1 : 100) entsteht die erste Verreibung, das Ausgangspräparat für alle höheren Potenzen.

Die Pathogenese von Naja stammt von Dr. RUSSELL (1853) und Dr. STOKES. Die von RUSSELL findet sich im 11. und 12. Band des „*British Journal of Homoeopathy*". Allerdings hat schon 1837 CONSTANTIN HERING in seinem Buch über Schlangengifte nicht nur seine berühmten Prüfungen mit *Lachesis*, sondern auch die mit *Naja*, *Crotalus* und *Vipera* veröffentlicht.

Physiologische Wirkung

Naja tötet ein Huhn in 10 Minuten, einen Hund in 50 Minuten. Da sie, wie *Elaps*, zur Familie der Proteroglyphen gehört, unterscheidet sie sich in ihren physiologischen Wirkungen ein wenig von den Solenoglyphen (*Crotalus, Lachesis, Bothrops*). Naja tötet häufiger über die Lunge, infolge ihrer Wirkung auf den Pneumogastricus (Nervus vagus). Bei einem Wärter des zoologischen Gartens trat der Tod infolge Atemstillstands ein; die Luftwege waren mit schaumigem Schleim gefüllt. Bei den sehr sorgfältigen und vollständigen Prüfungen von DR. RUSSELL waren am meisten diejenigen Organe in Mitleidenschaft gezogen, in die sich der Vagusnerv verteilt. Alle Prüfer empfanden Trockenheit des Mundes und des Halses, ein krampfiges Schnüren im Larynx und Reizhusten. Fünf der Prüfer klagten über heftigen, anhaltenden Kopfschmerz in der Stirn und der Schläfe mit einem ausgeprägten Gefühl tiefer Entmutigung. Die lokalen Erscheinungen des Bisses sind im allgemeinen gleich Null oder geringfügig, im Gegensatz zu *Lachesis* und *Crotalus*, bei denen die örtlichen Bißsymptome so heftig sind. Hämorrhagien sind bei Naja weniger häufig, außer Hämoptoen; das unterscheidet Naja von Elaps. Konvulsive Symptome sind selten oder nur schwach. Vorherrschend sind vielmehr Lethargie und paralytische Erscheinungen der Nervenzentren. Diese paralytischen Symptome entwickeln sich von unten nach oben: von den unteren Extremitäten zum Kopf; dabei Schlafsucht, Angst, Übelkeit und Erbrechen. Der Tod tritt nach einigen Stunden infolge Atem- und Herzstillstand ein.

Modalitäten

Verschlimmerung: Durch den Gebrauch von Stimulantien; beim Liegen auf der linken Seite; nach Schlaf; *beim Fahren im Wagen.*

Besserung: Beim Spazierengehen oder beim Laufen im Freien; beim Liegen auf der rechten Seite.

Vorherrschende Angriffsseite: Links.

Leitsymptome

1. Gefühl von Erdrosselung, Zusammenschnürung, wie von einem Tampon im Oesophagus.
2. Selbstmordgedanken, die den Kranken *plötzlich* befallen.
3. Außerordentliche Schwäche der unteren Gliedmaßen, die sich abends auffällig verstärkt.
4. Erwacht nachts mit einem plötzlichen Erstickungsgefühl in der Kehle und kann nicht schlucken.
5. Dunkelrote Verfärbung der Kehle, der Mandeln, des Pharynx, die brennend heiß sind.
6. Trockenheit aller Schleimhäute mit einem Gefühl von Erwürgen und Ersticken.
7. Husten mit Erdrosselungs- und Erstickungsgefühl.

Eigentümliches Symptom: Seltsame Empfindung, als seien bestimmte Organe, ganz besonders das linke Ovar und das Herz, miteinander verknüpft, und es würde an beiden gleichzeitig gezerrt.

Schmerzen: Heftig, lebhaft, brennend wie von Feuer.
Stühle: Diarrhoe mit Übelkeit, Ohnmacht und Erbrechen.

Hauptsächliche Indikationen

Erkrankungen des Herzens. Naja hat Angina pectoris und klappenbedingte Insuffizienzen geheilt, wenn *Lachesis* versagt hat; ferner nervöses oder hysterisches Herzklopfen mit Schmerz im linken Ovar. Es hat drohende Lähmung des Herzens nach Diphtherie beseitigt. KENT sagt an einer Stelle: „Man verordne Naja immer bei symptomarmen Herzerkrankungen, wenn man nicht durch ein charakteristisches Symptom auf ein anderes Mittel hingewiesen wird."

Herzhusten, wobei man auch an *Lachesis*, *Spongia* und *Laurocerasus* denken muß; es lindert sehr den Husten bei tuberkulöser Laryngitis.

Herzklopfen, das durch ein Gefühl von Erstickung das Sprechen behindert. Der Kranke kann nicht auf der linken Seite liegen.

Angina pectoris. Heftige Schmerzen in der Herzgrube, im Nacken, in der Schulter und im linken Arm.

Linksseitiger Ovarialschmerz, der während der Regel heftiger ist und aufhört, wenn die Regelblutung aufhört (*Lachesis* hat die entgegengesetzten Modalitäten).

Diphtherie. Naja ist indiziert durch die große Erschöpfung mit Atemnot oder drohender Herzschwäche; der Kranke ist zyanotisch, erwacht mit Erstickungsgefühl, wie wenn er erdrosselt würde, und hat einen fadenförmigen Puls.

Erkrankungen des Rückenmarks, die leichtgradige Amyosthenie, Asthenie oder Hyperästhesie aufweisen und unter dem Namen „Spinalirritation" bekannt sind.

Chorea mit heftigen Muskelschmerzen.

Kopfschmerzen in der linken Schläfe und im Gebiet der linken Augenhöhle, die sich zum Hinterhaupt ausdehnen, mit Übelkeit und Erbrechen. Sehr heftiger, neuralgischer Kopfschmerz mit Blutandrang zum Kopf und gleichzeitig mit kalten Füßen.

[Plötzliche, unmotivierte] **Neigung zu Selbstmord** (*Aurum* [chronische Selbstmordneigung]).

Schwere Formen von Cholera.

Dosierung

In Frankreich gebraucht man zumeist die mittleren Potenzen, RUSSELL in England benutzte vorwiegend die zweite Centesimale.

Zusammenfassender Überblick

Das absonderliche Charakteristikum von Naja ist die Empfindung, daß verschiedene Organe aneinandergeknüpft seien und gleichzeitig gezerrt würden. Man beachte die ausgesprochene Linksseitigkeit, während *Elaps* rechtsseitig wirkt. Plötzlich auftretende Selbstmordgedanken des Kranken sind ein sehr wertvolles Symptom.

Vergleichende Gegenüberstellung 23
Selbstmordgedanken

Alumina. Selbstmordgedanken beim Anblick von Blut oder einem Messer.

Argentum nitricum. Impuls zu Selbstmord beim Ausblick aus einem hochliegenden Fenster; Verlangen, sich ins Wasser zu stürzen, beim Überschreiten einer Brücke.

Aurum. Dauernd wie besessen von zum Selbstmord treibenden Zwangsvorstellungen, die besonders im Winter wiederkehren; vor allem bei syphilitischen Personen nach Mercurmißbrauch sowie bei manchen Leberkranken. Der Patient fürchtet sich aber davor, die Selbstmordgedanken in die Tat umzusetzen.

Carbo vegetabilis. Ängstlicher Impuls zu Selbstmord bei Irresein, Hysterie und Hypochondrie.

Hepar sulfuris. Neigung zu Selbstmord; aber auch Trieb, andere zu ermorden.

Natrium sulfuricum. Besonders bei hydrogenoiden Typen nach Chininmißbrauch. Der Kranke muß gegen diese Vorstellung ununterbrochen ankämpfen.

Naja. Der Selbstmordgedanke überfällt den Kranken plötzlich unter dem Einfluß eines stärkeren Schmerzes am Herzen.

Nux vomica. Selbstmordneigung aus plötzlichem Impuls heraus, infolge plötzlicher starker Erregung, beispielsweise in einem Wutanfall.

Natrium carbonicum

Natriumkarbonat. Soda.
Die 3 ersten Potenzen werden durch Verreibung hergestellt.
Die Pathogenese steht in HAHNEMANN „*Chronische Krankheiten*".

Physiologische Wirkung

Ebenso wie Kalium carbonicum ruft Natrium carbonicum nach längerer Einnahme Symptome von Anämie hervor. Obendrein sinkt die Temperatur um einige Teilstriche, und der Puls wird langsam und schwach. Durch kleine Dosen wird die Sekretion des Magensaftes gesteigert, durch starke Dosen dagegen vermindert und sogar aufgehoben; dadurch erklärt sich die Appetitlosigkeit in dem einen und der Hunger in dem anderen Falle. Der Bronchialschleim wird flüssiger und reichlicher.

Modalitäten

Verschlimmerung: Durch Sommerwärme; *durch geistige Arbeit;* durch Gewitter.
Besserung: Durch Bewegung.

Leitsymptome

1. Schwäche und Angst gegen 10 oder 11 Uhr.
2. Heißhunger gegen 11 und 17 Uhr.
3. Schmerzhafte Empfindlichkeit und Schwellung der Füße, besonders der Fußspitzen.
4. Gefühl von „bearing-down".

Schmerzen. Die Alkalikarbonate haben in ihrem Arzneiwirkungsbild zahlreiche schmerzhafte Symptome: Stechen, Reißen, Brennen. Die Schmerzen werden gewöhnlich, aber nicht immer, durch Bewegung verschlimmert; sie entstehen auf der Seite, auf der man liegt.

Stühle. *Verstopfung:* harte Stühle, in kleinen Stückchen, sehr schwierig zu entleeren. — *Diarrhoe:* häufiger Drang. Der Stuhl entweicht geräuschvoll, ist gelblich und ähnelt dem Fruchtmark von Orangen. Diarrhoe nach Genuß von Milch.

Regel. Verzögert, spärlich; fleischwasserähnlich.

Reichlicher, gelblicher, dickflüssiger, stinkender Fluor, dessen Abgang Kolikschmerzen vorangehen.

Hauptsächliche Indikationen

Kopfschmerzen, hervorgerufen oder verschlimmert durch die geringste geistige Anstrengung. Der Kranke kann nicht denken, ohne Kopfschmerzen zu bekommen (*Argentum nitricum, Sabadilla*). Dieser Kopfschmerz wird außerdem verschlimmert durch Aufenthalt in der Sonne oder in künstlicher Beleuchtung.

Dyspepsie. Stärker bei vegetarischer Diät und besonders bei stärkemehlhaltigen Nahrungsmitteln. Saures, schleimiges Speise- und Luftaufstoßen morgens (*Nux vomica*). Ansammlung stinkender Gase im Abdomen. Sofort, nachdem die Nahrung aus dem Magen in das Duodenum übergegangen ist, verringert sich der hypochondrische Zustand.

Chronischer Nasenkatarrh, der sich von den hinteren Nasenlöchern in den Rachen erstreckt. Heftiges Räuspern („hawking") und Ausspeien eines dickflüssigen Schleimes, der sich immer wieder ansammelt.`

Schwäche der Knöchel bei Kindern (*Acidum sulfuricum, Causticum, Natrium muriaticum, Sulfur*).

Augen. Kleine, sehr schmerzhafte Hornhautgeschwüre mit großer Lichtscheu, besonders bei skrofulösen Kindern.

Zwei Klippen, die man umgehen muß

„Der ächte Heilkünstler wird es zu vermeiden wissen, sich Arzneien vorzugsweise zu Lieblingsmitteln zu machen, deren Gebrauch er, zufälliger Weise, vielleicht öfterer angemessen gefunden und mit gutem Erfolge anzuwenden Gelegenheit gehabt hatte. Dabei werden seltener angewendete, welche homöopathisch passender, folglich hülfreicher wären, oft hintangesetzt.

Ebenso wird der ächte Heilkünstler auch die, wegen unrichtiger Wahl (also aus eigener Schuld) hie und da mit Nachtheil angewendeten Arzneien nicht aus mißtrauischer Schwäche beim fernern Heilgeschäfte hintansetzen, oder aus anderen (unächten) Gründen, als denen, weil sie für den Krankheitsfall unhomöopathisch waren, vermeiden, eingedenk der Wahrheit, daß stets bloß diejenige unter den arzneilichen Krankheitspotenzen Achtung und Vorzug verdient, welche, in dem jedesmaligen Krankheitsfalle, der Gesamtheit der charakteristischen Symptome am treffendsten in Ähnlichkeit entspricht und daß keine kleinlichen Leidenschaften sich in diese ernste Wahl mischen dürfen."

(HAHNEMANN, „Organon", §§ 257 und 258)

Natrium muriaticum

Seesalz, Kochsalz.
Die 3 ersten Centesimalpotenzen werden durch Verreibung hergestellt.
Die Pathogenese findet sich in HAHNEMANN „Chronische Krankheiten".

Physiologische Wirkung

In toxischer Dosis bewirkt das Kochsalz einen heftigen Magendarmkatarrh: Erbrechen, Durchfall, heftige Schmerzen und Tod.

Bei Tieren hat man Konvulsionen, profusen, in einzelnen Tropfen rinnenden Schweiß, Verlust der Sensibilität und der Bewegungsfähigkeit, Petechialblutungen, Herzlähmung und Tod beobachtet.

VIRCHOW berichtet in seiner *Pathologie* von einem Arzt, der Kochsalz an Hunden prüfte und dadurch Trübungen der Linse hervorrief. KUNDE hat ebenfalls bei gleichen Versuchen die Bildung von Star beobachtet.

Der Mißbrauch von Speisesalz ruft beim Menschen tiefgehende Veränderungen in der Nutrition hervor. Es treten nicht allein die Anzeichen von Chlorverhaltung auf, Hydrops und Ödeme, sondern auch Veränderungen des Blutes mit Anämie und Leukozytose als Folge. In den Geweben scheinen Stoffe zurückgehalten und angehäuft zu werden, die Beschwerden wie bei Gicht bewirken. Die Pathogenesen sind voll verschiedenartiger Schmerzen in den Muskeln und Gelenken.

Eine weitere Wirkung von Natrium muriaticum auf die Nutrition äußert sich in fortschreitender Abmagerung des Kranken trotz guten Appetits; die Abmagerung ist am Hals besonders ausgeprägt.

Natrium muriaticum zeigt einen deutlichen Einfluß auf die Sekretion der Schleimhäute. Entweder ist die Sekretion zu wässerig, oder die Schleimhäute sind zu trocken wegen Mangels an Sekretion. Wie in den anderen Geweben, so besteht auch in den Schleimhäuten eine Störung der Flüssigkeitsverteilung. Entweder herrscht Überfülle oder Mangel an Wasser, und es ist schwer zu sagen, was charakteristischer ist; es kann in der Ausscheidung der einen Schleimhaut Wasserüberfluß und in der einer anderen Wassermangel auftreten.

Die Ernährung der Haut ist gestört. Die Talgdrüsen sondern zu reichlich ab, die Haut wird fettig und ölig; oder das Gegenteil tritt auf: Die Ausscheidung ist ungenügend. Häufiger erscheinen trockene Ausschläge, mit Vorliebe am Rande der Behaarung und in den Gelenkfalten.

Salzmißbrauch kann auch Albuminurie verursachen; aber das ist lediglich eine physikalische Wirkung der außerordentlich hohen Salzkonzentration; diese wirkt als hypertonische Lösung auf das Epithel der tubuli contorti toxisch.

Die Störungen der Urinausscheidungen rühren wahrscheinlich von den sekundären krankhaften Veränderungen des Stoffwechsels und nicht von einer [primären] Nierenschädigung her: entweder sehr reichliche Harnausscheidung mit Pollakisurie oder sehr spärlicher Harn mit pulverförmigem Ziegelmehlsediment.

Typ

Der Natrium muriaticum-Kranke ist niedergedrückt, melancholisch, weinerlich; Trost lindert seinen Zustand nicht wie bei *Pulsatilla*, sondern scheint ihn zu verschlechtern. Obstipation verschlimmert ebenfalls die Hypochondrie.

Körperlich zeigt der Natrium muriaticum-Typ bleiches Gesicht, farblose Schleimhäute und fette, ölige Haut mit zahlreichen kleinen Aknepusteln und Komedonen. Die Oberlippe [oder die Unterlippe] ist häufig geschwollen und zeigt einen [senkrechten] Schleimhautriß in ihrer Mitte. Er hat guten Appetit, magert jedoch ab, besonders am Hals.

Er ist muskelschwach und stets müde. Er sträubt sich gegen jede körperliche Betätigung, da sie, ebenso wie geistige Beanspruchung, seinen Zustand verschlimmert. Es besteht Asthenopie, auch plötzliche Amblyopie beim Lesen infolge von Ciliarmuskelschwäche. Längs der Nervenbahnen schmerzhafte Bindegewebsknoten.

Die Schwäche der Bauchmuskulatur bewirkt, daß sich Frauen im Korsett wohler fühlen. Die Gebärmutter sinkt herab (Schwäche der Muskelbänder); die Blase hält den Urin nicht (Schwäche des Sphinkters); ebenso kann der wasserreiche Durchfall schlecht beherrscht werden (Schwäche des Afterschließmuskels). Der Rücken schmerzt und bedarf der Unterstützung; „hat den Wunsch zu liegen, mit etwas Hartem als Stütze im Rücken", weil dies Erleichterung verschafft.

Modalitäten

Verschlimmerung: Durch jede körperliche oder geistige Beschäftigung; nach der Regel; durch Hitze; *an der See;* durch Ruhe; *gegen 10 Uhr morgens; durch tröstenden Zuspruch.*

Besserung: Beim Liegen, besonders auf dem Rücken oder auf der rechten Seite; durch profuse Schweiße; bei leerem Magen; beim Waschen mit kaltem Wasser; durch kalte Bäder. Es ist zu beachten, daß man an der See auch Besserung finden kann.

Rhythmus: Gewisse Symptome folgen dem Lauf der Sonne, vermehren und vermindern sich mit ihrem Stand.

Angriffsseite: Indifferent.

Leitsymptome

1. Verschlimmerung durch tröstenden Zuspruch.
2. Träume von Dieben.
3. Schwäche, Anämie und, trotz starken Appetits, Abmagerung, besonders am Hals.

4. Schwere und Druck; „bearing-down" morgens beim Erwachen; die Kranke fühlt sich zum Hinsetzen gezwungen, um das Prolapsgefühl einzudämmen. Gleichzeitig schmerzhaftes Ziehen in der Kreuzgegend, das sich durch Liegen auf dem Rücken bessert.
5. Landkartenzunge.
6. Schmerzhafter, tiefer Riß in der Mitte der Oberlippe (kann auch in der Mitte der Unterlippe auftreten).
7. Herpesartiger Ausschlag an den Lippen; die Lippen sind trocken, rissig, geschwürig, ebenso die Mundwinkel.
8. Schorfiger Ausschlag in den Gliederbeugen, am Rand der behaarten Haut, hinter den Ohren (in den Gelenkfalten *Kreosotum*) [Ausschläge können aber auch an anderen Stellen, auch an Streckseiten vorkommen].
9. Trockenheit der Schleimhäute oder im Gegenteil Feuchtigkeit und vermehrte Sekretion. Letztere ist wässerig oder eiweißartig, gewöhnlich beißend und wundmachend.
10. Heftiger Durst, Verlangen nach großen Mengen Wassers auf einmal [= gleichzeitig, rasch hintereinander].
11. Ausgesprochene Abneigung gegen Brot und fette Speisen.
12. Anormales Verlangen nach Salz.
13. Profuse Schweiße im Gesicht beim Essen.
14. Schmerz längs der Wirbelsäule, besser durch harte Unterlage, durch ausgestrecktes Liegen auf dem Rücken.
15. Gewisse Affektionen nehmen zu und wieder ab, „entsprechend dem Lauf der Sonne".

Eigentümliches Symptom: Kältegefühl in der Herzgegend bei geistiger Arbeit oder bei Überanstrengung.

Schmerzen. Verschiedener Art; heftiger gegen 10 Uhr morgens; verschlimmert durch strahlende Wärme, besser in frischer Luft und bei kaltem Waschen.

Stühle: *Durchfall.* Wässerig mit Blähungen und Schmerz in der Nabelgegend; gelindert durch dringlich auftretende, reichliche, wässerige, schmerzlose Entleerung; oft schon sehr früh morgens nach der ersten Bewegung.

Verstopfung. Die Dickdarmsekretion bleibt aus, der Mastdarm ist anormal trocken. Es besteht ein Gefühl von Zusammenschnürung im After; die Stühle sind hart, trocken und bröckelig [„zerkrümeln am Afterring" wie bei *Magnes.* und *Ammon. mur.*], wie Schafkot. Es besteht häufiger Stuhldrang, der entweder erfolglos bleibt oder nur eine geringe Stuhlmenge entleert. Die Ausstoßung ist schwierig und häufig schmerzhaft infolge eines zerrenden Gefühles im After; oft auch Hämorrhoiden. Verstopfung während Aufenthalt an der See indiziert Natrium muriaticum.

Regel: Manchmal zu früh, profus und wässerig; im allgemeinen aber verspätet und spärlich. Vor, während und nach den Menses treten der für Natrium muriaticum charakteristische Kopfschmerz [s. sp.], Traurigkeit und seelische Niedergeschlagenheit auf. Diese verspäteten und seltenen Menses sind gewöhnlich ein Zeichen von Anämie; wenn noch andere Natrium-Symptome vorhanden sind, gibt es kein wirksameres Heilmittel gegen solche Blutarmut.

Es kann ein reichlicher Fluor von dickflüssigem, hellem, durchsichtigem Schleim bestehen oder eine anormale Trockenheit der Vagina mit heißem, beim Koitus schmerzenden Brennen.

Hauptsächliche Indikationen

Skrofulose und Phthise. Drüsenschwellung, chronische Lidrandentzündung, hartnäckige Hustenanfälle mit Speiseerbrechen, Hämoptoe, rasch auftretende, kurzdauernde Diarrhoe, Abmagerung und Kräfteverfall indizieren Natrium muriaticum.

Chlorose. Hartnäckige Fälle mit Magenaffektionen, Appetitlosigkeit, Widerwille gegen Brot und Fleisch, Übelkeit, Speiseerbrechen, mit hartnäckiger Verstopfung oder Diarrhoe, gewöhnlich mit schwachen oder ausbleibenden Menses.

Migräne. Der Anfall beginnt morgens im Bett, ist von Übelkeit und Erbrechen begleitet; der Schmerz wird besser beim Aufstehen, kommt aber bei rascher Bewegung wieder.

Herzklopfen, ausgelöst durch alle möglichen Erregungen; der Kranke vergleicht es oft mit dem „Flattern eines Vogelflügels in der linken Brust" (*wing fluttering* der Amerikaner). Es ist schlimmer beim Liegen auf der linken Seite. Die Pulsation ist so stark, daß sie bisweilen den ganzen Körper erschüttert (*Spigelia*). Aussetzen des Herzens im Liegen.

Erkrankungen der Augen nach Mißbrauch von *Argentum nitricum* [nach allopathisch und homöopathisch zu langer Anwendung].

Heftige krampfhafte Niesanfälle morgens in der Frühe, sobald der Kranke beginnt, sich zu bewegen, oder wenn er sich aufdeckt (*Sabadilla, Wyethia, Rumex crispus*).

Trockener Husten, erregt durch einen Kitzel in der Kehle oder im Epigastrium; er verursacht bei jedem Anfall Stirnschmerz und bisweilen auch Harnabgang (*Causticum*). Der Kitzelhusten ist abends beim Zubettgehen schlimmer und wird gemildert durch Sichaufsetzen wie bei *Pulsatilla*. Der Husten ist bisweilen krampfig mit Jucken, Erbrechen und reichlichem Tränen. Herpesausschlag an den Lippen und an den Nasenflügeln indizieren Natrium muriaticum beim Schnupfen.

Kopfschmerz. Vorwiegend in der Stirne und in den Schläfen; kann einseitig sein. Im allgemeinen ist er kongestiv, der Kopf ist wie zu voll, das Hirn scheint auf die Augen zu drücken. Der Schmerz ist klopfend „wie mit kleinen Hämmern", wird gebessert durch Ruhe und liegende Stellung. Der Kopfschmerz tritt gewöhnlich morgens auf, häufig schon beim Erwachen; gegen Abend pflegt er erträglicher zu werden. Die Stirn- und Schläfenkopfschmerzen sind oft periodisch, können von Sehstörungen, Übelkeit und Erbrechen begleitet sein und neigen dazu, sich mit der Periode wieder einzustellen, entweder vor, während oder unmittelbar nach den Menses.

Ein anderer Natrium muriaticum-Kopfschmerz hat seinen Sitz im Hinterhaupt und kann sich von dort in den Nacken und in die Schultern hinein ausdehnen.

Kopfschmerzen, die als Begleiterscheinung von Augenüberanstrengung auftreten (durch Überanstrengung oder Spasmus des Ciliarmuskels verursacht), besonders bei hypermetropem Astigmatismus.

Kopfschmerz der Malariakranken nach Chininmißbrauch.

Fieber. „Man muß an Natrium muriaticum denken, wenn das Fieber charakteristischerweise zwischen 10—11 Uhr vormittags eintritt. Der Frostschauer beginnt im Kreuz oder in den Füßen; er ist begleitet von Durst und Schmerzen im ganzen Körper; zuweilen kompliziert Urticaria den Fall. Das Fieber ist meistens sehr hoch; der Durst steigt mit der Hitze. Der Kopfschmerz wird mehr und mehr pulsierend, und die Hirnkongestion wird bisweilen so heftig, daß der Kranke deliriert. Nach und nach bricht sehr reichlicher Schweiß aus und lindert den Kopfschmerz und die anderen Symptome" (FARRINGTON). Natrium muriaticum kommt in Betracht bei Malaria, besonders nach Chininmißbrauch; ebenso muß man es bei vesikulösem Fieberausschlag — „ampoules de fièvre" [Chininintoxikation?] — in Erwägung ziehen.

Dosierung

Im allgemeinen sind hohe Potenzen von Natrium muriaticum anzuwenden; bei Kochsalzretention ist jedoch D 3 angezeigt, da hohe Potenzen die Nierenfunktion blockieren können.

Zusammenfassender Überblick

Natrium muriaticum ist ein äußerst wirksames Heilmittel, das nicht immer genug gewürdigt wird, zweifellos, weil man es in der Küche findet. Es ist ein „Tonikum" erster Ordnung; es paßt — wie wir sahen — für erschöpfte, ermüdete, anämische Menschen. Die Abmagerung trotz reichlicher Nahrungszufuhr bringt es dem Jod nahe, aber die eigentümliche Abmagerung des Halses unterscheidet es von diesem. Mehrere Krankheiten, bei denen es angezeigt ist, besonders die Kopfschmerzen, steigern und bessern sich mit dem Laufe der Sonne.

Krankengeschichte 67

Kopfschmerzen und Dysmenorrhoe

Eine Studentin von 23 Jahren kommt am 16. Dezember 1909 in meine Sprechstunde. Es ist ein mittelgroßes junges Mädchen mit blonden Haaren, blauen Augen und blassem Teint. Ihre Gesichtshaut *glänzt etwas fettig* und ist übersät mit kleinen *Aknepusteln,* besonders *auf der Stirn.* Sie sieht ein wenig traurig und melancholisch aus. Sie erzählt mir, daß seit Februar beständiges Kopfweh jede Arbeit unmöglich mache und sie an der Fortsetzung ihrer Studien hindere. Sie hat schon mehrere Ärzte konsultiert, ihre verschiedenen Anweisungen genau befolgt, ohne auch nur die geringste Besserung zu erzielen.

Die Kopfschmerzen haben begonnen infolge einer großen Unannehmlichkeit, die ihr großen Kummer bereitet hat. *Sie beginnen gewöhnlich morgens beim Erwachen, steigern sich allmählich bis 1—2 Uhr nachmittags, nehmen ab bis zum Abendessen und verschwinden vollständig, wenn die Kranke zu Bett gegangen ist.* Die Kopfschmerzen sitzen *in der Stirngegend* und über den Augen, verursachen ein Kompressionsgefühl des Gehirns und Schwindel. *Die geringste geistige Arbeit verschlimmert die Schmerzen,* ein Spaziergang in frischer Luft bessert sie, ebenso Ruhelage auf einer Chaiselongue.

Die Schmerzen haben weitgehend ihre Stimmung beeinflußt. Früher heiter und froh, ist sie jetzt *traurig, melancholisch* und sieht die Zukunft sehr schwarz. Sie weint leicht und *wird reizbar, wenn man sie zu trösten versucht.* Auch meidet sie die Gesellschaft mit anderen und bleibt lieber allein in ihrem Zimmer.

Der Schlaf ist schlecht. Sie schläft schwer ein, und wenn sie eingeschlafen ist, wird sie von außerordentlich *traurigen Träumen* und Alpdrücken geplagt, die sie noch lange nach ihrem Erwachen verfolgen. Sie wacht häufig im Laufe der Nacht auf und schläft immer wieder nur schwer ein. Morgens fühlt sie sich dann außerordentlich müde und kann kaum aufstehen.

Ihr Appetit ist unverändert; sie ißt gut, aber die Speisen müssen *sehr gesalzen* sein. Die Verdauung ist träge, zugleich findet sich eine Schwere im Magen. Der Stuhl ist regelmäßig.

Die früher ganz normale Menstruation kommt jetzt 8—14 Tage *verspätet,* ist spärlich und dauert 3 Tage; das Blut ist hell. Gewöhnlich besteht ein gewisser Einfluß auf den Kopfschmerz, indem letzterer nach der Regel schlimmer ist. Reichlicher, ein wenig ätzender Weißfluß.

Besonders zu erwähnen ist noch, daß infolge der Kopfschmerzen ein beträchtlicher Haarausfall aufgetreten ist, der sich immer mehr verstärkt.

Sonst ist die *Vorgeschichte* ohne Besonderheiten; gutartige Masern mit 9 Jahren, leichte Anämie beim Erscheinen der Periode mit 15 Jahren, leichte Katarrhe im Winter.

Bei der Untersuchung findet sich eine leichte Schallabschwächung über der linken Spitze ohne Veränderung des Atemgeräusches. Herz, Verdauungstraktus und Reflexe normal.

Angesichts der charakteristischen Beschwerden, über welche die Kranke klagt, verordne ich einfach *Natrium muriaticum* [wohl C_5—C_6], 2 Granula morgens und abends, und rate ihr, jegliche geistige Arbeit einzustellen.

Am 28. 12. sehe ich die Patientin wieder. Sie fühlt sich etwas besser und hat nicht mehr so heftige Kopfschmerzen. Letztere sind gemildert, aber noch nicht verschwunden. Der Schlaf ist immer noch schlecht, doch sind die schlaflosen Stunden weniger lang und die Schreckträume weniger häufig. *Natrium mur. C 200,* 1 Gabe.

Am 20. 1. 1910 vollständige Änderung des Zustandes. Die Kopfschmerzen sind fast gänzlich verschwunden. Der Schlaf ist sehr gut, ohne Träume. Keine Müdigkeit mehr am Morgen. Die Kranke hat sogar ihr Studium teilweise wieder aufnehmen können. 2 Pfund Zunahme. *Natrium mur. C 200.*

Am 24. 2. 1910 geht es der Patientin sehr gut. Nicht mehr der geringste Kopfschmerz seit der letzten Konsultation. Schlaf sehr gut. Sie hat weitere 300 g zugenommen. Das Arbeiten fällt ihr leicht, das Gedächtnis ist völlig wiederhergestellt.

Die Heilung ist so vollständig, daß die Kranke im folgenden Juli ihr philosophisches Bakkalaureat besteht.

Ch. Noailles (Paris)

Natrium sulfuricum

Natriumsulfat oder **Glaubersalz.**
Die 3 ersten Potenzen werden durch Verreibung hergestellt.

Hinsichtlich seiner homöopathischen Wirkung wurde Natrium sulfuricum von SHRETTER und später von NENNING geprüft; die Resultate dieser Prüfungen sind in HERINGS *„Materia medica"* beschrieben. ALLEN hat in seiner Enzyklopädie dieses Arzneimittelbild noch um die von LEMBKE erhaltenen Symptome erweitert.

Physiologische Wirkung

In starken Dosen (etwa 30—60 g) purgiert das Natrium sulfuricum ziemlich kräftig, während es in kleineren Dosen (etwa 5—10 g) verstopfend und diuretisch wirkt. FONSSAGRIVES, RABUTEAU und andere haben mehrere Erklärungen über diese verschiedenartige Wirkung zu geben versucht. Mit Recht bemerkt JOUSSET, daß diese Erklärungsversuche nur zweifelhafte Hypothesen seien; was an positiver Tatsache feststehe, sei lediglich folgendes: „Natriumsulfat hat wie die meisten Medikamente in starker Dosis die umgekehrte Wirkung wie in schwacher Dosis."

Bei unseren Prüfern beobachtete man Schmerz und Empfindlichkeit der Lebergegend, ferner geräuschvolle abdominelle Flatulenz, besonders der rechten Seite, die viele Schmerzen verursacht, aber nachts nachläßt.

GRAUVOGL hält Natrium sulfuricum für ein sehr bedeutsames Heilmittel bei der von ihm so genannten „hydrogenoiden Konstitution", bei der alle Symptome durch Feuchtigkeit verschlimmert werden.

Modalitäten

Verschlimmerung: *Durch Feuchtigkeit,* durch feuchtes Wetter, am Meer; beim Liegen auf der linken Seite; durch Ruhe.
Besserung: *Durch trockenes Wetter;* durch Druck; durch Verändern der Lage.
Vorherrschende Angriffsseite: Links.

Leitsymptome

1. Verschlimmerung durch Feuchtigkeit; Besserung durch trockenes, warmes Wetter.
2. Die Zunge ist mit einem braunen, bitteren Belag bedeckt, der nach hinten zu grünlich-gelb wird.
3. Flatulenz; windreiche Koliken im Colon ascendens, schlimmer nach dem Essen.
4. Muß die Brust mit beiden Händen halten, wenn er hustet.
5. Schmerz durch die linke untere Brustpartie.
6. Heftiger Schmerz an der Hirnbasis.
7. Jucken, schlimmer beim Entkleiden.
8. Leber sehr empfindlich gegen Berührung.

9. Hautleiden, die periodisch im Frühling wiederkommen (jeden Sommer: *Graphit;* jeden Winter: *Petroleum, Psorinum*).

10. Neigung zu Selbstmord nach Chininmißbrauch.

Eigentümliches Symptom: Schmerz im linken Arm beim Husten.

Schmerzen: Von verschiedenem Charakter, aber meist stechend; sie werden stets hervorgerufen und verschlimmert durch Feuchtigkeit; besser durch Druck und Veränderung der Lage.

Stühle: Siehe unter Indikationen: Diarrhoe.

Regel: Verzögert, klumpiges Blut, scharf, die Schenkelhaut ätzend; fließt reichlich beim Gehen. Während der Regel Nasenbluten und Kopfschmerz.

Gelbe, grünliche, ätzende Leukorrhoe.

Hauptsächliche Indikationen

Diarrhoe. Sie stellt sich häufig am Morgen ein oder ist am Morgen schlimmer. Während der *Sulfur*-Durchfall den Kranken zwingt, in großer Eile aufzustehen, tritt er bei Natrium sulfuricum, ebenso wie bei *Bryonia*, erst auf, wenn der Kranke sich zu bewegen anfängt; z. B. tritt die Diarrhoe auf, sobald der Kranke die Füße auf die Erde gesetzt hat.

Der Natriumsulfat-Durchfall kann auch nur nach dem ersten Frühstück auftreten.

Die Stühle sind weich oder flüssig, grünlich-gelb und von vielen stinkenden Gasen begleitet.

Verschlimmerung durch Feuchtigkeit, feuchtes Wetter.

Bei der chronischen Natriumsulfat-Diarrhoe besteht fast immer eine Leberstörung, die sich durch schmerzhafte Empfindlichkeit des rechten Hypochondriums äußert; letzteres ist bei Berührung empfindlich und macht beim Gehen oder bei der geringsten Aufregung Unbehagen.

Folgen von Sturz, [überhaupt alle Folgen eines Schädel- bzw. Hirntraumas!], selbst, wenn er lange zurückliegt; geistige Störungen nach einem Sturz oder einer Verletzung am Kopf.

Chronisches Asthma, schlimmer durch Feuchtigkeit; schlimmer an der See.

Lockerer Husten mit schmerzhafter Empfindlichkeit oder mit Schmerz quer durch die linke Brustseite. Wenn der Kranke hustet, richtet er sich im Bett auf und drückt mit der Hand die schmerzhafte Seite, was ihm Linderung verschafft. Auch bei *Bryonia* findet man dieses Symptom, aber der Husten ist bei *Bryonia* trocken und der Schmerz häufiger auf der rechten Seite.

Jucken schlimmer beim Auskleiden, bei Leberkranken.

Gonorrhoe mit zähem, grünlich-gelbem Ausfluß ohne Schmerzen.

Kopfschmerz, gebessert durch frische Luft und kaltes Wasser; letzteres ist bei einem Mittel, dessen Beschwerden alle durch Feuchtigkeit verschlimmert werden, ziemlich auffällig.

Dosierung

Die meist gebrauchten Dosen sind die Verreibungen von der 1. bis zur 12. Centesimale.

Vergleichende Gegenüberstellung 24
Sechs andere Diarrhoemittel

Chininum arsenicosum in der 3. Dezimale ist das meist indizierte und wirksamste Mittel bei der gewöhnlichen, einfachen akuten Diarrhoe.
Dioscorea villosa. Wie *Colocynthis* ist es das Heilmittel der Koliken, die sowohl von Verstopfung wie auch von Durchfall begleitet sein können. Wenn Diarrhoe besteht, so sind die Stühle gelblich und von Gasabgang begleitet; sie tritt besonders morgens auf und zieht das Gefühl großer Erschöpfung nach sich. Die Kolik wird gemildert durch Rückwärtsbeugen [*Belladonna*] und verschlimmert durch Vorwärtsbeugen. *Colocynthis* hat genau die entgegengesetzte Modalität: Besserung durch Zusammenkrümmen.
Gambogia [Gummigutt]. Durchfall nach übermäßigem Genuß von Zuckerwerk; die Stühle sind gelb, wässerig, werden plötzlich und sehr heftig in einem Schub ausgestoßen. Vorher stechende Schmerzen am Nabel, nachher Brennen am Anus.
Nabalus albus [Prenanthes alba]. Alte chronische Diarrhoe, schlimmer nach Ruhe, in der Nacht, gegen Morgen. Gelbliche, grünliche, manchmal schleimige Stühle. Empfindlichkeit des Abdomens mit Schmerz im Kolon und Rektum. Abmagerung.
Oleander. Chronische Diarrhoe mit unverdauten Stühlen und ganz geringem Windabgang.
Rhododendron. Durchfall besonders, sobald der Kranke aus dem Bett steigt. Schlimmer nach dem Genuß kalter Speisen. Schlimmer bei stürmischem Wetter und bei Westwind.

Nux moschata

Muskatnuß. Frucht der Myristica moschata. Baum aus der Familie der Myristiceen; auf den Molukken und den Sunda-Inseln beheimatet; sieht unserem Birnbaum ziemlich ähnlich.
Man wäscht die Muskatnuß leicht in Wasser, um sie von ihrem Kalküberzug zu reinigen; in ihrer tropischen Heimat werden die Früchte in Kalkmilch getaucht, um Insekten fernzuhalten. Die Urtinktur gewinnt man durch Mazeration mit Alkohol, die Verreibungen aus den gepulverten Nüssen.
Die Pathogenese stammt von HELBIG und findet sich im *„Handbuch"* von JAHR.

Physiologische Wirkung

Wie viele starkriechenden Substanzen wirkt auch die Muskatnuß auf das Nervensystem. In starker Dosis scheint sie eine Art Intoxikation hervorzurufen, die sehr an eine Moschusvergiftung erinnert. Die Wirkung auf das Gehirn besteht in Schläfrigkeit und Stumpfsinn, ganz ähnlich wie bei Opium; doch ist sie in Wirklichkeit ganz verschieden davon, denn die Opiumwirkung rührt von einer Spannung und Völle der Gefäße her, während die Wirkung der Nux moschata in einer Betäubung der Nervensubstanz selbst besteht.

Modalitäten

Verschlimmerung: Durch Kälte; *durch feuchtes Wetter;* beim Fahren (*Cocculus*).
Besserung: Durch Wärme; durch trockenes Wetter.

Leitsymptome

1. Alle Erkrankungen, die von Schläfrigkeit und Schlafsucht begleitet sind (*Opium, Antimonium tartaricum*) oder Schlaf verursachen.
2. Außerordentliche Trockenheit der Haut und der Schleimhäute. Der Kranke schwitzt niemals. Merkwürdigerweise wird dieser Zustand durch feuchtes Wetter verschlimmert und durch trockenes, warmes Wetter gebessert. Der Mund ist trocken, aber ohne Durst (*Pulsatilla, Lachesis, Apis*). Der Speichel ist zäh, dick, wie Watte (*Berberis*).
3. Magen und Bauch sind durch Gase ungeheuer aufgetrieben, schon während der Mahlzeit, noch während man am Tisch sitzt.
4. Der Kranke wechselt rasch aus tiefster Traurigkeit in lebhafteste Fröhlichkeit (*Ignatia, Platina, Aconit, Crocus*).
5. Neigung zur Ohnmacht, schon bei ganz geringem Schmerz.
6. Ausgesprochene Fröstlichkeit wie bei *Pulsatilla*.
7. Schmerzhaftigkeit der Körperstellen, auf denen der Kranke liegt (*Arnica, Baptisia*).
8. Auffälliger Gedächtnisverlust (*Anacardium, Lycopodium*).
9. Stumpfsinn und Gleichgültigkeit.

Eigentümliches Symptom: Es scheint ihm, er habe zwei Köpfe, oder sein Kopf sei so schwer, daß er ihn mit den Händen stützen muß.

Schmerzen: Stechend, begleitet von Taubheitsgefühl. Immer hervorgerufen oder verschlimmert durch feuchtes Wetter.
Stühle: *Verstopfung;* selbst weiche Stühle werden schwer entleert (*Psorinum, Alumina*).
Durchfall: Nach dem Genuß von Milch (*Jod*); Stühle wie Rührei, sehr übelriechend, von Ohnmacht begleitet.
Regel: Dunkel, dickflüssig, klumpig, verlängert.

Hauptsächliche Indikationen

Hysterie.
Dyspepsie mit Flatulenz.
Diarrhoe der Kinder.

„Zurückschlagen" der Gicht auf den Magen mit einem charakteristischen Behinderungs- und Beklemmungsgefühl hinter dem Sternum.

Verstopfung. Der Stuhl ist weich, kann aber trotzdem nur nach längerer Anstrengung ausgestoßen werden.

Sommerdurchfall mit unverdauten, schaumigen Stühlen, häufig von der charakteristischen Schlafsucht begleitet.

Vergleichende Gegenüberstellung 25
Acht andere wichtige Heilmittel bei kindlicher Diarrhoe

Aethusa. Erbrechen der Milch in großen Klumpen während der Zahnung. Wässerige, gelbliche oder grünliche Stühle.

Abrotanum. Paßt bei Abmagerung der Kinder, wenn Tuberkulose vorliegt; bei Abmagerung überhaupt, hektischem Fieber und Atrophie; gieriger Hunger steht in seltsamem Kontrast zur Abmagerung: Schlaffe Haut; Diarrhoe wechselt mit Verstopfung ab; Durchfall mit Abgang völlig unverdauter Speisen (Lienterie); hier D 3 bewährt.

Calcarea acetica. Gutes Mittel bei sauren Durchfällen mit schlechtverdauten Speisen; chronische Diarrhoe.

Ferrum phosphoricum. Zahnungsdiarrhoe, manchmal mit hohem Fieber. CARTIER empfahl in solchen Fällen 5 mal täglich 2 Tropfen *Ferrum phosphoricum C 30*.

Jatropha. Gelbe, wässerige Diarrhoe, die mit großer Gewalt und unter Abgang feuchter Gase herausschießt.

Nectandra amara. Kräfteverfall, hohle Augen mit blauen Rändern; Koliken, Kollern, Übelkeit, wässerige Diarrhoe (Urtinktur 8 Tropfen).

Oenothera biennis, Urtinktur, ausgezeichnetes Mittel bei wässeriger, erschöpfender Diarrhoe der Kinder. Auf die Entleerungen folgt eine tiefe Depression. Es ähnelt *Croton:* Schwere Fälle mit starkem Wasserverlust und rascheintretendem Verfall.

Rheum. Die Stühle, das Erbrochene, das ganze Kind selber — alles riecht sauer! „Dieses Symptom ist so vorherrschend, daß Rheum ein zuverlässiges Mittel bei allen Verdauungsstörungen der Säuglinge mit saurem Geruch des Körpers und der Abgänge ist; mag es sich um akute oder um chronische Enteritis, Gastroenteritis oder Enterocolitis handeln." Die sauer riechenden, durchfälligen Stühle sind manchmal von gräulicher Farbe und schleimuntermischt; sie sind niemals reinflüssig und werden von Leibschneiden und Tenesmus begleitet (Urtinktur, 10—30 Tropfen pro die).

Nux vomica

Die **Brechnuß.** Homöopathisches Synonym: **Colubrina** — ist der Samen der Strychnos Nux vomica oder des Brechnußbaumes aus der Familie der Logoniaceen; er wächst in Indien: an der Malabar- und Coromandelküste und auf der Insel Ceylon.

Man pulverisiert die Samen auf einem Reibeisen und stellt daraus die Dilutionen und Verreibungen her.

Die Pathogenese der Nux vomica findet sich in HAHNEMANN *„Reine Arzneimittellehre"*.

Physiologische Wirkung

Die Brechnuß und ihr Alkaloid wirken auf den ganzen Organismus, aber besonders deutlich auf Nerven-, Verdauungs- und Zirkulationssystem.

Wirkung auf das Nervensystem. Die mit Strychnin Vergifteten zeigen nach einigem Erbrechen echte tetanische Krisen mit Trismus, Opisthotonus usw., die TARDIEU eindrucksvoll geschildert hat. Diese Krisen können spontan auftreten, werden aber gewöhnlich durch die leichteste Erregung — leise Geräusche, Licht, leise Berührung oder plötzliche Bewegungen der Kranken — ausgelöst. Die Anfälle dauern 3—4 Minuten; ihr Intervall variiert von einigen Sekunden bis zu 15 Minuten; die Zahl der Anfälle beträgt 4—5. Kurz vor dem Tod kommen die Anfälle in immer kürzer werdenden Zwischenräumen ohne völlig symptomfreie Pausen.

Die Autopsie ergibt keinen charakteristischen Befund. Man sieht lediglich als Folge der Asphyxie passive Kongestion der Eingeweide und besonders der Lungen. Bisweilen beobachtet man eine leichte Erweichung des Hirns und des Rückenmarks und kleine hämorrhagische Herde im Lumbalmark.

Wenn man nichttoxische Dosen gebraucht, konstatiert man die gleichen, jedoch gemilderten Erscheinungen. Wenn auch das Hirn gereizt ist und die Sinnesorgane empfindlicher gegen Einflüsse werden, so ist es doch besonders das Rückenmark, das die Wirkung des Strychnins erfährt, erkennbar an einer übermäßigen Reflexerregbarkeit. Bei den üblichen Dosen äußert sich die Strychninvergiftung nur unter dem Einfluß peripherer Reize, die allerdings nicht stark zu sein brauchen.

An dieser gesteigerten Erregbarkeit nimmt auch die glatte Muskulatur teil; so können — was tatsächlich oft der Fall ist — reflektorische Kontraktionen beispielsweise der radiären Muskeln der Iris (Pupillendilatation), des Darmes, der Blase u. ä. auftreten.

Die Muskeln der männlichen und weiblichen Genitalorgane werden ebenfalls von Nux vomica affiziert. TROUSSEAU und PIDOUX geben hartnäckige, bei Tag und Nacht auftretende Erektionen beim Manne und analoge Zustände bei der Frau als Strychninwirkung an.

Bei schwächeren Dosen findet sich eine mehr oder weniger allgemeine Steifheit aller Muskeln und zeitweise auftretendes *konvulsives* Zucken. Krämpfe sind eines der beständigsten Symptome der Brechnuß.

Wirkung auf die Verdauungswege. In hoher Verdünnung ruft die Brechnuß Appetitverminderung hervor sowie schmerzhaftes, saures, bisweilen bitteres Aufstoßen, das besonders nach dem Essen auftritt.

Die Magenschmerzen sind sehr ausgeprägt: Brennend, zusammenschnürend und vorzugsweise krampfig; sie können nach der Mahlzeit oder morgens auftreten; sie werden durch Druck verschlimmert.

Die Bauchschmerzen sind heftig und verschiedenartig. Kolikartige Schmerzen sind am häufigsten. Die reichliche Gasbildung ist von Schmerz begleitet; sie bewirkt Aufgetriebenheit und Kollern im Leib; die Winde sind wie „inkarzeriert".

Verstopfung ist ein charakteristisches Symptom der Brechnuß; Durchfall tritt nur gelegentlich oder bei toxischen Dosen auf. In beiden Fällen ist Tenesmus ganz ausgesprochen. Vergebliches, quälendes Entleerungsbedürfnis und erfolgloser Stuhldrang sind sehr häufige Symptome.

Die Brechnuß verursacht Spasmen und Zusammenschnürungen in allen Darmabschnitten, besonders im Afterring.

Ihre Wirkung auf die Leber zeigt sich durch klopfende, lanzinierende Schmerzen und durch das Auftreten von Ikterus.

Wirkung auf die Zirkulation. Das Strychnin bewirkt eine beträchtliche Erhöhung des Blutdrucks, der bis zum doppelten des normalen Druckes steigen kann. Diese Blutdrucksteigerung ergibt sich aus der Zusammenziehung zahlreicher kontraktiler Gefäße, bedingt durch die Wirkung des Giftes auf die vasomotorischen Zentren, besonders auf die der Medulla oblongata.

Typ

Nux vomica paßt mehr bei mageren, dürren Menschen. Das Gesicht ist häufig schmutziggelb. Einige Kranke dieses Typs haben eine falsche Plethora, die bisweilen die Wangen färbt; das Gesicht erscheint dann rot auf gelblichem Grund.

Die Nux vomica-Menschen leiden an einer körperlichen und seelischen Hyperästhesie; sie fahren beim geringsten Geräusch in die Höhe, regen sich beim geringsten Wort auf und bekommen Krämpfe, Kontraktions- oder Konvulsionszustände durch die leiseste [körperliche oder seelische] Erregung; sie sind hypochondrisch und verstopft.

Der typische Nux vomica-Mensch ist der „business man" der Amerikaner und der „Geschäftsmann der City" der Engländer — geistig überbeansprucht, überlastet von Geschäftssorgen, leidet er infolge seiner sitzenden Lebensweise unter der mangelnden Körperbewegung.

In seiner Hast ißt er zu viel und zu rasch; daher leidet er an Schweregefühl im Magen nach den Mahlzeiten, an Blähungen, Aufstoßen, Verstopfung, Reizbarkeit und Schlaflosigkeit; abends in den Stunden vor dem Zubettgehen ist er müde und schläft leicht ein; früh gegen 3 oder 4 Uhr wird er wach, schläft dann endlich spät in der Morgenfrühe wieder ein und ist beim Aufstehen so müde, als hätte er die ganze Nacht durchgefeiert; alle seine Beschwerden sind schlimmer am Morgen.

Man muß hinzufügen, daß der Nux vomica-Patient gewöhnlich Exzesse aller Art hinter sich hat, alkoholische Gelage, durchwachte Nächte [übermäßiges Rauchen!] u. dgl., und daß er schon viele Medikamente eingenommen hat.

Seinem Gemütszustande nach ist er, wie schon dargelegt, impulsiv, cholerisch, geschäftig und hastig bei all seinen Arbeiten; er leidet oft an Unruhe und Angst (immer mit Geschäftigkeit) oder an Lebensüberdruß, der bis zum Selbstmord führen kann. Die Unruhe, die von Hitze, Schweißen, Herzklopfen, Atemnot, bisweilen auch von Übelkeit und Erbrechen begleitet ist, äußert sich besonders nach Mitternacht und manchmal auch nach den Mahlzeiten.

Modalitäten

Verschlimmerung: *Morgens, gleich nach dem Erwachen;* nach geistiger Anstrengung; *nach den Mahlzeiten;* bei kaltem, trockenem Wetter; durch Berührung.

Besserung: Abends; nach einem ununterbrochenen Schlaf; bei *feuchtem Wetter,* durch starken Druck.

Vorherrschende Angriffsseite: Rechts [nach anderen Autoren: links].

Leitsymptome

1. Verschlimmerung morgens.
2. Große Reizbarkeit, schlechte Laune, Streitsucht, Boshaftigkeit, Zerstörungslust.

3. Traurigkeit bei der geringsten Kleinigkeit, vor allem nach dem Essen.
4. Neigung zu Selbstmord.
5. Hyperästhesie aller Sinne; das geringste Geräusch, Licht, Gerüche und Schmerzen sind ihm unerträglich.
6. Verstopfung mit vergeblichem Drang.
7. Erwachen gegen 3 Uhr morgens mit Schlaflosigkeit bis gegen 6 Uhr.
8. Intermittenz der Beschwerden (hier gleicht Nux vomica *Arsen* und *China*).
9. Müdigkeit beim Erwachen; sie ist dann größer als beim Zubettgehen. Doch sind viele Beschwerden besser nach einem *nicht*unterbrochenen Schlaf.
10. Zunge belegt, nur im hinteren Teil.
11. Stets besser nach einem ununterbrochenen Schlaf.
12. Der Kranke kann um die Brust herum kein festes Kleidungsstück vertragen (infolge der Hauthyperästhesie „scheint ihm alles zu eng").

Eigentümliches Symptom: Täuschendes Wohlbefinden unmittelbar vor dem Ausbruch einer Krankheit (*Psorinum*).

Schmerzen: Von verschiedenartigem Charakter, aber meist zusammenziehend, krampfig und reißend. Die Empfindungen von Zusammengeschnürt- und Eingeschlafensein der Glieder, die ihnen folgen, sind sehr charakteristisch. Eines ihrer wesentlichen Merkmale ist ihr häufiges Auftreten nach Mitternacht und in den Morgenstunden. Schmerzen sind dem Kranken unerträglich; der geringste Schmerz läßt ihn aufschreien (*Chamomilla, Coffea*).

Stühle: Verstopfung mit quälendem, vergeblichem Drang und unzureichender, ungenügender Entleerung; nach heftigen Anstrengungen wird nur eine geringe Menge Stuhl entleert; Gefühl von „Nie-fertig-sein". Die gleichen Symptome können sich bei Dysenterie einstellen: häufige, spärliche Stühle, mit Schleim und Blut gemischt, mit brennenden Schmerzen, dringlichem Bedürfnis und Tenesmus, die gleich nach dem Stuhlgang gelindert sind; letzteres unterscheidet den Nux vomica-Durchfall von *Mercur* [nach Entleerung langanhaltende Tenesmusschmerzen].

Regel: Nux vomica paßt bei kräftigen Frauen von leidenschaftlichem Temperament. Die Menses kommen verfrüht, hören auf, um von neuem einzusetzen, und sind zu reichlich, zu lang anhaltend; *während ihrer ganzen Dauer* sind sie von verschiedenartigen Beschwerden begleitet.

Hauptsächliche Indikationen

Allgemeines.

Nux vomica paßt bei Personen, „welche sehr sorgfältigen, eifrigen, feurigen, hitzigen Temperamentes sind, oder tückischen, boshaften, zornigen Gemüths... Pflegt die Monatreinigung einige Tage zu früh sich einzustellen und auch wohl zu häufig zu fließen, so sind die nach ihrem Verfluß zurückbleibenden oder entstehenden Übel ganz für Krähenaugen (= Nux vomica) geeignet" (HAHNEMANN).

Man muß immer an Nux vomica denken, wenn eine *übermäßige Erregung der Nerven und Muskeln, Krämpfe und Spasmen* besteht.

Ihre Wirkung auf den Verdauungstraktus ist nach ESPANET derart spezifisch, daß sie alle krankhaften Störungen desselben beherrscht; man kann das etwa veranschaulichen, wenn man sagt, „sie ist der Regulator der abdominalen Innervation", und weiter ... „es ist eine Erfahrungstatsache, daß jede Gruppe von Magensymptomen, in der Erethismus mitspielt, mehr oder weniger direkt unter die Wirkung von Nux vomica fällt und daß jede chronische Krankheit, die Nux vomica verlangt, gleichzeitig irgendeine Magenaffektion oder eine Störung der Verdauungsfunktionen darstellt."

Nervensystem.

Tetanus. Charakteristisch für die Strychninwirkung ist das Wiederauftreten und die Verschlimmerung der Anfälle durch Geräusch, durch die geringste Bewegung und durch die leiseste Berührung.

Tabes dorsalis. JOUSSET verordnet dabei vorzugsweise *Strychninum sulfuricum:* die blitzartigen Schmerzen, die Störungen der Sphinkteren von Anus und Blase, die Anfälle von Magenkrämpfen und Erbrechen sind die Symptome, die dieses Mittel indizieren.

Intermittierende morgendliche Neuralgien als Krankheitssymptome bei einem versteckten Fieber; sie befallen den supraorbitalen Zweig des Trigeminus, vorzugsweise links [vgl. oben Lateralität!].

Interkostalneuralgie, gemildert durch Liegen auf der gesunden Seite.

Lumbago, so heftig, daß sich der Kranke in seinem Bett nicht bewegen kann. Er muß sich aufsetzen, um sich umzudrehen; der Schmerz ist ausgeprägter morgens und beim Liegen.

Ischias mit sehr lebhaften, heftigen Schmerzen, Taubheit und Ameisenkriechen; Verschlimmerung durch Bewegung und Berührung.

Echte Kontrakturen der Extremitäten; Krämpfe.

Zittern der Hände (mit schleimigem Erbrechen und anderen neuro-muskulären Erkrankungen) der Trinker.

Morgendlicher Schwindel, sogar im Bett, der im Freien anhält; dabei Völle im Magen, Flatulenz und Verstopfung.

Konvulsionen, schlimmer bei der geringsten Berührung (*Stramonium*) und bei Zornausbrüchen; von Bewußtseinsverlust begleitet.

Hypochondrie. Vor allem mit Todesfurcht und Neigung zu Selbstmord. Von Magenbeschwerden, Hämorrhoiden und Jähzornanfällen begleitet.

Verdauungstraktus.

Bradydyspepsie. Davon weist Nux vomica alle Symptome auf: Schwere und Schmerz im Magen bei und nach dem Essen und während der ersten Stunde der Verdauung. Die Magengegend ist sehr druckempfindlich, was von Muskelschmerz herrührt (*Bryonia!*). Das Epigastrium ist geschwollen; mehrere Stunden nach dem Essen Druck wie von einem Stein. Verlangen nach Stimulantien.

Dyspepsie verursacht durch starken Kaffee, Alkohol und Liköre. Schwieriges Luftaufstoßen. Brechreiz ohne Erbrechen; Übelkeit am Morgen; Übelkeit und Erbrechen mit viel Luftaufstoßen dabei. *Pyrosis* und herbes, saures *Aufstoßen.* Folgen von zu reichlichem Essen und Überarbeitung (CARTIER).

Magenkrämpfe. Es mag beim ersten Blick sonderbar erscheinen, daß ein und dasselbe Mittel bei zwei so entgegengesetzten Zuständen wie Bradydyspepsie und Magenkrämpfen empfohlen wird; aber man beachte wohl, daß die Brechnuß auf Nerven und Muskeln wirkt und ein Regulator der motorischen Funktionen des Magens zu sein scheint. Jedenfalls ist Nux vomica C 6 ein heroisches Medikament, wenn der Krampf rein neuro-muskulär bedingt ist und nicht sekundär in einer andern Affektion (etwa einem Magengeschwür) seinen Ursprung hat. Die Magenschmerzen beginnen ungefähr eine halbe Stunde nach der Mahlzeit (unmittelbar danach: *Lycopodium, Abies nigra, Nux moschata;* 3 oder 4 Stunden danach: *Kreosot*).

Verstopfung: Die lang verkannte spastische Obstipation ist — wie man jetzt eingesehen hat — sogar bei alten Leuten — viel häufiger als die atonisch bedingte Form. Als wirksamste Mittel hiergegen geben die Allopathen *Belladonna-* und *Brompräparate,* die den Spasmus verringern, ohne ihn zu heilen. Viel mehr erreichen die Homöopathen mit Nux vomica, die, wie wir bei der physiologischen Wirkung sahen, in starken Dosen Spasmus hervorruft. Um den Darmspasmus zu erkennen, lege ich nicht — wie D'ESPINEY — so großen Wert auf die Palpation (die praktisch sehr schwierig ist, weil man oft Muskelkontraktionen der Bauchwand für Darmkontraktionen hält), sondern gebe mich mit klinischen Anzeichen zufrieden. Es handelt sich im allgemeinen um hagere, nervöse, leber- und hämorrhoidenkranke Patienten mit vergeblichem Stuhldrang oder mit häufigem Drang und kleinen Stühlen, bisweilen sogar mit durchfälligen Stühlen. Das Konstriktionsgefühl ist, wenn es auftritt, sehr charakteristisch. Der peinliche Tenesmus dehnt sich bisweilen auf die Blase aus und begleitet die Magenbeschwerden.

Man muß sich sehr hüten, Nux vomica in tiefen Dilutionen zu geben, die den Fall nur verschlimmern würden; C 30 wird am häufigsten gebraucht.

Leberaffektionen, bei Alkoholikern, bei Leuten, die mit Gewürzen oder starken Purgantien Mißbrauch getrieben haben. Die Leber ist geschwollen, hart, druckempfindlich; oft werden stechende Schmerzen angegeben. Häufig begleiten Koliken die Magen- und Gallenbeschwerden.

Hämorrhoiden oder hämorrhoidale Konstitution der Arthritiker: Obstipation mit Tenesmus, Schmerz mehr oder weniger wie bei Analfissur, schmerzhafte, geschwollene Hämorrhoiden, anale Blutungen. Die Begleitsymptome sind folgende: Hypochondrie, Schwindel, okzipitale Kopfschmerzen, Dyspepsie, Epistaxis und andere Hämorrhagien.

Zirkulationsorgane.

Herzklopfen; sehr heftig, besonders nachts und morgens im Bett; mit Angst und Blutandrang zur Brust. Zusammenziehende Schmerzen des Brustkorbs, schlimmer bei Bewegung, oft auch bei Druck und sogar bei Berührung.

Angina pectoris. Ohne pathologischen Befund bei noch jungen, an Hämorrhoiden leidenden Personen oder im Anschluß an eine Aortitis, wenn die Anfälle außerordentlich schmerzhaft und mit beträchtlicher Unruhe gepaart sind.

Hypertonie, ausgesprochen häufig beim Nux vomica-Menschen, der sein Nervensystem und seine Verdauungsorgane überlastet.

Atemorgane.

Coryza wird oft durch Nux vomica C 3 kupiert, sofern man es gleich im Anfang gibt, sobald ein Gefühl von Trockenheit und Kitzel in der Nase auftritt.

Heuschnupfen. CARTIER empfahl den Wechsel von *Nux vomica, Allium cepa* und *Euphrasia* besonders bei Arthritikern.

Asthma. Anfälle, morgens oder nach dem Essen. Die Erstickungsanfälle beginnen mit Niesen, Fließschnupfen und Druckgefühl in der unteren Brustpartie. Kurzer, erschütternder Husten mit schwieriger Expektoration und geringem Auswurf.

Husten, *trocken,* allein oder mit Schnupfen; morgens, um die ersten Tagesstunden und abends; hart, kurz, schütternd fühlbar im Kopf oder in der Nabelgegend. Morgens schwierige, spärliche Expektoration. Husten nach unterdrücktem Hämorrhoidalfluß und bei Personen, die gewohnheitsmäßig schlemmen und mit Wein, Kaffee und Alkohol Mißbrauch getrieben haben.

Verschiedenes.

Rheumatismus der großen Gelenke. Schwellung, mehr blaß und schlimmer morgens: **Myalgie, Lumbago** mit sehr starken zusammenziehenden Schmerzen und Stichen; Schmerzen schlimmer durch Bewegung, durch Berührung; schlimmer morgens im Bett.

Migräne. Beginn morgens beim Erwachen; Übelkeit und selbst Erbrechen während des Anfalles; Besserung durch Bettruhe (C 12 und C 30).

Kopfschmerzen mit kongestiven Wallungen zum Gesicht und Pfortaderstauung bei Hämorrhoiden.

Epistaxis nachts oder morgens; als Vorboten Schmerz und Heißwerden des Kopfes.

Metritis. HARTMANN behauptet, daß Nux vomica C 30 hierfür ein ausgezeichnetes Heilmittel sei; es ist geeigneter bei Metritis der hämorrhoidarischen Frauen mit heftigen Schmerzen und Tenesmus. JOUSSET gibt es dann im Wechsel mit *Belladonna.*

Chronischer Alkoholismus. Gegen die Vergiftungserscheinungen durch Alkohol gab GALLAVARDIN senior mit großem Erfolg Nux vomica C 200. Er gab es auch bei reizbaren, ewig unzufriedenen Leuten.

Hypochondrie. Dafür ist nach JOUSSET Nux vomica das Hauptmittel.

Fieber. Der Kälteschauer geht bis zu Zittern und Zähneklappern, bei lividen Extremitäten, blauen Nägeln, muskulären Zuckungen und Durst. Das Hitzestadium ist dagegen nicht von Durst begleitet. Die Fieberanfälle der Brechnuß treten oft während des Abends auf, was bemerkenswert ist, da es im Gegensatz zu der Morgenverschlimmerung, dem größten Charakteristikum dieses Mittels, steht.

NILO KAIRO erwähnt ein Kältegefühl bei der geringsten Bewegung oder beim Aufdecken als eine sichere Indikation für Nux vomica bei Fiebern.

Dosierung

Die Brechnuß ist in allen Dosen nutzbringend, von 20—30 Tropfen der Urtinktur bis zur C 200 bei Gemütskrankheiten. Die 3., 6. und 12. Dilution scheint größere Wirkung auf den Magen, die 30. auf den Darm zu haben. Neuralgien, Migräne, intermittierende Fieber und die Erkrankungen des Magens werden besser durch die höheren Potenzen geheilt (C 12 und C 30). Nux vomica wird besser am Abend vor dem Schlafengehen eingenommen; morgens würde sie lästige Verschlimmerung hervorrufen. Auch gebe man sie Magenkranken *nicht nach den Mahlzeiten*, weil gerade um diese Zeit die Schmerzen auftreten oder schlimmer werden.

Zusammenfassender Überblick

Nux vomica ist das größte unserer Polychreste. Vor ungefähr 20 Jahren wurde in den homöopathischen Zeitschriften der USA folgende Umfrage gestellt: „Wenn wir nach und nach auf unsere Medikamente verzichten müßten, welches würden wir uns bis zuletzt erhalten, weil wir uns dessen nicht berauben könnten?" Die größte Anzahl der Stimmen fiel auf Nux vomica. Das liegt auf der Hand, wenn man bedenkt, daß dieses Mittel den meisten Beschwerden unseres aufregenden, überlasteten modernen Hetzlebens entspricht und als sicherste Wirkung den pathologischen Typ des „business-man" hervorbringt [„Managerkrankheit"].

ESPANET faßt in seiner originellen Ausdrucksweise die Indikation der Nux vomica in folgenden beiden Worten zusammen: „Erethismus und Gastrizismus."

Hinzufügen wollen wir noch, daß das *größte Charakteristikum der Nux vomica zweifelsohne die Verschlimmerung am Morgen ist.*

Krankengeschichte 68
Supraorbitale Neuralgie

Am 15. Februar 1882 werde ich gebeten, Herrn H. in meine Behandlung zu nehmen. Herr H. ist ein Mann von 64 Jahren; sehr dick, mit sehr gerötetem Gesicht, mit einer sehr ausgedehnten, vielseitigen Tätigkeit; er hat eine alte gichtische Arthritis am rechten Knie.

Seit 3 Tagen wird er jeden Morgen von einer linksseitigen supraorbitalen Neuralgie befallen. Der Schmerz beginnt ziemlich mild mit einem recht ausgeprägten Kältegefühl; er steigert sich allmählich und erreicht seinen Höhepunkt etwa nach 3 Stunden; dann ist er von großer Hitze begleitet; in dieser Stärke besteht er ungefähr eine Stunde lang; dann nimmt er ebenso allmählich wieder ab und verschwindet im Laufe des Nachmittags vollständig.

Diese Neuralgie hat also ein dreistündiges Anschwellen, einen einstündigen Höhepunkt und ein dreistündiges Abklingen. Am 1. Morgen beginnt sie um 9 Uhr, am 2. um 11 Uhr, am 3. wieder um 9 Uhr. Es handelt sich also um eine recht ausgeprägte, intermittierende Neuralgie vom Typ Intermittens tertiana duplicata, was die Verordnung von Chininsulfat in starker [allopathischer] Dosis fordern würde; dieses Medikament würde nach genügend langem Einnehmen die Heilung bringen, und kein Arzt würde die Heilkraft von Chininsulfat bei der Behandlung dieser Art larvierter Malaria leugnen.

Am 3. Tag der Krankheit gebe ich Nux vomica C 6, 2 Tropfen in 100 g Wasser, dreimal je 1 Eßlöffel, in dem Intervall der Anfälle zu nehmen: den ersten unmittelbar vor dem Abendessen, den zweiten beim Zubettgehen (um 10 Uhr), den dritten beim ersten Erwachen in der Nacht.

4. Tag. An diesem Tag soll der Anfall erst um 11 Uhr beginnen. Dieser Anfall bleibt fast völlig aus; er ist durch einige recht erträgliche Stiche angedeutet, die zwischen 11 und 16 Uhr von Zeit zu Zeit erscheinen. Ich bleibe bei der gleichen Verordnung.

5. Tag. Der Anfall tritt wieder um 9 Uhr morgens auf; er ist sehr heftig und dauert bis 16 Uhr. Gleiche Verordnung; aber anstelle von 2 Tropfen der 6. Dilution gebe ich 4 Globuli der 12. in 100 g Wasser.

6. Tag. Kein Anfall. Die Neuralgie wird augenscheinlich dreitägig. Ich gebe wieder Nux vomica C 12.

7. Tag. Der Anfall verzögert sich um 2 Stunden; er ist noch sehr heftig. Der Kranke fühlt sich jedoch wohler. Ich gebe also 4 Globuli der C 30 in 100 g Wasser, in der gleichen Weise einzunehmen.

Von diesem Augenblick an ist die Neuralgie gänzlich geheilt; aus Vorsicht lasse ich Nux vomica C 30 noch 3 Tage lang weiternehmen.

Pierre Jousset

Kommentar. Wenn Sie nach dem Anfall Chininsulfat in 1,5 g-Dosis gegeben hätten, und die Neuralgie wäre verschwunden, würden Sie nicht daran zweifeln, daß das Chininsulfat Ihren Patienten geheilt hätte. Aber Nux vomica in infinitesimaler Dosis!! — Nun aber hatte eben dieser Herr H., sagt Jousset, in seinem Leben 2mal solch eine Attacke der gleichen supraorbitalen Neuralgie, die erste 5 oder 6 Jahre vor der homöopathischen Behandlung. Sie hatte *8 Monate lang nicht nur den großen — während langer Zeit eingenommenen — Dosen von Chininsulfat hartnäckig widerstanden,* sondern auch zahlreichen Morphiumspritzen, Erholungsreisen und Badekuren. Die Behandlung leiteten Delpech und Hillairet, französische Kapazitäten, und erst nach 8monatiger, peinlicher und erfolgloser Behandlung wurde Jousset konsultiert: Dieser heilte sie in wenigen Tagen mit Nux vomica C 12 und C 30.

Außerdem hatte Herr H. im Jahre 1880 nochmals einen Anfall derselben Neuralgie und wurde wiederum durch Nux vomica C 12 und C 30 kuriert. Wenn Sie ehrlich sind, müssen Sie diese Heilung mit infinitesimalen Dosen anerkennen. Ich garantiere Ihnen, daß auch Sie in den Fällen von intermittierender supraorbitaler Neuralgie bei morgendlichen Anfällen mit dem gleichen Mittel in der gleichen Verordnung die gleichen Erfolge haben werden.

Krankengeschichte 69

Millarsches Asthma

Der 4jährige Willie M. wird am 3. Dezember 1863 in meine Sprechstunde gebracht. Bis zum 15. Februar dieses Jahres hat er sich recht wohl gefühlt; danach folgte eine lange Attacke von gastrischem Fieber, von dem er sich zwar schließlich erholte, aber folgende Krankheitsbeschwerden zurückbehielt:

Er leidet an Beklemmungen mit giemender Atmung; letztere ist deutlich wahrzunehmen, solange der Kranke wach ist. Die Beklemmungen werden durch jede Bewegung verschlimmert und endigen in Anfällen von konvulsivischem Husten mit schwieriger Atmung. Die Gesamtheit der Erscheinungen gleicht deutlich dem, was wir Asthma Millari oder Laryngitis stridulosa nennen. Es ist noch zu bemerken, daß die Beklemmung nur dann weicht, wenn das Kind tief schläft. Morgens beim Erwachen hat es immer einen schweren Hustenanfall, bei dem ein wenig dicker Schleim ausgeworfen wird. Der Appetit ist gut, wenn auch ein wenig launenhaft. Der Kleine ist beträchtlich abgemagert, aber in fröhlicher psychischer Verfassung; bisweilen versucht er, sich unter die spielenden Kinder zu mischen, muß es aber bald aufgeben infolge der Atemnot und des Hustens, der durch jede körperliche Anstrengung hervorgerufen wird und ihn sehr anstrengt. Bei der Perkussion und Auskultation findet sich nichts Anormales; das Atemgeräusch ist natürlich von einigen pfeifenden Geräuschen überlagert.

Professor A. CLARK (New York) hat das kranke Kind gesehen und ihm eine sehr ungünstige Prognose gestellt; im übrigen ist es schon von einem homöopathischen Arzt ohne Erfolg vorbehandelt worden. Als es mir anvertraut wird, weiß ich also, daß schon alle Mittel vergeblich versucht sind, deren Symptome dem Millarschen Asthma und der ganzen spasmodischen Affektion der Atemorgane entsprechen. Nach einer kurzen Untersuchung schon ist mir freilich klar, daß für die Symptome dieses Falles keines der verabreichten Mittel eindeutig indiziert war.

Dennoch entschließe ich mich, so exakt wie möglich vorzugehen und den uns von HAHNEMANN für die Krankenuntersuchung und Arzneimittelwahl gegebenen Regeln zu folgen. Alles, was an Vermutungen hinsichtlich des Sitzes und der wahrscheinlichen Natur der Krankheit in meinem Hirn auftaucht, schiebe ich beiseite, untersuche meinen kleinen Patienten sorgfältig und notiere mir folgende Symptome:

1. Mageres Kind mit gelblicher, trockener Haut.
2. Sehr guter Appetit: Er verlangt zu essen, sobald der Hustenanfall beim Erwachen und während des Morgens auftritt.
3. Das rechte Hypochondrium ist hart, aufgetrieben, empfindlich gegen Berührung, schmerzhaft bei Anstrengungen und Husten. Die rechte Schulter ist etwas höher und die Wirbelsäule seitlich verbogen. Bei der Perkussion der rechten Seite Dämpfung, die sich 3 Finger breit unterhalb des Rippenrandes ausbreitet.
4. Aufgetriebenheit des Epigastriums, das bei der Perkussion einen tympanistischen Klopfton ergibt und gegen Berührung empfindlich ist.
5. Viel Kollern im Bauch.
6. Häufiger, erfolgloser Drang zum Stuhl; täglich oder jeden 2. Tag einmal ungenügender, trockener Stuhl.
7. Trockener Husten; zuweilen morgens ein wenig zäher Auswurf; immer morgens beim Erwachen ein Hustenanfall; er muß sich hinsetzen, um husten zu können; der Husten wird ausgelöst durch Essen und Trinken, durch schnelle Bewegung, Anstrengung, Rufen und Sprechen. Beim Husten Schmerzen in der rechten Seite.
8. Beständige Oppression mit pfeifender Atmung, schlimmer durch Bewegung und horizontale Lage, gemildert durch Schlafen.

Bei dem jugendlichen Alter des Kranken ist es unmöglich, viele subjektive Symptome herauszuholen, die gewöhnlich die Individualisierung des Krankheitsfalles und die Bestimmung des entsprechenden Heilmittels erleichtern.

Also lasse ich die ganze Frage nach der Diagnose beiseite und sage mir einfach: „Es handelt sich um ein krankes Kind; ich muß herausbekommen, inwiefern es sich von einem gesunden unterscheidet"; dabei erhalte ich die Reihe der oben angegebenen Symptome; sie sind *undiskutierbare Tatsachen,* lassen keinen Irrtum aufkommen und gründen sich auf reine Beobachtung. Und so versuche ich also ohne Hypothese und Spekulation das Heilmittel zu finden. Und ich finde eines, das eine Reihe von genau entsprechenden Symptomen darbietet. Die Erfahrung berechtigt mich zudem zu der Überzeugung, daß ich mit dieser Wahl das bestmögliche Mittel getroffen habe.

Durch Vergleich der Symptome mit der Materia medica finde ich auf den ersten Blick, daß die Mittel, deren Namen uns bei Asthma Millari und Laryngitis gewöhnlich vorschweben: *Sambucus, Spongia, China, Lachesis, Hepar, Stannum* ... den in Frage kommenden Fall nicht völlig decken, da sie zu den Symptomen Nr. 1, 2, 3, 4, 5, 6 nur sehr wenig Beziehungen haben.

Dagegen entspricht Nux vomica all diesen Erscheinungen voll und ganz, wovon man sich durch Vergleich mit der Materia medica [HAHNEMANN *„Reine Arzneimittellehre",* dritte Aufl., 1830; bis zu 1300 Symptomen!] überzeugen kann. Obendrein hat dieses Mittel sehr heftige Hustenanfälle, morgens sehr früh (676 und 677), ausgelöst durch Bewegung und Anstrengung (670, 671, 672), welche dazu einen Schmerz im Epigastrium hervorrufen (689) und von einem Verlangen nach Essen begleitet sind. Bei Nux vomica findet sich außerdem eine ausgesprochene Oppression.

Die Übereinstimmung zwischen den Symptomen meines kleinen Patienten und denen des Heilmittels ist so vollkommen, daß ich nicht zögere, Nux vomica zu verordnen.

Am 9. 12. gebe ich 4 Pulver C 200 und lasse jeden Abend ein Pulver nehmen; am 10. Tag soll mich der Kranke wieder aufsuchen.

Am 21. 12. berichtet man mir, daß er kein Pfeifen und keine Beklemmung mehr habe; seit 5 Tagen sei auch der Husten weg, er könne lange, fröhlich, ohne Behinderung spielen; die Verdauung sei in Ordnung, er klage nicht mehr über Schmerzen oder Empfindlichkeit im rechten Hypochondrium. Seither hat er nie wieder unter Oppression und krankhaften Zuständen zu leiden gehabt und erfreut sich einer völligen und guten Gesundheit.

Caroll Dunham

Kommentar. Diese Krankengeschichte zeigt sehr deutlich den Unterschied im therapeutischen Vorgehen von Allopathie und Homöopathie. Ein Anfänger in der Homöopathie, d. h. einer, der noch ganz in der offiziellen Methode steckt, hätte — nachdem die Diagnose der Erkrankung einmal feststand — nichts Eiligeres zu tun gehabt, als ein Nachschlagewerk zu ergreifen. Leider besitzt er eins! Und ach! das beste taugt nichts! Er würde dann unter dem Stichwort: Laryngitis stridulosa eine ganze Liste von Heilmitteln gefunden haben, unter denen Nux vomica mit großer Wahrscheinlichkeit gefehlt hätte. In der Tat gibt Jousset für diese Affektion folgende Mittel an: *Spongia, Hepar sulfuris, Corallium* und *Cuprum;* Fortier-Bernoville: *Aconit, Allium cepa, Corallium, Cuprum, Drosera, Belladonna* und *Sambucus;* Richard Hughes: *Clorium* [= Aqua chlorata], *Sambucus, Corallium, Ignatia, Jodium, Moschus, Belladonna* und *Cuprum;* und schließlich Prost-Lacuzon (nach Teste) *Corallium* und *Opium.*

Ganz anders geht nun ein so erfahrener Homöopath wie Caroll Dunham vor. Zunächst stellt er die Diagnose; danach aber betrachtet er sich den Kranken und nicht die Krankheit. So führt ihn die minutiös genaue Untersuchung des Patienten und die vollständige Sammlung aller seiner krankhaften Symptome wirklich zum *Simillimum.* Dieses allein konnte den Kranken heilen und war in diesem Falle . . . *Nux vomica.*

Werfen Sie mir nicht ein, die Handhabung dieser Methode sei zu schwierig, wenn nicht gar unmöglich. Im Gegenteil, diese schöne Heilung wäre sogar einem Anfänger bei einer bloß elementaren Kenntnis der Materia medica leicht möglich gewesen. In der Tat nämlich findet sich unter den Symptomen des Patienten das eine „*Der Hustenanfall beginnt am Morgen*". Nun ist aber „morgendliches Auftreten oder morgendliche Verschlimmerung eines Symptoms" das stärkste Charakteristikum von Nux vomica, dieses wichtigsten und gebräuchlichsten aller unserer Heilmittel. Wer diese „key-note", dieses Schlüsselwort wußte, brauchte nur eine Arzneimittellehre aufzuschlagen, um sich zu überzeugen, daß Nux vomica auch den anderen Symptomen des Kranken entsprach. Und das wäre doch wirklich nicht schwierig gewesen!

Opium

Opium. Homöopathisches Synonym: **Thebaïcum** — ist der aus den eingeritzten grünen Köpfen von Papaver somniferum (Gartenmohn) fließende und dann getrocknete Saft. Die einjährige Pflanze gehört zur Familie der Papaveraceen. Die hauptsächlichsten Opiumlieferanten sind die Türkei, Ägypten, Persien, Indien und Griechenland.

Die Tinktur wird durch Mazeration des Smyrna-Opiums in Alkohol bereitet. Die Verreibungen werden aus pulverisiertem eingetrocknetem Opium hergestellt.

Die Pathogenese von Opium findet sich in HAHNEMANN *„Reine Arzneimittellehre"*.

Physiologische Wirkung

Die chronische Form der Opiumvergiftung ist allbekannt; man begegnet ihr [in Frankreich] fast täglich. Die Gewöhnung an Opium tritt sehr rasch ein, so daß die Süchtigen bald 1 oder 2 g eines Morphiumsalzes in subkutaner Injektion vertragen können. Die anfängliche Euphorie und angenehme Trunkenheit wird jedoch bald durch Zustände verdrängt, die den orientalischen Opiumessern und -trinkern schon lange bekannt, seit dem modernen Morphinismus aber noch eingehender studiert worden sind (LEVINSTEIN). Diese Zustände sind sehr verschieden und sehr zufallsbedingt; die wichtigsten seien genannt: Schlaflosigkeit oder außerordentlich leiser Schlaf, Hyperästhesie der Fußsohlen, Schwindelanfälle, Ohnmachten, verengte Pupillen, tonische und klonische Krämpfe und Muskelzittern. Zu diesen Symptomen kommen noch psychische Störungen: intellektueller und moralischer Verfall, Stumpfsinn, Halluzinationen und Selbstmordgedanken. Dies alles zusammen ergibt den Symptomenkomplex, der unter dem Namen *„chronischer Morphinismus"* bekannt ist. Um das Bild zu vervollständigen, müssen wir noch folgende Züge hinzufügen: Abmagerung und Marasmus, intermittierendes oder pseudokontinuierliches Fieber, asthmatische Beklemmung, Anorexie, Obstipation, verschiedenartige Ausschläge, Albuminurie, Impotenz, Amenorrhoe und Neigung zu Abort.

Nicht nur die plötzliche, sondern auch die allmähliche Entziehung des Giftes bewirkt nie ausbleibende Störungen von ziemlicher Gleichförmigkeit: völlige Schlaflosigkeit, bisweilen tödliche Ohnmachten, Pupillendilatation, außerordentlich heftiges allgemeines Zittern und Spasmen; Halluzinationen, Illusionen und Wahnideen; Anzeichen von Hirnkongestion (schon in den ersten Stunden!); später allgemeines Erkalten; rasch vorübergehende Beschleunigung, danach Verlangsamung und Unregelmäßigkeit der Herzkontraktionen; beständiger Durchfall, purpurrote oder zyanotische Verfärbung der Haut; geschlechtliche Erregung; Nymphomanie. Das Leben ist vor allem gefährdet durch das akute *Delirium tremens*, das 6 bis 12 Stunden nach der Giftentziehung eintritt und durch den *komatösen Kollaps*, der erst am 2. oder 3. Tage auftritt.

Während der chronische Morphinismus hauptsächlich das Bild allmählicher Vergiftung entwickelt, scheint die Entziehung das Bild der akuten Vergiftung wiederzugeben: nämlich die Symptome funktioneller Erregung, die in der primären akuten Vergiftungsphase für die Beobachtung zu rasch vorüberziehen: akutes Delirium, Steigerung der Reflexe und sexuelle Erregung.

Tatsächlich hat man an Versuchstieren nachgewiesen, daß bei der akuten Vergiftung die beiden Formen funktioneller Störung beständig aufeinander folgen: zunächst Erregung, danach Depression. Doch fehlt die Erregungsphase völlig, wenn man sehr starke Dosen auf einmal in den Organismus einführt.

Die Sektionen nach akuter Vergiftung haben unter vielen anderen Störungen eine sehr beträchtliche Kongestion von Hirn und Lungen ergeben. Im Hirn fand sich eine seröse Infiltration im Subarachnoidalraum oder kapillare Apoplexie. Bei chronischer Vergiftung war das arterielle System des Gehirns und des Markes vollkommen anämisch mit sehr leichter Kongestion der Nervenstränge.

Die primären Wirkungen des Opiums in *starken* allopathischen *Dosen* sind: komatöser Schlaf, dunkelrotes und infolge der Gefäßerweiterung aufgedunsenes Gesicht; injizierte, halb geöffnete Augen, kontrahierte Pupillen; Haut mit warmen Schweißen bedeckt; voller, langsamer Puls; schnarchende Atmung infolge Lähmung des Gaumensegels; keinerlei Schmerzen, keinerlei Klagen; Lähmung, die Stuhl- und Urinverhaltung zur Folge hat; doch kann eine Lähmung der Sphinkteren unfreiwilligen Stuhl- und Wasserabgang verursachen.

Die sekundären oder reaktiven Wirkungen, wohl verstanden bei starken Dosen, sind: Delirium, Schlaflosigkeit, Zittern, mit einem Wort: Erregung.

Die Opiumwirkungen *bei mäßigen Dosen* gleichen nach dem Rausch völlig den Folgen einer starken alkoholischen Ausschweifung: Übelkeit, Anorexie, Kopfschmerz, Apathie, Schlaflosigkeit und Verstopfung. Die Opiumesser weisen sie in besonders starkem Maße auf. Es scheint also, daß die volle Wirkung einer Dosis Opium ganz genau entgegengesetzte Wirkung hervorbringt, je nachdem, in welchem Moment man sie beobachtet, von der Erregung mit Völle der Gefäße bis zu dem gegenteiligen Zustand.

Modalitäten

Verschlimmerung: Durch Wärme; während und nach Schlaf (*Apis, Lachesis*).
Besserung: Durch kalte Speisen und Getränke; beim Spazierengehen.

Leitsymptome

1. Völliges Fehlen von Schmerzen.
2. Die Haut ist sehr warm und schweißbedeckt, jedoch nicht an den unteren Gliedmaßen.
3. Tiefer Stupor mit dunkelrotem Gesicht und schnarchender Atmung.
4. Außerordentlich starke Pupillenkontraktion.
5. Umgekehrte Peristaltik und Erbrechen von Stuhlmassen.
6. Ist schläfrig, kann aber nicht einschlafen; hört Geräusche, die gewöhnlich nicht wahrgenommen werden, oder befindet sich in einem Zustand ständiger Somnolenz.
7. Fehlen der Lebenskraft; abgestumpfte Moral; die „größten Lügner der Welt".
8. Schreckvorstellungen, Zuckungen: Die Erinnerung an einen überstandenen Schrecken klingt nicht ab.
9. Puls fast immer verlangsamt.

Hauptsächliche Indikationen

Verstopfung. a) Bei Darmverschluß mit rotem Gesicht, aufgetriebenem, hartem Leib und Koterbrechen; b) bei Verstopfung infolge von [atonischer] Stuhlanhäufung ohne jeden Drang, c) bei allen Folgen von reflektorischer Schädigung der Darmfunktion durch Operation, Geburten, die eine Darmatonie mit Stuhlanhäufung zur Folge haben; d) bei gelegentlicher Stuhlverhaltung von alten Leuten und Kranken, die wegen Krankheit oder Verletzung an das Bett gefesselt sind.

Das völlige Fehlen von Stuhldrang und die beträchtliche Stuhlanhäufung im Darm sind die beiden Hauptmerkmale.

Bleikolik. Dafür ist Opium bei den Homöopathen das Hauptmittel, nicht nur, weil es die Verstopfung heilt, sondern weil, wie HAHNEMANN sagt, die charakteristischen Leibschmerzen eine der ersten Wirkungen dieses Mittels sind.

Delirium tremens. Man beachte, daß die Hauptwirkungen von Opium den Wirkungen der chronischen Alkoholvergiftung sehr ähnlich sind.

Hirnkongestion. Bewußtseinsverlust, Koma oder Delirium, untermischt mit Schlafsucht und ängstlichen Schreckhalluzinationen, dunkler Röte oder außerordentlicher Blässe des Gesichts und Stertor. Die homöopathische Wirkung ist um so sicherer, wenn eine Temperatursteigerung, beschleunigter Puls, beschleunigte Atmung und reichlicher Schweiß vorliegen. Die Pupillenkontraktion vervollständigt den Komplex dieser Symptome, die schon HAHNEMANN deutlich und präzise angegeben hat. Man begegnet ihnen häufig nicht nur bei Hirnerkrankungen, sondern auch bei einer Reihe ernster, maligner Krankheiten, anhaltenden und mit Ausschlag auftretenden Fiebererkrankungen, Phlegmasien usw.

Man gebe Opium auch bei passiven Hirnkongestionen mit Somnolenz nach dem Essen bei zu Apoplexie Prädisponierten.

Einige Autoren raten dazu, Opium auch noch nach erfolgter apoplektischer Hirnblutung zu geben (?).

Fieber. Opium ist nach HAHNEMANN spezifisch bei den „hitzigen Fiebern mit klagenloser, betäubungsähnlicher Schlafsucht unter Schnarchen mit halboffenem Munde und Zucken der Glieder mit brennender Hitze des schwitzenden Körpers".

Bei unseren Prüfern verursachte Opium etwa nach einer Stunde Fieberanfälle mit folgendem Charakteristikum: auffälliger Durst während des Frostschauers, aber Durstlosigkeit während der Fieberhitze.

Kopfschmerz. Schwerer Kopf. Schmerz im Hinterkopf, der sehr schwer erscheint (*Gelsemium*).

Husten. Trocken, spastisch, bei Nacht, ohne Auswurf, ausgelöst durch einen Kitzel in der Luftröhre, besser durch Wassertrinken. Echtes Bronchialasthma. Hustenanfälle mit Gähnen, jedesmal vor und nach dem Husten.

Dosierung

Bei schwerer Verstopfung gebraucht CARTIER die 3. Centesimale in Pulvern von 0,15 g.

PIEDVACHE gibt an, daß im allgemeinen höhere Potenzen erfolgreicher seien.

Zusammenfassender Überblick

Komatöser oder soporöser Schlaf ohne Schmerzen und Klagen; tiefe, schnarchende Atmung; dunkelrotes Gesicht, kongestionierte, halbgeöffnete Augen; kontrahierte Pupillen; warme Schweiße. Alle diese Symptome indizieren Opium bei jeder Krankheit. Verstopfung ohne jeden Drang. Bleikolik. Volvulus.

Krankengeschichte 70

Verstopfung

Herr D. ist ein 70jähriger, armer alter Mann, den ich von Zeit zu Zeit in der unentgeltlichen Sprechstunde des St. Lukas-Hospitals behandle. Abgesehen von einer leichten Arteriosklerose, einem leichten Bronchialkatarrh und einem chronischen Rheumatismus ist seine Gesundheit im allgemeinen recht gut; seit einigen Wochen ist er sehr mager und schwach geworden und klagt über Verdauungsstörungen ohne eigentliche Verstopfung.

Am 31. Januar 1912 werde ich eilig zu ihm gerufen. Ich finde ihn in einem außerordentlich ernsten Zustand: Das Gesicht ist sehr leidend; der Leib über die Maßen aufgetrieben; er klagt über eine hartnäckige Verstopfung mit völliger Stuhl- und Windverhaltung seit etwa 3 Tagen; seit gestern Abend erbricht er beständig; das Erbrochene ist seit einigen Stunden schwärzlich geworden und enthält Kot und Blut. Er hat heftige Koliken; der Puls ist beschleunigt und fadenförmig.

Ein allopathischer Kollege hat ihn am Abend vorher, als der Zustand noch nicht so bedrohlich war, besucht, eine ernste Prognose gestellt und von der Notwendigkeit eines chirurgischen Eingriffs gesprochen. Tatsächlich bietet der arme Mann in diesem Augenblick alle Anzeichen eines völligen Darmverschlusses. Wenn sich der Zustand nicht bald bessert, steht wahrscheinlich ein böses Ende bevor, wofern nicht eine Operation den Darm wieder in Ordnung bringt. Aber in seiner Wohnung kann man den Kranken nicht operieren; zudem lehnt er die Krankenhauseinweisung ab und will lieber in seinem armseligen Heim sterben.

Ich kann nichts anderes tun, als ihm Eisgetränke, einen Öleinlauf, ferner Opium C 12 in einer Mixtur verordnen; von letzterer lasse ich ungefähr halbstündlich einen Teelöffel nehmen; ich verberge meine Sorge vor seinen Angehörigen durchaus nicht. Weil niemand kommt, um mir seinen Tod mitzuteilen, gehe ich am nächsten Morgen wieder hin und habe die Freude, ihn ein wenig wohler zu finden. Das Erbrechen hat aufgehört, die Schmerzen sind weniger heftig. Der Puls ist nicht schwächer geworden; nichtsdestoweniger ist der allgemeine Zustand noch ernst, das Gesicht ist sehr angstvoll, und es sind weder Stuhl noch Winde abgegangen. Ich gebe Opium weiter und zwar in C 6.

Am nächsten Morgen wird mir im Krankenhaus Bescheid gegeben, daß sein Zustand sich verschlechtert habe. Der Kranke sei viel ängstlicher und schwächer geworden. Immer noch bestehen die Anzeichen von Darmverschluß; doch hätte er seit Beginn der homöopathischen Behandlung nicht mehr erbrochen. Trotz des bedrohlichen Ernstes der Lage verliere ich die Hoffnung nicht, gebe Opium C 6 weiter und verspreche für den nächsten Morgen meinen Besuch.

Welch eine Freude beim Eintritt in die armselige Wohnung! Ich finde den Kranken völlig verändert. Man erzählt mir, daß er gestern Abend plötzlich Abgang von Winden und Stuhl gehabt habe; 10 schwärzliche Stühle und beträchtliche Windabgänge. Sein Leib ist ganz weich; er empfindet keinen Schmerz, nur eine große Schwäche, wie man sie nach einem so schweren Zustand wohl erwarten kann.

Die Besserung hält an. Der Kranke geht regelmäßig zu Stuhl, kann jeden Tag ein wenig aufstehen und essen; er ist also auf dem Wege zur völligen Wiederherstellung.

Man lese die Pathogenese von Opium bei HAHNEMANN nach: „Drücken und pressendes

Auftreiben des Unterleibs bis zum Erplatzen" — „Im Magen und im Darm Anhäufung von Blähungen" — „Anhaltendes Erbrechen" — „Zehntägige Leibesverstopfung, die mit dem Tode endigte".

Ist das nicht das Bild unseres armen Kranken, der mit homöopathischen Dosen von Opium so wunderbar geheilt wurde?

CH. BERNAY (Lyon)

Petroleum

Petroleum, Oleum petrae album. Mineralisches Öl von dunkelbrauner Farbe und sirupartiger Konsistenz.

Zum homöopathischen Gebrauch verwendet man die weiße Sorte des Petroleums. Die Potenzen werden als Verreibungen, vorzugsweise aber auch als alkoholische Dilutionen mit 96%igem Alkohol hergestellt.

Die Pathogenese findet sich in HAHNEMANN „Chronische Krankheiten".

Physiologische Wirkung

In starken Dosen wirkt Petroleum besonders auf den Verdauungskanal; es reizt die Schleimhaut heftig und verursacht dadurch reichliches Erbrechen und Durchfall.

Die Arbeiter der Petroleumquellen neigen zu Hautausschlägen, wie Pusteln, Bläschen und Ekzemen. Die Haut wird rauh und trocken; es bilden sich darin tiefe Schrunden und Risse, die bluten und eitern.

Modalitäten

Verschlimmerung: *Im Winter;* in kalter Luft; vor und während eines Gewitters; beim Fahren im Wagen [in der Eisenbahn, durch Seereisen]; durch fette Speisen und *Kohl.*

Besserung: In warmer Luft; beim Essen.

Leitsymptome

1. Verschlimmerung beim Fahren im Wagen, in der Eisenbahn, im Schiff [Flugzeug!] (*Tabacum, Cocculus*).

2. Die meisten Symptome sind im Winter schlimmer, besonders die Hauptsymptome.

3. Empfindlichkeit der Haut, die geringste Wunde eitert.

4. Heißhunger.

5. Im Delirium glaubt er, daß eine Person neben ihm liege, daß er doppelt sei oder daß eines seiner Glieder doppelt sei.

6. In den Straßen verliert er die Orientierung.

7. Kältegefühl in der Herzgegend (*Carbo animalis, Natrium muriaticum*).

8. Der Urin fließt nach dem Wasserlassen Tropfen für Tropfen ab.
9. Schweiße der Achselhöhlen von durchdringendem Geruch, der den Kranken zum Verzweifeln bringt.

Eigentümliches Symptom: Bei chronischer Gonorrhoe Jucken in der hinteren Hälfte der Urethra.

Schmerzen: Ziehend; treten plötzlich auf und verschwinden plötzlich.
Stühle: Diarrhoe nur während des Tages, vorher Koliken. Durchfall gelb und wässerig, in einem Guß; häufig nach Genuß von Kohl, aber auch nach Unterdrückung eines Ausschlages.
Regel: Verfrüht; das Menstrualblut ruft Jucken hervor. Reichliche, eiweißartige Leukorrhoe.

Hauptsächliche Indikationen

Hauterkrankungen. Ekzem der behaarten Kopfhaut, hinter den Ohren, am Skrotum, am After, an den Händen, Füßen und Beinen. Die Hände sind aufgesprungen, blutig, rissig, ihre Haut von Rhagaden durchzogen, die Fingerspitzen sind rissig und aufgesprungen. Frostbeulen mit Jucken und Brennen. Stinkende Schweiße unter den Achseln und an den Füßen. Man übersehe niemals die Verschlimmerung im Winter!
Dyspepsie. Heißhunger während der Nacht. Muß aufstehen und etwas essen. Gastralgie mit ziehenden Schmerzen, wenn der Magen leer ist; besser beim Essen (*Anacardium, Chelidonium*).
Schwindel beim Aufstehen, ähnlich wie bei *Bryonia*.
Seekrankheit. Petroleum hat, wie *Cocculus* und *Tabacum*, Übelkeit, Erbrechen, Schwindel bei Wagen- oder Schiffahrten [Flugreisen!].
Chronischer Rheumatismus. Wenn das Symptom „Krachen in den Gelenken" vorliegt, wie bei *Causticum*.
Chronische Schleimhautkatarrhe (Urethra, Uterus, Darm, Bronchien und Blase).
Husten. Bei grippöser Tracheitis mit schmerzhafter Erschütterung des Kopfes (*Bryonia*). — Trockener, ermüdender Husten: nachts, wenn man ausgestreckt liegt.
Okzipitalkopfschmerz. Der Hinterkopf ist schwer und lastet wie Blei.
Fieber. Abends, nach Frostschauer Hitze des Gesichtes bei kalten Füßen. Unmittelbar nach dem Frost Schweiße.

Dosierung

Petroleum wird in allen Dosen gebraucht; doch sind die ganz tiefen Verdünnungen die gebräuchlichsten; auch Dr. DRYSDALE bestätigt, daß er es bei tropfenweiser Anwendung der reinen Substanz wirksamer fand als früher [in Potenzierung] und in dieser Form bei chronischem Katarrh, Frostbeulen, Schrunden und Taubheit sowie Ohrgeräuschen ausgezeichnete Erfolge erzielt habe (JOUSSET).

Zusammenfassender Überblick

Petroleum ist eines unserer besten Antipsorika. Es verdient, neben *Sulfur, Graphit, Causticum* und *Lycopodium* zu stehen. Die Ausschläge, die es hervorbringt und heilt, sind denen von *Graphit* sehr ähnlich. Seine Wahl ist häufig erleichtert durch die charakteristische Modalität: Verschlimmerung vieler Beschwerden, vor allem der Hautausschläge, im Winter (*Aloe, Alumina, Psorinum*). Petroleum verursacht Schleimhautkatarrhe, besonders der Harnwege.

Krankengeschichte 71

Incontinentia urinae

Ich wurde zu einem Mann gerufen, der in der Vollkraft seiner Jahre wegen eines Blasenleidens das Bett hüten muß. Er ist gezwungen, beständig eine Bettflasche zwischen den Beinen zu haben, da ihm Tropfen für Tropfen, bei Tage wie bei Nacht, unfreiwillig Urin entweicht.

Es würde zu lange dauern, wenn ich die ganze Krankengeschichte erzählen wollte, jedenfalls hatten die allopathischen Ärzte den Fall unter die Kategorie der Blasenlähmungen eingereiht.

Es genügt uns, zu wissen, daß er früher Harnverhaltung hatte und anfallsweise von Blasenfieber befallen wurde, das der behandelnde Arzt, ein Professor der medizinischen Fakultät, für ein nervöses Fieber hielt.

Ich frage hin und her und erfahre, daß der Kranke während der Fieberanfälle die *irrige Empfindung hat, es läge eine Person neben ihm.*

Man lese die Pathogenese von Petroleum unter den Gemütssymptomen nach, und Sie werden verstehen, warum mir dieses Mittel bei dem eben beschriebenen Fall eine Radikalheilung einbrachte.

J. Favre

Kommentar. Das eigentümliche Charakteristikum „der Kranke bildet sich ein, daß eine andere Person neben ihm läge", ist sehr wertvoll. Es hat sehr häufig die Anwendung von Petroleum veranlaßt und große Erfolge eingebracht. Ich könnte zahlreiche Beispiele auch aus meiner eigenen Praxis dafür anführen. Kürzlich noch teilte mir Ed. Vannier (Rouen) einen sehr interessanten Fall mit, der dem von Favre sehr ähnlich ist. „Ein siebzigjähriger, hemiplegischer Kranker, der Stuhl und Harn unter sich ließ, wies seit einiger Zeit eine seltsame Wahnvorstellung auf; obgleich in seinem Zimmer allein untergebracht, klagte er darüber, daß sein Nachbar sein Bein an die Stelle des eigenen (des Patienten) Beines lege." Petroleum C 6 brachte diese Wahnvorstellung in einigen Tagen zum Verschwinden. Einige Monate später bekam er eine Blaseninfektion mit Urinverhaltung. Mit Recht glaubt Vannier, daß schon z. Zt. des Petroleum-Deliriums diese Blasenstörung latent vorhanden gewesen sei.

Phosphorus

Phosphor. Element der Metalloidgruppe, das man heutzutage aus Knochen gewinnt. Es wurde 1669 von BRANDT und KUNKEL, gleichzeitig unabhängig voneinander, im Urin entdeckt. Die Potenzen werden mit alkoholisiertem Glyzerin hergestellt. Die erste Dilution, die man auf diesem Wege erhält, entspricht der 3. Dezimale. Verreibungen stellt man heute nicht mehr her wegen der Unbeständigkeit des Phosphors, der bei der Verreibung augenblicklich in phosphorige und phosphatische Säure zerfällt.

Die Pathogenese des Phosphors findet sich in HAHNEMANN *„Chronische Krankheiten"*.

Physiologische Wirkung

Der Phosphor wirkt vor allem auf das *Nervensystem*, und zwar zunächst erregend, später, sobald er organische Veränderungen hervorgerufen hat, lähmend. Im ersten Stadium treten auf: Unruhe, sexuelle Erregung, Hyperästhesie aller Sinne, brennende Hitze usw.; im zweiten Stadium: Apathie, Trägheit, Langsamkeit im Sprechen, Gleichgültigkeit usw.

Der Phosphor *zersetzt das Blut*, indem er es flüssiger und schwerer gerinnbar macht. Aus dieser Erkenntnis heraus gibt CHAVANON am Vorabend jeder Mandel- und Polypenoperation eine Gabe Phosphorus C 30, dann vom Erwachen an jede Stunde 2 Granula China C 6; wenn er etwa gegen 10 oder 11 Uhr morgens operiert, arbeitet er „fast trocken". Gleichzeitig bewirkt Phosphor in dem einen oder anderen Organ Hyperämie, und zwar mehr durch Stauung als durch aktive Kongestion.

Außerdem verursacht Phosphor *fettige Degeneration*, die alle Organe befallen kann, besonders aber die Leber und die Niere.

Der Phosphor hat eine elektive Wirkung auf die *Leber*. TARDIEU, CORNIL und RANVIER haben nachgewiesen, daß das Volumen der Leber nach Phosphorabsorption zunimmt und ihre Färbung hellgelb wird, etwa butter- oder zitronenfarben; wenn man sie durchschneidet, so ist sie von weicher Konsistenz und macht das Messer fettig; die Gallenwege enthalten Schleim; es besteht ein Katarrh der Leberkanälchen; es handelt sich also um eine verfettete Leber. Daher gebraucht man Phosphor bei Zirrhose, bei akuter Leberatrophie, bei Stauungsleber, bei Amyloidose der Leber, bei Hepatitis und bei mechanisch-funktionellem wie bei hepatogen-organischem Ikterus.

Die *Nieren* sind verschiedenartig erkrankt. Im allgemeinen sind sie vergrößert, von gelblichweißer Farbe mit einigen oberflächlichen Hämorrhagien der Kapsel. Mikroskopisch beobachtet man fettige Degeneration, besonders der tubuli contorti, aber auch der anderen Nierenkanälchen und selbst der Malpighischen Körperchen. Man muß also an Phosphor bei den Krankheiten denken, die unter dem allgemeinen Begriff der „Brightschen Krankheit" zusammengefaßt sind.

Phosphor reizt die *Genitalorgane* beider Geschlechter, ruft bei der Frau Nymphomanie und beim Manne Satyriasis hervor.

Am *Kehlkopf* bewirkt Phosphor Entzündung wie kein anderes unserer Medikamente; auch besitzt er eine bemerkenswerte Beziehung zu den tieferen Geweben des *Auges*.

Schließlich beeinflußt der Phosphor auch die *Knochen* — nach den Untersuchungen von COURTOIS-SUFFIT und HENRI MARTIN übersteigt der Demineralisatiohskoeffizient der Phosphorarbeiter die normalen Werte —; vor allem ruft er Nekrose, besonders des Unterkiefers hervor. Daher verwendet man Phosphor mit Erfolg bei Karies der Wirbelsäule und bei Gelenkerkrankungen, wobei er als Komplement von *Silicea* letzterer gut folgt [und umgekehrt].

Typ

Der Phosphor-Typ begegnet dem Arzt sehr häufig; es ist der „Schwindsuchtskandidat": meist ein Mensch von hohem Wuchs, der zu rasch in die Höhe geschossen ist; er neigt zu vornübergebeugter Haltung. Der Brustkorb ist eng und flach, die Schulterblätter springen vor, die Kehle ragt deutlich aus dem Hals heraus, das Gesicht ist lang und mager. Die Haut ist fein, die Wimpern sind lang, die Haare weich und häufig rötlichblond. Röte und Blässe wechseln rasch im Gesicht, es zeigen sich fleckenförmige Rötungen auf einer Backe oder auf beiden zugleich. Diese Menschen sind sensibel, zärtlich und besitzen eine lebhafte Intelligenz.

„Der Phosphor-Typ entspricht dem respiratorischen Typ mit übermäßig entwickeltem Hirn" (nach D'ESPINEY). Da der Phosphor-Typ aber asthenisch ist, scheut er geistige Anstrengung.

Phosphor paßt auch bei Menschen mit gelblich-anämischem, wächsernem Teint mit Schwellung des ganzen Gesichtes, besonders der Partie um die Augen herum (Oberlider: *Kalium carbonicum*; Unterlider: *Apis* [und *Arsenicum*]).

Häufig weist der Phosphor-Kranke eine hämorrhagische Diathese auf, „die geringste Wunde blutet stark".

Außerdem ist er nervös und ungeheuer empfindlich gegen äußere Einflüsse; die elektrischen atmosphärischen Spannungsschwankungen machen ihn ängstlich, furchtsam und verschlimmern seine Symptome. In Dunkelheit und Dämmerung überkommt ihn ein Zustand von Unruhe und Angst. Oftmals besteht geschlechtliche Erregung. Spasmen der Lider und anderer Muskeln sind häufig, auch Zuckungen wie „elektrische Stöße" im Moment des Einschlafens.

Seiner Gemütsverfassung nach hat der Phosphor-Mensch eine hohe Meinung von sich, die sich manchmal bis zum Größenwahn steigert.

Modalitäten

Verschlimmerung: *Während gewittrigen Wetters;* durch geistige Anstrengung; *durch Liegen auf der linken Seite;* abends in der Dämmerung.

Besserung: Durch kalte Speisen und Getränke, die ausgebrochen werden, sobald sie im Magen warm geworden sind; durch Liegen auf der rechten Seite; nach Schlaf.

Vorherrschende Angriffsseite: Rechts.

Leitsymptome

1. Gefühl von Brennen in verschiedenen Körperteilen, das fast ebenso ausgeprägt ist wie bei *Arsen* und *Sulfur*. Man kann es überall antreffen, besonders aber längs der Wirbelsäule, zwischen den Schultern und an den Händen. Das Brennen der Hände ist für Phosphor ebenso bezeichnend wie das Brennen der Füße für *Sulfur*. Die Füße sind bei Phosphor meist kalt.

2. Neigung zu Blutungen: Die unbedeutendste Wunde blutet stark und lange.

3. Hypersensibilität aller Sinne.

4. Hunger, besonders nachts, der sich bis zu Heißhunger steigern kann. Er hat Verlangen nach kalten Speisen [und Getränken], die ihm Linderung zu verschaffen scheinen, die aber ausgebrochen werden, sobald sie im Magen warm geworden sind.

5. Durst, schlimmer zwischen 15 und 18 Uhr. Der Kranke fühlt sich nach dem Trinken von kaltem Wasser wohler, bis dieses im Magen warm geworden ist, dann wird es heftig erbrochen.

6. Leeregefühl im ganzen Abdomen; kein anderes Heilmittel hat dieses Symptom so ausgeprägt wie Phosphor.

7. Sehr schmerzhafter Larynx.

8. Atemnot, besonders beim Treppensteigen.

9. Beklemmung und Schweregefühl auf der Brust bei Lungenerkrankungen, besonders bei Pneumonie. Diese Empfindung ist äußerlich, als läge ein Gewicht *auf* der Brust; Phosphor unterscheidet sich also von Sulfur, bei dem das Schweregefühl innerlich ist und *in* der Brust, zugleich mit Brennen, empfunden wird.

10. Während eines Gewitters Unruhe und Angst.

11. Sehr empfindlich gegen Gerüche und Düfte (*Ignatia*).

Schmerzen: Reißend, lanzinierend, von Muskelzuckungen begleitet; blitzartige Schmerzen.

Stühle: Dünn, lang, trocken, steif und hart wie Hundekot; ihre Entleerung ist mühsam.

Durchfall häufig morgens; profus, wie aus einem Leitungshahnen schießend; wässerig, mit sagoartigen Körnchen, oder ruhrartig mit weit offenem Anus. Chronische Diarrhoe ohne Schmerz mit Inkontinenz des Rektums; dabei Ermattung und Erschöpfung. Die Stühle werden, sobald sie im Rektum ankommen, zwangsläufig entleert.

Regel: Sehr verfrüht [also häufig] und spärlich; obwohl sie zu lange dauert, ist sie nicht profus. Muß vor der Regel weinen. Profuse, heftig brennende, ätzende Leukorrhoe an Stelle der Regel. Amenorrhoe mit vikariierenden Blutungen. „*Phosphor muß bluten*" sagt NASH.

Hauptsächliche Indikationen

Nervenerkrankungen.

Ataxie, besonders, wenn im Anfang der Erkrankung eine sehr starke sexuelle Erregung bestand.

Schwindel, besonders bei Greisen mit Blutandrang zum Kopf. Das Gefühl von Brennen im Hirn ist sehr ausgeprägt: Hitze und Kongestion scheinen längs der Wirbelsäule in die Höhe zu steigen.

Chorea, wenn sie bei zu schnell wachsenden Kindern auftritt.

Gehirnerweichung in der letzten Phase: Der Kranke scheut jede geistige und körperliche Arbeit; große Gleichgültigkeit.

Epilepsie, wenn nach dem Absetzen von Brompräparaten die Anfälle wiederkommen (*Zincum, Lachesis*).

Leberstörungen.

Phosphor ist mit *Aconit* das Hauptmittel des **Icterus gravis**; besonders indiziert bei **fettiger Entartung der Leber.**

Nierenerkrankungen.

Es kann in allen Formen der **Brightschen Krankheit** angezeigt sein, besonders, wenn Blut im Urin ist. Der Urin ist reichlich und enthält zahlreiche Zylinder.

Erkrankungen der Atemorgane.

Tuberkulose. Der Phosphor-Kranke hat vorwiegend Durchfall, eine wächserne, ödematöse Haut, eine schwärzliche, depapillierte [glatte, trockene, rote] Zunge, Neigung zu Bluthusten und, bei schwerer Erkrankung, ein typhöses Aussehen. Bei Tuberkulose kann die 3. Centesimale die Tagesdosis sein, während die 30. — da sie bisweilen heftige Reaktionen auslöst! — nur in sehr großen Intervallen verabreicht werden darf. Im ganzen genommen nähert sich der Phosphor als Medikament dem Tuberkulin; seine Wirkung auf den Organismus entspricht angeblich einer [positiven] serodiagnostischen Reaktion [auf Tbk].

Pneumonie, zentraler gelegen als die von *Bryonia* und [deshalb] mit geringerer Intensität der Seitenstiche. Es besteht ein deutlich abgrenzbarer pneumonischer Herd; außerhalb dieses Herdes ist die Lunge jedoch nicht angegriffen. Tessier hatte die Gewohnheit, tagsüber *Bryonia* und nachts *Phosphor* zu geben.

Spleno-Pneumonie [„Splenisation" der Lunge im Gefolge von hypostatischer, atelektatischer Lungenveränderung bei Geschwächten und Senilen]. Phosphor wirkt anscheinend am kräftigsten auf die hepatisierten Stellen. Man muß auch an *Hepar sulfuris* und an *Chelidonium* denken, wenn die Hepatisation an der Basis der rechten Lunge, also in Lebernähe, entwickelt ist.

Husten bei Anämischen, wenn sie körperlich nicht zu sehr heruntergekommen sind. Pharynx und Larynx sind blaß. 3—5 Tropfen der 30. Centesimale in 125 g Wasser, 3 Teelöffel nach Tisch, 3—4 mal täglich; 2 Tage lang, dann aussetzen und, wenn nötig, von neuem beginnen (Cartier).

Erkrankungen des Kehlkopfes; Aphonie, Kehlkopftuberkulose. In 75% der Fälle werden Bronchopneumonien durch Pharyngitis und Laryngitis kompliziert. Heiserkeit, schlimmer abends, bis zu Aphonie gehend, mit großer Empfindlichkeit des Larynx.

Knochenerkrankungen.

Karies und **Nekrose** der langen Röhrenknochen und des Unterkiefers.

Augenleiden.

Phosphor steht an der Spitze aller Mittel für die **Erkrankungen der tiefen Gewebe des Auges:** Retinitis, Chorioiditis und Glaskörpertrübung. Amblyopie und Asthenopie als Begleiterscheinungen der Brightschen Krankheit.

Glaukom; Lichtquellen werden mit grünem Ring gesehen.

Bei **Katarakt** ist Phosphor angezeigt durch das sehr selten anzutreffende Symptom: Die Buchstaben erscheinen rot. Man muß es frühzeitig geben.

Verdauungsstörungen.
Magenkrämpfe, die durch Auflegen kalter Kompressen auf die schmerzhafte Gegend gebessert werden. Sehr häufig besteht während der Krämpfe Verlangen nach eiskalten Getränken.

Pyrosis, wenn Brennen im Magen besteht, das die ganze Speiseröhre hinaufsteigt und das Gefühl einer rauhen Zunge hervorruft; besonders, wenn gleichzeitig die Zungenwärzchen hervortreten.

Übelkeit bei schwachen, anämischen, unterernährten Personen, die morgens mit Übelkeit aufwachen.

Verschiedenes.
Hämorrhagien. Neigung zu Blutungen, Purpura, Skorbut, Darmblutungen bei typhösem Fieber; Hämatemesis, hämorrhagische Form der exanthematischen Fieber; Hämoptysis.

Dentale **Abszesse** und Zahnfleischschwellungen finden in Phosphor ein Heilmittel, das ihnen voll und ganz entspricht.

Odontalgie der Waschfrauen, die mit ihren Händen lange in kaltem Wasser waren.

Husten. Trocken, scharf, abgehackt, krampfhaft, mit Gefühl von stechendem Prickeln, „wie wund", mit Brennen in der Luftröhre und unter dem Brustbein.

Trockener Husten mit Gefühl eines schweren Gewichtes auf der Brust und Gefühl von Zusammenschnürung.

Auswurf ist selten, oft schwer löslich; er kann blutig und eitrig sein, ist aber meistens schleimig; man kann ihn auch rostfarben, zäh und klebrig antreffen (*Pneumonie, Bronchopneumonie, Lungenabszeß*).

Bei Bronchitis ist der Husten trocken, in häufigen Anfällen; schlimmer abends bis Mitternacht („twilight till midnight"), schlimmer beim Sprechen, Lachen, laut Lesen (*Argentum nitricum*), durch Kälte und durch Liegen auf der linken Seite.

Kopfschmerzen. Kongestives Kopfweh mit brennendem Schmerz des Kopfes; die Hitze scheint längs der Wirbelsäule hinaufzusteigen. Migräneanfälle, die 1—3 Tage dauern; der Schmerz scheint durch das Auge zu gehen und am Hinterkopf wieder herauszutreten.

Fieber. Schwer, adynamisch, ohne Durst; 4 oder 5 Anfälle am Nachmittag, mit Neigung zu Schlaf.

Hektisches Fieber. Allabendliche Frostschauer mit Hitze und Kongestion der Wangen bei eiskalten Extremitäten. Nächtliche Hitze ohne Durst mit reichlichem Schweiß und Heißhunger. Morgens Schweiße des ganzen Körpers.

Dosierung

Man gebe Phosphor nur in langen Zeitabständen. — In Frankreich wird er fast immer in hohen Dilutionen gebraucht. Phosphor ist ein schwierig zu handhabendes Medikament; bei zu Tuberkulose neigenden Kranken verursacht es oft Hämoptoe [also Vorsicht!].

Zusammenfassender Überblick

Phosphor ist ein Heilmittel der „Schwäche"; Neigung zu Karies, oder doch wenigstens Neigung zu Schwäche der Knochen, und zu hämorrhagischer Diathese. Erregung des Nervensystems durch reizbare Schwäche. Fettige Entartungen. Zwei Charakteristika sind sehr ausgeprägt: Gefühl von Brennen und Verschlimmerung durch gewittriges Wetter.

Krankengeschichte 72

Morbus Basedow

„Fräulein B. ist seit dem Jahre 1902 sehr nervös und leidet viel unter Herzbeschwerden. Seit 1908 bis heute (1912), wo ich sie zum ersten Mal sehe, sind diese Störungen immer stärker geworden.

Die Kranke hat in der Behandlung zweier allopathischer Ärzte von Ruf gestanden, die diese Herzbeschwerden einem ausgeprägten Basedow zugeschrieben haben. Fäulein B. hat Brompräparate, Valeriana, selbst Digitalis bekommen, aber ohne Erfolg. Sie will es nun mit homöopathischer Behandlung versuchen und kommt am 15. Oktober 1912 zu mir.

Sie klagt über starkes, häufiges Herzklopfen, das durch die geringste Aufregung hervorgerufen oder verschlimmert wird; ebenso *verschlimmert Liegen auf der linken Seite*.

Sie leidet an einem leichten Zittern und *kann Parfüms schlecht vertragen*, die ihr Übelkeit verursachen. Sie befindet sich morgens immer viel elender und fürchtet die Hitze.

Ich konstatiere eine geringe Exophthalmie, eine leichte Vergrößerung der Thyreoidea, einen beschleunigten Puls ohne irgendeine Herzerkrankung.

Die Kranke ist groß, schlank und hellhäutig.

Ich schwanke zwischen *Phosphor* und *Natrium muriaticum*. Beide Mittel weisen Herzbeschwerden auf, wie die Kranke sie angibt. *Phosphor* hat mehr Zittern als *Natrium muriaticum*, und die Überempfindlichkeit gegen Parfüm ist gerade ihm eigentümlich. Aber der Exophthalmus spricht mehr für *Natrium muriaticum*, und die Verschlimmerung durch Wärme läßt schließlich meine Wahl auf dieses Mittel fallen. Ich verordne also *Natrium muriaticum* C 6 alle 2 Tage zu nehmen.

Am 4. November sehe ich sie wieder; sie hat keine merkliche Besserung verspürt. Dennoch scheint *Natrium muriaticum* — bis zu einem gewissen Grad wenigstens — indiziert. Aber die von mir gewählte Dosis war ungeeignet; *Natrium muriaticum* wirkt im allgemeinen viel besser in der C 30 und in den noch höheren Potenzen, besonders bei den Störungen des Nervensystems.

Fräulein B. klagt also immer noch über ihr Herz; sie hatte starke Anfälle von paroxysmaler Tachykardie, die mehrere Stunden lang anhielten und durch die geringste Bewegung des linken Armes verschlimmert wurden. Sie hat häufig einen geringfügigen, trockenen, nervösen Husten (Herzhusten) ohne irgendwelchen Befund am Respirationsapparat. Die Nächte sind schlecht, *häufiges Erwachen* infolge Herzklopfens.

Hatte ich das Mittel zu tief gegeben? Sollte ich es nochmals in einer hohen Potenz verordnen?

Ich frage die Patientin abermals über die charakteristischen Symptome aus, die sie mir in der ersten Konsultation angegeben hatte, besonders wie sie auf die Modalität ‚Wärme' reagiert. Tatsächlich hatte ich verstanden, daß sie durch Wärme eine allgemeine Verschlimmerung erfahre, wie das bei den *Natrium muriaticum*-Kranken deutlich der Fall ist. Jetzt drückt sie sich klarer aus, daß sie *am Körper sehr frostig, am Kopf aber immer heiß sei*. Das spricht deutlich für den von mir zuerst beiseite gestellten Phosphor.

Ich verordnete es ihr also, nicht ohne dieses Mal auch *Lachesis* in Erwägung zu ziehen, wegen der neuhinzugekommenen Symptome: *Erwachen infolge Herzklopfens, Verschlimmerung durch die Bewegung des linken Armes.* Andrerseits fehlten viele sehr charakteristische *Lachesis*-Symptome; die Kranke ist sehr ruhig, spricht sehr bedächtig und maßvoll und erinnert in nichts an die Aufgeregtheit und den Redeschwall dieses Mittels; übrigens hat es auch eine *allgemeine Verschlimmerung durch Wärme.* Den entscheidenden Ausschlag zur Wahl von Phosphor gab mir folgendes: Die Kranke hatte den WEIHE-Schmerzpunkt von Phosphor an der Basis des processus xiphoideus.

Daher verordnete ich Phosphor."

Der Verfasser gibt dann lang und breit die vollständige Krankengeschichte wieder; aber für uns ist nur wichtig, daß Phosphor die Kranke vollständig heilte und sie von allen ihren Herzbeschwerden befreite; der Verfasser schließt dann folgendermaßen:

„Ich habe diese Krankengeschichte veröffentlicht, um einwandfrei die Phosphor-Wirkung bei nervösen Herzstörungen darzulegen. Was auch die Ursache dieser Beschwerden sein mag, — wenn die lokalen und allgemeinen Symptome dieses Mittels vorhanden sind, so bringt es die Heilung.

Bei Fräulein B. waren diese Herzbeschwerden wahrscheinlich durch die Hyperfunktion der Thyreoidea (Basedowsche Krankheit) bedingt. Wenn ich nur die Krankheitsdiagnose in Erwägung gezogen hätte, würde ich vielmehr *Jodum, Spongia, Thyreoidin* usw. — d. h. alle die spezifischen Mittel der Thyreoidea — verordnet haben; sie hätten kaum besser als Phosphor gewirkt, wahrscheinlich viel weniger. Darum müssen wir der grundsätzlichen Regel folgen, die immer wieder durch die besten Beobachter unserer Schule bestätigt wird: *Das* Mittel wählen, das der Gesamtheit der Symptome bei dem Kranken entspricht; wobei man sich auf die am meisten *charakteristischen* und *individuellen* stützen muß.

HENRY DUPRAT (Genf)

Krankengeschichte 73

Dekompensation des rechten Herzens bei einem emphysematösen Asthmatiker

Der 67jährige Herr F. leidet seit 25 Jahren an einem Emphysem und Asthmaanfällen. Am 18. Januar 1928 werde ich dringlich zu ihm gerufen. Er hat sich an Essen und Trinken übernommen — er ist übrigens ein alter Alkoholiker — und sich außerdem stark erkältet, denn die Temperatur draußen war in den letzten Tagen sehr streng, um 0° Celsius.

Ich finde bei meinem Eintritt in das Zimmer einen Mann vor mit angstvollem Gesicht, gespannten Zügen, Nasenflügelatmen, Zyanose des Gesichts, der Lippen und der Nägel, gespannten Halsmuskeln, keuchender, rascher und ununterbrochener Atmung, also mit allen akuten Anzeichen der in der Überschrift gegebenen Diagnose. Er ist sehr unruhig und wechselt beständig die Stellung; bald sitzt er auf dem Bettrand, bald steht er auf, bald stützt er sich auf eine Stuhllehne, um sich dann von neuem wieder zu setzen. Er kann nicht liegenbleiben. Er hält sich die Brust mit beiden Händen und japst nach Luft. Der Mund ist trocken; er hat sehr viel Durst, kann aber kaum einige Schluck kalten Wassers auf ein Mal trinken. Die Harnmenge beträgt nur einige Teelöffel einer jauchigen, hellroten, sehr dicken Flüssigkeit. Die Füße sind geschwollen, Puls und Herz sind sehr unregelmäßig, sehr rasch und unzählbar. Die Auskultation ergibt grobe subkrepitierende Rasselgeräusche über beiden unteren Lungenhälften. Ein akutes Lungenödem ist zu befürchten.

Ich verordne:

Phosphorus C 30 (davon 10 Granula auf ein Mal sofort zu nehmen, nach 24 Stunden zu wiederholen).

Antimonium tartaricum C 6 und *Arsenicum album* C 6 in stündlichem Wechsel.

Digitalis (Urtinktur), 5 Tropfen einmal täglich in ein wenig Wasser, 5 Tage lang einzunehmen.

Nach 48 Stunden kann der Patient als gerettet gelten.

Im weiteren Verlauf hatte er noch drei Mal ebenso heftige Anfälle. Sie wurden mit den gleichen Mitteln in der gleichen Verordnungsweise geheilt. Jedesmal hatte der Kranke vorher den dringenden Rat ruhiger, vernünftiger Lebensführung, vegetarischer Diät und der Alkoholabstinenz in den Wind geschlagen.

An dieser Krankengeschichte können wir die Wirkung der vier angewandten Medikamente studieren:

Phosphor, das ausgezeichnete Mittel bei allen bronchitischen oder pulmonären Herdkongestionen, bei Pneumonie oder Bronchopneumonie, ist ganz besonders indiziert durch die außerordentliche Beklemmung, den Durst und die Schwäche des Patienten. Es muß stets in relativ hoher Potenz (mindestens in C 30) und in seltenen Gaben verabreicht werden.

Antimonium tartaricum unterstützt Phosphor gut bei allen Lungenkongestionen. Es war im eben geschilderten Fall angezeigt durch die Herzschwäche, die belegte Zunge, die große Beklemmung und die Unmöglichkeit, trotz der Hustenanstrengung auszuwerfen.

Arsenicum album war angezeigt durch den lebhaften Durst, durch das häufige Trinken kleiner Schlucke kalten Wassers, durch die Unruhe des Patienten, der trotz seiner Schwäche und Hinfälligkeit beständig die Stellung wechselte, und durch die Schwäche und Beschleunigung des Pulses.

Digitalis endlich, in wägbarer Dosis, wurde hier lediglich gebraucht, um durch wägbare Gaben mechanisch eine rasche Kräftigung des Herzens zu erzielen. Nach 5 Tagen konnte ich es absetzen, ohne es im weiteren Verlauf noch einmal wiederholen zu müssen.

Dr. FORTIER-BERNOVILLE (Paris)

Phytolacca decandra

Phytolacca. Kermesbeere. Pflanze aus der Familie der Phytolaccaceen; ist in Zentralamerika beheimatet.

Die Urtinktur wird aus der zur Zeit der Beerenreife geernteten ganzen Pflanze bereitet.

Die Originalpathogenese stammt von Dr. CONSTANTIN HERING und Dr. WILLIAMSON und steht in den *"Transactions of the American Institute"* (Band 2).

Physiologische Wirkung

Phytolacca reizt den Hals. Alle Prüfer hatten mehr oder weniger starke Halsbeschwerden. Der Schlund war dunkelrot, manchmal mit weißlichen Belägen.

In zweiter Linie wirkt Phytolacca auf das Periost, sowie auf die anderen fibrösen Gewebe der Nerven und Faszien.

Schließlich greift es, unter Erregung kongestiver Stauung die Drüsen an, ganz besonders die Brustdrüsen.

Modalitäten

Verschlimmerung: Nachts; durch Bewegung; durch Druck; durch Aufenthalt in Kälte.

Besserung: Im Liegen.

Vorherrschende Angriffsseite: Rechts.

Leitsymptome

1. Unwiderstehliches Bedürfnis, mit den Zähnen zu knirschen; bei zahnenden Säuglingen: Kiefer und Zahnfleisch aufeinander zu pressen [*Podophyllum*].
2. Nach den Ohren strahlende Schmerzen (bei Angina).
3. Zerschlagenheitsgefühl (*Arnica*).
4. Beim Säugen strahlt von der Brust ein Schmerz über den ganzen Körper der Stillenden.
5. Verschlimmerung durch Bewegung.

Schmerzen: „Wie elektrische Stöße".
Stühle: Dysenterisch.
Regel: Zu häufig und zu reichlich; Metrorrhagie.

Hauptsächliche Indikationen

Angina. Das ganze Rachengebiet ist dunkel-, düsterrot entzündet (bei *Belladonna:* hellrot); die Mandeln sind geschwollen; sie röten sich zuerst sehr stark, dann erscheinen auf ihnen kleine, weiße Punkte, die ineinanderfließen und diphtherieähnliche Beläge bilden können. Häufig strahlen die Schmerzen ein- oder beidseitig ohrwärts. Das sind die lokalen Symptome. Die allgemeinen sind aber nicht weniger wichtig: heftiger Kopf- und Rückenschmerz; schmerzhaftes Zerschlagenheitsgefühl im ganzen Körper, der Kranke hat das Bedürfnis, sich zu bewegen (wie bei *Rhus toxicodendron*), aber er empfindet keine Linderung dabei, im Gegenteil eine Verschlimmerung des Zerschlagenseins; beim Aufrechtsitzen im Bett wird er von Schwäche und Schwindel befallen (wie bei *Bryonia*). Er hat starkes Fieber; der Puls ist beschleunigt; doch ist die Hitze (wie bei *Arnica*) ganz auf den Kopf und das Gesicht beschränkt; Stamm und Glieder bleiben eiskalt.

Pharyngitis follicularis mit Brennen im Hals, besonders bei Rednern, die ihre Stimme überanstrengen.

Mastitis. Die Brüste sind sehr geschwollen, hart und schmerzhaft. Wenn das Kind trinkt, strahlt der Schmerz durch den ganzen Körper. Die Wahl zwischen Phytolacca und *Bryonia* ist manchmal schwierig; die beiden Mittel ergänzen sich übrigens gegenseitig. Auch bei abszedierender Mastitis kann Phytolacca immer noch indiziert sein ebenso wie *Silicea* oder *Hepar sulfuris*.

Suspekte Brusttumoren.

Ischias mit Gefühl von Zerschlagenheit. Der Schmerz zieht an der Außenseite des Beines herunter.

Rheumatismus des Periosts. Die Schmerzen sind bei feuchtem Wetter schlimmer. In solchen Fällen wird *Kalium jodatum* sehr gut durch Phytolacca ergänzt.

Husten mit häufigem Krampf des Larynx. Erstickender Husten, ausgelöst durch Kitzelgefühl in einer Seite des Kehlkopfes.

Kopfschmerzen. Mit Übelkeit. Stärker über den Brauen; kommt allwöchentlich wieder. Der Schmerz beginnt an der Stirn und breitet sich nach hinten aus.

Fieber. Frostschauer, Ohnmacht, Atemnot. Frostschauer jeden Morgen. Die Glieder sind kalt, Kopf und Gesicht aber warm; kalter Schweiß auf der Stirn; nächtliche Schweiße.

Dosierung

RICHARD HUGHES preist die Urtinktur. NASH die sehr hohen Dilutionen. Wie immer aber ist die exakte Wahl des Mittels selbst wichtiger als die Wahl der Potenzhöhe, die man nach der ersten Wirkung korrigieren kann.

Zusammenfassender Überblick

Phytolacca steht zwischen *Bryonia* und *Rhus toxicodendron*; es ist oft hilfreich, wenn diese beiden trotz deutlicher Indikation keinen Erfolg bringen.

Es ist ein Drüsenmittel und hat eine mächtige Wirkung auf die fibrösen Gewebe. Halsschmerzen. Luetische Knochenschmerzen. Chronischer Rheumatismus.

Vergleichende Gegenüberstellung 26
Vierzehn andere Ischiasmittel

In diesem Buche sind zahlreiche Ischiasmittel ausführlich behandelt, so *Arsenicum album, Belladonna, Bryonia, Chamomilla, Nux vomica, Phytolacca, Plumbum, Rhus tox., Sulfur* usw. In Anbetracht dessen, daß diese Krankheit sehr häufig ist und mit homöopathischen Mitteln sehr rasch geheilt werden kann, glaube ich, einige andere Mittel anführen zu müssen, die mir bei Ischias gute Dienste geleistet haben:

Dioscorea. Mehr *rechtsseitige* Ischias. Ziehende, reißende Schmerzen in der rechten Hüfte, längs des Oberschenkels. Krampfige Schmerzen in den Unterschenkeln. *Verschlimmerung* beim Aufstehen, beim Bewegen der Glieder, beim Gehen. *Besserung* durch Ruhe.

Ischias mit abdominellen Störungen, besonders Diarrhoe.

Eupatorium purpureum. Linksseitige Ischias. Heftiger Schmerz längs des ganzen Ischiadikusverlaufes mit einem Gefühl, als wäre das Bein schwach, wie gelähmt. *Verschlimmerung* durch Bewegung.

Gnaphalium. Mehr rechts. Der Schmerz wechselt mit einem Taubheitsgefühl ab. *Verschlimmerung* durch ausgestreckte Haltung des Beines, durch Gehen, durch Bewegung. *Besserung* durch Sitzen auf einem Stuhl; wenn man das Bein an den Leib zieht.

Collinsonia. Ischias- oder Schenkelneuralgie, von einem Unterleibsleiden herrührend.

Ammonium muriaticum. Schmerzen, die beim Sitzen verschlimmert, beim Gehen gemildert werden und beim Liegen verschwinden.

Indigo. Heftiger Schmerz von der rechten Hüfte bis zum Unterschenkel mit Steifheit des Beines. *Verschlimmerung* durch Ruhe, beim Sitzen. *Besserung* durch Bewegung.

Palladium. Rechtsseitige Ischias. Lanzinierende Schmerzen von unten nach oben, von den Zehen bis in die Oberschenkel oder von oben nach unten vom Trochanter bis in die Kniekehlen. Es ist dem Kranken nicht möglich, im Bett zu bleiben; er muß beständig stehen.

Ruta. Tiefsitzender Schmerz wie im Knochenmark; oder Gefühl, als wäre der Knochen zerbrochen. Der Kranke muß während des Anfalles beständig auf- und abgehen, denn der Schmerz wird beim Hinsetzen oder Hinlegen stärker. *Verschlimmerung* durch feuchtes Wetter und nachts.

Stillingia. *Linksseitige* Ischias. Heftige Schmerzen von der Hüfte bis zum Unterschenkel und den Zehen. Syphilis.

Tellurium. Hauptsächlich *rechtsseitige* Ischias. Der Schmerz strahlt vom Sacrum in den Unterschenkel aus; dabei Empfindlichkeit der Wirbelsäule. *Verschlimmerung* durch die geringste Anstrengung: Lachen, Husten, Liegen auf der kranken Seite.

Viscum album. *Schwere Fälle*. Ziehende, klopfende Schmerzen in beiden Oberschenkeln. Gefühl, als würden die Muskeln mit heißen Zangen gedreht. Das Bein scheint schwer wie Blei. Überempfindlichkeit des Oberschenkels. Große Erschöpfung. *Verschlimmerung* durch Berührung, durch die geringste Bewegung; Besserung durch Ruhe.

Menyanthes. Nützlich nach Chininmißbrauch. Schmerzen und Kneifen in den Gelenken und rings um diese herum. Beim Sitzen werden Ober- und Unterschenkel durch Spasmen in die Höhe gezogen.

Rhododendron. Verrenkungsschmerzen in Hüft- und Kniegelenken. Kälte- und Verkürzungsgefühl der Haut an irgendeiner Stelle der schmerzhaften Partie. Verschlimmerung durch stürmisches, gewittriges Wetter.

Sumbulsus. Ischias- und andere Neuralgien bei ausgesprochen hysterischen Personen mit hartnäckiger Verstopfung. Beim Mann Schwindel als vorherrschendes Stigma der hysterischen Veranlagung.

Platina

Platin.
Die Herstellung geschieht entweder aus Platinschaum oder aus Platinmor [Platinschwarz].
Die 3 ersten Potenzen werden durch Verreibung gewonnen.
Die Pathogenese der Platina findet sich in HAHNEMANN *„Chronische Krankheiten"*.

Physiologische Wirkung

Die physiologische Wirkung des Platins erstreckt sich besonders auf das Gemüt und das Nervensystem im allgemeinen, auf den abdominellen Zweig des Sympathikus (Uterus und Ovar) im besonderen.

Die Symptome des Gemütes und des Nervensystems entsprechen völlig denen der Hysterie: sehr große Veränderlichkeit, widersprechende Krankheitszeichen, krampfartige Erregungszustände gemischt mit Erscheinungen von Lähmung und Anästhesie.

Wenn schon die Geschlechtsorgane des Mannes angegriffen werden, so die der Frau noch viel mehr; das macht Platin zu einem wertvollen Frauenmittel.

Die Arbeiter in den Platinminen des Ural werden oft von Sehstörungen befallen, die sich in einem kraftlosen, hohlen Blick und einer allmählich zunehmenden Sehschwäche äußern; bedingt werden diese Erscheinungen durch eine Anämie der tieferliegenden Gewebe und der Sehnerven; Sehschwäche und Anämie zwingen die Arbeiter oft zu mehrmonatiger Arbeitspause.

Typ

Die Platin-Patientin ist die hysterische Frau mit schwarzen Augen und Haaren, mit profusen, verfrühten Regeln und überempfindlichen Geschlechtsorganen (Nymphomanie). Sie zeigt Hochmut und unmäßiges Selbstbewußtsein, behandelt andere als minderwertig von oben herab. Sie ist sehr launenhaft, bald fröhlich, bald traurig. In ihren traurigen Stunden fürchtet sie den Tod.

Oft findet sich bei ihr das Phänomen der Mikropsie: Alle Gegenstände um sie herum erscheinen ihr klein, während sie selbst sich größer vorkommt.

Sie kann schlecht einschlafen; der Schlaf ist kurz und unruhig, durch häufiges Aufwachen und schreckliche, unzusammenhängende oder unzüchtige Träume unterbrochen.

„Die Platin-Frauen sind oft jene armen, aus dem Geleise geratenen, unglücklichen Frauen mit kranken Ovarien, profusen Regeln usw. Es sind die hysterischen Frauen in des Wortes ganzer Bedeutung; ohne jeden Grund fallen sie aus der tollsten Heiterkeit in tiefste Traurigkeit. Im Umgang sind sie stolz, lügnerisch, hochmütig in jeder ihrer Gesten; sie lieben auffallende Farben und neigen zu großer Liederlichkeit. Sie gehören zu jenen bedauernswerten Frauen, die plötzlich ihrem Mann um den Hals fallen können — ihrem Mann, den sie vor einigen Augenblicken ganz wissentlich betrogen haben — und mit heftigem Schluchzen in der Stimme ihn weinend anflehen können: „Küsse mich, ich werde jetzt sterben." Nach abenteuerlichem gescheitertem Lebenslauf enden sie nicht selten im Irrenhaus, wo sie, mit allen möglichen Bändern, Glasperlen und Flitterkram behängt, durch ungewöhnliche Gesten den Blick des Fremden auf sich zu ziehen versuchen" (J. FAVRE).

Modalitäten

Verschlimmerung: Abends und nachts; durch Ruhe.
Besserung: In frischer Luft, durch Bewegung.

Leitsymptome

1. Anmaßender, stolzer, hochmütiger Charakter.
2. Die körperlichen Symptome wechseln mit den Gemütssymptomen ab; die einen treten auf, wenn die anderen verschwinden.
3. Nymphomanie, schlimmer durch Bettruhe.
4. Außerordentliche Empfindlichkeit der Genitalorgane, deren Berührung nicht ertragen werden kann; das führt bis zum Spasmus während einer gynäkologischen Untersuchung und bis zu Ohnmacht während des Koitus.
5. Krampfhafte Zustände: eine Art tetanischer Versteifung mit Kälteschauern, abwechselnd mit Atemnot.
6. Empfindlichkeit der Ovarien, brennende Schmerzen.
7. Kälte- und Taubheitsgefühl an umschriebenen Stellen.
8. Gefühl von innerem Zittern (*Gelsemium, Argentum nitricum*).

Schmerzen: Von krampfigem Charakter; sie verursachen Kitzel und Taubheit in den befallenen Partien, werden langsam stärker und nehmen langsam ab (*Stannum*). Im Rücken und in den Lenden besteht ein hartnäckiger Schmerz wie von einer bösartigen Wunde.
Stühle: Gewöhnlich Verstopfung. Ob hart oder flüssig, immer sind die

Stuhlentleerungen schmerzhaft, schwierig und spärlich; vor- und nachher Tenesmus. Die Stühle kleben am After, als wären sie aus weichem Ton (*Alumina*). Die Obstipation ist fast immer *auf einer Reise schlimmer*.

Regel: Sehr verfrüht, zu reichlich; das Blut ist schwarz und klumpig; begleitet von Krämpfen oder schmerzhafter Schwere im Unterleib und von Überempfindlichkeit der Geschlechtsorgane.

Hauptsächliche Indikationen

Hysterie. Platin zeigt zahlreiche allgemeine Züge dieser Krankheit: Hyperästhesie der Ovarien, Konvulsionen ohne Bewußtseinsverlust, Erstickungsgefühl, Globus hystericus, Verdauungsstörungen, Aufgetriebenheit usw., und weist auf die Veranlagung zu proteusartigen Krankheitsformen: Melancholie, Gastralgie, Neuralgie, hysterische Aphonie u. v. a.

Seelische Störungen. Man denke vor allem an Platin bei *Hypochondrie*, namentlich, wenn Angst vor drohendem Tod und hartnäckige Schlaflosigkeit, *geschlechtliche Erregung, Größenwahn* und *fixe Ideen von Reichsein und Herrschsucht*, die *„Monomanie hochmütiger Selbstüberschätzung und Maßlosigkeit"* vorliegen.

Erkrankung der Ovarien. *Chronische Oophoritis* und *Ovaralgie:* lanzinierende Schmerzen. Schmerzhafter ständiger Druck von oben nach unten, nach den Genitalorganen hin, mit Gefühl innerer Kälte.

Vaginismus (*Thuja*).

Kinder, die infolge von **Onanie** nahezu imbezill geworden sind [ätiologische Entwicklung wohl umgekehrt!] und einen melancholischen, verdummten Gesichtsausdruck aufweisen; die Augen sind hohl und von dunklen Ringen umgeben; die Haut ist fahl; es können epileptiforme Zustände auftreten [*Bufo*].

Kopfschmerz, mit einem Gefühl, als säße der Kopf in einem Schraubstock. Schmerz auf dem Scheitel mit starkem Schweregefühl.

Prosopalgie. Neuralgie der Zweige des Nervus maxillaris und mandibularis, örtliches Eingeschlafensein, Kälte, Ameisenkriechen, krampfiges Zittern der Oberlippe.

Husten. Heftig, ausgelöst durch einen Reiz unter dem oberen Brustbeinteil.

Fieber. Anfallsweise Fieberschauer abends beim Zubettgehen; sie halten auch im Bett noch an. Kälteschauer mit Hitzewallungen gemischt. Angstanfälle mit Gefühl des nahenden Todes.

Dosierung

Gewöhnlich werden hohe Potenzen gebraucht (PIEDVACHE).

Zusammenfassender Überblick

Die Platin-Wirkung umfaßt drei Bereiche: den seelischen, den nervösen und den sexuellen. Er ist das Hauptheilmittel der Hysterie. Für die chronischen Erkrankungen der Ovarien ist Platin das Gegenstück zu *Aurum* für die entsprechenden Erkrankungen der Testes. Schmerzen mit Gefühl des Eingeschlafenseins, allmählich anwachsend und allmählich verschwindend. Nymphomanie, Onanie, Satyriasis.

Krankengeschichte 74
Ein Platin-Typ

In den letzten 6 Monaten vor dem Kriege besuchte mich häufig der Makler einer Pariser Bank, um mir, wie er immer zu beteuern pflegte, absolut sichere, günstige Spekulationen vorzuschlagen. Er kam stets am Schluß meiner Sprechstunde und hatte gewöhnlich den Erfolg, etliche Kauf- oder Verkaufsaufträge von Wert in Empfang zu nehmen.

Eines Tages kam er zur gewohnten Zeit, und ich erschrak über die Veränderung seiner Züge.
„Sind Sie krank?" fragte ich ihn.
„Nein", antwortete er mir.
„Haben Sie einen großen Verlust an der Börse gehabt?"
„Auch das nicht. Etwas viel, viel Schlimmeres . . . Meine Frau ist mir auf und davongegangen." Damit setzte er sich hin, von Schluchzen geschüttelt, und erzählte mir sein Unglück: „Ich hatte sie sehr lieb und gab allen ihren Launen nach, wenn sie nicht gerade zu extravagant wurden. — Sie wollte sich von oben bis unten in ‚Tango' kleiden, denken Sie sich das bloß! — Und weil ich ihr Widerstand leistete, ist sie einfach abgereist. — Schon vor 2 Jahren hatten wir einmal eine Szene wegen eines Hosenrockes, den sie durchaus tragen wollte. Niemals war ihre Garderobe grell und exzentrisch genug."
„Ihre Frau ist brünett, nicht wahr?"
„Ja, sehr brünett."
„Von wechselnder Laune?"
„Oh, ja! Manchmal war sie die Zärtlichkeit selbst, dann wieder ohne jeden Grund von abstoßender Kälte". —
„Sie log gern", fuhr ich allein fort, „sie war von sich sehr eingenommen, sah auf ihre Freundinnen sehr verächtlich hinab. Sie schlief schlecht, hatte dabei plötzliches Zusammenzucken und Alpdrücken. Ihre Regel war sehr stark. Es fehlte ihr nicht an Temperament, aber eine sehr große Empfindlichkeit der Geschlechtsteile . . ."
Der Makler sprang von seinem Sitz hoch:
„Woher wissen Sie das alles?" schrie er mich an.
„Seien Sie versichert, lieber Herr, daß ich Ihre Frau nicht kenne, daß ich sie nie gesehen habe. Aber das Krankheitsbild, das ich Ihnen hier eben zeichnete, ist nur die Übersetzung des Typenbildes von ‚Platina', das ich kürzlich aus einem amerikanischen Werk ausgezogen habe."
„Wie, Herr Doktor? — Meine Frau ist krank?"
„Wie Sie sagen, und ihr Heilmittel ist Platina."
Herr F. ging ganz heiter von dannen, entschlossen, seine flüchtige Frau wieder zu holen und sie behandeln zu lassen. Unglücklicherweise brach der Krieg aus, und ich habe von beiden nichts mehr gehört.

Ich habe Ihnen diese „Krankengeschichte" erzählt, um Ihnen wieder einmal zu beweisen, daß unsere „Typenbilder" keine Phantasiegebilde sind, wie Sie es meinen könnten, und wie ich selbst es geglaubt habe, bis mir eines Tages *Sulfur, Phosphor, Pulsatilla, Nux vomica* usw. leibhaftig gegenüberstanden.

Man muß nur Augen haben, sie zu sehen.

G. Charette (Nantes)

Plumbum

Metallisches Blei.
Zur homöopathischen Verwendung darf nur ganz reines Blei benutzt werden. Zu diesem Zwecke löst man das handelsübliche Blei in verdünnter Salpetersäure auf, taucht einen Zinkstab hinein, auf welchen sich das Blei unverzüglich niederschlägt. Dieser Niederschlag wird gewaschen, getrocknet und im Mörser zu feinem Pulver gestoßen, das zur weiteren Herstellung dient. Die 3 ersten Centesimalen erhält man durch Verreibung.

Die Pathogenese des Bleis stammt von HARTLAUB und TRINCKS; sie findet sich zusammengestellt im *„Handbuch"* von JAHR.

Physiologische Wirkung

An Hand zahlreicher Bleiweißvergiftungen hat man die pathogenetischen Wirkungen des Bleies auf den Organismus beobachten können.

Als bleibende Symptome finden sich bei all diesen Kranken ein Bleirand am Zahnfleisch und eine Anämie.

Der Bleirand am Zahnfleisch ist ein schieferblauer Streifen von 1 bis 3 mm Breite. Im allgemeinen ist er am unteren Kiefer deutlicher und erreicht in der Gegend der Schneide- und Augenzähne sein Maximum.

Die chronische Bleivergiftung hat eine Anämie zur Folge; die blasse, erdfahle Farbe der Bleiarbeiter ist zu allen Zeiten beschrieben worden. Es liegt nicht nur eine zahlenmäßige Verminderung der Blutkörperchen, sondern auch eine Minderung ihres physiologischen Wertes vor.

Abgesehen von diesen beständigen Symptomen beobachtet man häufig auch vorübergehende Erscheinungen; unter ihnen sind die hauptsächlichsten:

Bleikolik. Während der ganzen Kolik ist der Leib gewöhnlich infolge der Muskelkontraktur der Bauchdecke und der Eingeweide kahnförmig ausgehöhlt. Fast immer besteht eine sehr deutliche Hyperästhesie der Nabelgegend. Die geringste Berührung bringt den Kranken zum Schreien, während kräftiger Druck, z. B. mit der flachen Hand, eine merkliche Linderung der Schmerzen bewirkt. Hartnäckige Verstopfung ist die Regel. Es tritt Erbrechen auf. In manchen Fällen kann der Magen absolut nichts vertragen.

Gelenkneuralgien durch Bleivergiftung zeigen weder Schwellung noch Rötung. Sie sind, wie die Knochenschmerzen der Syphilitiker, nachts am schlimmsten und werden durch Bewegung und Druck gesteigert.

Lähmungen durch Bleivergiftung sind im allgemeinen beidseitig. Sie befallen mit Vorliebe die Extensoren des Handgelenkes und den Extensor digitorum communis der Finger, die Peronei und die Extensoren der Zehen. Nach kurzer Zeit schon tritt eine Atrophie der gelähmten Muskeln ein. Die hängende Haltung der Hand in halber Pronationsstellung ist charakteristisch. Wenn die unteren Extremitäten betroffen sind, kann der Kranke nur mit Mühe bergan und treppaufwärts steigen [infolge Schleifens der Fußspitze], und er geht daher im „Steppergang".

Sensorielle Störungen betreffen vor allem das Sehvermögen; mehr oder weniger vollständige, vorübergehende oder beständige Amblyopie oder Amaurose; sie sind entweder Symptome einer Entzündung des N. opticus oder Folge von Gefäßspasmen.

Encephalitis saturnina findet sich selten. Sie kann drei Formen annehmen: 1. Delirium mit Melancholie und Selbstmordversuchen. 2. Krämpfe und regelrechte Epilepsia saturnina und 3. komatöse Encephalitis. Die allgemeine Pseudoparalyse bei Bleivergiftung soll nach PIERRET nur eine irrtümliche Diagnose sein.

Störungen der Genitalorgane. Beim Manne Schwächung der Potenz und bisweilen Atrophie der Testes. Bei der Frau beobachtete man Verringerung oder sogar völliges Versiegen der Milchsekretion, Amenorrhoe, frühzeitige Menstruation oder Wiederkehr der Regeln nach der Menopause, häufige Aborte oder Totgeburten.

Die Gicht der Bleivergiftung unterscheidet sich von der gewöhnlichen Gicht nur durch das ganz verschiedene Aussehen der beiden Gichtkranken: Der eine ist anämisch und abgemagert, der andere kräftig und vollblütig.

Die hauptsächlichen **Organschädigungen der chronischen Bleivergiftung** sind: Entzündungen der peripheren Nerven, spezifische Leberzirrhose, charakterisiert durch zelluläre Degeneration mit hyperplastischer Entzündung um die Gallengänge und sklerosierende interstitielle Nephritis mit Atrophie.

Typ

Nach TESTE paßt Plumbum besonders bei Erwachsenen, häufiger bei Männern als bei Frauen. Im allgemeinen sind es Personen von trockener, galliger Konstitution mit subikterischem Teint, reizbarer, hypochondrischer Gemütsart oder mit Neigung zu religiösem Wahn.

Modalitäten

Verschlimmerung: *Durch Berührung;* durch Bewegung; nachts.
Besserung: *Durch starken Druck;* bei Koliken durch Zusammenkrümmen.

Leitsymptome

1. Gefühl, als presse ein Gürtel den Leib gegen die Wirbelsäule. Dieses subjektive Symptom kann auch durch einen „Kahnbauch" objektiviert sein.
2. Heftigste Kolikschmerzen im Abdomen. Schmerz in der Nabelgegend, der sich in den Rücken erstreckt.
3. Blauer Saum am Zahnfleischrand.
4. Rasche, sehr starke Abmagerung.
5. Lähmung der Extensorenmuskeln, Herunterfallen der Hand.
6. Sehr starke Hyperästhesie, besonders der Vulva und Vagina; die leiseste Berührung ruft Vaginismus hervor (C 30).
7. Bei Druck mit der Hand auf ein Glied klagt der Kranke über einen tiefen Schmerz, der in den Muskeln zu sitzen scheint.

Eigentümliches Symptom: Gefühl, als würde der After durch einen Faden in den Mastdarm hochgezogen.

Schmerzen: Vor allem in den Muskeln und Gelenken, quetschend, schnürend, lanzinierend; schlimmer nachts, besser durch starken Druck. Sie erscheinen langsam, verschwinden allmählich, um nach einer gewissen Zeit wieder aufzutreten.

Stühle: Hartnäckige Verstopfung mit erfolglosem Drang und Afterspasmen. Harte, schwarze Stühle wie Schafmist; Mastdarmvorfall. Zusammengezogener

After. Schmerzhafter Tenesmus. Schon der Stuhldrang kann ungeheuer schmerzhaft sein und heftigste Koliken verursachen.

Regel: Unregelmäßig, verzögert oder verfrüht. Manchmal Amenorrhoe. Spastische Dysmenorrhoe. Schleimige Leukorrhoe. Neigung zu Abort.

Hauptsächliche Indikationen

Hartnäckige Verstopfung mit Krampf und deutlicher Kontraktion des Afterschließmuskels. Plumbum ist vor allem angezeigt, wenn die Verstopfung von heftigen Koliken, Erbrechen und Eingezogensein des Bauches begleitet ist.

Hartnäckige Gastralgie mit Abmagerung und subikterischem Teint; sehr heftige Kolikschmerzen, die sich über den Bauchraum ausbreiten, aber durch festen Druck geringer werden; Erbrechen schleimiger, durchscheinender (transparenter), eiweißartiger Massen; das Erbrechen beendet gewöhnlich den schmerzhaften Krampf. Dabei hartnäckige Verstopfung.

Koliken. Krampfartige Koliken mit Einziehung des Abdomens. (Wenn, statt Obstipation, Diarrhoe auftritt, kommt *Colocynthis* in Frage).

Nierenerkrankungen. Plumbum ist das Simillimum bei granulärer Nierendegeneration [chronische interstitielle Nephritis, azotämische Nephritis]. Ganz geringfügige Ödeme und Albuminurie in Spuren; ausgesprochene Urämiebereitschaft.

Lähmung der Extensoren; ferner Lähmung der Stimmbänder (wenn *Gelsemium* und *Causticum* erfolglos waren).

Fortschreitende Muskelatrophie.

Chronische Ischias mit konsekutiver Muskelatrophie.

Dumpfer chronischer Kopfschmerz mit Mutlosigkeit und Verstopfung.

Epilepsie.

Neurosen mit folgenden Symptomen: Wandernde Schmerzen in allen Gliedern; Spasmen in den Gesichtsmuskeln; Schreikrämpfe; grundloses Erschrecken und plötzliche Ohnmacht, etwa beim Gehen aus einem Zimmer in das andere oder beim Eintritt in eine Gesellschaft.

Dosierung

In Frankreich wird zumeist die 12. und die 30. Centesimale gebraucht. R. Hughes dagegen verordnete bei Erwachsenen die 3. und 4., bei Kindern die 6. Centesimale.

Zusammenfassender Überblick

Heftige Kolik. Gefühl, als wäre der Bauch durch ein Band gegen die Wirbelsäule zurückgedrängt. Der Schmerz strahlt über den ganzen Körper aus. Verstopfung mit Stuhldrang und Schmerzen; trockene, harte Fäces. Lähmungen. Muskelatrophie. Rasche, außerordentlich starke Abmagerung.

Krankengeschichte 75
Hartnäckige, eine bösartige Neubildung vortäuschende Verstopfung

Anfang 1914 wurde ich zu einem Kranken gerufen; ich fand ihn in einem so ernsten Zustand, daß ich sofort vermutete, ich sei hinter dem Rücken eines Kollegen geholt worden. Ich machte der Frau Vorhaltungen, daß sie mich ohne Einverständnis des behandelnden Arztes gerufen habe; sie quälte mich aber so lange mit ihren Bitten, bis ich schließlich nachgab und ihren Mann, einen pensionierten Lokomotivführer der Nordbahngesellschaft, untersuchte.

Der Patient ist seit mehreren Monaten wegen *heftiger Leibschmerzen* bettlägerig. Die Schmerzen sind von einer *Verstopfung* begleitet, die von Tag zu Tag hartnäckiger wird. Laxantien und Einläufe haben nur selten und dann nur ganz geringen Erfolg. Der Kranke hat keinen Appetit; es tritt *Erbrechen* ein, sobald er flüssige Nahrung zu sich nimmt; außerdem ist er *beträchtlich abgemagert*.

Bei der Untersuchung fällt mir der Kontrast zwischen dem dicken Bauch und dem mageren Körper in die Augen; stellenweise bemerke ich ein ruckweise erscheinendes Hervortreten der aufgetriebenen Därme.

Die Palpation ist wenig schmerzhaft; ich habe den Eindruck von großen, unregelmäßigen, verhärteten Massen, die das ganze Abdomen ausfüllen.

Ich untersuche nicht weiter, denn die Diagnose scheint mir ganz klar; mir fällt jedoch auf, daß der Teint des Mannes gar nicht aussieht wie sonst bei vorgeschrittenen Krebskranken. Das ist zwar nur ein leichter Eindruck, aber er genügt mir, um dem Kranken eine zweifelhafte Chance zuzubilligen.

Ich verordne Plumbum C 12, stündlich ein Körnchen.

Der Frau des Patienten erkläre ich beim Fortgehen mit diplomatischer Vorsicht, daß ihr Mann schwer leidend und wahrscheinlich von einer krebsartigen Krankheit des Darmes befallen sei. Ich füge hinzu, daß ich mich täuschen könne und es sogar wünsche; in diesem Falle würde das verordnete Mittel einen guten Erfolg bringen. Die Frau ist keineswegs überrascht und gesteht mir, daß die gleiche Diagnose schon von einem Chirurgen gestellt worden sei, der einen Eingriff abgelehnt habe, weil ihm der Fall inoperabel zu sein schien.

Etwa einen Monat später erscheinen die beiden Eheleute in meinem Sprechzimmer; sie müssen mir überhaupt erst ihren Namen sagen, weil ich sie zunächst gar nicht wiedererkenne. Sie erzählen mir, daß unter den Augen ihres verblüfften Arztes seit dem Morgen meines Besuches der Darm plötzlich zu funktionieren begonnen habe. 4 Tage lang habe er sich von seinem Inhalt befreit: „Eimerweise, Herr Doktor, eimerweise!"

Der Patient war so gesund, daß er nach der Mobilmachung seinen Dienst wieder aufnehmen und ihn während der ersten Kriegsjahre versehen konnte.

Eines Tages höre ich von einem Freund des Chirurgen, daß dieser ihm von einem rätselhaften Fall erzählt habe. „Ich hatte mich in der Diagnose geirrt", hätte der Chirurg gesagt, „darüber besteht gar kein Zweifel; aber wie kam dieser verflixte Darm dazu, plötzlich von selber wieder zu funktionieren?" Nun, er wird es wissen, wenn ihm einmal diese Zeilen unter die Augen kommen.

Ed. Vannier (Rouen)

Podophyllum peltatum

Maiapfel, Flußblatt. Strauchartige Pflanze aus der Familie der Berberidaceen; findet sich im nördlichen Amerika.

Die Urtinktur wird aus dem Wurzelstock, die Verreibung aus dem pulverisierten, trockenen Wurzelstock hergestellt.

Die Pathogenese von Podophyllum steht in den „*New Remedies*" von HALE.

Physiologische Wirkung

In toxischer Dosis bewirkt Podophyllum Diarrhoe und Erbrechen. DR. AUSTIE prüfte es an Hunden und Katzen, denen er eine alkoholische Lösung von Podophyllum in die Bauchhöhle injizierte; das Ergebnis war keine Peritonitis, sondern eine heftige Hyperämie des Dünndarms. Das Duodenum war noch stärker angegriffen; mehrfach fand man sogar Duodenalgeschwüre.

Die Schleimhaut des ganzen Dünndarmes war von blutigem Schleim bedeckt. Die Entzündung hörte gewöhnlich unfern der Ileozökalklappe auf, obgleich man sie in einigen Fällen auch noch im Kolon vorfand. Keinerlei Wirkungsspuren waren am Rektum zu beobachten, wenigstens nicht bei den von AUSTIE vergifteten Tieren; bei Menschen, ganz besonders bei Kindern, wird dagegen dieser Teil des Darmes sofort angegriffen; das beweisen der *Tenesmus* und der *Rektalprolaps*, die den Durchfall komplizieren.

Außerdem fand man bei den meisten Vergiftungen eine *heftige Leberkongestion*.

Modalitäten

Verschlimmerung: Früh morgens; während warmer Witterung; während des Zahnens.

Besserung: Beim Liegen, vor allem auf dem Bauch; *durch Frottieren;* durch lokale Wärmeanwendung.

Vorherrschende Angriffsseite: Rechts.

Leitsymptome

1. Die Stühle (s. unten) sind so reichlich, daß der Patient sich ihre Menge nicht erklären kann.

2. Außerordentliche Schwäche nach dem Stuhlgang mit Leeregefühl im Abdomen.

3. Breite, feuchte Zunge mit Zahneindrücken (*Mercurius*).

4. Kollern und Bewegungen von Winden längs des Colon ascendens.

5. Schmerz zwischen den Schultern; Schmerz unter dem rechten Schulterblatt (*Chelidonium*).

6. Die Leber ist geschwollen und empfindlich; der Kranke hat Linderung, wenn er das rechte Hypochondrium leicht reibt.

7. Zwangsläufiger Trieb, mit den Zähnen zu knirschen; [bei zahnenden Säuglingen: Kiefer und Zahnfleisch aufeinanderzupressen] (*Phytolacca*).

8. Gefühl eines Loches im Epigastrium mit Ohnmacht.

9. Eierstockschmerzen, besonders rechtsseitig.

10. Außerordentlich große Geschwätzigkeit während des Fiebers, vor allem bei Leberstörungen.

11. Alternanz der Symptome: Kopfweh wechselt ab mit Durchfall oder Verstopfung mit Durchfall.

12. Ausgesprochene Rechtsseitigkeit der Erscheinungen an Larynx, im Hypochondrium und am Ovar.

Stühle: Früh morgens, in einem heftigen Guß, mengenmäßig auffällig reichlich, außerordentlich stinkend. — Bei Kindern zu reichliche und zu häufige Stühle, aber von natürlicher Farbe und Konsistenz. NASH gibt folgende drei Symptome als charakteristisch für die Podophyllum-Stühle an: 1. Reichlichkeit, 2. stinkender Geruch, 3. Verschlimmerung am Morgen, bei warmem Wetter und während des Zahnens. Man merke noch: Übelkeit vor dem Stuhlgang mit Herzklopfen, bei Kleinkindern durch große Blässe vor der Stuhlentleerung bemerkbar.

Hauptsächliche Indikationen

Diarrhoe mit den oben angegebenen Merkmalen. Podophyllum greift nicht das Kolon an und ist bei dysenterischen Stühlen fast wertlos; wenn jedoch das Rektum der Entzündungsherd ist, so bringt es rasche Linderung.

Rektalprolaps, der *vor* dem Stuhlgang (bei *Nux vomica* mehr nach der Entleerung) auftritt.

Erkrankungen der Leber. Die Leber ist geschwollen und druckempfindlich; dabei Ikterus, Übelkeit und Schwindel, dunkler Urin, Zahneindrücke am Zungenrand.

Plötzliches Auftreten von Hämorrhoiden infolge von Pfortaderstauung; unmittelbar danach tritt Diarrhoe ein.

Amenorrhoe bei jungen Mädchen mit Druckgefühl im Rücken und im Bauch; dabei Koliken, Diarrhoe (*Pulsatilla, Tuberculinum*).

Uterusprolaps. Podophyllum wirkt ähnlich wie *Sepia* und *Nux vomica* bei Uterusprolaps, der von Schwere und Neuralgien des rechten Ovars begleitet ist. Die Neuralgien strahlen manchmal in den Oberschenkel aus. Häufig besteht zugleich Mastdarmvorfall.

Kopfschmerz. Kopfweh mit schwerem Druck, warmem Gesicht und bitterem Geschmack, schlimmer morgens, mit Diarrhoe abwechselnd. Unter Schmerzäußerungen wird der Kopf von einer Seite auf die andere gerollt.

Husten mit remittierendem Fieber; der Husten nimmt dabei mit dem Steigen und Fallen des Fiebers zu und ab. Husten mit Schmerz und Völle in der Lebergegend.

Fieber. Frostschauer um 7 Uhr morgens mit Schmerzen in den Hypochondrien, Knien, Knöcheln und Handgelenken. Während des Fiebers große Geschwätzigkeit. Profuse Schweiße. Remittierendes, biliäres, ikterisches Fieber.

Dosierung

Die 3. Centesimale ist zuverlässig bei allen homöopathisch einwandfreien Verordnungen (GUÉRIN-MÉNEVILLE). Bei einfachem Prolapsus recti debiler Kinder zieht RICHARD HUGHES die 12. Potenz vor. NASH dagegen empfiehlt nach seiner Gewohnheit sehr hohe Potenzen, besonders bei kindlicher Cholera. Bei Obstipation, Migräne und Leberkongestion scheint C 3 geeigneter, bei Diarrhoe und Rektalprolaps dagegen C 30.

Zusammenfassender Überblick

Podophyllum greift vorzugsweise Duodenum, Rektum und Leber an. Es ist ein Heilmittel bei Gallenerkrankungen, bei Rektalprolaps der Kinder und bei Diarrhoe mit ungewöhnlich abundanten, sehr stinkenden, morgendlichen Stühlen. Schmerzen im rechten Ovar.

Krankengeschichte 76
Kindliche Diarrhoe

Eines Tages erschien bei mir in großer Eile eine Frau mit ihrem Kind, das dem Tode nahe schien. Während sie es auf den Armen hielt, ergoß sich ein dünner, gelblicher Stuhl auf meinen Teppich. Der Geruch dieses Stuhles erinnerte mich an das, was ich über die Podophyllum-Stühle gelesen hatte, so abscheulich stank er, dazu war er so reichlich, daß die Mutter mir sagte, sie wisse nicht, woher diese Menge Stuhl kommen könne.

„Dieser Fall ist ganz dazu angetan, nach HAHNEMANN die 30. Centesimale zu versuchen", sagte ich mir, — — also gab ich dem Kinde eine Gabe Podophyllum C 30 auf die Zunge und schickte die Mutter schleunigst wieder nach Hause, denn das Kind sah aus, als ob es im Sterben läge: das Gesichtchen zusammengekniffen, eingefallen und leichenartig, und einen schrecklichen Gestank verbreitend.

Am nächsten Morgen mußte ich bei meinen Krankenbesuchen an dem Haus des kleinen Patienten vorbei; ich war darauf gefaßt, eine Trauerschleife an der Tür zu finden und wagte nicht einzutreten, obgleich ich wegen des Kindes in großer Sorge war. Den Rückweg nahm ich — trotz eines beträchtlichen Umweges — wieder an dem Hause vorbei; jedoch hing noch immer kein Trauerflor an der Türe. Auf der Schwelle aber stand die Großmutter des Kindes und rief mir zu: „Herr Doktor, unser Liebling ist heute wieder ganz gesund!" Da war ich froh und dankbar, daß ich das Kind nicht hilflos dem Tode überlassen hatte. Vielleicht ist der eine oder andere meiner Leser schon einmal in ähnlicher Gemütsverfassung gewesen. Tatsächlich hatte das Kind kein anderes Medikament mehr nötig. Nach dieser Erfahrung habe ich mit Podophyllum in C 30 eine ganze Reihe geradezu wunderbarer Erfolge gehabt.

J. T. KENT

Kommentar. Diese Krankengeschichte steht in einem Kapitel von KENT „*Lectures on Homoeopathic Philosophy*". Darin berichtet KENT, daß er in seiner homöopathischen Anfangstätigkeit nur die tiefen Potenzen und die Ursubstanzen verwendet habe. Der eben beschriebene Fall war sein erster Versuch mit der C 30. Die wiederholte Erfahrung zeigte ihm dann die Überlegenheit der höheren Potenzen in den Fällen, in welchen das Heilmittel dem Krankheitszustand voll und ganz entspricht, also „homöopathisch" ist.

Das gleiche habe ich erlebt, wie zweifelsohne jeder andere homöopathische Kollege. Wahrscheinlich passiert es auch Ihnen eines Tages. Wegen des anfänglichen Mißtrauens gegenüber hohen Potenzen kann man niemanden tadeln, nur die klinische Erfahrung bestimmt in der Homöopathie die Wahl der Dosengröße.

Psorinum

Psorinum ist die seröseitrige Flüssigkeit eines Krätzebläschens; zur arzneilichen Verwendung potenziert man sie in der üblichen Weise (vgl. *Medorrhinum*).

Die Pathogenese von Psorinum befindet sich in HAHNEMANN *„Chronische Krankheiten"*. Im *„Propagateur de l'Homoeopathie", 1910*, hat HENRY DUPRAT den Abschnitt über Psorinum aus ALLEN *„Materia medica of the nosodes"* ausgezeichnet ins Französische übertragen.

Typ

Der Psorinum-Mensch ist tiefgehend geschädigt durch *„Psora"* (HAHNEMANN), d. h. durch ererbte oder erworbene chronische Stoffwechselvergiftung (Syphilis, Gonorrhoe, Krätze, Tuberkulose u. a.). Er ist schwächlich, hat ein blasses, kränkliches Gesicht, eine fettig-schmutzige Haut mit Ausschlägen aller Art und trotz dauernden Waschens und Badens einen üblen Körpergeruch (*Sulfur*). Er scheidet seine Toxine aus, so gut er kann; so erklärt sich der beständige Wechsel seiner krankhaften Erscheinungen: Migräne, Asthma, Heuschnupfen, Schweiße, Diarrhöen, nässende Hautausschläge und schrecklich riechende Absonderungen. Er schwitzt bei der geringsten Anstrengung.

Sein seelischer Zustand gibt die tiefe Intoxikation wieder, gegen die er ankämpft. Der Psorinum-Kranke sieht alles in Schwarz; die Zukunft erschreckt ihn; alles, was er unternehmen könnte, ist von vornherein zu Mißerfolg bestimmt; seine Krankheit ist unheilbar, kein Heilmittel und keine Behandlungsmethode kann seinen Zustand auch nur lindern. Er denkt beständig an den Tod; er ersehnt und fürchtet ihn gleichzeitig, denn er zweifelt an seinem Seelenheil.

Den ganzen Tag über ist er schlechter Laune und nicht ohne Grund, denn seine außerordentliche Schwäche läßt ihn nichts unternehmen; ein einziger Lichtpunkt im Verlauf seines Tages ist die Tatsache, daß er sich besser fühlt, während er ißt (*Anacardium*); er hat immer Hunger, steht sogar nachts auf, um zu essen (*Lycopodium*). Die Nächte sind nicht besser als die Tage; er liegt lange wach wegen eines unerträglichen Juckens und hat, wenn er einschläft, schreckhafte Träume.

Wegen der mangelhaften Reaktion seines Organismus ist er beständig eiskalt; darum zieht er im Sommer wie im Winter mehrere Kleidungsstücke übereinander an. Man kann den Kranken dieses Typs daran erkennen, daß er immer den Hut aufbehält, selbst in der Sprechstunde, so sehr fürchtet er die Kälte, die in der Tat seinen Zustand verschlimmert und tausenderlei Beschwerden bei ihm hervorruft. Er ist sehr empfindlich gegen Witterungswechsel und fühlt sich immer schlimmer in den Tagen und Stunden, die einem Gewitter vorangehen (*Phosphorus, Rhododendron*).

Die Kinder dieses Typs sind kleine, skrofulöse, bleiche, kränkliche Geschöpfe. Tagsüber sind sie ruhig, nachts aber schreien sie.

Modalitäten

Verschlimmerung: *Durch Kälte;* im Winter; bei Witterungswechsel; vor Gewitter; durch Berührung und Druck; durch Kaffee.

Besserung: Durch Wärme; im Sommer; beim Liegen; wenn er sich warm einwickelt; *beim Essen;* durch Nasenbluten (*Melilotus*); durch starken Druck (*Bryonia*).

Leitsymptome

1. Allgemeine Schwäche, die an Prostration und Paralyse grenzt und alle Organsysteme befallen kann.
2. Außerordentliche Frostigkeit und Überempfindlichkeit gegen Kälte.
3. Heftiges Jucken, schlimmer in der Bettwärme (*Sulfur*).
4. Brennen und Jucken der Fußsohlen.
5. Schlechter Geruch, der trotz sorgfältiger Reinlichkeit den Kranken umgibt (*Sulfur*).
6. Stinkender Geruch aller Ausschläge und Sekretionen.
7. Profuser Schweiß nach akuten Krankheiten, bessert alle Symptome (*Caladium, Natrium muriaticum*).
8. Heißhunger; steht nachts auf, um zu essen.
9. Der Kranke fühlt sich merkwürdigerweise immer besser am Vortage einer Krankheit.
10. Der linke Fuß ist kälter als der rechte (*Lycopodium* hat das gegenteilige Symptom: rechter Fuß kälter als linker).
11. Gefühl von Geschwüren hinter dem Sternum.
12. Haut trocken, runzelig, träge oder — im Gegenteil — wie eingefettet.
13. Ständiger Wechsel der krankhaften Erscheinungen.

Eigentümliches Symptom: Es scheint ihm, als wäre der Kopf vom Körper getrennt.

Schmerzen: Ihr besonderes Charakteristikum ist, daß sie durch die geringste Kälte hervorgerufen oder verschlimmert werden.

Stühle: *Verstopfung* infolge Atonie des Darmes, häufig bei skrofulösen Kindern.

Plötzliche, sehr stinkende, unwiderstehliche *Diarrhoe* zwischen 1 und 4 Uhr nachts.

Regel: Unregelmäßig, im allgemeinen spärlich; sie dauert nur einen Tag oder wenige Stunden. Reichliche Leukorrhoe von aasartigem Geruch.

Hauptsächliche Indikationen

Wenn die augenscheinlich bestgewählten Heilmittel bei der Behandlung eines Falles keine Wirkung zeigen; der Organismus besitzt offensichtlich nicht die Kraft, zu reagieren. Bei dieser Indikation gebe man Psorinum in chronischen Fällen, während *Sulfur* mehr den akuten Zuständen entspricht.

Psorinum ist angezeigt, wenn nach akuten Krankheiten die vollständige Heilung sich verzögert und leichte Schweiße alle Symptome mildern; der Kranke ist dabei schwach und hoffnungslos.

Ausscheidungen und Eiterungen, seit Jahren bestehend; meist übelriechend.

Jede Erkrankung, die nach einer „Suppression" (Unterdrückung der Regel, eines Ausschlages oder einer anderen Ausscheidung) auftritt.

Hautausschläge, die im Winter auftreten und im Sommer wieder verschwinden; sie wechseln häufig mit Husten, Kopfschmerz oder Atemnot ab. Ausschläge um die Fingernägel oder um die Ohren mit heftigem Jucken und stinkendem Geruch.

Akne aller Formen, schlimmer während der Regel.

Chronische Gonorrhoe, die seit Jahren trotz bestangezeigter Heilmittel besteht.

Chronische Ophthalmie, die beständig wiederkommt, mit Lidrandentzündung, heftiger Lichtscheu und scharfer Sekretion.

Häufige Anginen und Schnupfen bei der geringsten Erkältung.

Heuschnupfen, der alljährlich am gleichen Monatstag erscheint, mit Asthma und Ekzem in der Anamnese.

Chronische, eitrige Otitis mit schrecklich stinkendem Eiter (*Tellurium*).

Unstillbares Schwangerschaftserbrechen, das allen anderen Medikamenten widersteht.

Enuresis infolge Blasenlähmung, während des Vollmonds; häufig findet man Ekzem als familiäre Belastung.

Kopfschmerzen, vorher „mouches volantes" und Amblyopie. Sie beginnen häufig direkt über dem linken Auge und breiten sich auf die andere Seite aus. Sie verursachen ein spastisches Konstriktionsgefühl. Der Kranke hüllt den Kopf warm ein (*Silicea*). Die Kopfschmerzen erscheinen häufig nach Unterdrückung eines Ausschlages oder der Regel; sie werden gebessert beim Essen und durch Nasenbluten (*Melilotus*).

Periodische Migräne mit Hunger.

Chronischer Husten mit zäher, grünlicher Expektoration; tritt jeden Winter wieder im Wechsel mit einem Hautausschlag auf und ist von Übelkeit begleitet.

Dosierung

Psorinum muß mit Vorsicht gebraucht werden; es kann nämlich bei manchen Kranken einige charakteristische Symptome hervorrufen, die es bei anderen Kranken bessert. Man verwendet es nur in seltenen Gaben und in hohen Potenzen von der C 100 bis zur C 1000.

Zusammenfassender Überblick

Psorinum ist das Heilmittel der psorischen Konstitution. Letztere ist charakterisiert durch große Hinfälligkeit — unabhängig von jeder organischen Krankheit, lediglich durch Reaktionsmangel des Organismus bedingt, — sowie durch anhaltende Schwäche nach einer akuten Affektion. Man erwäge es auch nach der Unterdrückung eines Ausschlages oder Ausflusses. Von seinen Leitsymptomen merke man: Stinkender Geruch aller Se- und Exkretionen, Heißhunger, leicht auftretende Schweiße, außerordentliche Frostigkeit, Verschlimmerung durch die geringste Kälte und Besserung beim Essen.

Allgemeine grundlegende Bemerkungen über die Nosoden

Nosoden sind Heilmittel, die aus potenzierten überimpfbaren Krankheitsstoffen oder einer potenzierten krankhaften Exkretion hergestellt werden. Das ist die sehr präzise Definition nach PICHET. Die heute in der Homöopathie gebräuchlichen Nosoden sind sehr zahlreich. In diesem Leitfaden sind folgende vier Nosoden durchgesprochen:

Tuberculinum = bazillenhaltiger tuberkulöser Auswurf [besser „*Bacillinum*" genannt, im Gegensatz zu *Tuberculinum* KOCH], *Medorrhinum* = Gonokokkeneiter, *Syphilinum* = Abschabung eines syphilitischen Schankers, *Psorinum* = flüssiger Inhalt einer Krätzmilbenpustel.

Die Nosoden können — *bei chronischen Krankheiten* — auf drei Indikationen hin angewendet werden:

1. **nach der symptomatischen Ähnlichkeit,** d. h. gemäß der Grundregel der Homöopathie.

Wie jede andere Substanz ruft die Nosode bei ihrer Prüfung am gesunden Menschen eine Reihe für sie eigentümlicher Symptome hervor, die ihr Arzneiwirkungsbild ausmachen. Man kann sie also wie jedes andere homöopathische Mittel gebrauchen, wenn der Kranke die gleichen Symptome aufweist, ohne daß er im übrigen die Krankheit hätte, der die Nosode entnommen ist.

Erst kürzlich heilte ich einen chronischen Rheumatismus mit *Medorrhinum* bei einer verehrungswürdigen Ordensoberin, die ganz gewiß niemals gonorrhoisch infiziert war.

2. **kann man die Nosoden auch nach ihrer Ätiologie verwenden.** Man gibt dann *Tuberculinum* bei Tuberkulösen im Entwicklungsstadium der Krankheit, *Psorinum* bei frischen Krätzefällen, *Scarlatinum* bei Scharlach, *Morbillinum* bei Masern, *Diphtherinum* oder besser *Diphtherotoxin* bei Diphtherie usw.

3. aber die interessanteste Verwendung dieser wertvollen Mittel ist die **bei lange vorher erworbenen oder sogar ererbten Infektionen** eben jener Krankheit, der die Nosode entstammt. Ich zitiere im folgenden einen Artikel von CHIRON aus der Aprilnummer 1932 der „*Revue Française d'Homoeopathie*" über diesen Gegenstand:

„Jede infektiöse Krankheit hinterläßt tatsächlich im Organismus, wenn nicht das Virus selbst, so doch wenigstens seine Toxine, die die Säftemischung abwandeln und das normale Funktionieren der Organe stören. Diese funktionellen Störungen sind zunächst gering; sie verstärken sich allmählich und stellen schließlich die meisten chronischen Fälle dar, derentwegen wir konsultiert werden. Hinsichtlich der Tuberkulose und der Syphilis sind das wohlbekannte Erscheinungen. Weniger aber denkt man an ursächliche Beziehungen etwa zwischen den augenblicklichen Krankheitserscheinungen und einem vielleicht sogar schon in der Kindheit durchgemachten Typhus, einer Grippe oder einem Scharlach u. a. Und dennoch sind diese Beziehungen real." ...

„Kommt ein Kranker wegen verschiedener Beschwerden in die Sprechstunde: vielleicht wegen chronischer Diarrhoe, hartnäckiger alter Hauterkrankungen, unaufhörlicher Migräne usw., so nehme man seine Krankengeschichte peinlich genau im einzelnen auf und notiere sorgfältig alle Vorerkrankungen; bisweilen wird es dann klar, daß das Auftreten der augenblicklichen Störungen eine offensichtliche Beziehung zu der früheren Krankheit hat. Häufig bringt der Patient selbst den Arzt auf diesen Weg, indem er angibt, daß er sich seit dieser Grippe, jenem Scharlach oder einem längst überstandenen Typhus niemals mehr recht wohlgefühlt habe. Dann denke man an die zuständige Nosode und man wird vielfach bemerkenswerte Erfolge haben" (vgl. die Krankengeschichte bei „*Medorrhinum*").

[Aus dem Vorhergehenden ist ersichtlich, daß die Nosoden häufig bei chronischen Krankheiten gebraucht werden, doch beschränke man ihre Anwendung nicht nur auf diese. Auch bei akuten Affektionen verwendet man sie mit Erfolg: Scarlatinum bei Scharlach, Morbillinum bei Masern und vor allem Diphtherinum bei Diphtherie.]*) Schließlich können die Nosoden auch als **prophylaktische** Mittel der Krankheit verwendet werden, der sie entstammen. CHAVANON hat in Zusammenarbeit mit Dr. PRÉTET, dem Leiter des Bakteriologischen Laboratoriums von Professor NOBÉCOURT, Reihenprüfungen an Kindern gemacht, wobei er Dilutionen von Diphtherie-Toxinen peroral eingab und ihren Einfluß auf die Schicksche Reaktion untersuchte. Auf diese Weise hat er nachgewiesen, daß die C 4000 bis C 8000 *(Korsakow)* eine unbestreitbar immunisierende Wirkung besitzt.**)

Pulsatilla

Pulsatilla pratensis (homöopathisches Synonym: **Stilla**). Die **schwarze Kuhschelle** oder **Wiesenanemone** (nicht mit der gewöhnlichen Anemone [Pulsatilla vulgaris] zu verwechseln!); Familie der Ranunculaceen; wächst an sandigen Orten, auf sonnigen Hügeln, in ganz Europa.

Man bereitet die Urtinktur aus der ganzen Pflanze, die man während der Blütezeit im April und Mai pflückt. Die Verreibungen werden ebenfalls aus der ganzen Pflanze hergestellt.

Die Pathogenese der Pulsatilla findet sich in HAHNEMANN *„Reine Arzneimittellehre"*.

Physiologische Wirkung

Pulsatilla wirkt auf den venösen Blutkreislauf, indem sie Stauung hervorruft. Darum verschlimmern sich die Beschwerden der Pulsatilla-Kranken durch alles, was diese Stauung zu erzeugen vermag, insbesondere durch Zimmerwärme; sie mildern sich durch alles, was die Stauung verteilt, besonders durch Aufenthalt in frischer Luft.

An den Schleimhäuten ruft Pulsatilla einen katarrhalischen Zustand hervor, dessen trockenes Anfangsstadium nur kurz und meist wenig ausgeprägt ist; der typische Pulsatilla-Katarrh zeigt meist reichliche Absonderung.

Die eigentlichen serösen Häute scheint Pulsatilla gänzlich zu verschonen; dagegen ist die Wirkung auf die Gelenkschleimhaut (Synovialhaut) sehr ausgeprägt. Die hauptsächlich betroffenen Gelenke sind Knie- und Fußgelenke, die kleinen Gelenke der Hände und häufiger noch der Füße.

Ihre Beziehung zu den Augen zeigt Pulsatilla hauptsächlich an den Lidern; diese entzünden sich stark und sondern viel Schleim ab. Aber auch in den Augäpfeln werden sehr heftige Schmerzen hervorgerufen; außerdem treten zahlreiche Sehstörungen auf.

Die Ohren leiden unter der Pulsatilla-Wirkung mehr als die Augen. Bei einigen Prüfern waren Ohrmuschel und äußerer Gehörgang entzündet mit eitrigem Ausfluß, bei anderen trat Schwerhörigkeit auf, die gewöhnlich mit verschiedenartigen Geräuschen gemischt war.

Die Wirkung von Pulsatilla auf die Genitalorgane beider Geschlechter ist ganz markant [wohl bedingt durch Unterfunktion der Hypophyse], aber schwer darzulegen: Sie übt auf die

---

*) Der eckig eingeklammerte Absatz findet sich nicht mehr in der 3. Auflage: jedoch erschien es den Übersetzern zweckmäßig, ihn anzuführen.

**) Vgl. Dr. PAUL CHAVANON, *Thérapeutique O. R. L. Homoeopathique*, Paris 1935, Seite 148 ff.

Ovarialfunktion einen so gewaltigen Einfluß aus, daß RICHARD HUGHES den Sitz ihrer Wirkung in den Plexus hypogastricus verlegen zu können meinte [überholt]. Die Krankheitssymptome an diesen Organen sind bei Frauen zusammenziehende Schmerzen des Uterus, verschiedene Arten von Leukorrhoe und verzögerte, unzureichende, häufig schmerzhafte Menstruation. Die Beschreibung der abdominellen Beschwerden ist zu vage, um daraus auf eine ovarielle Reizung schließen zu können, aber die entsprechenden Organe beim Manne, die Hoden, schwellen an, werden schmerzhaft, ebenso werden die Samenstränge angegriffen.

Der fiebrige Zustand, der die meisten dieser Beschwerden begleitet, ist durch das Vorherrschen von Frösteln charakterisiert.

Typ

Die Frau vom Pulsatilla-Typ hat ein blasses Gesicht, blonde Haare, blaue Augen, ist traurig, mutlos und weint beim Erzählen ihrer Beschwerden. Haut, besonders der Hände [und Füße] bläulichrot kongestioniert, die Wangen violettrot mit sichtbaren, varikösen Äderchen. Sie fröstelt viel, ist nie durstig, hat verzögerte Menses und liegt abends lange wach; außerdem empfindet sie eine krankhafte Scheu vor dem anderen Geschlecht; ihr Charakter ist sanft, schüchtern, traurig, bisweilen mit dem ängstlichen Wunsch, zu sterben, und mit Neigung zu Selbstmord.

Die Männer dieses Typs haben zarte, weiße Haut und rundliche Formen. Mit ihrem sanften, schüchternen Charakter und ihrer wechselnden Laune nähern sie sich dem weiblichen Typ.

Die Beschreibung ihrer Beschwerden hat weder Hand noch Fuß, alles kommt kunterbunt durcheinander. Die Schmerzen sind bald hier, bald da, ihre Symptome widersprechen sich. Alles ist veränderlich; die Beschwerden treten niemals an der gleichen Stelle auf, die Stühle sind niemals gleichartig, die Gedanken bleiben nicht bei der Sache.

Modalitäten

Verschlimmerung: *Durch Hitze; im warmen Zimmer;* bei atmosphärischem Tiefdruck; kurz vor einem Gewitter; durch fette Speisen; durch Ruhen, abends und nachts.

Besserung: Durch Bewegung; *in frischer Luft;* durch *kalte äußere Anwendungen (Aufschläge).*

Vorherrschende Angriffsseite: Rechts.

Leitsymptome

1. Frau oder weiblicher Typ. Charakter sanft, traurig, niedergedrückt, weint leicht; blonde Haare, blaue Augen, bleiches Gesicht, schlaffe Muskulatur.

2. Die Symptome sind sehr veränderlich: Schmerzen und Schwellung ziehen von einem Gelenk zum andern. Blutungen fangen von neuem an, nachdem sie kaum aufgehört haben; kein Stuhlgang, kein Fieberfrost gleicht dem vorhergegangenen.

3. Wechsel von Lachen und Weinen. Der Pulsatilla-Kranke ist „wie das Aprilwetter"; mehr nachgiebig und resignationsbereit als herausfordernd und widerspenstig [aber mitunter stur].

4. Regeln kommen verspätet, sind ungenügend oder bleiben ganz aus, besonders, wenn die Füße naß geworden sind; doch kann man auch verfrühte und reichliche Regeln antreffen (HAHNEMANN).

5. Kälteschauer begleiten die Schmerzen. Häufiges Frösteln, besonders abends, oft mit dem Gefühl, als würde kaltes Wasser über den Leib geschüttet.

6. Mehr Beschwerden am Morgen als am Abend, d. h. also nach Ruhe, die kongestionierend wirkt. Beim Erwachen: Vorahnungen und Befürchtungen.

7. Dickflüssige, milde [nicht ätzende] Absonderungen aller Schleimhäute.

8. Rasch „verdorbener Magen", besonders durch Kuchen, feines Backwerk, Konditorwaren oder durch fette Speisen.

9. Durstlos bei fast allen Erkrankungen. Der Mund ist jedoch trocken, mit schlechtem Geschmack, besonders morgens.

10. Venöse Kongestionen.

11. Schweiße während des Schlafes, die beim Erwachen verschwinden; oft einseitig.

12. Unmöglichkeit, abends vor Mitternacht einzuschlafen. Die Hände liegen beim Einschlafen unter dem Kopf.

Schmerzen: Zeigen auffälligen, sehr schnellen Wechsel in Art, Intensität und Sitz. Sie sind oft reißend, erratisch, treten plötzlich auf, verschwinden allmählich und sind von beständigem Frösteln begleitet. Je heftiger der Schmerz, desto heftiger das Frösteln. — Sie sind schlimmer abends, vor Mitternacht, in der Wärme, besonders im warmen [geschlossenen] Zimmer und gebessert in frischer Luft.

Stühle: *Verstopfung* ist selten; wenn vorhanden, dann mit häufigem Drang und beständigem Verlangen, aber ohne ausreichende Entleerung. Viel häufiger tritt *Durchfall* auf nach dem Genuß von fetten Speisen, Backwerk und Früchten. Die nicht wundmachenden, diarrhöischen Stühle sind gelblich und von außerordentlicher Veränderlichkeit: „Niemals gleicht ein Stuhl dem andern". Verschlimmerung in der Nacht.

Regel: Verzögert, spärlich, kurz; von sehr wechselndem Charakter. Die Regelblutung ist intermittierend, hört auf, fängt wieder an; unberechenbar in Menge und Farbe.

Amenorrhoe durch kalte Füße, Schwäche oder durch Bleichsucht.

Hauptsächliche Indikationen

Genitalorgane.

Pulsatilla ist ein hervorragendes Heilmittel bei jungen Mädchen von sanftem Charakter, wenn ihre **geschlechtliche Reife verzögert** oder die Menstruation unregelmäßig und spärlich ist; wenn ihre Pubertätsentwicklung von Blässe, Mattigkeit, Kopfweh, Frösteln und Müdigkeit begleitet ist.

Wenn die **Regel durch eine Erkältung unterdrückt** und der günstige Augenblick für *Aconit* verpaßt wurde, wird Pulsatilla im allgemeinen die Menstruation wieder in Gang bringen.

Bei einfacher schleimiger **Leukorrhoe** bewirkt sie oft Heilung.

Versiegen der Milch bei Ammen. — Schmerzhafte Schwellung der Brüste mit Ausfließen von Milch bei jungen Mädchen vor der Pubertät.

Dysmenorrhoe: Gebärmutterkoliken, Blut in schwarzen Klumpen, ruckweises Fließen, nachts aufhörend; Erkältung, Erbrechen.

Verdauungstraktus.

Bei **akuter oder chronischer Dyspepsie** von vorwiegend schleimigem Charakter bei weißbelegter Zunge, Übelkeit mit wenig Erbrechen (kalte Getränke werden vertragen, warme werden erbrochen) und wenig Schmerzen ist Pulsatilla vor allen anderen Mitteln angezeigt, ebenso wie *Nux vomica*. Der Zungenbelag bei Pulsatilla ist schmutzig-weiß, sehr verschieden von dem milchigkalkigen Weiß von *Antimonium crudum* oder dem gelblichen Braun von *Kali bichromicum*. Die akute Dyspepsie, für die Pulsatilla das Heilmittel ist, tritt gewöhnlich nach Genuß von fetten [und fettgebackenen] Speisen auf.

Kreislauforgane.

Chlorose. Wenn die Frauen über Kältegefühl klagen und dennoch Linderung ihrer Beschwerden in frischer Luft finden. Im besonderen ist Pulsatilla das Heilmittel, wenn die Chlorose durch Eisen- oder Chininmißbrauch kompliziert ist.

Bei **Venenentzündungen** ist Pulsatilla *Hamamelis* sehr ähnlich, ihr jedoch überlegen bei *Phlebitis cruralis im Wochenbett*. Bei *venösen Blutungen* tritt sie vor Hamamelis zurück.

Bei **vikariierenden Blutungen** ist Pulsatilla ein sehr zuverlässiges Heilmittel.

Atmungsorgane.

Trockener **Husten,** der abends beginnt und ohne Unterbrechung die ganze Nacht hindurch dauert. Muß sich im Bett aufsetzen, um Linderung zu erhalten. Morgens löst sich der Husten unter reichlicher Schleimabsonderung.

Beginnende Tuberkulose. Schmerzhaftes Gefühl in der linken oder rechten Subklavikularregion infolge venöser Stauung oder träger Zirkulation in der oberen Lungenpartie. Wertvolles Frühsymptom bei Frauen mit Pulsatilla-Temperament*).

Vorgeschrittene Tuberkulose. Das Fieber beginnt gegen 1—2 Uhr nachmittags, erreicht gegen 3 Uhr seinen Höhepunkt. Die Backen sind von bläu-

---

*) [Die französische Homöopathie unterscheidet (nach Léon Vannier): Die *Konstitution*, das „Gebäude" (Skelett, Körperform, die Beziehungen der einzelnen Teile zu einander; es stellt dar „das, was ist, was sich von der Geburt bis zum Tode nicht ändert") und das *Temperament*, — das „sich entwickelt, sich ändert, das Individuum charakterisiert; die Gesamtheit der physischen, physiologischen, biologischen, psychischen Möglichkeiten" —. Die Konstitution ist das Statische, das Temperament das Dynamische. Beide zusammen ergeben in der Synthese den *Typ*. — Temperament bedeutet also *nicht* den gleichen Begriff wie im Deutschen. Der deutsche Begriff von *Temperament* bedeutet: „Sinnesart, Gemütsleben, Gefühlsrichtung".]

lichem Rot, die nahezu schwärzlichen Lippen beweisen die Intoxikation durch CO_2. Trotz starker Infiltration des Lungengewebes ist die Expektoration nahezu null.

Bei **Lungenkatarrhen** ist Pulsatilla angezeigt bei lockerem Husten mit Auswurf; er tritt in Anfällen auf; drohendes Erbrechen, Auswurf gelb, dickflüssig, Ohrenschmerz und unfreiwilliger Urinabgang während der Hustenanfälle. Die trockene Variante des Pulsatilla-Hustens erinnert deutlich an den Husten bei Masern, bei deren Bronchopneumonie Pulsatilla hilfreich sein kann, wenn *Ipecacuanha* und *Bryonia* versagt haben.

Nervensystem.

Zahlreiche Erfolge mit Pulsatilla bei **melancholischem Irresein.**

Es ist ein ausgezeichnetes Mittel bei **hysterischer Schwangerschaft** („grossesse nerveuse"). Es zeigt besonders deutlich die Verknüpfung von psychischen und genitalen Symptomen.

Kopfschmerzen, in unregelmäßigen Anfällen, die sich zum Auge hin ausbreiten und begleitet sind von Weinen, allgemeinem Frieren, Unbehagen im Magen und Brechreiz wie bei „verdorbenem Magen". Stechen in den Stirnhöckern, Klopfen, Reißen, Brummen im Kopf; Schwere im Hinterhaupt. Abendliche Hemikranie; dabei das Gefühl, als wolle der Schädel zerspringen, und als wollten die Augen aus dem Kopf heraustreten. Behaarte Kopfhaut schmerzt bei Berührung; Kopfschmerzen werden gebessert durch einen strammen Verband.

Neuralgien, besonders faziale okzipitofaziale, interkostale und ischiadische. Allgemeine Merkmale: Wandernde Schmerzen, die sehr schnell von einer Stelle zur anderen ziehen, durch Veränderung der Lage gebessert werden, ähnlich wie bei *Ignatia*; aber das Frösteln, die nächtliche Verschlimmerung, der anämische Zustand usw. erfordern doch Pulsatilla.

Schwindel, morgens beim Erheben; der Kranke muß sich wieder hinlegen (*Bryonia, Lycopodium*).

Schwächeanfälle, die fast bis zur Ohnmacht gehen, bei manchen Personen, sobald sie in ein warmes Zimmer kommen.

Harnorgane.

Bei **Incontinentia diurna oder nocturna** ist Pulsatilla ein wichtiges Heilmittel; besonders bei Kindern, wenn während des Tages ein plötzlicher, unwiderstehlicher Drang zum Wasserlassen auftritt.

Gehörorgane.

Pulsatilla greift mit Vorliebe das **Ohr** an. Die Arzneibilder enthalten zahlreiche otitische Symptome.

Dosierung

Die homöopathischen Ärzte, selbst RICHARD HUGHES, gebrauchen zumeist die mittleren Potenzen. Dr. OZANAM jedoch hält bei Amenorrhoe sehr hohe Potenzen für viel wirksamer.

Zusammenfassender Überblick

Durch sein weibliches Typenbild und wegen seiner vorwiegenden Wirkung auf die weiblichen Organe ist Pulsatilla das Frauenmittel par excellence! FARRINGTON nennt es das „verheulteste Heilmittel" unserer ganzen Materia medica, und SHELTON schreibt: „Bei Pulsatilla ist alles langsam und verzögert." Das wichtigste Charakteristikum ist: Die Verspätung und Spärlichkeit der Regel, die wichtigste Modalität: Die Besserung in frischer Luft.

Krankengeschichte 77
Kopfschmerzen

Fräulein X., 15 Jahre, kommt in meine Sprechstunde wegen heftiger Kopfschmerzen, an denen sie laufend 2—3 Tage lang mit nur eintägigen Pausen leidet, und die bislang keine Behandlung hat bessern können. Nur Aspirintabletten lindern sie bisweilen, übrigens nicht immer; aber sie hat davon schon so viel genommen, daß ihr Magen sie nicht mehr verträgt.

Die eingehende Anamnese der Kranken ergibt folgendes:

Keine erbliche Belastung.

Mit 5 Jahren leichte Masern; sonst keine Krankheiten.

Abgesehen von den Kopfschmerzen hat die Patientin keine Klagen, und die körperliche Untersuchung ergibt durchaus keinen krankhaften Befund. Ich notiere nur, daß die vor etwa 1½ Jahren eingetretenen Menses seither *in nur unregelmäßigen und großen Abständen* — etwa alle 2 Monate — wiederkommen, und daß sie *mit jedem Mal spärlicher werden*.

Bei näherer Befragung bringe ich in Erfahrung, daß der Kopfschmerz von kongestivem, klopfendem Charakter ist, begleitet von einem Gefühl der Hitze und Völle im Kopf. Die Kranke empfindet dann den *Aufenthalt in einem warmen Zimmer* oder auch nur in einem Raum mit geschlossenen Fenstern als geradezu unerträglich. Sie braucht frische Luft, um etwas Linderung zu empfinden; dann öffnet sie das Fenster, oder noch besser, sie geht im Garten ihres kleinen Vorstadthäuschens langsam mit bloßem Kopf spazieren. *Absolute Ruhe* und die *Luft eines geschlossenen Raumes* verschlimmern das Leiden, anstatt es zu bessern.

Diese Modalitäten lassen mich an Pulsatilla denken; bei Berücksichtigung der verspäteten und spärlichen Regeln zwingt sich mir Pulsatilla als Heilmittel geradezu auf.

Ich habe gegenüber dieser Verordnung keine Zweifel mehr, wenn ich mir das Äußere meiner Patientin ansehe: Sie ist *blond, bleich*, hat *bläuliche Backen*, Zeichen einer venösen Kongestion. Das ist der Typ, bei dem — nach den Beobachtungen unserer Prüfer — Pulsatilla am klarsten ihre Symptome entwickelt.

Ich verordne also Pulsatilla C 6, jeden 3. Tag.

Nach einem Monat ist die Kranke sehr gebessert. Die Kopfschmerzen kommen nur in großen Zwischenräumen wieder (2—3 Mal im ganzen Monat).

Ich verordne Pulsatilla C 30, eine Gabe alle 8 Tage.

Nach 5 Wochen hat sie keine Kopfschmerzen mehr, und die Regel ist reichlicher als bisher.

Nach 5 Monaten habe ich meine Patientin nochmals gesehen. Die Kopfschmerzen sind niemals wieder aufgetreten; die Menstruation war regelmäßig und von ausreichender Menge.

J. A. LATHOUD (Lyon)

Kommentar. Diese Krankengeschichte beweist überzeugend: die Realität der von den homöopathischen Ärzten beschriebenen Typen und Modalitäten und den daraus entspringenden Vorteil bei der Bestimmung des individuellen Heilmittels.

Für Kopfschmerzen kongestiver Natur gibt es zahllose Arzneimittel. Hätte LATHOUD nicht die Modalitäten und den Typ der Patientin bei seiner Arzneimittelwahl in Erwägung gezogen, so wäre ihm die exakte Bestimmung des Mittels und die Heilung sehr schwer gefallen, dazu noch bei diesem Falle, in dem schon das ganze allopathische Arsenal versagt hatte.

Pyrogenium

Pyrogenium ist keine Nosode (wie man manchmal ungenau sagt), d. h. keine als Medikament gebrauchte Substanz pathologischen Ursprungs (Eiter, Exsudat, Mikroben, Parasiten, krankes Gewebestück). Es ist das Zersetzungsprodukt von Ochsenfleisch.

Dr. Diaz (Santa Cruz) hat die Herstellungsweise für Pyrogenium folgendermaßen festgelegt [es gibt noch andere Herstellungsarten des „Fleischfaulsaftes"]: Man legt 200 g Ochsenfleisch, das von Fett befreit und in kleine Stückchen geschnitten ist, in eine Schale mit 500 g Wasser und setzt dieses der Luft aus. Nach etwa 20 Tagen erhält man daraus eine zähe, rötliche, sirupartige, stinkende Flüssigkeit. Diese filtert man und verdampft sie im Wasserbad bis zur vollkommenen Eintrocknung; es bleibt dann im Gefäß eine kompakte Masse von dunkler Farbe zurück. Diese läßt man etwa zwei Stunden lang mit 30 g destilliertem Wasser stehen und filtert sie dann. So erhält man eine dunkelfarbige, ambragelbe Flüssigkeit: den *wässerigen Extrakt von Pyrogenium.* Diesem fügt man das doppelte Quantum von Glyzerin zu. Das so erhaltene Gemisch stellt die Urtinktur unseres Heilmittels dar, aus der die verschiedenen Potenzen bereitet werden.

Dieses unschätzbare Heilmittel wurde 1880 von Dr. John Drysdale in unsere Therapie eingeführt; die erste Pathogenese steht in seinem Buch *„On Pyrexin or Pyrogen as a therapeutic agent".* 1888 veröffentlichte Burnett eine Arbeit mit dem Titel *„Pryogenium bei Fiebern und Blutvergiftung".* Ein ausgezeichneter Artikel über dieses Mittel ist von Dr. Eugen de Keghel im *„Journal Belge d'Homoeopathie", 1906 Nr. 1,* und ein anderer von Dr. T. Aguilar im *„Journal of the American Institute of Homoeopathy"* im Mai 1924 erschienen. Die letztgenannte Zeitschrift hatte schon im November 1909 über den gleichen Gegenstand eine gute Arbeit von Dr. Julia C. Loos veröffentlicht. Für die französische Homöopathie hat der tüchtige, leider zu früh verstorbene Dr. Picard (Nantes) das Pyrogenium-Bild von Kent übersetzt und in *„L'Art médical"* 1905 veröffentlicht.

Physiologische Wirkung

Die Obduktion der Tiere, an denen man Pyrogenium prüfte, hat stets folgende Schädigungen aufgewiesen: Blutaustritte am Herzen, am Pericard, an der Pleura und am Verdauungstraktus mit Ablösung des Epithelgewebes. Das Blut war schwarz, die roten Blutkörperchen verklebt in unförmigen Massen oder in Haufen, viele aufgelöst, und die weißen Blutkörperchen teilweise verändert. Die Niere wies die typischen Schädigungen einer akuten oder subakuten parenchymatösen Nephritis auf.

Typ

Der Pyrogenium-Kranke ist immer durch heftige Intoxikation [bzw. Infektion] schwer geschädigt. Er ist unruhig, geschwätzig, ängstlich und von Wahnvorstellungen geplagt: Er wähnt sich bisweilen sehr reich. Wie *Baptisia* hat er somatische Wahnvorstellungen; besonders scheint es ihm, als wechsle seine Persönlichkeit, wenn er sich von einer Seite auf die andere legt. Die Haut ist im allgemeinen trocken und kalt, in schweren Fällen livide oder aschenfarben; bisweilen ist sie von reichlichem, kadaverartig riechendem Schweiß bedeckt, der jedoch nicht einer Temperatursenkung entspricht. Das Gesicht ist ängstlich und bleifarben, mit bläulichen Ringen um die Augen.

Modalitäten

Besserung: Durch Bewegung (aber nur vorübergehend!); durch alle Formen von *Wärme*.

Leitsymptome

1. Widerspruch zwischen Temperatur und Pulsfrequenz. Sehr rascher Puls bei gering gesteigerter Temperatur oder — seltener — umgekehrt.
2. Außerordentlicher Gestank aller Sekretionen.
3. Große Unruhe und Angst (*Arsenicum*) im Verlauf eines schweren septischen Zustandes.
4. Erbrechen. Weder Wasser noch Nahrungsmittel werden vertragen; das Wasser wird erbrochen, sobald es im Magen warm wird. Kaffeesatzartiges Erbrechen.
5. Gefühl schmerzhafter Zerschlagenheit; „Das Bett erscheint zu hart" (*Arnica*).
6. Gefühl von Zerbrochen- und Zerschlagensein in den Knochen (*Eupatorium*).
7. Feuerrote, leuchtende Zunge, wie lackiert.

Eigentümliches Symptom: „Fühlt sein Herz" (fühlt ihren Uterus: *Lilium*); sein Herz scheint ihm erschöpft und vergrößert.

Schmerzen: Sie sind in den kranken Partien so heftig, daß der Kranke weder sitzen, noch aufrecht stehen, noch langliegen kann.

Stühle: Braune oder schwärzliche, außerordentlich stinkende Diarrhoen von aasartigem Geruch. Man kann auch Verstopfung mit völliger Darmlähmung vorfinden (*Opium*).

Regel: Besser gesagt, unregelmäßige Blutabgänge von außerordentlich stinkendem Geruch.

Hauptsächliche Indikationen

Jede Art von Sepsis mit den obenangegebenen Charakteristika. Man kann sie finden bei Diphtherie, bei typhusartiger Grippe, bei Ptomainintoxikation, akuter Appendizitis, nach Sektionsinfektionen und recht häufig in der Gynäkologie bei parametritischen und salpingitischen septischen Erkrankungen, bei septischem Abort usw.

Man gibt Pyrogenium außerdem bei septischen Zuständen, in denen sich keine charakteristische Indikation für ein anderes Mittel findet, oder wenn das homöopathisch gewählte Mittel im Organismus keine Reaktion hervorbringt. Diese Reizwirkung auf den Organismus ist ihm mit allen Nosoden gemeinsam.

Eiterungen:

a) Wenn die geringste Verletzung zu eitern beginnt.

b) Wenn eine septische Erkrankung [Panaritium, Phlegmone oder dgl.] noch nicht voll entwickelt ist, aber auf eine lokalisierte Eiterung zustrebt.

In diesen beiden Fällen wirkt Pyrogenium vorbeugend.

c) Wenn eine allgemeine Infektion im Anschluß an eine anscheinend schon geheilte Infektion oder Eiterung auftritt.

Infektionswunden, besonders bei Arbeitern, die Maschinen bedienen müssen; ihre Ursache ist zumeist der Streptococcus. Natürlich muß man außerdem die gebräuchlichen chirurgischen freilegenden Eingriffe vornehmen. Pyrogenium verhindert die allgemeine [septische bzw. pyämische] Ausbreitung der Infektion im Organismus.

Gastroenteritis der kleinen Kinder und der Säuglinge; schwere Formen der infantilen Cholera.

Typhusartige Grippe, deren Diagnose lediglich durch die [negative] Widalsche Reaktion gestellt werden kann.

Fieber. Pyrogenium ist angezeigt bei Fiebererkrankungen mit septischem Verlauf. Die Frostschauer beginnen sehr charakteristisch im Rücken, zwischen den Schultern, und schütteln den ganzen Körper. Die Hitzephase tritt plötzlich auf, dann folgt ein kalter, klebriger, stinkender Schweiß, der jedoch keine Temperatursenkung ankündigt [also kein „kritischer" Schweiß!]. — Fieber der Tuberkulösen im letzten Stadium.

Dosierung

Von C 6 bis zu C 200 und noch höher. C 30, zweimal wöchentlich drei Wochen lang verordnet, bekämpft wirksam die Neigung zur Eiterung, die bei manchen Personen bei der geringsten Verletzung auftritt.

Zusammenfassender Überblick

Pyrogenium, das „dynamische Antiseptikum", wie ALLEN es nennt, ist das Heilmittel der septischen Zustände und der Erkrankungen, die sepsiforme Symptome und Verläufe aufweisen. Man merke sich vor allem das große Charakteristikum: Mißverhältnis zwischen Puls- und Temperaturhöhe.

Krankengeschichte 78

Schwere gastrointestinale Grippe, die einen Unterleibstyphus vortäuschte

Frau R. aus C., 59 Jahre alt. Vorgeschichte: Pleuritis an der rechten Basis im Alter von 25 Jahren, in der Kindheit Masern. Vater und Mutter an Tuberkulose gestorben.

Ich sehe die Kranke zum ersten Mal am 10. Februar 1931; sie befindet sich im Zustand schweren Kräfteverfalls, hat heftige Fieberfröste; der meist ausbleibende Schlaf ist durch unaufhörliche Träume gestört. Zunge gelb und klebrig, Gesicht ängstlich, mit bläulichen Ringen unter den Augen. Im leicht aufgetriebenen Abdomen heftige Schmerzen. Das Fieber schwankt zwischen 40 und 41° mit einem schwachen Nachlassen am Morgen; der Urin ist spärlich und trübe, jedoch eiweißfrei. Reichlicher Schweiß. Die Erschöpfung und Kraftlosigkeit ist außerordentlich groß. Trotz der Temperatur von 41° nur etwa 100 Pulsschläge; es besteht also ein Widerspruch zwischen Puls und Temperatur.

Wir haben, kurz gesagt, alle oder nahezu alle Anzeichen — die Roseolae und die Milzvergrößerung fehlen — eines Unterleibstyphus in der zweiten Krankheitswoche vor uns.

Die Blutkultur (Bazillus EBERTH, Para A und Para B) ist negativ.

Die Kranke *wechselt unaufhörlich ihre Lage;* bald liegt sie in der linken, bald in der rechten Hälfte des Bettes; sie kann nicht den geringsten Druck auf die Muskeln vertragen. Angesichts dieser Symptome verordnete ich *Baptisia tinctoria C 30,* in deren Arzneimittelbild alle Symptome eines schweren intestinal bedingten Fiebers vorkommen. Ich gebe dazu *Rhus toxicodendron C 6* wegen der körperlichen und geistigen Unruhe der Kranken. Gleichzeitig lasse ich warme, feuchte Kompressen auf den Leib machen.

Mit dieser Medikation erreiche ich eine deutliche Besserung, die 48 Stunden anhält und mehrere bedrohliche Symptome zum Verschwinden bringt.

Am 25. Februar 1931 wird der Leib der Kranken wieder schmerzhafter, die Aufgetriebenheit steigt merklich, und es setzt eine außerordentlich stinkende Diarrhoe zugleich mit einem unstillbaren Erbrechen ein. Die Modalität: „Besserung durch Wärme" läßt mich an Pyrogenium denken. Ich verordne also Pyrogenium C 30, zwei Globuli alle vier Stunden, und bin selbst noch bei dem sofortigen Aufhören der Diarrhoe und des Erbrechens zugegen. Die Leibschmerzen und die Aufgetriebenheit verschwinden. Die Kranke, die keinen Tropfen Flüssigkeit vertragen konnte, ohne ihn wieder von sich zu geben, trinkt mit Leichtigkeit jede beliebige Menge. Pyrogenium eröffnete also hier den Weg zu anderen Arzneimitteln, und schon am 5. März 1931 war die Patientin vollkommen geheilt und rekonvaleszent.

Dr. A. POURSAIN (St. Pierre-de-Plesguen)

Krankengeschichte 79

Cholezystitis

Frau L. aus Le Tertre, Bonnemain.

45 Jahre alt, verheiratet, an Vorerkrankungen nichts besonderes. Im Mai 1926 Enterocolitis mit zahlreichen diarrhoischen, schleimigen und schleimig-eitrigen Stühlen.

Seit einem Monat leidet sie an Diarrhoe im Wechsel mit Verstopfung. Am 15. April 1931 tritt plötzlich Erbrechen mit stinkenden Stühlen auf. Zunächst wird sie von einem allopathischen Kollegen behandelt, der eine akute Enteritis [mit Verdacht auf Appendizitis*)] diagnostiziert und Eisbeutel und Morphium verordnet.

Ich sehe die Patientin am 18. April zum ersten Mal. Ich finde eine Kranke mit eingesunkenem, spitzem Gesicht, mit hüpfendem Puls, 40,8° Fieber, Meningismus, hochgradigem Kräfteverfall und — last not least — mit *unstillbarem Erbrechen und stinkenden Stühlen.* Die klinische Untersuchung der Kranken läßt mich eine Appendizitis ausschalten. Es besteht keinerlei Schmerz am Mac Burney, keine Muskelabwehr im rechten Unterbauch, keine Hyperästhesie der Haut usw.

Dagegen ergibt die Untersuchung der Lebergegend eine schmerzhafte, teigige, schlecht begrenzte Stelle am unteren Rand der Leber, was mich an eine fibröse Pericholezystitis mit perivesikulären, eine sklerosierte Gallenblase umschließenden Adhäsionen denken läßt. Ich ziehe einen Chirurgen hinzu, der meine Diagnose bestätigt, aber von einem sofortigen Eingriff abrät.

Ich verordne also *Belladonna C 6* im Wechsel mit *Arsenicum C 6. Belladonna* ist angezeigt wegen der außerordentlichen Heftigkeit der Symptome, der Trockenheit der Schleimhäute, der Hirnkongestion, der Übererregbarkeit der Kranken mit der Unmöglichkeit, die Bettdecken zu ertragen. *Arsenicum* ist angezeigt durch die Besserung infolge von heißfeuchten Aufschlägen, mit denen ich den Eisbeutel zu ersetzen wage, sowie durch die pünktliche Verschlimmerung zwischen 1 und 3 Uhr morgens und durch die Bösartigkeit der Symptome.

Da keine deutliche Besserung eintritt, nehme ich meine Zuflucht zu Pyrogenium C 30, das ich in 150 ccm Wasser auflöse; ich lasse davon stündlich 1 Eßlöffel einnehmen. Das Medikament ist angezeigt:

---

*) [fehlt in der 3. Auflage].

1. durch das unaufhörliche, durch nichts stillbare Erbrechen. Nicht einmal einen Eßlöffel kalten Wassers kann sie vertragen.
2. durch die Besserung durch Wärme
3. durch das Mißverhältnis zwischen Temperatur und Puls.

Die Besserung war augenblicklich; das unstillbare, hartnäckige Erbrechen hörte prompt auf. Drei neue, weniger heftige Anfälle im Mai wurden durch Pyrogenium C 30 radikal [?] geheilt. Der Zustand der Kranken ist bis auf den heutigen Tag (10. März 1932) ausgezeichnet geblieben. Eine Röntgenaufnahme durch den Chirurgen, der sie während der Krise im Mai 1931 gesehen hatte, bestätigte meine Diagnose.

Dr. POURSAIN (St. Pierre-de-Plesguen)

Rhododendron

Rhododendron chrysanthemum, goldgelbe Alpenrose. Strauch aus der Familie der Erikaceen [Heidekrautgewächse], wächst in den Gebirgen von Sibirien und Kamtschatka.

Die Tinktur und die Verreibungen bereitet man aus den Blüten, Blütenstielen und Knospen der getrockneten Blüten.

In den *„Zufügungen"* von STAPF findet sich eine Pathogenese von Rhododendron von Dr. SEIDEL. In der *„Enzyclopaedie"* von ALLEN sind einige neue Symptome auf Grund der Prüfung von Dr. LEMBKE hinzugefügt.

Physiologische Wirkung

Ein Vergiftungsfall von Rhododendron ist nicht bekannt. Es verursacht vor allem Schmerzen in den Muskel- und Bindegeweben, ferner schmerzhafte Schwellung von Hoden und Nebenhoden.

Modalitäten

Verschlimmerung: *Vor und während eines Gewitters;* durch Sturm; durch kalten und feuchten Wind; nachts; durch Berührung und Druck; im Frühjahr und im Herbst.

Besserung: *Nach* einem Gewitter; durch Wärme; nach dem Essen.

Leitsymptome

1. Verschlimmerung vor und während eines Gewitters ist das wichtigste Charakteristikum von Rhododendron. Der Zustand des Rhododendron-Kranken wird jedesmal gestört oder verschlimmert, wenn die elektrische Spannung in der Luft erhöht ist; unmittelbar nach dem Gewitter empfindet er ein Gefühl von Entspannung und Wohlbefinden.
2. Verschlimmerung im Frühling und Herbst.

3. Plötzlicher Gedächtnisverlust beim Sprechen und beim Schreiben (*Lycopodium*).
4. Anhaltende Schmerzen unter den falschen Rippen links, besser nach dem Essen.
5. Die Harnmenge steigt während der — meist rheumatischen — Schmerzen; sie nimmt ab, wenn diese aufhören.
6. Völlegefühl, sogar nach geringer Speiseaufnahme (*Lycopodium*).
Eigentümliches Symptom: Kann nur bei gekreuzten Beinen einschlafen.

Schmerzen: Von verschiedenartigem Charakter. Sie erscheinen vor allem vor Gewitter, aber auch bei Sturm und schlechtem Wetter. Sie werden immer verschlimmert durch Ruhe und Kälte und gebessert durch Wärme und mit der ersten Bewegung (im Gegensatz zu *Rhus*, das durch Bewegung zunächst verschlimmert und dann gebessert wird), aber vor allem besser nach Gewitter und beim Steigen des Barometers.
Stühle: Selbst weiche Stühle werden nur mit Mühe entleert. Durchfall bei feuchtem, kaltem Wetter, vor Gewitter.
Regel: Zu häufig und zu stark; oft intermittierend; sie setzen zwei Tage aus, um dann wiederzukommen.

Hauptsächliche Indikationen

Schmerzen sind im wesentlichen rheumatischer Art; sie können alle Gelenke und alle Muskelgruppen befallen. Sehr häufig Pleurodynie und pleuritisches Seitenstechen. Ausgeprägter während der Nacht, zwingen sie den Kranken zu häufigem Aufstehen und Umhergehen; sie ziehen oft von einem Gelenk zum anderen und scheinen gleichzeitig Muskeln, Ligamente und Periost zu befallen.
Gichtischer Rheumatismus mit fibrinöser Ablagerung an den Gelenken.
Orchitis, Epididymitis, Hydrozele, besonders rechtsseitig. Der Schmerz wechselt häufig und zieht von einer Seite zur anderen.
Ziliarneuralgie, die sich über den ganzen Augapfel und den Kopf ausdehnt.
Muskuläre Asthenopie mit Schmerz in den Augen beim Lesen und Schreiben.
Trigeminusneuralgie, besonders bei Gichtikern.
Kopfschmerz, rheumatischer Art, an Stirn und Schläfen, mit den Modalitäten des Mittels.

Dosierung

Tiefe Potenzen werden ebenso wie hohe mit Erfolg gebraucht. Bei rheumatischer Fazialisneuralgie empfahl RICHARD HUGHES die erste Dezimale.

Zusammenfassender Überblick

Sehr ausgeprägte rheumatische und gichtische Symptome. Verschlimmerung vor und während eines Gewitters ist das wichtigste Charakteristikum, gleichgültig, welche Krankheit vorliegt.

Krankengeschichte 79

Hartnäckige Neuralgien

Frau B. aus R. leidet an hartnäckigen, sehr schmerzhaften, neuralgischen Beschwerden; der klinische Symptomenkomplex ist charakterisiert durch lebhafte, plötzliche, krampfige, anfallsweise intermittierende Schmerzen längs der seitlichen Äste des Plexus lumbosacralis.

Die Untersuchung der Kranken läßt jede Neurose und jede Viszeralgie (Gastralgie, Enteralgie, Hepatalgie, Ovarialgie usw.) ausschalten.

Die Röntgenuntersuchung ergibt nichts von seiten des Knochengerüstes. Die Kranke ist fettsüchtig, der Blutdruck leicht erhöht (170 : 130 mm), das Herz ist ein wenig vergrößert. An den anderen Organen kein krankhafter Befund. Der Wassermann ist negativ; kein Eiweiß, kein Zucker im Urin; Blutharnstoff 0,3% [also vermehrt].

Die Kranke klagt über entsetzliche brennende Schmerzen in der Lenden- und Steißbeingegend; sie werden *durch Bettruhe verschlimmert* und *durch Gehen und Wärme gebessert*, ausgenommen die Bettwärme, welche die nächtlichen Schmerzen unerträglich macht und der Kranken den Schlaf raubt; *sie muß aufstehen und umhergehen*. Die Schmerzen nehmen zu, wenn *die Witterung feucht, kalt und gewitterig wird*.

Die Kranke erklärt, daß sie *immer eine kalte Stelle im Bett suchen und ihre Füße aus dem Bett herausstrecken* müsse. Sie kann nur *mit gekreuzten Beinen* schlafen.

Die Hände sind warm, die Haut häufig mit Schweißen bedeckt, die von Ameisenkribbeln und Jucken begleitet sind.

Häufige Verstopfung; auch *weiche Stühle werden nur mit Mühe herausgepreßt*.

Während der rheumatischen Anfälle beobachtet sie eine Steigerung der Urinmenge; *diese nimmt ab, sobald die Schmerzen aufhören*.

Die Patientin klagt über eine deutliche *Verschlimmerung vor Gewitter* und über *Besserung nach Gewitter*.

Schon bei der bloßen Beobachtung der Kranken denke ich an Rhododendron, denn sie stellt diesen Typ sehr deutlich dar; ihre Beschwerden sind nicht die von *Rhus toxicodendron*, trotz einiger Anzeichen für *Rhus*.

Ich gebe also *Sulfur* C 1000 — eine Gabe — und Rhododendron C 30, 6 Granula täglich.

Daß Rhododendron diesem Fall vollkommen entsprach, bestätigte mir der Erfolg der Verordnung.

Nach einer vorübergehenden Verschlimmerung von 3 Tagen verschwanden die neuralgischen Schmerzen völlig innerhalb von 5 Tagen; die Kranke, die seit 2 Monaten zu Bett lag, steht am 5. März auf; ihre Heilung hat bis auf den heutigen Tag (10. April 1932) angehalten.

Die Patientin hatte die Hoffnung auf eine Heilung dieser unerträglichen, anhaltenden Neuralgien bereits aufgegeben, die schon drei Jahre lang dauerten, ihr die Nachtruhe raubten und sie mehrere Monate lang ans Bett fesselten.

Die allopathische Therapie zahlreicher Kollegen hatte versagt. Lediglich einige Tiefenbestrahlungen hatten anscheinend eine vorübergehende Linderung herbeigeführt, leider aber ohne Bestand. Schließlich war man in der letzten Zeit gezwungen gewesen, ihr morgens und abends eine subkutane Injektion von Sedol zu geben.

Die dankbare Patientin schickte mir zahlreiche Kranke zu.

Kommentar des behandelnden Arztes. Diese Krankengeschichte zeigt einen typischen Rhododendron-Fall, der geheilt wurde, weil Rhododendron nach dem Ähnlichkeitsgesetz das Simillimum darstellte. Vorher hat die Kranke eine hohe Potenz ihres Konstitutionsmittels bekommen, nämlich *Sulfur C 1000*.

Die Wirkung hoher Potenzen ist sicherlich mächtiger als die der tiefen. Die vorübergehende medikamentöse Verschlimmerung ist ein wertvoller Hinweis, daß man auf dem richtigen Wege ist.

Die homöopathische Therapie verfügt über zahlreiche Medikamente, die den verschiedensten klinischen Symptomenkomplexen entsprechen. Man darf also niemals die Hoffnung aufgeben, selbst bei anscheinend sehr schweren und hartnäckigen Fällen. Hat man nicht den erhofften Erfolg erzielt, so muß man so lange suchen, bis man das angezeigte Mittel in der Materia medica oder die passende Potenz gefunden hat.

Dr. POURSAIN (St. Pierre-de-Plesguen)

Zu diesem Kommentar möchte ich bemerken, daß man nur selten alle Charakteristika eines Heilmittels so vollständig ausgeprägt findet wie im vorliegenden Fall, einmal, weil sie nicht alle gleichzeitig vorliegen, zum anderen, weil man sie nicht herauszufinden weiß. Ohne diese Versager wären unsere Heilungen noch viel zahlreicher.

Man beachte auch die bei richtiger Arzneimittelwahl oft auftretende **medikamentöse Erstverschlimmerung,** die alle homöopathischen Ärzte von jeher beobachtet und als günstiges Prognostikum gedeutet haben.

Rhus toxicodendron

Giftsumach. Strauch aus der Familie der Terebinthaceen; in Nordamerika beheimatet; er findet sich in buschigen Wäldern und feuchten Gegenden von Europa, auch in Frankreich.

Man bereitet die Urtinktur aus den frischen Blättern, die Verreibungen aus den getrockneten Blättern.

Die Pathogenese von Rhus toxicodendron findet sich in HAHNEMANN „Reine Arzneimittellehre".

Physiologische Wirkung

Die bekanntesten Wirkungen von Rhus toxicodendron sind die an der Haut. Schon eine sehr geringe Menge verursacht Röte und Brennen großer Hautpartien; diese schwellen sehr rasch an und bedecken sich mit Bläschen; ein fast unerträgliches Jucken begleitet diese Erscheinungen.

Zugleich mit der Hautaffektion treten Brennen und Röte in Mund und Hals, Diarrhoe und Reizhusten auf; das beweist, daß eine ähnliche Entzündung an den Schleimhäuten des Verdauungstraktes vorliegt.

Noch bemerkenswerter sind die rheumatischen Schmerzen, die jeden Teil des gesamten Körpers befallen können.

Die Rhus-Wirkung umfaßt hauptsächlich — wenn nicht ausschließlich — die fibrösen Gewebe, Sehnen, Faszien, Nervenscheiden usw., vielleicht auch die Muskulatur. Sie erstreckt sich nicht auf die Synovialmembranen, sondern nur auf die äußeren Ränder der Gelenkkapseln.

Rhus wirkt außerdem auf das Zentralnervensystem; und zwar verursacht es rasch Depressions- und Lähmungserscheinungen im Bereich der psychischen und motorischen Zentren; vor allem wirkt es auf den N. vagus: Herzbeschwerden mit beschleunigtem, aber schwachem, sogar intermittierendem Puls.

Das Zellgewebe wird durch Rhus bis zur Eiterung entzündet. Schließlich wirkt es vergiftend auf das Blut und verursacht dadurch septische Zustände.

Im „*Medical Century*" (1. Feb. 1895) vergleicht GEORGE ROYAL die Symptome einer Sepsis mit denen von Rhus toxicodendron und kommt zu dem Schluß, daß Rhus das beste Heilmittel bei Sepsis sei; zur Bekräftigung fügt er dann 2 Krankengeschichten an, zu denen ich meinerseits einen sehr schönen Fall beisteuern könnte (Heilung einer Patientin aus Perrier (Vendée), die zur *Entrüstung* ihres allopathischen Hausarztes gesund wurde).

Modalitäten

Verschlimmerung: Durch Ruhe; *durch kaltes, feuchtes, regnerisches Wetter;* vor Gewitter; nachts, besonders nach Mitternacht; beim Liegen auf der schmerzhaften Seite.

Besserung: *Durch Bewegung;* durch Wechsel der Lage; durch warmes, trockenes Wetter; durch Frottieren; durch warme Aufschläge.

Vorherrschende Angriffsseite: Rechts.

Leitsymptome

1. Besserung der Schmerzen durch Bewegung, Verschlimmerung durch Ruhe. Zu Beginn der Bewegung oder morgens beim Aufstehen kann wohl Schmerz und Steifheit auftreten, doch wird bei weiterer Bewegung die Besserung deutlich: *Der Kranke wird gelenkig.*
2. Außerordentliche Unruhe mit beständigem Wechseln der Lage; der Kranke dreht sich fortwährend im Bett [„zerwühlt sein Bett"].
3. Rotes Dreieck an der Zungenspitze; während des Fiebers ist die Zunge trocken, schmerzhaft und rissig.
4. Große Empfindlichkeit gegen kalte Luft; sie macht die Haut schmerzhaft.
5. Herpes an Lippe oder Nase.
6. Bläschenförmige Ausschläge, die manchmal mit durchfälligen Stühlen abwechseln.
7. Traurigkeit und Besorgnis; Neigung zu weinen, schlimmer nachts und zu Hause; besser beim Spazierengehen.

Schmerzen: Die Schmerzen von Rhus sind sehr zahlreich und sehr lebhaft. Ihre Natur ist geradezu klassisch und schon von HAHNEMANN deutlich herausgearbeitet worden: Sie haben in der Tat die Besonderheit, daß sie bei Ruhe entstehen oder schlimmer werden und durch Bewegung der befallenen Partien gemildert werden oder aufhören (*Bryonia* hat das gegenteilige Symptom). Obendrein sind die Rhus-Schmerzen gewöhnlich in frischer Luft stärker und von einem lokalen Kälte- und Taubheitsgefühl begleitet. Die Empfindlichkeit gegen kalte Luft ist sehr groß, so daß die Haut schmerzhaft wird.

Stühle: Diarrhoe und Dysenterie; nach dem Stuhl lassen alle Schmerzen in ihrer Heftigkeit nach. Nach dem Urteil meines verstorbenen Kollegen OCTAVE CASTUEIL ist Rhus das wirksamste Heilmittel bei Cochinchina-Diarrhoe.

Regel: Zu früh, zu stark, zu lange und wundmachend. Regel mit heftigem, beißendem Schmerz in der Vulva.

Hauptsächliche Indikationen

Rheumatische Erkrankungen. Rhus ist sehr selten indiziert bei der akuten Form von Rheumatismus; aber es ist ein sehr wertvolles Mittel bei den subakuten und chronischen Fällen. Man hat beobachtet, daß es vor allem die fibrösen Gewebe angreift. Bei *Ischias*, die gewöhnlich linksseitig ist, (trotz der sonst meist vorherrschenden Rechtsseitigkeit des Mittels), wirkt es wahrscheinlich auf die fibrösen Nervenscheiden. Nach *Aconit* ist Rhus eines der besten Mittel bei Lumbago, wenn die Faszien der Lumbalgegend mehr als die Muskeln selbst befallen sind. Es besteht eine regelrechte Schwäche in der Lendengegend; diese ist schlimmer nach Ruhe und zu Beginn der Bewegung, gerade in dem Moment, in dem man sich vom Stuhl erhebt (*Kali phosph.*).

Hauterkrankungen. Unter den Hauterkrankungen paßt Rhus am besten für die bläschenförmigen Zustände, besonders *Herpes zoster*, *Ekzem* und *Pemphigus*. Ist ein *Erysipel* bis zur Bildung von Bläschen und Blasen vorgeschritten, so ist Rhus eines der ersten Mittel. — Es kommt in Frage bei allen solchen Erkrankungen, in denen Jucken und Gefühl von Brennen vorliegt. — TESTE empfiehlt es als wirksam bei weitflächigen, aber nicht tiefgehenden Verbrennungen. — Bei *Herpes zoster* ist Rhus häufig mehr indiziert als *Bryonia*, denn die Verschlimmerung der Schmerzen ist häufig nachts; selbst wenn die Schmerzen auch tagsüber bestehen, sprechen die anderen Symptome mehr für Rhus als für *Bryonia*. — *Ulzerationen an den Beinen*.

Typhöse Zustände. Jedesmal, wenn eine Erkrankung typhösen Charakter annimmt, muß man an Rhus denken. Folgende Symptome individualisieren dieses Mittel noch besonders: stilles Delirium, körperliche und geistige Unruhe, heftiger Kopfschmerz, Blutandrang zum Gesicht, durch Nasenbluten gebessert. Dreieckige, rote Stelle auf der Zungenspitze, Zungenspitze sieht wie eine Brustwarze aus; Abdomen aufgetrieben und an zwei wichtigen Stellen besonders empfindlich: in der rechten Unterbauch- und in der Milzgegend; letztere ist geschwollen.

Erkrankungen nach körperlicher Überanstrengung. Hypertrophie des Herzens nach übermäßiger Arbeit, Herzklopfen nach körperlicher Anstrengung. Wenn Rhus toxicodendron bei Herzerkrankungen angezeigt ist, findet man gewöhnlich ein Taubheitsgefühl des linken Armes und der Schulter; gleichzeitig hat der Kranke ein eigentümliches Gefühl „der Ermüdung des Herzmuskels".

Immer, wenn die Sehnen und Bänder infolge Überanstrengung oder plötzlicher Anspannung (*Verstauchung*, *Verrenkung*) entzündet sind, ist Rhus in Betracht zu ziehen.

Erkrankungen infolge feuchter Kälte. Rhus wetteifert mit *Dulcamara* in der Vorliebe für Krankheitszustände, die sich unter dem Einfluß feuchter Kälte entwickelt haben. Es ist das Mittel der Wahl, wenn der Kranke durchnäßt war, wenn er feuchte Kleider nicht durch trockene ersetzt hatte, wenn die Symptome nach einem kalten Bad, nach der Unterdrückung eines Schweißes durch feuchte

Kälte aufgetreten sind. Deshalb wird Rhus toxicodendron im Frühling und Herbst häufig gebraucht.

Augenerkrankungen. Rhus ist ein ausgezeichnetes Mittel bei *skrofulöser Ophthalmie, rheumatischer Iritis, Zellgewebsentzündung der Augenhöhle* (wobei es nahezu spezifisch ist), sowie bei den sogenannten arthritischen Geschwüren der Hornhaut, die häufig am Rande der Hornhaut sitzen.

Nervöse Erkrankungen. *Schwindel* älterer Leute beim Erheben aus einer sitzenden Stellung.

Zervikobrachiale Neuralgien.

Ischias (s. oben unter Schmerzen und Rheumatismus).

Lähmung mit Taubheit der befallenen Partien; nach Erkältung oder Liegen auf feuchtem Boden; nach Anstrengung, sexuellen Ausschweifungen; Lähmung der Glieder; Ptosis.

Kopfschmerzen mit Stumpfheit oder Stupor, Leere oder Schwere des Kopfes. Wenn man den Kopf bewegt, scheint das Hirn an die Gehirnschale zu stoßen; der Schmerz sitzt in der Stirn oder im Hinterkopf. Der Hinterhauptschmerz wird durch Rückwärtsbeugen des Kopfes gemildert.

Fieber. Adynamische Fieber mit Unruhe und Zittern. Der Frostschauer beginnt gewöhnlich in einem Bein und ist von einem trockenen Husten begleitet. Frostschauer mit dem Gefühl, als würde man mit kaltem Wasser besprengt; danach Hitze und Verlangen, die Glieder auszustrecken. Durst während der Hitze, selten während des Fröstelns. Schweiße am ganzen Körper, nur nicht an Kopf und Gesicht.

Husten, der nach Aufenthalt im Regen auftritt. Kurzer, trockener Husten mit Kitzel in der Brust und Blutgeschmack im Munde. Husten, der durch kühle Getränke hervorgerufen und durch warme Getränke gemildert wird. Beim Husten Zittern des Kopfes und unruhiges Zucken der Brustmuskeln. Husten, sobald man die Hände unter der Decke herausstreckt.

Dosierung

Bei Rheumatismus gebraucht man fast immer die mittleren und hohen, bei Neuralgien die mittleren (C 6 bis C 12) Potenzen. Die tiefen Potenzen sind im allgemeinen bei Hauterkrankungen besser.

Zusammenfassender Überblick

Rhus toxicodendron ist eines unserer unübertrefflichen Polychreste. Sein großes Charakteristikum ist: Besserung der Schmerzen durch Bewegung und Verschlimmerung derselben durch Ruhe. Folgen von feucht-kalter Witterung. Man denke an Rhus, wenn eine akute Krankheit typhösen Charakter anzunehmen beginnt. Wichtiges Heilmittel bei Krankheiten mit bläschenförmigen Hauterscheinungen.

Krankengeschichte 81

Herpes zoster in der Schultergegend

Im September 1846 kam Fräulein C. in meine Sprechstunde. Sie litt an einem ziehenden, reißenden, krampfigen Schmerz in der rechten Schulter; er war besonders in Ruhe sehr unangenehm und wurde durch mäßige Bewegung gemildert. Er war kompliziert durch einen Bläschenausschlag auf einem erysipelartigen Grund, der starkes Brennen und unerträgliches Jucken bereitete. Die Hautaffektion, die seit 8 Tagen bestand, hatte die ganze Schulter ergriffen und fing an, sich auch über den Hals auszubreiten. Nachts konnte die Kranke nicht schlafen, weil sich die Beschwerden dann stark steigerten.

Der Sitz der Schmerzen, die Bläschenform des Ausschlages sprachen für einen Druck auf das lymphatische System; doch der Charakter der Schmerzen und die verschlimmernden wie lindernden Umstände wiesen mehr auf eine Beteiligung des Nervensystems hin.

Für den allgemeinen Charakter dieser doppelten Indikation kamen zwei Medikamente in Frage: *Mercurius solubilis* und *Rhus toxicodendron*. Aber die Verschlimmerung während der Ruhe des ganzen Körpers sowohl wie der kranken Körpergegend und die Linderung durch mäßige Bewegung selbst der befallenen Stelle entsprachen ganz allein dem Arzneibild von Rhus.

Eine einzige Gabe (C 10) brachte in weniger als 24 Stunden die Schmerzen und den begleitenden Hautausschlag gleichzeitig zum Verschwinden.

L. SALVERT DE FAYOLLE

Krankengeschichte 82

Die Hündin des Malers Meissonnier

Gegen Ende 1887 hatten die in London erscheinenden medizinischen Zeitschriften sich die Homöopathie zum Gegenstand einer Artikelreihe vorgenommen. Diese Polemik fand bis 1888 ihr Echo in den Tageszeitungen, die die Argumente — d. h. Meinungen, nicht Tatsachen! — für und wider diese therapeutische Methode vorbrachten. Ein Verteidiger der Homöopathie berichtete damals in einer Zuschrift an die *„London Times"* von der Heilung einer Hündin, die ein Schüler von MEISSONNIER mit *Rhus* und *Arsen* von ihrer Lähmung der Hinterläufe und von ihrem Torticollis vollständig befreite:

„Vor einigen Jahren war ich als Schüler der Malkunst bei MEISSONNIER. Dieser hatte von seinem großen Freunde DUMAS eine preisgekrönte Hündin zum Geschenk erhalten, die von einer Lähmung der Hinterläufe und von einer Torticollis befallen wurde.

Lange Zeit schon hatte ich mich aus persönlichem Interesse mit der Homöopathie beschäftigt, und meine Körnchen lieferten MEISSONNIER, seinen Freunden und seiner Familie häufig den Stoff zu lustigen Spöttereien; denn sie alle glaubten ganz und gar nicht an Homöopathie.

Die fragliche Hündin war von einem berühmten Pariser Tierarzt, der auch MEISSONNIERS sehr wertvolle Pferde behandelte, aufgegeben und zum Tode verurteilt worden. Eines Abends nun saß ich mit ihm und seiner Familie zu Tisch. Die Hündin war — Gegenstand großen allgemeinen Kummers — ebenfalls im Speisezimmer. Plötzlich forderte mich MEISSONNIER in seiner raschen, lebhaften Weise auf, die Hündin doch mit „meiner Homöopathie" zu heilen.

Ich nahm die Herausforderung an und gab dem Tier vor aller Augen eine einzige Gabe Rhus toxicodendron in ziemlich hoher Potenz.

Am nächsten Morgen noch vor dem Frühstück arbeitete ich allein mit MEISSONNIER in seinem Gartenatelier, als seine reizende Tochter angerannt kam, als stünde das Haus in Flammen, und schon von weitem rief: ‚Die Hündin läuft wieder.'

Wir stürzten aus dem Atelier; MEISSONNIER rannte, den Pinsel im Mund und die große Palette auf dem Daumen, mit dem glühenden Eifer, mit dem er alles tat, was ihn interessierte, — und wirklich! —, da lief die Hündin auf allen Vieren munter umher wie früher.

Aber der Hals war noch steif, und das verwirrte mich, denn ich wußte nicht, wie ich meine Patientin nun weiter behandeln sollte. Da fiel mir auf, daß das Haar struppig und glänzend war, — und da ich wußte, daß bei der Homöopathie jedes Symptom berücksichtigt werden muß —, drängte sich mir das geeignete Mittel von selber auf. Ich gab ihr zwei Gaben Arsen D 3. Die Hündin erholte sich völlig und ist, glaube ich, heute noch wohl und am Leben."

Das Netteste an dieser Geschichte ist die Bescheinigung der Heilung, die der große französische Maler ausgestellt hat; man findet sie in dem Buch von Dr. H. CLARKE „*L'homoeopathie expliquée*":

„Herr Meissonnier sen. und jun. haben gehört, daß die Heilung ihrer Hündin angezweifelt wird. Sie bestätigen hiermit, daß das Tier, das von dem Pariser Tierarzt schon aufgegeben war, durch die homöopathische Behandlung eines Freundes von einer sehr heftigen Lähmung vollkommen geheilt worden ist. Die kleine, rassereine Hündin befindet sich gesund und wohl und wird allgemein bewundert."

E. MEISSONNIER
CH. MEISSONNIER jun.

Kommentar. Diese Krankengeschichte habe ich dem „*Propagateur de l'Homoeopathie*" (1905, S. 152) entnommen. Wenn sie allein dastünde, würde sie nichts zu Gunsten eines Heilmittels und noch weniger zu Gunsten einer Methode beweisen; aber man findet in der homöopathischen Literatur viele derartige Krankengeschichten. In der Novembernummer von 1924 veröffentlichte eine der französischen homöopathischen Zeitschriften nicht weniger als 7 Fälle von Epilepsie, Paraplegien und Paralysen bei Tieren, die mit den geeigneten Mitteln (*Belladonna, Rhus, Conium* usw.) behandelt und geheilt worden waren: Der Verfasser, J. SELLIER, schließt dort folgendermaßen: „Es gibt eine Veterinär-Homöopathie; sie ist lehrbar und erlernbar; aber in der Praxis zeigt sich eine Schwierigkeit: Der homöopathische Veterinärarzt kann seine Patienten nicht fragen und deshalb die charakteristischen Gemütssymptome nicht herausarbeiten. Dennoch vermittelt aufmerksame Beobachtung des Tieres, seines Wesens, seiner Haltung und der äußeren Zeichen genügend Aufschlüsse, um das passende Heilmittel zu bestimmen."

Rumex crispus

Krauser oder **wilder Ampfer**; Pflanze aus der Familie der Polygonaceen; wächst in der Nähe menschlicher Wohnungen.

Die Urtinktur wird — ebenso wie die Verreibungen — aus den frischen Blättern und Blüten bereitet, die man von März bis Mai pflückt.

Die Originalpathogenese von Rumex stammt von Dr. JOSLIN und steht in der „*American Homoeopathic Review*", Band 2. Sie findet sich auch — mit zahlreichen Krankengeschichten — in den „*New Remedies*" von HALE.

Physiologische Wirkung

Rumex crispus hat drei Wirkungsbereiche: Haut, Därme und Kehlkopf.

Auf der Haut verursacht es ein Jucken, das in kalter Luft schlimmer und durch Wärme besser wird.

Die Wirkung auf den Darm äußert sich in *morgendlicher Diarrhoe.*

Sein Hauptangriffspunkt jedoch ist der Larynx. Dort verursacht es — und heilt demzufolge auch — einen eigentümlichen Husten, der in den „Hauptsächlichen Indikationen" näher besprochen wird.

Modalitäten

Verschlimmerung: *Durch Kälte und kalte Luft;* durch Aufdecken; durch Liegen auf der linken Seite; in den Abendstunden.

Besserung: Durch Wärme; *durch Vermeiden der Einatmung kalter Luft unter Zuhalten des Mundes.*

Leitsymptome

1. Seine Hauptmodalität: Verschlimmerung durch Kälte und kalte Luft.
2. Stechender Schmerz quer durch die linke Lunge, gerade hinter der linken Brustwarze (*Natrium sulfuricum*).
3. Kann kein Fleisch essen, ohne Aufstoßen und Jucken zu bekommen.

Hauptsächliche Indikationen

Anhaltender Reiz- und Kitzelhusten, trocken und erschöpfend; selten in Anfällen (das unterscheidet Rumex von *Cuprum* und *Drosera*). Die Ursache dieses Hustens ist im allgemeinen ein wenig Schleim, der einen Kitzel hinter dem Sternum oder ein Gefühl von Wundheit verursacht (Husten bei akuter Laryngitis). Der Husten bringt sehr wenig Auswurf, manchmal gar keinen heraus; er wird schlimmer durch Druck, durch Unterhaltung, besonders aber *durch Einatmen kalter Luft.* Der Kranke wickelt den Kopf ein, hält ein Taschentuch vor den Mund und kriecht unter die Decke. Rumex ist außerdem noch wirksam bei einem Husten mit stechendem Schmerz durch die linke Lunge gerade hinter der linken Brustwarze. Der Rumex-Husten verursacht oft unfreiwilligen Harnabgang (*Causticum, Pulsatilla, Scilla*).

Diarrhoe morgens früh zwischen 5 und 10 Uhr (*Aloe, Apis, Natrium sulfuricum, Nuphar, Podophyllum, Sulfur*). Schmerzlose, reichliche, stinkende Stühle mit plötzlichem Drang, der den Kranken aus dem Bett treibt.

Pruritus. Rumex heilt urtikariaartige oder bläschenförmige Ausschläge, deren Hauptmerkmal Verschlimmerung durch Kälte und Besserung durch Wärme ist. Deswegen klagt der Kranke über Jucken beim Auskleiden (nicht etwa wie bei *Sulfur* und *Mercur,* wenn er warm und zugedeckt im Bett liegt).

Dieses Jucken beim Auskleiden findet sich auch bei *Oleander* und *Natrium sulfuricum;* bei dem letztgenannten Mittel steht das Jucken immer in Zusammenhang mit Gelbsucht oder Malariasymptomen.

Dosierung

Im allgemeinen verwendet man die tiefen Potenzen, von der C 3 bis zur C 6.

Krankengeschichte 83
Chronischer Husten

Der 57jährige Herr D., wohnhaft in Le Mans, Rue de le Paille, leidet seit 10 Jahren an heftigen, intermittierenden Hustenanfällen von croupartigem Charakter mit drohender Erstickung. Die Anfälle werden durch Kälte hervorgerufen, selbst durch Genuß kalter Getränke. Deshalb muß er sich immer sehr warm anziehen. Die Anfälle werden auch durch Sprechen und tiefes Einatmen ausgelöst; Herr D. kann nicht tief Luft holen, ohne quälende, stundenlange Hustenanfälle zu bekommen.

Nach vergeblicher Behandlung durch verschiedene Ärzte schickt ihn Dr. LANGEVIN schließlich zu Dr. DIEU, einem berühmten Halsspezialisten von Le Mans, der ihm die Nase kauterisiert. Der Erfolg ist gleich null. In dem Glauben, daß er in Paris einen besseren Arzt fände, geht Herr D. zu einem noch berühmteren Spezialisten Dr. LAURENS; dieser rät ihm die Abtragung der rechten Nasenmuschel, die, infiziert und hypertrophiert, Eiter absonderte; letzterer flösse in den Rachen, was vielleicht die Ursache der Hustenanfälle sei. Die Operation wird von einer führenden Pariser Kapazität, Dr. HAUTANT, ausgeführt. Das Resultat hinsichtlich des Hustens ist völlig negativ.

Danach kehrt Herr D. zu den Weisen seiner Vaterstadt zurück und konsultiert einen jungen Halsspezialisten Dr. J. MORDET, der aber auch nichts erreicht.

Am 5. Oktober 1926 kommt Herr D. in meine Sprechstunde. Es ist ein großer, robuster Mann, von gesunder Konstitution und Erbanlage. Auf meine eingehenden Fragen erfahre ich, daß er Hitzewallungen und Gefühl von Brennen auf der Haut empfindet; die Haut ist trocken, grau, glanzlos und schmutzig, die Lippen sind sehr rot.

Die Untersuchung des Respirationstraktus weist lediglich über beiden Unterlappen ein trockenes, feinblasiges, verstreutes Rasseln auf.

Ich halte mich an die Natur des Hustens, wofür mir zwei Mittel in Frage zu kommen scheinen, denn beide entsprechen der Gesamtheit der Symptome: *Rumex crispus* und *Hepar sulfuris;* konstitutionell ist augenscheinlich *Sulfur* indiziert.

Ich verordne also: *Hepar sulfuris C 30*, morgens und abends 2 Körnchen, im täglichen Wechsel mit *Sulfur C 30*, das ebenso zu nehmen ist; ferner *Rumex crispus C 3*, 3mal täglich 2 Körnchen zwischen den Mahlzeiten.

Erst am 29. Oktober sehe ich den Kranken wieder. Ohne Überraschung erfahre ich, daß er seit dem 3. Tag meiner Behandlung keinen einzigen Anfall mehr gehabt habe. Er kann tief atmen und anhaltend sprechen, ohne daß der geringste Husten auftritt.

H. NAVEAU (Le Mans)

Kommentar. NAVEAU verordnete sehr geschickt gleichzeitig 3 Mittel, die alle drei der Gesamtheit der Symptome entsprachen; er vermutete mit Recht, daß der Kranke, von all den nutzlosen Behandlungen enttäuscht, nicht mehr wiederkommen würde, wenn er nicht gleich nach der ersten Verordnung einen Erfolg sehen würde. Mehrere — gleichsinnige — Mittel beeinträchtigen sich übrigens gegenseitig nicht in ihrer Wirkung. Das sei für diejenigen Ärzte gesagt, die homöopathische Mittel im Wechsel geben oder synergische Homöopathie [„*Homoeopathie pluraliste*", die aber nicht identisch ist mit der sog. „*Komplexhomöopathie*"] betreiben.

Sabina

Sadebaum. Juniperus sabina. Strauch aus der Familie der Coniferen; wächst auf trockenen Hügeln im südlichen Europa, in Italien, Spanien und Griechenland; bei uns findet er sich bisweilen in Gärten als Zierpflanze.

Die Urtinktur wird aus den frischen Nadeln bereitet; die Verreibungen stellt man aus den pulverisierten trockenen Nadeln her.

Die Pathogenese von Sabina steht in den *„Zufügungen"* von STAPF.

Physiologische Wirkung

Die Abort auslösende Wirkung von Sabina ist wohlbekannt. Aber nur toxische Dosen haben Abort zur Folge; in diesem Falle zeigt die Autopsie Kongestion und Entzündung nicht nur am Uterus, sondern auch in Lungen, Hirn und Därmen. Lokal hat Sabina starke Reizwirkung; die Nadeln verursachen Reizung, Rötung und Entzündung.

Sabina ist somit ein allgemein reizendes Mittel; es entzündet vorzugsweise die Ovarien und den Uterus, ruft Hämorrhagien und bei schwangeren Frauen Abort hervor. Aber auch das Rektum wird angegriffen, und vielleicht sind auch die Harnorgane beteiligt, durch welche das Gift ausgeschieden wird. Außerdem sind bei mehreren Prüfern zahlreiche Gelenksymptome beobachtet worden (Hitze, Rötung, selbst Schwellung der Gelenke).

Modalitäten

Verschlimmerung: Durch die geringste Bewegung (*Secale*); durch Wärme und warme Witterung.

Besserung: In frischer Luft.

Leitsymptome

1. Die Regel ist zu früh, zu reichlich und von zu langer Dauer bei Frauen, deren erste Menstruation zu früh eingesetzt hat; das Blut ist teils flüssig, teils klumpig; es fließt anfallsweise unter wehenartigen Schmerzen.

2. Blutfluß zwischen zwei Regelblutungen mit sexueller Erregung (*Ambra*).

3. Wehenartige Schmerzen vom Steißbein bis zum Schambein bei fast allen Erkrankungen, mit stechender schmerzhafter Ausstrahlung in die Vagina.

Hauptsächliche Indikationen

Drohender Abort.

Genitalblutungen. Menorrhagien, Metrorrhagien, Metritis haemorrhagica. Sind diese Erkrankungen von einer Blasen- und Mastdarmreizung begleitet, so ist das eine Indikation mehr für Sabina.

Rheumatische Gicht. Sabina gehört zu den Medikamenten, die der gichtischen Arthritis am meisten entsprechen; kommen außerdem noch sehr starke Regelblutungen hinzu, so ist das eine Indikation mehr.

Kopfschmerzen. Schwere und Druck im Kopf, vom Stirnbein bis zum Nakken. Der Kopfschmerz erscheint ganz plötzlich, verschwindet langsam und kommt immer von neuem wieder.

Husten, besonders während der Schwangerschaft. Gichtische Diathese. Bei Frauen, die durch ein unangenehmes Gefühl zwischen Sacrum und Os pubis eigentümlich beunruhigt sind und in der Schwangerschaft an ätzendem Ausfluß leiden.

Dosierung

Die gebräuchlichsten Dosen sind die 3. und 6. Centesimale. Bei der Behandlung von Metrorrhagien kann unter Umständen die 1. Dezimale notwendig werden (J.-J. Tessier).

Vergleichende Gegenüberstellung 27
10 andere Heilmittel bei weiblichen Genitalblutungen

Acidum sulfuricum. Sehr verfrühte und zu reichliche Regel, der immer ein sehr unangenehmer, schreckhafter Traum vorangeht; Gefühl von Zittern im ganzen Körper ohne wirkliches [äußerlich fühlbares] Zittern.
Ambra grisea. Blutfluß zwischen den Menses [„Zwischenblutungen"] bei jeder Kleinigkeit: etwa nach einem harten Stuhlgang oder nach einem etwas längeren Spaziergang als gewöhnlich. Schwellung, Schmerzhaftigkeit und Jucken der Schamlippen.
Carduus marianus. Menorrhagien der Menopause bei Frauen, die infolge von Leber- oder Milzerkrankungen an einer Pfortaderstauung leiden.
Caulophyllum. Passive Hämorrhagie infolge mangelnder Uteruskontraktion im Wochenbett; besonders, wenn die Geburt zu rasch verlaufen ist. Der Blutfluß ist sehr reichlich; dabei treten unregelmäßige, schwache Uteruskontraktionen auf.
Crocus sativa. Schwarzes, pechartiges Blut in geronnenen, langen, schwarzen Fäden. Eigentümliches Gefühl von etwas Lebendem in Magen und Bauch. Außerordentlich starker Wechsel der Gemütsverfassung.
Erigeron. Reichliche Blutung von hellrotem Blut in der Menopause. Der Blutfluß tritt in Intervallen auf; er beginnt plötzlich und hört plötzlich auf. Verschlimmerung durch die geringste Bewegung. Dysurie.
Murex. Reichliche Blutung mit bearing-down und Konstriktionsgefühl im Uterus. Schmerz, der von der rechten Uterusseite ausgeht und zur rechten oder linken Brustdrüse aufsteigt. Heftige geschlechtliche Erregung.
Thlaspi bursa pastoris. Klumpige Hämorrhagien mit krampfigen Schmerzen im Uterus. Zu häufige und zu reichliche Blutungen. Die eine Menstruationsblutung ist kaum vorüber, wenn die neue schon wieder beginnt. Große Hinfälligkeit. Dysurie.
Trillium pendulum. Aktive Unterleibsblutung. Das Blut ist dick, schwarz und klumpig. Die Frau hat das Gefühl, „wie wenn sich die Sakroiliakalgelenke lockerten"; dieses Gefühl wird durch eine feste Bandage um den Beckenring gebessert. Sie ist hinfällig, niedergedrückt, leidet an Schwindel, Sehstörungen und Herzklopfen und klagt über ein peinliches Gefühl des „Hinseins" in der Magengrube.
Ustilago maidis. Menorrhagie im Klimakterium mit vielen Kopfschmerzen im Scheitel und in den seitlichen Partien des Kopfes. Die Menses dauern so lange, daß die blutungsfreien Intervalle nur ganz kurz sind. Das Blut ist dunkel und klumpig. Ferner klimakterische Blutungen mit Schwindelanfällen.

Sanguinaria canadensis

Kanadische Blutwurz. Krautartige Pflanze aus der Familie der Papaveraceen; wächst in den Wäldern von Nordamerika; bisweilen auch in unseren Gärten gezogen.
Die Urtinktur und die Verreibungen werden aus der trockenen Wurzel bereitet.
Die Pathogenese von Sanguinaria findet sich in den *„New Remedies"* von HALE und der *„Materia medica of American provings"*.

Physiologische Wirkung

Starke Dosen der Tinktur bewirken heftiges Erbrechen, Magenbrennen, Ohnmachten, Schwindel, beängstigenden Kräfteverfall, selbst richtigen cholera-ähnlichen Brechdurchfall.
Die vasomotorischen Störungen sind charakterisiert durch umschriebene Röte der Wangen, Hitzewallungen mit Blutandrang zu Kopf und Brust, Erweiterung der Schläfenvenen, Brennen der Handflächen und der Fußsohlen.

Modalitäten

Verschlimmerung: Durch Geräusch; durch Bewegung; durch Berührung; beim Liegen auf der rechten Seite.
Besserung: Durch Dunkelheit; durch Schlaf.
Angriffsseite: Rechts, sehr ausgeprägt.
Rhythmus: Alle 7 Tage.

Leitsymptome

1. Gefühl von Brennen, das überall auftreten kann: an der Haut, vor allem an den Handflächen wie an den Fußsohlen; muß aus dem Bett aufstehen. Brennen an den *Schleimhäuten*, vor allem im Mund und besonders an der Zungenspitze. Aufstoßen, Erbrechen, Ausscheidungen, — alles ist brennend.
2. Außerordentliche Trockenheit der Schleimhäute mit Brennen.
3. Vasomotorische Störungen der Menopause, Hitzewallungen.
4. Umschriebene Röte der Backen.
5. Besondere Empfindlichkeit gegen Gerüche, die bis zur Ohnmacht führen kann.
6. Beständiger Wechsel der Symptome; sobald ein neues Symptom auftritt, verschwindet das alte.
7. Der Kranke empfindet den Gestank des eigenen Auswurfes als unerträglich.

Stühle: *Obstipation:* vergeblicher Stuhldrang mit Gefühl von großen Stuhlmassen im Rektum.
Diarrhoe: gallige, wäßrige Stühle mit Windabgang; vorher Koliken. Diarrhoe nach jäher Unterdrückung eines Katarrhs der Luftwege.

Regel: Verfrüht, reichlich, stark riechend, dunkel mit Klumpen. *Amenorrhoe* mit Hitzewallungen, Herzklopfen, Neuralgien an der rechten Schläfe und Leibschmerzen, „als wenn die Regel kommen wollte".

Hauptsächliche Indikationen

Akute **Pharyngitis** besonders an der rechten Seite; der Rachen ist trocken, gleichmäßig rot, glatt und wie gefirnißt; Gefühl, als habe man zu wenig Speichel im Mund. Chronische Pharyngitis mit folgenden Erscheinungen: Gefühl von Brennen im Hals, Schmerz, Abschilferung der Schleimhaut, gelbe, dickflüssige oder blutig-eitrige Sekretion.

Phthise. Hektisches Fieber mit umschriebener Röte der Backen; etwa von 14 bis 16 Uhr, Brennen und Völle in der Brust. Die rechte Lunge ist stärker angegriffen als die linke.

Rheumatismus. Rheumatische Schmerzen am unteren Hals, in den Schultern und Armen; heftige, wandernde, stechende Schmerzen. Sanguinaria hat zum rechten Deltamuskel die gleiche Affinität wie *Ferrum* zum linken.

Sehstörungen. Sanguinaria spielt bei den Kranken vom *Sepia*-Typ die Rolle eines Augenkatalysators (ROUX); es heilt Skleritis, periodische Iridochoreoiditis, die mit der Menstruation irgendwie in Zusammenhang stehen.

Kopfschmerzen. Migräne, „sun-headache"; der Schmerz beginnt am Morgen, nimmt mit dem Lauf der Sonne zu und wieder ab; er beginnt im Hinterkopf, breitet sich nach vorn aus und setzt sich schließlich über dem rechten Auge fest (über dem linken Auge: *Spigelia*); er wird besser beim Liegen in der Dunkelheit. Migräne, die alle 7 Tage auftritt. Übelkeit und Erbrechen.

Husten. Meist trockener, stoßweiser Husten; er wird verursacht durch Stiche infolge von festsitzendem, schwer zu expektorierendem Schleim. Der Husten ist beim Liegen schlimmer und beim Sitzen milder.

Der Auswurf ist gering, eiweißartig oder rostfarben. Der Husten kann aber auch locker sein mit sehr stinkendem, eitrigem Auswurf, dessen **Geruch auch dem Kranken selber unerträglich** ist.

Sanguinaria paßt im 2. und 3. Stadium von **Bronchitis** und **lobärer Pneumonie**; es steht in der Mitte zwischen *Phosphor* und *Sulfur*. Man wird es aber auch nützlich finden in den Fällen von **Kongestion** und Hepatisation umschriebener [bronchopneumonischer] Lungenherde.

Bei **Pneumonie des rechten Unterlappens** mit Ikterus muß man an Sanguinaria, *Chelidonium* und *Phosphor* denken.

Es ist oft angezeigt bei **florider Tuberkulose.**

Dosierung

Man gebraucht mit dem gleichen Erfolg die sehr hohen wie die sehr tiefen Potenzen.

Zusammenfassender Überblick

Sanguinaria greift die Schleimhäute, vor allem der Atemwege, an. Es verursacht zahlreiche vasomotorische Störungen, die es in der Menopause indizieren. Sein Kopfschmerz ist nach Ort, Schmerzbahn, Schmerzzeit und Rhythmus charakteristisch. Die Rechtsseitigkeit ist ein sehr markantes Leitsymptom von Sanguinaria.

Vergleichende Gegenüberstellung 28
14 andere Kopfschmerzmittel

Acidum aceticum. Kopfschmerz nach Mißbrauch von Kaffee, Opium, Tabak oder Alkohol, bei erschöpften, außerordentlich schwachen Personen, die reichliche Nachtschweiße, blasses, wächsernes Gesicht haben und an Hämorrhagien oder an Diarrhoe leiden.

Acidum carbolicum. Kopfschmerz, schlimmer durch die geringste geistige Arbeit (*Acidum phosphoricum, Acidum picricum*) mit schnürenden Schmerzen wie von einem Band um Stirn und Schläfen. Der Schmerz kann sich oberhalb des rechten Auges festsetzen. Dabei ist der Geruchsinn von ungewöhnlicher Schärfe.

Actea spicata. Auf der ganzen rechten Kopfseite sehr lebhafte, bohrende, reißende Schmerzen, die beim Bewegen in frischer Luft besser werden und nach Genuß von Kaffee vollkommen verschwinden.

Bismutum. Schneidende, bohrende Kopfschmerzen in der Höhe der rechten Augenhöhle mit schmerzendem Druck über dem rechten Auge, der sich auch nach hinten und nach oben ausdehnt. Schmerz im rechten Oberkiefer. Der Kopfschmerz wechselt mit Magenschmerzen ab.

Caulophyllum. Reflektorischer Kopfschmerz bei uterinen Störungen; Schmerz über dem linken Auge mit Abschwächung der Sehfähigkeit; Schmerz mit dem Gefühl, als würden die Schläfen gegeneinander gepreßt.

Cedron. Lebhafter Schmerz über dem linken Auge und in der linken Schläfe; aber auch Schmerz in der rechten Gesichtshälfte, der gegen 9 Uhr morgens eintritt. Ciliar- und Orbitalneuralgien. Die Schmerzen kommen immer genau zur gleichen Stunde wieder (*Aranea, Kali bichromicum, Cactus*).

Chionanthus. Kopfschmerzen oder Migränen, die von der Leber herrühren, mit dumpfem Schmerz in der Stirn, schlimmer beim Bücken, Beugen durch Bewegung, Erschrecken oder Geräusch. Gelber Teint. Leber vergrößert und schmerzhaft.

Epiphegus. Kopfschmerz nach einem harten Arbeitstag, außerordentlicher Ermüdung oder allgemeiner Erregung; gewöhnlich „Ermüdungskopfschmerz" genannt (NASH).

Fucus vesiculosus. Migräne alle 2 Tage wiederkehrend; die Schmerzen beginnen über einem Auge (rechts oder links) und der entsprechenden Nasenseite, breiten sich dann ringförmig um den Kopf aus und setzen sich besonders in den Ohren fest, die kongestioniert sind und brennen; später ziehen sie zum Nacken, den man wie von einem Gewicht nach hinten gezogen fühlt.

Juglans cinerea. Kopfschmerzen im Zusammenhang mit Leberstörungen; sie beschränken sich im allgemeinen auf das Hinterhaupt und sind von Jucken der behaarten Kopfhaut begleitet.

Onosmodium. Kopfschmerz infolge Überanstrengung der Augen oder nach sexuellen Ausschweifungen, schlimmer links; immer schlimmer beim Liegen.

Paris quadrifolia. Kopfschmerz mit dem Gefühl, als würden die Augen wie durch einen im Hintergrund fixierten Faden in die Augenhöhlen hineingezogen [*Lachesis*].

Selenium. Lokalisierter Kopfschmerz über dem linken Auge, schlimmer durch starke Gerüche. Kopfweh der Teetrinker.

Tuberculinum. Chronischer Kopfschmerz, der über dem rechten Auge beginnt und wie ein eiserner Ring zum Hinterkopf zieht. Kopfschmerz der Schüler, schlimmer beim Lernen oder bei der geringsten geistigen Anstrengung.

Secale cornutum

Mutterkorn. Mycelium von *Claviceps purpurea*, einem Pilz aus der Familie der Pyrenomyceten; wächst in regnerischen Jahren auf den Fruchtknoten von Roggen und anderen Gräsern.

Das Mutterkorn muß gesammelt werden, noch ehe der Roggen geschnitten ist. Man pulverisiert es fein und bereitet aus diesem Pulver die Tinktur und die Verreibungen in der üblichen Weise.

Die Pathogenese des Mutterkorns stammt von HARTLAUB und TRINCKS und findet sich zusammengestellt im *„Handbuch"* von JAHR.

Physiologische Wirkung

Secale hat drei ganz verschiedene Wirkungsbereiche, je nachdem, auf welchem Wege es in den Organismus gelangt.

Kommt es mit der Nahrung [Mehl] in den Körper, so entwickelt es einen Symptomenkomplex, der unter dem Namen „Ergotismus" bekannt ist. Dieser tritt in zwei Formen auf, als Ergotismus „convulsivus" und „gangränosus". Bei der ersten Form bestehen mehr tonische als klonische Krämpfe, die mehr oder weniger von Lähmung und Anästhesie begleitet sind. — Die Secalegangrän ist trocken; sie befällt häufiger die unteren als die oberen Extremitäten; sie schreitet von unten nach oben fort. Heißhunger ist in diesem Fall ein nahezu beständiges Symptom.

Wird Secale in die Gefäße gespritzt, so scheint es nach den sorgfältigen Untersuchungen von Dr. WRIGHT 1838 Gehirn und Rückenmark direkt zu lähmen.

In reinem Zustande peroral genommen, verursacht Secale keinen Ergotismus, sondern zeigt bei schwangeren Frauen die wohlbekannte wehenfördernde Wirkung: Es regt die Muskeln des Uterus an und verursacht die Ausstoßung der Frucht; bei Tieren sind auch einige Male Blutung und Entzündung des Uterus beobachtet worden.

Typ

Secale paßt besonders bei schmächtigen, schwachen, mageren, kachektischen Personen mit schlaffen, weichen Muskeln. Das Gesicht ist aschgrau, die Züge sind hager, die Augen hohl; die Haut ist blaß, kalt, welk und faltig [Typ der „abgeschafften, ausgemergelten, reizbaren Waschfrau"].

Modalitäten

Verschlimmerung: Durch Wärme; durch warmes Zudecken; durch Bewegung.
Besserung: Durch Kälte; durch Aufdecken der kranken Körperteile.

Leitsymptome

1. Große Kälte der ganzen Körperoberfläche; trotzdem kann der Kranke Zugedecktsein nicht ertragen (*Camphora, Ledum, Medorrhinum*).

2. Gefühl von Brennen an allen möglichen Körperstellen: „als wenn Funken darauf fielen".
3. Taubheit und Ameisenkribbeln in den Gliedmaßen.
4. Abmagerung und Schwäche trotz kräftigen Appetits und sehr großen Durstes.

Schmerzen: Schmerzhaftes Ameisenkribbeln über den ganzen Körper. Brennende Schmerzen, besser durch kaltes Wasser.
Stühle: *Verstopfung* mit beständigem, aber erfolglosem Stuhldrang.
Heftige Diarrhoe, häufig olivgrün, manchmal blutig, spritzt mit großer Kraft heraus, schmerzlos, unfreiwillig, als stände der After weit offen. Dabei ist der Kranke eiskalt und kann trotzdem Zugedecktsein nicht ertragen.
Regel: Unregelmäßig, zu stark, von zu langer Dauer, mit schwarzem, wässerigem, wenig geronnenem, abscheulich riechendem Blut und drückenden Schmerzen im Abdomen. — Anhaltende Sickerblutung von wässerigem Blut vom Ende der letzten Menstruation bis zum Beginn der neuen.

Hauptsächliche Indikationen

Altersgangrän. Die befallenen Füße und Zehen können objektiv so kalt sein „wie Eisklumpen"; wenn sie aber warm zugedeckt werden, verstärken sich die Schmerzen unerträglich.
Hämorrhagien. Secale ist besonders indiziert bei schwachen Frauen mit schlaffer Faser, die an passiven Blutungen leiden. — Kein anderes Heilmittel kommt bei Blutungen post partum Secale in hoher Potenz gleich. — Hämorrhagien des Klimakteriums. — Chronische, hämorrhagische Metritis [Metropathia haemorrhagica].
Geburtshilfe. Secale ist nützlich,
a) wenn die Wehen kraftlos sind oder fehlen, bei kachektischen, schwachen Frauen (C 200).
b) wenn nach der Entbindung die Wehenschmerzen anhalten,
c) bei drohendem Abort, besonders im 3. Monat und später.
Purpura haemorrhagica. Die homöopathische Übereinstimmung mit diesem Krankheitsbild ist besonders vollständig im letzten Stadium. Man hat mit Secale in der 6. Centesimale oft unerwartete Erfolge erreicht.
Das Secale-Bild ähnelt ausgesprochen den **anämischen Zuständen des Rückenmarkes**; deswegen gibt HALE es mit Recht bei Tabes dorsalis. Der Verlust der Sensibilität und das Fehlen der Reflexe lassen auch bei **Paraplegie** an Secale denken.
Kopfschmerzen. Supraorbitaler oder okzipitaler Kopfschmerz bei bleichem Gesicht. Hemikranie mit Übelkeit.
Fieber. Heftige Frostschauer, danach brennende Hitze mit großem Durst und großer Unruhe. Allgemeine Kälte. Die Haut ist kalt, aber innerlich wird ein Gefühl von Hitze empfunden. Kalte, klebrige Schweiße.

Dosierung

Bei gangränösen Zuständen bevorzugt man im allgemeinen die ersten Dezimalen bis zur C 3; bei Uterusatonie C 6, C 12 oder C 30; bei Endangiitis C 30 und C 200.

Krankengeschichte 84

Altersgangrän am Fuß

Anfangs 1906 wurde ich häufig von einem arbeitsamen 65jährigen Mann konsultiert, der über sehr peinigende Schmerzen am rechten Unterschenkel und rechten Fuß klagte. Die intermittierenden Gehstörungen, die seine Schmerzen begleiteten, und die harten, pfeifenrohrartigen Arterien des Patienten ließen mich nur allzusehr eine Gangrän befürchten, die eines Tages auch eintrat. Sie fing an der großen Zehe an, befiel allmählich auch die anderen Zehen und breitete sich etwa über den halben Fuß aus.

Die Homöopathie war mir damals noch gänzlich unbekannt. Ich verordnete nacheinander alle vasodilatatorischen Mittel, die von den ersten Autoritäten empfohlen waren, erzielte aber keinen Erfolg; schließlich zwangen mich die schrecklichen Schmerzen bei Tag und Nacht, dem Kranken Morphium zu geben.

Der Fall wies eine Besonderheit auf — der ich damals noch keine Bedeutung beilegte! —, obgleich der Fuß sehr kalt war, streckte der Kranke ihn trotzdem beständig aus dem Bett heraus und ließ ihn noch mit häufig erneuerten, kalten Wasserkompressen bedecken. Das war die einzige Möglichkeit, seine Schmerzen zu lindern, die er folgendermaßen beschrieb: „Es ist, als wenn eine Menge kleiner, glühender Kohlen auf den Fuß fielen!"

Inzwischen war der Kranke in das Stadium gekommen, in dem die Natur selbst Chirurgie betreibt; es trat Spontanamputation ein, und die immer heftiger werdenden Schmerzen ergriffen nun den Unterschenkel.

In dem Wunsche, meinem Kranken eine Linderung zu verschaffen, studierte ich den Fall in der Literatur und fand in dem *„Traité de Médecine"* von LANCEREAUX und PAULESCO einen Fall von Altersgangrän berichtet, der unter gleichzeitiger Verordnung von Antipyrin und Jodothyrin geheilt worden war. Noch am gleichen Tage ging ich zu meinem Patienten und verordnete ihm diese beiden Mittel. Drei Tage später besuchte ich ihn wieder. Er empfing mich mit fröhlicher Miene und sagte: „Ich kann jetzt schlafen, Herr Doktor, denn ich habe gar keine Schmerzen mehr."

Ich beglückwünschte mich zu diesem schönen Erfolg und sagte: „Haben die Pulver Ihnen keine Magenschmerzen verursacht?"

„Welche Pulver?", war seine Gegenfrage. —

„Nun, die ich Ihnen beim letzten Male zusammen mit den Tabletten verordnete!" —

„Aber Sie haben mir ja nur eine Flasche voll Medizin verschrieben", — antwortete er und zeigte dabei auf eine 300 g-Flasche auf seinem Nachttisch — „und ich nehme davon, wie angegeben, 4mal täglich einen Teelöffel!"

Ich nahm die Etikettnummer von der Flasche und begab mich sofort zu dem Apotheker. Dieser, dem Alkohol als Magenelixier sehr zugetan, gab auch ohne weiteres zu, daß ihm bei der Abgabe ein Irrtum unterlaufen sei. „Aber das hat nichts auf sich", fügte er hinzu, „denn diese Medizin wird Ihren Kranken nicht vergiftet haben; sie enthält nur einen einzigen Tropfen Mutterkorn und war für eine Frau hergestellt, die übergeschnappt ist; sie behauptet nämlich, nur diese Medizin könne ihre Blutungen zum Stehen bringen. Das Rezept stammt von einem Pariser homöopathischen Arzt namens GONNARD" . . . Und wir lachten!!

Ich beging darauf die Dummheit, mit der falschen Medizin auszusetzen und meinem Patienten die von LANCEREAUX empfohlenen Mittel zu verabreichen. Die Schmerzen kamen noch am gleichen Tage wieder, und der Kranke forderte unter großem Geschrei die alte Medizin zurück, die ich ihm auch nicht zu verweigern wagte. Sogleich verschwanden die Schmerzen abermals und kehrten, solange er lebte, nicht mehr wieder; er starb, etwa einen Monat später, an einer Pneumonie.

Diese Tatsache beunruhigte mich sehr. Ich erzählte sie mehreren Kollegen. Sie zuckten die Schultern und behandelten mich, als ob ich am hellen Tage Gespenster gesehen hätte. So fand ich keine Erklärung für meine unfreiwillige Heilung, bis ich im homöopathischen Schrifttum Secale cornutum studierte.

Eine zweite Geschichte über das gleiche Heilmittel möchte ich noch anschließen. Am 22. April 1927 bat mich ein Kollege, Dr. M. aus D. (Sarthe) brieflich um einen Rat für sich selbst. Ich antwortete ihm, wie ich es in solch einem Fall immer tue, daß es recht schwer sei, einen Kranken homöopathisch zu behandeln, ohne ihn gesehen zu haben, und riet ihm als beste Lösung, zuerst meinen Freund Naveau zu Rate zu ziehen. Ich schloß den Brief mit dem Hinweis, das erste Mittel, das mir bei seinen Beschwerden in Frage zu kommen scheine, sei Secale cornutum.

Die Antwort des Kollegen kam sechs Tage darauf. Ich habe den Brief vor mir liegen und schreibe ihn wörtlich ab:

„Für Ihren guten Rat betreffs Secale cornutum spreche ich Ihnen meinen herzlichsten Dank aus. Ihre Verordnung stimmt mit der Ihres Kollegen Naveau, den ich bereits konsultiert hatte, vollkommen überein. Als ich Ihnen schrieb, hatte ich wegen zu häufigen Einnehmens gerade eine starke Erstverschlimmerung. Ich rief Naveau an und setzte in seinem Einverständnis mit dem Mittel aus. Sofort trat die Besserung ein. Ich wollte mit meiner Anfrage bei Ihnen nur feststellen, ob Sie die gleiche Verordnung wie er treffen würden, wie Sie es in Ihrem Büchlein: *Qu'est-ce que l'Homoeopathie?* von den 12 amerikanischen Homöopathen erzählen, die bei einer anderen Krankheit unabhängig voneinander sämtlich *Lycopodium* verordneten..."

G. Charette

Sepia

Sepia, Succus Sepiae, schwärzlichbraune Flüssigkeit im Tintenbeutel des Tintenfisches, die von dieser Kopffüßler-Molluske [als Tarnflüssigkeit im Falle der Gefahr] ausgeschieden wird.

Die Urtinktur wird hergestellt aus der Sepia, die man sich in flüssigem Zustand beschaffen und eintrocknen muß. Aus der Trockensubstanz werden dann die Verreibungen mit Milchzucker bereitet.

Die Pathogenese der Sepia steht in Hahnemann *„Chronische Krankheiten". „Le Propagateur de l'Homoeopathie"* widmet dem Sepia-Bild das ganze Heft 9 des Jahrgangs 1928.

Physiologische Wirkung

Schon kurze Zeit nach dem Einnehmen der Prüfungsarznei zeigt Sepia seine Wirkung auf das sympathische und besonders auf das vasomotorische Nervensystem. Man kann schon nach vier Stunden eine Zirkulationssteigerung feststellen: Hitzewallungen zum Kopf, die mit Schweißausbrüchen unter Schwäche- und Vernichtungsgefühl enden. Gleichzeitig besteht ein Erregungszustand des Nervensystems mit Rastlosigkeit und Angst.

Darauf folgt venöse Stauung; diese ist besonders ausgeprägt im Pfortadersystem mit konsekutiver Stauung der Leber und der Gebärmutter. Die Überfüllung der venösen Gefäße in den

Gliedmaßen verursacht ein schmerzhaftes Gefühl von Zerschlagenheit, Gezerrtheit und Schwere, besonders in den Beinen und nach Schlaf.

Es besteht Schwäche, Entkräftung und allgemeine Niedergeschlagenheit; die glatte Muskulatur erschlafft und bedingt Mastdarmvorfall und Darmträgheit.

Diese allgemeine Beeinträchtigung der Lebenskraft hat deutliche Veränderungen der Haut — diese wird gelb und schmutzig-fahl — und der psychischen Stimmungslage zur Folge.

Auch die Schleimhäute werden angegriffen; ihre Absonderungen sind häufig schleimig-eitrig, von grünlich-gelber Farbe, aber [meist] nicht ätzend. Die Beeinträchtigung der Blasenschleimhaut äußert sich in Schmerzen in der Harnröhre mit Reizung der Blase. Der Einfluß auf die Atemschleimhäute zeigt sich in trockenem, beständigem Husten, der bei Kälte schlimmer ist; später zeigt sich grünlichgelber, dickflüssiger Auswurf wie in vorgerückten Stadien der Phthise. Bisweilen tritt auch ein torpider, chronischer Nasenkatarrh ein mit reichlich grüner und gelber Absonderung wie bei *Pulsatilla;* doch geht bei Sepia die Wirkung tiefer und ergreift oft sogar die Knochen wie bei Ozaena.

Typ

Der Sepia-Mensch ist dunkelhaarig, schlankwüchsig mit dunklen Augenringen. Er zeigt eine kränkliche, schmutzig-fahle Hautfarbe mit gelben Flecken im Gesicht; besonders auf dem Nasenrücken entwickelt sich ein Fleck, der mit Vorliebe Sattelform annimmt. Man trifft diese gelben Flecken jedoch auch auf dem übrigen Körper. Diese Menschen — Männer wie Frauen — neigen zu Schweißen; sie leiden unter Hitzewallungen, morgendlichem Kopfweh und Müdigkeit beim Erwachen. Die Sexualorgane sind fast immer irgendwie affiziert. Bei beiden Geschlechtern kann man eine insuffiziente Leber, atonische Dyspepsie und Verstopfung antreffen.

Körperlich zeigt der Sepia-Typ niemals das frische Aussehen und die Haltung von Kraft und Wohlbefinden, im Gegenteil, Gleichgültigkeit, Schlaffheit des Bindegewebes und allgemeine Schwäche.

Psychisch ist der Sepia-Kranke — am häufigsten sind es Frauen — beständig traurig, ohne zu wissen, warum; er sucht die Einsamkeit, flieht die Gesellschaft, sitzt in einer Ecke und weint ohne jeden Grund. Alles langweilt ihn, seine beruflichen Angelegenheiten sind ihm zuwider, er interessiert sich absolut nicht dafür; die Familie, selbst die Kinder, sind ihm vollständig gleichgültig.

Die Traurigkeit wird durch Erregungsphasen unterbrochen, während welcher der Kranke sehr reizbar ist. Oft beobachtet man alternierende Anfälle von unfreiwilligem Weinen und Lachen.

Da es durchaus keine Kleinigkeit ist, die gesamte Materia Medica im Gedächtnis zu haben, so nehmen Sie als Gedankenstütze folgenden Vergleich: „Der Sepia-Kranke sieht alles Schwarz in Schwarz", wie durch jene schwarze Flüssigkeit, mit deren Hilfe der Tintenfisch das Wasser trübt, um seinen Verfolgern zu entgehen.

Modalitäten

Verschlimmerung: Morgens und abends; bei Neu- und Vollmond.

Besserung: Nachmittags; durch körperliche Bewegung (steigert diese jedoch die abdominelle venöse Stauung, wie z. B. Reiten, so verschlimmert sie im Gegenteil die Sepia-Symptome).

Vorherrschende Angriffsseite: Links.

Leitsymptome

1. Gefühl von „bearing-down": Gefühl von Schwere und Abwärtsdrängen, als wolle der Inhalt des Unterleibes durch die Vulva herausfallen; daher die Körperhaltung: Die Kranke kreuzt die Beine mit Kraftaufwand oder preßt die Vulva mit der Hand zurück [*Lilium*].
2. Gelbe Flecken, Leberflecken; besonders auffällig im Gesicht, wo sie mit Vorliebe Schmetterlings- oder Sattelform annehmen, auf Wangen, Nase und um den Mund herum.
3. Exkoriationen, Ekzeme in den Falten fast aller Gelenke.
4. Steifheit und Schwere in den Beinen, besonders nach dem Schlaf.
5. Schwäche der Gelenke, die beim Gehen leicht umknicken; sie scheinen sich ausrenken zu wollen.
6. Gefühl eines Fremdkörpers, Kugel-, Ballgefühl in verschiedenen Körperteilen, besonders im Rektum.
7. Die Halsbekleidung scheint zu eng, so daß man sie lockern muß (*Lachesis*).
8. Übelriechende Schweiße, besonders in den Achselhöhlen und an den Knien.
9. Schleimig-eitrige Absonderungen, gelbgrünlich und [meist] nicht ätzend, ähnlich denen von *Pulsatilla*.
10. Neigung zu Erbrechen und Übelkeit bei der geringsten körperlichen oder seelischen Ursache, vor allem beim Anblick oder Geruch von Speisen (*Colchicum*). Gefühl von Hinsein mit Übelkeit, morgens im Nüchternzustand und vor den Mahlzeiten, das durch Essen [meist] *nicht* gebessert wird.
11. Gefühl von Leere und Hinsein im Magen.
12. Die Speisen scheinen versalzen; *Pulsatilla* hat das Gegenteil.
13. Die Zunge wird beim Erscheinen der Menses rein und belegt sich beim Aufhören der Regel wieder.
14. Widerwille gegen Milch, die nicht vertragen wird.

Eigentümliches Symptom: Gefühl, als liefe eine Maus am Bein entlang.

Schmerzen: Die Sepia-Schmerzen machen sich oft in der Ruhe bemerkbar, aber Bewegung bessert sie nicht immer. Sie sind sehr stark in der Nacht und haben Taubheit des kranken Körperteils im Gefolge; Kälte verschlimmert sie, warme Aufschläge lindern sie; sie verstärken sich nach den Mahlzeiten. Häufig findet man folgende 3 Charakteristika:
1. sie strahlen von einer Körperstelle gegen die Wirbelsäule aus,
2. sie sind von Frösteln begleitet,
3. sie rufen das Gefühl von Schwere oder das eines Fremdkörpers hervor.

Stühle: Hart, knotig, in Knollen, unzureichend, schwierig entleerbar. Schmerzen im Rektum während des Stuhlganges und lange Zeit danach. Bisweilen ist Nachhilfe mit der Hand notwendig, denn selbst weiche Stühle werden nur mit Mühe entleert.

Regel: Unregelmäßig, in der mannigfaltigsten Art; sind vielleicht häufiger verspätet und spärlich. Koliken vor der Regel; während der Regel Drängen nach unten, so daß die Kranke die Beine kreuzen muß.

Hauptsächliche Indikationen

„Wo immer auch die Sepia erfordernde Krankheit sitzen mag", — sagt TESTE — „immer kann man doch mit Sicherheit behaupten, daß gewisse organische oder funktionelle *Störungen des Genitalapparates* mit im Spiele sind."

Die Kongestion des Uterus kann zur Folge haben:

Prolaps und **Verlagerung** der Gebärmutter,

Leukorrhoe, für die Sepia oft das beste Heilmittel ist; der Fluor ist gelb oder grün und juckt stark [infolge venöser Stauung, falls der Ausfluß an sich nicht ätzt].

Amenorrhoe und **Menorrhagie**; diese verschwinden unter Sepia ohne Unterschied, wenn sie durch venöse Stauung verursacht wurden.

Schmerzhafte Dysmenorrhoe vor der Regel, mit dem Gefühl, die Vulva stände offen.

Sepia ist für die weibliche **Gonorrhoe** das beste Heilmittel, nachdem die akuten Symptome verschwunden sind.

Die venöse Stauung im Abdomen verursacht von seiten des Darmes:

Verstopfung, Rektalprolaps und während der Stuhlentleerung blutende **Hämorrhoiden.** Letztere bedingen ein Völlegefühl im Mastdarm, der durch einen Fremdkörper überdehnt erscheint und dadurch zu Stuhldrang gereizt wird.

Dyspepsie mit Gefühl von Leere oder Herabsinken des Magens, von „Hinsein" im Epigastrium und Abdomen, mit saurem oder bittrem Geschmack im Munde; Verlangen nach sauren Speisen, nach scharfen Gewürzen. Abdomen aufgetrieben. Die Kranke erbricht leicht (beim Zähneputzen, beim Geruch von Speisen, beim Empfang unangenehmer Nachrichten usw.).

Empfindlichkeit in der Lebergegend.

Milch wird nicht vertragen; sie verursacht saures Aufstoßen und Durchfall. Dyspepsie der Raucher.

Hemikranie mit klopfenden Schmerzen über einem Auge (gewöhnlich links).

Arthritische **Kopfschmerzen,** schlimmer am Morgen, mit Übelkeit und Erbrechen (die Leber ist angegriffen und der Urin mit Harnsäure überladen). Stechende Schmerzen über dem linken Auge, am Hinterhaupt, im Nacken. Sehr heftiger Schmerz, anfallsweise, bei einer Schüttelbewegung des Kopfes. Der Kranke fühlt sich besser im Freien. Menstruationsschmerz bei spärlichem Blutabgang.

Ekzem am Kopf, im Gesicht, in den Gelenkfalten, an der Vulva und am Anus. Trockene, schuppige, schwer und langsam sich lösende Krusten indizieren Sepia ganz besonders, wenn sie mit uterinen Erkrankungen verbunden sind. Häufig ist der Ausschlag vorübergehend nässend. Oft nimmt er eine kreisrunde Form an oder erscheint in Ringen, besonders in den Gelenkfalten. Verschlimmerung während oder nach der Regel; durch Bettwärme. Die Hauterscheinungen wechseln oft mit genitalen Störungen ab.

Bronchialkatarrh: Der Auswurf ist graufarben und von salzigem Geschmack.

Asthenopie, schlimmer abends. **Ptosis.**

Plötzliches Verschwinden der Sehkraft, oft im Zusammenhang mit Unterleibskrankheiten.

Husten, stets nach dem Mittagessen. Husten, wenn man schnell in liegende Haltung übergeht; er läßt nach, wenn man sich aufsetzt.

Dosierung

Man gebraucht am häufigsten die mittleren und die höheren Potenzen. Die niedrigen Verreibungen leisten gute Dienste bei den Erkrankungen des Rachens, des Uterus und der Haut. Bei Leukorrhoe ist nach PIEDVACHE bisweilen die 1. Dezimalverreibung in einer Dosis von 0,05 g 2mal täglich notwendig.

Zusammenfassender Überblick

Wo auch immer der Sitz der Krankheit zu sein scheint, man kann mit Sicherheit behaupten, daß [bei Sepia-Indikation] stets erkannte oder latente organische oder funktionelle Störungen des Genitalapparates mit im Spiele sind. Schon HIPPOKRATES gebrauchte die Sepia bei Frauenkrankheiten. Man hat sie das „Heilmittel der Wäscherinnen" genannt, da viele Sepia-Symptome durch die Arbeit in der Wäscherei verursacht oder verschlimmert werden. Venöse Stauung des Pfortadersystems mit Leber-, Mastdarm- und Unterleibsstörungen.

Krankengeschichte 85
Endometritis. Seit 3 Jahren bestehende Menorrhagie

Frau A., Lehrerin, kommt am 18. 6. 1907 in die Sprechstunde. Es handelt sich um eine Frau von mittlerem Wuchs und Gewicht, mit schwarzen Haaren und Augen. Ihr Gesicht ist bleich, erdfarben und zeigt um Augen und Mund breite gelbliche Flecken. Seit 3 Jahren hat sie während ihrer Regel außerordentlich starke Blutverluste, die gewöhnlich 10—12 Tage dauern. Da die Menses sich verfrühen und sich ungefähr alle 3 Wochen einstellen, ist die Kranke fast dauernd in menstruierendem Zustand. Sie hat dieserhalb nacheinander 12 Ärzte konsultiert, die ihr alle Möglichkeiten ihrer Therapie zuteil werden ließen: Vaginaltamponade, Kauterisation, Elektrotherapie und selbst Curettage mit gleichzeitiger medikamentöser und diätetischer Behandlung. Der Erfolg war gleich null, und die Blutungen bestehen bis heute weiter. Sie ist fest zu einer Radikaloperation entschlossen, doch will sie auf den Rat einer Freundin zuvor noch homöopathische Behandlung versuchen.
Anamnese: Keine ernsthafte Vorerkrankung, nur Masern mit 4 Jahren und Keuchhusten mit 8 Jahren.
Die erste Regel erschien mit 12 Jahren. Sie kam immer verfrüht, regelmäßig alle 3 Wochen, aber sonst ohne Besonderheiten. Mit 28 Jahren Heirat.
Mit 29 Jahren normale Schwangerschaft, die mit einer langwierigen Geburt, aber ohne operative Eingriffe und mit normalem Wochenbett endete.
Mit 33 Jahren erstes Auftreten der Blutungen, derentwegen die Kranke mich konsultiert.
Status: Die Blutungen kommen im allgemeinen zur Zeit der Menstruation. Sie dauern für gewöhnlich 10—15 Tage, zuweilen sogar 3 Wochen. Die Blutung ist reichlich, dunkel gefärbt und klumpig. Zwischen den Regeln gelblicher, sehr ätzender Ausfluß mit Wundsein, brennenden Schmerzen und Jucken in der Scheide. Ausfluß und Blutungen sind begleitet von dem Gefühl einer Schwere im Unterleib, als ob etwas herausfallen wollte, was die Kranke veranlaßt, die Beine übereinanderzuschlagen.

Kein besonderer Appetit, ein Gefühl von Leere im Magen, durch Essen gebessert. Der Leib ist häufig aufgetrieben, und vorwiegend nach Milchgenuß tritt saures Aufstoßen ein. Ohne eigentlich verstopft zu sein, hat sie doch Schwierigkeiten mit dem Stuhlgang. Sie schläft schlecht und leidet unter schreckhaften Träumen, aus denen sie unter plötzlichem Hochfahren erwacht. Beim Aufstehen empfindet sie morgens häufig Schwindel. Ihr früher heiteres Wesen ist jetzt einer trüben, traurigen, unbeständigen, melancholischen Stimmung gewichen. Sie ist *gegen nahezu alles gleichgültig* und denkt an nichts als an ihre Krankheit.

Genitalorgane: Bei der Exploration findet man einen normalen, gut beweglichen Uterus, gering anteflektiert; Adnexe o. B.; Cervix blutüberfüllt, aber ohne Ulzeration.

Digestionsorgane: Zunge weiß, Leber druckempfindlich, ragt über den Rippenbogen hinaus. Abdomen aufgetrieben.

Zirkulationsorgane: Puls beschleunigt, klein, aber gut abgesetzt. Herz o. B.

Respirationsorgane: o. B.

Ordination: Heiße Scheidenspülungen morgens und abends mit einem Eßlöffel Natr. bicarb. auf 2 Liter Wasser.

Sepia C 12, 2 Granula, eine Stunde vor jeder Mahlzeit.

6. 7. 07. Allgemeinbefinden ganz wesentlich gebessert. Das Gesicht ist weniger bleich, die gelben Flecken um Augen und Mund verblassen bereits. Kein saures Aufstoßen mehr, regelmäßiger Stuhlgang, keine Schwindel mehr, Schlaf gebessert. Es ist noch etwas Weißfluß vorhanden; von Zeit zu Zeit ein Gefühl der Schwere im Unterleib. Bei der Untersuchung ist die Leber nicht mehr vergrößert und der Bauch nicht mehr aufgetrieben; Cervix weniger kongestioniert.

Sepia C 12, 2 Granula vor jeder Mahlzeit.

25. 7. 07. Seit 40 Tagen hatte die Patientin keine Blutung mehr! Die Besserung des Allgemeinbefindens dauert an; doch fühlt sie sich seit einigen Tagen weniger gut. Sie leidet unter leisem Kopfweh, häufigem Nasenbluten, klagt über Stiche und Schwere in den Brüsten und über allgemeine Hitze im ganzen Körper. Sie glaubt, daß sich mit einer Regel diese Beschwerden mildern würden.

Bryonia C 6, 2 Granula 4 mal täglich.

Die Regel kommt nach 3 Tagen, dauert 8 Tage, ohne besonders stark zu sein. Unter dem Einfluß seltener Sepia-Gaben sind die Menses von nun an normal, kommen alle 3 Wochen und dauern 5—6 Tage. Die Patientin, die ich von Zeit zu Zeit wiedersehe, hat seitdem nie wieder Menorrhagien gehabt.

PAUL CHIRON (Paris)

Kommentar. 3 Jahre hindurch hat keine ärztliche Behandlung diese wiederholten Blutungen aufzuhalten vermocht, und doch genügte ein einziges Medikament, sie zum Verschwinden zu bringen: *Sepia.* Das ist zweifellos der beste Beweis für den Wert dieses Mittels. Aber wenn man die Pathogenese von Sepia kennt, enthält das Ergebnis eigentlich nichts Überraschendes. Schlagen Sie in der *„Arzneimittellehre"* unter Sepia nach, und Sie werden sehen, daß sich tatsächlich alle ihre Leitsymptome bei unserer Patientin vorfanden:

Frau mit *schwarzen Augen und Haaren.*

Gesicht blaß, erdfahl, *mit gelben Flecken auf Nase und oberen Wangen.*

Mentalität: traurig, melancholisch, reizbar. *Gleichgültig gegen alles,* denkt nur an ihre Krankheit. Schwindel morgens beim Erwachen. Schlaf unterbrochen und wenig erfrischend.

Zunge weiß, *Gefühl von Leere im Magen,* dieses wird gebessert durch Essen; *Milch wird nicht vertragen,* macht saures Aufstoßen. Leib aufgetrieben. Leber druckempfindlich und vergrößert. Neigung zu Verstopfung. *Gelblicher Ausfluß, ätzend, mit brennenden Schmerzen und Jucken in der Vagina.*

Dauernde Blutungen von dunklem, klumpigem Blut.

Bei der Klarheit dieser Angaben zwang sich Sepia bei der Wahl des Mittels geradezu auf; sie konnte nicht nur die Menorrhagien, sondern auch alle andern krankhaften Beschwerden zum Verschwinden bringen.

PAUL CHIRON (Paris)

Silicea

Kieselerde (Terra silicea), Silicium, **Kieselsäure;** ein zusammengesetztes Oxygenoid des Siliciums.

Zur homöopathischen Verwendung bedient man sich der reinen Kieselsäure des Bergkristalls. Die 3 ersten Potenzen werden durch Verreibung hergestellt.

Die Pathogenese von Silicea findet sich in HAHNEMANN „*Chronische Krankheiten*".

Physiologische Wirkung

Beim gesunden Menschen ruft Silicea mit erstaunlicher Schnelligkeit sehr tiefgehende Störungen in der Nutrition hervor.

Silicea wirkt hauptsächlich auf Nervensystem, Knochen und Zellgewebe.

Die Störung im Nervensystem offenbart sich als Hypersensibilität: Alle Sinne sind krankhaft geschärft, Hirn und Rückenmark können selbst gewöhnliche Erschütterungen und Schwingungen nicht ertragen; die Körperoberfläche ist äußerst empfindlich gegen Berührung; es bestehen örtliche Lähmungen.

Seine Wirkung auf Knochen- und Zellgewebe endet mit dauernder Eiterung, Geschwürbildung oder Verhärtung.

Typ

Das Silicea-Kind sieht erbärmlich aus, nicht wegen Mangel an Nahrung, sondern infolge gestörter Assimilation. Seine Fontanellen sind offen; doch weist der Körper keine überernährten Partien auf wie beim *Calcarea*-Kind. Wenn der Bauch dick ist, liegt eine Entzündung der Mesenterialdrüsen vor. Das Kind zeigt tiefliegende Augen und ein zusammengekniffenes, altes Gesicht. Es schwitzt an Kopf, Hals, Nacken und im Gesicht. Die Knochen sind schlecht entwickelt, ebenso die Muskeln; deshalb lernt es das Gehen nur langsam. Die fibrösen Gewebsteile der Gelenke sind entzündet, geschwollen oder geschwürig. Das gibt den Gelenken, besonders den Knien, ein knotiges Aussehen. Die Kinder sind eigensinnig und starrköpfig; sie schreien, wenn man ihnen gut zuspricht; sie sind überlebhaft, unruhig und fahren beim geringsten Geräusch zusammen.

Der Erwachsene dieses Typs ist schwach mit feiner Haut, blassem, durchscheinendem (mondfarbigem) Gesicht und schlaffen Muskeln. Seine Knochen sind schwach, daher ist seine Haltung fehlerhaft; oft findet sich Skoliose. Die Verdauung ist im allgemeinen langsam, dabei Flatulenz. Er ist nervös und reizbar; dazu leicht entmutigt, von fügsamem Charakter, schüchtern oder im Gegenteil eigensinnig; im ganzen oft veränderlich in seiner Stimmung. Schwache Eigenwärme, selbst bei körperlicher Arbeit. Er erkältet sich sehr leicht, besonders bei unbedecktem Kopf [trägt deshalb gewohnheitsmäßig Kopfbedeckung auch im geschlossenen Zimmer]. Er leidet an stinkendem Fußschweiß, der durch Kälte sehr leicht unterdrückt wird, wodurch verschiedenartigste Erkrankungen hervorgerufen werden können. Hinzu kommt nervöse Erschöpfung; geistige Arbeit fällt ihm sehr schwer; Lesen und Sprechen ermüden ihn; selbst Nachdenken bereitet ihm Schwierigkeiten. Schlaflosigkeit oder unruhiger Schlaf mit Schlafwandeln.

Der Silicea-Mensch hat häufig eine [chronisch] verdickte Oberlippe [akute Schwellung: *Belladonna*], harte, verdickte Mandeln, weiße Flecken in den mißgeformten, brüchigen, spröden Nägeln und in den Zähnen, außerdem schmerzhafte Drüsenverhärtungen. Die geringsten Verletzungen neigen bei ihm zu Eiterung.

Modalitäten

Verschlimmerung: *Durch Kälte;* beim Entblößen; während der Regel; morgens; bei Neu- und Vollmond; durch Geräusch; durch Licht.
Besserung: Durch Wärme; durch Einhüllen des Kopfes.
Vorherrschende Angriffsseite: Links.

Leitsymptome

1. Nervöse Überempfindlichkeit mit beträchtlicher Erschöpfung.
2. Abmagerung infolge fehlerhafter Assimilation.
3. Milch wird schlecht verdaut.
4. Körperliche und geistige Schwäche; verlangt liegenzubleiben.
5. Hyperästhesie aller Sinne: Empfindlichkeit gegen Berührung (die auch *Lachesis* aufweist und die bei *Calcarea* fehlt).
6. Kältegefühl mit großer Empfindlichkeit gegen Kälte; Mangel an Eigenwärme.
7. Neigung zu chronischen Eiterungen.
8. Schmerzhafte Schwellung und Verhärtung der Drüsen des Halses, der Achselhöhlen und Leisten.
9. Fixe Idee von Nadeln: fürchtet, sucht und zählt sie (*Spigelia*).
10. Stinkender Fußschweiß, der häufig die Zehen schmerzhaft und wund macht; Empfindlichkeit der Sohlen.
11. Schweiße des Kopfes und zwar des ganzen Kopfes (*Calcarea* hat nur Schweiß des behaarten Kopfes und *Rhus toxicodendron* das Gegenteil: trockener Kopf bei Schweiß des übrigen Körpers).
12. Lebhafte Röte der Nasenspitze.

Eigentümliches Symptom: Empfindung „eines Haares auf der Zunge", wodurch ein ständiger Reizhusten ausgelöst wird.

Schmerzen: Sehr heftig und unerträglich; sie werden gesteigert durch Bewegung, durch Witterungswechsel. Sie treten auf nach Unterdrückung von Fußschweißen, nach Impfung, wenn der Kopf Zugluft ausgesetzt war.
Stühle: *Obstipation*. Schlimmer vor und während der Regel. Stuhlentleerung schwierig wegen Untätigkeit des Sphinkters; bei der Defäkation werden sie

teilweise herausgepreßt, gleiten dann aber wieder ins Rektum hinein (*Thuja, Sanicula aqua.*).

Diarrhoe bei Kindern, bei großer Hitze, während des Zahnens und nach der Impfung. Wässrige, stürmische Diarrhoe gegen 4 Uhr morgens oder nach dem ersten Frühstück.

Regel: Überstark mit Gefühl von Eiseskälte im ganzen Körper. Verspätet oder verfrüht, zu lang oder zu kurz. Regel während der Laktation; die Menstruation beginnt jedesmal, wenn das Kind die Brust bekommt.

Hauptsächliche Indikationen

Eiterungen. Hier ist Silicea das Hauptmittel. Man kann immer zu ihm seine Zuflucht nehmen, sobald die Eiterung eingesetzt hat, ganz gleichgültig, wo sie sitzt; mit viel größerer Berechtigung noch bei langen, unaufhörlichen Eiterungen, eiternden Fistelgängen und Hautabschälungen, bei schwammigen [schlaff granulierenden] Wunden, chronischen Geschwüren und Ohrenausfluß.

Geschwürbildung. Silicea ist bei lokal wie konstitutionell bedingten einfachen Geschwüren das beste Mittel. Es bringt in allen gut- und bösartigen Formen Erfolg. Bei den skrofulösen Knochengeschwüren (Pottsche Krankheit, Koxalgie, eitrige Arthritis) ist der Eiter stinkend und dünnflüssig, häufig mit Blut, bisweilen mit kleinen, käseartigen Stückchen untermischt. Diese Geschwüre werden durch warme Aufschläge gebessert und durch kalte verschlimmert.

Skrofulose. Silicea nimmt in der Behandlung der Skrofulose vielleicht die erste Stelle ein, denn auf diesem „Terrain" wachsen am besten alle kachektischen Zustände, die für Silicea charakteristisch sind. Alles, sogar der Gesichtsausdruck und die Schwellung der Nase und Oberlippe, findet sich in seiner Pathogenese wieder. Es ist hauptsächlich indiziert durch krustige Ausschläge und Eiterungen, besonders an Kopf und Extremitäten, verhärtete, chronische adenoide Wucherungen, skrofulöse Lymphdrüseneiterungen, chronische Koryza, Ohrenfluß, geschwürige Keratitis, kalte Abszesse und eitrige Knochenaffektionen.

Rachitis. Silicea ist ein wichtiges Heilmittel dafür, doch ist Calcarea häufiger indiziert.

Krankhafte Folgeerscheinungen von Impfung (*Thuja, Kali muriaticum*) oder nach **Unterdrückung von Fußschweiß durch Kälte.**

Enuresis bei Kindern, die an Würmern leiden; tritt periodisch auf, besonders bei Neumond.

Kopfschmerz, der im Nacken beginnt und in den Kopf und die Augen steigt, oft durch angestrengte geistige Arbeit hervorgerufen. Supraorbitaler Schmerz, gewöhnlich schlimmer rechts. Kopfschmerz verschlimmert durch jegliche Art von Geräusch, Bewegung oder Erschütterung, gebessert durch warmes Einhüllen des Kopfes.

Gerstenkörner.

Epilepsie schlimmer bei Vollmond (C 200). Der Anfall tritt gewöhnlich nachts auf; die Aura beginnt im Plexus solaris.

Hartnäckige Neuralgien.

Chronische Bronchitis mit reichlicher Expektoration.

Chronisches Asthma bei Steinbrechern, Pflasterern, Steinmetzen, Schleifern, kurz: bei allen Berufen, die gezwungen sind, oft und lange Steinstaub in die Luftwege einzuatmen [Pneumokoniosen].

Bronchorrhoe der Greise mit schwieriger Expektoration.

Eitrige Pleuritis.

Phthise in vorgerücktem Stadium mit folgenden Hauptsymptomen: hektisches Fieber, Durchfall, Schlaflosigkeit (Silicea wird das „Morphium der Tuberkulösen" genannt), umschriebene Schweiße am Kopf, Frösteln und Erkalten der Extremitäten, lockerer Husten mit reichlichem, eitrigem Auswurf.

Chronischer Rheumatismus. Schmerzen in den Schultern und den Gelenken, schlimmer nachts und bei Bloßliegen (*Ledum* schlimmer bei Zugedecktsein), Ulzerationen. Phthise im letzten Stadium.

Chronischer Husten mit reichlichem, gelbem, dickeitrigem Auswurf, der auf Wasser schwimmt; schlimmer in waagerechter Lage, besser bei Aufrechtsitzen [*Pulsatilla*]. Der Husten wird durch kalte Getränke hervorgerufen und durch warme Getränke gemildert.

Dosierung

Gewöhnlich werden hohe Potenzen verordnet.

Zusammenfassender Überblick

Skrofulöse, rachitische, anämische Personen, bei denen eine fehlerhafte Assimilation die Entwicklung beeinträchtigt. Chronische Drüsenerkrankung, Eiterung, Schädigungen durch Impfung und durch Unterdrückung von Fußschweiß. Ulzerationen. Phthise im letzten Stadium.

Krankengeschichte 86

Chronische eitrige Ostitis

Am 26. Januar 1909 werde ich in ein kleines Dorf des Departements Ain zu einer 25jährigen blassen, abgemagerten Frau gerufen. Sie leidet an multiplen eiternden Fisteln der rechten Gesichts- und Kopfseite. Das Allgemeinbefinden ist durch die seit sechs Monaten bestehende Krankheit beeinträchtigt, der Gemütszustand sehr deprimiert.

Die Patientin erzählt mir, sie habe im vorigen Sommer eine gerötete Schwellung an dem hinteren Teil des Unterkiefers bekommen, die abszediert und im Unterkieferwinkel aufgebrochen sei. Der zu Rate gezogene Arzt habe eine von den Zähnen des Unterkiefers ausgehende Knochenentzündung angenommen. Nach verschiedenen vergeblichen Behandlungsversuchen habe man ihr im Herbst einen Teil des Knochens reseziert, jedoch nur unbedeutende Besserung erzielt. Am Primärherd hatten sich mehrere sekundäre Abszeßhöhlen gebildet; es besteht zur Zeit etwa ein halbes Dutzend ziemlich viel sahnigen Eiter absondernder

Fistelgänge; in der Tiefe von zweien derselben kann man rauhen Knochen sondieren. In der Umgebung der tiefergehenden Fistel besteht eine große, schlechtabfließende Eiterhöhle, deren Hautdecke gerötet ist, und von der Neuralgien in die ganze Scheitelbeingegend ausstrahlen. Trotz der mehrmonatigen, hartnäckigen, starken Eiterung sind Zeichen von Aktinomykose und Tuberkulose nicht festzustellen.

Ich halte einen Versuch mit Silicea für angebracht; alles bei der Kranken spricht dafür; ich empfehle es innerlich in der 12. Centesimale und äußerlich auf die Umgebung der Fisteln, auf die Schläfenscheitelbeinregion und auf den Unterkiefer, nach vorausgegangener Abwaschung mit abgekochtem Wasser.

Nach 14 Tagen höre ich von dem Mann der Patientin, daß sich der Zustand merklich gebessert habe, daß Eiterung, Schmerz und Rötung wesentlich zurückgegangen seien. Ich setze die Behandlung fort, und trotz eines leichten Rückfalles von mehreren Tagen im Auftreten einer vorübergehenden Schwellung erholt sich die Kranke so weit, daß sie nach 5 Wochen die Reise nach Lyon in meine Sprechstunde machen kann. Zu diesem Zeitpunkt schon sind fast alle Fisteln geschlossen; nur 2 oder 3 sondern noch ein wenig Eiter ab. Das Allgemeinbefinden ist viel besser, und die Kräfte nehmen von Tag zu Tag zu. Ich gebe also Silicea innerlich und äußerlich weiter.

Die Besserung schreitet allmählich fort. 3 Monate nach Beginn der Behandlung besuchte mich die Patientin wieder: vollständig geheilt, die Fisteln vernarbt. Der örtliche wie der allgemeine Zustand sind völlig zufriedenstellend.

C. Bernay (Lyon)

Spigelia anthelmintica

Spigelia anthelmintica ist eine Pflanze des tropischen Amerika, die in frischem Zustand ekelhaft stinkt; ihre Giftigkeit hat ihr im Volksmund den Namen „Brinvillière" [Marquise de Brinvillier, berüchtigte Giftmischerin des 18. Jahrhunderts] eingetragen.

Man bereitet die Urtinktur und die Verreibungen aus der ganzen getrockneten Pflanze.

Die Pathogenese von Spigelia steht in Hahnemann *„Reine Arzneimittellehre"*.

Physiologische Wirkung

Die Spigelia ist giftig. Durch Genuß von Fasanen, die man mit Spigeliasamen gefüttert hat, sind mehrfach Vergiftungen beobachtet worden. Die in solchen Fällen beobachteten Symptome sind hauptsächlich: Erbrechen, Schwindel, Stupor, Pupillendilatation, Sehnenzucken und Atemnot.

Spigelia greift vorzugsweise die Sinnesnerven, das Herz und das Auge an.

Es ruft sehr verschiedenartige, neuralgische Schmerzen hervor.

Es verursacht außerordentlich heftiges Herzklopfen, gleichzeitig sehr heftige, beängstigende Schmerzen in der linken Brustseite und unter dem Sternum.

Bei unseren Prüfern hat es sehr starke supraorbitale Neuralgien ausgelöst, außerdem: Heruntersinken des Oberlides und unter anderen Augensymptomen einen Komplex von Erscheinungen, die einem typischen Anfall von Iritis entsprechen.

Modalitäten

Verschlimmerung: Durch Bewegung; durch Berührung; durch Geräusche.
Besserung: Durch Liegen auf der rechten Seite mit hochgelagertem Kopf; durch beständigen Druck.
Angriffsseite: Sehr ausgeprägt links.

Leitsymptome

1. Stürmisches, unregelmäßiges Herzklopfen, so heftig, daß man es schon auf einige Entfernung sieht und hört.
2. Schmerzen und Symptome der linken Seite. — Die Schmerzen fangen morgens an, nehmen während des Tages allmählich zu und verschwinden ebenso allmählich abends.
3. Schmerzen und Atemnot werden besser durch Liegen auf der rechten Seite und durch Hochlagern des Kopfes.
4. Prosopalgie mit heftigen Stichen, mit Tränenfluß und Rötung der Sklera.
5. Sehr empfindlich gegen Berührung, besser durch starken Druck.
6. Krankhafte Furcht vor spitzen Gegenständen, z. B. Nadeln (*Silicea*) [vor Messern: *Alumina*].
7. Kältegefühl in den Augen (*Thuja*).

Schmerzen: Viele heftige Schmerzen, besonders längs der Nervenbahnen; mitunter mit dem Gefühl von rotglühenden Nadeln [*Apis*]; sie sind lanzinierend und krampfig; ihr Merkmal ist, daß sie von Herzangst begleitet sind und durch die leiseste Berührung oder geringste Bewegung verschlimmert werden; obendrein nehmen sie mit dem Lauf der Sonne zu und ab. Sie sind besonders ausgeprägt im Gesicht, am Hals und in der Schulter.
Stühle: Verstopfung. Harte Stühle, die nur nach großer Anstrengung entleert werden, ähnlich dem Bryonia-Stuhl; wie Schafkot und von Schleim umgeben.

Hauptsächliche Indikationen

Erkrankungen des Herzens. Angina pectoris, nervöses Herzklopfen, Endokarditis, Klappenfehler mit folgenden Symptomen:
So heftiges Herzklopfen, daß es häufig durch die Kleider sichtbar ist und die Herzgeräusche auf einige Entfernung hin zu hören sind. Gleichzeitig bestehen beträchtliche Atemnot, Gefahr plötzlichen Herzstillstandes, unregelmäßiger, aussetzender Puls. Alle diese Symptome werden schlimmer durch Bewegung, besonders der Arme, und durch horizontale Lage; sie werden besser durch Aufrichten des Oberkörpers.
In der linken Seite der Brust werden sehr heftige Schmerzen empfunden; sie sind beängstigend, beginnen gewöhnlich unterhalb der linken Brustwarze mit der Heftigkeit eines Messerstiches und ziehen bis in die Gegend des Schulterblattes, des Halses und des linken, selbst des rechten Armes. Sie werden

durch die oben erwähnten Umstände verschlimmert und erfahren oft eine Besserung durch Liegen auf der rechten Seite mit hochgelagertem Kopf.

Augenerkrankungen. Die *Sklera* ist besonders angegriffen; rheumatische Skleritis wird durch Spigelia rasch geheilt. — Bei *Iritis* ist Spigelia meist das passendste Mittel. — Sehr heftige *supraorbitale Neuralgie*, die sich nicht nur um die Orbita herum ausbreitet, sondern auch auf das Auge selbst übergreift; dieses scheint heftig hervorgerissen oder in die Augenhöhle hineingedrückt zu werden. — *Ptosis*.

Periodische Trigeminusneuralgie; linksseitig, in der Augenhöhle, dem Backenknochen und in den Backenzähnen; sie beginnt am Morgen und dauert bis zum Abend.

Kopfschmerz. Der Schmerz beginnt am Hinterhaupt: Er breitet sich nach vorn aus, setzt sich über dem linken Auge fest (rechtes Auge: *Sanguinaria, Silicea*); er kann auch die Wangen in Mitleidenschaft ziehen, besonders die linke Backe. — Er beginnt am Morgen, nimmt mit der Sonne zu und ab (*Natrium muriaticum, Sanguinaria*) und wird gebessert durch Liegen auf der rechten Seite mit hochgelagertem Kopf. Bisweilen Gefühl, als müsse der Kopf in Stirnhöhe zerspringen, oder als würde er durch eine Binde zusammengeschnürt (*Cactus, Gelsemium, Sulfur*).

Helminthiasis. Die Spigelia indizierenden Symptome sind vor allem: Tachykardie und heftiges Herzklopfen, Strabismus, Spasmen der Gesichtsmuskeln mit großer Blässe und bläulichen Ringen um die Augen. Übelkeit mit Koliken um den Nabel.

Fieber. Intermittierende oder tägliche Fieberanfälle, nachts oder morgens; langanhaltendes Frösteln, von Hitze gefolgt, in beiden Stadien kein Durst trotz der Trockenheit des Mundes; darauf allgemeiner Schweißausbruch.

Dosierung

Die tiefen Dilutionen — in manchen Fällen sogar die Urtinktur — sind bei Erkrankungen des Herzens sehr häufig erfolgreich; bei Angina pectoris jedoch und bei Neuralgien bedient man sich verschiedener Dosen, je nach der Empfindlichkeit des Patienten; in der Behandlung der Iritis hat die 30. Centesimale die schönsten Erfolge gebracht (PIEDVACHE).

Zusammenfassender Überblick

Spigelia hat eine ausgesprochene Beziehung zum Auge, zum Herzen und zum Nervensystem. Die Neuralgie des Trigeminus ist sehr charakteristisch.

Intensive neuralgische Schmerzen und heftiges Herzklopfen sind seine beiden großen Charakteristika.

Krankengeschichte 87

Supraorbitaler Kopfschmerz

Seit 8 Tagen ist der 38jährige John Th. ans Zimmer gefesselt. Er leidet an einem klopfenden Kopfschmerz oberhalb der linken Augenhöhle. Die Schmerzen kommen und gehen ganz allmählich. Sie sind besonders stark von 8—9½ Uhr morgens, bei Licht und beim Liegen oder beim Vornüberbeugen des Kopfes. Sie werden durch beständigen Druck gemildert. Nach Sonnenuntergang fühlt er sich beschwerdefrei. Morgens, wenn die Sonne aufgeht, stellen sich die Schmerzen allmählich wieder ein. Nach dem morgendlichen Maximum nehmen sie nach und nach ab, und am Abend befindet sich der Kranke wieder wohlauf. Das Klopfen oberhalb der Augenhöhle zieht von vorn nach hinten. Während des heftigen Schmerzanfalles muß er sich ganz unbeweglich halten. Die Augen tränen, und die befallene Partie ist gegen Berührung empfindlich.

Eine Dosis Spigelia, am Nachmittag eingenommen, ließ das Übel am nächsten Morgen nicht wiederkommen.

In diesem Fall fehlten besondere Allgemeinsymptome von seiten des Kranken; aber die rein lokalen Charakteristika ließen kein anderes Mittel in Frage kommen. Die lokalen Beschwerden waren folgende:

Kopfschmerz mit der Sonne zu- und abnehmend.
Kopfschmerz oberhalb der linken Orbita.
Periodischer Kopfschmerz.
Verschlimmerung durch jede Bewegung des Kopfes und des Körpers.
Morgendliche Verschlimmerung.
Klopfende Schmerzen innen im Kopf.
Besserung durch Druck.

Dr. R. DEL MAS (Hugo, Minnesota USA)

Spongia

Spongia marina tosta. Gerösteter Seeschwamm. Animalische Substanz, die an Eiweiß und an Schleim erinnert; sie enthält verschiedene Bestandteile, ganz besonders Jod. Der Schwamm wird vor allem an den Küsten des Griechischen Archipels gefischt.

Zur homöopathischen Verwendung läßt man kleine Schwammstücke so lange rösten, bis sie eine braune Farbe bekommen haben und sich leicht zerdrücken lassen. Aus diesem Pulver bereitet man die Verreibungen, die Tinkturen durch Mazeration mit 90%igem Alkohol.

Die Pathogenese von Spongia findet sich in HAHNEMANN *„Reine Arzneimittellehre"*.

Physiologische Wirkung

Die Wirkung von Spongia äußert sich an Larynx und Trachea, sowie an den Ovarien und Testes. Seine Wirkung bei Kropf ist unleugbar. Man hat das dem Jod zuschreiben wollen, was in Spongia enthalten ist; aber da der Seeschwamm auch noch Brom, Kalziumkarbonat, Kalziumphosphat, Silicea und organische Substanzen enthält, ist eine derartige Behauptung sehr anfechtbar. Tatsache ist, daß Spongia da noch heilen kann, wo Jod versagt hat.

Modalitäten

Verschlimmerung: Bei Aufwärtssteigen; durch Wind; vor Mitternacht; bei Vollmond; wenn der Kopf niedrig liegt.

Besserung: Bei Abwärtssteigen; beim Liegen mit erhöhtem Kopf.

Leitsymptome

1. Empfindlichkeit des Larynx gegen Berührung.
2. Rauher, trockener, sägender Husten.
3. Jähes Erwachen mit Erstickungsgefühl bei Herzklappenfehlern und Erkrankungen der Atemwege; dieses Gefühl ist von heftigem, lautem, gellendem Husten, großer Angst und Unruhe begleitet [„Atmung wie durch einen Schwamm"].
4. Trockenheit der Schleimhäute.
5. Hypertrophie und Verhärtung der Drüsen.
6. Kann nicht flach liegen (der Kopf muß erhöht sein).
7. Die Verschlimmerungen der Beschwerden erfolgen anfallsweise im Schlaf [vor Mitternacht], [*Lachesis* bei bzw. nach Einschlafen oder morgens bei Erwachen].
8. Erschöpfung nach der geringsten Anstrengung mit Blutandrang zu Brust und Gesicht; ängstliche Unruhe und behinderte Atmung.
9. Schmerzhafte Schwellung des Samenstranges und des Hoden.

Stühle: Durchfällig, weißlich, mit Tenesmen.

Regel: Verfrüht und zu reichlich. Während der Regel Aufwachen mit Erstickungsgefühl.

Hauptsächliche Indikationen

Spongia ist das große Heilmittel der **Kongestion des Larynx**; letztere erklärt sein großes Leitsymptom: Empfindlichkeit des Larynx gegen Berührung.

Heiserkeit als Folge einer Erkältung des Larynx, besonders des Stimmbandteiles. Spongia ist hier regelmäßig indiziert, wenn der Larynx gegen Berührung empfindlich und das Schlucken schmerzhaft ist. Bei Heiserkeit bedingt durch akute Kongestion erzielt Spongia im Wechsel gegeben mit *Arum triphyllum* den zuverlässigsten Erfolg.

Spongia kommt ferner in Frage bei anderen **akuten Erkrankungen der Atemwege**: *Laryngitis, Bronchitis*, wenn diese völlig trocken und keine Rasselgeräusche vorhanden sind. Bei dem nichtdiphtheritischen Krupp [Pseudokrupp, Laryngospasmus] ist Spongia nach *Aconit* das gebräuchlichste Mittel.

Bei den **chronischen Erkrankungen der Atemwege** streitet Spongia mit *Phosphor, Sanguinaria* und *Sulfur* um die Vorherrschaft (HUGHES berichtet, daß er unter Spongia die Kehlkopfbeschwerden eines Phthisikers sehr rasch weichen sah).

Kropf (das Erstickungsgefühl im Schlaf wird häufig angegeben). JOUSSET gab hier Spongia im Wechsel mit *Jod*.

Herzerkrankungen mit plötzlichem Erwachen. WELLS behauptet, Spongia sei das beste Mittel, um bei Endokarditis den fibrinösen Ablagerungen auf den Klappen entgegenzuwirken.

Chronische Orchitis.

Kopfschmerz mit Blutandrang zum Kopf und einem Gefühl, als wolle die Stirn zerspringen.

Husten. Hohl, trocken, bellend, vibrierend, kreischend, *„wie eine Säge, die ein Brett anschneidet"*. Jeder Hustenanfall entspricht einem Stoß der Säge. Der Auswurf ist hell und sehr spärlich. Der Husten wird durch warme Getränke gemildert.

Fieber. Lebhafte Hitze mit oder ohne Frostschauer vorher. Die Hitze beginnt mit Hinterhauptskopfschmerz, mit Durst, Angst und Subdelirium.

Dosierung

Im allgemeinen werden Verreibungen den Dilutionen vorgezogen, da sie zuverlässiger alle Bestandteile der Spongia enthalten. Bei den Erkrankungen des Larynx und des Herzens werden die 2. und 3. Verreibung bevorzugt. Bei Kropf haben sich die hohen Potenzen häufig als wirksamer erwiesen.

Zusammenfassender Überblick

Spongia ist vor allem angezeigt bei den Erkrankungen der Atemwege: Husten, Laryngitis und Krupp. Der Husten ist ganz charakteristisch; er hört sich an, als wenn eine Säge einen Baumstamm ansägt. Ebenso hat die Atemnot ein ganz charakteristisches Merkmal: Empfindung, „als stecke ein Pfropf im Larynx". Bisweilen kommt es für Erkrankungen des Herzens und bei tuberkulöser Diathese in Frage. Bei Kropf ist es oft ein ausgezeichnetes Heilmittel.

Vergleichende Gegenüberstellung 29

Trockener [rauher] Husten

Alumen. Trockener Husten, morgens und abends, mit Kratzen im Halse und in der Brust, längs des Sternums. Der Husten beruhigt sich, sobald etwas Schleim herausgebracht worden ist.

Asclepias tuberosa. Trockener Husten mit Hitzegefühl in der Brust, dumpfem Schmerz an der Basis beider Lungen, mit Stichen in der Herzgegend und Herzklopfen. Pleuritis, Pleurodynie, Perikarditis.

Curare. Trockener, krampfiger Husten, der den ganzen Körper erschüttert, Erbrechen hervorruft und häufig von Ohnmacht gefolgt ist.

Euphorbium. Trockener Husten, hervorgerufen durch ein heftiges Kitzeln und ein Brennen in der oberen Trachea; der Husten ist dauernd, hört bei Tag und bei Nacht nicht auf, nur am Morgen wird spärlich Auswurf herausgebracht.

Guaiacum. Trockener Husten bei Gichtikern, bei Tag und bei Nacht, gebessert durch das Auswerfen von sehr wenig schleimigem Sputum.

Indigo. Trockener Husten, immer von Nasenbluten begleitet.

Myrtus communis. Hartnäckiger Husten, meist trocken; dabei Schmerz in der linken oberen

Brustpartie durch die linke Schulter. Mehrere andere Heilmittel *(Sulfur, Anisum, Arum triphyllum, Theridion)* haben das gleiche Symptom, aber bei keinem ist es so ausgeprägt und so charakteristisch wie bei Myrtus.

Niccolum. Nächtlicher Husten, so heftig, daß der Patient wider seinen Willen sich im Bett aufsetzen und so, den Kopf zwischen die Hände gepreßt, sitzen bleiben muß. Trockener, erschütternder Husten, oft stundenlang anhaltend.

Senega. Chronischer Husten, besonders bei alten Leuten, meist trocken, erschütternd. Spärlicher, kurzer Husten mit starker Schleimansammlung, die die Brust anzufüllen scheint, mit zahlreichen [scharrend-schnurrenden] Geräuschen und Atemnot. *Kann nicht auswerfen* [Emphysem].

Sticta pulmonaria. Husten, der nachts auftritt oder nachts stärker wird, kein Ende findet und dem Kranken den Schlaf raubt. Ausgezeichnetes Mittel bei Husten, der auf Masern folgt *(Coffea)*. Er ist gewöhnlich trocken, kann aber auch locker werden; Sticta kann dann auch indiziert sein bei dem erschöpfenden Husten der Phthisiker.

Urtica urens. Meist trockener Husten nach Unterdrückung einer Urtikaria.

Verbascum. Trockener Husten, der besonders abends und nachts im Schlaf auftritt, ohne daß die Kranken — meistens sind es Kinder — davon erwachen.

Stannum

Zinn.

Die drei ersten Potenzen werden durch Verreibung hergestellt.
Die Pathogenese von Stannum findet sich in HAHNEMANN *„Reine Arzneimittellehre"*.

Physiologische Wirkung

Trotz des häufig geäußerten Einwandes, metallisches Zinn sei unlöslich, ist es, besonders in England, als Wurmmittel vor allem gegen Bandwurm sehr gerühmt worden. Man verwendete es früher auch gegen Epilepsie, sowie bei den Erkrankungen der Leber und des Uterus.

Im 19. Jahrhundert hielt man das metallische Zinn für giftig, weil es Arsen enthalte. Später hat man festgestellt, daß die geschätztesten Zinnarten kein Arsen enthalten, und man berief sich auf diese Feststellung, um das Zinn nun für unschädlich zu erklären. Das scheint nach ORFILA, der Zinnschädigungen nicht in Zweifel zog, nicht immer richtig gewesen zu sein.

Die Pathogenese von HAHNEMANN enthält zwar keine tödlichen oder sehr schweren Symptome, aber doch recht tiefgehende Schädigungen wie z. B. Störungen im Nervensystem, in den Respirations- und Verdauungsorganen. HAHNEMANN, der ein sehr guter Chemiker war, wird sich gewiß vor der Prüfung von der chemischen Reinheit des von ihm verwendeten Zinnes überzeugt haben.

Typ

Die Stannum-Kranken sind gewöhnlich traurige, tränenreiche Frauen, ähnlich wie die *Pulsatilla*-Patientinnen (die Mittel sind komplementär). Ihr Gesicht ist blaß, eingefallen, mit dunklen Rändern um die Augen. Die Kranke ist vor allem schwach und nervös. Sie klagt über die Empfindung von Schwäche und Hinsein in Magen und Brust. Diese Schwäche äußert sich verschiedenartig: Sprechen oder Geben von Befehlen verursacht schon Herzklopfen; eine Treppe hinunterzugehen ermüdet mehr, als sie hinaufzusteigen; ebenso klagt sie nicht beim Gehen, sondern beim Hinsitzen oder, richtiger gesagt, wenn sie „sich auf einen Stuhl fallen läßt", gewöhnlich ihre Art, sich zu setzen. Im allgemeinen leiden die Stannum-Frauen an Uterusverlagerungen und an Leukorrhoe. Sie sind besonders vor der Regel traurig und verzweifelt; dieser Zustand wird jedoch durch das Auftreten der Blutung augenblicklich gebessert.

Modalitäten

Verschlimmerung: Beim Sprechen; beim Liegen auf der rechten Seite; durch warme Getränke.
Besserung: Durch festen Druck.
Vorherrschende Angriffsseite: Links.

Leitsymptome

1. Tiefe Erschöpfung, die durch das Hinuntersteigen einer Treppe ganz auffällig verstärkt wird.
2. Große Schwäche in der Brust (*Argentum nitricum*). Der Kranke ist so schwach, daß er nicht sprechen kann. Kein anderes Mittel hat dieses Symptom so ausgeprägt wie Zinn. Nicht nur bei Lungen- und Kehlkopfbeschwerden ist Stannum ein großes Heilmittel, sondern auch bei allgemeiner Schwäche.
3. Gefühl von Hinsein, von Leere, von „all gone" im Magen (*Chelidonium, Phosphor, Sepia*).
4. Der Geruch der Küche verursacht Erbrechen (*Colchicum*).
5. Koliken mit krampfigen Schmerzen um den Nabel, besser durch Druck.
6. Wundheitsgefühl im Kehlkopf.

Eigentümliches Symptom: Der Kranke schläft im allgemeinen mit einem ausgestreckten und einem angezogenen Bein.

Schmerzen: Folgen dem Verlauf eines Nerven; ihr Charakteristikum ist: Sie kommen und verschwinden allmählich; sie werden durch Druck gebessert.
Stühle: Verstopfung mit erfolglosem Drängen. Harte, trockene, knollige Stühle.
Regel: Verfrüht und zu reichlich. Heller [glasiger] Fluor mit allgemeiner Kraftlosigkeit. Prolaps mit großer Schwäche.

Hauptsächliche Indikationen

Chronische Bronchial- und Lungenerkrankungen, wenn der Auswurf reichlich, graufarbig ist und süßlichen Geschmack hat.
Gastralgie. HARTMANN hat hartnäckigste Gastralgien, die allen anderen Mitteln widerstanden hatten, mit wiederholten Dosen von Stannum (C 6) zum Verschwinden gebracht. Es kommt hauptsächlich in Frage, wenn der Magen

"wie geknetet" oder "wie von einer Kralle gekniffen" zu sein scheint, und wenn der Schmerz in die Nabelgegend ausstrahlt.

Enteralgie, deren Mittelpunkt um den Nabel herum sitzt, und die durch breiten Druck gebessert wird. Der Leib ist aufgetrieben (bei *Plumbum* ist er während gleichartiger Koliken eingezogen).

Helminthiasis.

Prolaps von Uterus und Vagina, deren Beschwerden Stannum sehr lindert.

Kopfschmerz: Migräne, deren Ursprung mehr zerebral als gastrisch ist. Stannum ist erfolgreich, wenn der Schmerz unerträglich heftig ist und Kongestionssymptome, schrecklich schmerzhaftes Konstriktionsgefühl um Stirn und Schläfen, Kaltwerden des Rumpfes und der Glieder und prompte Linderung bringendes Erbrechen aufweist.

Husten. Chronischer lockerer Husten mit grünlichgelbem Auswurf, besonders morgens früh und abends im Bett, von salzigem oder süßlichem Geschmack; dabei ein wenig Beklemmung.

Heiserkeit, wenn der Kranke zu sprechen oder zu singen beginnt. Gleichzeitig tritt ein so ausgeprägtes Schwächegefühl auf, daß er schweigen muß.

Fieber. Hektisches Fieber mit Hitze gegen 5 Uhr abends. Sehr schwächende, nächtliche Schweiße, die gegen 4 Uhr morgens auftreten und nach Schimmel riechen; besonders an Kopf und Hals.

Dosierung

Die schon von HAHNEMANN empfohlene 6. Centesimale ist die gebräuchlichste.

Zusammenfassender Überblick

Wenn Stannum in Frage kommt, besteht stets eine sehr ausgeprägte Schwäche. Bei chronischen Krankheiten der Bronchien und Lungen ist eine reichliche, eitrige [lockere] Expektoration für Stannum besonders charakteristisch. Schmerzen, die allmählich zu- und ebenso wieder abnehmen. Die Schwäche ist so groß, daß schon das bloße Reden ein auffällig starkes Schwächegefühl in Hals und Brust verursacht.

Vergleichende Gegenüberstellung 30

Lockerer Husten

Allium cepa. Husten mit Schnupfen, Heißsein, Ausfluß und Empfindlichkeit der Nase, *milder* Tränenfluß, Röte der Augen und Lichtscheu. Husten, abends und nachts verschlimmert. Chronischer Husten mit reichlich blutstreifigem Auswurf [vgl. *Euphrasia*].

Allium sativum. Husten mit stinkendem Atem, jeden Morgen beim Verlassen der Wohnung sehr reichliche Expektoration, fast beständiges Schleimrasseln in den Bronchien. Nach Hämoptoe Auftreten von eitrigem Auswurf und Abmagerung. Hektisches Fieber. Neuerdings wird der Knoblauch bei Tuberkulose sehr gerühmt, womit eine alte Heilverordnung wieder zu Ehren kommt.

Ammonium causticum. Husten mit reichlicher Expektoration schleimiger Massen. Bedürfnis, tief zu atmen. Beklemmung mit Erstickungsfällen.

Asparagus. Unaufhörlicher Husten mit beständigem Bedürfnis, auszuwerfen; leichte, reichliche Expektoration. Chronische Bronchitis und Bronchorrhoe bei Herzerkrankungen.

Cobalt. Husten mit Expektoration von hochrotem [granatrotem] Blut, das aus dem Larynx stammt.

Collinsonia. Husten mit Expektoration kleiner Blutklumpen, die ganz von Schleim umhüllt sind. Husten mit Hämoptoe, im Zusammenhang mit mindestens funktionellen Störungen des Herzens.

Copaiva. Chronische Bronchorrhoe mit einer zwar ziemlich schwierigen, aber doch beträchtlichen Entleerung von grünem, unangenehm riechendem, salzig oder fade schmeckendem, stets ekelerregendem Schleim.

Cubeba. Husten, hauptsächlich morgens und abends, bellend, kruppartig; Trockenheit und Brennen im Halse mit dem beständigen Bedürfnis, Speichel zu schlucken, um den Rachen zu befeuchten. Die Expektoration ist immer schwierig und schmerzhaft, aber reichlich, mit gelbem, grünlich-grauem, rostfarbenem oder blutgestreiftem Auswurf.

Euphrasia. Erstickender Husten wie bei Keuchhusten, mit vielen Tränen und heftigem Fließschnupfen. Das Auswerfen ist während des Tages schwierig, aber morgens reichlich und schleimig. Alle Symptome verschwinden während der Nacht, um am nächsten Morgen von neuem verstärkt zu erscheinen [*Scharfer* Tränen-, milder Nasenfluß. Cepa umgekehrt].

Phellandria aquatica. Beginnende Phthise. Sehr vorgeschrittene Phtise mit Kavernen, reichlicher Expektoration von eitrigem Auswurf; nächtliche Schweiße, hektischer Zustand, stinkender Auswurf. Dr. BAYLE (Annonay) teilte mir einen Fall mit, in dem der Kranke mit einer großen Kaverne im linken Unterlappen innerhalb von 24 Stunden mehr als 1 Kilogramm eitrigen Auswurfes expektorierte. Die Heilung wurde durch *Silicea C 12* und *Marmoreck C 30* unterstützt.

Staphysagria

Delphinum Staphysagria [Stephanskörner], im Volksmund „Läusekraut" genannt; eine Pflanze aus der Familie der Ranunculaceen; wächst an schattigen Stellen des südlichen Frankreich und des ganzen südlichen Europa.

Man bereitet die Urtinktur und die Verreibungen aus dem Pulver der getrockneten Samen. Das Arzneibild von Staphysagria findet sich in HAHNEMANN *„Reine Arzneimittellehre"*.

Physiologische Wirkung

Staphysagria verursacht eine beträchtliche Reizung des Magendarmkanals mit Erbrechen, Durchfall und Speichelfluß.

Mittels seines Alkaloids, des *Delphinins*, dessen Wirkung man mit Veratrin oder Curare verglichen hat, wirkt es hauptsächlich auf das Rückenmark; daher finden sich in seinem Arzneibild zahlreiche Symptome von Erregung mit darauf folgender Depression.

Auch der Urogenitalapparat fällt unter seine Wirkung.

Die homöopathischen Prüfer zeigten: Melancholie mit sehr großer Empfindlichkeit gegen alle Eindrücke, Gedächtnisverlust, hypochondrische Neigungen, Hang zu Einsamkeit, kurzum einen Symptomenkomplex, der recht gut der Neurasthenie entspricht, besonders der nach übermäßiger Masturbation.

Staphysagria bewirkt eine Reizung des prostatischen Teiles der Urethra mit heftigem Harndrang, Schwierigkeit beim Urinieren und einem ganz eigentümlichen Symptom: Brennen in der Harnröhre außerhalb des Wasserlassens.

Auf der Haut verursacht es trockenes oder feuchtes Ekzem, vor allem an Kopf und Gesicht; dicke, stinkende Krusten bedecken Geschwüre, aus denen eine ätzende Flüssigkeit sickert; unter der Einwirkung der Absonderung bilden sich neue Bläschen. Es ruft auch noch Kondylome, Warzen und — gewöhnlich gestielte — Wucherungen hervor. *Staphysagria* bildet zusammen mit *Thuja* und *Acidum nitricum* das Trio gegen die Kondylome. Es hat eine elektive Wirkung auf die Lider, wo es Gerstenkörner, bisweilen geschwürige Hagelkörner und Entzündung des freien Lidrandes erzeugt.

Es greift das Knochengewebe an und verursacht Periostitis und Karies.

Es entzündet die Schleimhaut des Rachens und die Mandeln. Es reizt den Magen und bedingt gierige Eßlust; Speisen und Getränke bringen diesen Schmerzen jedoch keine Linderung. Es besteht Übelkeit und Erbrechen. Morgens tritt eine Übelkeit mit sehr ausgeprägtem Schwindel auf.

Am Darm ruft es die sogenannte „nervöse Kolik" hervor, die durch krampfige Schmerzen, häufig mit Diarrhoe, seltener mit Verstopfung, charakterisiert ist.

Typ

Staphysagria weist zwei entgegengesetzte Typen auf: Der eine ist rasch wütend und zornig, empfindlich gegen die geringste Kränkung, in ewiger Sorge um die Zukunft; der andere dagegen ist apathisch, hypochondrisch, gedächtnisschwach infolge von Masturbation oder geschlechtlichen Exzessen.

Modalitäten

Verschlimmerung: Durch Zorn; durch geschlechtliche Exzesse; durch Nikotin; durch die geringste Berührung der erkrankten Körperteile; bei Neumond; durch die geringste feste oder flüssige Speise.

Besserung: Nach dem Frühstück, durch Ruhe.

Leitsymptome

1. Die Zähne werden schon in frühem Kindesalter schlecht; sie werden schwarz, kariös an den Rändern und zerbröckeln stückweise.

2. Brennen in der Urethra, wenn man nicht uriniert; beim Wasserlassen hört das Brennen auf.

3. Die geringste Bewegung verursacht Herzklopfen.

4. Ist beständig von sexuellen Vorstellungen geplagt; Krankheiten infolge von sexuellen Ausschweifungen und Onanie.

5. Mürrische Laune und übertriebene Empfindlichkeit; der Kranke gerät um nichts in Zorn. Wenn es sich um ein Kind handelt, so ist es verdrießlich: Es stößt heftig den Gegenstand zurück, den es vor einer Minute unter großem Gebrüll verlangt hat (*Chamomilla*).

6. Sehr große Empfindlichkeit der Geschlechtsorgane, der Ovarien, der

Zähne, des Abdomens und etwa vorhandener Wunden [bewährt nach Bauchoperationen!].

Eigentümliches Symptom: Gefühl, als kröchen Würmer auf der Haut.

Schmerzen: Verschiedenartig; schlimmer durch Berührung, durch Bewegung, nachts.

Stuhlgang: *Verstopfung:* ziemlich häufige, aber trockene, ungenügende Stühle. Häufiges Bedürfnis zum Stuhl, aber erfolglos wie durch Untätigkeit des Rektums. *Diarrhoe:* dysenterische Stühle mit Tenesmus. Diarrhoe nach kalten Getränken. Sommerdysenterie mit Bauchweh und Tenesmus nach geringstem Genuß von Speise oder Getränk.

Regel: Unregelmäßig; reichlich; zuerst blasses, dann dunkles Blut mit Klumpen. Spastische Uteruskontraktionen während der Regel.

Hauptsächliche Indikationen

Erkrankungen infolge eines lange Zeit unterdrückten [„in sich hinein gefressenen"] **Ärgers oder Kummers.**

Seekrankheit.

LALLEMANDsche **Spermatorrhoe.** Wenn im Prostatateil der Urethraschleimhaut eine chronische Entzündung sitzt, die sich auf die Ductus ejaculatorii und die vasa deferentia ausdehnt.

Prostata-Erkrankungen bei alten Männern.

Koliken und Durchfälle. Koliken nach Ärger (*Chamomilla, Colocynthis*). Durchfall bei Kindern, die schwammiges Zahnfleisch haben. Schneidende Schmerzen vor und nach Stuhlentleerung.

Schmerzen in der Nierengegend. Stets schlimmer nachts im Bett und morgens vor dem Aufstehen.

Erkrankungen der Augen. Arthritische Ophthalmie. Die Augen brennen und verursachen ein Gefühl großer Trockenheit, obgleich reichliche Tränenbildung besteht.

Gerstenkörner, Hagelkörner, eines nach dem andern, die oft eitern (*Graphit, Borax*).

Tuberkulöse oder syphilitische Ostitis (Femur und Phalangen).

Nervöse Depression. Infolge sexueller Ausschweifungen und Masturbation. Starke Abmagerung, sehr bleiches Gesicht, schwarze Ränder unter den Augen; traurig, reizbar, Hang zur Einsamkeit.

Hauterkrankungen. Ekzem, aus dem eine scharfe Flüssigkeit läuft; auf den Stellen, die sie überfließt, bilden sich neue Bläschen. Rezidivierende Juckausschläge; Ekzem des Kopfes und Milchschorf; ekzematöser Ausschlag an den Ohren; Warzen und Kondylome, meist gestielt.

Neuralgien der Zähne. Der kariöse Zahn ist gegen die geringste Berührung sehr empfindlich; der Schmerz wird unerträglich beim Trinken kalter Getränke (im Gegensatz zu *Coffea*) und beim Einatmen kalter Luft.

Der Magen kann kein Fleisch vertragen; sein Genuß verursacht alle möglichen Verdauungsstörungen (Schmerzen, Übelkeit, Erbrechen), sowie allgemeine Störungen.

Verletzungen „wenn die Wunde glatt und tief ist und durch einen schneidenden Gegenstand hervorgerufen wurde". Staphysagria mildert also die Schmerzen nach einer chirurgischen Operation [besonders nach Laparotomie].

Kopfschmerzen mit Gefühl eines Bleiklumpens in der Stirn. Empfindung, als zerspränge die Stirn beim Bücken oder Bewegen.

Husten. Trocken, hohl, ausgelöst durch einen Kitzel im Kehlkopf, schlimmer durch Tabakrauch.

Fieber. Häufige Fieberschauer mit Kälte, besonders am Abend. Starke Schweißneigung.

Dosierung

Die 6.—30. Centesimale haben sich am besten bewährt.

Zusammenfassender Überblick

Nervöse, von großer Reizbarkeit begleitete Erkrankungen, Urogenitalerkrankungen, Erkrankungen der Haut und der Augenlider erfordern dieses Heilmittel am häufigsten. Schädigende Folgen von Ärger.

Krankengeschichte 88

Hagelkörner

Eine sehr weit von Nantes wohnende Mutter schreibt mir, ihre 6jährige jüngste Tochter Jacqueline leide an einer Erkrankung des rechten Ober- und Unterlides und des linken Unterlides; dort sitzen „kleine Kugeln", wie das Kind sich ausdrückt. Der vor 2 Monaten befragte Augenarzt hat Zysten oder Hagelkörner diagnostiziert und eine gelbe Augensalbe und Argyrol-Augentropfen verordnet. Trotz peinlich genauer Anwendung hat die Behandlung aber keinen Erfolg gehabt, worüber mein Kollege hoffentlich nicht verwundert ist.

Ich erfuhr außerdem, daß das Kind blond, blauäugig und von sanftem Charakter ist.

Mit allem Vorbehalt gegenüber der Wirkung einer Fernbehandlung, aber in der Gewißheit, daß ich auf keinen Fall Schaden anrichte, verordne ich *Pulsatilla C 6*, weil dieses Mittel dem „Typ" des Kindes entspricht und gleichzeitig in unseren Arzneimittellehren gegen Hagelkörner angegeben wird. Außerdem verordne ich *Staphysagria C 6*, das nach den in homöopathischen, augenärztlichen Werken und in homöopathischen Zeitschriften veröffentlichten Beobachtungen als das erfolgreichste Chalazionsmittel bezeichnet wird.

Nach 14 Tagen ist Jacqueline von ihren „Kugeln" geheilt.

Einige Monate später hört ihr Vater, ein höherer Pionieroffizier, gelegentlich einer Besichtigung, daß die Tochter eines seiner Untergebenen ebenfalls an Hagelkörnern leidet und nach völligem Versagen aller Behandlungen demnächst deswegen operiert werden soll. Er schickt ihr sofort den Rest meiner für Jacqueline bestimmten Mittel, und auch dieses Kind wird ebenso rasch und vollständig von dem Übel befreit.

Kommentar. Sie werden natürlich einwenden, diese Krankengeschichte beweise gar nichts, denn man sehe Hagelkörner ohne jede Behandlung ganz plötzlich von selbst verschwinden. Ich habe das ebenfalls und sogar in meiner eigenen Familie beobachtet. Aber dennoch sah ich in der Zeit, als ich die Homöopathie noch nicht kannte, auch zahlreiche Hagelkörner, die nur durch chirurgische Behandlung verschwanden. Seit ich aber die HAHNEMANNsche Methode praktiziere, habe ich keinen Fall mehr chirurgisch angehen müssen und doch mindestens drei Dutzend Fälle von Hagelkörnern mit Erfolg behandelt. Wenn Staphysagria auch am häufigsten indiziert war, so ist es doch nicht das einzige Mittel dagegen. Ich mußte auch zu *Calcarea carbonica, Zincum* und *Pulsatilla* greifen.

Bezüglich des letzteren Mittels erinnere ich mich einer Seminarlehrerin, deren sehr stark entzündete Hagelkörner trotz der Verordnung von *Pulsatilla* nicht heilten, obwohl der Tränenreichtum *Pulsatilla*, das auch ihr Typenmittel war, deutlich indizierte. Ich schickte meine Patientin aber nicht wieder zur Apotheke, sondern gab ihr Kügelchen aus meiner Taschenapotheke. Sie war nach 11 Tagen geheilt. Der Apothekengehilfe gestand mir später, er habe der Patientin ein anderes Mittel verabfolgt, weil *Pulsatilla* nicht vorrätig gewesen sei und er gedacht habe, daß das eine wie das andere gleich unschädlich und unwirksam sei!

G. CHARETTE (Nantes)

Stramonium

Datura stramonium, Stechapfel. Solanacee; wächst in unseren Gegenden auf Schutthaufen, an alten Mauern, längs der Wege.

Man bereitet die Urtinktur aus der ganzen frischen Pflanze, die man im Juli vor dem Aufblühen pflückt; die Verreibungen werden ebenfalls aus der ganzen Pflanze hergestellt.

Die Pathogenese von Stramonium findet sich in HAHNEMANN „*Reine Arzneimittellehre*".

Physiologische Wirkung

Die Wirkung von Stramonium betrifft hauptsächlich das Gehirn; sie ist der von *Belladonna* und *Hyoscyamus* nahezu gleich. Das Delirium ist viel wütender als das der anderen Solanaceen; der Blutandrang zum Hirn bei Stramonium ist jedoch nicht so stark, auch nicht von so entzündlicher Art wie bei *Belladonna*, wenngleich er viel kräftiger ist als bei *Hyoscyamus*. Das Delirium ist bei Stramonium von Halluzinationen begleitet; die Pupillen sind dilatiert; es besteht Amaurose; die allgemeine Sensibilität ist herabgesetzt. Man beobachtet große Unruhe der Muskeln, die nicht mehr vom Willen beherrscht werden; geschlechtliche Erregung; spastische Dyspnoe und Dysphagie; große Trockenheit des Halses; häufig findet man noch einen glänzend roten Ausschlag am ganzen Körper.

Wie *Belladonna* und *Hyoscyamus* ruft auch Stramonium Krämpfe und Lähmungen hervor. Die Stramonium-Krämpfe sind mehr tonischer Art. Sie werden durch die geringste Berührung und durch den Anblick eines glänzenden Gegenstandes ausgelöst. Die Lähmungen sind nur partiell und von Zittern begleitet.

Stramonium ist mithin ein nahezu reines Hirnmittel; die einzigen Organe, die, abgesehen vom Hirn, noch eine Reizung aufweisen, sind der Hals und die Haut.

Modalitäten

Verschlimmerung: In der Dunkelheit; beim Alleinsein; beim Anblick glänzender oder leuchtender Gegenstände; beim Schlucken; nach Schlaf.

Besserung: Bei Licht; in Gesellschaft; durch Wärme.

Leitsymptome

1. Außerordentliche Geschwätzigkeit im Delirium.
2. Furcht vor Wasser und Abneigung gegen alle Flüssigkeiten; ausgeprägte ängstliche Unruhe, sobald er Wasser fließen hört.
3. Jeder glänzende Gegenstand reizt ihn und kann Krämpfe auslösen.
4. Der Kranke schwankt in der Dunkelheit oder bei geschlossenen Augen.
5. Trockenheit des Mundes und des Halses.
6. Die eine Seite ist gelähmt, die andere zuckt konvulsivisch (*Belladonna*).
7. Fast völliges Fehlen von Schmerzen (*Opium*).
8. Erbrechen beim Erheben des Kopfes vom Kopfkissen.
9. Außerordentliche Heftigkeit der Symptome.
10. Fürchtet sich und kann deshalb nicht allein bleiben.
11. Spastische Konstriktion der Pharynx- und Oesophagusmuskulatur, die das Schlucken behindert, besonders das Schlucken von Flüssigkeiten, deren Anblick ihn außer sich bringt.
12. Empfindung außerordentlichen Vergrößertseins bestimmter Körperpartien.
13. Traurigkeit und Melancholie, wenn er Sonnenbestrahlung ausgesetzt ist.

Eigentümliches Symptom: Husten, ausgelöst oder verschlimmert beim Anblick einer strahlenden Lichtquelle.

Stühle. Diarrhoe, ausgeprägter als bei *Belladonna*. Manchmal sind die Stühle schwarz mit kadaverartigem Geruch.

Regel: Zu reichlich, mit Klumpen. Während der Regel Erregbarkeit wie bei *Hyoscyamus*.

Hauptsächliche Indikationen

Akute Manie. Die besonderen Symptome, die bei akuter Manie Stramonium indizieren, sind folgende:

Das Delirium ist *sehr heftig*, viel heftiger als bei *Belladonna* und *Hyoscyamus*; der Kranke singt, lacht, schneidet Grimassen, pfeift, betet, lästert, und ist bei alledem sehr *geschwätzig*. Er nimmt je nach der Art des Delirs alle möglichen Stellungen ein; er wirft sich kreuz und quer, rollt sich wie ein Ball zusammen, macht sich steif usw., doch beobachtet man oft, daß er plötzlich mehrere Male nacheinander den Kopf vom Kopfkissen hebt. Die Pupillen sind weit dilatiert.

Der Kranke fürchtet die Dunkelheit und das Alleinsein; verlangt häufig, daß ihm jemand die Hand halte; hat schreckenerregende Halluzinationen.

Ein anderer krankhafter, für Stramonium charakteristischer Zustand täuscht manchmal Tollwut vor; dabei stellt sich Wasserscheu und Erregung durch jeden glänzenden Gegenstand ein.

Manie schwangerer Frauen, Puerperalmanie.

Nymphomanie. Besonders vor der Regel, die meist sehr profus zu sein pflegt. Die Frauen haben einen starken Geruch an sich, der an den Geruch der Tiere in der Brunst erinnert (vgl. *Origanum*).

Alpdrücken der Kinder.
Bei **Scharlach** ist Stramonium *Belladonna* vorzuziehen, wenn sehr große nervöse Erregung, Krämpfe, Zittern und Unruhe bestehen.
Epilepsie. Infolge eines Schreckens, wenn der Fall noch frisch ist.
Chorea. *Stottern,* das eine Art Chorea darstellt.
Wenn ein Ausschlag [bei exanthematischer Krankheit] **nicht oder schlecht „herauskommt"** und dadurch Delirien eintreten.
Asthma mit trockner, warmer Haut, lebhaftem, hartem Puls und rotem, geschwollenem Gesicht; der Kopf ist während des Anfalles nach hinten überstreckt.
Prosopalgie: Reißende Schmerzen oberhalb des linken Auges, die sich bis über die Backe und in die Nasenflügel ausbreiten; manchmal treten auch Stiche in den Ohren und Ohnmacht auf.
Krämpfe mit kalten Schweißen bei erhaltenem Bewußtsein.

Dosierung

R. HUGHES gebrauchte, wie er betont, nur sehr selten andere Potenzen als die 3. oder 6. Centesimale.

Zusammenfassender Überblick

Die Hauptindikation von Stramonium besteht in der heftigen, akuten Manie mit Schreck- und Angstzuständen, sowie in der außerordentlichen Geschwätzigkeit. Fehlen von Schmerzen ist ein ausgezeichnetes Charakteristikum von Stramonium. Verschiedenartige Spasmen.

Krankengeschichte 89
Alpdrücken der Kinder

„Um der rohen Empirie zu entgehen, die den Arzt zu häufig in seiner Praxis leitet, hat er gewiß das Recht, auf Grund wissenschaftlicher Fortschritte eine rationellere Haltung einzunehmen; denn diese gestattet ihm, mit möglichst wenig Herumtasten die wirklich heilbringenden Arzneien zu finden.
Das homöopathische Prinzip ist eine jener wissenschaftlichen Methoden, und man sollte einmal den Gedankengang eines homöopathischen Arztes darlegen, der sich über seine Methode Rechenschaft abzulegen versucht, warum er dieses oder jenes Mittel bei der Behandlung einer Krankheit, einer Affektion oder auch nur bei einem sehr ausgeprägten Symptomenkomplex wählt. ...
So können die homöopathischen Ärzte fast mit Sicherheit das Alpdrücken der Kinder heilen, wenn sie ihnen eine sehr kleine Gabe Stramonium verordnen. Der Grund für die Wirksamkeit dieses Medikamentes findet sich in folgenden Tatsachen:
Stramonium (Datura stramonium), im Volksmund *Stechapfel* genannt, ist eine sehr giftige Pflanze. Man hat beobachtet, daß Personen, die sich mit ihren Körnern vergiften, ganz ausgeprägte Hirnsymptome aufweisen wie Erregung, wütendes Delirium, Visionen und Halluzinationen ..."

1796 veröffentlichte Hahnemann einen „*Versuch über ein neues Prinzip zur Auffindung der Heilkräfte der Arzneisubstanzen*". Dieses Prinzip ist, wie Sie wissen, das *Ähnlichkeitsgesetz*. Und wie sieht das nun in der Anwendung aus?

„Leicht beeindruckbare Kinder empfinden häufig Angstgefühle, die eine falsche Erziehung noch durch Erzählen schreckenerregender Geschichten verschlimmert. Jeder Schrecken, der beim Kind noch nicht durch die Vernunft berichtigt werden kann, hinterläßt in dem Hirn dieser Kinder einen Eindruck, der nur sehr langsam wieder verschwindet. Während des Schlafes wiederholen sich die Beschwerden des Wachzustandes, und da im Schlaf die Kontrolle des Verstandes gehemmt ist, äußern sie sich dann in einer Verschlimmerung, so daß Alpdrücken, manchmal sogar regelrechte nächtliche Angstzustände mit jähem Erwachen, Aufschreien und Halluzinationen auftreten.

Man erkennt in diesen Zuständen die obenbeschriebenen Vergiftungssymptome von Stramonium wieder; gerade diese Pflanze besitzt eine große Fähigkeit, jenen Symptomenkomplex zu heilen. In der Praxis genügt es, dem Kinde in einem halben Glas Wasser einige Tropfen einer 3. oder 6. Centesimalen von Stramonium teelöffelweise oder einige damit getränkte Körnchen in 3stündlichem Abstande tagsüber zu geben. Sehr häufig wird das Kind schon nach dem ersten Tag des Einnehmens einen ruhigen Schlaf haben, und der Schlaf wird so bleiben, wenn die Medikation einige Tage fortgesetzt wird.

Jules Gallavardin

Kommentar. Der Verfasser schreibt ausdrücklich, „sehr häufig wird das Kind ..." er sagt nicht, „immer wird das Kind einen ruhigen Schlaf bekommen ..."; denn obwohl Stramonium bei dem Alpdrücken der Kinder am häufigsten indiziert ist, so ist es trotzdem nicht das einzige Mittel. Man wird manchmal andere Mittel deutlicher angezeigt finden, beispielsweise *Belladonna* oder *Hyoscyamus*, um bei den Solanaceen zu bleiben.

Sulfur

Schwefel (Homöopathisches Synonym: **Flavum**). In der Natur sehr verbreitetes Metalloid, da es mit seinen organischen Verbindungen am Aufbau der Eiweißstoffe beteiligt ist.

Zum homöopathischen Gebrauch bedient man sich nur des sorgfältig gereinigten, sublimierten Schwefels oder der Schwefelblume. Die drei ersten Potenzen erhält man durch Verreibung.

Die Pathogenese von Sulfur findet sich in Hahnemann „*Reine Arzneimittellehre*". Eine sehr umfassende Studie dieses großen Polychrestes hat Picard in den beiden ersten Nummern der „*Annales homoeopathiques de l'Hôpital Saint Jacques*" veröffentlicht.

Physiologische Wirkung

Der Schwefel leitet auf die Haut ab; er wirkt als Zentrifugator und Eliminator nach außen hin eliminierend, indem er die Toxine zur Peripherie trägt; er wirkt also absondernd, ausscheidend über normale oder anormale Ausscheidungswege, besonders über die Haut.

So löst er auf der ganzen *Hautoberfläche* ein eigentümliches Jucken aus; man empfindet dabei eine Art Wollust, wenn man sich scheuert oder kratzt. Dieses Jucken wird durch *Bett*-

wärme beträchtlich gesteigert. Ferner treten verschiedenartige Ausschläge auf; sie sind meist blatternartig (papulös), bisweilen bläschenförmig und haben zeitweilig eine große Ähnlichkeit mit Krätze. Häufig sind auch Furunkel die Folge der Sulfuranwendung.

Nächst der Haut werden unter Sulfur die Schleimhäute sehr intensiv angegriffen, besonders die der Augen (Bindehaut und Lider), der Bronchien, der Urethra und des Rektums. Brennen mit Jucken und schleimigem Ausfluß sind hierbei die charakteristischen Symptome.

Auf die Zirkulation hat Sulfur einen sehr markanten Einfluß, indem es regelrechte Störungen in der Blutverteilung bewirkt, daher: Plethora des Pfortadersystems, besonders nach Unterdrückung einer hämorrhoidalen Blutung, Wallungen zum Kopf, zur Brust (mit oder ohne Bluthusten), Atemnot und heftiges Herzklopfen, besonders nachts, Rötung der verschiedenen Körperöffnungen, Hitzewallungen usw.

Die Genitalorgane werden durch Sulfur stets gereizt; diese Reizung geht sogar bis zur Schwellung der äußeren Geschlechtsteile.

Obgleich Sulfur in massiven Dosen ein mildes Laxans ist, so äußert sich seine dynamische Wirkung jedoch in *Verstopfung*, über die fast alle Prüfer klagten. Das Gegenteil, Diarrhoe, war selten.

Rheumatische Schmerzen traten ganz allgemein bei allen Prüfern auf. Die meisten waren sehr mitgenommen durch das zu frühzeitige Erwachen am Morgen und durch die Unmöglichkeit, wieder einschlafen zu können.

Man beachte auch, daß die schwefelhaltigen Thermalwässer fast allgemein eine Sulfur-Wirkung unter dem Namen „Brunnenkater" (poussée) hervorrufen: Eintagsfieber, Hämorrhagien, charakteristische Ausschläge, Dyspepsie, Bronchialkatarrh usw. Man hat zwar ein sogenanntes „Thermalfieber" konstruieren wollen, aber die Symptome sind in ihrer Gesamtheit nichts anderes als Schwefelsymptome, die hinsichtlich der Zahl und Intensität je nach den beobachteten Patienten ins Unendliche variieren.

Typ

Der Sulfur-Mensch kann gutgenährt und robust sein mit allen Anzeichen einer guten Gesundheit. Aber häufiger ist er mager; er hat hängende Schultern, geht oder sitzt krumm wegen der Muskelschwäche seines Rückens; aufrechte Haltung ist für ihn ganz besonders unbequem. Er hat einen unruhigen, oberflächlichen Schlaf („Katzenschlaf"). Seine Haut ist brennend heiß, besonders an den Fußsohlen, so daß er gezwungen ist, die Füße aus dem Bett herauszustrecken. Gegen 11 Uhr morgens empfindet er ein unerklärliches Gefühl von Schwäche.

Die Unregelmäßigkeit in der Blutverteilung äußert sich bei ihm in einer anormalen Röte aller Körperöffnungen. Der Sulfur-Kranke hat gewöhnlich eine rauhe Haut mit verschiedenartigen Ausschlägen, vom einfachen Erythem bis zum Ekzem. Er neigt zu Intertrigo. Keine allgemeinen, aber lokale, sehr stinkende Schweiße. Seine Haut hat einen üblen Geruch, trotzdem scheut er das Wasser und das Waschen. Wasser verschlimmert übrigens viele seiner Beschwerden. Dagegen liebt er starke alkoholische Getränke sehr. Pruritus ist im Sulfur-Bild sehr allgemein; auch Brennen und Jucken, die durch Bettwärme schlimmer werden; Hitze an der Schläfennaht, heiße Füße.

Der Sulfur-Mensch ist nicht sauber und macht keine sorgfältige Toilette; aber geistreiches Debattieren und Disputieren liegen ihm sehr. Für diese beiden Neigungen hat man den bildhaften Ausdruck geprägt: Sulfur ist „der Philosoph in Lumpen".

Modalitäten

Verschlimmerung: Durch aufrechte Haltung; durch Bettwärme; durch Sichwaschen; morgens sehr früh; beim Aufstehen; um 11 Uhr; um 17 Uhr.
Besserung: Durch trockenes und warmes Wetter.
Angriffsseite: Links.

Leitsymptome

1. Brennen: überall, am ganzen Körper und an einzelnen Stellen, innerlich und äußerlich, besonders an den Füßen. Er streckt sie aus dem Bett heraus, um sie zu kühlen (es kann das Gegenteil auftreten: eiskalte Füße).
2. Röte aller Körperöffnungen. Die Lippen sind so rot, als wolle das Blut aus ihnen heraussprudeln.
3. Leeregefühl im Magen gegen 11 Uhr vormittags; schmerzhaftes Hungergefühl mit Schwächeanwandlung.
4. Beklemmung. Nachts, durch plötzlichen Blutandrang zum Herzen, dabei heftiges Herzklopfen, schwierige Atmung, als wenn er ersticken wollte, mit dem Gefühl, als sei das Herz zu groß für den Brustkorb. Diese Beklemmungen können sich auch am Tage einstellen, z. B. nach Treppensteigen oder nach körperlicher Anstrengung.
5. Trockene, schuppende, ungesunde Haut. Die behaarte Kopfhaut ist trocken; Neigung zu Ulzerationen in den Hautfalten. Auf der Haut verschiedenartige Ausschläge, die abwechselnd mit anderen krankhaften Erscheinungen (Hämorrhoiden, Asthma, Kopfschmerzen) auftreten.
6. Beständige Hitze auf dem Scheitel, mit Kältegefühl an den Fußsohlen.
7. Urin- und Stuhlentleerung, Regel und Scheidenausfluß bereiten Schmerzen, weil sie die benetzten Hautpartien wundmachen.
8. Nächtliche Schweiße, hautreizend und übelriechend.
9. Hitzewallungen zum Gesicht (Menopause, Rekonvaleszenz), auf die ein mehr oder minder ausgeprägter, leichter Schweißausbruch folgt, der Erleichterung verschafft.
10. Neigung zu örtlich begrenzten Kongestionen.
11. Abneigung gegen Fleisch, Milch und säuerliche Nahrungsmittel.
12. Sehr lebhaftes Verlangen nach Süßigkeiten (*Argentum nitricum, Lycopodium*).
13. Trinkt häufig große Mengen auf einmal, ißt aber wenig.
14. Kann nicht auf der linken Seite oder auf dem Rücken schlafen.
15. Leiser Schlaf, „Katzenschlaf". Unüberwindliche Lust, früh aufzustehen und am Tage zu schlafen.
16. Ausgelassene und niedergeschlagene Stimmungslage wechseln.

Eigentümliches Symptom: „Ihm scheint, der eigene Körper rieche nach Kot".

Schmerzen: Verschiedenartiger Natur und verschieden lokalisiert; stets aber weisen sie das Charakteristikum „Brennen" auf.
Stühle: *Obstipation;* erfolgloser Stuhldrang; die Stühle sind unzureichend

oder dick und hart; der After ist wund. Kinder halten den Stuhl aus Angst vor dem Defäkationsschmerz zurück.

Diarrhoe; schmerzlos; morgens sehr früh; zwingt den Kranken, eilig aufzustehen, als ob der Darm zu schwach wäre, den Stuhl zurückzuhalten.

Regel: Zu früh, zu stark und von zu langer Dauer; oder im Gegenteil verzögert, zu kurz, zu selten und schwierig. Dickes, schwarzes, scharfes Blut, das die Geschlechtsteile wund und schmerzhaft macht. Brennende, ätzende Leukorrhoe, sehr reichlich, vor und besonders nach der Regel.

Hauptsächliche allgemeine Indikationen

Sulfur ist das Hauptmittel, **wenn der Organismus auf das passende [richtig (!) gewählte] homöopathische Mittel nicht reagiert.**

Bei Krankheiten mit unklarer, schlecht bestimmbarer Symptomatologie bringt Sulfur einige Symptome der latenten Primäraffektion wieder hervor; ihr Erscheinen erleichtert die Wahl eines entsprechenden Heilmittels sehr.

Sulfur ist ganz besonders angezeigt nach Unterdrückung eines Juckreizes oder eines Hautausschlages.

Sulfur ist vor allem „das" Heilmittel des **Herpetismus** [= Veränderung des Nervensystems, der nach LANCERAUX arthritische Störungen zu Grunde liegen], des Herpes, und zwar sowohl aller seiner verschiedenartigen Formen als auch seines in der Anlage vorhandenen oder latenten Zustandes wie aller entfernteren Auswirkungen. Sein Wirkungsbereich ist so groß, daß es kaum eine chronische Erkrankung gibt, für deren Behandlung Sulfur nicht am Platze wäre oder wirkungslos bliebe, sei es hinsichtlich der Homöopathizität [Ähnlichkeitsbeziehung] seiner Krankheitssymptome, sei es auf Grund seiner Wirkung als „Antiherpetikum". [Der Herpetismus entspricht begrifflich der weiterfassenden *„Psora"* HAHNEMANNS.]

Die Neurosen, Neuralgien, Paralysen, die man mit Sulfur in Beziehung setzen kann, lassen als Ursache: Unterdrückung von Flechten, Zurücktreten eines [„nach innen geschlagenen"] Exanthems oder eine vererbte herpetische Veranlagung erkennen. In diesen Fällen gebe man stets Sulfur.

In allen **chronischen Krankheiten,** in denen der allgemeine Zustand einen Verfall erkennen läßt und dieser bedingt ist durch die überwiegend ausscheidende Tätigkeit der Organe auf Kosten der aufbauenden, ist Sulfur das Mittel. So paßt Schwefel also sehr gut bei anämischer und skrofulöser Diathese mit allen Krankheitsabarten wie: Ophthalmie, Mesenterialdrüsenaffektionen, Rachitis, Ausschlag und bei **allen Diathesen** mit folgenden Symptomen:

a) Abmagerung mit allgemein gesteigerter Reizbarkeit der Schleimhäute, die sehr viel Schleim und Eiter absondern.

b) Große Empfindlichkeit gegen kaltes Wetter und Wind; zieht sich leicht Schnupfen und rheumatische Beschwerden zu.

c) Hautausschläge, Drüsenaffektionen.

d) Unzureichender Aufbau [Abmagerung] trotz guten Appetits.

In fast allen Fällen, in denen Schwefel das Heilmittel ist, besteht eine **Störung in der Verteilung des Blutes.**

Hauptsächliche spezielle Indikationen

Bei **Skrofulose** ist Sulfur die Hauptwaffe, „der Fürst der Heilmittel", wie FARRINGTON sich ausdrückt, besonders bei Kindern, die gegen 11 Uhr vormittags Hunger, Hitze auf dem Scheitel und kalte Füße haben.

Es ist das beste Heilmittel bei zahlreichen **Hautaffektionen:** Prurigo, Akne, Favus; es ist nahezu unfehlbar bei rezidivierenden Furunkulosen. Bei den für Sulfur passenden Exanthemen besteht gewöhnlich Krustenbildung; der symptomatische Pruritus dieses Mittels fehlt dabei fast nie.

Bei **chronischem Rheumatismus** lobt RUSSEL Sulfur mit folgenden begeisterten Worten: „Ich beginne fast jede Behandlung von chronischem Rheumatismus mit der Verordnung von Sulfur in irgendeiner Form, und ich finde es von Vorteil, die Anwendung dieses einzigartigen Mittels in der Folge mehrere Monate hindurch beizubehalten."

Steifheit und Knacken in den Kniegelenken, häufig begleitet von Wadenkrämpfen.

Chronischer Schnupfen. Nicht nur, um Rezidiven vorzubeugen, sondern auch um vorteilhaft die lokale Affektion zu mildern, wenn andere Medikamente versagen, obgleich sie den Symptomen zu entsprechen scheinen. Stets gebe man Sulfur bei Ozaena.

Asthma. Kein anderes Medikament ist bei chronischem Asthma so wirksam; man muß nur auf den häufigen Wechsel der Asthmaanfälle mit Hautausschlägen oder Gichtanfällen achten, um sich diese Sulfurwirkung erklären zu können. — Es wirkt um so besser, wenn skrofulöse Anzeichen vorhanden sind (z. B. Ohrenfluß bei Kindern), und wenn der Kranke über ein Gefühl klagt, „als habe er Staub geschluckt"; wenn er den geringsten Rauch im Zimmer nicht ertragen kann, wenn Verstopfung und Durchfall miteinander abwechseln und Hämorrhoiden bestehen.

Bei **Keuchhusten** ist Sulfur oft nützlich und zwar zu Beginn wie am Ende der Erkrankung.

Lungenkatarrh. Man kann Sulfur kaum entbehren bei alten Leuten, die an Lungenkatarrhen mit Stagnation des Schleims in den Bronchien oder mit reichlicher Expektoration leiden.

Pneumonie. Am Ende des 2. Stadiums dann, wenn man nicht weiß, ob das Exsudat absorbiert werden oder in Eiterung übergehen wird.

Pleuritis. Nach *Bryonia* paßt Sulfur fast ausnahmslos, selbst wenn Fieber und Schmerz fortbestehen. Mit dem Erguß stellt sich eine schmerzhafte Beklemmung ein, — das genügt für die Sulfur-Indikation! Linksseitiger Schmerz fixiert sich in der unteren Brustpartie und steigt bis zum linken Schulterblatt; das ist ein typischer Sulfur-Schmerz. Die Atemnot ist oft sehr ausgeprägt und wird von trockenem Husten begleitet.

Hypertonie bei Leuten, die die Wärme oder die Luft in geschlossenen Räumen nicht vertragen können.

Dyspepsie. Brennendes oder saures Aufstoßen nach den Mahlzeiten mit Schweregefühl im Magen. Bei Kranken, die an abdomineller Plethora oder an Kongestion des Pfortadersystems leiden. Dyspepsie der Schnaps- und Biertrinker. — Dyspepsie infolge zu stark mehlhaltiger Ernährung. Es ist das übliche Mittel bei Leuten, die keine Eier vertragen können. Bei allen diesen Affektionen ist Sulfur, besonders nach *Nux vomica,* indiziert.

Obstipation. Die Behandlung der chronischen Obstipation muß oft mit Sulfur beginnen, besonders, wenn Brennen und Jucken am After und Hämorrhoiden bestehen. Doch muß man gewöhnlich noch andere Medikamente zu Hilfe nehmen, um volle Heilung zu erzielen.

Affektionen der Augen. Sulfur wirkt besonders auf die Bindehaut; es ist bei skrofulöser Ophthalmie im gegebenen Moment unerläßlich. Sehr wirksam auch bei akuter katarrhalischer Ophthalmie. Die durch Fremdkörper verursachte Konjunktivitis wird durch Sulfur sehr rasch beseitigt.

Migräne, die periodisch alle 8 oder alle 14 Tage wiederkehrt.

Grippe. Sulfur ist das hervorragende Grippemittel gegen Ende dieser Erkrankung. Die Indikationen sind einfach: fortdauernde Schwäche nach Grippe, der Kranke kann sich nicht aufrechthalten [leichte Fiebersteigerungen ohne objektiven Befund; „kann sich nicht erholen"].

Dosierung

Kein anderes Medikament, vielleicht *Phosphor* ausgenommen, muß mit größerer Vorsicht angewandt werden; häufigere und längere Pausen sind bei Sulfur immer angebracht.

Wenn nach der Verordnung von Sulfur auf der Haut irgendein Ausschlag oder ein regelrechtes Hautjucken auftritt, so berechtigt das zu großen Hoffnungen auf Heilung. In diesem Fall ist es gut, jedes andere Medikament auszuschalten, um nicht durch eine unzeitige Medikation die Heilwirkung von Sulfur zu stören.

Man gebraucht Sulfur in allen Dosen; die ganz hohen Potenzen zeigen sich häufig wirksamer.

Zusammenfassender Überblick

Sulfur ist das große Antipsorikum von HAHNEMANN. Es ist das Heilmittel des Herpetismus (s. o.) par excellence.

Seine hauptsächlichsten Leitsymptome sind: große Neigung zu lokalen Kongestionen, Abneigung gegen Wasser; unsaubere, verschiedenartige Ausschläge aufweisende Haut, Rötung der natürlichen Körperöffnungen, Schwächegefühl gegen 11 Uhr vormittags.

Man vergesse nicht, Sulfur zu geben, wenn ein sorgfältig gewähltes Heilmittel versagt hat, besonders bei chronischen Krankheiten.

Krankengeschichte 90

Schwindel

Frau B., 60 Jahre alt, arthritisch, Puls sehr gespannt; Arterien leicht sklerotisch; Herz und Lungen ohne Befund. Urin normal.

Sie ist wegen ihres Schwindels bereits von Dr. X. ohne Erfolg behandelt; dieser hat ihr schließlich erklärt, „es bleibe ihr nichts anderes übrig, als sich mit ihren Schwindelanfällen abzufinden, sie würde sie doch nicht mehr verlieren, und jede weitere Behandlung wäre nur Geld- und Zeitvergeudung".

Ich sah sie am 13. Oktober. Der Schwindel tritt jeden Tag mehrere Male auf; er besteht in dem Gefühl, als wenn alle Gegenstände sich um sie drehten, mit Sehstörungen, aber ohne Herzbeschwerden. Sie treten auf oder werden schlimmer, wenn die Kranke sich im Bett aufrichtet, wenn sie sich umdreht, auf der Straße und bei Geräusch. Die Kranke leidet außerdem noch zeitweise an kongestiven Wallungen zum Kopf.

Ich verschreibe ihr einige Gaben *Arnica* C 3 und darauf *Conium maculatum* C 3.

Am 7. November kommt sie, um mir zu berichten. Die Schwindelanfälle haben zwar an Intensität und Häufigkeit abgenommen, sind aber nicht ganz verschwunden und stellen sich vor allem noch morgens beim Aufstehen ein. Die Kranke leidet immer noch an *kongestiven Wallungen zum Kopf. Ihre Füße werden im Bett brennend heiß;* sie sucht die kühlen Stellen, um die Füße daran zu kühlen. *Kurz vor Mittag überkommt sie oft ein Gefühl allgemeiner Schwäche mit Leere im Magen.*

Bei der ersten Konsultation hatte ich meine Wahl von *Arnica* und *Conium* allein auf die Kopfsymptome gegründet und erzielte damit eine leichte palliative homöopathische Linderung. Dieses Mal faßte ich die Gesamtheit der hervortretenden Symptome zusammen, und so war es bei den so deutlich ausgeprägten charakteristischen Symptomen leicht, das richtige Mittel zu finden. Diese Leitsymptome, die ich oben hervorgehoben habe, gaben mir die unzweifelhafte Indikation für Sulfur. Ich verordne also Frau B. Sulfur C 200; lasse sie an 3 aufeinanderfolgenden Tagen morgens nüchtern eine Gabe nehmen und darauf 14 Tage lang das Mittel wirken.

Am 21. November sehe ich die Kranke wieder. Sie erzählt mir, in der Woche nach dem Einnehmen habe sie sich hinsichtlich der Kopfbeschwerden viel schlechter gefühlt, nach dieser Verschlimmerung aber sei eine sehr merkliche Besserung ihrer Schwindelanfälle und Wallungen eingetreten. Sie hat auch weniger brennende Hitze an den Füßen und seltener das Schwächeempfinden gegen 11 Uhr vormittags. Sie ist von dem Erfolg ganz entzückt.

Ich halte mich an HAHNEMANNS Regel und gebe das Mittel nicht wieder, solange die Besserung andauert oder zunimmt, verordne also nichts; sage aber der Kranken, sie solle sich in 2 oder 3 Wochen wieder bei mir einfinden.

Am 12. Dezember berichtet sie mir von fortschreitender Besserung; seit 14 Tagen hat sie keinen Schwindel mehr, auch nahezu kein Brennen der Füße mehr im Bett. Sie leidet nicht mehr an Wallungen, außer von Zeit zu Zeit ein wenig, wenn sie sich in einem zu warmen Zimmer aufhält. Sie wird ohne Verordnung entlassen und soll wiederkommen, wenn sich das gute Befinden nicht halten sollte. Ich habe sie nicht wiedergesehen.

HENRY DUPRAT (Genf)

Krankengeschichte 91

Gesichts-Neuralgie

Von den 19 Gesichtsneuralgien, die ich in den letzten 15 Monaten in meiner Praxis behandelte, will ich Ihnen nur die eine schildern, die mehr als 3 Konsultationen bis zur völligen Heilung benötigte.

Das 38jährige Fräulein X. gibt bei der Aristokratie von Toulouse Privatunterricht. Sie ist eine ziemlich kleine Brünette von recht guter Konstitution. Jedes Jahr leidet sie 6 Monate hindurch entsetzlich an einer Gesichtsneuralgie, deren Ausgangspunkt immer die Zähne der rechten Seite sind. 6 Jahre schon dauert dieser Zustand, und man hat ihr während der Anfälle alle möglichen Narkotika verordnet. Der zuletzt befragte Arzt hat ihr Alkoholeinspritzungen ins Zahnfleisch gemacht. Nichts hat geholfen, und nur der nahende Frühling kann die arme Patientin von ihrer Tortur befreien. Im vergangenen Dezember nun kommt sie zu mir und zeigt mir ihren Mund, der nur noch die Hälfte ihrer Zähne aufweist; sie ist nämlich dabei, sich alle, einen nach dem andern, ausziehen zu lassen, obgleich sie ein besonders schönes und starkes Gebiß hat. Die Regel ist schwach, etwas verzögert. Lungen o. B. Herz o. B. Meine erste Verordnung ist *Coccus cacti* und *Dulcamara*. Das letztere Mittel scheint mir indiziert wegen des schädlichen Einflusses von Feuchtigkeit und Winterkälte; denn vom 15. März bis zum 20. Oktober etwa hat Frl. X. keinerlei Beschwerden. Nach 10tägiger Behandlung sehe ich wenig oder gar keinen Erfolg. 5 andere Verordnungen schlagen ebensowenig an. Bei der 7. Konsultation endlich merke ich mir schriftlich alle ihre Antworten auf mein sehr genaues Ausfragen. Nichts Hervorstechendes in der Vorgeschichte der Kranken, die sich nur auf Masern mit darauf folgender Otitis besinnen kann. Schließlich bemerkte sie, daß sie auf dem Rücken des rechten Fußes seit 15 Jahren ein leichtes Ekzem habe.

„*Meine Zähne sind gut, und doch scheinen sie mir nicht gesund; ich habe die Schmerzen besonders nachmittags, und wenn sie sehr stark sind, habe ich das Gefühl, als würden mir alle Zähne der rechten Seite ausgerissen. Bisweilen ist mein Zahnfleisch geschwollen, bisweilen scheint es mir, als durchzöge ein kalter Wind alle meine Zähne auf der kranken Seite.*"

Ich bitte die Kranke, am nächsten Morgen wiederzukommen und meine Verordnung abzuholen. Während ihrer Abwesenheit setze ich mich an die Arzneimittellehre und arbeite das Krankheitsbild von Sulfur durch, der mir ein wenig indiziert zu sein scheint, zunächst wegen des lange bestehenden Hautausschlages, dann auch wegen des Charakters der Menstruation, schließlich auf Grund ihres äußeren Habitus, der dem Sulfur-Typ nahe steht. PIEDVACHE gibt in seiner Arzneimittellehre bei Sulfur ihren Platz wechselnde Nervenschmerzen des Gesichts an, in der Suborbitalgegend, am Unterkiefer, an den Schläfen. Das ist gerade der Fall bei Frl. X., mit der Abänderung, daß der Schmerz vorwiegend in den Zähnen sitzt.

Lesen wir in HAHNEMANNS „*Arzneimittellehre*" das Kapitel über Sulfur nach! Dort findet sich für das „Gesicht" angegeben: *Reißen in der ganzen rechten Gesichtshälfte*. Weiter unten im Absatz „Mund": *Ziehschmerz in allen Zähnen wie von einem kalten Luftzug. Zahnschmerz alle Nachmittage; es scheint ihm, als würden ihm die Zähne ausgerissen. Gefühl von Lockerung der Zähne*.

Sehen Sie, meine Patientin drückte sich 1909 fast genau so aus wie die Prüflinge des Meisters! Ohne Zögern verordne ich Sulfur. 48 Stunden danach hat meine Patientin keine Beschwerden mehr außer einem Gefühl von Betäubung, was nach so vielen schrecklichen Leiden wohl begreiflich ist.

Seit 1½ Monaten nimmt sie keine Mittel mehr, hat keine Schmerzen mehr, und doch ist das Frühjahr, während dessen die Schmerzen seit 10 Jahren gewöhnlich zu verschwinden pflegen, noch längst nicht da.

J. FAVRE

Syphilinum

Homöopathisches Synonym: **Luesinum.**
Wird bereitet aus dem Abschabsel eines syphilitischen Schankers ähnlich der bei *Medorrhinum* angegebenen Methode.
Diese Nosode ist von Swan und Skinner experimentell durchgeprüft worden. Ihre Pathogenese steht im *„Dictionary of Materia medica"* und in den *„Nosodes"* von H. C. Allen. Man lese hierüber auch die schematische Zusammenstellung von Hering und den Artikel von Chiron in der *„Revue Française d'Homoeopathie"*, 1928, Nr. 5.

Typ

Das somatische Bild des Syphilinum-Typs könnte alle Schädigungen einer heriditären Syphilis darstellen. Man müßte hier also alle Einzelheiten der meisterlichen Darstellung von Fournier wiederholen. Wir wollen uns darauf beschränken, jene psychischen Zeichen anzugeben, die den für dieses Mittel passenden Kranken wirklich charakterisieren. Da ist zunächst eine große Gedächtnisschwäche: Die Eigennamen entfallen ihm; sodann ein starker Wechsel in der psychischen Reaktion der Gemütsverfassung: Er lacht und weint ohne Ursache. Zudem ist er niedergeschlagen, melancholisch und hoffnungslos hinsichtlich seiner Gesundheit: Er fürchtet, verrückt zu werden. Alles jedoch, was ihn persönlich nicht interessiert, läßt ihn völlig gleichgültig; er hat an nichts Freude. Er empfindet eine unüberwindliche Furcht vor dem Herannahen der Nacht; das ist erklärlich, da sich alle seine Leiden von Sonnenuntergang bis Sonnenaufgang verschlimmern. Er ist unruhig; wacht kurz nach Mitternacht auf und kann erst gegen 6 Uhr morgens wieder einschlafen. Das Syphilinum-Kind besitzt im allgemeinen ein nur unvollständiges Vorstellungsvermögen für mathematische Begriffe [und versagt hier unter Umständen völlig in der Schule].

Modalitäten

Verschlimmerung: *Nachts*; von Sonnenuntergang bis Sonnenaufgang; durch Feuchtigkeit; an der See.
Besserung: Tagsüber; bei langsamer Bewegung; im Gebirge. [N. B.: Viele Modalitäten von Syphilinum und *Medorrhinum* sind gerade entgegengesetzt, „wie Tag (Med.) und Nacht (Syph.)"].

Leitsymptome

1. Alle Symptome sind schlimmer während der Nacht, vom Sonnenuntergang bis zum Sonnenaufgang.
2. Die Perkussion der Knochen ist schmerzhaft, besonders am Brustbein, an der Wirbelsäule und an den Schienbeinknochen.

3. Haarausfall.
4. Außerordentlicher Speichelfluß; fließt in Strömen nachts.
5. Verlangen nach Alkohol *in jeder Form*. Hereditäre Neigung zu Alkoholismus.
6. Lanzinierende Schmerzen von der Herzbasis zur Herzspitze, besonders nachts (von der Spitze zur Basis: *Medorrhinum*; von der Basis zum Schlüsselbein und zur Schulter: *Spigelia*).
7. Schmerzen im Kreuzbein, schlimmer beim Sitzen.
8. Heftige Kehlkopfschmerzen, während der Nacht. Der Kranke muß aufstehen und herumgehen.
9. Schmerzen in den langen Röhrenknochen der Beine, besonders in den Schienbeinen; schlimmer nachts, im Bett.
10. Profuse Leukorrhoe, die durch Vorlagen und Binden dringt und bis zu den Fersen herabfließt [*Alumina*].
11. Krankhafte Furcht, verrückt oder gelähmt zu werden.
12. Neigung zu Ulzerationen und zu Eiterungen.
13. Außerordentlich starke Abmagerung des ganzen Körpers [obere Hälfte: *Natrium muriaticum*; untere Hälfte: *Abrotanum*].
15. Schmerz, der allmählich ansteigt, allmählich abnimmt und die Stelle wechselt; immer schlimmer nachts.
16. Hautausschläge von kupferroter Farbe.
17. Druckschmerz an der Brustbeinbasis. Empfindung, als würde das Sternum nach hinten an die Wirbelsäule gezogen.
18. Gefühl, als wenn heißes Wasser oder kochendes Öl durch die Venen fließe.
19. Rote, wunde [exkoriierte], rissige Zunge; tiefe longitudinale Risse; wie bei Mercurius zeigt die Zunge die Eindrücke der Zähne.

Schmerzen: Schlimmer nachts (*Mercurius, Phytolacca* u. a.), allmählich zu- und abnehmend (*Stannum*). Sie verlaufen längs einer Linie, die der Kranke genau nachzeichnen kann.

Stühle: Starke jahrelange *Verstopfung*; das Rektum scheint wie durch Bänder zugeschnürt zu sein. Einläufe verursachen wütende Schmerzen. — Schmerzlose *Diarrhoe*, die den Kranken gegen 5 Uhr morgens aus dem Bett zwingt, schlimmer an der See; verschwindet im Binnenland.

Regel: Unregelmäßig, meist verzögert und spärlich; immer sehr schmerzhaft. Außerordentlich reichlicher Fluor, schlimmer nachts, von grünlichgelber Farbe.

Hauptsächliche Indikationen

Wenn gut gewählte Mittel nicht wirken oder nur vorübergehende Besserung erzielen [*Sulfur*].

Chronische, rezidivierende, phlyktänuläre [erst Bläschen, dann unter Ulzeration heilend] **Keratitis** mit heftiger Lichtscheu und reichlichem Tränenfluß.

Ptosis.

Diplopie.
Atrophie des Nervus opticus.
Lähmung der Augenmuskeln; Strabismus.
Rheumatismus der Schulter oder an der Insertionsstelle des Deltamuskels.
Karies der Hals- und Rückenwirbel.
Karies der kleinen Knochen.
Karies des Nasenbeines.
Rheumatische Schmerzen und Schwellung der Gelenke der oberen Gliedmaßen.
Schmerzlose Ulzerationen der unteren Gliedmaßen.
Rezidivierende Abszesse.
Chronisches Asthma, schlimmer bei feuchtem Wetter. Die Anfälle kommen in jeder Nacht wieder.
Ozaena.
Aphonie vor den Menses.
Chronische Hypertrophie der Mandeln.
Trockener Husten, hart, schlimmer nachts und beim Liegen auf der rechten Seite.
Kopfschmerz. Der Schmerz verläuft linear, von einer Schläfe zur anderen, von einem Auge zum Hinterkopf. Er ist neuralgischer Natur und verursacht Schlaflosigkeit und Irrereden während der Nacht. Er beginnt um 16 Uhr, wird schlimmer von 22—23 Uhr und hört beim Morgengrauen auf. Hinterhauptschmerz, schlimmer während der Nacht, verursacht Schlaflosigkeit und verschwindet pünktlich, sobald der Tag erscheint.
Fieber. Fieberschauer, mit vorhergehenden Schmerzen im Kopf, besonders im Hinterhaupt. Trockene Hitze mit großem Durst. Reichliche Schweiße während der Nacht.

Dosierung

Höchste Potenzen in seltenen Gaben.

Zusammenfassender Überblick

Die Homöopathie gibt Syphilinum nicht bei der erworbenen Syphilis, sondern bei den so verschiedenartigen, weit zurückliegenden und so verborgenen Erscheinungsformen der ererbten Syphilis. Man wird es also immer dann geben, wenn man eine solche vermutet, besonders in den Fällen, in denen bewährte Heilmittel nicht wirken. Wie alle Nosoden und wie alle homöopathischen Heilmittel überhaupt, wird Syphilinum nach dem Ähnlichkeitsgesetz gebraucht, auch bei Patienten, die von erworbener oder kongenitaler Syphilis gänzlich frei sind [oder frei zu sein scheinen].

Krankengeschichte 92

Chronischer Rheumatismus

Frl. D., aus le Nay-de-Mervent (Vendée), 30 Jahre alt, ledig. Kommt, kontrakt von Rheumatismus, im Dezember 1922 mit ganz kleinen Schritten, auf einer Seite von ihrem Bruder, auf der anderen Seite von ihrer Stiefschwester gestützt, in mein Sprechzimmer.

Die allopathische Behandlung zu Beginn der Erkrankung mit kolloidalem Schwefel und Jod in hohen Dosen hatte ihren Zustand seiner Zeit so sehr gebessert, daß sie, zwar mit Schwierigkeiten, aber doch 2 Jahre lang ihrer Arbeit nachgehen konnte.

Im Jahre 1925, 6 Monate nach ihrer vermeintlichen Heilung, schwerer Rückfall: Knie geschwollen, Schmerzen in den Ellenbogen und in der Wirbelsäule, schmerzhafte Schwellung beider Hände an der Basis des I. Metacarpus. Die Kranke ist ein Calcarea carbonica-Typ, und die Anwendung von *Bryonia C 3* im wöchentlichen Wechsel mit *Rhus tox. C 6* bessern den Zustand innerhalb von drei Wochen. Diese Besserung hält ein Jahr lang an, unter der Verordnung von *Sulfur C 30* und *Calcarea carbonica C 30* in 14tägigem Wechsel und unter monatlicher oder zweimonatlicher Thermokaustik [Moxa].

1926 leichterer Rückfall; als vorherrschendes Symptom tritt eine Verschlimmerung in der Nacht auf, die unter mehrfachen Gaben von *Sulfur C 30*, später *C 200* nur unvollständig weicht.

Obwohl jedes Anzeichen einer ererbten oder erworbenen Syphilis fehlt, gebe ich *Luesinum C 30*, eine einzige Gabe.

Die darauf folgende, deutliche Verschlimmerung während 24 Stunden ist besonders während der Nacht und in den Handgelenken ganz stark, 48 Stunden später verschwinden die Schmerzen und die Schwellung so vollständig, daß es wie ein Wunder erscheint. Eine zweite Gabe nach 14 Tagen bringt die Steifheit des linken Knies, die schon jahrelang bestand, zum Verschwinden, nach einer leichten Verschlimmerung, während der die Schmerzen in der nächstfolgenden Nacht besonders in den Knien empfunden wurden.

Seitdem hat die Patientin keine Thermokauter mehr nötig, auch keine andere Medikation. Ihr Rheumatismus ist vollständig verschwunden. Kein Rückfall bis Ende Oktober 1931, wo ich sie zuletzt wegen einer leichten Bronchitis sah.

GASTON CHEVALIER

Tabacum

Tabak. Pflanze aus der Familie der Solanaceen. Ursprünglich im tropischen Amerika zu Hause.

Man bereitet die Urtinktur aus den frischen Blättern, die man noch vor der Entfaltung der Blüten pflückt. Verreibungen werden aus dem Pulver der getrockneten Blätter hergestellt.

Das Arzneibild von Tabacum findet man bei HEMPEL, bei TESTE und im *„British Journal of Homoeopathy"*, Band 17.

Physiologische Wirkung

Man braucht sich nur an die Folgen der ersten Zigarette zu erinnern, um die Wirkungen von Tabacum zu erkennen: Kopfschmerzen, Schwindel, Gesichtsblässe, kalte Schweiße, gehemmte Bewegungen, geschwächte Sensibilität, vernichtendes Angstgefühl, Übelkeit, zeitweiliges Erbrechen, Durchfall u. ä. Man bemerke, daß diese Erscheinungen viel Ähnlichkeit mit Seekrankheit und jenem Übelkeit erregenden Schwindel haben, den manche Menschen beim Fahren oder bei schaukelnder Bewegung empfinden.

Die Folgen der chronischen Vergiftung sind: Verdauungs- und Sehstörungen; Unsicherheit beim Gehen, Zittern, Schmerzen im Rückgrat, Kopfschmerzen, Schwindel, vielerlei Neurosen und eine eigentümliche Kachexie.

Tabacum wirkt blutdrucksteigernd und kann das vollständige Bild einer Angina pectoris hervorbringen.

Modalitäten

Verschlimmerung: abends; durch Temperaturextreme von kalt und warm; durch die geringste Bewegung.

Besserung: durch Aufdecken [besonders des Unterleibes]; in frischer Luft.

Leitsymptome

1. Unaufhörliche Übelkeit wie bei Seekrankheit.
2. Heftiges Erbrechen mit kalten Schweißen, sobald man sich rührt, besser im Freien.
3. Schreckliche Schwäche mit Ohnmacht, Empfindung des Hinseins in der Magengrube.
4. Sehtrübung, Mouches volantes, Amblyopie, Amaurose.
5. Intermittierender Puls und Präkordialangst mit Herzklopfen.

Stühle: Verstopfung mit Spasmen oder Lähmung. — Diarrhoe mit Übelkeit, Erbrechen, Prostration, kalten Schweißen (*Veratrum*) und Ohnmacht.

Regel: Verspätet und spärlich. — Leukorrhoe wie blutiges Wasser.

Hauptsächliche Indikationen

Krämpfe während des Zahnens bei bleichem Gesicht und normaler Temperatur.

Schwindel: „Vertigo a stomacho laeso", „Ménièrescher Schwindel". Schwindel mit tödlicher Blässe, beim Öffnen der Augen, beim Aufrichten oder beim In-die-Luft-sehen; Schwindel bis zu Bewußtseinsverlust, gelindert im Freien und durch Erbrechen.

Erbrechen in der Schwangerschaft. Es tritt bei der geringsten Bewegung ein.

Seekrankheit mit tödlicher Übelkeit, Blässe, Kälte, schlimmer bei der geringsten Bewegung, besser in frischer Luft oder an Deck.

Sommersprossen (TESTE hat sie mit Tabacum zum Verschwinden gebracht).

Schluckauf (*Magnesium phosphoricum*).

Paralysis agitans, multiple Sklerose.

Angina pectoris. Obgleich Tabacum ein völlig gleiches Bild dieser Krankheit hervorruft, bringt es hier im allgemeinen doch wenig Erfolg, weil die meisten Männer — und heutzutage auch die meisten Frauen — an Tabak gewöhnt sind. Man sollte es also lediglich bei Nichtrauchern gebrauchen.

Akute Herzdilatation als Folge großer körperlicher Anstrengung oder eines Traumas.

Amaurose infolge Atrophie der Sehnerven.

Kopfschmerz. Beginnt früh am Morgen, ist gegen Mittag ganz unerträglich, mit entsetzlichem Übelsein und heftigem Erbrechen, wird schlimmer durch Licht und Geräusch; tritt periodisch auf, hält einen oder zwei Tage an. Plötzlicher Schmerz auf der rechten Kopfseite, als wenn ein Hammer oder sonst ein schwerer Gegenstand darauf schlüge. Chronischer Kopfschmerz mit großer Schwäche und starkem Schmerz im Hinterkopf.

Husten mit Schluckauf bis zu Erstickungsgefahr, mit Wundheitsgefühl in der Magengrube.

Dosierung

TESSIER empfiehlt die Potenzen von der 1. Dezimalen bis zur 6. Centesimalen. Bei den Erkrankungen des Rückenmarks muß man das Mittel monatelang in den ersten Verreibungen geben.

Krankengeschichte 93

Schwindel (mit Übelkeit ohne Erbrechen) in jedem Fahrzeug (Eisenbahn, Untergrundbahn, Autobus, Pferdewagen)

Die 27jährige Frau G. S. weist alle oben angegebenen Symptome auf. Die somatische Untersuchung ergibt eine Endometritis mit doppelseitiger Salpingitis; letztere verursacht ihr von Zeit zu Zeit Unterleibsschmerzen, die aber durch Ruhe sehr schnell verschwinden. Die Kranke ist in ihrer Beschäftigung als Sekretärin eines Ministers völlig unbehindert. Sie hat keine Verdauungsstörungen außer einer gelegentlichen, geringfügigen Verstopfung infolge von Atonie; nach Angabe der Kranken genügt ein Spaziergang oder Tanzen zur Behebung der Stuhlträgheit.

Auf meine Frage, ob der Schwindel bei geschlossenen Augen stärker oder schwächer sei, erklärt sie mir, daß das keinen Unterschied ausmache. Sobald sie sich jedoch in einem Fahrzeug befinde, fühle sie sich zum Umfallen elend, ohne dabei irgendein Hinseins- oder Ohnmachtsgefühl zu empfinden; die Übelkeit sei jedoch so groß, daß sie aus Furcht vor Erbrechen aussteigen muß. Sobald sie auf der Erde steht, verschwinden alle diese Symptome sehr rasch, und in wenigen Minuten ist sie wieder ganz hergestellt.

Ich verschreibe der Kranken Nicotiana tabacum C 6 in Körnchen, die sie immer bei sich tragen kann. Einige Minuten, bevor sie ein Fahrzeug besteigt, soll sie 2 Körnchen davon nehmen, während der Fahrt jede Viertelstunde 2 weitere Körnchen, falls die Symptome wieder auftreten und anhalten sollten. Seit dem ersten Einnehmen sind die Beschwerden nicht wiedergekommen; wenigstens 2 Monate lang hat sie jedoch jedesmal die Körnchen prophylaktisch eingenommen. Sie hat beobachtet, daß selbst bei gelegentlichem Vergessen kein Schwindel mehr auftrat. Deshalb setzte ich nach 2 Monaten die Medikation ab.

Seit einem ganzen Jahr hat sie keine Arznei mehr genommen, und bei ihrer letzten Konsultation im Juni 1921 erzählte sie mir, daß sie bei ihren Fahrten niemals mehr an Übelkeit oder Schwindel gelitten habe.

MOURLON (Paris)

Krankengeschichte 94

Erbrechen

Kurze Zeit nach dem Erscheinen meines Buches: „*Qu'est-ce que l'Homoeopathie?*" schrieb mir — unter vielen anderen — ein Kollege Dr. D. aus dem Departement Yonne, um mir einen Fall seiner Praxis zu unterbreiten. Es handelte sich um ein 26jähriges, junges Mädchen mit peritonealer Typhobazillose.

Das hartnäckigste Symptom, gegen das Dr. D. vergeblich ankämpfte, war folgendes: Die Kranke erbrach bei der geringsten Bewegung; dadurch war jede Ernährung, selbst Milchdiät, einfach unmöglich. Ich riet ihm zu Tabacum C 6, das das Erbrechen sofort stillte. Heute hat sich dieser Kollege unter dem Eindruck der eigenen Erfahrung an das Studium der Homöopathie begeben; so häufig wiederholte Versuche, die immer den gleichen Erfolg bringen, können — nach seiner Meinung — nicht bloßer Zufall sein.

G. Charette (Nantes)

Thuja occidentalis

Thuja occidentalis. Kanadischer Lebensbaum. Immergrüner Baum aus der Familie der Coniferen, im nördlichen Amerika beheimatet.

Man bereitet die Urtinktur aus jungen Nadeln, die Ende Juni gepflückt und mit Alkohol angesetzt werden. Die Verreibungen stellt man ebenfalls aus den Nadeln her.

Die Pathogenese dieses Mittels findet sich in Hahnemann „*Reine Arzneimittellehre*". Der „*Propagateur de l'Homoeopathie*" hat die ganze Nummer vom 15. April 1927 dem Studium von Thuja gewidmet; in der gesamten homöopathischen Literatur gibt es über dieses Medikament keine bessere und vollständigere Zusammenstellung.

Physiologische Wirkung

Der Hauptwirkungsbereich von Thuja umfaßt die Urogenitalorgane sowie Mastdarm, After und Haut.

Sie verursacht dicken, eitrigen Ausfluß aus der Urethra mit Schmerzen beim Urinieren, reichliche, häufige Urinentleerung, Brennen an mehreren Stellen der Schleimhäute, verschiedenartige Schmerzen am Penis; Entzündung des Präputiums und der Eichel; Geschwüre, Knoten und andere Auswüchse an den Sexualorganen mit heftigen Schweißen, bei Frauen Leukorrhoe. Der Geschlechtstrieb ist herabgesetzt und die Regel verzögert.

Auf der Haut bilden sich Knoten und Warzen, besonders in der Gegend der Genitalorgane.

Thuja verursacht auch linksseitigen Kopfschmerz, Nasenkatarrh, Reizung der Mundschleimhaut, brennendes Jucken, ferner Ausfluß aus dem After.

Die von Hahnemann selbst beobachteten Symptome an den Geschlechtsorganen führten ihn dazu, Thuja als „das" homöopathische Mittel für die von ihm „*Sykosis*" genannte Krankheit zu rühmen; Thuja gehört auch zu den Arzneimitteln, die für den Grauvoglschen „*hydrogenoiden Konstitutionstyp*" passen.

Typ

Der Thuja-Typ bietet einige sehr markante körperliche Charakteristika: Das Gesicht sieht fettig und glänzend aus, "wie mit Vaseline eingerieben"; die Gesichtsfalten sind sehr ausgeprägt, besonders zwischen den Augenbrauen, deren Enden ausgefallen sind; die Furchen zwischen Nase und Mundwinkel sind sehr tief. Die Lippen sind blaßblau mit einem weißen Querrand, wie wenn man Milch getrunken hätte. Auf der Nase variköse Erweiterungen der [sonst unsichtbaren] feinsten Hautvenen. Die Haut zwischen den Nasenflügeln und den Wangen ist entzündet. Die Schläfenarterien treten stark hervor.

Das ganze venöse System ist stark entwickelt: Die Venen auf dem Handrücken treten dick hervor; Varikositäten an der Unterseite der Zunge; Varizen an den Beinen.

Die Haut des Thuja-Kranken ist von schmutzigem, ungesundem Aussehen und bietet am ganzen Körper mancherlei krankhafte Zustände: braune Flecken wie bei Lebererkrankungen, Muttermale, Papeln, Knötchen, Höcker, besonders aber warzige und hornige Bildungen. Der Schweiß ist stinkend, zumal in der Gegend der Geschlechtsorgane, die Kondylome und blumenkohlartige Wucherungen aufweisen.

Die Nägel sind mißbildet, gerieft, dünn, spröde und brüchig. Die Hände sind feuchtkalt und klebrig-schweißig.

Die Haare sind trocken und an ihren Enden gespalten. Die Kopfhaut ist schuppig und mit Schinnen bedeckt.

Die Augenlider weisen häufig Gerstenkörner, Hagelkörner und Tarsaltumoren auf.

Der Thuja-Kranke ist hastig und ungeduldig; er spricht überstürzt, seine Bewegungen sind sehr rasch. Er ist leicht reizbar; Kleinigkeiten regen ihn auf und bringen ihn in Zorn. Musik stimmt ihn weinerlich und verursacht Zittern der Füße. Er neigt zu fixen Ideen und Wahnvorstellungen: er "sei von Glas", "habe ein lebendiges Kind im Leibe", "eine fremde Person stünde neben ihm und habe Gewalt über ihn", "Kopf und Rumpf seien getrennt", "jemand verfolge ihn" usw. Über alles und nichts ist er aufgebracht und erwartet immer nur das Schlimmste. Dadurch ist sein Schlaf beeinträchtigt; morgens gegen 3—4 Uhr wacht er auf, und seine Kümmernisse scheinen ihm dann so groß, daß er erst nach langem Wachsein wieder einschlafen kann.

Modalitäten

Verschlimmerung: Nachts; durch Bettwärme; durch Kälte; durch feuchte Luft; durch Teemißbrauch; um 3 Uhr morgens und um 3 Uhr nachmittags oder von 3 bis 15 Uhr.

Besserung: Durch Frottieren; durch Druck; durch Ausstrecken der Glieder.

Angriffsseite: Sehr ausgeprägt *links*.

Leitsymptome

1. Wucherungen und pathologische Bildungen: Kondylome, Polypen, Warzen, sykotische Wucherungen usw.
2. Nur die aufgedeckten [entblößten] Teile der Haut schwitzen. Dieses Leitsymptom ist selten, doch finden sich Schweiße bei der geringsten Anstrengung fast immer.
3. Stinkender Schweiß am Skrotum und Perineum.
4. Wurzelkaries der Zähne; ihre Krone sieht gesund aus.
5. An der Bauchwand sieht man merkwürdige Vorwölbungen [wie von Kindsbewegungen]. Geräusch und Kollern im Leib (Aerokolie). Zwischen Darmspasmen inkarzerierte Winde. Der Kranke spürt, daß sich irgendetwas in seinem Bauche bewege; Geisteskranke glauben, es sei ein lebendes Wesen (*Crocus, Opium*).
6. Appetitlosigkeit mit sofortiger Sättigung beim Essen (*Lycopodium*).
7. Die belegte Zunge ist an der Spitze sehr empfindlich.
8. Außerordentliche Schwäche der Beine.
9. Spontaner Schmerz an der Vorderseite der Tibia (Schmerz bei Beklopfen: *Phytolacca*).
10. Rasche Erschöpfung und Abmagerung, besonders bei [unmäßigen] Teetrinkern.
11. Verlangen nach Salz [Natrium muriaticum]. Abneigung gegen Fleisch, Kartoffeln und Zwiebeln.
12. Außerordentliche Furcht vor Wind.

Eigentümliches Symptom: Gefühl, zwischen den Miktionen fließe ein Urintropfen durch die Urethra.

Schmerzen. Sehr heftig; sie folgen den Nervenbahnen und sind oft von reflektorischem, fibrillärem Zucken begleitet; gewöhnlich verstärken sie sich gegen 3 Uhr morgens und 3 Uhr nachmittags. Sie werden durch Wärme gemildert.

Stühle: Hartnäckige *Verstopfung* mit häufigem, vergeblichem Drang. Heftige Schmerzen im Rektum hindern den Kranken, genügende Anstrengungen zur Entleerung des Stuhles zu machen; nachdem dieser teilweise entleert ist, tritt er wieder in das Rektum zurück. Die Ursache dieser Sphinkterkontraktion ist häufig eine Analfissur.

Wässerige, gelbliche *Diarrhoe*, die heftig ausgestoßen wird; sie ist begleitet von viel Gas und einem glucksenden Geräusch, etwa wie wenn Wasser aus einem Spundloch ausfließt.

Regel: Zu früh, zu stark, von zu langer Dauer; das Blut ist dick, schwärzlich, mit schwarzen Klumpen gemischt; dabei Schmerzen im Abdomen, besonders in der Gegend des linken Eierstockes.

Stinkende, schleimige, ätzende, zähflüssige, grünliche Leukorrhoe.

Neigung zu Abort im 3. Monat.

Hauptsächliche Indikationen

Thuja ist „das" große Heilmittel der **„Diathèse épithéliale".** Es paßt besonders bei sykotischen Wucherungen in der Anogenitalgegend (*Acid. nitricum, Sabina, Cannabis* usw.). Die Thujawucherungen haben folgende Merkmale: a) konische Form, b) Lokalisierung auf der Haut oder am Genitale, c) Neigung der Wucherungen zu Rissigwerden und Spaltung, d) Neigung, Feuchtigkeit abzusondern, e) chronische Entwicklung. — Attomyr empfiehlt Thuja auch bei den blumenkohlförmigen Kondylomen. Richard Hughes gibt an, daß er bei Warzen noch nie einen Versager mit Thuja gehabt habe, und daß er ein ausgebreitetes, hervorstehendes [hyperplastisches] Muttermal nach Thuja habe verschwinden sehen.

Gonorrhoe. Thuja zeigt in seinem Arzneibild tatsächlich folgende Symptome: sehr häufiges, schmerzhaftes, schwieriges Urinieren mit dem Gefühl von Brennen in der Urethra. Der Strahl ist während des Wasserlassens 5 bis 6 mal unterbrochen und das Ablassen der letzten Tropfen besonders schwierig; oder aber der Strahl ist zweigespalten und dünn. Nach dem Urinieren schneidender Schmerz in der Urethra.

Impfschäden. *Silicea* entspricht fast allen hierdurch ausgelösten Symptomen, selbst den Krampfanfällen; Thuja aber paßt vorzugsweise bei der Diarrhoe als Folgeerscheinung.

Schäden nach Unterdrückung einer Gonorrhoe, selbst einer alten [chronischen]. Bei dem Heilverlauf solcher Folgezustände beobachtet man bisweilen nach Thuja, ebenso wie nach *Medorrhinum*, das Wiederauftreten des Ausflusses. [Typisch für Sykosis und Thuja-Indikation nach L. Vannier: Feine Varikositäten der Nasen*flügel* (Varikositäten der ganzen Nase: *Carbo animalis*).]

Schädigungen durch tierische Gifte (Schlangenbiß u. dgl.), **Tee-, Kaffee- und Nikotinmißbrauch.**

Thuja hat eine nahezu spezifische Wirkung auf die **Skleritis;** ebenso ist Thuja immer angezeigt, wenn die entzündete Iris Kondylome aufweist.

Hysterische [eingebildete] Schwangerschaft [„grossesse nerveuse"].

Schwindel beim Öffnen der Augen (*Theridion*).

Dentale Pyorrhoe (*Lycopodium, Silicea, Mercurius*).

Dysmenorrhoe. Heftige, zur Bettruhe zwingende Schmerzen in der Ovarialgegend und in der Leiste, besonders links; der Menstruationsfluß ist häufiger spärlich als zu stark. Geblähter Bauch.

Kopfschmerzen mit dem Gefühl, als stecke der Kopf in einem Schraubstock, oder als werde ein Nagel in den Scheitel hineingeschlagen, oder als drücke ein konvexer harter Pfropf sehr stark gegen den Kopf (R. Hughes). Man vergesse nicht, nach mehr oder weniger leichten oder alten Gonokokkeninfektionen als Ursache der Kopfschmerzen zu forschen, etwa nach einer noch so leichten Metritis oder Salpingitis bei Frauen oder nach einer Prostatitis bei Männern, — durch die Thuja ausdrücklich indiziert wird.

Vaginismus (*Berberis, Kreosot, Platina*).

Neuralgien. a) Faziale Neuralgie: Röte des Gesichts, Gefühl von Kälte im Innern der Backen; zuckende Bewegung der Oberlippe. Die Schmerzen gehen vom Gesicht nach dem Hinterhaupt; sie werden gemildert durch Hintenüberbeugen des Kopfes und verschlimmert durch Senken nach vorn. b) Ischias: sehr starke Schmerzen beim Gehen, weniger deutlich beim Stehen; unfreiwillige Bewegungen des Knies. c) Kubitalneuralgie.

Migräne. Man denke an Thuja bei einer Migräne, die um 3 Uhr morgens beginnt und bis 3 Uhr nachmittags andauert, mit Schmerzen oberhalb des linken Auges, als würde ein Nagel in den Kopf geschlagen; besonders, wenn es sich um eine Frau handelt, die sehr viel Tee trinkt, an Fluor leidet und bei Beginn der Regel Schmerzen im linken Ovar hat.

Husten. Husten beim Essen. Husten, verursacht durch eine Reizung der Luftröhre, schlimmer morgens; nach dem Husten geringe Mengen von festem, schleimigem, gelblichgrünem Auswurf; Atembehinderung wegen des Schleims in der Luftröhre.

Fieber. Fieberfrost, der an den Oberschenkeln beginnt und auf den sofortiger Schweiß folgt, ohne daß vorher ein Hitzestadium durchlaufen wurde. Hitze mit Durst, Blutandrang zum Gesicht und Kälte im übrigen Körper. Schweiß lediglich an den unbedeckten Teilen des Körpers oder Schweiß am ganzen Körper, nicht nur am Kopf.

Dosierung

Bei der „Diathèse épithéliale [= Retikuloendotheliose]" genügen oft die hohen Dilutionen. Bei Fazialneuralgie hat man mit allen Dosen Erfolg, doch muß man bisweilen zur 3. Centesimale heruntergehen.

Zusammenfassender Überblick

Die Hauptwirkung von Thuja äußert sich auf der Haut und an den Urogenitalorganen; dort ruft es Symptome hervor, die der HAHNEMANNschen **Sykosis** entsprechen: Kondylome, blumenkohlförmige Wucherungen, Warzen usw. Es ist ein großes Heilmittel bei Impfschäden, bei Gonorrhoe (besonders bei Menschen der hydrogenoiden Konstitution) und bei schmerzhaftem Tic des Gesichtes. Thuja ist das Antidot von *Arsen* (nach Mißbrauch von Arsen in allopathischer Dosierung). [Homöopathisch ist Thuja komplementär zu *Arsen!*]

Krankengeschichte 95

Larynxpapillome

Die 33jährige Frau M. kommt am 4. März 1907 in meine Sprechstunde wegen einer seit 6 Monaten bestehenden Erkrankung. Sie ist von robuster Konstitution und hat vor 6 Jahren rechts eine Pleuritis mit geringfügigem Erguß gehabt, der sich resorbierte. Seit dieser Zeit wird sie häufig von Heiserkeit befallen; seit 6 Monaten ist sie jedoch allmählich ganz stimmlos geworden.

Im Januar 1907 konsultierte sie einen Spezialisten; dieser erklärte, daß ihre Stimmlosigkeit durch Papillome am Kehlkopf verursacht sei. Der erste Eingriff, die Ablation der kleinen Tumoren mittels einer Kehlkopfschlinge, brachte keinen wesentlichen Erfolg. Deshalb wurden im Verlauf von 2 Monaten noch vier ähnliche Eingriffe gemacht. Dann entschloß sich die Kranke, so vieler vergeblicher Leiden müde, eine homöopathische Behandlung zu versuchen. Frau M. ist vollständig stimmlos. Da sie an der Spitze eines großen kaufmännischen Unternehmens steht, denkt sie daran, ihre Tätigkeit aufzugeben.

Die laryngoskopische Untersuchung weist einen stark hyperämisierten Larynx auf; die sehr roten, verdickten Stimmbänder sind fast völlig mit kleinen Papillomen bedeckt, besonders in der Gegend der Gießbeckenknorpel, deren Spiel stark behindert und damit die geringste Tonbildung unmöglich ist.

Bei der Auskultation hört man unreines Atemgeräusch über der rechten Spitze und pleuritisches Reiben am Unterlappen; über Husten wird wenig geklagt. Angesichts des Mißerfolges von 5 aufeinanderfolgenden Operationen und auf die Bitte der Patientin schlage ich eine innere Behandlung vor und verordne ihr *Spongia* auf Grund der höchstwahrscheinlich bazillär bedingten Symptome und der Hyperämie des Kehlkopfes: *Spongia C 1*, 3mal täglich je 4 Globuli, in 1 Eßlöffel Wasser vor den Mahlzeiten zu nehmen.

Am 15. April stellt sich Frau M. wieder vor; die Aphonie besteht noch, aber ihr Kehlkopf ist nicht mehr kongestioniert; das Allgemeinbefinden ist besser; kein Anwachsen der Papillome, weder an Zahl noch an Größe. Ich verschreibe *Thuja C 1*, 3 mal täglich je 4 Globuli.

Am 27. Mai sehe ich die Kranke wieder; ich stelle fest, daß ihre Stimme stärker geworden ist; die laryngoskopische Untersuchung weist deutliche Veränderungen auf: Das linke Stimmband ist fast in seiner ganzen Länge sichtbar, und die Papillome der linken Arytaenoidgegend sind deutlich kleiner geworden. Das rechte Stimmband ist ein wenig freier; ich verordne nach einer Pause von 1 Woche abermals *Thuja C 1*.

18 Monate lang höre ich nichts mehr von Frau M. Am 7. Dezember 1908 kommt sie wegen ihrer Tochter in die Sprechstunde, und ich bin über die ganz normale Stärke ihrer Stimme sehr überrascht. Sie erzählt mir, daß diese seit den ersten Tagen des August 1907 völlig wiedergekehrt sei, d. h. 2 Monate nach ihrer letzten Konsultation bei mir; auch habe sie seither nicht mehr die geringste Heiserkeit gehabt.

Ich untersuche ihren Kehlkopf und finde ihn normal: *Thuja*, 3 Monate lang eingenommen, hatte die Heilung gebracht.

A. Noack (Lyon)

Krankengeschichte 96

Fazialisneuralgie

Ein höherer Offizier schreibt mir: „Ich bin von einer Fazialisneuralgie der linken Seite befallen; der Schmerzanfall meldet sich morgens schon sehr früh; ich müßte erbrechen, wenn ich nicht eine Tablette Antipyrin oder Pyramidon nähme. Ich bin es leid, mich noch mehr zu vergiften, da mein Magen sowieso schon ziemlich in Unordnung ist. Können Sie mich heilen? Ich habe beobachtet, daß ich augenblicklich Linderung meiner Schmerzen empfinde, wenn ich den Kopf nach hinten strecke; ich verschlimmere meinen Zustand, indem ich den Kopf nach vorn beuge."

Ohne diesen letzten Satz freilich hätte ich meinen Patienten nach ergänzenden Einzelheiten fragen müssen, da *Spigelia, Thuja, Mercur* u. a. in Frage kamen. Die *Linderung durch Rückwärtsbeugen des Kopfes und die Verschlimmerung durch Vorwärtsbeugen* dagegen sind in der Thuja-Pathogenese schon von Hahnemann angegeben worden.

Verordnung: Thuja. Heilung.

Allerdings hatte ich meine Mittelwahl noch vor der Behandlung durch folgende Antworten erhärten lassen:

1. Die Neuralgie hat ihr Intensitätsmaximum um 3 Uhr morgens und um 3 Uhr nachmittags.
2. Sie fängt am linken Auge an und dehnt sich nach hinten über den Kopf aus (im Gegensatz zu *Spigelia* [das umgekehrten Schmerzverlauf hat]).

J. Favre

Tuberculinum

Tuberkulin wird aus Auswurf hergestellt, der Tuberkulosebazillen enthält. Man löst ihn in Wasser auf, das mit Milchzucker im Verhältnis 1 : 100 versetzt ist; **Bacillinum** dagegen wird aus Kaverneninhalt mit anhaftendem Lungengewebe bereitet [vgl. S. 387].

Im Juli 1879 veröffentlichte Swan in „*The Organon*" einen Fall von Tuberkulose, der mit Tuberculinum geheilt worden war. Kurze Zeit später berichtete ebenda RIEGLER einen zweiten Fall. 1890 berichete BURNETT aus London eingehend über 54 Tuberkulosefälle in seiner Monographie „Five years experience in the new cure of consumption". Aus den Arbeiten von BURNETT, SOLLER und KOCH hat Dr. DE KEGHEL als erster eine Pathogenese des Tuberkulins zusammengestellt. Ein zweites Arzneibild von MERSCH steht im „*Journal Belge d'Homoeopathie*" 1894. Die Ergebnisse seiner klinischen Erfahrung hat NEBEL in der „*Zeitschrift des Berliner Vereins homöopathischer Ärzte*" und in der „*Homoeopathic World*" 1901 veröffentlicht.

Auch in ALLEN „*Materia Medica of the Nosodes*" findet sich eine Pathogenese des Mittels.

Modalitäten

Verschlimmerung: Durch Bewegung; vor einem Sturm; beim Aufrechtstehen.

Typ

Groß, schlank, häufiger blond als brünett, mit flachem Brustkorb, bläulicher Sklera, roten Lippen; geistig früh reif, aber körperlich schwächlich. Die Kinder dieses Typs haben häufig eine feine Behaarung auf Brust und Rücken.

Der Kranke ist verdrießlich und reizbar, besonders beim Aufstehen, schweigsam, mutlos, niedergedrückt und melancholisch. Ständiges Verlangen nach Veränderung, kann nicht an dem gleichen Ort bleiben, möchte unaufhörlich reisen, ein regelrechter Kosmopolit. Hat Abneigung gegen Süßigkeiten (*Abrotanum, Calcarea, Jodum, Natrium muriaticum*).

Trotz guten Appetits magert er ab; er ermüdet leicht und hat darum eine Abneigung gegen die geringste Arbeit. Er ist von schlaffer Faser, erlangt [nach Krankheit und Anstrengung] seine Kräfte nur langsam wieder und ist sehr empfindlich gegen Temperaturwechsel.

Er erkältet sich bei dem geringsten Aufenthalt in kalter Luft; ein Schnupfen folgt dem anderen. Anscheinend erkältet er sich jedesmal, wenn er frische Luft einatmet (*Hepar*).

Leitsymptome

1. Wandernde Schmerzen in Gliedern und Gelenken, schlimmer bei feuchtem Wetter, vor Regen oder Sturm; sie verschlimmern sich ebenfalls in der Nacht und während der Ruhe. Steifheit zu Beginn einer Bewegung, lockert sich bei fortgesetzter Bewegung (*Rhus toxicodendron*).

2. Großes Verlangen nach frischer Luft; er will Türen und Fenster weit geöffnet.

3. Erkältet sich leicht beim geringsten Aufenthalt im Wind; ein Schnupfen ist kaum zu Ende, wenn schon ein neuer beginnt.

4. Heißhunger; muß nachts aufstehen, um zu essen.

5. Schmerz durch die linke Lungenspitze, der in den Rücken ausstrahlt.

6. Die Symptome wechseln unaufhörlich, sie kommen und verschwinden plötzlich und befallen nacheinander verschiedene Organe.

7. Schwitzt bei der geringsten Anstrengung; der Schweiß färbt die Wäsche gelb.

8. Schrecklicher Kopfschmerz, als wenn ein eiserner Ring um den Kopf liefe.

Eigentümliches Symptom: Regelrechte Phobie vor Hunden, besonders vor schwarzen Hunden.

Hauptsächliche Indikationen

Tuberculinum ist angezeigt bei Personen mit heriditärer tuberkulöser Belastung, **wenn gutgewählte Mittel nicht wirken**; der Name der Krankheit ist dabei gleichgültig.

Beginnende Tuberkulose.

Hypertrophie und Verhärtung der Lymphdrüsen, besonders am Halse.

Chronische Diarrhoe mit großer Schwäche und profusen nächtlichen Schweißen; sie tritt [mehrmals am Tag] plötzlich und dringlich auf, besonders in den ersten Morgenstunden (Sulfur [nur einmal morgens!]).

Chronischer Kopfschmerz. Er beginnt oberhalb des rechten Auges, breitet sich zum Hinterhaupt aus, findet sich häufig bei Schülern, wird schlimmer durch die geringste geistige Arbeit; auch Alkohol bessert ihn nicht; tritt chronisch, periodisch, alle 8 bis 14 Tage auf.

Chronische Dysmenorrhoe. Regel zu früh, zu reichlich, zu lange.

Ekzem am ganzen Körper mit heftigem Jucken, schlimmer beim Auskleiden und durch Baden; mit starker Abschuppung.

Stinkiger, hartnäckiger Ohrenfluß; Perforation des Trommelfells mit zerfetzten Rändern.

Dosierung

Sehr hohe Potenzen und seltene Gaben.

Zusammenfassender Überblick

Tuberkulin ist ein mächtiges Heilmittel, das seine Wirkung bei bestehender oder noch mehr bei beginnender Tuberkulose unbestritten bewiesen hat. Es sollte stets auch in den Fällen gegeben werden, in denen sorgfältig nach den Symptomen gewählte Heilmittel wirkungslos zu bleiben scheinen, wenn es sich um Personen handelt, die in ihrer eigenen oder ihrer familiären Vorgeschichte Tuberkulose aufweisen.

Krankengeschichte 97

Hydrozephalus

Während eines Besuches bei meiner Tochter in Athen [USA] besuchte ich einen der dortigen homöopathischen Ärzte, der mir bis dahin unbekannt war. Er hatte meine „Leitsymptome" gelesen, und nachdem wir zunächst über alte Bücher gesprochen hatten, forderte er mich auf, mit ihm zusammen einen kuriosen Fall aufzusuchen, der, wie er hinzufügte, freilich kein Honorar brächte. Dieser Patient war ihm zugeschickt worden, nachdem ihn die allopathischen Kollegen bereits aufgegeben hatten. Ich willigte natürlich sofort ein, da mich der Fall nicht des Geldes wegen interessierte.

Ich fand ein Kind von sieben Monaten mit einem Kopf, größer als der eines Mannes. Die Augen standen aus dem Kopf hervor und waren nach oben gerichtet. Es bewegte sich nur ein wenig von einer Seite auf die andere und schien idiotisch zu sein. Die Fontanellen konnte man nicht erkennen wegen des Hydrozephalus, der den Schädel ausfüllte und die behaarte Kopfhaut spannte. Das Kind kümmerte sich anscheinend um nichts, es wimmerte nur schmerzlich, fast ununterbrochen, besonders, wenn man zu ihm sprach oder es bewegte.

Als ich mich über die Vorgeschichte unterrichtete, erfuhr ich, daß mehrere Schwestern der Mutter an Tuberkulose gestorben waren; sie, glaube ich, war die einzige Überlebende der Familie. Mit Zustimmung des Arztes gab ich dem Kinde also ein Pulver Tuberculinum C 1000 und riet ihm, es lange nachwirken zu lassen. Das war am Ostermontag. Am 24. Mai 1900 erhielt ich folgenden Brief:

„Lieber Herr Kollege! Sie erinnern sich gewiß jenes Falles von Hydrozephalie, den Sie mit mir zusammen in Athen besuchten, und bei dem Sie Tuberkulin verordneten. Nun denken Sie sich, seit jenem Tage nahm der Kopfumfang zunächst zu, dann verringerte er sich allmählich, obwohl kein anderes Medikament seither gegeben worden ist. Man mißt den Umfang jeden Sonntag an der gleichen Stelle, und am letzten war er im Verlauf der vergangenen Woche um einen halben Zoll geringer geworden.

Haben Sie wohl die Güte, mir noch einige Dosen von Tuberkulin zu schicken, damit ich das Medikament in Intervallen weitergeben kann." ...

Danach habe ich noch einen anderen Brief bekommen, der eine neue Besserung berichtete. In einem solchen Fall kann man natürlich nur schwerlich auf vollkommene Heilung rechnen, aber schon die bis jetzt erreichte Besserung scheint mir eine sehr beachtliche Wirkung des Heilmittels zu sein.

E. B. NASH (Philadelphia)

Krankengeschichte 98

Hereditäre Tuberkulose

Ein 60jähriger Mann — mehrere Brüder und Schwestern sind an Phthise gestorben —, wurde seit Jahren zeitweilig von einem spastischen Husten belästigt. Er war wegen einer Verengerung der Urethra operiert worden; eine Woche später wurde er von einem Schüttelfrost mit Fieber befallen, ähnlich einem intermittierenden Fieber. Es war im Winter, und intermittierendes Fieber [Malaria] ist hier nicht üblich, wenigstens, wenn man es nicht von anderswo mitgebracht hat. Er bekam täglich mehrere Anfälle, während deren sich das Krankheitsbild von *Rhus toxicodendron* deutlich herausbildete; eine Gabe dieses Mittels machte den Anfällen ein Ende. An ihre Stelle jedoch traten häufige Attacken eines starken Schmerzes, der vom Rücken durch das Abdomen ging, besonders im Epigastrium. Sobald ich diese Schmerzen im Darm einigermaßen gelindert hatte, erschienen neuralgische Schmerzen an verschiedenen anderen Stellen, bald da, bald dort. Wenn diese aufhörten, begann er wieder mehr zu husten, — und so ging es immer reihum, monatelang.

Schließlich zog ich Dr. SHELDON aus Syracus [USA], einen Arzt von großer Erfahrung, hinzu. Dieser entschied sich nach aufmerksamer Untersuchung und im Hinblick auf die Familiengeschichte, wie er sagte, dahin, daß, da ihm unter der Bauchdecke ein besonderes Gefühl von Teigigkeit aufgefallen sei, er den Fall für tuberkulöser Natur halte. Er riet für den Augenblick zu *Veratrum album*, weil der Kranke sehr schwach, mager und kalt sei, besonders an den Extremitäten.

Das Heilmittel wurde verabreicht, aber mit wenig oder gar keinem Erfolg. Die Erscheinungen, wie ich sie beschrieben habe, blieben unverändert bis zu einem Abend, an dem ich auf die Idee kam, wegen der tuberkulösen Ätiologie des Falles dem Kranken eine Gabe Tuberkulin zu verabfolgen. Die Wirkung war, daß sich in dieser Nacht ohne ein Beruhigungsmittel ein sehr ruhiger Schlaf einstellte. Alle Symptome verringerten sich, und das Befinden wurde so gebessert, daß er täglich auf die Straße gehen konnte.

Dann wurde das Wetter sehr kalt, und er zog sich eine Erkältung zu, die ihn von neuem bettlägerig machte. Nach einigen Gaben *Aconit* für die Folgen seiner Erkältung erhielt er eine neue Gabe Tuberkulin mit einem ähnlichen Erfolg wie beim ersten Male. In einer sehr kurzen Zeit war er wieder auf, so daß er seine Freunde in Troya, N.-Y., besuchen konnte.

Wie ging das vor sich? Das ist die Frage. Aber die wiederholten Erfolge dieses Mittels in einem so hartnäckigen Falle waren so offensichtlich, daß ich es für richtig halte, sie zur Kenntnis zu bringen.

Wenn Sie in H. C. ALLEN „*Key-Notes of Leading Remedies*" S. 297 nachlesen, finden Sie dort unter Tuberculinum folgendes angegeben: „Stets wechselnde Symptome; die Krankheiten befallen ein Organ nach dem anderen — Lungen, Hirn, Nieren, Leber, Magen, Nervensystem —; sie beginnen plötzlich und hören ebenso plötzlich auf." Das war bei meinem Kranken der Fall.

Zusammenfassend habe ich nach Verordnung dieses Mittels sowohl bei beginnenden als auch in fortgeschrittenen Fällen von Tuberkulose offensichtliche Besserungen gesehen; im letzteren Falle gab ich immer hohe Potenzen und ließ das Mittel lange wirken, ohne es zu wiederholen. In Übereinstimmung mit dem, was Dr. BURNETT schreibt, und nach meiner eigenen kleinen Erfahrung habe ich die Überzeugung, daß dem Tuberkulin zusammen mit *Psorinum* bei der Behandlung von chronischen Krankheiten eine bedeutende Rolle zukommt.

Ich möchte jetzt (7. Dezember 1900) noch hinzufügen, daß das Befinden sich anhaltend besserte, daß er an Gewicht zunahm und sich so wohl fühlte wie seit 10 Jahren nicht mehr.

NASH (Philadelphia)

Veratrum album

Helleborus albus, weiße Nieswurz. Pflanze aus der Familie der Liliaceen; wächst auf Wiesen im Hochgebirge.

Die Urtinktur bereitet man aus den frischen Wurzeln, die man Anfang Juni sammelt. Verreibungen mit der pulverisierten frischen Wurzel sind nicht zu empfehlen.

Die Pathogenese von Veratrum album findet sich in HAHNEMANN „*Reine Arzneimittellehre*".

Physiologische Wirkung

Das Bild der akuten Veratrum-Vergiftung gleicht völlig dem der Cholera: allgemeines Erkalten mit schwerem, bis zum Kollaps gehendem Kräfteverfall, reichliche Entleerungen nach oben und unten und heftige Krampfkoliken. Diese Erscheinungen rühren nicht von einer

Damit nehme ich die Untersuchung auf.

Der Schlaganfall des Vaters lenkt meine Aufmerksamkeit auf die Möglichkeit einer erblichen spezifischen Belastung; aber ich finde keine Anzeichen dafür, was, wie ich wohl weiß, keine absolute Widerlegung meiner Vermutung ist. Wenn das wohlgewählte Mittel nicht anschlagen sollte, würde ich *Luesinum* erwägen.

Die persönliche Vorgeschichte meiner Patientin ist absolut negativ. Sie hat nach den Aussagen der Mutter eine bewundernswerte Gesundheit besessen; im Alter von 6 Jahren normal verlaufene Masern. Mit 14 Jahren begann die Menstruation, die stets sehr regelmäßig und ohne jeden Schmerz verlief. Wenn ich sonst keinen weiteren Aufschluß bekommen hätte, wäre ich in großer Verlegenheit gewesen.

Die Mittel bei Spasmen und Konvulsionen sind sehr zahlreich: *Absinthium, Aconitum, Opium, Actea, Cicuta virosa, Ignatia, Hyoscyamus, Stramonium, Cuprum, Nux vomica, Veratrum viride, Zincum* — um nur die hauptsächlichen zu nennen, die mir gerade einfallen.

Spasmen, die nach einer Gemütserregung, besonders nach einem Schrecken auftreten, sprechen für: *Aconit, Actaea, Opium* und *Ignatia*.

Actaea und *Ignatia* passen besser bei weiblichen Personen, *Actaea* im besonderen hat Amenorrhoe.

Eine solche Menge von Mitteln tanzt bei dem Reichtum unserer bewundernswerten Materia medica vor dem geistigen Auge eines homöopathischen Arztes in den Nöten der Verordnung. Die Kunst besteht darin, unter all den möglichen Mitteln das zu bestimmen, das ganz allein paßt. Das ist freilich eine ganz andere Arbeit, als irgendein Antispasmodicum zu verschreiben, im allgemeinen die Spezialität, die einem als erste einfällt.

Um das Simillimum herauszuarbeiten, kenne ich nur einen Weg, nämlich: mit der Feder in der Hand die ganze Krankengeschichte vollständig aufzunehmen, ohne ein einziges körperliches oder seelisches Symptom zu vernachlässigen, möge es zunächst noch so unbedeutend erscheinen.

Die neurologische Untersuchung ergibt außer den schon beschriebenen choreatischen Bewegungen nur eine allgemeine Steigerung der Reflexe, besonders linkerseits, und heftige Kopfschmerzen, die vom Nacken aufzusteigen scheinen, mit Stichen oberhalb der Augenhöhlen.

Der Verdauungsapparat weist Schmerzen in der linken Magenseite auf, die durch warme Getränke verschlimmert werden.

Neuralgische Schmerzen in der linken Leiste.

Hinsichtlich des Genitalapparates findet sich nichts als eine Amenorrhoe mit Steigerung der choreatischen Bewegungen in den Tagen, in denen die Menses hätten erscheinen sollen.

Das ist alles, was ich in Erfahrung bringen kann. Es ist also herzlich wenig, und ich bin immer noch in Verlegenheit. Glücklicherweise fügt meine Patientin hinzu: „Manchmal scheint es mir, als würde mein Magen heftig gegen mein Rückgrat gepreßt."

Mir fallen sofort drei Mittel ein, die dieses Symptom haben: *Arnica, Veratrum viride* und *Plumbum*.

Ich schlage also in JOUSSETS „*Arzneimittellehre*" nach und finde alle Symptome meiner Patientin im Arzneiwirkungsbild von Veratrum viride beschrieben.

Verordnung: Veratrum viride C 12, 2 Körnchen vor dem Essen morgens und nachmittags.

Nach 12 Tagen sind die Spasmen vollständig verschwunden.

Am 18. Tag der Behandlung kommt die Regel ohne jeden Schmerz wieder.

Die Frau Gräfin de la X. hat seitdem wieder Vertrauen zur Homöopathie und schickt mir zahlreiche Kranke zu.

G. Charette (Nantes)

Kommentar. Der homöopathische Kollege, der vor mir konsultiert worden war, hatte *Actaea* verordnet, was in der Tat hätte passen können (vergleiche Krankengeschichte dort!). Aber *Actaea* entsprach nicht der Gesamtheit der Symptome; es war *nicht das Simillimum, darum brachte es keinen Erfolg*. Veratrum viride war das Simillimum, darum war es das Heilmittel.

Vipera

Vipera Redi. Europäische Viper oder Coluber Redi; Familie der Vipern.

Man verschafft sich das Tier in der warmen Jahreszeit und verfährt bei der Bereitung wie bei Crotalus und den andern Schlangengiften.

Unsere Kenntnisse über die toxischen Wirkungen vom Biß der Viper verdanken wir sämtlich Viaud-Grand-Marais aus Nantes (vor Phisalix).

Physiologische Wirkung

Die Vipern sind den Klapperschlangen sehr ähnlich; von einigen Zoologen werden sie sogar in die gleiche Familie eingereiht; jedenfalls besteht hinsichtlich der Giftwirkung zwischen ihnen eine große Ähnlichkeit. So sind bei der Vipera die äußeren Erscheinungen wie bei Crotalus sehr intensiv und beherrschen in den meisten Fällen vollständig die Szene: sehr lebhafter Schmerz an der Bißstelle; etwa 1 Stunde später rote, [enorme], hartgespannte Schwellung des gebissenen Gliedes, die den ganzen Körper ergreifen kann. Gleichzeitig tritt Erkalten des Gliedes mit lividen Flecken und Ekchymosen ein; letztere können gangränös werden.

Wie bei Crotalus finden wir außerdem die ungeheure Schwellung der Zunge (Glossitis), wiederholtes Erbrechen, Diarrhoe und Ikterus.

Die Symptome allgemeinen Kräfteverfalles fehlen niemals: Erkalten, Ohnmächtigwerden, Somnolenz, kleiner, unregelmäßiger, elender oder nicht mehr wahrnehmbarer Puls, Anschoppung der Lunge oder Pneumonie, Facies hippocratica, Anurie. Die Heilung kündigt sich durch eine reichliche Harnflut an.

Die Folgezustände der Vergiftung sind zahlreich, vor allem dyspeptische Störungen und pemphigusartige Erscheinungen, die beide periodisch in regelmäßigen Abständen wiederkehren.

Modalitäten

Besserung: Durch Hochlegen der Beine.

Leitsymptome

1. Zunge außerordentlich geschwollen.
2. Heftige Schmerzen in der Gegend der Leber, die vergrößert ist, mit Gelbsucht und Fieber; die Schmerzen erstrecken sich bis zur Schulter und zur Hüfte.
3. Venen geschwollen mit Gefühl von Brennen.
4. Außerordentlich heftige Schmerzen in den Beinen, wie zum Bersten, nur gelindert durch Hochlagern.
5. Heftige Krämpfe in den Beinen.
6. Haut kalt, livide, schält sich in großen Fetzen ab.

Hauptsächliche Indikationen

Erkrankungen an den Herzklappen, wobei Vipera wie alle anderen Schlangengifte zum mindesten Linderung verschafft.

Leberkongestion. Hepatitis, Ikterus.

Leitsymptome

1. Langsamer, weicher, schwacher, unregelmäßiger, intermittierender Puls; die Pulsfrequenz nimmt plötzlich zu und allmählich ab, oder es besteht im Gegenteil voller, rascher Puls.
2. Die Zunge ist weiß oder gelb und hat in der Mitte einen roten Streifen.
3. Heftige, fast apoplektische Kongestion des Kopfes; die Augen sind injiziert, die Pupillen dilatiert, die Arterien klopfen.
4. Lebhafter Durst, aber immer nur auf kleine Mengen.
5. Außerordentlich schmerzhaftes „leeres" Erbrechen; es wird immer nur eine kleine Menge blutigen Schleimes ausgeworfen.
6. Spasmen des Oesophagus.

Schmerzen: Lebhafter Schmerz hinten im Nacken und in den Schultern, die das Heben des Kopfes behindern (D. Burt).
Stühle: Weiche Stühle, denen Schmerzen in den Eingeweiden vorangehen und heftige, langanhaltende Schmerzen im Rektum und Anus folgen. Choleraartige Stühle.
Regel: Amenorrhoe mit stechenden Schmerzen in der Uterusgegend; lebhafter Kopfschmerz mit Hitze und Arterienklopfen.
Dysmenorrhoe mit Kongestion des Kopfes und Erbrechen.

Hauptsächliche Indikationen

Die Hauptindikation für Veratrum viride ist die **akute Kongestion des Gehirns:** Konvulsionen, Spasmen, Meningitis basilaris. Sonnenstich. Kongestiver Kopfschmerz.

Es kommt in Frage bei allen **Fiebern** mit Neigung zu Kongestion des Kopfes und zu Spasmen.

Bei allen **akuten Krankheiten,** die durch heftigen arteriellen Erethismus und durch Kongestion charakterisiert sind; der Puls ist rasch und voll; dabei häufig Schweiß, Übelkeit und Erbrechen.

Bei **Pneumonie** an Stelle von *Aconit* im Stadium der entzündlichen Blutüberfüllung.

Eingeweidewürmer. Teste hält Veratrum viride für ein Spezifikum bei Oxyuren. Ich selbst habe es erst kürzlich als ein gutes Komplementärmittel zu *Cina* befunden.

Bei **Oesophagitis,** selbst wenn sie traumatischen Ursprunges ist. Veratrum wird durch die Schwierigkeit beim Schlucken und durch die brennenden, glühenden Schmerzen im Oesophagus indiziert.

Gastralgie. Konstriktiver Schmerz, schlimmer durch warme Getränke.

Erbrechen, schlimmer beim Aufstehen.

Erkrankungen der Augen. Amaurose infolge Anämie oder Kongestion des Sehnerven. Diplopie, Hemianopsie. Neuralgische Schmerzen im linken Auge.

Kopfschmerz. Heftige Kongestion des Kopfes; der Kopf scheint voll und schwer, dabei Arterienklopfen. Stirnkopfschmerz mit Übelkeit und Sehstörungen.

Fieber. Frostschauer mit Übelkeit und Pulsverlangsamung. Bei der akuten Vergiftung ist die Haut während der Reaktion heiß und der Puls beschleunigt, voll, ausgedehnt und hart. Hohes Fieber mit starken Schwankungen (*Pyrogenium, Zincum*).

Dosierung

Die Amerikaner gebrauchen fast immer die ersten Dezimalpotenzen oder die Urtinktur. HALE empfiehlt höhere Potenzen nur bei akuter Gastritis oder bei Gastralgie.

Zusammenfassender Überblick

Veratrum viride wirkt auf den Pneumogastricus, ähnlich wie der Brechweinstein; es verursacht Erbrechen, Speichelfluß, kalten Schweiß und langsamen, schwachen Puls. Doch finden sich bei Veratrum viride mehr Magenschmerzen als beim Brechweinstein; der Schmerz ist krampfig und manchmal sehr heftig. Kongestion besonders an der Basis von Lunge und Hirn.

Krankengeschichte 100
Chorea

Die Baronesse de la X. ist eine 19jährige, elegante junge Dame von auffallender Schönheit. Sie wird seit ungefähr einem Jahr von choreaartigen Spasmen heimgesucht, die sie auf folgende Weise befallen haben: Eines Morgens machte sie wie gewöhnlich ihren täglichen Spazierritt, als ihr Pferd vor einem aus dem Walde kommenden Zirkuswagen scheute und durchging. Der Baronesse, einer ausgezeichneten Reiterin, gelang es zwar, sich im Sattel zu halten, doch rannte das verwirrte Tier ganz nahe an einem tiefen Steinbruch entlang, in den es jeden Augenblick hineinstürzen konnte. Erst nach einem langen Ritt gelang es der jungen Dame, das Pferd zu meistern. Als sie abstieg, überfiel sie ein Weinkrampf, und sie mußte zu Bett gebracht werden. Die Regel, die am nächsten Morgen kommen sollte, blieb zum ersten Mal aus, und es traten Muskelkrämpfe des Gesichtes, der Finger und der Zehen auf. Diese Krämpfe bestehen immer noch. Sie werden von einer Verzerrung der befallenen Partien begleitet, sind rhythmisch, wie auf einen elektrischen Reiz hin; die Muskelgruppen ziehen sich synchronisch zusammen. Es liegen also die wesentlichen Merkmale der Chorea electrica (HENOCH-BERGERON) vor. Ich beobachtete im besonderen, daß der Kopf zur linken Schulter und gleichzeitig der linke Mundwinkel heruntergezogen wird. Die Finger und Zehen machen Beuge-, Streck- und Fächerbewegungen, die sich beim geringsten Geräusch steigern und während des Schlafes verschwinden.

Zahlreiche Ärzte in den benachbarten Städten und in Paris sind bereits konsultiert worden; aber alle Behandlungen mit Bädern, Brom, Valeriana und Hypnose waren vergeblich. Die Gräfin de la X., die ihre Tochter begleitet, gesteht mir entschuldigend, sie habe keinen Glauben an die Homöopathie, da ihr Mann trotz des herbeigerufenen homöopathischen Arztes an einer Gehirnblutung habe sterben müssen! Auch sei ihre Tochter vor einigen Monaten schon bei einem anderen homöopathischen Arzt gewesen, der ihr ebenfalls nicht geholfen habe.

Ich antwortete, wie ich in solchen Fällen immer zu antworten pflege, daß zur Heilung gar kein Glaube notwendig sei; die einzige Tugend, die ich fordere, sei Gehorsam; dieser wäre zudem sehr leicht, denn er bestünde lediglich in dem Einnehmen einiger geschmackloser Lösungen oder Körnchen.

So heftige **Gastralgien und Koliken,** daß kalter Schweiß auf der Stirne perlt; dabei Übelkeit und Erbrechen; bisweilen Gefühl der Darmverschlingung.

Dosierung

HAHNEMANN empfahl besonders die 12. Centesimale. Bei akuten Fällen werden zumeist die Urtinktur und die tiefen Dilutionen gebraucht.

Zusammenfassender Überblick

Kalte Schweiße, wässerige, profuse Diarrhoe, Erbrechen, Koliken, Prostration und Kollaps, das ist Veratrum album „in einer Nußschale", wie die Amerikaner zu sagen pflegen. Man merke sich, daß *„kalter Schweiß auf der Stirn"* das zuverlässigste und konstanteste Charakteristikum ist.

Krankengeschichte 99
Cholera nostras

Vor einigen Jahren, an einem Festtage, kam nachmittags gegen 5 Uhr eine Frau S. zu mir in die Wohnung und bat mich, so schnell wie möglich mit ihr zu kommen. Auf mein Fragen, worum es sich handle, erwiderte sie, daß ihr etwa 20jähriger, ältester Sohn ganz plötzlich von heftigem Erbrechen und reichlicher, häufiger Diarrhoe mit ernsten Allgemeinsymptomen befallen sei, und sprach sogar von Cholera.

Ich machte mich sofort mit ihr auf den Weg; der Kutscher wurde zur möglichsten Eile angetrieben.

Unterwegs gab mir Frau S. die nötigen Erklärungen. Ihr Sohn habe sich immer einer sehr guten Gesundheit erfreut und auch heute morgen noch mit Appetit gefrühstückt. Nach der Mahlzeit habe er eine lange Spazierfahrt mit dem Rad gemacht und sei nachmittags um 4 Uhr ernstlich krank wiedergekommen: Herzschwäche, Kopfdösigkeit, Schlappheit der Beine, Koliken und Kollern im Bauch, sehr bald darauf *Erbrechen, das sich rasch immer von neuem wiederholte.* *Darmentleerungen* verschlimmerten den Zustand; die Stühle kamen sehr rasch hintereinander, alle 3—4—5 Minuten. Inzwischen hatte sich der Gesichtsausdruck des Kranken sehr verschlechtert, es war *blaß* und fahl, dann grünlich geworden. Ein *kalter Schweiß* bedeckte seinen Körper. Ein nicht zu beruhigendes Zittern befiel ihn, die Zähne klapperten, die Augen wurden trüb und glanzlos.

Die Mutter, halb irr vor Schrecken, kramte in ihrer Hausapotheke, fand eine Tube Veratrum album C 30, gab ihrem Sohn 5 Körnchen davon, bat einige Nachbarn, auf den Kranken zu achten und ihm alle 10 Minuten einige Körnchen zu geben, sprang in einen Wagen, um mich zu holen.

Der junge S. wies also das klassische Bild der *Cholera nostras* (Cholerine) auf. Unterwegs ängstete sich Frau S. in dem Gedanken, wie sie wohl ihren Sohn antreffen würde, und ich teilte ihre Sorge.

Wir kamen an; wir rannten zum Kranken. Aber welche Veränderung war in der Abwesenheit der Mutter mit ihm vorgegangen! Der junge Mann lag in seinem Bett, das Gesicht immer noch bleich, aber ruhig und schmerzfrei, das Auge klar und lebhaft. Seit einer halben Stunde hatte er nicht mehr erbrochen, seit 20 Minuten keinen Stuhlgang mehr gehabt; keine Übelkeit, keine heftigen Koliken, keinen Stuhlzwang mehr. Der Leib war empfindlich, aber nicht mehr schmerzhaft wie noch vor einer knappen Stunde. Er hatte 5 oder 6 mal je 5 Globuli Veratrum bekommen; nach dem 2. oder 3. Einnehmen hatten die Beschwerden nachgelassen. Jetzt war der Kranke zwar von dem heftigen Anfall noch schwach und mitgenommen, aber er hatte keine Schmerzen mehr. Der Sturm war vorüber.

Ich verordnete ihm warmen Tee mit Rum schluckweise, verordnete ihm eine Mixtur mit einigen Tropfen Veratrum in Urtinktur. Der junge Mann war noch 2 Tage ein wenig krank, aber danach völlig gesund.

Dieser Fall ist bemerkenswert wegen der raschen Wirkung von einigen Körnchen Veratrum C 30 bei foudroyantem Auftreten einer choleraartigen Erkrankung.

VILLECHAUVAIX (Paris)

Veratrum viride

Grüne Nieswurz. Helonias viridis. Pflanze aus der Familie der Colchicaceen. Wächst in den Vereinigten Staaten in Sümpfen und auf feuchten Wiesen. Sie hat viel Ähnlichkeit mit unserer weißen Nieswurz.

Man bereitet die Urtinktur durch Mazeration der frischen Pflanze mit Alkohol und zwar sofort an Ort und Stelle.

Die Pathogenese steht in HALE, „*New Remedies*".

Physiologische Wirkung

In starken oder toxischen Dosen bewirkt Veratrum viride einen choleraartigen Zustand; darin zeigt sich seine Verwandtschaft mit Veratrum album; zwei Körner genügen, um Erbrechen zu erregen; dieses ist heftig, gallig, mit sehr schmerzhaften und langanhaltenden Magenkontraktionen; manchmal jedoch fehlt das Erbrechen, während der Puls auf etwa 35 Schläge in der Minute sinkt. Die wässerige, profuse Diarrhoe, die sich in einigen Fällen einstellt, fehlt in anderen dagegen vollständig.

An toxischen Symptomen weist die grüne Nieswurz folgende charakteristische Erscheinungen auf: Somnolenz und Koma, seltener Delirium, Konvulsionen des Gesichtes und der Glieder und — besonders bei beginnender Heilung — eine Periode ungehemmter Reaktion, was sich in heftigen aktiven Kongestionen, vor allem der Lunge, der Leber und der zerebralen wie spinalen Meningen zeigt. Kongestion der Eingeweide findet sich auch in dem primären Kollapsstadium; aber sie ist passiver Natur und rührt von der venösen Stauung her.

Die Wirkung auf das Herz und die intestinale Zirkulation (die bis zur Hepatisation der Lunge gehen kann) ist durch die anfängliche Erregung des Nervus pneumogastricus und seine darauffolgende Lähmung erklärt worden. Alkoholische Lösungen von Veratrum viride bewirken bei Kranken mit Vorhofflimmern eine Verlangsamung der Aurikel- und Ventrikelschläge und eine Blutdrucksenkung. Diese Erscheinungen sind von den toxischen Wirkungen unabhängig.

Modalitäten

Verschlimmerung: Durch Bewegung; morgens beim Erwachen.
Besserung: Durch Frottieren; durch Druck.

Gastroenteritis her, denn Veratrum album verursacht keine Entzündung des Verdauungstraktus, sondern höchstens eine vorübergehende Hyperämie desselben. Es scheint vielmehr, als ob seine Wirkung auf die Bauchorgane über den Nervus splanchnicus geht. Sind diese Nerven gelähmt, so werden die Blutgefäße mit Blut überfüllt und lassen Serum durchtreten; die Prostration, das Erkalten und das schreckliche Hinseinsgefühl von Veratrum album rühren mithin völlig von dieser Wirkung auf die Nerven her. Aber Veratrum kann auch das Hirn schädigen und ein Delirium, ähnlich dem von *Belladonna* und *Stramonium*, zur Folge haben. In weniger starken Dosen verursacht Veratrum album eine große Schwäche mit Neigung zu Schweißausbrüchen bei der geringsten Bewegung, sowie einen Lähmungszustand des Rektums mit dadurch bedingter Verstopfung.

Die Veratrum-Wirkung auf die quergestreifte Muskulatur ist außerordentlich wichtig: Der Muskel kehrt nach der Kontraktion nur sehr langsam in seinen Ausgangszustand zurück; daher die Langsamkeit der körperlichen Bewegungen.

Modalitäten

Verschlimmerung: Durch die geringste Bewegung; durch feuchte und kalte Witterung; beim Trinken.

Besserung: *Durch Ruhe*; durch horizontale Lage; durch warmes Wetter, durch Wärme.

Angriffsseite: Indifferent.

Leitsymptome

1. Kälte der Körperoberfläche, Gefühl von Kälte in Magen und Bauch; Gefühl wie von einem Stück Eis auf dem Scheitel. Eiskalte Hände und Füße.
2. Kalter Schweiß auf der Stirn. „Ob es sich nun um Cholera, Cholera infantum, Pneumonie, Asthma oder um Typhus handelt, — wenn dieses Symptom ausgeprägt und vorherrschend ist, und wenn der Kranke Schwäche, Kollaps oder starken Kräfteverfall aufweist, so ist Veratrum album das Mittel, an welches man zuerst denken muß."
3. Prostration bis zum völligen Kollaps.
4. Alle Ausscheidungen sind überreichlich: Stühle, Erbrechen, Urin, Speichel, Schweiße.
5. Reichliches Erbrechen mit Übelkeit, schlimmer durch Trinken und die geringste Bewegung.
6. Durst auf kaltes Wasser, das jedoch unmittelbar nach dem Trinken wieder ausgebrochen wird.
7. Großes Verlangen nach Früchten.

Schmerzen: Nach dem ersten Stadium der Sensibilitätssteigerung folgen Anästhesie und Analgesie. Ameisenlaufen an den Extremitäten. Häufig werden die Schmerzen durch Bewegung und Lageveränderung gelindert. Krampfige Schmerzen, besonders in Waden, Zehen und Fingern.

Stühle: *Diarrhoe.* Krankheitsgefühl und Ohnmächtigwerden *vor* den außerordentlich häufigen Darmentleerungen, die ganz wässerig sind und ungestüm und immer wieder von neuem auftreten mit heftigem Tenesmus, Hitze am After und kalten Schweißen. Blutige Stühle.

Verstopfung. Entleerung umfangreicher Kotmassen unter großer Anstrengung bis zur Erschöpfung mit kalten Schweißen.

Regel: Zu früh, zu stark, erschöpfend. — Dysmenorrhoe mit Erbrechen und Durchfall.

Hauptsächliche Indikationen

Veratrum album ist vor allem das Heilmittel für *Kollaps* und *Cholera*.

Bei **Kollaps** ist Veratrum album ein großes Heilmittel bei allen möglichen Erkrankungen, sofern sein führendes Charakteristikum: *„kalter Schweiß auf der Stirn"* vorliegt. Der Kollaps von Veratrum album läßt sich folgendermaßen beschreiben: rascher Kräfteverfall, völlige Prostration; kalter Schweiß und kalter Atem; facies hippocratica; der ganze Körper ist kalt; Krämpfe in den Waden. Dieser Zustand kann bei vielen Krankheiten auftreten; er findet sich hauptsächlich bei Cholera.

Cholera. Hierbei bildet Veratrum album mit *Camphora* und *Cuprum* das Trio der von HAHNEMANN angegebenen Mittel bei: abundantem Erbrechen, unaufhörlichen Durchfällen, Reiswasserstühlen, kolikartigen Schmerzen im Abdomen mit Krämpfen, besonders in den Waden, bei starker Prostration mit Erkalten und kalten Schweißen, besonders auf der Stirn. Es wäre zwecklos, Veratrum bei choleraartigen Erkrankungen zu geben, wenn keine Schmerzen vorliegen; bei Fehlen von Schmerzen käme in solchen Fällen *Podophyllum* in Frage.

Außerdem kann Veratrum album noch in folgenden Fällen indiziert sein:

Manie. Trieb, die Kleidung zu zerschneiden und zu zerreißen; Bösartigkeit; unzüchtige Reden; religiöse oder erotische Wahnvorstellungen. In diesen Fällen wähle man zwischen Veratrum album und *Stramonium:* Bei Stramonium ist das Gesicht stark gerötet, bei Veratrum sehr blaß mit Facies hippocratica und mehr oder weniger ausgeprägter Schwäche. Häufig wechselt die akute Tobsucht mit stillbrütendem Verschlossensein. Wird der Kranke aber gereizt, so wird er wütend, schimpft, tobt, flucht, droht und wirft seinen Pflegern alle möglichen Fehler vor.

Gemütsstörungen bei Amenorrhoe.

Nymphomanie. Die Anfälle treten besonders vor jeder Menstruation auf.

Rheumatismus. Schlimmer durch Feuchtigkeit; treibt den Kranken aus dem Bett (*Ferrum metallicum*). Die Schmerzen von Veratrum album sind häufig sehr heftig und lassen den Kranken delirieren.

Husten, schlimmer beim Eintreten in ein warmes Zimmer (*Bryonia*) oder nach Trinken von kaltem Wasser (*Coccus cacti, Cuprum* und *Causticum* haben die gegenteilige Modalität).

Herzschwäche nach akuten Krankheiten: Kleiner, fadenförmiger, unregelmäßiger, nicht verlangsamter Puls; der Kranke fällt bei der geringsten Bewegung in Ohnmacht; im Liegen ist das Gesicht gerötet, im Sitzen leichenblaß; oftmals sind die Hände kalt und schweißig-klebrig.

Folgen von Schreck. Körperkälte, Diarrhoe, Erbrechen (Gelsemium hat Diarrhoe, *aber kein Erbrechen!*).

Dyspepsie in periodischer Wiederkehr.
Glossitis.
Erscheinungen des Klimakteriums.
Lymphangitis.
Pemphigus in periodischer Wiederkehr.
Phlebitis.

Dosierung

In Frankreich gebraucht man das Gift unserer einheimischen Viper; die besten Erfolge werden angeblich mit den ersten Verreibungen erzielt. In Amerika, wo das Gift der deutschen Viper [Kreuzotter, Vipera Berus] verwendet wird, empfiehlt man besonders die 12. Dezimale.

Zusammenfassender Überblick

Vipera ist angezeigt bei Entzündung der Venen mit großer Schwellung und Brenngefühl. Vergrößerung der Leber. Störungen im Klimakterium. Glottisödem. Man merke sich als auffälliges Leitsymptom: Gefühl, als wolle die befallene Partie bersten und Besserung beim Hochheben der Beine oder des kranken Körperteiles.

Krankengeschichte 101

Leberzirrhose

Im Dezember 1910 wurde ich zu einer Schwerkranken gerufen.

Frau N. nähert sich den fünfziger Jahren und hat sich früher stets einer ausgezeichneten Gesundheit erfreut. Seit einigen Jahren hat sich ihr Befinden allmählich verschlechtert. Der krankhafte Zustand begann mit Beschwerden von seiten des Verdauungstraktus: pappiger Mund, Zunge mit schmutzig-gelbem Belag, Appetitnachlaß, Unbehagen in der rechten Seite; danach Ziehen, schmerzhaftes Stechen bis zur Schulter, gelbe Verfärbung der Haut, hartnäckiges und quälendes Jucken, Wechsel von Durchfall und Verstopfung, Leib aufgetrieben und voller Winde: „Die Winde künden den Regen an", hat PORTAL gesagt; spärlicher, rötlicher Urin, zunehmende allgemeine Erschöpfung. Dann traten Blutungen auf; zuerst einfaches Nasenbluten, das von selbst vorüberging, dann mehrten sich die Blutungen und kamen aus mehreren Körperöffnungen: aus Mund, Magen und Uterus. Vor einem Jahr war Frau N. einer solchen Blutung beinahe erlegen.

Zu diesem Zeitpunkt konstatierte der Arzt eine sehr starke Vergrößerung der Leber und stellte die Diagnose: hypertrophische Leberzirrhose. Frau N. hat sich von diesem Zustand recht und schlecht erholt, mehr schlecht als recht. Allmählich haben sich alle Erscheinungen noch verschlimmert. Vor drei Tagen trat eine neue Blutung ein. Das Blut floß aus Nase, Mund, After und Scheide und kommt nicht zum Stehen. Jeder Behandlungsversuch bleibt ohne Erfolg. Der Arzt hat erklärt, daß das Ende nur mehr eine Frage von Stunden sei. Zu diesem Zeitpunkt entschließt sich die Umgebung der Kranken, ihre Zuflucht zur Homöopathie zu nehmen. So ist es fast immer; man entschließt sich, erst dann zum homöopathischen Arzt zu schicken, wenn der allopathische Kollege alle Hoffnung aufgegeben hat. In dieser Situation also werde ich gerufen.

Frau N. liegt zu Bett, der Blick ist glanzlos, das Gesicht trocken, von erdigem Gelb. Diese Verfärbung breitet sich übrigens über die ganze Haut aus; die Abmagerung ist beträchtlich, die Sprache sehr schwach; das Abdomen ist dick und gespannt, seine rechte Hälfte wird völlig von der hypertrophierten Leber eingenommen; kein Aszites; die Herzschläge sind gedämpft und beschleunigt; die allgemeine Schwäche ist außerordentlich; die Kranke klagt über einen leeren Kopf, deliriert sogar ein wenig. Der Zustand ist sehr ernst, und ich fürchte mit Recht, daß die Homöopathie nicht in der Lage sein kann, ihn zu beheben.

Ich verordne zwei Lösungen: eine mit *Arsenicum album* und *Phosphor*, die andere mit *Vipera*, $^1/_2$ stündlich im Wechsel teelöffelweise zu nehmen. Kalte Milch als einzige Nahrung; absolute Ruhe. Ich erkläre dem Gatten, daß die Situation hoffnungslos sei, wenn meine Behandlung die Blutung nicht sehr rasch stillt. Ich verspreche meinen Besuch für den nächsten Morgen.

Am nächsten Morgen höre ich, daß die Verordnung Wunder gewirkt habe. *Nach genau 2 Stunden hätten die Blutungen völlig aufgehört;* mit ihrem Stillstand wären dann die Kräfte ein wenig wiedergekommen. Die Kranke behielt die kalte Milch, die sonst hochkam, bei sich. In diesem Augenblick schien der Allgemeinzustand ein wenig besser, obwohl er keineswegs glänzend war.

Ich lasse die gleiche Verordnung und die gleiche Diät fortsetzen. Am nächsten Tag: Besserung sehr deutlich; die Blutung ist nicht wiedergekommen, die Kranke ist kräftiger. Von da an geht die Besserung mit Riesenschritten voran, nach 8 Tagen kann Frau N. aufstehen.

Dr. Villechauvaix (Paris)

Kommentar. Diese Krankengeschichte bietet zugleich ein Beispiel für *synergetische Homöotherapie* [Gebrauch von Wechselmitteln, *nicht* von sog. Komplexen]. Offensichtlich wäre es das Ideal, nur *ein* Medikament zu verordnen, wie Hahnemann es verlangte, und diese eine Arznei müßte das *Simillimum* des Falles sein. Da es aber oft schwer ist, dieses zu finden, und es trotz des Reichtums unserer Materia medica gewiß auch nicht für alle Fälle existiert, ist man *bisweilen* berechtigt, mehrere Mittel zu verordnen, die in ihrer Gesamtheit alle Symptome des vorliegenden Falles decken, so wie es Dr. Villechauvaix tat. Doch ist bei dieser Behandlungsmethode viel Umsicht und Klugheit erforderlich, und man muß sich auf eine kleine Zahl von Arzneien beschränken und sich nicht dazu verleiten lassen, gleichzeitig 10 oder 15 oder noch mehr Mittel zu verordnen, wie ich es schon gesehen habe.

Zincum

Metallisches Zink. Ein in der Natur ziemlich häufig vorkommendes Metalloid, das aber immer an Schwefel oder Kieselerde gebunden ist.

Die 3 ersten Potenzen werden aus dem metallischen Zinkpulver bereitet. Letzteres erhält man, indem man reines Zink unter Wasser auf einem feinen Rasiermesserschleifstein schleift.

Die Pathogenese von Zincum findet sich in Hahnemann *"Chronische Krankheiten"*.

Physiologische Wirkung

Die Vergiftungen werden vor allem durch Zinksulfat (sog. weißes Vitriol) hervorgerufen; doch muß man wissen, daß das metallische Zink von Wasser, Salz und Säuren, sogar von den vegetabilen Säuren angegriffen wird, und daß infolgedessen die in der Küche gebrauchten Zinkgeräte Vergiftungserscheinungen hervorrufen können (Orfila).

Das erste und zuverlässigste Symptom bei einer Zinksalzvergiftung ist das Erbrechen, dem selten Übelkeit vorausgeht; es ist heftig und von raschem Verlauf. Übelkeit folgt bald *nach* dem Erbrechen. Bei Zinkarbeitern hat man heftigen Kopfschmerz, Fieberschauer, Krämpfe in den Waden, Übelkeit, Erbrechen und Durchfälle mit Koliken beobachtet.

Bei unseren Prüfern hat Zink in toxischen Dosen: Ameisenlaufen, Zittrigkeit des ganzen Körpers, Bandgefühl um den Leib und krampfiges Ziehen der Muskeln hervorgerufen.

Die reflektorische Erregbarkeit ist derart gesteigert, daß ein Reiz in irgendeinem Teil des Körpers eine heftige Zuckung an einer anderen Stelle auslöst.

Der Muskelsinn ist vermindert, darum stolpert der Kranke in der Dunkelheit.

Das Zittern hat sehr große Ähnlichkeit mit dem von Paralysis agitans.

Spastische Bewegungen.

Mit einem Worte: Zink bewirkt eine tiefgehende Herabstimmung des Nervensystems.

Typ

Der Zink-Kranke sieht erschöpft aus; er ist mager, hat einen blassen, erdfahlen Teint und herunterfallende Augenlider [Ptosis]. Sein Körper wird von unruhigen, ungewollten, zitternden Bewegungen geschüttelt, besonders die unteren Extremitäten. Er hat eine Abneigung gegen jede Beschäftigung; ist hypochondrisch, leidet an Gedächtnisverlust und Minderung der geistigen Kräfte.

Modalitäten

Verschlimmerung: *Durch Wein und Stimulantien*; durch Berührung; zwischen 5 und 6 Uhr abends.

Besserung: Durch Ruhe; *durch Ex- und Sekretionen; durch Auftreten eines Ausschlages.*

Vorherrschende Angriffsseite: Rechts.

Leitsymptome

1. *Beständiges Gefühl von Unruhe in den Beinen*; er muß sie unwillkürlich dauernd bewegen.
2. Heftiges Zittern des ganzen Körpers.
3. Plötzliche ruckartige Bewegungen und Stiche in der Herzgegend.
4. Kontraktionen und Spasmen einzelner Muskeln (*Ignatia, Agaricus*).
5. Wein wird nicht vertragen, nicht einmal die kleinste Menge.
6. Schwäche und Hinsein im Magen gegen 11 Uhr morgens (*Phosphor, Natrium carbonicum, Sulfur, Jod,* [*Ignatia, Sepia*]), mit einem Gefühl plötzlicher Kraftlosigkeit in den Gliedmaßen.
7. Tiefer, intensiver Schmerz in der Gegend des letzten Dorsal- und des ersten Lumbalwirbels, schlimmer beim Sitzen als beim Gehen.
8. Brennen entlang der ganzen Wirbelsäule.
9. Atemnot, spastisch bedingt, mit einem Konstriktionsgefühl wie von einem Band [um die Brust], schlimmer in Ruhe; besser, wenn sich Auswurf einstellt.

Eigentümliches Symptom: Selbst wenn die Blase voll ist, kann der Kranke nur im Sitzen mit übergeschlagenen Beinen urinieren.

Schmerzen: Lanzinierend und reißend; besser im Freien, schlimmer bei Berührung und Bewegung.

Stühle: *Verstopfung* mit harten, trocknen, ungenügenden Stühlen. *Diarrhoe* mit Tenesmus: Cholera infantum.

Regel: Unregelmäßig, im allgemeinen in der Nacht reichlicher als am Tage. Vor der Regel Reizbarkeit und Schmerzen in der Kreuz- und Nierengegend. Während der Regel Besserung der Schmerzen.

Hauptsächliche Indikationen

Infolge nervöser Schwäche **können Hautausschläge nicht zur Entwicklung** (Scharlach, Friesel usw.) und **Sekretionen** (Expektoration, Menstruation) **nicht in Gang kommen.** Sie bessern den Zustand des Kranken, sobald sie eingetreten sind.

Zink ist sehr wichtig bei **zerebralen Störungen,** gleichgültig welchen Ursprunges (Scharlach, Typhus, Zahnungsausschlag).

Eines der besten Heilmittel bei **allgemeinem Zittern** [nach Kent „*äußerliches*" Zittern erstklassig, „*innerliches*" nur drittklassig!] **und bei Prostation.**

Tabes. Im ersten Stadium; blitzartige Schmerzen, nicht nur in den Gliedern, sondern auch in den Genitalorganen.

Epilepsie, besonders bei Kindern und nach Absetzen von Brompräparaten (*Lachesis, Phosphor*).

Keuchhusten. Dabei ist Zincum angezeigt durch die Röte der injizierten Augenbindehaut.

Hysterie und Hypochondrie.

Varizen an dem unteren Teil der Oberschenkel und am äußeren Genitale.

Kopfschmerz. Allgemeiner, dumpfer, betäubender Kopfschmerz, der die geistigen Fähigkeiten sehr herabsetzt; er wird besser in frischer Luft.

Lokaler, lanzinierender, reißender Kopfschmerz wie bei Migräne und Neuralgie. Er sitzt manchmal an einem Punkt der Stirn, der Schläfe oder des Scheitelbeines wie ein clavus hystericus.

Husten mit krampfiger Beklemmung der Brust; Husten, der infolge der Anstrengungen bei der Expektoration erschöpft. Der Auswurf kann blutgestreift sein. Husten nach dem Genuß gezuckerter Speisen. Bei dem Zink indizierenden Krampfhusten halten Kinder die Hand an ihr Genitale.

Fieber. Der Fieberfrost tritt mehr abends als morgens auf. Er beginnt draußen im Freien und verschwindet im Zimmer. Starke Hitze des Kopfes und Gesichtes mit Röte der Backen; saure Schweiße während der ganzen Nacht.

Dosierung

Hahnemann und die alten Homöopathen gebrauchten ausschließlich hohe Potenzen von der 12. bis zur 30. Centesimale.

Zusammenfassender Überblick

„Was Eisen für das Blut, das bedeutet Zink für die Nerven!" — Es ist ein ganz vorzügliches Mittel bei nervöser und zerebraler Erschöpfung. Das wichtigste, mit der allgemeinen nervösen Schwäche im Zusammenhang stehende Charakteristikum von Zincum ist heftiges, unaufhörliches Unruhegefühl in den Füßen und Beinen, die der Kranke ständig bewegen muß. Sein Zustand ist immer schlimmer nach alkoholischen Stimulantien und wird immer gebessert, wenn eine Ausscheidung oder ein Ausschlag erscheint.

Krankengeschichte 102
Ein Zinkfall

Das 20jährige Fräulein P. R. kommt wegen Kopfschmerzen in meine Sprechstunde. Seit einem Jahre etwa leidet sie fast täglich daran. Früher hatte sie häufiger Nasenbluten; das verschwand eines Tages, um dem jetzigen Kopfschmerz Platz zu machen. Das Eigentümliche ist, daß *die Kopfschmerzen während der Regel vollkommen aussetzen.* Sie klagt außerdem über schlechte Verdauung, Blähungen, Aufgetriebensein und Herzklopfen bei Anstrengung. Abends ist sie ganz erschöpft, verspürt *Unruhe in den Beinen und kann sie nicht stillhalten.* Sie erzählt mir, daß sie *keinen Wein vertragen könne,* nicht einmal die kleinste Menge.

Die Symptome, die mir für den Zustand der Kranken bemerkenswert erscheinen, sind:
1. **Kopfschmerz, besser während der Regel.**

Das KENTsche Repertorium gibt 4 Mittel dafür an: *Allium cepa, Belladonna, Veratrum* und *Zincum.*

2. **Allgemeine Verschlimmerung durch Wein.**

Dabei steht Zink an erster Stelle, während die anderen Mittel — sie sind sehr zahlreich — alle drittklassig sind.

3. **Abendliche Unruhe in den Beinen.** Dabei ist Zincum allein mit *Tarantula* an erster Stelle angegeben.

Ich verordne also Zincum C 200. 3 Gaben in einstündigen Zwischenräumen. 14 Tage später kommt die Patientin wieder. Sie berichtet, daß sie nach ihrer ersten Konsultation heftigere Schmerzen als sonst gehabt habe; sie seien aber sehr rasch besser geworden, und 2 Tage später habe sie nichts mehr davon gespürt. 3 Monate danach sehe ich sie nochmals wieder. Der allgemeine Zustand ist glänzend, die Müdigkeit verschwunden, ebenso der Kopfschmerz und die Unruhe in den Beinen, — aber das Nasenbluten ist wiedergekommen! Eine Gabe *Phosphor* C 200 brachte auch das in Ordnung.

R. Schmidt (Genf)

Kommentar. An diese letzte Krankengeschichte möchte ich noch einige wichtige Bemerkungen knüpfen.

Zunächst erkennen Sie, wie sorgfältig unser Genfer Kollege den von mir in diesem Buch zitierten § 153 des „*Organon*" angewendet hat. Sodann ersehen Sie daraus, daß wir als Hilfe bei der Arzneimittelwahl Repertorien der Symptome und der Modalitäten besitzen. Das vollständigste Repertorium ist das von KENT. Das beste aber ist das, das man sich selber angelegt **hat!**

Auch haben Sie hier ein Beispiel von homöopathischer Erstverschlimmerung, die stets ein günstiges Zeichen ist. Sie beweist, daß das Mittel gut gewählt ist und wirkt.

Schließlich sehen Sie das Wiederauftreten der ursprünglichen Erkrankung (Epistaxis) nach dem Verschwinden der sekundären Erscheinungen (Kopfschmerz) und die Notwendigkeit, diese ursprüngliche Erkrankung ebenfalls durch passende Mittel zu beseitigen.

Ergänzungen

Im folgenden werden noch 70 Arzneimittel angegeben, die zwar einen schmalen Aktionsradius, aber ausgeprägte Leitsymptome und klare Indikationen besitzen und deshalb häufig verwendet werden können:

Abrotanum [Eberraute]. Deutliche Abmagerung der Beine, dabei Verdauungsstörungen und Diarrhoe im Wechsel mit Rheumatismus.
Acidum lacticum. Bei Diabetes, wenn gleichzeitig mit den Symptomen von Hunger, Durst und Zucker im Urin Beschwerden in den Gelenken bestehen.
Acidum sulfuricum. Hyperazidität, Brennen und Säure im Magen. Stumpfwerden der Zähne [durch die Säure].
Aethusa cynapium [Hundspetersilie]. Säuglinge können keine Milch vertragen; sie brechen sie in großen Klumpen aus.
Aletris farinosa [Sternwurzel]. Ausgezeichnetes Mittel bei erschöpften, ptotischen Frauen mit Uterusbeschwerden, ähnlich denen von *Helonias*.
Allium cepa [Küchenzwiebel]. Sehr oft wirksam bei wässerigem Nasenkatarrh und Heuschnupfen (ätzender Nasenfluß, aber nichtreizende Tränen).
Ambrosia [Ambrosienkraut]. Bei Keuchhusten und Asthma, wenn der Respirationstraktus in seiner ganzen Ausdehnung, Trachea bis Bronchien, gereizt ist.
Amylum nitrosum [Amylnitrit]. Tumultuöses Herzklopfen. Blutandrang zum Gesicht.
Aralia racemosa [Amerikanische Narde]. Asthma beim Ausgestrecktliegen, nachts, mit krampfigem Husten, der nach dem ersten Schlaf gegen Mitternacht auftritt. Schnupfen mit salzigschmeckender Nasenabsonderung. Außerordentliche Empfindlichkeit gegen Luftzug.
Astacus fluviatilis [Flußkrebs]. Von großem Wert bei Urticaria und den brennenden, nesselartigen Ausschlägen bei Lebererkrankungen.
Aurum muriaticum natronatum. Alte Gelbsucht mit Wechsel von weißen und schwarzen Stühlen.
Bellis perennis [Gänseblümchen]. Nach Naveau erfolgreich bei Furunkeln, [bewährt bei Beckenverletzungen].
Bismutum [Wismut]. Reine sog. „nervöse" Gastralgie.
Calcarea hypophosphorica. Knochenabszeß.
Calcarea sulfurica. Profuse Eiterungen.
Ceanothus [amerikanische Seckelblume]. Elektive Wirkung auf die Milz; diese ist vergrößert und häufig schmerzhaft. Der Schmerz geht bisweilen auf die ganze linke Körperseite über.

Cedron [Simaruba Cedron]. Die Beschwerden kommen immer zur gleichen Stunde wieder, „pünktlich wie eine Uhr". Es handelt sich zumeist um Migränen und Neuralgien bei den Bewohnern von Sumpf- oder Tiefland.

Cerium oxalicum. Reflektorisches Erbrechen bei nervösen [auch zerebralen] Erkrankungen; spastischer Husten.

Chenopodii glauci aphis [Auf dem „meergrünen Gänsefuß" lebende Blattlaus]. Heftiger Schmerz im unteren Winkel des linken Schulterblattes [ebenda, aber rechts: *Chelidonium*].

Chininum arsenicosum. Ausgezeichnetes Mittel bei banaler Diarrhoe (D 3).

Cinnabaris [Zinnober]. Sehr wirksam bei gewissen Ciliarneuralgien und im Wechsel mit **Thuja** bei Cancroid des Gesichtes, besonders des inneren Augenwinkels.

Cistus canadensis [Sonnenröschen]. Große Empfindlichkeit gegen Kälte. Gefühl von Eiskälte an verschiedenen Körperstellen, die am Schlafen hindert.

Clematis erecta [Aufrechte Waldrebe]. Oft angezeigt bei zwei ganz verschiedenen Affektionen: bei Krampfadergeschwüren und bei gonorrhoischer Nebenhodenentzündung, wenn Pulsatilla nicht mehr wirkt.

Convallaria maialis [Maiglöckchen]. Empfindlichkeit der Uterusgegend mit reflektorischem Herzklopfen. Kardialer Hydrops.

Copaiva [Copaivabalsam]. Bronchitischer Katarrh mit profuser, sehr übelriechender Expektoration (*Illicium, Pix liquida, Myosotis, Balsamum peruvianum, Yerba santa*).

Cyclamen [Alpenveilchen]. Übermäßige Gewissenhaftigkeit. Kopfschmerz mit Flimmern oder verschiedenfarbigen Flecken vor den Augen, schlimmer morgens und während der Regel. [Ist *Pulsatilla* sehr ähnlich, hat aber sehr starke Menses!]

Damiana [Turnera aphrodisiaca mexicana]. Impotenz der Neurastheniker.

Dioscorea villosa [Yamswurzel]. Heftige Koliken, besser bei aufrechter Haltung oder beim Hintenüberbeugen (*Colocynthis* hat das Gegenteil).

Dolichos [Juckbohne]. Heftiges Jucken ohne irgendeinen sichtbaren Ausschlag, oft bei Leberbeschwerden.

Epiphegus [Virginische Sommerwurz]. Erschöpfungskopfschmerz nach körperlicher oder geistiger Überanstrengung.

Eucalyptus [Fieberbaum]. Von großem Wert bei kolibazillärer Pyelonephritis.

Eupatorium perfoliatum [Wasserhanf]. Heftige, tiefe Schmerzen, als säßen sie in den Knochen, mit schmerzhaftem Zerschlagenheitsgefühl im ganzen Körper. [Bewährt bei grippalem Infekt!]

Euphrasia [Augentrost]. Schnupfen, Heuschnupfen; der Tränenfluß ist ätzend, während der Nasenfluß mild ist (*Allium cepa* — s. o. — hat das Gegenteil).

Fagopyrum [Buchweizen]. Oft sehr wirksam bei sog. idiopathischem Pruritus (*Dolichos, Urtica*).

Gossypium [Baumwollstrauch]. Die Kranke hat das Gefühl, als müßte die Regel sofort beginnen, dennoch kommt sie nicht.

Haematoxylon [Campeche- oder Blauholz]. Sehr charakteristisches Konstriktionsgefühl, oft in Brusthöhe. Angezeigt bei Angina pectoris.

Hydrangea [Hydrangeastrauch]. Ausgezeichnetes Heilmittel bei Harngrieß und allen seinen krankhaften Folgezuständen, besonders am Blasenhals.

Hypericum [Johanniskraut]. Heilmittel bei Wunden in nervenreichem Gewebe, wenn der Schmerz unerträglich ist. Erschütterung des Gehirns und des Rückenmarks; Nervverletzungen, [Traumen nervenreicher Teile wie Finger, Hand, Zehen, Fußsohle].

Illicium [Sternanis oder Badian]. Schmerz in der Gegend der 3. Rippe, ein bis zwei Fingerbreiten lateral vom Sternum, zumeist rechts, ausnahmsweise auch links.

Influenzinum [Influenzanosode]. Von CHIRON gebraucht, um einen Keuchhustenanfall auszulösen, wenn ein gewöhnlicher Husten keuchhustenverdächtig ist.

Jalapa [Purgierwinde, Jalapenwurzel]. Kindliche Koliken und kindliche Diarrhoe; das Kind schreit beständig auf; bisweilen nur während der Nacht, tagsüber ist es dann ruhig.

Kali chloratum. Kältegefühl in der Herzgegend, mit Herzklopfen, objektiv deutlich bei Palpation wahrnehmbar; dabei Angst.

Lac caninum [Hundemilch]. Hat ein wichtiges Charakteristikum: alle Symptome, ob schmerzhaft oder nicht, wandern hin und her, von einer Seite auf die andere [und wieder zurück, was sich mehrfach wiederholen kann].

Lachnantes [L. tinctoria, Rotwurzel]. Rheumatische Erkrankungen des Halses. Torticollis.

Lobelia inflata [Indianischer Tabak]. Speichelfluß, Beklemmung, Übelkeit, Erbrechen, schlimmer bei der geringsten Anstrengung. Paßt gut bei den Beschwerden der Vagotoniker.

Mezereum [Seidelbast]. Fazialisneuralgien, wenn die Schmerzen durch die geringste Bewegung der Kinnbacken schlimmer und durch strahlende Wärme gebessert werden.

Myristica sebifera [Talg-Muskatbaum]. Entzündung der Haut, des Zellgewebes und des Periostes. Sehr wirksam bei Panaritium. [„Homöopathisches Messer"].

Naphthalinum. Spastischer Husten bei akuter Laryngitis und bei trockenem Bronchialkatarrh.

Ocimum [O. basilicum, Basilienkraut]. Roter Sand im Urin. Nierenkolik, meist rechts.

Oleander. Chronische Diarrhoe unverdauter Speisen. Bei geringstem Windabgang entweicht unfreiwilliger Stuhl.

Oxycodendron [baumförmiges Rosmarinheidegewächs]. Oft sehr wirksam bei Aszites und Anasarka mit Anurie. Man gebraucht die Urtinktur.

Petroselinum [Petersilie]. Sehr plötzliches, unwiderstehliches Bedürfnis zur Entleerung der Blase.

Primula obconica [Kegelförmiger Himmelsschlüssel]. Entsetzlich juckendes Ekzem an den Händen und zwischen den Fingern.

Ptelea trifoliata [Leder-, Kleebaum]. Wehtun und Schmerz in der Lebergegend, sehr verschlimmert durch Herumdrehen oder durch Liegen auf der linken Seite.

Ranunculus bulbosus [Knollenhahnenfuß]. Interkostalneuralgie, schlimmer bei Bewegung und Berührung (*Bryonia,* schlimmer bei Bewegung, aber besser bei festem Druck). Pustelausschläge in der Handfläche.

Rheum [Rharbarber]. Kindliche Diarrhoe. Die Stühle riechen sauer; das ganze Kind riecht sauer trotz sorgfältigster Pflege und Sauberkeit.

Robinia [Akazie]. Heftiges Brennen im Magen mit Erbrechen einer wässerigen, sauren Flüssigkeit. Gleichzeitig klagt der Kranke über Schwere im Magen.

Ruta [Wein-, Edelraute]. Ausgezeichnetes Heilmittel bei akkomodativer Asthenopie (*Natrium muriaticum, Senega*). Bei Periostverletzungen.

Sambucus nigra [Schwarzer Holunder]. Trockene Hitze während des Schlafens und profuser Schweiß beim Erwachen.

Sanicula [Wundsanikel, Heildolde]. Hartnäckige Verstopfung. Es besteht erst Entleerungsbedürfnis, wenn eine enorm große Menge Stuhl angehäuft ist, der aber trotz heftigsten Bemühens nur teilweise ausgestoßen werden kann. [Nicht zu verwechseln mit *Sanicula aqua,* Mineralwasser der Sanicula Springs in Ottawa (Illinois), das mehrere homöopathisch wichtige Mineralien wie *Sulfur, Silicea, Kalzium* u. a. enthält und sich in C 30 bei Rachitis, Enuresis, Seekrankheit, Obstipation usw. bewährt hat.]

Senecio aureus [Kreuz-, Greiskraut]. Amenorrhoe oder ständige Verzögerung der Regel bei jungen anämischen Mädchen mit Lumbalschmerzen. Gleichzeitig Blasenstörungen.

Senna. Ausgezeichnetes Heilmittel beim sauren Erbrechen der Kinder [azetonämisches Erbrechen].

Serum anguillae [Aalserum]. Akute Nephritis.

Stillingia [Stillingie; Wolfsmilchgewächs]. Entzündung der Halsdrüsen. Rheumatische oder syphilitische Periostitis.

Sumbulus [Persische Moschuswurzel]. Hat viele nervös-hysterische Symptome. Ergänzt oft *Ignatia* und *Platina.*

Tellurium. Ohrenfluß mit außerordentlich stinkendem Eiter, der bisweilen wie Heringslake riecht.

Theridion [Feuerspinne]. Außerordentliche Empfindlichkeit gegen Geräusch [geringsten Grades: Papierknistern, Kratzen einer Schreibfeder]. Geräusche scheinen im ganzen Körper bis in die Zähne zu vibrieren.

Thlaspi bursa pastoris [Hirtentäschelkraut]. Nieren-, Blasenblutungen.

Trillium [Amerikanische Waldlilie]. Heilmittel bei Hämorrhagien aller Art; besonders wirksam, wenn die Menses alle 14 Tage wiederkommen, eine ganze Woche dauern und sehr abundant sind.

Valeriana [Baldrian]. Ischias mit folgendem Symptom: Der Schmerz ist schlimmer, wenn der Kranke unbewegt stillsteht; besser, wenn das Bein auf einem Stuhl ausgestreckt wird. [Elektrische Schläge durch den ganzen Körper, die den Kranken plötzlich vom Stuhl hochfahren lassen.]

Erklärende Bemerkungen zu den von Charette angegebenen Arzneipotenzen

Die in der Arzneimittellehre von CHARETTE im Text und in den Krankengeschichten angegebenen Potenzen sind vielfach verhältnismäßig hoch und deshalb dem deutschen Leser ungewohnt. Sie bedürfen einer Erklärung, besonders für den homöopathischen Anfänger.

Die zahlenmäßig vorherrschende Kasuistik französischer Autoren enthält vielfach Arzneipotenzen mit hoher Numerierung. Trotz dieser hohen Numerierung handelt es sich nicht um *echte Hochpotenzen*. Die Auskunft von Dr. PIERRE VANNIER (Paris VIII, 20, Avenue de Friedland), ancien interne des hôpitaux de Paris et ancien chef de clinique à la faculté de médecine, der seit mehreren Jahren als homöopathischer Sachverständiger offiziell-staatlich mit der Bearbeitung und Ordnung der Bezeichnung und Herstellungstechnik der homöopathischen Arzneien beauftragt ist, ergab folgendes:

Bis vor der jetzt staatlich vorgeschriebenen, grundsätzlichen Regelung bestand in Frankreich eine sehr unklare Situation. Die homöopathischen Präparate wurden nach einer konventionellen Übereinkunft „von 1 bis 1000" numeriert. Die Nummern entsprachen aber durchaus nicht der Zahl der vorgenommenen Verdünnungen und Verreibungen. Z. B. war eine „30" genannte Potenz entweder eine C 30 nach der HAHNEMANNschen Mehrglasmethode oder nach der KORSAKOWschen Einglasmethode, je nach Wunsch und Einstellung der ordinierenden homöopathischen Ärzte oder nach der Technik der betreffenden homöopathischen Herstellungsapotheken und -laboratorien.

CHARETTE benutzte nicht — wie viele französische homöopathische Ärzte — Arzneipotenzen, die in Wirklichkeit *echte HAHNEMANNsche Mehrglaspotenzen* waren, aber gemäß dem alteingefahrenen Usus in praxi nach den elektrophysikalischen Untersuchungen und Berechnungen des Pariser Physikers Professor Dr. BERNÉ und den Arbeiten der ehemaligen „Commission mixte du Codex homéopathique" in die angeblich entsprechenden KORSAKOWschen Einglaspotenzen umbenannt waren[8]. Es darf aber nicht unerwähnt bleiben, daß zahlreiche französische homöopathische Ärzte — z. B. Dr. PIERRE SCHMIDT (Lausanne), Dr. PAUL CHAVANON (Paris) — die nach der KORSAKOWschen Einglasmethode hergestellten Potenzen nach ihren Erfahrungen für kräftiger und dauerhafter in ihrer Wirkung hielten als die nach der HAHNEMANNschen Mehrglasmethode hergestellten Potenzen. Näheres sagen die beiden nachfolgenden, etwas voneinander abweichenden Tabellen:

Korrespondenztabelle nach Prof. Berné:

Nr. 1:	ist gleich	C 1	HAHNEMANN	gleich	D 2	HAHNEMANN
Nr. 2:	„ „	C 2	„	„	D 4	„
Nr. 3:	„ „	C 3	„	„	D 6	„
Nr. 6:	„ „	C 4	„	„	D 8	„
Nr. 30:	„ „	C 5	„	„	D 10	„
Nr. 100:	„ „	C 6	„	„	D 12	„
Nr. 200:	„ „	C 7	„	„	D 14	„
Nr. 500:	„ „	C 8	„	„	D 16	„
Nr. 1000:	„ „	C 9	„	„	D 18	„

Gemäß den Auskünften, die Dr. STOCKEBRAND 1957 persönlich in Frankreich erhalten hat, ist die obige, bisher als gültig angesehene Tabelle nach Professor BERNÉ nicht mehr als zu-

---

[8] „CHARETTE selbst benutzte", wie mir Dr. DAVID-Dijon (19. 6. 1958) liebenswürdigerweise mitteilte, nach der Auskunft des homöopathisch sehr geschätzten Apothekers J. BOIRON-Lyon (Mitherausgeber der „Extraits des Actes de la Société Rhodanienne d'Homoeopathie") und nach den Bestätigungen der Apotheker von Nantes (wo CHARETTE praktizierte), „fast ausschließlich KORSAKOWpotenzen 6, 12, 30, 200 und 1000. Er wandte HAHNEMANNsche Potenzen nur bei einigen seltenen Medikamenten *Phosphorus* und *Cholesterin* in Globulidosen von C 7 und C 9 an" (Brief von J. BOIRON vom 18. 6. 1958).

treffend anerkannt. Daß die Arzneiwirkung nicht mehr den von BERNÉ angegebenen Werten äquivalent ist, hat sich erst herausgestellt, als die seit 1953 obligatorischen HAHNEMANNschen Centesimalpotenzen allgemein in der Praxis verwendet wurden. Viele homöopathische französische Ärzte sind der Meinung, daß die nachfolgende Tabelle von Dr. PAUL CHAVANON den wirklichen Arzneiwerten besser entspricht.

Korrespondenztabelle nach Dr. Chavanon:

C 6	KORSAKOW ist gleich C 4 HAHNEMANN	(frz.: 4. C. H.)
C 8	„ „ „ C 5 „	(frz.: 5. C. H.)
C 12	„ „ „ C 6 „	(frz.: 6. C. H.)
C 30	„ „ „ C 7 „	(frz.: 7. C. H.)
C 60—70	„ „ „ C 8 „	(frz.: 8. C. H.)
C 100	„ „ „ C 9 „	(frz.: 9. C. H.)

Mit Hilfe beider Tabellen kann man die höheren, in der Arzneimittellehre von CHARETTE angeführten französischen Potenzen unschwer in die etwa entsprechenden HAHNEMANNschen Mehrglaspotenzen umrechnen.

In den von CHARETTE gebrachten Krankengeschichten sind einige Fälle angelsächsischer Autoren (z. B. des Amerikaners Dr. NASH) angeführt. Ob diese stets echte HAHNEMANNsche Hochpotenzen benutzt haben oder — wie es den Anschein hat — auch häufig Potenzen anderer Herstellungstechnik (KORSAKOW, SKINNER u. a.), läßt sich im Einzelfall heutzutage nicht mehr mit Sicherheit feststellen, da im Original meist genauere Angaben über die Herstellungstechnik fehlen.

Zur Frage der **Potenzwahl** sei grundsätzlich folgendes gesagt:

Gegenüber der Wahl des Arzneimittels spielt die Wahl der Potenzhöhe nur eine zweitrangige Rolle und ist der Einstellung und der Erfahrung des Arztes überlassen. Eine kurze grundsätzliche Anweisung findet sich oben in den „Einführungsbemerkungen" von CHARETTE.

Wahrscheinlich besitzt jeder Kranke eine *seiner* Erkrankung und *seiner* Krankheitsphase entsprechende, zeitlich, individuell und konstitutionell-dispositionell wechselnde Reizbereitschaft, die man heutzutage nur rein empirisch ertasten und ausprobieren kann und die keinem Schematismus unterliegt. Vielleicht wird man einmal später bei weiteren Fortschritten der physikalischen Forschung — vgl. die *elektrophysikalische Gruppendifferenzierung der homöopathischen Arzneien mittels der Emanometrie* nach Dr. W. E. BOYD (Glasgow) — diese Arzneireizbereitschaft und damit die dem Einzelfall angepaßte Potenzhöhe exakter messen lernen, was heute noch nicht möglich ist. Wissenschaftlich wäre dies interessant, aber für die praktische homöopathische Therapie ist es nicht notwendig, da der aufmerksam beobachtende Arzt sehr rasch erkennen kann, ob eine gewählte Arzneipotenz zu hoch oder zu niedrig ist.

HANS KRITZLER-KOSCH

Alphabetisches Arzneimittelverzeichnis mit Krankengeschichten

Arzneimittelnamen	Seite	Krankengeschichten	Nr.	Seite
Acidum benzoicum	21			
Acidum nitricum	22		1	25
Acidum phosphoricum	27			
Aconitum napellus	30	Sthenisches Fieber	2·	36
		Spasmus des Pectoralis major	3	37
Actaea racemosa	38	Durch Schreck hervorgerufene Amenorrhoe	4	41
Aesculus hippocastanum	42			
Agaricus muscarius	44	Schwere Chorea nach Gelenkrheumatismus	5	46
Aloe	47	Durchfall nach dem Essen	6	50
		Incontinentia alvi et urinae	7	50
Alumina	51			
Anacardium orientale	55	Schmerzhafter Afterkrampf	8	56
Antimonium crudum	57			
Antimonium tartaricum	59	Katarrhalische Erkrankung der Lunge mit starker Asphyxie	9	61
Apis mellifica	64	Akuter Gelenkrheumatismus	10	67
		Allgem. Ödem (Sklerödem bei einem Neugeborenen)	11	67
		Ablatio retinae	12	68
Argentum nitricum	69	Rückenmarkreizung	13	73
Arnica	74	Epilepsieartige Anfälle traum. Ursprungs	14	77
		Postoperative Incontinentia urinae	15	77
Arsenicum album	79	Typhus	16	85
Arum triphyllum	86	Aphonie	17	88
Aurum	89	Nervöse Melancholie	18	92
Baptisia tinctoria	93	Drohender Typhus	19	96
Baryta carbonica	97	Rezidivierende Mandelentzündungen	20	99
Belladonna	100	Epileptoide Anfälle bei einer Katze	21	107
Berberis vulgaris	108			
Borax veneta	110			

Arzneimittelnamen	Seite	Krankengeschichten	Nr.	Seite
Bromum	113			
Bryonia alba	115	Schwerer akuter Gelenkrheumatismus	22	120
Cactus grandiflorus	122			
Calcarea carbonica	125	Hornhautgeschwüre	23	130
		Kropf	24	131
Calcarea fluorica	132			
Calcarea phosphorica	134			
Camphora	137			
Cannabis sativa	140	Magenkrämpfe	25	141
Cantharis	142	Pleuritis	26	145
		Zystitis	27	146
Capsicum annuum	146	Mastoiditis	28	148
Carbo vegetabilis	149	Kardiorenale Insuffizienz	29	153
		Hoffnungslose grippöse Bronchopneumonie	30	153
Causticum	155	Ramsay-Huntsches Syndrom: Herpes zoster des Ohres mit Fazialisparese bei Erkrankung des Ganglion geniculi	31	159
		Incontinentia alvi	32	160
Chamomilla	162	Nervosität — Blähungskoliken	33	165
Chelidonium majus	166			
China	169	Posthämorrhagische Amblyopie	34	174
		Metrorrhagiefall	35	175
Cicuta virosa	176			
Cina	178	Wurmfieber	36	181
Cocculus	182	Schwindel	37	185
Coffea	185			
Colchicum	188	Herbstruhr	38	189
Colocynthis	191			
Conium maculatum	194	Neuritis optica	39	198
Crotalus	199			
Croton tiglium	201	Juckendes Ekzem	40	203
Cuprum	203			
Digitalis purpurea	207	Zwei Herzfälle	41	210
Drosera	212			
Dulcamara	214	Ptosis	42	216

Alphabetisches Arzneimittelverzeichnis mit Krankengeschichten

Arzneimittelnamen	Seite	Krankengeschichten	Nr.	Seite
Elaps corallinus	217			
Ferrum metallicum	219			
Ferrum phosphoricum	223	Eine bemerkenswerte Leistung von Ferrum phosphoricum	43	225
Gelsemium	227	Grippe	44	229
Glonoin	230	Herzklopfen	45	232
Graphites	233	Verstopfung	46	236
Hamamelis virginica	237	Schwere, anhaltende Hämorrhoidalblutung	47	239
Helleborus niger	240			
Helonias dioica	242			
Hepar sulfuris	244	Knochenfistel	48	248
Hydrastis canadensis	250	Brustkrebs	49	252
Hyoscyamus niger	252			
Ignatia amara	256			
Jodum	260	Asthma	50	264
		Tuberkulose der Iris	51	265
Ipecacuanha	266	Kapillarbronchitis	52	270
Iris versicolor	271	Migräne (Hemicrania ophthalmica)	53	273
Kalium bichromicum	274			
Kalium carbonicum	278			
Kalmia latifolia	281	Eine rasche Heilung durch Kalmia	54	282
Kreosotum	283	Erbrechen bei Alkoholgastritis	55	285
Lachesis	286	Durch Albuminurie komplizierte Metrorrhagie	56	291
Ledum palustre	292			
Lilium tigrinum	295			
Lycopodium	298	Pharyngitis granulosa	57	302
		Tic des rechten Oberlides	58	303
Magnesia carbonica	303			
Magnesia phosphorica	305			
Manganum metallicum	308			

Arzneimittelnamen	Seite	Krankengeschichten	Nr.	Seite
Medorrhinum	311	Chronische Diarrhoe	59	313
Melilotus alba	315	Einige Heilungen mit Melilotus	60	315
Mercurius	316	Ein Merkur-Typ	61	321
Mercurius cyanatus	322	Scharlachdiphtheroid	62	322
		Zwei weitere Diphtheriefälle	63 u. 64	324
		Angina diphtherica	65	325
		Nasen-Rachen-Diphtherie	66	326
Mezereum	328			
Naja	330			
Natrium carbonicum	333			
Natrium muriaticum	335	Kopfschmerzen und Dysmenorrhoe	67	339
Natrium sulfuricum	341			
Nux moschata	343			
Nux vomica	345	Supraorbitale Neuralgie	68	352
		Millarsches Asthma	69	353
Opium	356	Verstopfung	70	359
Petroleum	360	Incontinentia urinae	71	362
Phosphorus	363	Morbus Basedow	72	368
		Dekompensation des rechten Herzens bei einem emphysematösen Asthmatiker	73	369
Phytolacca decandra	370			
Platina	373	Ein Platin-Typ	74	376
Plumbum	377	Hartnäckige, eine bösartige Neubildung vortäuschende Verstopfung	75	380
Podophyllum peltatum	381	Kindliche Diarrhoe	76	383
Psorinum	384			
Pulsatilla	388	Kopfschmerzen	77	393
Pyrogenium	394	Schwere gastrointestinale Grippe, die einen Unterleibstyphus vortäuschte	78	396
		Cholezystitis	79	397
Rhododendron	398	Hartnäckige Neuralgien	80	400
Rhus toxicodendron	401	Herpes zoster in der Schultergegend	81	405
		Die Hündin des Malers MEISSONNIER	82	405
Rumex crispus	406	Chronischer Husten	83	408

Alphabetisches Arzneimittelverzeichnis mit Krankengeschichten

Arzneimittelnamen	Seite	Krankengeschichten	Nr.	Seite
Sabina	409			
Sanguinaria canadensis	411			
Secale cornutum	414	Altersgangrän am Fuß	84	416
Sepia	417	Endometritis. Seit 3 Jahren bestehende Menorrhagie	85	421
Silicea	423	Chronische eitrige Ostitis	86	426
Spigelia anthelmintica	427	Supraorbitaler Kopfschmerz	87	430
Spongia	430			
Stannum	433			
Staphysagria	436	Hagelkörner	88	439
Stramonium	440	Alpdrücken der Kinder	89	442
Sulfur	443	Schwindel	90	449
		Gesichts-Neuralgie	91	449
Syphilinum	451	Chronischer Rheumatismus	92	454
Tabacum	454	Schwindel (mit Übelkeit ohne Erbrechen) in jedem Fahrzeug (Eisenbahn, Untergrundbahn, Autobus, Pferdewagen)	93	456
		Erbrechen	94	457
Thuja occidentalis	457	Larynxpapillome	95	461
		Fazialisneuralgie	96	462
Tuberculinum	463	Hydrozephalus	97	465
		Hereditäre Tuberkulose	98	465
Veratrum album	466	Cholera nostras	99	469
Veratrum viride	470	Chorea	100	472
Vipera	474	Leberzirrhose	101	475
Zincum	476	Ein Zinkfall	102	479